Chronik der Kinderheilkunde

Chronik der Kinderheilkunde

Herausgegeben von Albrecht Peiper

5., unveränderte Auflage

Mit 132, zum Teil farbigen Abbildungen

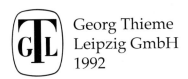

Georg Thieme Leipzig GmbH
1992

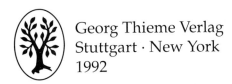

Georg Thieme Verlag
Stuttgart · New York
1992

CIP-Titelaufnahme der Deutschen Bibliothek

Chronik der Kinderheilkunde / hrsg. von Albrecht Peiper. –
5., unveränd. Aufl. – Leipzig ; Stuttgart ; New York : Thieme, 1991
NE: Peiper, Albrecht [Hrsg.]

5., unveränderte Auflage
Alle Rechte vorbehalten
© Georg Thieme Leipzig GmbH, 1957, 1992
Hans-Poeche-Str. 2–4, D-7010 Leipzig
Reproduktion: Reprocolor GmbH, Leipzig
Druck und Bindearbeiten: Chemnitzer Verlag und Druck GmbH
Werk Zwickau
Printed in Germany
ISBN 3-13-776405-X

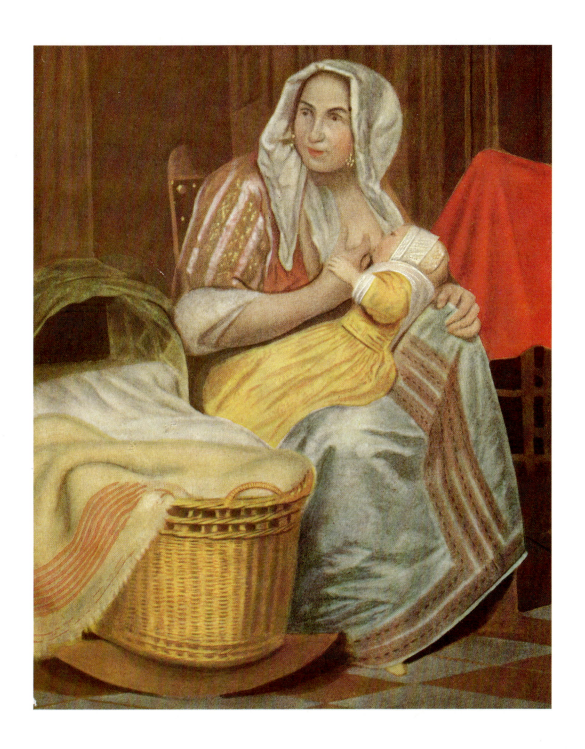

Pieter de Hoogh (1629–1677)

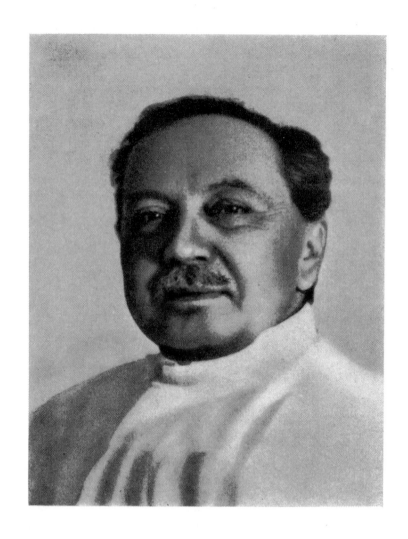

Meinem Lehrer

Adalbert Czerny

(1863–1941)

zum Gedächtnis

Vorwort zur ersten Auflage

Nur spärlich fließen die Quellen, die uns aus alten Zeiten über Kinderkrankheiten berichten. Wieviel verloren gegangen ist, wissen wir nicht. Es hat ungefähr zwei Jahrtausende gedauert, bis die Berichte umfangreicher werden. In der Neuzeit verdichtet sich unser Wissen zu einem immer breiter werdenden Strome, den der einzelne nicht mehr überblicken kann. Während anfangs eine jede Bemerkung wichtig ist, wird später eine Auswahl nötig. Wie diese aber zustande kommt, hängt von dem Berichterstatter ab. Eine rein sachliche („objektive") Geschichtsschreibung kann es daher nicht geben. So sagt Goethe in dem Vorwort zu seiner Farbenlehre: „Geschichte schreiben ist immer eine bedenkliche Sache. Denn bei dem redlichsten Vorsatz kommt man in Gefahr, unredlich zu sein; ja, wer eine solche Darstellung unternimmt, erklärt zum voraus, daß er manches ins Licht, manches in Schatten rücken wird."

Den Arbeiten unserer Vorgänger verdanken wir unser Wissen. Der Geschichtsschreiber hat sie deshalb mit Achtung zu besprechen, auch wenn er anderer Ansicht ist. Wer die Irrtümer vergangener Zeiten von dem Stande unseres Wissens aus abfällig beurteilt oder gar lächerlich zu machen sucht, der überhebt sich, ja er läuft gelegentlich Gefahr, daß die Nachwelt nicht ihm, sondern dem Angegriffenen Recht gibt.

Um dem Leser ein eigenes Urteil zu ermöglichen, habe ich mich bemüht, die Quellen selbst sprechen zu lassen. Nach Möglichkeit habe ich neue Erkenntnisse von bleibendem Wert mit den – nötigenfalls ins Deutsche übersetzten – Worten dessen wiedergegeben, der sie zum ersten Male ausgesprochen hat.

Leistungen einer bestimmten Zeit sind erst nachträglich zu beurteilen. Die Zukunft wird entscheiden, welche dauernden Werte unsere Zeit geschaffen hat. Lebende werden deshalb nur ausnahmsweise erwähnt.

Eine Geschichte der Kinderheilkunde kann nicht zugleich eine Geschichte der gesamten Heilkunde sein, von der sie nur einen Ausschnitt bildet. Die Wandlungen, denen die Heilkunde im Laufe der Zeit unterlag, können deshalb nur verfolgt werden, soweit sie sich in der Entwicklung der Kinderheilkunde widerspiegeln; große Ärzte werden nicht wegen ihrer allgemeinen Leistungen gewürdigt, sondern nur wegen ihrer Betätigung auf dem Gebiete der Kinderheilkunde.

Von größtem Einfluß auf die Gesundheit des Kindes ist die im Laufe der Zeit stark veränderte Stellung, die ihm innerhalb der Gesellschaft zugewiesen wird. Dies beweist schon die Tatsache, daß sich die klinische Kinderheilkunde vom Findelhause aus entwickelt hat. Ich habe mich deshalb bemüht, an Hand der überlieferten Quellen Beiträge zu einer Soziologie (Gesellschaftslehre) des Kindes zu geben. Eine umfassende Darstellung dieses Gebietes, die besonders die gesamte soziale Entwicklung stärker berücksichtigt, muß der Zukunft vorbehalten bleiben.

Leipzig, den 1. Oktober 1951   Albrecht Peiper

Vorwort zur zweiten Auflage

Die neue Auflage ist vielfach ergänzt worden; sie enthält außerdem eine Reihe von Bildern, die oft lebendiger als Beschreibungen die vergangenen Zeiten widerspiegeln.

Bei einem Überblick über das Leben und Sterben der Kinder in der Vergangenheit sollte man sich nicht zu sehr von den Mißständen leiten lassen, die hier in so großer Zahl zusammengetragen sind. Wird man doch das Leben der Erwachsenen auch nicht gerade nach den Lehrbüchern der Medizin beurteilen dürfen. Es war eben unvermeidlich, daß hier die ungünstige Seite des Kinderlebens stark in den Vordergrund gerückt wurde. Um das Bild nicht zu einseitig werden zu lassen, bin ich wiederholt auf das Leben gesunder Kinder eingegangen, das uns im alten Schrifttum manchmal recht lebendig entgegentritt. Wie hoch die Vergangenheit gerade das Kind eingeschätzt hat, das zeigen uns vielfältig die Bilder alter Meister, auf denen Maria mit ihrem Kinde dargestellt ist. Es sind die höchsten Kunstwerke, die überhaupt von Menschenhand geschaffen wurden.

Leipzig, 1. Oktober 1954   Albrecht Peiper

Vorwort zur fünften Auflage

Im November 1989 begingen die Mitarbeiter der Universitäts-Kinderklinik Leipzig, der letzten Wirkungsstätte Albrecht Peipers, gemeinsam mit Angehörigen, zahlreichen Freunden und Schülern die 100. Wiederkehr seines Geburtstages. Sein wissenschaftliches und medizinisches Werk wurde in einer Reihe von Vorträgen gewürdigt. Leider konnte die Absicht, die „Chronik der Kinderheilkunde" als Nachdruck herauszubringen, im Herbst 1989, den ereignisreichen Tagen in Leipzig, nicht realisiert werden. Umso mehr begrüßen wir, daß der Georg Thieme Verlag nunmehr unseren Vorschlag, einen unveränderten Nachdruck aufzulegen, mit großem Entgegenkommen gefolgt ist. Wir sind überzeugt, daß in einer Zeit des rasanten wissenschaftlichen Fortschrittes eine Rückbesinnung auf die Wurzeln unseres Fachgebietes notwendig ist. So glauben wir, mit einer Neuauflage der „Chronik der Kinderheilkunde" als Nachdruck eine Lücke im Buchangebot auszufüllen. Besonders den jungen Mitarbeitern in unserem Fachgebiet empfehlen wir die Lektüre.

Leipzig, 1. Oktober 1991   Wolfgang Braun

Inhaltsübersicht

Vorwort	IX
Vorzeit	1
Älteste Kulturvölker	10
Ägypten	11
Mesopotamien	18
Israel	26
Griechen und Römer	28
Kinderkrankheiten	28
Kinderleben im alten Griechenland	42
Kinderleben im alten Rom	53
Schrifttum	55
Altes Indien	58
Kinderheilkunde	58
Jīvaka, der erste Kinderarzt	66
Schrifttum	75
Islam	77
Schrifttum	79
Germanen	80
Schrifttum	87
Vom Mittelalter in die Neuzeit	89
Kinderleben in der Dichtung des Mittelalters	89
Schrifttum	100
Kinderkrankheiten	101
Schrifttum	167
Das Kind in der Gesellschaft I	172
Aussetzung und Kindesmord	173
Findelanstalten, Waisenhäuser, Fernammen	186
Kinderkrankenhäuser	257
Unterricht und Forschung	282
Das Kind in der Gesellschaft II	296
Säuglings- und Kinderschutz	296
Erziehung	302
Rechtspflege	345
Schule und Hygiene	349

Leibesübungen 352
Sondererziehung 357
    Schwachsinnige 357
    Taubstumme 358
    Blinde 361
    Krüppel 362
Kinderehen 365
Kinderarbeit 367
Bettel und Armut 393
Sterblichkeit 400
    Schrifttum 418

Wissenschaftliche Lehre 431

Physiologie 431
Ernährungslehre 433
    Natürliche Ernährung 433
    Künstliche Ernährung 443
        Milch und Mehle 448
        Honig und Zucker 456
        Konservenmilch und Dauernahrungen 460
        Heilnahrungen 463
        Molken 466
        Gemüse, Obst 467
        Fleisch 470
        Alkoholische Getränke 472
        Salz 478
    Wachstum und Ernährung 479
    Stoffwechselforschung 484
    Ernährungsstörungen 488
    Zahnen und andere Mundkrankheiten 498
    Vitamine und Avitaminosen 502
        Skorbut 502
        Rachitis und Tetanie 504
        Keratomalazie 510
        Hypoprothrombinämie 510
    Bakteriologie der Ernährung 511
    Schrifttum 516

Krankheitslehre 526

Diathesen 526
    Skrofulose und exsudative Diathese 526
    Lymphatismus 529
    Arthritismus, arthritische Diathese 530
    Status thymico-lymphaticus 530
    Schrifttum 531
Abweichungen der Konstitution 532
    Schrifttum 532
Hygienische Mißstände 533

Inhaltsübersicht XIII

Infektionskrankheiten 547
   Schrifttum 550
Soor 551
   Schrifttum 552
Diphtherie 552
   Schrifttum 554
Serumkrankheit 555
   Schrifttum 555
Scharlach 555
   Schrifttum 557
Masern 558
   Schrifttum 561
Pocken und Pockenschutzimpfung 562
   Schrifttum 570
Windpocken 571
   Schrifttum 572
Röteln 573
   Schrifttum 573
Erythema infectiosum 573
   Schrifttum 574
Exanthema subitum 574
   Schrifttum 574
Pfeiffersches Drüsenfieber 574
   Schrifttum 575
Keuchhusten 575
   Schrifttum 576
Poliomyelitis 576
   Schrifttum 577
Tetanus der Neugeborenen 577
   Schrifttum 579
Wurmkrankheiten 579
Krätze 581
   Schrifttum 584
Mitesser 585
   Schrifttum 586
Läuse, Wanzen, Flöhe 586
   Schrifttum 588
Geschlechtskrankheiten 589
   Lues 589
   Gonorrhoische Blennorhoe der Neugeborenen 592
   Schrifttum 598

Tuberkulose	599
Schrifttum	604
Erythema nodosum	606
Schrifttum	608
Meningitis	608
Schrifttum	609
Akrodynie, vegetative Neurose, Selter-Swift-Feersche Krankheit	609
Schrifttum	609
Herzkrankheiten	609
Schrifttum	611
Singultus	612
Nächtliches Aufschreien	612
Störungen der Nieren und Harnwege	613
Orthotische Albuminurie	613
Nierenkrankheiten	613
Pyurie (Zystitis, Pyelonephritis)	613
Steinbildungen in den Harnwegen	614
Schrifttum	614
Entfernung von Fremdkörpern aus Luftröhre und Speiseröhre	615
Schrifttum	615
Unreife und Lebensschwäche	615
Hämolytische Krankheit der Neugeborenen	619
Schrifttum	620
Krankheiten des frühen Säuglingsalters	620
Schrifttum	621
Hexenmilch	621
Schrifttum	621
Blutflecken-Krankheiten	621
Schrifttum	623
Fortschritte in Diagnose und Behandlung	624
Einspritzungen	625
Intravenöse Einspritzungen, Bluttransfusionen	625
Subkutane und intramuskuläre Einspritzungen	627
Schrifttum	628
Thermometer	629
Schrifttum	630
Seelische Epidemien	630
Schrifttum	632
Heilmagnetismus	632
Schrifttum	634

Alte Volksbräuche 635

    Hexenwesen 641
    Sterndeutung (Astrologie) 650
    Bett, Wiege, Kinderwagen, Wickeln, Kleidung 655

        Schrifttum 671

Schluß 674

Allgemeines Schrifttum zur Geschichte der Medizin und Kinderheilkunde 675

Lebensbeschreibungen von Kinderärzten 676

Nachweis der Abbildungen 677

Namenverzeichnis 683

Sachverzeichnis 697

Länder, Völker, Städte 711

Vorzeit

Als die Tertiärzeit vor etwa 500 000 Jahren zu Ende ging, hatten unsere Vorfahren ungefähr die Entwicklungsstufe der heute noch lebenden Menschenaffen erreicht. Sie hatten bis dahin in den Bäumen der Urwälder gewohnt und dort verhältnismäßig leicht ihre Nahrung gefunden. Die hereinbrechenden Eiszeiten vernichteten die Urwälder und zwangen sie, aus den Bäumen herabzusteigen und als Sammler und Jäger am Rande einer Gletscherwelt in harter Arbeit ihren Lebensunterhalt zu erringen. Nachdem dann vor 20–30 Jahrtausenden die letzte Eiszeit abgeklungen war, konnten sich an günstiger Stelle die bereits vorhandenen Anfänge menschlicher Kultur weiter entwickeln.

Über die Brutpflege der Menschenaffen, aus der wir auf die Verhältnisse bei den menschlichen Vorfahren vor den diluvialen Eiszeiten schließen können, sind wir durch Beobachtungen in freier Wildbahn und an gefangenen Tieren unterrichtet. Eine große Lücke aber klafft zwischen dieser Entwicklungsstufe und den ersten Nachrichten über die Kinderpflege der ältesten Kulturvölker. Die Aufzeichnungen, die sich hierüber erhalten haben, reichen nur ausnahmsweise in das zweite Jahrtausend v. Chr. zurück. Sie werden ergänzt durch einige Gebrauchsgegenstände, die aus dem Boden zutage gefördert wurden, und durch Beobachtungen über die Kinderpflege der heute noch lebenden „Naturvölker".

Das Affenjunge ist ausschließlich „Brustsäugling". Es hängt, festgeklammert in den Haarpelz, an Brust und Bauch seiner Mutter und verläßt sie überhaupt nicht, sondern wird von ihr überallhin mitgenommen. Für die Nacht flechten sich die Menschenaffen in freier Wildbahn Baumzweige zu einem rohen Nest zusammen, um darin zu schlafen. Jeder Affe hat sein eigenes Nest, nur die Mutter benutzt für sich und ihr Junges das gleiche Nest. Niemals wird das Junge allein in seinem Neste gelassen. Da die Affen ständig umherziehen, bauen sie sich für jede Nacht ein neues Nest.

Beim Menschen dagegen ist das Kind mehr oder weniger zum „Bettsäugling" geworden, der – wenigstens bei uns zulande – den größten Teil seiner Zeit im Bette zubringt und nur zu den Mahlzeiten von seiner Mutter angelegt wird, wenn er überhaupt die Brust erhält.

Die Naturvölker haben diese Entwicklungsstufe noch nicht erreicht, vielmehr lebt bei ihnen der Säugling noch immer auf dem Leibe seiner Mutter, die ihn, der wechselnden Volkssitte entsprechend, auf dem Arme oder rittlings auf der Hüfte trägt, mit Hilfe von Tüchern auf den Nacken oder die Seite bindet oder in einem Beutel, einem Korb oder dergleichen mit sich trägt. Immer aber muß die menschliche Mutter, die ja nicht mehr wie der Affe ein Fell zum Festklammern besitzt, wesentlich mehr dafür sorgen, daß das Kind nicht verlorengeht. Zu Hause wird sie es meist in eine besondere Lagerstelle, eine Wiege oder ein Bett, ablegen. Oft benutzt sie noch mit ihm die gleiche Lagerstelle.

Zum Bettsäugling konnte sich das Menschenkind erst entwickeln, als die menschlichen Vorfahren das Herumziehen aufgaben und sich an ein mehr oder weniger festes Lager gewöhnten, wie es uns beim ersten Dämmer menschlicher Überlieferung überall als selbstverständlich entgegentritt. Es wurde mit dem Gebrauch des Feuers unvermeidlich, dessen Beherrschung während der diluvialen Eiszeiten erlernt wurde.

Als die ältesten Kunstwerke des Menschen haben sich die Höhlenbilder der franko-kantabrischen Kultur aus der letzten Eiszeit bis heute erhalten. Unter ihnen befinden sich bereits einige Darstellungen von Mutter und Kind.

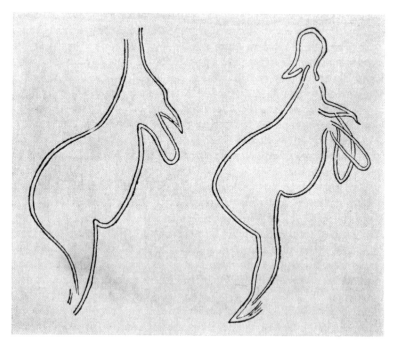

Abb. 3. Schwangere Frauen, mit dem Finger in den Lehm gezogen. Die rechte Gestalt trägt eine Maske. Höhe etwa 60 cm. Höhle von Pech-Merle. Aurignacien-Périgordien

Ein Jägervolk hat seine Beutetiere mit spielerischer Leichtigkeit und bewundernswerter Naturtreue darzustellen verstanden und damit Kunstwerke von Rang geschaffen. Menschen erscheinen nur selten, einzeln häufiger als in Gruppen. Ihre Wiedergabe ist aber, im Gegensatz zu den Tierbildern, grob und ungeschickt.

Die Angaben über das Alter dieser Bilder schwanken beträchtlich. Ihre Herkunft aus der Eiszeit wird dadurch gesichert, daß mit ihnen zusammen eiszeitliche Tiere wie Mammuts und Rentiere dargestellt sind. „Das obere Palaeolithicum, von der ersten Äußerung künstlerischer Tätigkeit bis zum Ende dieser großen Kunst begann vor etwa 28 000 Jahren und endete vor etwa 13 000 Jahren" (G r a z i o s i 1956). Dagegen umfaßt nach H. K ü h n (1954) die älteste Kultur die zweite Hälfte der letzten Eiszeit, etwa von 60 000 bis 10 000, und zwar rechnet er etwa das Aurignacien (mit den ersten Bildern) von 60 000 bis 40 000 v. Chr. das Solutréen von 40 000–30 000 und das Magdalénien von 30 000–10 000 v. Chr.

Viele von diesen Bildern sind an den dunkelsten Stellen der Höhlen, und dort an versteckten Orten, angebracht. Sie konnten daher nicht dem Kunstgenuß, sondern nur magischen Zwecken dienen. Ihnen lag der noch heute bei Naturvölkern verbreitete Glaube zugrunde, das Abbild könne dem

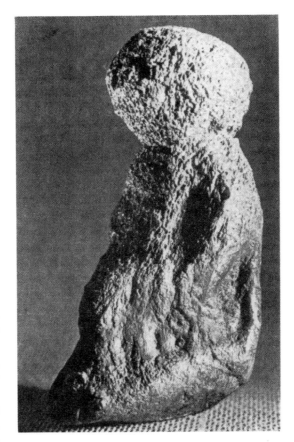

Abb. 4. Sitzende Schwangere, aus einer Mammut-Phalanx geschnitzt. Höhe 14 cm. Předmosti (Bez. Přerove). Jüngeres Aurignacien

Jäger geheime Macht über das Tier verleihen; so sollten die Bilder zu Jagdglück und Wildreichtum verhelfen. Daß diese Deutung zutrifft, beweisen die Pfeile, die auf die Tierbilder abgeschossen sind, beweist der „Zauberer", dessen Bild – ein Mann, der in einem Tierfell steckt – mehrfach überliefert ist.

Aus der Frühzeit der franko-kantabrischen Kultur, wahrscheinlich dem Aurignacien-Périgordien, stammen die beiden rohen, aber doch deutlich erkennbaren Umrisse schwangerer Frauen (Abb. 3). Aus dem jüngeren Aurignacien hat sich die aus einer Mammut-Phalanx geschnitzte Gestalt einer sitzenden schwangeren Frau erhalten (Abb. 4). Ähnlich wie die Tierbilder dienten diese Werke magischen Aufgaben: sie sollten die Fruchtbarkeit der Frauen vermehren.

Im Jahre 1911 veröffentlicht L a l a n n e ein Bild, das sich in Laussel (Dordogne) auf einem Bergüberhang befindet und gleichfalls aus den Schichten des oberen Aurignacien-Périgordien stammt. Es stellt eine Frau dar, die als Flachrelief

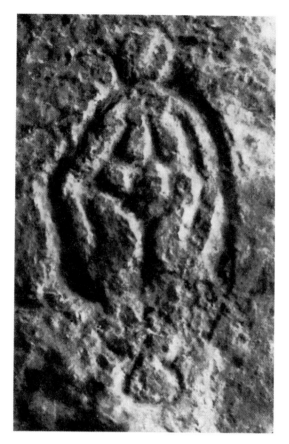

Abb. 5. Geburt. 21 cm hoch. Laussel (Dordogne). Jüngeres Aurignacien-Périgordien

gearbeitet ist (Abb. 5). Die Gestalt hält mit den Händen die stark gekrümmten Beine, die gegen den Leib gestemmt sind. Unter den Beinen erscheint spiegelbildlich ein schwach eingeritztes menschliches Wesen, von dem nur Kopf und Schulterbogen zu sehen sind. Dieses Bild ist als Geburtsvorgang gedeutet worden. Graziosi allerdings hält es für möglich, daß die beiden Gestalten nichts miteinander zu tun haben, weil die kleine nur skizziert und nicht vollendet erscheint. Vielleicht sei bei der Anfertigung der einen die andere zerstört worden. Indessen entspricht dem Bilde die Gravierung einer Kalebasse, die 1899 von Ploss-Bartels aus dem Ethnographischen Museum München wiedergegeben wurde (Abb. 6). Sie trägt die Unterschrift: „Afrikanerin von der Goldküste, im Hocken niederkommend". Hier kann kein Zweifel darüber bestehen, daß eine Geburt dargestellt ist. Daher darf das Bild von Laussel ebenso gedeutet werden. Es ist in der Geschichte die erste Abbildung einer Geburt. In beiden Bildern stützt sich die Mutter mit ihren Armen auf die Beine, um sich die Austreibung zu erleichtern.

Aus einer jüngeren Stufe der abklingenden Eiszeit, dem Magdalénien, stammt die Ritzzeichnung auf einem Knochenstück: eine schwangere, auf dem Rücken liegende Frau ohne Kopf, grob gezeichnet, darüber ein springendes Rentier, von dem nur die gut gezeichneten Hinterbeine sichtbar sind (Abb. 7). Möglicherweise besitzt die Zusammenstellung: springendes Tier über schwangerer Frau, magische Bedeutung. Heißt es doch in einer allerdings viel späteren Zeit: „Eine Kreißende lasse eine reine Jungfrau über sich hinschreiten und in währendem Schreiten ihren Gürtel auf die Kreißende fallen" (Grimm 3, 447 [410]). „Ursprünglich scheint das Durchkriechen unter einem Tier fruchtbarkeitsfördernd und geburtserleichternd betrachtet worden zu sein" (Handwörterbuch des Deutschen Aberglaubens 2, 495 nach Angaben von Th. Zacharia, s. auch S. 640).

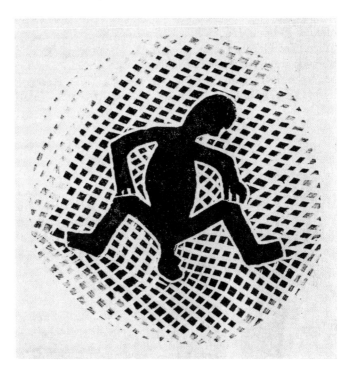

Abb. 6. Afrikanerin, im Hocken niederkommend. Gravierung einer Kalebasse: Goldküste, 1899. Ethnographisches Museum, München

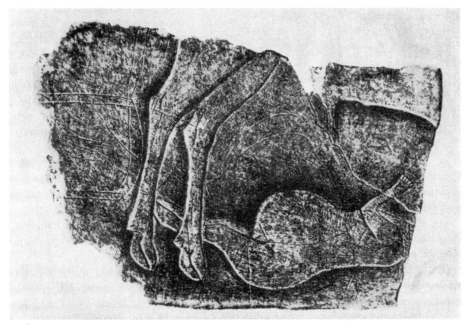

Abb. 7. Schwangere Frau unter Rentier. Langerie-Basse (Dordogne) Magdalénien

Vielleicht vor 7000 Jahren entstanden die ostspanischen Bilder, meistens an offenen Felswänden, in Nischen unter einem Überhang und an den Flanken der Täler. Im Gegensatz zu der franko-kantabrischen Kultur steht auf ihnen der Mensch im Vordergrund. Die Gestalten erscheinen nicht mehr einzeln, sondern in größeren oder kleineren Gruppen, oft in rascher Bewegung: die Männer mit Pfeil und Bogen auf der Jagd oder beim Kampf, die Frauen des Bildes von Cogul beim feierlichen Tanz. Anschaulich treten die raschen Bewegungen hervor, wenn die Leiber im Sinne des Expressionismus zu wenigen, übertreibenden Strichen vereinfacht sind.

Dieser Kultur entstammt das überhaupt älteste Bild, das Mutter und Kind zusammen darstellt. Es handelt sich um eine Malerei in Grau in der Kulturnische von Minateda (Abb. 8):

Das Kind, das von seiner Mutter in langsamem Vorwärtsschreiten an der Hand geführt wird, ist etwa $2/3$ so lang wie sie. Es ist völlig nackend, während die Mutter mit einem von den Hüften herabfallenden Glockenrock bekleidet ist. Die Männer trugen damals, soweit sie bekleidet waren, meist Kopfschmuck und Kniehosen. Zum erstenmal in der Geschichte werden zu dieser Zeit Männer und Frauen durch ihre Tracht voneinander unterschieden. Es ist verständlich, daß die Männer bei ihrer Jagd auf schnellfüßiges Wild keinen Rock tragen konnten. Warum aber gerade dieser zur Frauenkleidung geworden ist, bleibt unbekannt.

„Wir müssen annehmen, daß die Kleidungsstücke aus geklopften Rindenstoffen, ganz feinen Geflechten, Leder oder Fell hergestellt wurden, da die Kunst der Weberei wohl noch nicht vorausgesetzt werden darf" (Bandi und Maringer).

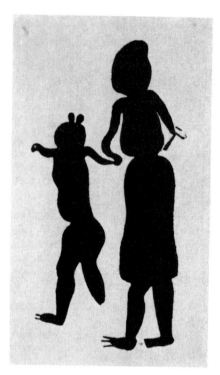

Abb. 8. Mutter und Kind. Malerei in Grau. Höhe der Mutter 21 cm. Nische von Nimateda, Ostspanien. Vielleicht 7000 Jahre alt

Die Bilder der ostspanischen Gruppe beruhen ähnlich wie die eiszeitlichen auf magischen Vorstellungen. So ist die Gruppe Mutter und Kind aus dem Wunsche des Mannes nach Weib und Kind hervorgegangen (Behn).

In der Vorzeit wurde nur gestillt. Ehe es Gefäße, Löffel, Messer und Feuer gab, mußte das Entwöhnen, d.h. in diesem Falle der Übergang von der Muttermilch auf die Ernährung der Erwachsenen, in anderer Weise als heute vor sich gehen. Was der Erwachsene an Nahrungsmitteln genoß, wurde von der Mutter vorgekaut und so zu einer geeigneten Nahrung für das Kind umgewandelt. Diese wurde ihm in den Mund gespuckt, wie es noch heute beim Menschenaffen geschieht (Brandes).

Das Vorkauen (lat. praemandere) war im Altertum allgemein gebräuchlich (S. 448). Die Sitte ist noch heute nicht nur bei den Naturvölkern, sondern auch bei uns zulande zu finden. Daß das Wort „Vorkauen" dann sogar eine übertragene Bedeutung gewann, beweist nur, wie verbreitet diese Sitte ursprünglich gewesen ist (Peiper).

Eine neue Ernährung wurde möglich, nachdem die Zucht von Haustieren zur Gewinnung von Tiermilch geführt hatte. Der Mensch der älteren Steinzeit besaß noch keine Haustiere, und die Töpferei wurde erst in der mittleren Steinzeit erfunden. An der Wende zur jüngeren Steinzeit trat als erstes Haustier der Hund auf; ihm folgten in der jüngeren Steinzeit das Rind und wahrscheinlich gleichzeitig oder bald darauf auch schon Schaf, Ziege und Schwein. So verlegt die vorgeschichtliche Forschung die Haustierzucht Europas auf mindestens 6 000 Jahre v. Chr. (Antonius, Herre). In Amerika gab es bis zur Entdeckung durch Kolumbus überhaupt kein Milchvieh.

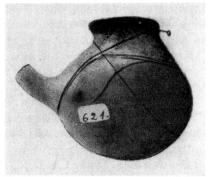

Abb. 9. Tönernes Sauggefäß aus dem Bronzezeitalter (1000–800 v. Chr.), in Ungarn gefunden

Bei Ausgrabungen sind Sauggefäße der verschiedensten Art mit Trinkansätzen für den Säuglingsmund, den sogenannten „Guttis", gefunden worden (Abb. 9). Wohl das älteste Sauggefäß – mit langem Trinkansatz und Henkel – stammt aus dem 19.–18. Jahrhundert v. Chr. Es wurde in Phoenikiais auf Zypern gefunden und befindet sich jetzt im Britischen Museum, London (Hutchings). Gefäße dieser Art waren den Babyloniern, vielleicht auch den Assyrern, weiter den Ägyptern, Griechen und Römern bekannt (Brüning). J. v. Bokay hat aus dem Bronzezeitalter (1000–800 v. Chr.) entsprechende tönerne Sauggefäße von 6–7 cm Höhe beschrieben, die in Ungarn gefunden waren (Abb. 9). Wenn auch unbekannt ist, welche Nahrung aus diesen Gefäßen gegeben wurde, so liegt doch der Gedanke nahe, daß als Grundlage Tiermilch gedient hat.

Wie bei den Naturvölkern werden auch in der Vor- und Frühzeit Kinderzahl und Kindersterblichkeit hoch gewesen sein. Schwächlinge konnten die rauhen Lebensbedingungen nicht ertragen. So weisen denn die vorgeschichtlichen Gräberfelder auf eine recht hohe Kindersterblichkeit hin (G. Wilke). Es fanden sich z. B. in einem Urnenfelde von Blönsdorf, Kreis Wittenberg, 28 Erwachsenen- und 18 (= 39%) Kindergräber. Von den Kindern standen besonders viele im zartesten Alter. Daß auf anderen Gräberfeldern Kindergräber nur in geringerer Zahl nachgewiesen wurden, mag mit besonderen Gebräuchen bei der Bestattung oder mit der größeren Vergänglichkeit kindlicher Knochen zusammenhängen.

Unser Wissen über die Kinderkrankheiten der Vorzeit kann sich nur auf Veränderungen der Knochen beziehen, da diese allein erhalten geblieben sind. So glaubt man an einigen vor- und frühgeschichtlichen Knochen Rachitis nachweisen zu können. H. A. Nielsen fand 1911 bei einer Untersuchung der Menschenreste aus 81 jungsteinzeitlichen Gräbern u. a. auch Rachitis.

Weiter haben sich einige Schädel erhalten, die deutlich die Zeichen des Wasserkopfes tragen (Wilke). Ein derartiger Schädel aus der jüngeren Steinzeit wurde in einem Steinkistengrab in Seeberg gefunden. Das Kind war etwa 5 Jahre alt geworden. Ein so langes Überleben unter den Daseinsbedingungen der jüngeren Steinzeit zeugt für gute Pflege (v. Brunn, Grimm und Plathner). Schädeltrepanationen, die in der Vorzeit nicht selten ausgeführt wurden, sind auch schon im Kindesalter vorgenommen worden (Wilke).

Krefft (1955) untersuchte zwei jungsteinzeitliche Kinderskelette. Die beiden Kinder starben im Alter von etwa 2 und 8 Jahren. Körpergröße und Zahndurchbruch entsprachen den Verhältnissen bei heute lebenden Kindern.

Mit Ausnahme ganz weniger Gegenden unseres Erdballes gibt es nach Hediger (1961) für das freilebende Wildtier nirgends sichere Geborgenheit, gefahrlose Ruhe, unbekümmertes Spiel usw. Alle diese Formen friedlichen Daseins bestehen nur in der menschlichen Phantasie, aber nicht in der freien Natur, in der immer und überall Feinde lauern. Dieser Umstand zwingt das Tier zu dauerndem Sichern und ständiger Fluchtbereitschaft.

„Wer je unter wirklich primitiven Naturvölkern gelebt hat, wie mir das auf mancher Südseeinsel beschieden war, der kann das einigermaßen nachempfinden. Jene Eingeborenen fühlten sich zwar weniger durch wilde Tiere, aber in analoger Weise durch ungezählte Dämone dauernd bedroht und mußten bei allem, was sie überhaupt unternahmen, also buchstäblich auf Schritt und Tritt, auf die Abwehr von bösen Dämonen bedacht sein. Weder Essen noch Trinken, weder Sitzen noch Sprechen, weder Tanzen noch Jagen konnten erfolgen ohne entsprechende Maßnahmen der Feind-, d. h. der Dämonenabwehr" (Hediger).

So ist die Ansicht Rousseaus (1762) von dem beneidenswerten, paradiesischen Zustande der Naturvölker und von der Verderbnis der Sitten durch die Zivilisation längst widerlegt. Der Naturmensch lebt keineswegs in sorgloser Unschuld dahin, sondern sieht sich ständig von überirdischen, feindlichen Gewalten umringt, die ihm zu schaden drohen. Von jedem belebten Wesen und jedem unbelebten Gegenstande aus können übersinnliche Kräfte auf ihn ausstrahlen. Dämone sind in den Kranken gefahren oder haben ihm die Krankheit gesandt; Menschen mit übermenschlichen Kräften, z. B. Hexen oder Verstorbene, haben ihn verzaubert. Schutz und Gegenwehr bringen Amulette, magische Handlungen und Beschwörungen; so haben Zauber- und Segenssprüche, wie die Merseburger Zaubersprüche, einmal einen wesentlichen Teil der Heilkunde gebildet. Resten dieser uralten Überlieferung, die bei den ältesten Kulturen und den heutigen Naturvölkern eine große Rolle spielt, begegnen wir noch in unseren Kinderstuben (S. 635).

Schrifttum

Antonius, O., Grundzüge einer Stammesgeschichte der Haustiere. Jena 1922, S.9.
Bandi, H.G., und J.Maringer, Kunst der Vorzeit. Basel 1953.
Behn, Fr. Zur Problematik der Felsbilder. Abhandl. Sächs. Akad. Wissensch. Philolog.-Histor. Kl. Leipzig Bd. 54 H. 1. Berlin 1962.
Bokay, J.v., Jb. Kinderhk. 148 (1937): 226.
Brandes, G., Buschi. Leipzig 1939.
Brüning, H., Geschichte der Methodik der künstlichen Säuglingsernährung. Stuttgart 1908.
Brunn, W.v., Mitteldeutsche Volkskunde, 1937, S.22. Tafel VII.
Engels, Fr., Anteil der Arbeit an der Menschwerdung des Affen. Berlin 1950.
–, Der Ursprung der Familie, des Privateigentums und des Staates (1884). Berlin 1950.
Graziosi, Paoli, Die Kunst der Altsteinzeit. Florenz 1956.
Grimm, W., und C.H.Plathner, Deutsche Zahn-, Mund- und Kieferkrankh. 15, H. 11/12 (1952).
Grimm, J., Deutsche Mythologie. 4. Aufl. Gütersloh 1876/78. 2, 975; 3, 447.
Handwörterbuch des Aberglaubens, Berlin, Leipzig 1935/36. 7, 1426,
Hediger, H., Tierpsychologie im Zoo und im Zirkus. Basel 1961.
Herre, W., Naturwissensch. Rundschau. 12, 87 (1959).
Hofschlaeger, R., Ciba-Zeitschrift 6, H. 63 (1953).
Hutchings, N.W., The Chemist and Druggist 1958, 714.
Krefft, S., Arb. u. Forsch. ber. z. sächs. Bodendenkmalspflege 5 (1955).
Kühn, Herbert, Kunst und Kultur der Vorzeit Europas. Berlin, Leipzig 1929; Das Erwachen der Menschheit. Fischer Bücher 53. Frankfurt/Hamburg 1954.
Lalanne, G., L'Anthropologie. 22, 257 (1911).
Nielsen, H.A., nach Hofschlaeger.
Peiper, A., Arch. Psychol. (D.) 111 (1942): 1; Ärztl. Forsch. 1 (1947): 330; Arch. Kinderhk. 135 (1948): 67.
–, Die Eigenart der kindlichen Hirntätigkeit, 3. Aufl. Leipzig 1961.
Ploss, H., und M.Bartels, Das Weib in der Natur- und Völkerkunde. 6. Aufl. Leipzig 1899. 2, 159.
Poulik, J., Kunst der Vorzeit. Prag 1956.
Rousseau, J.J., Emile oder über die Erziehung, Übersetzung, 2.Aufl. Langensalza 1882.
Wilke, G., Die Heilkunde in der europäischen Vorzeit. Leipzig 1936.
Zachariae, Th., Kleine Schriften. Bonn, Leipzig 1920. S.240, 286.

Älteste Kulturvölker

Die ältesten Kulturen, von denen wir fortlaufend schriftliche Überlieferungen besitzen, entwickelten sich in Ägypten und Mesopotamien. Beide Länder brachten es zu einer medizinischen Lehre und zu den Anfängen einer Kinderheilkunde, deren Nachwirkungen sich bis in unsere Zeit hinein verfolgen lassen.

In der Frühzeit der Medizin wurden die inneren Krankheiten, zu denen auch die Kinderkrankheiten gehören, auf magische Einflüsse zurückgeführt: Der Mensch erkrankt durch das Walten böser Dämone, die ihm zu schaden trachten, in ihn hineinfahren und ihn krank machen. Um ihm zu helfen, ist die Kenntnis der Krankheiten in unserem Sinne nicht nötig. Wichtig ist es vielmehr, den Dämon zu kennen, der den Kranken befallen hat, und ihn mit erprobten Mitteln, nämlich bestimmten Beschwörungen, Zaubersprüchen oder Amuletten, wieder zu vertreiben.

So fühlt sich auch die Mutter dieser Zeit von Dämonen umringt, die bestrebt sind, das Kind, ihr kostbarstes Gut, zu rauben, auszusaugen, aufzufressen oder krank zu machen. Man sieht geradezu, wie mütterliche Liebe und Angst nächtliche Schreckgespenster erfinden und lebendig machen, die zu beschwören, zu bedrohen oder fortzulocken, kurz mit allen Mitteln dem Kinde fernzuhalten sind. Je umständlicher das Verfahren ist, desto größeren Eindruck macht es auf die Mutter, desto wirksamer erscheint es ihr.

Dieser Aufgabe dienen die beiden ältesten Schriften der Kinderheilkunde überhaupt: die ägyptischen „Zaubersprüche für Mutter und Kind" aus dem 16. Jahrhundert v. Chr. und die assyrischen Labartu-Texte aus dem 7. Jahrhundert v. Chr. Während uns die Schriften der Griechen und Römer nur in beträchtlich späteren Abschriften überliefert sind, besitzen wir diese beiden Werke in Niederschriften, die unmittelbar aus den genannten, noch viel weiter zurückliegenden Zeiten stammen und auf Grund noch älterer Vorlagen entstanden sind. Sie gehören der Kinderheilkunde an, weil sie genau die Aufgabe behandeln, die dieser Wissenschaft ihrer Bezeichnung nach gestellt ist: die Heilung kranker Kinder. Sie stehen nachweislich auf der Höhe des Wissens ihrer Zeit, wenn man auch vor Jahrtausenden anders behandelte als heute. Der gleichen Vorstellungswelt gehören die dämonischen „Kindergreifer" an, die in altindischen Schriften, z. B. dem Kumāratantra des Rāvana (S. 63), beschworen werden.

Sudhoff hält die „Passiones puerorum" (S. 102), die in Handschriften des 12. bis 16. Jahrhunderts n. Chr. überliefert sind, für „die älteste überhaupt uns erhaltene Darstellung über Kinderkrankheiten". Indessen sind die beiden genannten Werke wesentlich älter; die ägyptischen Zaubersprüche für Mutter und Kind sind als das überhaupt älteste Werk der Kinderheilkunde rund 3500 Jahre alt und damit etwa fünfmal so alt wie die „Practica puerorum".

Ägypten

Die hohe Kultur des alten Ägyptens ist uns durch einen reichen Schatz von Überlieferungen bekannt geworden. Durch die Entzifferung der Hieroglyphen sind wir mit der Geschichte, dem Schrifttum und dem täglichen Leben des Volkes gut vertraut. So können wir auch einen Einblick in die Wochen- und Kinderstube tun. Hierzu dient schon die Gestalt einer Hieroglyphe (Abb. 10): „Gibt man der menschlichen Figur eine sitzende Stellung in der Art, wie die ägyptischen Kinder auf dem Arm ihrer Mütter sitzen, so bedeutet das Zeichen ein kleines Kind, das am Finger lutscht." (Erman 1912.)

Abb. 10. Altägyptische Hieroglyphe; sie bedeutet ein kleines Kind, das noch am Finger lutscht. Noch heute sitzen die ägyptischen Kinder in dieser Weise auf dem Arm ihrer Mütter

Immer wieder werden die Geburten eines Königs oder einer Königin unter göttlichem Beistand dargestellt. So sollen die ersten drei Könige der 3. Dynastie (um 3000 v.Chr.) von Rededet, der Frau eines Priesters, als Drillinge geboren sein. Die Geburt wird in einem Berliner Papyrus genau beschrieben. Re (der Sonnengott) schickt der Rededet vier Göttinnen und einen Gott, der den Gebärstuhl trägt, zu Hilfe. Mit einem Zauberspruch wird die Geburt beschleunigt. „Da gleitet das Kind auf ihren Händen heraus, als ein Kind von einer Elle Länge, mit festen Knochen. Der Titel seiner Glieder war aus Gold und sein Kopftuch aus echtem Lapis Lazuli (d.h. seine Königstitel waren in Gold auf seinen Gliedern eingelegt und es wurde im königlichen Kopfschmuck, dem blau-gelben Kopftuch, geboren). Sie waschen es, schneiden seinen Nabel und legen es auf einem Laken auf den Ziegel." Dann verleihen sie ihm Gesundheit und prophezeien ihm künftige Größe (Schlieben).

In dieser Sage wird genauer beschrieben, wie es bei einer ägyptischen Geburt zuging: drei Hebammen bemühten sich unter der Aufsicht einer Oberhebamme um die werdende Mutter. Nachdem das Kind geboren war, wurde es von der Oberhebamme auf den Boden niedergelegt. Jetzt soll es kräftig schreien.

Im Felsentempel von Deir el Bahri stellt ein Relief eine bei vielen Völkern verbreitete Sitte dar: Die große Himmelsgöttin Hathor hat Platz genommen, um die neugeborene Hatschepsut (1501—1447 v.Chr., Mitregentin Thutmosis III.) ihrem Vater zu übergeben. Aus den Armen der Liebesgöttin hält er sie empor, um sie als seine Tochter anzuerkennen (Weindler).

In dem Weihelied an die Sonne, gedichtet von Echnaton, dem „Ketzerkönig" (1380 bis 1362 v.Chr.) heißt es:

„... Der du die (Knaben?) in den Frauen erschaffst und den Samen in den Männern bereitest! Der du den Sohn im Leibe seiner Mutter ernährst und ihn beruhigst, so daß er nicht weint, du Amme im Leibe. Der Luft gibt, um alles, was er gemacht hat, am Leben zu erhalten. Kommt er aus dem Leibe zur Erde (?) am Tage, wo er geboren ist, so öffnest du seinen Mund wenn er reden will (?), und machst, was er braucht" (Erman 1923).

Es bestehen enge Beziehungen dieses Weiheliedes an die Sonne zu dem 104. Psalm.

Als Nahrung erhielt das Kind Muttermilch. Konnte die Mutter nicht stillen, so versuchte man durch Zaubersprüche oder Amulette zu helfen. Daß auch künstlich ernährt wurde, zeigt Abb. 11, auf der ein Knabe und ein Kalb zugleich am Euter einer Kuh saugen.

Auf Grund zahlreicher Quellen hat Jonckheere (1956) die Ernährung der Säuglinge im alten Ägypten beschrieben. Danach ist das Stillen an der mütterlichen Brust bei weitem das häufigste Verfahren, wie viele Bilder aus dem täglichen Leben, aus dem königlichen Palaste und aus dem Leben der Götter beweisen. Abb. 12 zeigt eine stillende Mutter, eigentlich die Göttin Isis mit dem Horusknaben.

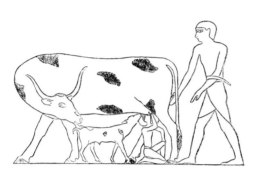

Abb. 11. Kind und Kalb, an der Kuh saugend

Unter den Gästen der Trauerbanquette finden sich oft eine oder mehrere Frauen, die als Ammen bezeichnet werden.

Am königlichen Hof wurde die Ernährung durch die eigene Mutter im Bilde kaum dargestellt; üblich war dagegen das Stillen durch eine Amme, die das königliche Kind schon von den ersten Stunden an nährte. Sie entstammte dem Harem der höheren Offiziere und Beamten des Palastes. Die Übernahme ihrer Aufgabe schuf zwischen ihr und dem von ihr gestillten Kinde enge Bindungen, die fast ebenso viel bedeuteten wie die Bande des Blutes. Durfte sich doch die eigene Tochter der Amme „Schwester des Königs" nennen. Der Titel „königliche Amme" konnte sogar honoris causa einer Frau des Hofstaates verliehen werden, ohne daß diese selbst zu stillen brauchte. Es genügte, wenn sie das Kind symbolisch für einige Augenblicke ihrer Brust näherte.

Gestillt wurde 3 Jahre lang. So heißt es in einem Papyrus: „Abgelaufen sind die Monate der Schwangerschaft. Als du zur Welt kamst, trug sie dich, an ihrem Halse hängend. Drei Jahre lang war ihre Brust zwischen deinen Lippen." Schließen erwähnt einen Papyrus um 2000 v. Chr., nach dem die Ammen kein Bier trinken durften.

Es gibt kein Zeugnis, das uns über die Ernährung mit Tiermilch aufklärte. Man muß annehmen, daß es sich um Kuh-, Ziegen-, Schaf-, vielleicht auch um Eselsmilch handelte. Zwar wurden oft genug Erwachsene oder ältere Kinder abgebildet, während sie – symbolisch – am Euter tranken (Abb. 11). Tatsächlich mußte aber die tierische Milch für den Säugling durch Melken gewonnen werden. Das Melken einer Kuh zeigt Abb. 13 aus der Zeit des mittleren Reiches (2800–2300 v. Chr.). Die Gegenwart des Kalbes erleichtert das Melken.

Leider gibt es kein Bild, das uns verriete, in welcher Weise die Milch dem Säug-

Ägypten

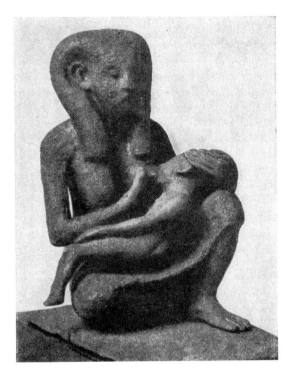

Abb. 12. Stillende Mutter in der Gestalt der Göttin Isis mit dem Horusknaben. Bronze. Mittleres Reich (2800–2300 v. Chr.). Durch ihre Beinhaltung bringt die Mutter den Mund des Kindes bequem an ihre Brust

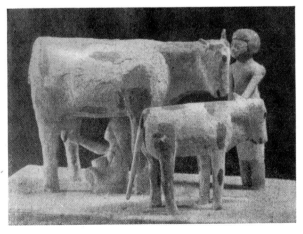

Abb. 13. Das Melken der Kuh. Grabbeigabe aus bemaltem Holz. Mittleres Reich (2800–2300 v. Chr.)

ling zugeführt wurde. Zwar kennen wir seltsame kleine Behälter in der Gestalt eines Menschen, etwa einer knienden Mutter mit einem Säugling in den Armen. Frauen, die einen Säugling tragen, halten diesen Gegenstand in ihren Händen. Vielleicht sollten die Behälter gar keine Frauenmilch, sondern Tiermilch aufnehmen; vielleicht genügte es, eine bestimmte Zauberformel zu sprechen, um die Tiermilch in Frauenmilch umzuwandeln. Es fanden sich auch Behälter von der Gestalt eines Hornes, die von dem breiten Ende aus zu füllen waren, während ein Verschluß durch einen Stopfen am anderen Ende es erlauben mußte, das Ausfließen des Inhaltes dem Saugen des Säuglings anzupassen (Jonckheere).

Der große medizinische Papyrus Ebers aus der Mitte des 16. Jahrhunderts v. Chr. enthält einige Mittel zur Kinderpflege: um die Urinentleerung zu regeln, um zu sehen, ob die Milch gut ist, um die Milch in die Brust zu treiben, um das Kind von dem Leibe einer Frau zu lösen (Joachim). Als Beispiel sei folgende Stelle (XCIII) wiedergegeben:

Als Zeichen für die Lebensfähigkeit des Neugeborenen gilt:
„Wenn es „nj" schreit, so wird es leben; wenn es „mbj" schreit, so wird es sterben. Wenn es ächzt, so wird es sterben. Dreht es sein Gesicht abwärts, so bedeutet dies gleichfalls, daß es sterben wird". (Ebbell, Grapow).

„Mittel, das schreiende Kind zu beruhigen:
špnnw von špn und Fliegenschmutz, der an der Mauer ist, werden zusammengemischt, gefiltert und vier Tage lang eingenommen. (Das Schreien) hört sofort auf. Was das Schreien angeht: Es ist das Schreien des Kindes (gemeint)." (Übersetzt nach der englischen Übertragung Ebbells).

Ein gleichfalls aus dem 16. Jahrhundert v. Chr. stammender Berliner Papyrus mit Zaubersprüchen für Mutter und Kind wurde von Erman herausgegeben. Der mehr als 2 m lange Papyrus hat vorne 9, hinten 6 Seiten (Abb. 14). Er besteht aus 2 Teilen mit zusammen 21 Sprüchen, darunter 2 Sprüchen für gebärende Frauen, einem „Schutz einer Frau wegen der Milch", die anderen sind für Kinder bestimmt. Im Spruche B heißt es, daß der Magen des Säuglings krank ist – im ganzen Schrifttum die erste Erwähnung einer Ernährungsstörung des Säuglings. Die Deutung einer anderen Krankheit durch Oefele als Pemphigus erscheint mir unsicher. Die ägyptischen Bezeichnungen der Kinderkrankheiten konnten nicht übersetzt werden.

Ein Spruch lautet:

Spruch C:
„Laufe aus, der du im Dunkeln kommst, im ... eintrittst, der die Nase nach hinten hat und das Gesicht gewendet – dem das entgeht, wozu er gekommen ist. Laufe aus, die du im Dunkeln kommst, im ... eintrittst, die die Nase nach hinten hat und das Gesicht umgekehrt, der das entgeht, wozu sie gekommen ist.
Kamst du das Kind zu küssen? Ich lasse es nicht küssen.
Kamst du zur Beruhigung. Ich lasse es dir nicht zur Beruhigung.
Kamst du es zu schädigen? Ich lasse es nicht schädigen.
Kamst du es fortzuholen? Ich lasse es nicht von mir fortholen.
Ich habe seinen Schutz gegen dich bereitet aus ... Kraut – das macht ..., aus Knoblauch – der schlägt dich, aus Honig – der ist süß gegen die Menschen und schrecklich gegen die Verstorbenen, aus dem ... des ... Fisches, aus der Kinnbacke des ..., aus dem Rücken des Barsches."

Ägypten

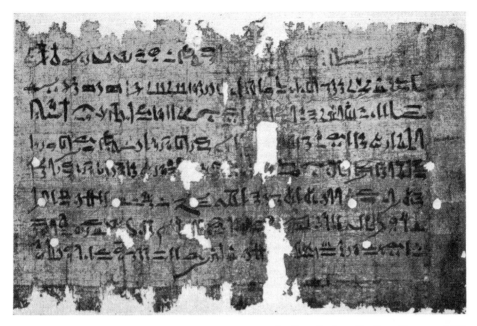

Abb. 14. Eine Seite aus dem ältesten Werk der Kinderheilkunde, dem Berliner Papyrus 3027. Zaubersprüche für Mutter und Kind. 16. Jahrh. v. Chr.

Dieser Spruch wird von Erman in folgender Weise gedeutet: „Heimlich im Dunkeln ist die Krankheit ins Haus geschlichen, mit abgewendetem Gesicht, daß niemand sie erkenne. Aber ihren Zweck wird sie nicht erreichen, wenn sie sich auch erbietet, als Wärterin das Kind zu pflegen; denn es ist ein Schutz für das Kind bereitet aus Kräutern, Honig, Fischgräten und anderen nützlichen Dingen, die es einzunehmen hat."

Weiter sei hier ein Gebet wiedergegeben, das man bei Sonnenaufgang und Sonnenuntergang an Re, den Sonnengott, richtet, damit er die Todesgeister dem Kinde fernhalte:

Spruch Q:
„Spruch, frühmorgens über ein Kind zu lesen.
Du gehst auf, o Re,
du gehst auf.
Wenn du diesen Toten gesehen hast,
wie er kommt zu N. N.,
und die Tote, das Weib,
um den Mund unter sie zu werfen (um zu lästern).
wie sie umhersieht (?)
– Nicht wird (sie) ihr Kind in ihren Arm nehmen.
„Mich rettet Re, mein Herr"
(sagt die Frau N. N.)
Ich gebe dich nicht her,
ich gebe das Kind nicht ...

Meine Hand liegt auf (dir),
das Siegel ist dein Schutz.
(Re geht auf).
Sieh, ich schütze dich.
Man spricht diesen Spruch über einem Siegel und über einer Hand. Man macht (sie) zu einem Schutzmittel, man knotet es in sieben Knoten, und zwar einen Knoten am Morgen, einen andern am Abend, bis hin zu sieben Knoten."

Erman bemerkt hierzu: „Der Spruch ist ungewöhnlich frisch gedacht. Über das Feld hin sieht Re die Toten kommen, und das (tote) Weib geht scheltend hin und will der Mutter das Kind rauben, um es selbst in den Arm zu nehmen."

An einer Stelle wird die Krankheit nicht bedroht, sondern fortgelockt:

Aus Spruch E:

„Bruder des Bluts,
Freund des Eiters,
Vater der Geschwulst!
Du Schakal des Südens,
Komm, leg dich schlafen
und komm dahin, wo deine schönen Weiber sind,
solche, auf deren Haar Myrrhen getan sind
und frischer Weihrauch an ihre Achseln."

Wie die Zaubersprüche für Mutter und Kind angewandt wurden, geht aus einem Bilde der „Ammenkammer" des Geburtshauses von Erment hervor (Abb. 15). Die göttliche Wöchnerin hat auf einem Sessel Platz genommen, um dem Neugeborenen

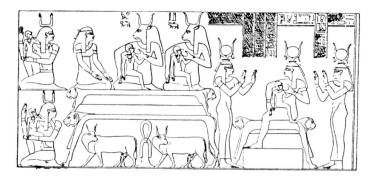

Abb. 15. Ammenkammer des Geburtshauses von Erment

die erste Nahrung zu geben. Zwei Hathoren (Göttinnen) stehen zu beiden Seiten und erheben in bekannter, feierlicher Weise die Arme, um die schädlichen Dämonen von der Wöchnerin, die durch die vorangegangene Geburt geschwächt ist, und von dem Neugeborenen abzuwehren (Weindler). Dabei dürften die Zaubersprüche gesprochen werden. Das Bild wird symbolisch gedeutet: Der König als Kind der kuhgestaltigen Königin (Schlieben).

Einen weiteren Spruch dieses Papyrus mit seinem niederdeutschen Seitenstück siehe Seite 635.

Nach Grapow (1955) gehören die Zaubersprüche überhaupt zur ägyptischen Medizin. Ihr Vorkommen in den Sammlungen der Diagnosen und Rezepte stellt sie rein äußerlich den eigentlichen medizinischen Texten gleich. Auch auf der praktisch-sachlichen, fortgeschrittenen Stufe der Medizin, die uns in den medizinischen Papyri entgegentritt, kam der ägyptische Arzt nicht ohne Zaubersprüche aus. Offenbar war bei jeder wesentlichen ärztlichen Tätigkeit ein Spruch nötig; denn der Arzt stellte sich als Urheber gewisser Krankheiten dämonische Mächte vor, die zu vertreiben waren. Diese Zaubersprüche sind der Ausdruck der noch nicht überwundenen Vorstufe der magisch-religiösen Medizin. Die beiden Bereiche des Glaubens und des Wissens, der Hoffnung und der Erfahrung, gehen in den medizinischen Texten nebeneinander her, ja durchdringen sich vielfach. So enthalten die medizinischen Papyri neben den Rezepten auch Zaubersprüche und die Zauberspruchsammlungen auch Rezepte; z. B. entfallen in den Zaubersprüchen für Mutter und Kind auf 18 Beschwörungen 3 Rezepte. Grapow (1954–1958) hat die Prognosen und Rezepte für Kinder aus den verschiedenen Papyri zusammengestellt.

An der großen Zahl erhaltener Kindermumien haben sich keine rachitischen Veränderungen gefunden (Sigerist). Ruffer glaubte, an ägyptischen Zeichnungen aus der Zeit um 2000 v. Chr. Rachitis nachweisen zu können. Zwei seiner Bilder – Verkrümmungen der Beine – werden von Sigerist wiedergegeben. Sie wirken nicht überzeugend.

Nach Erman (1885) wird das Kind von seiner Mutter drei Jahre lang gestillt und auf dem Nacken herumgetragen, wie es noch heute in Ägypten üblich ist. In der ersten Kindheit gehen die Knaben und in manchen Familien auch die Mädchen nackt. Das damals gebräuchliche Spielzeug wird noch heute von den ägyptischen Kindern benutzt: die Puppe mit beweglichen Armen, der Hampelmann und das Krokodil mit beweglichem Unterkiefer. Die Erziehung sucht die Kinder mit den üblichen Gebräuchen und der geläufigen Lebensweisheit vertraut zu machen und ihnen gutes Benehmen beizubringen.

Wissenschaftlicher Unterricht wird sehr hoch geschätzt. So schildert der Weise Dauuf seinem Sohne alle Stände mit ihren Plagen und Nöten, er schließt mit den oft angeführten Versen:

> „Sieh, es gibt keinen Stand, der nicht regiert würde.
> Nur der Gelehrte, der regiert selbst."

Der künftige Beamte hat vor allen Dingen Lesen und Schreiben zu lernen. Wie es in den Schulen zugeht, erfahren wir z. B. aus dem Brief eines Schülers an seinen Lehrer: „Seit ich aufgezogen ward als Kind, war ich bei dir; du schlugst auf meinen Rücken und dein Unterricht ging in mein Ohr ein." Für noch schwerere Strafen bedankt sich ein anderer Schüler: „Du hast auf meinen Leib gesehen, seit ich einer von deinen Jünglingen war. Ich brachte meine Zeit in dem Block zu, er hat meine Glieder gebändigt. Er saß drei Monate an mir und ich war gebunden im Tempel."

In einer Ermahnung heißt es: „Schreiber, sei nicht müßig, sei nicht müßig, sonst wird man dich gehörig züchtigen. Setze dein Herz nicht aufs Wünschen, sonst gehst du zugrunde.
Das Buch in der Hand, lies mit deinem Munde und beratschlage dich mit denen, die mehr wissen als du. Bereite dir das Amt eines Fürsten, damit du es erlangst, wenn du alt geworden

bist. Glücklich der Schreiber, der in allen seinen Ämtern geschickt worden ist. Sei stark in täglicher Arbeit und tätig.

Bringe keinen Tag müßig zu, sonst wird man dich prügeln; denn des Jungen Ohren sitzen auf seinem Rücken und er hört, wenn man ihn prügelt.

Laß dein Herz hören, was ich dir sage, das wird dir zum Glücke gereichen."

Der Unterricht dauert den halben Tag. Mittags verlassen die Kinder jauchzend die Schule. Die Nahrung des Schülers soll kärglich sein, drei Brote und zwei Krüge Bier müssen genügen; die Mutter bringt sie täglich aus ihrem Hause zur Schule.

Bilder aus dem Familienleben finden sich an verschiedenen Stellen des Schrifttums: „Wenn du geduldig ausharrst", so sagt der Schlangenkönig im Märchen zu dem schiffbrüchigen Ägypter, „dann umarmst du deine Kinder und küßt deine Frau und siehst dein Haus wieder, das ist besser als alles andere." Deiner Mutter, so lehrt der weise Ani (mittleres Reich), sollst du nie vergessen, was sie für dich getan hat. Tätest du es, so könnte sie dich tadeln, sie könnte „ihre Arme zu Gott erheben und er würde ihren Ruf hören"; denn lange hat sie dich unter dem Herzen getragen als schwere Last und als du „nach Ablauf deiner Monate geboren wurdest, trug sie dich ... und ihre Brust war drei Jahr in deinem Munde". So zog sie dich auf, ohne sich vor deinem Schmutz zu ekeln. „Und als du danach in die Schule getan und im Schreiben unterrichtet wurdest, blieb sie täglich um dich besorgt(?) mit Brot und Bier aus ihrem Hause" (Erman-Ranke).

Schrifttum Seite 55

Mesopotamien

Eine der ältesten Kulturen ist in Mesopotamien von den Sumerern, Babyloniern und Assyrern geschaffen worden. Über die Heilkunde dieser Zeit sind wir durch entzifferte Keilschriften und andere Bodenfunde unterrichtet. Das wenige, was bisher über Kinderpflege bekannt geworden ist, läßt auf größeres Wissen schließen.

In Sumer (am Unterlauf des Euphrat und Tigris, etwa 2. Hälfte des 4. Jahrtausends bis 2000 v. Chr.) waren die Tempel wie die mittelalterlichen Klöster Europas Mittelpunkte der Erziehung; den meisten, wenn nicht allen, waren Schulen angegliedert, in denen Knaben und Mädchen die schwierige Kunst des Schreibens in Keilschrift erlernten. Es haben sich zahlreiche „Schultafeln" erhalten, die den Unterrichtsgang der Tempelklassen verdeutlichen (Woolley 1934).

Bereits aus der Zeit um 3100 v. Chr. stammt das Bild einer sumerischen „Meierei" (Abb. 16): Auf der rechten Hälfte werden zwei Kühe gemolken; daß der Melker hinter der Kuh statt an ihrer Seite sitzt, mag damit zusammenhängen, daß der Künstler noch nicht imstande war, ihn im Relief zum Teil von der Kuh verdeckt oder sie verdeckend wiederzugeben. Das Kalb steht vor der Kuh, damit sie leichter zu melken ist. Die Gestalten auf der linken Hälfte des Bildes beschäftigen sich mit der weiteren Verarbeitung der Milch, und zwar scheinen sie mit einer Art Scheidetrichter fettarme und fettreiche Milch voneinander zu trennen sowie zu buttern.

Nach Schubart finden sich unter den Urkunden des babylonischen Königs Hammurabi (etwa 1728–1686 v. Chr.) drei Tontafeln, die Mietsverträge mit

Ammen enthalten. Wie verbreitet damals das Ammenwesen war, lehrt die Ausbildung einer besonderen Form für solche Verträge. In einer derartigen Urkunde überläßt z. B. die zahlungsunfähige Mutter ihr Kind der Amme als Eigentum und streicht noch dazu Geld ein. Die Stillzeit beträgt drei Jahre, nach einer anderen Urkunde zwei Jahre. Auch in dem berühmten Gesetz Hammurabis bezieht sich eine Stelle (§ 194) auf das Ammenwesen, das als bekannt und verbreitet vorausgesetzt wird. Es handelt sich um eine Bestimmung gegen betrügerische Ammen: Wenn jemand sein Kind zu einer Amme gibt und das Kind in deren Händen stirbt, die Amme aber ohne Wissen von Vater und Mutter ein anderes Kind groß säugt, so soll man sie überführen und ihr die Brust abschneiden (Winckler).

Künstliche Ernährung eines Kindes mit Kuhmilch wird in den Tontafeln des assyrischen Königs Assurbanipal (um 669 bis 626 v. Chr.) in Ninive erwähnt; in der Antwort des Gottes Nebo auf ein Gebet heißt es (nach Schlieben):

„Klein warst du,
Assurbanipal,
da ich dich
Überließ der Königin von Ninive.
Schwach warst du,
Assurbanipal,
da du saßest auf den Knien
der Königin von Ninive.
Von den vier Zitzen,
die in deinen Mund gelegt waren,
Sogst du an zweien,
in zwei bargst du dein Gesicht."

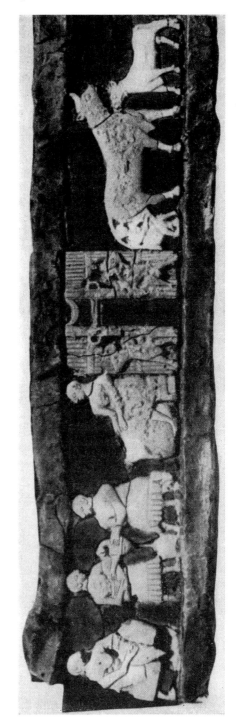

Abb. 16. Sumerische Meierei. 3100 v. Chr. Mosaik in Kalkstein und Muschel. Tempeldiener, die Kühe melkend und die Milch seihend und butternd

(Die Königin von Ninive ist die Göttermutter Istar, die in Gestalt einer Kuh den jungen Gott ernährt, wie alle Königssöhne von Göttinnen ernährt werden.)

Aus der gleichen Zeit stammen zwei assyrische Reliefs, auf denen Mutter und Kind dargestellt sind. Abb. 17 zeigt ein Kind auf dem Schoß seiner Mutter, Abb. 18 die Gestalt einer schreitenden Frau, die ein Kind auf ihren Schultern trägt, in der einen Hand eine Flasche, in der anderen ein Stäbchen.

Nach Br. Meissner war im alten Morgenlande Kinderreichtum erwünscht. So bittet der chaldäische König Nebukadnezar (605–562) die Gottheit: „Laß mich. mich sättigen an Nachkommenschaft". Sterndeuter versuchen dem Neugeborenen das Horoskop zu stellen (S. 650). Die ganze Familie freut sich des Kindes; selbst

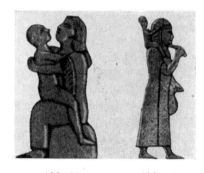

Abb. 17   Abb. 18
Abb. 17. Mutter u. Kind II, assyrisch
Abb. 18. Mutter u. Kind I, assyrisch

der Großvater setzt es auf seine Knie. Der Säugling ruht meistens in einer Wiege. Ältere Kinder eilen auf den Spielplatz. Dort werden sie manchmal so laut, daß sie die Ruhe ihres Vaters stören, der sich ärgert, wenn „er ihren Lärm nicht abschneiden kann".

Aussetzungen waren erlaubt (s. S. 173).

Erwünscht ist die Geburt eines Knaben. dagegen „ist das Herz des Gatten einer Frau betrübt, die nur Mädchen, aber noch keinen Sohn geboren hat".

Über Aussetzung in Assyrien siehe Seite 174.

Ein Gesetz des assyrischen Königs Tiglatpilesar I. (1115–1093 v. Chr.) schätzt den Wert eines Knaben höher ein als den eines Mädchens (§ 49, gekürzt): „Wenn man seine Gattin geschlagen und sie ihre Leibesfrucht hingeworfen hat, so soll man für ihre Leibesfrucht den, der sie geschlagen hat, töten. War aber ihre Leibesfrucht ein Mädchen, so soll er nur ein Leben in vollem Wert ersetzen." Ein Mädchen braucht also nur durch ein anderes kleines Mädchen ersetzt zu werden, während für die Tötung eines Knaben die Todesstrafe eintritt (Schlieben).

Viele Voraussagen beziehen sich auf unheilverkündende Mißgeburten, aber auch die „Glückshaube" (S. 639) ist bereits bekannt: „Gebiert eine Frau ein Kind, dessen Haupt eine Haube bedeckt, so wird bei seinem Anblick ein günstiges Vorzeichen im Hause walten; ist es dagegen voller Flecken, so schwebt Unglück über ihm; der König der Stadt wird sterben."

In Assyrien wie in Ägypten gilt besonders das Kind für gefährdet, und zwar durch den weiblichen Dämon Labartu. Näheres hierüber ergibt sich aus den von Myrhman gesammelten Labartutexten, die uns aus Ninive auf Tontafeln in Keilschrift überliefert sind. Woher sie stammen, geht aus einem Vermerk auf den Tafeln hervor:

1. Teil, Kol. IV, 15:

„Palast Assurbanipals. Königs der Welt, Königs von Assyrien ...
wie unter den Königen, meinen Vorgängern
kein einziger solche Kunst erlernt hatte

... Der Schriftzeichen, so viele sie sind,
schrieb ich auf Tafeln, bereinigte ich, sichtete ich.
Auf daß ich sie besichtigen und lesen könne,
stellte ich sie in meinem Palaste auf,
ich, der Herrscher, der da kennt das Licht des Königs der Götter, Assur.
Wer sie wegnimmt oder seinen Namen neben meinen Namen schreibt,
den mögen Assur und Belit in Grimm und Zorn niederstürzen."

Daß Assurbanipal (um 669–626 v. Chr.), der letzte bedeutende assyrische König, die Labartutexte in seine Bücherei aufnahm, zeigt die Bedeutung, die er ihnen beimaß.

Labartu ist göttlicher Herkunft, wird aber als Ausländerin angesehen. Sie wohnt in den Bergen oder im Schilfdickicht. Schrecklich sieht sie aus. Ihr Haupt und Gesicht ist das eines furchtbaren Löwen, ihre Farbe ist blaß wie Ton, sie hat eine Eselsgestalt, ihre Lippen vergießen Speichel, sie brüllt wie ein Löwe, sie heult wie ein Schakal. Zürnend, ergrimmt, schrecklich, wütend, räuberisch, tobend, böse, arg, niederwerfend, zerstörend rückt sie heran. Wohin sie kommt, bringt sie Übel. Sie trinkt das Blut und frißt das Fleisch des Menschen.

Bei ihrem bösen Treiben hat es Labartu besonders auf das Kind, seine Mutter und seine Amme abgesehen. Gewaltsam reißt sie das Kind aus der Schwangeren heraus, als böse Amme und Pflegerin nimmt sie es fort, um es zu plagen. Wenn sie herankommt, greift sie nach dem Gesicht, macht das Antlitz blaß, vernichtet die Körperkräfte, ergreift die Glieder, zerschneidet die Sehnen, verändert die Gestalt des Leibes, brennt den Leib wie Feuer und quält das Kind mit Hitze, Kälte, Frieren und Schauer.

Diese grausame Dämonin und die von ihre verursachte Krankheit aus dem Leibe des Kindes zu entfernen, ist die Aufgabe der „Labartu-Texte". Die Beschwörungen sprach man in bestimmter Ordnung und Anzahl über den einzelnen Körperteilen des Kranken und über Gegenständen, die als Schutzmittel dienen sollten. Labartu wird darin beschrieben, angesprochen, bedroht, verwünscht und bei den Göttern beschworen, sich zu entfernen. Wie ein Vogel des Himmels soll sie wegfliegen, wie ein Wildesel die Berge besteigen, zu den Tieren der Wüste ziehen, Hirsche, Steinböcke und ihre Jungen soll sie fangen, statt die Menschenkinder zu quälen. Weit in die Ferne soll sie getrieben werden. Ihr sollen für die Dauer der Ewigkeit Sandalen angelegt werden, sie soll über den Fluß, das Meer gejagt und drüben angebunden werden. Die Götter, ihre Väter, sollen ihr zu essen geben und sie sättigen, damit sie nicht des Menschen Fleisch und Blut zu verlangen braucht. Daß sie nicht wiederkomme, wird sie bei allen Göttern und bei allen Wegen, die sie nehmen könnte, bei dem Meere, dem Flusse, den Übergängen, den Kanälen, den Straßen und Plätzen, den Toren und Türen beschworen.

Das kranke Kind soll mit einer Salbe aus Pferdehaut, Fischfett, Schweinefett, Pech, Asche(?), Butter, Erde aus Tempeltoren und verschiedenen Pflanzen und Kräutern eingerieben werden. Dabei ist die Salbe mehr wie ein Zaubermittel als wie ein Heilmittel anzusehen. Außerdem sollen noch mit der Wohnung des Kranken feierliche Handlungen vorgenommen werden. So ist etwas in die Fenster und Türen zu stellen. Das Bett des Kranken ist mit Mehlwasser zu umgeben.

Es folgen einige Beschwörungen:

1. Teil, Kol. I, 10–20:
> „Beschwörung der Labartu.
> Ritual dafür: Auf einen Siegelstein sollst du (sie) schreiben, an den Hals des Kindes (ihn) legen.
> Beschwörung:
> Labartu, Tochter Anus, beim Namen der Götter genannt,
> Innin-Göttin, Herrin der Schwarzköpfigen,
> beim Himmel sei beschworen, bei der Erde sei beschworen!
> Ich habe dir einen schwarzen Hund als deinen Diener gegeben,
> ich habe dir Quellwasser ausgegossen, mach dich davon, gehe weg,
> entferne dich und (fliege weg) aus dem Leibe dieses Kindes, des Sohnes seines Gottes!
> Ich beschwöre dich bei Anu und Anatu, desgl. bei Bad und Belit,
> (desgl. bei Ištar) und Anunitu,
> (desgl. bei) den großen (Göttern) des Himmels und der Erde, (daß du nicht nach) diesem Hause zurückkehrst!"

2. Teil, Kol. II, 45–52:
> „Bei dem ... und seinem Sohne beschwöre ich dich,
> daß du nach diesem Hause nicht zurückkehrst,
> auf den Stuhl, auf dem ich sitze, dich nicht setzest,
> das Kind, das ich an meine Brust nehme, nicht an deine Brust nimmst! ...
> der im Schlafgemach Ruhende soll nicht erwachen,
> bis die Sonne aufleuchtet."

3. Teil, Rev. 26, 31–33:
> „Am vierten Tage sollst du eine Labartu aus Ton machen ...
> Am (Abend?), bevor die Sonne verschwunden ist,
> sollst du sie nach dem Felde hinausbringen
> und ihre Augen gen Sonnenuntergang richten.
> (Mit ...) sollst du ihre Leibesmitte umwinden, an Dornen und Disteln
> sie anbinden, (mit Mehlwasser) sie umgeben. Beim Himmel, der Erde und
> den Anunnaki sollst du sie beschwören."

Wie Kurt Frank (1908) erkannt hat, stellen einige babylonische Beschwörungsreliefs die Austreibungen der Labartu dar. Hierzu gehört das in Abb. 19 wiedergegebene Bronzerelief. Der Kranke liegt auf einem Ruhebett; neben ihm stehen zwei Priester in Fischmasken, rechts von ihm zwei weitere Gestalten mit Löwenköpfen und Vogelkrallen statt Füßen und ein Mann. In der Reihe darüber stehen wieder tierköpfige Dämonen oder als Dämonen verkleidete Priester. Von unten aus dem Sumpfe steigt die löwenköpfige, vogelfüßige Labartu empor, an jeder Brust ein saugendes, vierfüßiges Tier, in jeder Hand eine Schlange. Sie wird von den oben stehenden Gestalten mit heftigen Bewegungen beschworen.

Ob der waagerecht liegende Kranke der Abb. 19 ein bärtiger Mann (Frank) oder ein Kind (Schlieben) ist, bleibe dahingestellt. Auf dem nur als Bruchstück erhaltenen Labartu-Relief (Abb. 20) ist jedenfalls mit Sicherheit ein junges Kind dargestellt. Kennzeichnend sind der im Verhältnis zur Körperlänge große Kopf, die Beugehaltung der Beine und die Armbewegung.

Nach Erman führen uns die ägyptischen Zaubersprüche in einen besonderen Winkel des ägyptischen Lebens, in die Wochen- und Kinderstube. Es sei ein Buch für die Krankheiten der Säuglinge; die Künste, die es überliefert, habe nicht der

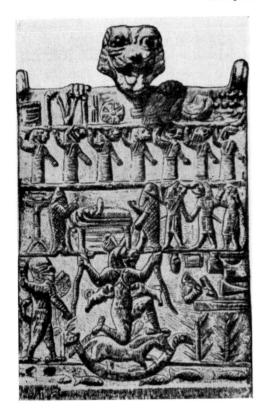

Abb. 19. Babylonisches Labarturelief aus Bronze. Der in der Mitte auf einem Bett liegende Mensch wird durch die Beschwörungen der Umstehenden vor der Dämonin Labartu geschützt, die aus dem Sumpf in der Tiefe emporsteigt

Oberarzt des Pharao ersonnen, sondern die Mutter, die sich um ihren Kleinen sorgt. Im Gegensatz hierzu glaube ich nicht, daß dieser Papyrus nur eine Art Volksmedizin vertritt, die der damaligen Wissenschaft fremd war. Das ägyptische Beschwörungsbild (Abb. 15) stellt die königliche Ammenkammer dar. Die Labartu-Texte, die ihnen inhaltlich nahestehen, entstammen nachweislich der königlichen Bücherei. Überdies enthält jede der beiden Schriften (Zaubersprüche E und U, Labartu-Texte 3. Teil. Obv. 58) Beschwörungen, in denen die einzelnen Körperteile nacheinander vom Kopf bis zum Fuß aufgezählt und beschworen werden. Die gleiche Reihenfolge „a capite ad calcem" findet sich auch in anderen medizinischen Papyri und ist seitdem in der wissenschaftlichen Medizin bis in die Zeit der Renaissance und des Barocks gebräuchlich. Erst mit dem Aufkommen der Pathologie im 19. Jahrhundert ist sie allmählich verschwunden. Beide Schriften entsprechen also in dieser Beziehung dem wissenschaftlichen Stande ihrer Zeit.

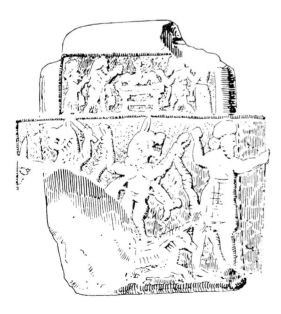

Abb. 20. Babylonisches Labarturelief aus Stein. Ein Kind wird durch Beschwörungen vor Labartu geschützt (vgl. Abb. 19)

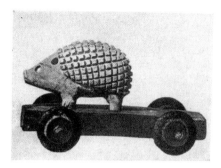

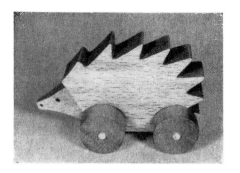

Abb. 21
Fahrbarer Igel als Kinderspielzeug,
elamitisch, Susa. 2000 v. Chr.

Abb. 22
Fahrbarer Igel als Kinderspielzeug.
1955 n. Chr.

Vielfach im Kampf mit dem benachbarten Babylonien stand das Reich der Elamiter, dem das Kinderspielzeug (Abb. 21) aus der Zeit 2000 v. Chr. entstammt. Zum Vergleich ist ihm ein Spielzeug unserer Zeit gegenübergestellt (Abb. 22). Der Unterschied zu dem 4000 Jahre älteren Spielzeug ist nicht groß.

Die mündliche Überlieferung reicht aus der Zeit der beiden uralten Schriften bis zu uns. Gerade in der Kinderstube wurden Vorstellungen und Gebräuche aus vorchristlicher Zeit Jahrtausende hindurch immer wieder von der Mutter auf ihr Kind übertragen, ohne einer schriftlichen Aufzeichnung zu bedürfen. Noch lange haben sich die Mütter vor den Mächten der Finsternis gefürchtet, die ihren Kindern zu schaden suchten.

Die von Theokritos überlieferte griechische Sage, nach der Herakles in der Wiege von gräßlichen Drachen bedroht wurde, sie aber erwürgte, geht von ähnlichen Vorstellungen aus.

Niccolo Alunno (etwa 1430–1520, Foligno) hat, wie schon hier angeführt sei, den Kampf einer Mutter mit einem kinderraubenden, schaurigen Dämon gemalt (Abb. 23): Vor der entsetzten Mutter, die gerade ihr Kind wickeln wollte, steht plötzlich eine Schreckensgestalt, schwarz, behaart, geschwänzt, mit tierischem Gesicht, zähnefletschend, Speichel und Milch spritzend und brüllend. Sie hat bereits mit ihrer Krallenhand, das eine vogelartige Bein gegen die Wiege gestemmt, das Kind zu sich emporgerissen. Im letzten Augenblick kann die Mutter es gerade noch an einem Beine ergreifen, sieht es jedoch ihrer schwachen Kraft entgleiten. Rettung aber naht; denn das Flehen der Mutter hat die Himmelskönigin zu Hilfe gerufen; diese ist bereits oben erschienen und wird das Kind schützen. In seinem Bilde hat Alunno den Angsttraum vieler Mütter lebendig werden lassen: Eine teuflische Ungestalt greift nach dem Kinde – vogelfüßig, tierköpfig, brüllend und speichelspritzend wie Labartu. Grausig muß die Angst der Mütter gewesen sein, die ihr Kind von solchen Unholden dauernd bedroht glaubten.

Eine Erinnerung hierzu hat sich in dem „Abholwesen" der Märchen erhalten. So fordert das kleine Männchen Rumpelstilzchen von der Müllerstochter für seinen Dienst: „Versprich mir, wenn du Königin wirst, dein erstes Kind." Das Grimmsche

Märchen berichtet, wie das Kind seiner besorgten Mutter trotz ihres Versprechens erhalten bleibt. „Rumpelstilzchen und das Thalheimer Gramannl gleichen sich ... darin, daß beide unheimliche, männliche Wesen von ausgesprochen kleiner Gestaltung sind. Beide haben die Tendenz, in der Märchenhandlung nicht weniger gefährlich als im Volksaberglauben und im Traumgeschehen, ein Kind zu holen, um es mit sich fortzuführen" (J. Bilz 1958).

Ein kinderfeindlicher Dämon wird bei den arabisch sprechenden Mohammedanern als geheimnisvolle Doppelgängerin der Frau unter der Bezeichnung Karina beschrieben. Sie bewirkt Unfruchtbarkeit der Frau oder Krankheit und Tod der kleinen Kinder. Bald ist sie ein altes häßliches Weib mit wehenden Haaren, bald eine Dämonin mit Elefantenzähnen, Haaren wie Palmblätter und Feuer im Munde, manchmal wieder geflügelt und mit Krallen ausgestattet. Sie bellt, kräht oder schreit mit Tierstimme (H. Winkler).

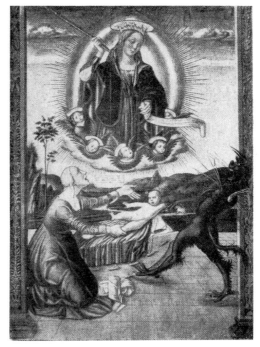

Abb. 23. Die Madonna als Beschützerin des Kindes von Niccolo Alunno (etwa 1430–1520). „Ein albernes Bild, wo der Satan ein Kind ergreifen will, da kommt zur rechten Zeit Maria mit einem tüchtigen Stock dazu und jagt den bösen Feind davon" (C. G. Carus 1835)

Nach Bologa glaubt das rumänische Volk an Samca, einen Dämon, der in die kranken Kinder gefahren ist. Diese leiden an Magenkrämpfen, rollen sich in einen Knäuel und führen die Füße zum Munde. Anderen treten die Augen hervor, sie bekommen Schaum vor dem Mund, wieder andere verdrehen die Hände und Füße oder stellen sie kreuzweise. Samca ist schließlich zu einer Frauen- und Kinderkrankheit geworden. Bologa gibt Bilder kinderraubender männlicher Teufel aus alter und neuer Zeit wieder.

So hat sich die Gestalt der kinderraubenden Labartu über die Jahrtausende hinweg im Glauben mancher Völker bis heute erhalten.

An den „Wechselbalg" – die durch Unholde gegen das eigene Kind ausgewechselte Mißgeburt (S. 85) – hat das Volk lange geglaubt. Die in der Wissenschaft gebräuchliche Bezeichnung „Hexenmilch" (S. 621) erinnert noch heute an den Dämonenglauben der Ägypter und Assyrer.

Schrifttum S. 56

Israel

Über die jüdischen Sitten und Gebräuche des Alterums unterrichten Bibel und Talmud. Aus ihnen haben W. Ebstein (1901–1903) und J. Preuß (1911) die Stellen, die sich auf die Heilkunde beziehen, zusammengestellt.

An vielen Stellen, z. B. Psalm 127, 3, wird Kinderreichtum als ein Segen Gottes angesehen. Begehrt werden vor allem Knaben, während die Mädchen für den Vater eine drückende Sorge bilden (Jesus Sirach 42, 9).

Die Lehre von der geringeren Lebensfähigkeit der 8 Monate alten Früchte gegenüber den 7 und 9 Monate alten (S. 35) wird vom Talmud geteilt (Preuß, S. 456).

Die Behandlung der Neugeborenen geht aus einer Stelle bei Hesekiel (16, 4) hervor: „Die Geburt ist also gewesen: Dein Nabel, da du geboren wurdest, ist nicht verschnitten: so hat man dich auch mit Wasser nicht gebadet, daß du sauber würdest, noch mit Salz gerieben, noch in Windeln gewickelt."

Die Verwendung von Salz ist ein weit verbreiteter, bei Soranos und Galen (S. 30) wiederkehrender Gebrauch, der sich bei vielen Völkern erhalten hat. Nach dem Talmud wurden die Kinder in Wein gebadet (bei Preuß, S. 468), wie es nach Plutarch auch bei den Spartanern üblich war (S. 30). Unter dem Wickeln in Windeln ist wahrscheinlich das feste Einbinden des ganzen Körpers und der Glieder in lange Binden zu verstehen, wie es von Soranos (S. 31) näher beschrieben wird. Tagsüber lag das Kind in einer Wiege, nachts schlief es bei seiner Mutter (Preuß, S. 469).

Eine Art künstlicher Atmung scheint mit folgenden Worten empfohlen zu werden: Ein Kind, das nicht atmet, soll man nach Abbjas Mutter in einer Schwinge schwingen, so wird es atmen. Will es nicht schreien, so bestreiche man es mit der zugehörigen Nachgeburt (Talmud nach Preuß, S. 469).

Während der Schwangerschaft läßt Gott das Blut in die Brüste steigen, wo es zu Milch wird, damit dem Neugeborenen seine Milch bereitet wird (Talmud nach Ebstein II, 218). Während der Stillzeit stockt die Regel wegen der Milchbildung (Talmud nach Preuß, S. 470). Die Milch gilt als umgewandeltes Blut, wie auch Aristoteles lehrt.

Das Stillen wird als Pflicht der Mutter angesehen, doch sind Ammen gebräuchlich, wie schon aus der Geschichte des Moses hervorgeht. Nach dem Talmud (Ebstein II, 218) ist die unmittelbar aus der Brust getrunkene Milch am besten. Als leichtfertige Spielerei gilt es, wenn eine Frau ihre Milch in ein Glas oder eine Schale abdrückt und so ihr Kind nährt (Talmud nach Preuß, S. 476). Auch aus einem Tierhorn wird wohl einmal ein Kind ernährt (Talmud nach Preuß, S. 476). Das Kind kann ohne Schaden den ganzen Tag saugen, nach einer anderen Stelle muß es dies sogar zu jeder Stunde des Tages tun (Talmud nach Preuß, S. 470). Das Neugeborene wird sofort nach der Geburt, selbst wenn es noch nicht abgenabelt ist, jedenfalls aber in den ersten 24 Stunden angelegt (Talmud nach Preuß, S. 470). Die Stilldauer beträgt 2 oder 3, selbst 5 Jahre (Talmud nach Preuß, S. 471, Buch der Makkabäer 7, 28).

Von künstlicher Ernährung schweigen Bibel und Talmud. Eine Stelle bei Jesaja 7, 14/15 könnte hierher gehören: „Eine Jungfrau wird schwanger und wird einen Sohn gebären, den wird sie heißen Immanuel. Butter und Honig wird er essen ...". Ebstein (I, 66) übersetzt: „Dickmilch und Honig." Butter im heutigen Sinne war im Altertum unbekannt (W. Fleischmann, s. S. 34). Vielleicht ist nur die vorübergehend künstliche Ernährung des Neugeborenen gemeint, wie sie ähnlich von Oreibasios (s. S. 32) durchgeführt wird. Das Saugen unmittelbar am Tiereuter wird wiederholt im Talmud erwähnt (Preuß, S. 476).

Eine epidemische Kinderkrankheit, bei der es sich vielleicht um Diphtherie handelt, wird im Talmud näher beschrieben. Sie hat ihren Sitz im Rachen und tötet die Kranken nach schwerem Todeskampfe durch Erstickung (Preuß, S. 179).

In den älteren Zeiten war unter dem Namen Lilit ein Gespenst bekannt, das die Knaben vor der beabsichtigten Beschneidung tötete oder mit sich fortschleppte (J. P. Frank).

Schrifttum Seite 55

Griechen und Römer

Kunst und Wissenschaft unserer Zeit wurzeln im alten Griechenland. Die höchsten griechischen Werke der Dichtkunst und der Bildhauerei sind in mehr als zwei Jahrtausenden von keinem Volke übertroffen worden. Die Grundbegriffe vieler Wissenschaften, darunter auch der Heilkunde, tragen noch heute als Ausdruck ihrer Herkunft Bezeichnungen, die ihnen die Griechen gegeben haben.

Kinderkrankheiten

> Mens sana in corpore sano.
> Juvenal, Satiren 10, 356.

Aus dem griechisch-römischen Altertum hat sich kein Werk erhalten, das den Kinderkrankheiten allein gewidmet wäre. Ob es überhaupt ein derartiges Werk gegeben hat, ist zweifelhaft. Allerdings schreibt Soranos: „Deshalb ist Damastes zu tadeln, der die Mutter dem Neugeborenen sofort die Brust geben läßt; denn die Milch fließe schon früher, damit das Neugeborene sofort Nahrung erhalte." An dieser Stelle ersetzte Fr. Z. Ermerin 1869 „Damastes" durch „Demosthenes" in der Annahme, gemeint sei Demosthenes Philalethes aus Massilia, Verfasser einer Augenheilkunde und einer Pulslehre. Seitdem galt dieser Demosthenes als Verfasser eines verlorengegangenen Buches über Kinderkrankheiten.

Indessen wird diese Verbesserung Ermerins nicht mehr anerkannt. Überdies wies Sudhoff 1925 nach, daß in zwei alten Katalogen tatsächlich ein „Damnastes" aufgeführt wird, der ein Buch „De curatione puerperarum et infantium" geschrieben hat, von dem einige Kapitelüberschriften erhalten sind. Auf dieses Buch bezieht sich wahrscheinlich Soranos.

Soranos von Ephesus selbst hat um 100 n.Chr. eine erhaltengebliebene „Gynäkologie" verfaßt, in der Pflege, Ernährung und Krankheit des Neugeborenen eingehend beschrieben werden. Eine entsprechende Darstellung findet sich in der Gesundheitslehre (I, 7–12) Galens aus Pergamon (129–199 n.Chr.), der in seinen umfangreichen Schriften auch sonst oft auf das Kindesalter eingeht. Im übrigen sind wir darauf angewiesen, uns aus den Bemerkungen, die sich in dem reichen ärztlichen Schrifttum verstreut finden, ein Bild von dem kinderärztlichen Wissen dieser Zeit zu entwerfen.

An Schriftstellern kommen weiter in Frage: Hippokrates von Kos (etwa 460–377 v.Chr.; die Schriften des Corpus hippokraticum stammen nur zum Teil von ihm), A. Cornelius Celsus (etwa 35 n.Chr.), Aretaios von Kappadocien (etwa 2.Jahrhundert n.Chr.), Caelius Aurelianus (4.Jahrhundert n.Chr.). Oreibasios aus Pergamon (325–403), Aetios aus Amida in Mesopotamien (6. Jahrhundert n.Chr.), Alexander von Tralles in Lydien (525–605 n. Chr.) und Paulos von Ägina (Anfang des 7.Jahrhunderts n.Chr.). Die genannten Schriftsteller haben griechisch geschrieben mit Ausnahme von Celsus, dessen lateinisches Werk ganz von griechischen Quellen abhängt, und von Caelius Aurelianus, der ein verlorengegangenes Werk des Soranos lateinisch bearbeitet hat. So ist das ärztliche Wissen dieser Zeit griechischen, nicht römischen Ursprungs.

Da sich die Überlieferungen mehr oder weniger zufällig erhalten haben, ungefähr während eines Jahrtausends entstanden sind, den verschiedensten Schulen und Grundanschauungen entstammen und nur gelegentlich auf Kinderkrankheiten eingehen, dürfen wir trotz ihres inneren Zusammenhanges kein einheitliches Gebäude der Kinderheilkunde erwarten.

Die verstreuten Angaben der einzelnen Schriftsteller wurden von Kroner (1876), Moissides (1914), Ghinopoulo (1930) und Rosenkranz (1939) gesammelt und gesichtet. Mit Hippokrates allein hat sich Troitzky (1900) beschäftigt.

Ein reiches ärztliches Wissen tritt uns entgegen. Zum ersten Male werden viele Fragen aufgeworfen, die uns noch heute beschäftigen, zum ersten Male wird eine Reihe von Krankheiten und Krankheitszeichen beschrieben, und zwar wiederholt so deutlich, daß die Darstellung unverändert gültig ist. Viele damals geprägte Ausdrücke sind noch heute gebräuchlich, z.B. Hygiene, Diät, Kachexie (nach Aretaios $\kappa\alpha\kappa\grave{\eta}\ \dot{\varepsilon}\xi\acute{\iota}\alpha$ = schlechtes Aussehen), Hydrozephalus, Hydrozele, Diabetes, Noma, Cholera, Icterus, Tetanus, Epilepsie, Exanthem, Dyspepsie (bei Galen, de symptomatorum differentiis liber, Cap. IV), Phthise (bei Galen, Ges.lehre VI, 9, 9), Dysenterie, Dyspnoe, Asthma und andere. Alle diese Bezeichnungen besaßen bereits bei den Griechen die gleiche Bedeutung wie heute und sind nicht etwa nachträgliche Bildungen wie z.B. das Wort Diphtherie, das von Bretonneau erst 1826 („Diphtheritis") eingeführt wurde. Der Ausdruck „Pädiatrie" findet sich noch nicht bei den alten Griechen, doch ist die Bezeichnung „Kinderkrankheit" schon gebräuchlich. So führt Hippokrates (II, 18, Ausgabe Littré) Krämpfe und Asthma als $\tau\grave{o}\ \pi\alpha\iota\delta\iota\acute{o}\nu$ auf. Die Epilepsie nennen Rufus (Oreibasios 3, 160) $\tau\grave{o}\ \pi\alpha\iota\delta\iota\acute{o}\nu$ $\nu\acute{o}\sigma\eta\mu\alpha$, Galen (XVII, A 827) $\pi\alpha\iota\delta\acute{\iota}\omega\nu\ \tau\grave{o}\ \nu\acute{o}\sigma\eta\mu\alpha$, Alexander von Tralles (1, 537) $\pi\acute{\alpha}\vartheta o\varsigma\ \pi\alpha\iota\delta\iota\kappa\acute{o}\nu$, und Caelius Aurelianus, der damit wohl nur den entsprechenden Ausdruck seiner griechischen Quelle übersetzte, spricht von „puerilis passio" (chron. Krankheit 1, 4). Als $\dot{\iota}\delta\iota o\nu\ \tau\tilde{\omega}\nu\ \pi\alpha\acute{\iota}\delta\omega\nu$ wird von Galen (XVII, 2, S. 634) das Steinleiden angeführt.

Die erste Übersicht über die Kinderkrankheiten stammt von Hippokrates. Nach den Aphorismen (3, 24 ff.) beobachtet man bei neugeborenen und jungen Kindern Aphthen, Erbrechen, Husten, Schlaflosigkeit, nächtliches Aufschrecken, Nabelentzündung und Ohrenlaufen. Während des Zahnens stellen sich ein: Pruritus des Zahnfleisches, Fieber, Krämpfe, Durchfälle, besonders beim Durchschneiden der Augenzähne und bei fetten, verstopften Kindern. Ein wenig später kommt es zu Erkrankungen der Tonsillen, Verkrümmungen der Halswirbelsäule, Asthma, Blasensteinen, Würmern, Warzen, Tumoren in der Ohrengegend und anderswo. In der Zeit der Geschlechtsreife leiden die Kinder an Nasenbluten und ständigem Fieber.

Ob diese Liste noch älteren Quellen entstammt, wissen wir nicht. Jedenfalls wurde sie mit gewissen Abwandlungen, die von Celsus (2. Buch, Kap. 1) herrühren, von den arabischen Ärzten, weiter von den frühmittelalterlichen Passiones puerorum (S. 102) und von den ersten Druckwerken des kinderärztlichen Schrifttums übernommen. In den späteren Jahrhunderten, die ja immer wieder auf die alten Quellen zurückgriffen, ist ihr Einfluß noch lange zu spüren. So spielt der Pavor nocturnus bis in das 19. Jahrhundert (S. 612) hinein im Schrifttum eine unvergleichlich größere Rolle als heutzutage.

Im alten Ägypten gab es nach Herodot (2. Buch) Fachärzte für Augen, Kopf, Zähne, Leib und innere Krankheiten. Im alten Rom war die Zahl der Sonderfächer noch größer (Friedländer 1, 193), Kinderärzte sind aber dem griechisch-römischen Altertum überhaupt unbekannt gewesen. Immerhin stammt von Celsus (III, 7) der Satz: „Knaben dürfen nicht wie Männer behandelt werden."

Nach altem indogermanischen Rechte entscheidet der Vater über Leben und Tod des Neugeborenen durch Aufheben (S. 81). Soranos weist deshalb die Hebamme an, das Neugeborene auf den Boden zu legen und zu untersuchen, ob es sich zur Aufzucht eignet. Kranke, schwächliche und ihrem Ursprung nach verdächtige Kinder durften ausgesetzt oder verkauft werden. Die ausgesetzten Kinder starben zum größten Teil. Wer ein Kind auffand, konnte es behalten, aufziehen und später als Sklaven verkaufen. Urkundliche Belege hierüber haben sich z. B. in Papyrusurkunden aus der Zeit um Christi Geburt erhalten (Sudhoff, s. S. 176).

Ausführliche Vorschriften über Ernährung und Pflege des Neugeborenen stammen von Soranos. Kennzeichen eines zur Aufzucht tauglichen Kindes sind normale Schwangerschaft, Geburt im 7. oder 9. Monat oder noch später, kräftiges Schreien und Fehlen von Mißbildungen. Die Angabe des Hippokrates (R. Fuchs 3, 623), daß beim nichtlebensfähigen Kinde die Fingerbeeren die Fingernägel überragen, findet sich noch heute in Lehrbüchern. Die Nabelschnur ist vier Querfinger vom Bauche entfernt zu durchschneiden, und zwar nicht mit einem Nagel, einem Stück Schilf oder einer Muschel (ähnlich bei Oreibasios 3, 117 und Aetios I Sermo IV, 3). Ist die Plazenta noch nicht gelöst, so wird die Nabelschnur doppelt unterbunden. Oreibasios bedeckt den Nabel mit einem ölgetränkten Läppchen, wie es das preußische Hebammenlehrbuch noch 1878 vorschreibt (S. 579), und befestigt die Nabelschnur, in Wolle gehüllt, am Bauche. Nach ihrem Abfall läßt er (3, 120) den Nabel pudern oder einsalben und verbinden. Er verwirft, ebenso wie Galen (Gesundheitslehre I, 10), mit scharfen Worten die germanische Sitte, das Neugeborene in einem Flusse kalt zu baden (S. 81). Das Kind soll vielmehr warm gebadet und dann mit Salz oder Soda bestreut werden, um die Käseschmiere zu entfernen. Das Bestreuen mit Salz wird auch von Soranos (Kap. 28), Galen (I, 7), Oreibasios (3, 118) und Aetios (I Sermo IV, 3) empfohlen. In Sparta wurden die Neugeborenen in Wein gebadet, um ihre Gesundheit zu prüfen. Epileptische oder sonst kranke Kinder sollten nämlich durch den Wein vom Brande verzehrt, gesunde aber noch stärker werden (Plutarch: Lykurgos 1, Kap. 16). Nach Oreibasios (3, 118) werden Augen und Ohren des Neugeborenen mit Öl gesäubert, der After wird mit dem kleinen Finger erweitert, um dem Mekonium den Durchtritt zu erleichtern.

Ausführlich beschreibt Soranos (Kap. 29) das später noch lange für unbedingt nötig gehaltene Einwickeln des Rumpfes und der Glieder in wollene Binden, wodurch das ganze Kind in Streckstellung unbeweglich gehalten wurde. Im Gegensatz hierzu ließen die im Altertum berühmten spartanischen Ammen – ebenso wie Galen (I, 8) – die Säuglinge sich frei bewegen. Als Lager empfiehlt Soranos ein weiches, mit Wolle oder Heu gefülltes Kissen. Das Zimmer soll gut gelüftet werden, mäßig warm und nicht zu hell sein.

Wie Soranos berichtet, badeten zu seiner Zeit die Mütter ihre Kinder täglich dreimal, ein Vorgehen, das auch von Mnesitheos von Athen (Oreibasios 3, 153) angeraten wird. Dagegen lassen Soranos nur einmal täglich, Oreibasios (3, 153) zweimal täglich baden. Hinterher wird das Kind eingerieben und massiert, um den verschiedenen Körperteilen eine gefällige Form zu geben, wie es Soranos (Kap. 36), Galen (1, 10) und Oreibasios (3, 154) ausführlich beschreiben. Nach Galen sollen Massage, Bad und die darauf folgende Mahlzeit nicht auf eine vorher bestimmte Tageszeit, sondern genau auf das Ende des langen Schlafes oder der Nacht fallen.

Vielfach haben sich die Ärzte mit dem Ammenwesen befaßt. Was wir überhaupt von ihnen über die natürliche Ernährung erfahren, teilen sie fast ausschließlich bei dieser Gelegenheit mit. In Ägypten wurden aus der Zeit kurz vor Christi Geburt griechische Papyrusurkunden gefunden, die Mietsverträge von Ammen enthalten. Aus ihnen gehen die Bedingungen hervor, unter denen die Kinder den Ammen anvertraut und meist ins Haus gegeben wurden (Sudhoff, Schubart, Braams). Eine derartige Urkunde aus dem Jahre 13 v. Chr. lautet nach Schubart:

„Theodote erklärte sich bereit, für die Zeit von 18 Monaten ... das aufgenommene Sklavenkind des Marcus, den Säugling Tyche, den er ihr eingehändigt hat, außerhalb bei sich in der Stadt zu ernähren und mit ihrer eigenen reinen und unverdorbenen Milch zu säugen, wofür sie monatlich als Lohn für Milch und Ernährung samt Öl 8 Silberdrachmen empfängt. Hiervon hat Theodote durch Sophron als Bürgen von Hand zu Hand das Nährgeld für 9 Monate, insgesamt 72 Drachmen, erhalten. Sollte innerhalb dieser Monate dem Kinde etwas Menschliches widerfahren, so wird Theodote ein anderes Kind aufnehmen, nähren, säugen und dem Marcus ebenfalls für 9 Monate zur Verfügung stellen, ohne irgend etwas dafür zu empfangen, weil sie ein unsterbliches zu ernähren übernommen hat. Sie soll den noch übrigen monatlichen Nährgeldern entsprechend sich selbst und dem Kinde die angemessene Pflege angedeihen lassen, die Milch nicht verderben, nicht beim Manne liegen, nicht schwanger werden und kein anderes Kind daneben säugen ... Theodote wird sich mit dem Kinde monatlich dreimal dem Marcus zur Besichtigung vorstellen."

Sudhoff veröffentlicht eine Urkunde, nach der ein bestimmtes Kind von einer verheirateten 30jährigen Frau 6 Monate gestillt und dann noch 18 Monate mit Tiermilch ernährt werden sollte. Die Stillzeit konnte aber auch drei Jahre lang dauern.

Gegen das Ammenwesen hat sich Plutarch ausgesprochen: „Es müssen meiner Ansicht nach die Mütter selbst ihre Kinder nähren und ihnen die Brust reichen. Sie werden sie dann gewiß mit mehr Zuneigung und Sorgfalt aufziehen, indem sie ihnen schon von der Wiege an, um mich so auszudrücken, eine innigere Liebe schenken. Ammen und Wärterinnen zeigen eine minder reine und verfälschte Liebe, da sie um Geld lieben. Auch weist die Natur selbst darauf hin, daß die Mutter, was sie geboren hat, selbst aufziehen und nähren soll; denn darum hat sie jedem Geschöpf, welches gebiert, Milchnahrung zugeordnet, auch mit weiser Fürsorge dem Weibe eine doppelte Brust gegeben, damit, wenn es Zwillinge gebiert, ein doppelter Nahrungsquell vorhanden ist."

Mit warmen Worten ist auch der Philosoph Favorinus (bei Aulus Gellius) für das Stillen des Kindes an der Mutterbrust eingetreten. Nach Galen (Gesundheitslehre I, 7) ist die Milch der eigenen Mutter am besten; denn die Milch kommt aus dem Blute und wird in den Brüsten nur wenig verändert. Ähnlich lehrte schon Aristoteles, daß die Milch gekochtes Blut sei (Von der Zeugung und Entwicklung der Tiere 4, 118). Er berichtet, daß ältere Frauen durch den Saugreiz gelegentlich stillfähig werden (Naturgeschichte der Tiere 3, 16). Soranos will das Kind nur dann von seiner Mutter stillen lassen, wenn diese alle Eigenschaften besitzt, die man bei den besten Ammen voraussetzt.

Die Vorschriften über die erste Nahrung des Neugeborenen gehen auseinander. Damastes (nach Soranos, s. S.28) läßt das Neugeborene sofort der Mutter anlegen. Denselben Rat erteilt Galen (I, 7). Dagegen soll das Kind nach Soranos erst am dritten Tage die Brust erhalten, und zwar zunächst nicht von der eigenen Mutter, sondern von einer anderen Frau, weil die Muttermilch noch unzuträglich dick und käsig sei. Ist eine andere Amme nicht erreichbar, so erhält das Kind nur Ziegenmilch mit Honig. Rufus (Oreibasios 3, 156) verwendet beim Neugeborenen Honig, um durch seine abführende Wirkung das Kindspech zu entleeren. Oreibasios empfiehlt zuerst besten abgeschäumten Honig oder guten Zucker, aber keinesfalls Butter, weil diese den Mageneingang schädige. Man läßt in den Mund des Säuglings einige Tropfen lauwarmen Honigwassers fallen. Dann drückt sich die Mutter aus ihren Brüsten die dicke Flüssigkeit ab, wäscht sich mit warmem Wasser und stillt ihr Kind. Honig als erste Nahrung empfehlen auch Aetios (I Sermo IV, 3) und Paulos von Ägina (I, 5).

Viele Ärzte haben sich mit der Ernährung durch Ammen beschäftigt. Nach Soranos, dessen Anschauungen im Altertum maßgebend blieben, soll die Amme 20–40 Jahre alt sein, mehrmals geboren haben, gesund und groß sein und blühend aussehen. Ihre Brüste sollen mittelgroß sein. Sind sie nämlich zu klein, so enthalten sie nicht genügend Milch, und zu große werden nicht vollständig entleert, so daß ein Teil der Milch verdirbt. Auch die Brustwarzen sollen mittelgroß sein, weil zu große das Zahnfleisch drücken und das Saugen behindern, während zu kleine schlecht erfaßt werden. Die Amme soll kinderlieb, nicht zornig, nicht abergläubisch und sauber sein, geschlechtlichen Verkehr und Weingenuß meiden. Erwünscht ist griechische Abstammung, damit sie dem Kinde gleich als Sprachlehrerin dienen kann. Ausgedehnte Vorschriften gibt Soranos über Lebensweise und Ernährung der Amme. Dem entsprechen die Ratschläge von Galen (I, 9) und Aetios (I Sermo IV, 181).

Plutarch (Über die Erziehung, s. auch S.46) rät, nicht die erste beste Amme und Wärterin zu nehmen, sondern möglichst eine tugendhafte, die nach griechischer Sitte erzogen ist... Die Jugend ist weich und biegsam, und den zarten Seelen werden die Lehren mit leichter Hand eingeprägt... Die Seelen der Kinder sind dem Wachse gleich; man kann die Lehren gleich einem Siegel in sie drücken.

Oreibasios (3, 120) und Paulos von Ägina (1, 2), die im übrigen ähnliche Forderungen erheben, wünschen, daß die Amme 25–35 Jahre alt ist. Nach Mnesitheos von Kyzikus (Oreibasios 3, 129) soll sie thrazischer oder ägyptischer Herkunft und wohlgebaut sein, die Nahrung gut vertragen, gesund sein und nicht an epileptischen oder hysterischen Anfällen leiden. Sie darf nicht über 30 Jahre alt sein und muß einen guten Charakter besitzen. Sie hat geschlechtlichen Verkehr zu meiden, die Regel darf während des Stillens nicht auftreten. Sie soll schon andere Kinder gestillt haben, ihr eigenes Kind soll vom gleichen Alter und Geschlecht wie das der Mutter sein. Im besten Zustande ist ihre Milch 40 Tage nach der Entbindung. Nach Paulos von Ägina ist es gut, wenn die Amme nicht lange vorher einen Knaben geboren hat.

Ausführlich beschreibt Soranos die Kennzeichen einer guten Frauenmilch. Ein Beweis ihrer Güte ist es, wenn sie bei dem Kinde gut anschlägt. Farbe, Geruch, Dicke, Gerinnbarkeit, Geschmack und Haltbarkeit sowie ihr Verhalten beim Aufträufeln auf Wasser werden geschildert. Ähnliche Milchproben finden sich seitdem bis in die Neuzeit hinein im Schrifttum. Nach Soranos darf das Kind nicht unmittelbar nach dem Bade, sondern erst nach einer kleinen Pause gestillt werden, weil die Mahlzeit sonst schädlich ist. Galen (I, 10) und Oreibasios (3, 139) lassen nicht vor dem Bade oder der Massage anlegen. Rufus (Oreibasios 3, 160) warnt davor, das Kind die ganze Nacht über stillen zu lassen.

Daß während der Stillzeit die Amme nicht geschlechtlich verkehrt, verlangen auch Oreibasios (3, 129) und der von ihm abhängige Paulos von Ägina, weil dadurch die Regel hervorgerufen werde, die Milch ihren guten Geruch verliere und Schwangerschaft eintreten könne. Nichts sei aber dem Kinde so schädlich wie die Milch einer Schwangeren. Die gleiche Ansicht vertreten Galen (I, 10) und Alexander von Tralles (1, 538). Nach Aristoteles (Tierkunde 7, 12) versiegt die Milch durch die Schwangerschaft. Auch Aetios gibt genaue Vorschriften über die Ernährung der Amme (I Sermo IV, 6). Körperliche Übungen, z. B. Ballspielen und Umhertragen des Kindes, werden empfohlen (Oreibasios 3, 125).

Sind die Brüste einer Amme zu klein, so werden sie nach Mnesitheos von Kyzikus massiert, mit einer weichen Binde emporgehoben und sanft gedrückt, um den Milchfluß zu steigern (Oreibasios 3, 133). Versiegt die Milch, so nimmt man am besten eine neue Amme. Ist dies nicht möglich, so gibt man der Amme Milch, reichlich warmes Wasser und genau bestimmte andere Nahrung. Man setzt einen Schröpfkopf auf jede Brust und saugt damit kräftig an (Oreibasios 3, 134). Wird die Muttermilch zu dünn, zu dick oder zu scharf, so erhält die Amme eine besondere Kost (Oreibasios 3, 125, Paulos von Ägina 1, 4).

Der Gedanke, bei Mangel an Frauenmilch Tiermilch zu verwenden, ist so naheliegend, daß er wohl überall, wo es möglich war, verwirklicht wurde. Danach ist die künstliche Ernährung nicht zu einer bestimmten Zeit und an einem bestimmten Orte erfunden worden, wie man einmal vermutet hat, sondern hat sich gleichzeitig mit der Milchwirtschaft (S. 7) entwickelt, die ebenfalls nicht auf einmal entstanden ist.

Aus der Zeit des griechisch-römischen Altertums sind tönerne Sauggefäße (Abb. 24) als Beigaben in Kindergräbern gefunden worden; ihre Bestimmung ist

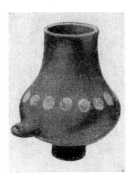

Abb. 24
Römische Saugflasche mit Trinkansatz aus Ton. Gegen 300 n. Chr. Inhalt etwa 100 cm³. Fundort: Wiesbadener Gegend

daher deutlich. Sie hatten einen Ansatz, um dem Säugling das Trinken zu ermöglichen, und waren in der verschiedensten Weise geformt, um den Inhalt vor Staub und Fliegen zu schützen (Brüning, Boulan, Sudhoff, Ghinopoulo).

Merkwürdigerweise schweigen die ärztlichen Schriftsteller des Altertums fast ganz über die künstliche Säuglingsernährung. Wo „Milch" als Säuglingsnahrung empfohlen wird, dürfte stets Frauenmilch gemeint sein, so z. B. bei Aristoteles: „Sind die Kinder zur Welt gekommen, so macht, man glaube es, die Art der ihnen gereichten Nahrung für die kräftige Entwicklung des Körpers einen großen Unterschied ... Milchige Nahrung ist dem kindlichen Körper am zuträglichsten, während der Wein wegen der Krankheiten, die er verursacht, fast ganz wegfallen muß." (Über die Politik 7, 17.) Sehr verbreitet ist daher die künstliche Ernährung kaum gewesen. Das wärmere Klima in den Ländern südlich der Alpen, die gegen heute viel langsameren Verkehrsmittel und die Unmöglichkeit des Kühlhaltens mußten Haltbarkeit und Bekömmlichkeit der Milch verschlechtern, so daß schon deshalb die künstliche Ernährung in den alten Großstädten wie Rom und Alexandria kaum durchführbar war.

Welchen Stoff man vom Altertum bis in das 13. Jahrhundert als Butter βούτυρον (nach Kluge: „Kuhquark") bezeichnete, wissen wir nicht. Höchst unwahrscheinlich aber ist es, daß er unserer heutigen Butter glich. Feine Butter in der Beschaffenheit von heute wird erst seit etwa 1780 hergestellt. Sicher diente Butter den alten Griechen und Römern nur als Salbe und Heilmittel, nicht als Nahrung (Fleischmann).

Man kann den menschlichen Säugling unmittelbar an das Euter des Milchtieres (Ziege, Eselin, Kuh) anlegen. Dies ist schon bei den alten Ägyptern geschehen (von Oefele) und seitdem bis in die Neuzeit immer wieder versucht worden (Brüning). Viele Sagen des klassischen Altertums berichten von Helden, die in ihrer Kindheit auf diese Weise gesäugt wurden (z. B. Romulus und Remus S. 175). Aber nicht bloß die Sage berichtet von einer derartigen Ernährung. Vielmehr erlebte Prokop während des Gotenkrieges im Jahre 539 n. Chr. in der römischen Stadt Urbs Sylvia etwas Ähnliches: Dort war ein kleiner Junge, von seiner Mutter verlassen, ganz allein zurückgeblieben. Durch sein Geschrei hatte er eine Ziege angelockt, die säugte. Auch als später die Menschen zurückkehrten, blieb die Ziege ihrer Aufgabe treu. Prokop sah selbst, wie sie auf das Geschrei des Kindes herbeieilte und es stillte.

Die vorhandenen Angaben über künstliche Säuglingsernährung sind so spärlich, ungenau und lückenhaft, daß sich kein einheitliches, klares Bild ergibt. Hippokrates spricht überhaupt nicht darüber. Soranos läßt das Kind nicht vor dem 6. Monat entwöhnen, und zwar gibt er zuerst Brotkrumen, in Honigwasser, Milch oder Honigwein aufgeweicht. Später werden Suppe von Weizengraupen, dünner

Brei oder weiche Eier empfohlen. Mit 1$^1/_2$–2 Jahren soll das Kind abgesetzt sein. Der Kunstgriff, die Brustwarze zur Entwöhnung mit bitteren oder übelriechenden Stoffen zu bestreichen, wird von Soranos verworfen, war aber noch lange gebräuchlich, wie eine Stelle bei Shakespeare (Romeo und Julia I, 3) beweist (S. 93). Caelius (Chron. Krankh. I, 4) läßt die Brustwarze nach einem epileptischen Anfall mit Honig bestreichen, damit sie von dem Kinde wieder genommen wird.

Das Vorkauen (S. 6 und 448) wird von Soranos und Mnesitheos von Athen (Oreibasios 3, 153) getadelt, während Galen (Gesundheitslehre 1, 10) und Oreibasios (3, 138) dagegen keine Bedenken äußern. Nach Galen besteht die vorzukauende Nahrung, die beim Erscheinen der Vorderzähne zu geben ist, aus Brot, später aus Mehlbrei, Fleisch oder anderen Nahrungsmitteln. Mnesitheos von Athen (Oreibasios 3, 153) ernährt das Kind mit gekochtem, frischem Weizenmehl, Mehl aus Sommerweizen oder geriebener Hirse. Rufus von Ephesus (Oreibasios 3, 160) und Paulos von Ägina (1, 15) geben den Kindern zwei Jahre lang Milch und gehen dann auf andere Nahrung über. Aetios (I Sermo III, 28) gibt bei der Entwöhnung Brotkrumen, in süßen Wein oder in Milch getaucht. Etwa vom 20. Monat an könne das Kind ruhig Nahrung aus Getreideerzeugnissen bekommen. Schlecht essende Kinder sind bereits den Griechen bekannt. So sagt Perikles in einer politischen Rede: „Die Samier gleichen kleinen Kindern, die nur weinend ihren Bissen in den Mund nehmen." Homers Erwähnung eines schlecht essenden Kindes s. S. 43.

Hippokrates kennt die Abhängigkeit der Krankheiten vom Alter (R. Fuchs I, 89), vom Klima, von den Jahreszeiten, der Witterung und dem Wohnort (V, 694; I, 85; I, 413; I, 376; I, 286). So schreibt er z. B. (I, 413):

„Der Wechsel der Jahreszeiten erzeugt sehr häufig Krankheiten, besonders der große (Wechsel), und in den Jahreszeiten tun es die großen Witterungsumschläge und das übrige im gleichen Verhältnis; die allmählich fortschreitenden Jahreszeiten sind dagegen am sichersten."

Über die Erblichkeit sagt Hippokrates im Buch von der heiligen Krankheit (Kapferer, Bd. 1, V, 46):

„Denn wenn von einem Menschen mit schleimiger Konstitution ein Mensch mit schleimiger Konstitution, ebenso von einem Menschen mit galliger Konstitution ein solcher mit galliger Konstitution erzeugt wird, wie von einem Schwindsüchtigen ein Schwindsüchtiger und von einem Milzkranken ein Milzkranker, was steht da im Weg anzunehmen, daß, wenn ein Vater oder eine Mutter an dieser Krankheit (Epilepsie) leidet, auch einer ihrer Nachkommen davon befallen werde? Geht doch der Same von allen Teilen des Körpers aus, von den gesunden Teilen kommt gesunder, von den kranken kranker Same."

Sehr verbreitet ist die Ansicht, daß die Kinder zwar nach 9 Schwangerschaftsmonaten am lebensfähigsten geboren werden, aber nach 8 Monaten weniger lebensfähig sind als nach 7 (S. 26). Hippokrates hat dieser Frage zwei Schriften gewidmet (III, 641 und 649), Soranos, Aristoteles (Tierkunde VII, 4 und bei Oreibasios 3, 63) und Galen (de historia philosoph. liber spur. K. XIX) geben dafür die verschiedensten Erklärungen.

Viel beachtet werden die angeborenen Mißbildungen. Paulos von Ägina erwähnt in seinem 6. Buch, das der Chirurgie gewidmet ist, Gehörgangsverschluß. Hypospadie, Atresie des Anus und der Vagina. Er kennt bereits die angewachsene Zunge, deren Lösung Celsus und Oreibasios (4, 25) beschrieben haben. Aetios (II Sermo IV, 36) warnt davor, bei diesem Eingriff die Venen zu verletzen. Celsus (VII, 32) versteht es auch, zusammengewachsene Finger zu trennen. Hippokrates (III, 144) beschreibt die doppelseitige Hüftgelenksverrenkung mit dem Watschelgang und den Klumpfuß, den er am jungen Kinde durch richtig stellende Verbände heilt. Die Hydrozele des Kindes wird von Hippokrates (I, 380) und Celsus (VII, 19) erwähnt; der letztere beschreibt auch die Operation am Kinde (Kap. 21, 2). Er behandelt den Bruch im Kindesalter durch Anlegen einer Binde und, wenn diese Behandlung nicht zum Ziele führt, durch Operation (Kap. 20). Aetios (I, Sermo IV, 26) beschreibt den Nabelbruch und die Ranula, von ihm als Ranuncula bezeichnet (II Sermo IV, 37).

Mundkrankheiten wie Soor, Stomatitis aphthosa, Angina und Diphtherie erscheinen unter der Bezeichnung „Aphthen". Sie werden bei Kindern von Hippokrates (I, 89), Soranos (24), Celsus (VI, 11), Galen (Oreibasios 3, 193). Aretaios (Urs. u. Kennzeichen akuter Krankheiten 1, 9) und Paulos von Ägina (1, 10) erwähnt.

Die Entzündungen der Tonsillen beschreibt Aetios im Anschluß an Philomenos (II Sermo IV, 45). Er erwähnt die Schluckstörungen und die Erstickungsgefahr. Der Tonsillarabszeß ist mit dem Messer zu öffnen. Die Beschreibung, die Aretaios (Urs. u. Kennzeichnung akuter Krankheiten 1, 9) für die „ägyptischen oder syrischen Geschwüre" liefert, stellt unverkennbar die Diphtherie dar (S. 552).

Antyllos (nach Paulos von Ägina [6, 33]) hat den Kehlkopfschnitt bei Erstickungsgefahr durch Entzündung des Mundes und Halses oder durch Schwellung der Mandeln genau beschrieben, ohne allerdings das Kindesalter zu erwähnen. Auch Aetios (II Sermo IV, 46) hat eine entsprechende Beschreibung geliefert.

Die Herausnahme der Tonsillen mit dem Messer wird von Celsus (7, 12) empfohlen.

Eine wahrscheinlich als Noma anzusprechende Erkrankung wird von Hippokrates beschrieben (2, 200: 2, 252: 2, 341; 1, 509), aber nur an der ersten Stelle als Noma bezeichnet, ohne daß auf das Kindesalter Bezug genommen würde.

Nach Aretaios, der das klinische Bild des Tetanus eingehend und unverkennbar beschreibt, kommt diese Krankheit im Kindesalter oft vor, verläuft aber selten tödlich (S. 577).

Ernährungsstörungen, und zwar Überfütterung beim Abstillen, besonders aber Durchfall und Verstopfung, werden wiederholt besprochen. Zur Behandlung gehört auch die Änderung der Kost.

Athenaios (Oreibasios 3, 161) warnt ebenfalls vor Überfütterung beim Absetzen; denn wer dabei die Kinder mit Nahrung vollstopft, der bringt sie wegen der Schwäche ihrer Natur nicht zum Gedeihen. Sie bekommen davon Geschwüre und Entzündungen der Eingeweide, Mastdarmvorfall und schwere Krankheiten, weil sie häufiger an Verdauungsstörungen und Durchfall erkranken.

Nach Paulos von Ägina werden überfütterte Kinder schläfrig und hinfällig, ihr Leib wird aufgetrieben und voller Winde, der Urin sehr wäßrig. Sie sollen erst nach dem Stuhlgang neue Nahrung erhalten.

Mit Durchfall einhergehende Ernährungsstörungen werden als Dyspepsie, Diarrhoe, Dysenterie oder Cholera oft genannt, aber meist nicht deutlich voneinander unterschieden. Nach Hippokrates (1, 515) verläuft die Dysenterie im Alter von 5–10 Jahren ungünstig.

Soranos beschreibt die Behandlung des Bauchflusses mit Umschlägen und Darmeinläufen. Handelt es sich um ein Brustkind, so erhält dessen Amme eine besondere Kost. Mnesitheos von Athen (Oreibasios 3, 153) behandelt den Durchfall mit Hirse, die Verstopfung aber mit einer gekochten Mischung von Mehl und Honig. Bleibt die Wirkung aus, so wird ein erbsengroßes Stück Therebintinenharz hinzugefügt.

Nach Aretaios (akute Krankheiten 1, 5) ist die Cholera (eine ruhrartige Erkrankung) im Sommer am häufigsten und im Winter am seltensten. Sie befällt die Menschen auf der Höhe des Lebens am leichtesten, ergreift aber oft auch Kinder, meist ohne bei ihnen tödlich zu verlaufen. Das Krankheitsbild wird ausführlich beschrieben. Aetios (I Sermo IV, 19 und 20) verbietet bei Durchfall das Baden und Herumtragen des Kindes. Der Magen soll mit Wein oder süßem Öl benetzt werden; weiter erhält das Kind Weinblüten, Akazie, Mastix und Eigelb. Die Amme bekommt gute Nahrung und adstringierende Getränke. Bei Verstopfung werden Einläufe gemacht. Der Nahrung wird Honig zugesetzt.

Abführmittel werden im Kindesalter oft angewandt. Hippokrates (III, 492; III, 566) beschreibt ausführlich, wie man durch Stuhlzäpfchen oder Klistiere den Leib öffnet.

Daß im Kindesalter das Fasten nicht so gut wie später vertragen wird, haben Hippokrates (I, 71), Celsus (1, 3, 9) und Galen (XVII, 2, S.401) erkannt.

Der Darmverschluß (Ileus) wird von Aretaios (akute Krankheiten 1, 6) ausgezeichnet beschrieben; er kennt den Sitz im Dünn- und Dickdarm. Kinder erkranken sehr häufig daran, weil sie sich oft den Magen überladen. Sie genesen am leichtesten. Zur Behandlung empfiehlt Hippokrates (II, 471) Klistiere oder das Einblasen von Luft mit einem Schmiedeblasebalg.

Die Pyurie mit dem Abgang eitrigen Urins, Fieber und Schmerzen wird von Hippokrates (I, 465 und II, 71) beschrieben. Sie befällt Kinder zwischen 7 und 15 Jahren.

Wie selten wird heute in den Harnwegen des Kindes ein Stein gefunden! In den Berichten der alten Ärzte spielt dagegen das Steinleiden eine wichtige Rolle. Meist ist vom Blasenstein, seltener vom Nierenstein die Rede. Aretaios (chronische Krankheiten 2, 3 und 4) schildert eingehend die Wanderung des Steines vom Nierenbecken zur Blase. Nach ihm, Galen (XVII B 634, XIX, 652), Alexander von Tralles (2, 488) und Paulos von Ägina (3, 45) sind bei Kindern Blasensteine, bei Greisen Nierensteine häufiger. Nach Hippokrates und Galen (XVII, 2) ist der Blasenstein bei den Frauen seltener, weil die kurze und weite Harnröhre den Stein leichter durchläßt; auch trinken die Mädchen mehr als die Knaben.

Der Steinschnitt ist schon in vorgeschichtlicher Zeit in Europa ausgeführt worden. Der Eid des Hippokrates enthält die Verpflichtung, den Steinschnitt besonders darin Ausgebildeten zu überlassen. Celsus (VII, 26, 2) hat ihn genau beschrieben; er darf nur im Frühjahr ausgeführt werden, und zwar bei Kindern zwischen 9 und 14 Jahren. Nach Paulos von Ägina ist der Steinschnitt bei Kindern bis zu 14 Jahren gut ausführbar.

Die Enuresis beruht nach Paulos von Ägina (3, 45) auf einer Erschlaffung des Blasenschließmuskels und tritt deshalb meist bei Kindern auf.

Unter Hydrozephalus verstand das Altertum auch das Kephalhämatom, die Enzephalozele und die akute Hirnhautentzündung. Nach Antyllos (bei Oreibasios 4) entsteht dieses Krankheitsbild, wenn der Kopf nach der Geburt von der Hebamme ungeschickt zusammengedrückt wird. Der Erguß sitze zwischen Haut und Periost, zwischen Periost und Knochen oder zwischen Knochen und Hirnhaut. dagegen nicht zwischen Hirnhaut und Gehirn, weil der Kranke vorher sterben würde. Befindet sich der Erguß außerhalb des Knochens, so wird er durch Einschnitt entleert. Ähnliche Schilderungen finden sich bei Aetios (II Sermo II, 1) und Paulos von Ägina (6, 3).

Die Epilepsie wurde von den Griechen geradezu als Kinderkrankheit (S.29) bezeichnet. Sie läßt sich selbst mit unseren heutigen Hilfsmitteln nicht leicht von anderen Krampfkrankheiten unterscheiden und wurde früher erst recht mit ihnen zusammengeworfen. Der epileptische Anfall machte derartig Eindruck, daß man ihn auf göttlichen Ursprung zurückführte und von der „heiligen" Krankheit sprach. Hiergegen wendet sich Hippokrates (2, 547), der dieser Krankheit eine eigene Schrift gewidmet hat. Er kennt bereits ihre Erblichkeit (2, 552) und führt sie auf übermäßige Schleimbildung im Kopfe zurück. Die Bewußtlosigkeit entstehe dadurch, daß sich der Schleim plötzlich in die Gefäße ergieße und so den Zutritt der Luft in die Gehirnvenen versperre; zu Krämpfen komme es, wenn die vom Schleim abgesperrte Luft nach oben und unten durch das Blut dringe. Schlecht ist die Prognose bei kleinen Kindern, wenn der Fluß reichlich auftritt und der Südwind weht (2, 557). Am schwersten werden die Knaben geheilt, die von Jugend auf daran leiden (1, 505). Die Pubertät kann eine Wendung zum Besseren bringen (1, 108). Ursachen der Epilepsie im Kindesalter sind Erhitzen des Kopfes durch Sonne oder Feuer, plötzliches Erschrecken oder die Unfähigkeit, inmitten des Weinens plötzlich Atem zu holen (Wegbleiben?) (2, 558). Caelius Aurelianus (chronische Krankheiten I, 4) spricht über die Beziehung zwischen Epilepsie und Zahnung.

Aretaios (akute Krankheiten 1, 5) führt die Anfälle im Kindesalter auf verdorbenen Magen oder heftige Erkältungen zurück und verordnet deshalb vor allem Brechmittel. Galen hat sich mit der Behandlung der kindlichen Epilepsie viel befaßt und der Beratung eines epileptischen Knaben eine eigene Schrift (11, 357) gewidmet. Er macht genaue Vorschriften über Lebensweise und Massage und verordnet eine genau bestimmte Kost.

Nach Aetios (II Sermo II, 13–21) erkranken Neugeborene an Epilepsie. Ihre Heilung ist schwer. Er verordnet der Amme eine besondere Kost und gibt dem Kinde abgeschäumten Honig zu lecken.

Alexander von Tralles (1, 536) liefert von der Epilepsie eine gute Beschreibung. Im Säuglingsalter soll man nicht viel verordnen, aber für gute Frauenmilch sorgen, deren Kennzeichen genau beschrieben werden.

Wenn auch nicht daran zu zweifeln ist, daß die Rachitis im Sonnenlande Griechenland seltener vorkommt als in den nördlicheren Ländern, so ergeben sich letzten Endes doch überall Bedingungen, die das Auftreten dieser Krankheit begünstigen. Trotzdem ist die Rachitis als Krankheitsbegriff den griechischen Ärzten und damit überhaupt dem Altertum und Mittelalter unbekannt geblieben. Immerhin finden sich wiederholt Hinweise, so bei Soranos (Kap. 40) und Galenos (I, 8), die davor warnen, Kinder zu früh laufen zu lassen, da sich sonst Rückgrat und Oberschenkel verkrümmen.

Die wiederholte Erwähnung der krummen Beine durch römische Dichter spricht gleichfalls für das Vorkommen von Rachitis; ist diese Krankheit doch bis in unsere Zeit hinein die häufigste Ursache krummer Beine gewesen. So schreibt Martial (geb. zwischen 38–41 n.Chr., gest. nach 100 n.Chr.) in seinen Epigrammen II, 35: „Da dir, Phöbus, die Schenkel wie die Hörner des Mondes gekrümmt sind, hättest du die Füße im Trinkhorn baden können." Juvenal (58–138 n.Chr.) sagt in seinen Satiren 2, 23: „Laßt die Geraden der Krummbeinigen spotten!" und spricht Satire 10, 308 von „krummbeinigen Geschöpfen".

Schon bei Hippokrates (3, 659) gibt es eine, allerdings unbedeutende Schrift über das Zahnen. Er nennt als Begleiterscheinungen Krämpfe, Husten und Schlafsucht. Soranos beschreibt die Behandlung des Zahnens ausführlich in einem besonderen Abschnitt (42), wobei er das Aufschneiden des Zahnfleisches mit dem Messer ablehnt. Nach Galen (XVII, 2, 629) bewirkt das Zahnen Prurigo des Zahnfleisches mit einem gewissen Schmerz. Begleiterscheinungen sind Fieber, Krämpfe und Durchfall. Am gefährlichsten ist der Durchbruch der Schneidezähne. Die Kinder fiebern wegen der Schmerzen, der Schlaflosigkeit und der Entzündung. Zu Krämpfen neigen besonders fette Kinder mit harten Stühlen. Nach Oreibasios (3, 24) führt das Zahnen zu Krämpfen, Fieber, Zahnfleischentzündung, Erbrechen, Durchfall, Schlaflosigkeit, Widerwillen gegen Nahrung, Weinen und leicht blutigem Auswurf. Nach Aetios (I Sermo IV, 9) entzünden sich bei zahnenden Kindern gewöhnlich Zahnfleisch, Kiefer und Sehnen; dabei tritt Fieber ein. Weiter kommt es zu Pruritus des Gehörgangs, Ohrenfluß, Blutungen aus den Augenwinkeln und Durchfall. Paulos von Ägina nennt als Begleiter des Zahnens Entzündung des Zahnfleisches, der Kiefer und Mundmuskeln sowie Krämpfe.

Die Eingeweidewürmer, schon von den Griechen Helminthen genannt, werden oft erwähnt, da viele Krankheiten auf sie zurückgeführt werden. Alexander von Tralles hat ihrer Behandlung im Kindesalter eine eigene Schrift gewidmet (2, 586).

Galen (XIV, 755) und Alexander von Tralles unterscheiden drei Arten von Würmern: die Bandwürmer, die Madenwürmer, die von den Griechen als Askariden bezeichnet werden, während sie später Oxyuren heißen, und die Spulwürmer, die bei den Griechen runde Würmer, jetzt aber Askariden genannt werden. Die Häufigkeit der Eingeweidewürmer im Kindesalter wird von Galen (XIV, 755) hervorgehoben.

Nach Hippokrates (I, 266) entstehen Band- und Spulwürmer im Kinde, während es sich im Uterus befindet. Er führt also ähnlich wie Galen (XVII, 2) und Alexander von Tralles die Entstehung dieser Tiere auf Urzeugung zurück.

Die Wurmkrankheit gilt als lebensgefährlich (Alexander von Tralles). Ein vielgestaltiges Krankheitsbild wird von Caelius Aurelianus (chronische Krankheiten IV, 8, s. S. 579), Aetios (III Sermo I, 39) und Alexander von Tralles auf sie bezogen.

Von den zahlreichen Gegenmitteln, die Alexander von Tralles empfiehlt, sei hier das Knoblauchklistier erwähnt, das heute noch zu dem gleichen Zwecke gebraucht wird.

Eine bemerkenswerte Stelle über das Vorkommen von Kröpfen im Gebirge findet sich bei Juvenal (13, 162): „Wer bewundert den schwellenden Kropf in den Alpen?"

Der Behandlung kranker Kinder hat Plinius d. Ä. (23–79 n. Chr.) einen Abschnitt seiner „Naturgeschichte" (28, 78) gewidmet: Nichts hilft besser als Butter, besonders beim Zahnen, bei Geschwüren am Mund und Zahnfleisch. Ein den Kindern angebundener Wolfszahn schützt sie vor Furcht und vor Krankheiten beim Zahnen. Aufstreichen von Hasen-Coagulum auf die Brust hemmt ihren Durchfall. Vor Epilepsie schützt Eselleber. Unruhigen Kindern bindet man Ziegenmist in einem Tuche an. Das Zahnen wird durch Bestreichen mit Ziegenmist oder Hasengehirn erleichtert.

Einen gefährlichen Eingriff führte Galen bei einem Knaben aus: „Die dem Brustbein benachbarte Gegend war vereitert; wie bei einem eröffneten Tiere konnte man das Herz offen daliegen sehen. Ich fasse einen Entschluß und lege es mit großer Mühe frei. Der Knabe ist gerettet worden, nachdem sich die brustbeinnahen Teile mit neuem Fleisch bedeckt und wieder vereinigt hatten. Sie wurden so für das Herz zu dem, was vorher der Herzbeutel gewesen war" (De Placitis Hippocratis et Platonis Liber primus, Kap. I. Kühn V, 181).

Die Beschreibung und Bezeichnung der Hautkrankheiten durch die alten Ärzte sind so ungenau, daß sich heute die zugrunde liegenden Krankheiten schwer erkennen lassen. Nach Hippokrates sind die Hautleiden Ausflüsse innerer Leiden. Es ist daher schädlich, sie zu beseitigen, da dann die Krankheit „nach innen schlägt", eine Vorstellung, die noch heute im Volke verbreitet ist. Während Hippokrates die Hautkrankheiten des Kindes nur flüchtig erwähnt, ist Oreibasios (3, 188) näher auf die „Exantheme des Kindesalters" eingegangen. Sie bilden sich am häufigsten durch schlechte Beschaffenheit oder mangelhafte Verdauung der Milch. Manche Kinder sind wohl auch vom Mutterleib her krank. Man soll froh sein, wenn diese Erscheinungen nach außen gelangen; denn so werden die Kinder vor äußeren Übeln bewahrt. Es ist daher gefährlich, sie zurückzutreiben. Die Behandlung (warme Bäder mit Zusatz von Myrrhe, Rosen usw.) darf deshalb erst einsetzen, wenn die Exantheme welk geworden sind und alles herausgetreten ist. Außerdem soll nicht zuviel Nahrung gegeben werden. Das Wundsein der Schenkel wird von Paulos von Ägina (1, 11) mit Aufstreuen von trockener Myrte, Zyperngras und Rosen behandelt.

Die Ärzte des klassischen Altertums besaßen bereits ein gutes Verständnis für die Eigenart des Kindesalters. Natürliche Ernährung war selbstverständlich, das Ammenwesen ausgebildet, so daß wir über die zweifellos auch vorhandene künstliche Ernährung kaum etwas erfahren. Viele Kinderkrankheiten waren bereits erkannt, einige werden mustergültig beschrieben. Nicht wenige werden noch heute mit ihren alten griechischen Namen bezeichnet. Hochgeschätzt als natürliche Heilkräfte waren gute Ernährung, Bäder, Einreibungen, gute Wohnung, günstige klimatische Bedingungen und gute Erziehung. Der Arzneischatz wurde im späteren Altertum sehr umfangreich. Er bleibt hier ebenso außer Betracht wie die wechselnden theoretischen Anschauungen, die, aus ihrer Zeit heraus gebildet, heute schwer verständlich und von geringer Bedeutung erscheinen, so großen Wert die Verfasser gerade auf sie gelegt haben.

Die Leistungen der Griechen und Römer auf dem Gebiete der Gesundheitspflege und Gymnastik hat Sudhoff (1911) in folgender Weise zusammengefaßt: Zum ersten Male in der Weltgeschichte suchten die Griechen die Knaben, und bei einzelnen Stämmen auch die Mädchen in allen körperlichen Fähigkeiten harmonisch auszubilden, um ein Höchstmaß an Kraft, Gewandtheit und Selbstsicherheit, an körperlicher Vollkommenheit und Schönheit zu erreichen. Hierzu diente tägliche Übung von früher Jugend bis ins reife Mannesalter unter Aufsicht erfahrener Lehrer, die aus jedem die höchstmögliche Leistung herauszuholen wußten. Die Gymnastik wurde unter dem Wetteifer der Berufsgymnasten und Ärzte zur Wissenschaft der Körperübung und -kräftigung mit dem Ziele, Gesundheitsstörungen zu verhüten und zu heilen. Zielbewußt wurden Anlage der Städte, Straßen und Häuser, Wasserversorgung und Beseitigung der Abwässer geregelt. Die Römer, denen die Sorge für Reinheit des Getreides und Trinkwassers fast als religiöse Staatsaufgabe galt, konnten daher vielfach an die griechische Überlieferung anknüpfen. Wasserleitung, Kanalisation, Städte- und Straßenbau, Überwachung der Nahrung, Heizung und Badewesen waren in dem römischen Weltreich in einer Weise geregelt, „vor der wir heute noch respektvoll uns verneigen".

„Die Kinder sind zu bewahren vor sumpfigem und schlammigem Wasser, auch vor übelriechendem, salzigem und, um es kurz zu sagen, vor dem, das einen besonderen Geschmack zeigt; denn das beste Wasser muß ganz ohne besondere Beschaffenheit sein, nicht allein im Geschmack, sondern auch im Geruch. Das ist zum Trinken das angenehmste und sicher rein" (Galen, Gesundheitslehre 1, 11).

Neben der Wissenschaft tritt der weit verbreitete Aberglaube des Volkes hervor. Der böse Blick wird bereits gefürchtet: „Wir kennen Leute, die anderen durch ihre Blicke Schaden zufügen, besonders Kindern, die wegen ihrer weichen und schwächlichen Konstitution solchen verderblichen Einflüssen am meisten ausgesetzt sind... Man schreibt auch Freunden und Verwandten einen bösen Blick (wörtlich: zauberisches Auge) zu, so daß die Mütter ihnen die Kinder ungern zeigen oder wenigstens nicht lange von ihnen anblicken lassen" (Plutarch, Tischgespräche).

Nach römischer Auffassung drohten dem Neugeborenen viele Gefahren vor neidischen Göttern und Dämonen. Man betete deshalb zu Opis, der Mutter Erde, als kinderpflegender Göttin. Vestigamus öffnete den Mund, Rumina sorgte für Muttermilch, Ossipaga für das Knochenwachstum, Cunia wachte bei dem Kinde, Statamus lehrte es, sich aufzurichten, mit Fabulismus' Hilfe lernte es sprechen, Cuba führte es von der Wiege zum Bett, Carna schützte es vor Hexerei und Camprimulgus brachte dem Neugeborenen den Tod. Starke Zaubersprüche mußten die

Dämonen bannen (Schlieben). Nach Plinius d. Ä. (7, 2) gibt es in Afrika Familien von Beschreiern, deren Lobsprüche alles verderben, Bäume vertrocknen und Kinder sterben lassen. Bei den Triballern und Illyriern findet sich der böse Blick.

Kinderleben im alten Griechenland

> Mehr als alle Schätze der Welt
> als die reichsten Fürstengemächer
> lockt mich lieber Kinder Besitz.
> Euripides. Ion v.485

Wie sehr die alten Griechen Kinder geliebt haben, das zeigt noch heute ihre darstellende Kunst (Abb. 25 und 26) und ihre Literatur. Und doch war ihnen die Sitte, Neugeborene auszusetzen, von alters her durch Sage und Dichtung („König Ödipus" von Sophokles und „Ion" von Euripides) geläufig. Auch im täglichen Leben wurden Neugeborene ausgesetzt (S.174).

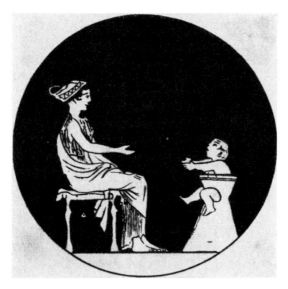

Abb. 25. Kind und Mutter, altgriechisch

Homer geht wiederholt auf das Kinderleben ein. So beschreibt er im 6. Buch der Ilias, wie sich bei Hektors Abschied von Andromache der kleine Astyanax, der von der Amme nachgetragen wird, vor dem blinkenden Helm und dem flatternden Helmbusch seines Vaters fürchtet. Hektor muß daher seinen Helm absetzen, als er seinen Sohn in den Arm nehmen will.

Gern entnimmt die Ilias, die doch eigentlich blutigen Kämpfen gewidmet ist, ihre Vergleiche dem Kinderleben:

> „Er stürzte der Danaer Mauer
> Schnell und leicht wie ein Kind den Sand am Ufer des Meeres,
> Den es sich türmend dort in kindlichem Spiele errichtet,
> Wieder zusammenschüttend voll Lust mit Händen und Füßen" (15, 361).

> „Warum weinst du, Patroklos, gleichwie ein törichtes Mägdlein.
> Das da laufend bittet, die Mutter möchte es nehmen,
> Ihr an die Kleider sich hängt und die Geschäftige hindert?
> Schluchzend blickt es zu ihr empor, bis daß sie es aufnimmt" (16. 7)

Athene lenkt den Flug eines Pfeiles ab,
„Wie wehrend die Mutter
Scheucht dem Kinde die Fliegen, wenn süß es in Schlummer gebettet" (4, 130).

Teukros duckt sich hinter dem schirmenden Schilde des Aias
„wie hinter der Mutter das Kindlein" (8, 271).

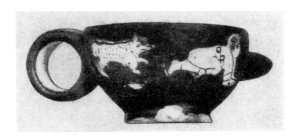

Abb. 26. Saugtäßchen mit aufgemalter Kinderszene, attisch um 450 v. Chr.

Homer kennt das Kind, das nicht essen will; Phoinix erinnert Achilles an seine Jugendzeit:

„Und ich zog zum Manne dich groß, gottgleicher Achilleus;
Liebte dich doch mein Herz, du wolltest ja nimmer mit andern
Weder zum Schmause dich setzen, noch essen daheim im Gemache,
Ehe ich selber dich nicht auf meine Knie gehoben
Und dir das nährende Fleisch zerschnitt und vom Weine dir reichte.
Oft auch hast an der Brust du mir die Kleider beschüttet,
Wenn du den Wein aus dem Munde vergoßt in kindlicher Unart" (9, 485).

Ein Bild aus der Tätigkeit der Knaben:
„Wie wenn ein Esel, an dem schon viele Knüppel zerbrachen,
Störrisch die Knaben bewältigt und gegen die Felder sich wendet;
Weidend schreitet er tief in die Saat, es suchen die Knaben
Ihn mit Knütteln zu schlagen, doch sind ihre Kräfte nur kindlich;
Mühsam verscheuchen sie ihn, nachdem er von Futter gesättigt:
So verfolgt ..." (11, 558).

Schließlich ein Dummerjungenstreich, der von Wilhelm Busch stammen könnte:

„Eilig ergossen sie sich ins Feld, gleich Wespen am Wege,
Wie sie die Knaben so gern in ihrem Nest an der Straße
Ständig zu stacheln suchen und ihre Wut zu entfachen,
Ohne Bedacht; sie schaffen gemeinsam Übel für viele.
Denn wenn gerad auf der Straße ein Wanderer sie im Vorbeigehn
Wider Willen erregt, so fliegen sie wütend und tapfer
Alle wider ihn an, um ihre Brut zu beschützen:
Also wütend schwärmten die Myrmidonen gar tapfer
Fort aus den Schiffen" (16, 259).

Bitter beklagt sich eine Mutter bei dem Lehrer über ihren Taugenichts (nach Herondas um 250 v. Chr., gekürzt):

„Leg mir den Jungen über, hau ihn durch,
Bis daß die Seele ihm, die miserable,
Nur eben noch an seinen Lippen hängt.
Er hat mir Armen rein das Haus geplündert
Mit seinem Kupferspiel.
Größrem Verderben treibt er zu. Des Lehrers Tür,
Wo die liegt und wo ich am Monatsende
Mein Schulgeld jammernd zahle,
Das weiß er kaum zu sagen; doch den Spielplatz,
Dort, wo die Eckensteher hausen und
Entlaufne Sklaven, weiß er anderen recht
Genau zu zeigen. Und die arme Tafel,
Die ich ihm jeden Monat mühsam wachse,
Die liegt verwaist am Pfosten seines Bettes,
Wenn er nicht gar mit einem Höllenblick
Sie ganz zerkratzt, statt schön darauf zu schreiben.
Nicht mal die Silbe A kennt er beim Lesen,
Wenn man nicht ihm dasselbe vorschreit.
Ich schalt
Mich selber dämlich, daß ich ihn
Nicht Eselweiden lernen lasse, sondern
Die Wissenschaft des Schreibens in dem Glauben
Im Alter einen Halt an ihm zu haben.
Doch wenn ich endlich ihn
Zur Rede stellen will, findet er
Drei Tage nicht nach Hause zurück und plündert
Die Oma, die doch selbst nichts hat, ganz aus,
Wenn er nicht gar auf unserm Dach herumturnt,
Und wie ein Affe auf mich runterguckt.
Wie, meinst du wohl, wird mir bei solchem Anblick
Ums Herz, mir Armen! Um den Jungen zwar
Ist's mir nicht so viel, aber diese Ziegel
Zerbröckeln alle wie die Mürbekuchen,
Und wenn der Winter kommt, dann zahl ich jammernd
Drei halbe Obolili für jede Platte.
Und sieh nur, wie sein ganzer Buckel räudig
Weil er sich ständig in dem Wald herumtreibt.
Die Sonn- und Feiertage im Kalender,
Kennt er genauer als die Sternengucker.
Drum zähl ihm mindestens…"

Den Brief eines bösen Buben an seinen Vater in schlechtem Griechisch hat uns ein Papyrus aus dem 2. oder 3. Jahrhundert n. Chr. aufbewahrt:

„Theon an Theon seinen Vater, Gruß! Hast Dich ja schön benommen: hast mich nicht mit Dir in die Stadt genommen! Wenn Du mich nicht mit Dir nach Alexandria nehmen willst, dann werde ich Dich keinen Brief schreiben, und sprech' Dich nicht und wünsch Dich nicht Gesundheit. Wenn Du aber nach Alexandria gehst – keine Hand nehme ich von Dich und grüß Dich hinfort nicht wieder.

Wenn Du mich nicht mitnehmen willst, so passiert das. Auch meine Mutter sagte zu Archelaos: ‚Er macht mich verrückt! Fort mit ihm!' Hast Dich ja schön benommen: schicktest mir große Geschenke, Schötchen! Beschwindelt haben sie uns

da, am 12., als Du abfuhrst. Also: schicke nach mir, ich bitt Dich. Schickst Du nicht, so eß ich nicht und trink ich nicht. So!
Möge es Dir wohl gehen, das wünsch ich.
Den 13. Januar."
(nach A. Deissmann)

Es folgt der Brief des Antonis Longus, eines verlorenen Sohnes, an seine Mutter (2. Jahrhundert n. Chr., auf Papyrus):

„Viele Grüße! Und immerdar wünsche ich, daß Du gesund bist. Das Gebet verrichte ich jeden Tag zum Herrn Serapis. Wissen lassen möchte ich Dich, daß ich nicht gehofft habe, daß Du hinauf in die Metropole gehst. Deshalb bin ich auch nicht in die Stadt gekommen. Ich habe mich jedoch geschämt, nach Keramis (wohl die Heimat) zu kommen, weil ich zerlumpt einhergehe. Ich schreibe Dir, daß ich nackend bin. Ich flehe Dich an, Mutter, sei mir wieder gut. Im übrigen weiß ich, was ich mir alles zugezogen habe. Gezüchtigt bin ich in jeder Beziehung. Ich weiß, ich habe gesündigt. Gehört habe ich von Postumus, der Dich im Arsinoitischen traf und Dir zur Unzeit alles erzählt hat. Weißt Du nicht, daß ich lieber ein Krüppel werden möchte als zu wissen, daß ich einem Menschen noch einen Obolus schulde? ... Komm Du selbst". Von dem zerfetzten Briefende läßt sich nur noch entziffern: „Ich flehe Dich an! Ich flehe Dich an! Ich will –".
(nach A. Deissmann)

Der nachstehende Brief Epikurs (341–270 v. Chr) an ein Kind ist uns als Bruchstück überliefert:

„Wir sind in Lampsakos gesund angekommen, ich, Pythokles, Hermarchos und Ktesippos, und trafen dort Themista und die übrigen Freunde gesund an. Auch Du tust gut daran, wenn Du gesund bist und Deine Mama, und wenn Du dem Papa und dem Matron in allem folgsam bist wie bisher. Denn sei sicher, ich und alle andern lieben Dich, weil Du ihnen in allem so folgsam bist" (nach H. Usener [1887]).

Die homerischen Hymnen besingen die Geburt des delischen Apollo und des Hermes. So heißt es – ähnlich wie später in den altdeutschen Dichtungen, die die Geburt Christi beschreiben (S. 82) – in dem Hymnus auf den delischen Apollo:

v. 119   Und er entwand sich ans Licht und die Göttinnen jauchzten zusammen.
         Da nun wuschen, o Phöbus, mit lieblichem Wasser dich jene
         Sauber und rein und sie wickelten dich in ein schneeiges Leinen,
         Rein und neu, und sie schlugen ein goldenes Band um das Leinen.
         Doch nicht säugte die Mutter den goldenen Phöbus Apollo,
         Sondern es reichte ihm Nektar und süße Ambrosia Themis.

In dem Hymnus auf Hermes, den Gott der Diebe, wird die Frühreife des jungen Gottes gepriesen:

v. 17   Morgens ward er geboren, des Mittags, da schlug er die Zither,
        Abends stahl er die Rinder des trefflichen Schützen Apollo.

Mutter und Kind sind auf Abb. 25 in reizender Unterhaltung miteinander beschäftigt. Von guter Beobachtung zeugt Abb. 26.

Nach Durant (II) gab es zur Zeit Homers keine förmliche Erziehung, keine Wissensschulen, kein Buchstabieren, keine Grammatik, keine Bücher – ein Kinderparadies. Das Mädchen lernte die Künste des Hauses, der Knabe die Künste der Jagd und des Krieges; er lernte fischen und schwimmen, die Äcker bebauen, Fallenstellen, mit Tieren umgehen, mit Bogen und Lanze zielen und in allen Notlagen eines halb gesetzlosen Lebens für sich selbst sorgen.

Der Dichter Hesiod (8. Jahrhundert v. Chr.) rät für Säuglinge statt unbeweglicher Betten bewegliche Wiegen:

„Setze, es ist nicht gut, auf unbewegliche Sitze
kein zwölftägiges Kind, das macht unmännliche Männer;
keins auch von zwölf Monat, das hat die nämliche Wirkung"

(Werke und Tage v. 750).

Nach Plutarch (Lykurgos) zogen die Ammen im alten Sparta die Kinder ohne Windeln auf und gaben so dem ganzen Körper etwas Freies und Ungezwungenes; sie gewöhnten die Kinder, mit jeder Speise vorlieb zu nehmen und nicht wählerisch zu sein. Sie hüteten die Kinder davor, sich in der Finsternis und Einsamkeit zu fürchten und suchten Trotz und Weinen zu vermeiden. Spartanische Ammen wurden gerne vom Auslande gekauft.

Überhaupt war die „spartanische" Erziehung im Altertum berühmt: Als Siebenjähriger wurde der Knabe aus dem Elternhause genommen und vom Staate erzogen. Der Anführer einer jeden Schulklasse war der tüchtigste und tapferste Knabe; ihm mußten die anderen gehorchen. Das Ziel der Erziehung war nicht wie in Athen körperliche Tüchtigkeit und Geschicklichkeit, sondern Mut und Eignung für den Krieg. Jeder mußte Schmerzen, Mühen und Unglück schweigend ertragen lernen. Als Zwölfjähriger legte der Knabe die Unterkleidung ab und trug das ganze Jahr hindurch nur noch ein einziges Gewand. Er badete nicht oft, denn Wasser und Salben machen den Körper weich, kalte Luft und saubere Erde aber hart und widerstandsfähig. Winter und Sommer schlief der Knabe im Freien auf einem Binsenlager. Lesen und Schreiben wurden ihm beigebracht, aber nicht so viel, um einen Gelehrten aus ihm zu machen (Durant II).

Plutarch berichtet von Lykurgos: Er war der erste, der die Jungfrauen durch Laufen, Ringen und das Werfen von Wurfscheiben abzuhärten suchte, damit die Frucht in einem starken Körper erzeugt wird und sich kräftig entwickelt, damit später die Frauen die nötigen Kräfte für die Geburt besitzen und die Wehen leicht und gefahrlos überstehen. Erst in unserer Zeit hat sich die Erkenntnis wieder durchgesetzt, daß auch für das heranwachsende Mädchen körperliche Übungen nötig sind.

Die ersten Spuren einer Schwangeren-Fürsorge finden sich im alten Griechenland. In Athen untersagte ein Gesetz Solons die Hinrichtung einer Schwangeren, bevor sie geboren hatte. Eine Schwangere, die verwitwet war, genoß den besonderen Schutz des Archonten, eines höheren Beamten der Stadt. In Sparta erhielt eine Frau, die im Kindbett starb, ein Grabdenkmal (Epitaph), das sonst nur Kriegern zukam, die für das Vaterland gefallen waren (Bartsogas 1956).

Nach Aristoteles (Politik 1335b) sollen die Schwangeren für ihren leiblichen Zustand sorgen, nicht müßig sein und sich ausreichend ernähren. Der Gesetzgeber kann dies leicht erreichen, indem er sie täglich irgendeine Wallfahrt zur Verehrung der Götter machen läßt, die als Beschützer der Geburten gelten; denn die Erfahrung lehrt, daß die Kinder vieles von der schwangeren Mutter annehmen. An dieser Stelle empfiehlt Aristoteles das Aussetzen verkrüppelter Kinder (S. 174) und die Abtreibung bei großem Kinderreichtum.

Im goldenen Zeitalter Griechenlands, im 5. Jahrhundert v. Chr., gab man den Säuglingen Terrakottaklappern mit kleinen Kieseln; Mädchen führten mit Puppen einen Haushalt, Knaben spielten Krieg mit Tonsoldaten und -feldherren, Kinderfrauen stießen Kinder auf Schaukeln oder wiegten sie auf Wippen; Knaben und Mädchen machten Purzelbäume, ließen Drachen steigen, Kreisel schnurren, spielten Versteck, Blindekuh oder Seilziehen und fochten hundert fröhliche Wettkämpfe mit Kieseln, Nüssen und Bällen aus. Die Murmelsteine waren getrocknete Bohnen, die mit den Fingern geschnippt wurden, oder glatte Steinchen, die in einen Kreis geworfen oder gestoßen wurden, um die Steine des Gegners zu entfernen und selbst so nahe als möglich am Mittelpunkt liegen zu bleiben. Im Alter von 6 oder 7 Jahren begannen die Kinder mit dem Würfelspiel, wobei der höchste Wurf, die Sechs, als der beste galt (Durant II).

Bereits Platon (Gesetze 7 § 418) hat sich mit dem Einschlafen der Kinder befaßt: „Wenn schwer einschlafende Kinder von ihren Müttern eingeschläfert werden, so werden sie nicht ruhig gehalten, sondern im Gegenteil bewegt, indem man sie unaufhörlich auf den Armen schaukelt. Dabei schweigen die Mütter nicht etwa, sondern singen ihnen irgendeine Weise vor und bringen sie auf diese Weise wie mit rauschender Musik zum Schlafen." Nach Aristoteles (Naturgeschichte der Tiere 4, 10) träumen Säuglinge und kleine Kinder noch nicht. Erst im 4.–5. Lebensjahr entstehen Träume.

Die Schlummerlieder lauteten damals nicht anders als heute; so heißt es in einer Idylle Theokrits (3. Jahrhundert v. Chr.):

Alkmene wäscht ihre Zwillinge Herakles und Iphikles, gibt ihnen Milch zu trinken und wiegt sie auf dem ehernen Schild ihres Vaters in den Schlaf. Dazu singt sie:

> „Schlafet, ihr lieblichen Kinder, den köstlich erquickenden Schlummer.
> Schlafe du brüderlich Paar, ihr herzigen, blühenden Knaben.
> Glücklich genießt die Ruh' und erlebt mir glücklich den Morgen!"
> Sprach es und wiegte den Schild, den gewaltigen, Schlummer umfing sie.

Aristoteles (Politik 7, 17) bezeichnet es als ein Unrecht, daß einige (gemeint ist Platon) die Unruhe der Kinder verhindern wollen, denn das Schreien und Weinen kräftigt die Gesundheit.

Drei wichtige Erfindungen schreibt das Altertum dem Archytas von Taras (428–347 v. Chr.) zu: den Flaschenzug, die Schraube und – die Kinderschnarre (Durant II). Diese ist nach Aristoteles (Politik 8, 6) eine gelungene Erfindung, weil die Kinder, mit ihr beschäftigt, nicht so leicht die Sachen im Hause zerstören; denn die Kinder können nicht stille sitzen.

Nach Galen (Gesundheitslehre I, 7) haben die Ammen drei Mittel gegen den Kummer der Neugeborenen erfunden: Das Stillen, das Wiegen auf den Armen und das Singen von Wiegenliedern.

Nicht nur der Philosoph, sondern auch der Arzt soll den Charakter bilden; denn starke Leidenschaften erregen Fieber und sind der Beginn vieler Krankheiten (Galen I, 8).

In seiner Schrift „Yconomica", Kap. IV, „Über die Kinder" fordert Galen: „Die Erziehung muß in der ersten Kindheit eines jeden beginnen; denn ein kleines Kind läßt sich leichter erziehen als ein großes. Zunächst gewinnt nämlich noch keine schlechte Begierde die Oberhand und hemmt die Entwicklung zur Vollkommenheit, der man es zuführen möchte. Sind aber erst einmal gute Sitten entstanden, haben sie sich durch Hinzulernen verstärkt, so wird es sie niemals wieder aufgeben. Wenn man ihm aber erlaubt, seinen Begierden und Lüsten nachzugehen und schlechte Sitten zu erwerben, die ihm vielleicht gar nicht von Natur eigen waren, sondern erst durch schlechten Umgang erworben wurden, so kann man es später kaum verbessern."

An gleicher Stelle verlangt Galen von dem Kinde gutes Benehmen beim Essen: „In allen seinen Sitten und Gebräuchen muß das Kind sorgfältig geleitet werden. Dies gilt besonders für Speise und Trank. Wenn es etwa zu viel essen will, dann muß man es tadeln und auf die Art niedriger Tiere hinweisen, z. B. auf den Hund, der viel frißt. Wer ebenso handelt, unterscheidet sich nicht viel von ihm. Sitzt das Kind bei der Mahlzeit neben einem Größeren und Älteren, so darf es nur essen, was gerade vor ihm steht. Es darf nicht seine Hand ausstrecken, um etwas zu ergreifen, was ein anderer vor sich hat oder sich gerade nehmen will. Es muß sich gewöhnen, mit einer einzigen Speise zufrieden zu sein und darf nicht bei der gleichen Mahlzeit nach mehreren verlangen. Es darf nicht hastig essen, nicht große Bissen nehmen, es darf sich nicht seine Hände, seine Finger oder seinen Mund beschmutzen, es darf nicht zuletzt mit dem Essen fertig werden."

Über den Bewegungsdrang der Kinder schreibt Galen (Gesundheitslehre I, 8): „Auch wenn du die Kinder einsperrst, kannst du sie nicht hindern, umherzulaufen und zu springen wie Füllen und Kälber." Er warnt davor, die Kinder bei den gymnastischen Übungen zu überanstrengen, da der Körper dabei schlecht gedeiht, selbst wenn er von Natur einen guten Wachstumstrieb besitzt" (Gesundheitslehre I, 10).

Schon der Säugling muß erzogen werden. Deshalb darf nach Rufus (Oreibasios 3, 160) die Amme das Kind nicht an ihre Brust hängen, um es die ganze Nacht hindurch saugen zu lassen. Ebensowenig soll sie ständig mit dem Kinde auf dem Arme herumlaufen, sondern es auch schlafen legen. Bei starkem Geschrei ist es zu beruhigen, weil es sonst Krämpfe bekommen könnte. Man besänftigt es durch Ammenlieder oder andere Mittel, die ihm erfahrungsgemäß angenehm sind. Es darf nicht plötzlich durch laute Geräusche, Gespenster oder ähnliche Erscheinungen erschreckt werden, weil es dadurch epileptisch werden könnte. Erschrickt es aber doch einmal, so beruhigt man es, indem man ihm Dinge zeigt, die ihm sonst am liebsten sind, es umarmt, ihm ein Ammenliedchen singt oder es wiegt, damit es einschläft.

Athenaios (Oreibasios 3, 161) erlaubt kleinen, eben entwöhnten Kindern, nach Belieben zu leben und zu spielen. Sie sollen sich an Seelenruhe und fröhliche Übungen gewöhnen. Mit 6–7 Jahren vertraut man sie menschenfreundlichen

Lehrern an; wer die Kinder an sich zieht, hat besseren Erfolg und regt ihren Eifer an. Ihr Unterricht erfreut die Kinder; denn Seelenruhe und Frohsinn tragen zu einem guten Ernährungszustande (Eutrophia) bei. Wer dagegen immer auf dem Unterricht besteht und scharf tadelt, der bildet bei den Kindern einen knechtischen und unterwürfigen Charakter und flößt ihnen gegen den Inhalt des Unterrichtes Abneigung ein. Sie können nicht zu gleicher Zeit geschlagen werden, aufpassen und sich erinnern, sondern verlieren ihre Geistesgegenwart. Es ist unnötig, sie anfangs den ganzen Tag über zu quälen; vielmehr muß man sie den größten Teil des Tages ihren Spielen überlassen. Mit 12 Jahren sollen sie die Grammatik- und Geometrieschulen besuchen und ihren Körper üben. Aber sie brauchen verständige Lehrer. Mit 14 Jahren ist die Heilkunde zu lehren.

Wiederholt betont Athenaios, daß man weder Körper noch Seele vernachlässigen darf, sondern für beide zu sorgen hat, wenn man alt werden will.

Nach Paulos von Ägina sollen die kleinen Kinder sich ungebunden und heiter bewegen, vom 6. und 7. Jahr an hat die Erziehung durch milde und menschenfreundliche Lehrer einzusetzen; denn diese unterrichten mit Gemütsruhe und Freude. Vom 14.–21. Jahr werden Mathematik und Philosophie gelehrt. Geistige und körperliche Anstrengungen sollen die Kinder an geschlechtlichen Ausschweifungen hindern; der Weingenuß ist zu verbieten.

Berufsmäßige Schulmeister gründeten eigene Schulen, in die die Knaben der Freien mit 6 Jahren geschickt wurden. Pädagoge hieß nicht der Lehrer, sondern der Sklave, der den Knaben auf seinem Schulweg begleitete. Der Schulbesuch dauerte bis zum 14. oder 16. Lebensjahr, bei Wohlhabenden noch länger. Die Schulen hatten keine Pulte, sondern nur Bänke; die Schüler hielten die Rollen, aus denen sie lasen, oder die Unterlagen, auf denen sie schrieben, auf ihren Knien. Der Lehrer unterrichtete in allen Fächern und wendete sich an den Charakter ebensosehr wie an den Verstand. Er lehrte Schreiben (auch Lesen und Rechnen), Musik und Gymnastik; zur Zeit des Aristoteles traten noch Zeichnen und Malen hinzu. Jeder lernte das Leierspiel. Gymnastik wurde im Gymnasion und in der Palaistra betrieben; niemand galt als gebildet, der nicht ringen, schwimmen und den Gebrauch des Bogens und der Schlinge gelernt hatte.

Dagegen wurden die Mädchen nur zu Hause unterrichtet. Außerhalb Spartas (S. 46) nahmen keine Mädchen an öffentlichen gymnastischen Übungen teil. Die Mütter oder Kinderfrauen brachten ihnen Lesen, Schreiben und Rechnen bei, lehrten sie spinnen, weben, sticken, tanzen, singen und ein Instrument spielen (Durant II).

Soweit ich feststellen kann, ist Galen der einzige Grieche, der sich für die Prügelstrafe ausgesprochen hat, vielleicht durch seine römische Umgebung beeinflußt: „Wenn einer noch jung ist und nicht folgen will, so muß er oft und kräftig verhauen werden (Werke 16, 323). In den Werken Plutarchs findet sich eine als unecht geltende Schrift „Über die Erziehung der Kinder" mit guten Ratschlägen: „Man muß die Kinder zum Fleiß in nützlichen Wissenschaften durch Ermahnungen und Vorstellungen, aber gewiß nicht durch Schläge anhalten." Mißstände werden getadelt: „Findet man einen Sklaven, der dem Fressen und Saufen ergeben und zu keiner Arbeit tauglich ist, so übergibt man ihm seine Kinder ohne die geringsten

Bedenken." Der Verfasser kennt bereits die wichtigste Aufgabe des Erziehers: Vorbild zu sein. „Vor allen Dingen müssen die Väter ihren Söhnen das beste Beispiel geben, indem sie alle Fehler vermeiden und ihre Pflichten erfüllen."

So gibt es gute Lehren genug. Wie es aber tatsächlich aussah, das geht aus einer der Lebensbeschreibungen Plutarchs hervor: Themistokles sagte von seinem Sohn, „er sei der mächtigste aller Griechen; denn die Athener hätten über die Griechen, er über die Athener, seine Frau über ihn und über seine Frau sein Sohn zu befehlen."

Nach Xenophon sagte Sokrates: „Die Frau empfängt von ihrem Mann und trägt die Bürde, beschwert und mit Gefahr ihres Lebens. Sie gibt dem Kinde Anteil an der Nahrung, von der auch sie sich nährt. Mit vieler Mühe trägt sie es und besorgt es, ohne vorher etwas Gutes von ihm empfangen zu haben und ohne daß das Kind weiß, von wem es Gutes empfängt, oder zeigen kann, was es braucht; vielmehr errät die Mutter, was ihm nutzt und gefällt, und versucht, es zu erfüllen. Sie nährt es lange Zeit, gönnt sich Tag und Nacht keine Ruhe und weiß doch nicht, welchen Dank sie ernten wird. Die Eltern begnügen sich auch nicht mit der Ernährung; wenn die Kinder geeignet erscheinen, etwas zu lernen, dann lehren sie sie, was sie selbst Gutes für das Leben haben. Wenn sie aber glauben, ein anderer sei geeigneter, dann schicken sie die Kinder zu ihm, wenden viel Geld auf, sorgen und tun alles, daß ihre Kinder so gut wie möglich werden."

Wie sehr die griechische Erziehung den späteren Völkern zum Vorbild gedient hat, geht daraus hervor, daß die Bezeichnungen Pädagoge und Pädagogik, Gymnasium, Gymnastik, Katheder und Akademie ihrer Sprache entnommen sind.

Unter den Dichtern ist es besonders Euripides (480–406 v.Chr.), der immer wieder von den Kindern spricht. In seinen Tragödien preist er das Glück, Kinder zu besitzen, und bemitleidet den Unglücklichen, der sie verliert:

In seinen Kindern, wahrlich, lebt der Mensch allein!	Andromache v. 418
Beneidenswert ist, wer sich seiner Kinder freut.	Orestes v. 542
Legt doch dies den Sterblichen niemals wankenden Grundstein immerwährenden Glücks, wenn der Kinder leuchtender Kranz frisch blühend, Jugend-geschmückt in den Hallen der Väter emporwächst.	Ion v. 472
Alle Menschen sind sich gleich, der hochgewaltige wie der ganz geringe Mann liebt seine Kinder.	Der rasende Herakles v. 633
Wen freute nicht der Kinder unschuldsvolles Spiel!	Bruchstück „Auge"
Die Söhne sind des Hauses edle Pfeiler.	Iphigenie in Aulis v. 57
Ihr Kinder, wie entzücket ihr das Vaterherz!	Bruchstück „Protesilaos"
Kinderreiche Mutter, schönstes Wort!	Troerinnen v. 629
Qual ist Gebären. Mächtiger Zauber zwingt daher jedwede Mutter, daß sie für die Kinder kämpft.	Iphigenie in Aulis v. 917

> Läßt für die Sterblichen größeres Leid
> je sich erdenken,
> als seine Kinder sterben zu sehen?   Die Schutzflehenden v. 1120

> Wohl dem, der seinen Eltern jeden Dienst
> zu leisten willig ist. So schöne Zinsen
> trägt nichts; denn was man seinen Eltern tut,
> empfängt man von den Kindern einst zurück.   Der Mütter Bittgang v. 361

Euripides hat aber auch andere Stimmungen gekannt:

> Heil jeglichem, der nicht Weib noch Kind
> Auf Erden besitzt!
> Denn ein einzelner steht er, für sich nur besorgt,
> Ein geringerer Harm.   Alkestis v. 882

> Das Neugeborene grüße dumpfer Klang
> Der Trauer ob der Pein, die es bedroht;
> Zur Gruft allein, erlöst es einst der Tod,
> Geleit' es heller, froher Festgesang.   Bruchstück, übersetzt von Gompertz

Im „Ion" findet Krëusa ihren Sohn wieder, den sie, von Apollo vergewaltigt, als „Sündenkind" (v. 45) heimlich geboren und ausgesetzt hatte.

> Krëusa: Windeln nahm ich dann aus meiner Mutter Schrank, –
>   mit ungeübter Hand hatt' ich sie einst bestickt, –
>   doch ließ ich dich aus meiner Brust nicht trinken
>   und wusch dich nicht im Bade.
>   In der Höhle des Bergs den mörderischen
>   Raubvogelkrallen setzt' ich dich aus,
>   dem sicheren Verderben.
> Ion: Mutter, das konntest du?
> Krëusa: Von Angst ganz betäubt gab ich dich preis,
>   ich wußte mir nicht mehr zu helfen.   Ion v. 1489

Die gleiche Lage treibt Gretchen im „Faust" zu dem gleichen Schritt. Mehr als 2000 Jahre später beschreibt sie ihre Verzweiflung in ganz ähnlicher Weise.

Im Jahre 414 v. Chr. hatten die Athener die Insel Melos überfallen, alle männlichen Einwohner getötet und die Frauen und Kinder als Sklaven verkauft. Ein Jahr später läßt Euripides in Athen die „Troerinnen" aufführen. Das Drama spielt unmittelbar nach der Eroberung Trojas. Astyanax, der Sohn Hektors, wird seiner Mutter entrissen und von den Mauern Ilions gestürzt. Andromache hält ihn noch ein letztes Mal in ihren Armen:

> Mein liebes Kind, die Feinde reißen dich   v. 740 (gekürzt)
> Von deiner armen Mutter Schoß zum Tode.
> Zu viel des Glanzes lag auf deinem Haupt.
> Ein Königskind ist sicher sonst geboren;
> dein Vater war ein König, darum stirbst du.
> Du weinst, Astyanax? Ahnst du dein Los?
> Du klammerst dich an mein Gewand, du schmiegst
> dich wie ein Küchlein in der Mutter Federn.
> Mein Liebstes, hält dich noch mein Mutterarm?
> Fühl ich des jungen Lebens würzgen Duft?
> Und ganz vergeblich soll's gewesen sein,
> daß diese Brust dem Säugling Nahrung bot?
> und alle Sorg und Mühsal war umsonst?

> Noch einmal habe deine Mutter lieb;
> es ist das letztemal. Leg mir die Ärmchen
> so um den Hals und küß mich auf den Mund.
> Da holt ihn, nehmt ihn, stürzt ihn von dem Turm,
> wenn ihr ihn stürzen wollt. Letzt euren Gaumen
> an seinem Fleische. Gott hat mich verlassen.
> Ich kann mein Kind nicht retten. (Übersetzer: v. Wilamowitz-Moellendorff)

Die Totenklage um ein junges Kind enthält das nachstehende Epigramm des Asklepiades von Samos in der Palatinischen Anthologie:

> Eilst du auch, Wandrer, tritt ein wenig her
> und hör von Botrys großem Leid: begraben
> als Greis von achtzig Jahren mußte er
> in zarter Jugend seinen lieben Knaben.
> So klug und zierlich sprach der Arme schon,
> ganz wie's ein kunstgerechter Redner macht.
> Weh, Vater dir, weh Botrys liebem Sohn,
> um wieviel Glück hat dich sein Tod gebracht. (Übersetzer: A. Oehler)

In den spätgriechischen Dionysiaka des Ägypters Nonnos aus Panopolis (5. Jahrh. n. Chr.) wird wiederholt die Geburt eines Kindes (z. B. 38, 142; 41, 155), gelegentlich auch eine schwere Entbindung von Zwillingen (48, 787), beschrieben. Anschaulich ist das Bild des neugeborenen Backchos:

9, 30   In die Arme nahmen sie (Nymphen) Backchos und ließen dann jede
Sprudeln in Kindermund die Milch der strotzenden Brüste.
Und der Knabe, richtend die Augen empor zu dem Himmel,
Lag da auf dem Rücken und schlaflos; wechselweis stieß er
Strampelnd die beiden Beine in die Lüfte voll Freude.

Der Säugling vermag auch schon, die Brust seiner Mutter selbst zu finden:

9, 108 Oft erhob Melikertes sich haltlos wankend und führte
Seine saugenden Lippen zum nahen Busen der Mutter.

Gerne wurde dem Säugling Honig gereicht, dem man eine besondere Wirkung zuschrieb.

41, 217 Sie goß in des Mädchens
Mund den Honig, den künstlich in vieldurchlöcherten Waben
Attische Bienen bereiten; sie preßte die Waben und mischte
In einen weißen Becher den redefördernden Honig.

Schon Platon (S. 47) hat angegeben, wie weinende Säuglinge zu beruhigen sind. Nonnos führt eine ganze Reihe ähnlicher Mittel auf:

9, 310 Und als der Knabe die Milch seiner Mutter begehrte,
Reichte er ihm die männliche Brust und stillte sein Sehnen.

Nach H. Ploß und B. Renz: Das Kind. 3. Aufl. Leipzig 1911, I, 505 und nach H. Ploß: Das Weib. 8. Aufl. Leipzig 1899, II, 422 haben Väter gelegentlich ihre Kinder an der eigenen Brust ernährt.

48, 718 Rasseln schenkte er dir wohl gar, wie Ammen sie schwingen,
Um das Weinen und Jammern der kleinen Kinder zu stillen.

3, 338 Am Busen
Hege ich nicht Lakedaimon, der Schwester Taygete frohen
Knaben, und wiege ihn hin und her mit pflegenden Händen.

Harmonia, die spätere Gattin des Kadmos, stammt von Ares und Aphrodite. Selbst die göttliche Mutter wagt es nicht, ihr Kind aufzuziehen, sondern überbringt es Elektra, der „Kinderfreundin" (v. 432).

3, 378   Und aus Scheu vor dem Kinde, des heimlichen Lagers Verräter,
Zog es die Mutter nicht auf, und fort von dem himmlischen Busen
Brachte sie auf dem Arm den kleinen Säugling, das Mädchen,
In Elektras betreuendes Haus, als gerade die Horen
Sie entbanden in feuchter Geburt und pflegten im Kindbett
Und ihre Brüste noch strotzten von weißem, sprudelndem Safte.
Gleich einem eigenen Kinde empfing sie die unechte Tochter,
Einte an einer Brust das ebengeborene Mädchen
Mit ihrem Sohne Emathion und pflegte mit gleicher
Liebe ihr zweifach Geschlecht mit sorglich nährenden Händen ...
Oftmals nährte sie mit der Altersgenossin den kleinen
Sohn; sie wandten auf liebevoll ausgebreiteten Händen
Hier und dort sich beide zur Milch des strotzenden Busens.
So mit dem Mädchen setzte sie auf die Knie den Knaben,
Als sie die beiden Oberschenkel spreizend gebreitet
Und in der Mitte den Bausch des vertieften Gewandes erweitert.
Und sie sang, den Schlaf herbeizuzaubern, ein helles
Lied und schläferte sorglich ein die zwei, die da ruhten.
Schmiegend unter den Nacken der Kinder hielt sie die Arme,
Bot ihre Knie beide als Bett und fächelte leise
Mit ihres Mantels Saum den beiden Gesichtern der Kinder
Kühlung zu und es löschte die drängende Welle der Hitze
Dieser künstliche Wind und blies sie wehrend von dannen.

Ein Vergleich Homers (S. 43) kehrt bei Nonnos wieder:

29, 85   Sie vertrieb das Geschoß vom Leib wie eine Mutter
Von dem schlummernden Kinde verscheucht die schweifende Mücke.

Kinderleben im alten Rom

Durch die Vermittlung Roms erhielten die Völker Europas die Kunst und die Wissenschaft Griechenlands. Nie wieder hat ein Volk ein so reiches Erbe hinterlassen. Rom gab der Nachwelt das römische Recht.

Seit den ältesten Zeiten durften – entsprechend uraltem Brauch – Neugeborene ausgesetzt werden (S. 179). Das Zwölftafelgesetz der Dezemvirn (451 v. Chr.), von dem das römische Recht ausgegangen ist, gestattete dem Vater, seine Kinder auszupeitschen, in Ketten zu legen, einzukerkern und zu töten (Durant III). Auf der 4. Tafel des Gesetzes heißt es: „Wenn ein Vater seinen Sohn dreimal verkauft hat, so soll der Sohn frei von seinem Vater sein" (Berger). Erst der Kaiser Antoninus Pius (2. Hälfte des 2. Jahrhunderts n. Chr.) beseitigte das Recht des Vaters, seine Kinder als Sklaven zu verkaufen (Durant III, 456).

Im alten Rom war der Lehrer gewöhnlich ein Sklave oder ein Freigelassener, der von mehreren Familien angestellt wurde, um die Kinder zu unterrichten. Mancher gründete eine Schule und nahm jeden Schüler auf, der sich meldete. Gelehrt wurden Lesen, Schreiben, Grammatik, Arithmetik, Geschichte und Gehorsam. Besonders pflegte man die Erziehung zur Sittlichkeit. Auf Leibesübungen wurde kein

Wert gelegt. Nach der Eroberung Griechenlands fanden viele griechische Sklaven Aufnahme in römische Familien.

Die älteste Wiege, die sich erhalten hat, ist in dem Zimmer eines kleinen Hauses in Herkulanum 79 n. Chr. durch Lava vergraben worden. Sie ist verkohlt und zerbrochen, aber in allen Teilen erhalten. „Als sie noch ihre Wäscheausstattung besaß, muß diese 1900 Jahre alte Wiege bequemer und viel gesünder gewesen sein als die Wiegen, die viele Jahrhunderte später angefertigt wurden" (Times 21.12.1963).

In der Zeit um Christi Geburt spielten die römischen Kinder Himmel und Hölle, Seilziehen, Kopf oder Wappen, Blindekuh und Verstecken. Sie besaßen Puppen, Reifen, Springseile, Bälle, Steckenpferde und Drachen.

Damals lag die Erziehung der Kleinkinder in den Händen eines Kindermädchens, gewöhnlich einer Griechin. Mit sieben Jahren besuchten Knaben und Mädchen Elementarschulen; diese waren im ganzen Reichsgebiet, selbst in kleinen Landstädten, verbreitet. Lehrer und Pädagogen waren gewöhnliche griechische Freigelassene oder Sklaven. Mit 13 Jahren kam der erfolgreiche Schüler in eine Mittelschule, wo er höhere Grammatik, lateinische und besonders griechische Literatur, Musik, Astronomie, Geschichte, Mythologie und Philosophie lernte. Die höhere Bildung wurde ihm etwa vom 17. Lebensjahr durch die Rednerschulen vermittelt (Durant III).

Die übliche Erziehung durch Sklaven führte in Rom zu dem gleichen Mißstand wie in Griechenland (S. 49):

„Früher war es das größte Lob einer Mutter, das Haus zu schützen und den Kindern zu dienen, die sie auf ihrem Schoß und an ihrer Brust heranzog, aber nicht einer Amme überließ. Jetzt dagegen wird das Kind einer griechischen Amme übergeben. Mit ihren Fabeln und Irrtümern wird das kindliche Gemüt erfüllt. Niemand achtet darauf, was er vor dem Kinde sagt oder tut" (Tacitus, de oratoribus Kap 28/29).

Wiederholt wird über prügelnde Lehrer geklagt. So nennt Horaz (65–8 v. Chr.) seinen Schulmeister „Plagosus", den Schlagfertigen (ep. 2, 1, 70). Martial (Epigr. 9, 68) schreibt:

„Sprich, was haben wir dir getan, Schulmeister, verwünschter,
Unglückseliger Mann, Knaben und Mädchen verhaßt?
Noch nicht haben die Nächte die bekannten Hähne verscheucht,
Und schon donnerst im Zorn scheltend und schlagend du ..."   (ep. 2, 170).

Der römische Dichter Magnus Ausonius (4. Jahrhundert n. Chr.) schreibt seinem Enkel: „Fürchte dich nicht, auch wenn in der Schule viele Schläge zu hören sind und der alte Lehrer ein finsteres Gesicht macht; laß dich von keinem Schrei, von keinem Hieb, den du vernimmst, erschüttern, wenn die Morgenstunden fortschreiten. Daß er den Stock als Szepter schwingt, daß er eine reiche Ausstattung von Ruten besitzt ... ist ja nur ein äußerliches Getue, um müßige Ängste zu erwecken. Dein Vater und deine Mutter haben es zu ihrer Zeit durchgemacht und leben noch zur Verschönerung meines friedlichen und heiteren Greisenalters" (nach Durant IV, 105).

Prudentius Aurelius Clemens (gestorben um 405 n. Chr.) dichtete:

„Des Dichters junges Leben verlief unter Tränen und Ruten."

Der später heilig gesprochene Aurelius Augustinus (354–430) ist, der Sitte seiner Zeit gemäß, in der Jugend viel geschlagen worden.

„Ich bekam Schläge, wenn ich im Lernen träge war. Die Erwachsenen hießen das gut· hatten doch schon viele vor uns so gelebt... Ich begann, dich (Gott) kindlich zu bitten und rief dich an, klein wie ich war, aber mit großer Inbrunst, du möchtest mich vor Schlägen in der Schule bewahren. Und als du mich nicht erhörtest, weil es mir nicht heilsam gewesen wäre, lachten die Erwachsenen, sogar meine Eltern, die mir doch nichts Böses wünschten, über meine Schläge. Das war mir doch ein schwerer, bitterer Schmerz."

Im Alter von 15 Jahren hat Augustinus Birnen gestohlen: „Ich stahl, was ich selbst im Überfluß und viel besser besaß, wollte das gestohlene Gut auch nicht etwa genießen. Nur den Diebstahl selbst und die Sünde wollte ich genießen. Ein Birnbaum stand in der Nähe unseres Weinbergs mit Früchten beladen, die weder durch ihr Aussehen, noch durch ihren Geschmack locken konnten. Tief in der Nacht... machten wir böse Buben uns daran, den Baum zu schütteln und zu plündern, und schleppten die Früchte haufenweise weg. Mochten wir auch einige essen..., so warfen wir doch das meiste den Schweinen vor. Was uns reizte, war nur die Tatsache, daß es verboten war". In seiner Zwecklosigkeit wirkt dieser Diebstahl durchaus kindlich.

Schrifttum

Aetius, Tetrabiblos. Lateinische Übersetzung von Janus Cornarius. Basel (Froben) 1542.
Alexander von Tralles, Text und Übersetzung, herausgegeben von Th. Puschmann. 2 Bde. Wien 1879.
Aretaios, übersetzt von A. Mann. Halle 1858.
Aristoteles, Tierkunde. Herausgegeben von H. Aubert und Fr. Wimmer. Leipzig 1868.
–, Von der Zeugung und Entwicklung der Tiere. Übersetzt von H. Aubert und Fr. Wimmer. S. 349. Leipzig 1860.
–, Naturgeschichte der Tiere, übersetzt von A. Karsch. Stuttgart 1866. 1, 139; 2, 53.
–, Politik 7, 17. Übersetz. Philosoph. Bibl. Bd. 7, 3. Aufl. Leipzig 1948, S. 248.
Augustinus, Aurelianus, Bekenntnisse. Zürich 1950. S. 41 und 51.
Bartsogas, Sp., Arch. franç. Pädiatr. **12**, 71 (1955) u. **13**, 613 (1956).
Bologa, V.: Janus **35**, 1 (1931).
Berger, Tabulae duodecim, in G. Wissowa, Paulys Realenzyklopädie der klassischen Altertumswissenschaft. 4. Bd. (8. Halbband). Stuttgart 1932, S. 1930.
Bilz, J., s. Ch. Bühler und J. Bilz, Das Märchen und die Phantasie des Kindes. München 1958. S. 81.
Boulan, P., Quelques notes sur l'histoire de l'allaitement. Thèse, Paris 1911.
Braams, W., Zur Geschichte des Ammenwesens im klassischen Altertum. Jena. med.-histor. Beitr. 1913: 5.
Brüning, H., Geschichte der Methode der künstlichen Säuglingsernährung. Stuttgart 1908.
Carus, C.G., Reise durch Deutschland, Italien und die Schweiz. Leipzig 1835. II, 25.
Caelius Aurelianus, De Morbis akutis et chronicis. Amsteladami 1709.
Celsus, A.C., De medicina libri octo. Übersetzt von E. Scheller. 2. Aufl. von W. Friboes. 1906.
Deissmann, A., Licht von Osten. Tübingen 1908 S. 123 und 132.
Durant, W., Geschichte der Zivilisation II. Das Leben Griechenlands. Bern 1947. III. Caesar und Rom. Bern 1949.
Ebbell, B., The Papyrus Ebers. Kopenhagen 1937. S. 108.
Ebstein, W., Die Medizin im alten Testament. Stuttgart 1901.
–, Die Medizin im neuen Testament und im Talmud. Stuttgart 1903.
Epikur, Philosophie der Freude. Kröners Taschenausgabe Bd. 198. Stuttgart 1949. S. 20.
Erman, A., Die Literatur der Ägypter. Leipzig 1923. S. 358.
–, Ägypten und ägyptisches Leben im Altertum. Tübingen 1885. 1, 235; 2, 445; mit Ranke 2. Aufl. Tübingen 1922. S. 182.

Erman, A., Zaubersprüche für Mutter und Kind. Philosoph. u. historische Abh. d. pr. Akademie der Wissensch. Berlin 1901.
–, Die Hieroglyphen. Berlin, Leipzig. 1912. S. 15.
Euripides, 12 Tragödien, übersetzt v. H. v. Arnim. Wien und Leipzig. 1, 172 (1931).
Favorinus, bei Aulus Gellius, Die attischen Nächte. Übersetzung Leipzig 2 (1876): 130.
Fleischmann, W., Arch. Gesch. Med. **4**, 1 (1910).
Frank, K., Die babylonischen Beschwörungsreliefs. Leipzig 1908.
Friedländer, L., Darstellungen aus der römischen Sittengeschichte. 9. Aufl. Leipzig 1 (1919): 193.
Galen, Werke. Ausgabe von C.G. Kühn. 22 Bde. Leipzig 1821–1833.
–. Die Werke des Galenos. Bd. 1. Galenos Gesundheitslehre (De sanitate tuenda). Übersetzt von E. Beintker, Stuttgart 1939–1941.
–, Über die Kinder. übersetzt von A. Peiper. Mschr. Kinderheilk. **105**, 138 (1957).
Ghinopoulo, S., Pädiatrie in Hellas und Rom. Jena. med.-histor. Beitr. 1930, H. 13.
Gompertz, Th., Griechische Denker. 3. Aufl. Berlin, Leipzig 1931. **3**, 126.
Grapow, H., Grundriß der Medizin der alten Ägypter. Berlin 1954–1958. II, S. 11 u. 13; III, S. 15; IV, 1 S. 291; IV, 2 S. 222.
Herodot, Historien. 2. Buch. Übersetzung von A. Horneffer. 1, 177. Leipzig 1910.
Herondas, Die Miamben des. H., (O. Crusius u. R. Herzog) 2. Aufl. Leipzig 1926. S. 92.
Hesiod, Sämtliche Werke, übersetzt von Scheffer. Leipzig 1938. S. 121 (Werke und Tage, v. 750).
Hippokrates, Sämtliche Werke. Übersetzt von R. Fuchs. 3 Bde. München 1895.
–, Corpus hippokraticum. Französische Ausgabe von Littré. 10 Bde. Paris 1839–1861.
Homer, Ilias. Übersetzt von Th. von Scheffer. Leipzig 1938.
–, Hymnen. Herausgeber K. Schwenk, Frankfurt a. M. 1825.
Joachim, H., Papyros Ebers. Übersetzung Berlin 1890.
Jonckheere, Fr., Aesculape **36**, 203 (1956).
Juvenal, D.J., Satiren. Übersetzt von U. Knoche, München 1951.
Kroner, Tr., Jb. Kinderhk. **10**, 340 (1876); **11**, 83 u. 236 (1877).
Martialis, M.V., Epigramme. Stuttgart 1865. S. 76
Meissner, Bruno, Babylonien u. Assyrien. 2. Bd. Heidelberg 1920, 1925.
Moissides, Janus (Nd.) **19**, 289 (1914).
Myrhman, D.W., Z. Assyriol. **16** (1902): 141.
Nonnos, Die Dionysiaka, deutsch von Th. von Scheffer. München 1929/33.
Oefele, Fr. von, Z. ägypt. Sprache **39**, 149/150 (1901); Allgem. med. Central-Z. 1898: 623.
Oehler, A., Der Kranz des Meleagros. Berlin 1920. S. 159.
Oreibasios, Oeuvres. Herausgegeben von Bussemaker und Daremberg, mit französicher Übersetzung. 6 Bde. Paris 1856–1876.
Paulus Aegineta, edidit. J.L. Heiberg, Leipzig und Berlin 1921–1924.
–, Abriß der gesamten Medizin. Übersetzt von M. Berendes. Janus (Nd.) **13** (1908): 417.
–, Kompendium der Medizin. Venedig 1528 und Basel 1538.
Perikles, s. W. Kranz, Geschichte der griechischen Literatur. 2. Aufl. S. 248. Leipzig 1949.
Platons Werke. 4. Gruppe. Platonische Kosmik. Bd. 9–12, Abt. III. Die Gesetze. Buch 1–7. Übersetzt von Fr. Susemihl. S. 1411. Stuttgart 1861.
Plinius, Die Naturgeschichte. Herausgeber: Wittstein. Leipzig 1881 und 1882.
Plutarch, De educatione. Kap. 5. Über die Erziehung der Kinder. Werke, übersetzt von Bähr. 20, 14. Stuttgart 1828.
–, Vermischte Schriften. 1. Bd. Tischgespräche 5, 7. München–Leipzig 1911. S. 192 und 196.
–. Lebensbeschreibungen. München und Leipzig 1913. Bd. 1. Lykurgos S. 122 und 127. Themistokles S. 312.
Preuß, J., Biblisch-talmudische Medizin. Berlin 1911.
Prokop, Gotenkrieg. Deutsche Übersetzung von Coste. 2, 17 S. 127. Leipzig 1903.
Prudentius, Aurelius Clemens, nach H.G. Reichert, Lateinische Skizzen. Wiesbaden 1948. S. 273.

Rosenkranz, G., Die Geschichte der Kinderheilkunde im Altertum. Diss. Düsseldorf 1939.
Schlieben, E., Mutterschaft und Gesellschaft. Osterwieck 1927.
Schubart, W., Jb. Kinderhk. **70**, 82 (1909).
Soranos, Gynaeciorum. vetus Translatio latina. Herausgeg. von Rose. Leipzig 1882.
–, Die Gynäkologie. Übersetzt von Lüneburg. München 1894.
Sudhoff, K., Deutsche Revue, Oktober 1911.
–, Erstlinge der Pädiatrischen Literatur. S. 43. München 1925.
Theokritos, Idyllen, übersetzt v. Fr. Zimmermann. Stuttgart 1859, S. 141. 24. Idylle.
Troitzky, J. W., Arch. Kinderhk. **29**, 223 (1900).
Usener, H., Epicurea. Lipsiae 1887. S. 154.
Weindler, F., Geburts- und Wochenbettdarstellungen auf altägyptischen Tempelreliefs. München 1915. S. 14 und 35.
Wilamowitz-Moellendorff, H. v., Griechische Tragödien. 3 Bde. Berlin 1899.
Winckler, H., Die Gesetze Hammurabis. 3. Aufl. Leipzig 1903. S. 32; Forsch. u. Fortschr. **5**, 355 (1929).
Wooley, C. L., Vor 5000 Jahren. 15. Aufl. Stuttgart 1934, S. 67.
Xenophon, Die Sokratischen Schriften. Herausgeber: E. Bux. Kröners Taschenausgabe Bd. 185. Stuttgart 1956. Memorabilien S. 87.

Altes Indien

Kinderheilkunde

Da die Inder Zeitbestimmungen in unserem Sinne nicht kannten, lassen sich viele ihrer Werke zeitlich nicht näher einordnen. Zuerst entstand mit der vedischen Religion die vedische Heilkunde. Um 500 v. Chr. entwickelte sich daraus der Brahmanismus und die brahmanische Heilkunde, die sich in größeren Werken erhalten hat.

Das Alter der Veden, der ältesten Lied- und Spruchsammlungen, ist unbekannt. Im Ṛgveda[1], der als älteste Sammlung gilt, finden sich viele Sprüche, die dem Ehepaar Glück und – gleichbedeutend – männliche Nachkommen wünschen:

Ṛgveda 10, 85, 42: Bleibt hier, trennt euch nicht, lebt lange, scherzt mit Kindern und Enkeln, seid fröhlich im eigenen Haus.
Ṛgveda 10, 85, 41: Reichtum und Söhne gab mir Agni, dazu eine Frau.
Ṛgveda 10, 85, 45: Indra, segne diese Frau mit Söhnen und Gut, zehn Söhne verleihe ihr, den Gatten mach' ihr zum elften.
Ṛgveda 10, 85, 25: Regnender Indra, mache diese (Frau) reich an Söhnen, reich an Glück.
Ṛgveda 1, 92, 13: Ushas, schmücke uns durch Söhne und Nachkommen.
Ṛgveda 3, 1, 23: Gib uns einen leiblichen Sohn, der das Geschlecht fortpflanzt.
Schon der Ṛgveda kennt das Aussetzen unehelicher Kinder.
Ṛgveda 2, 29, 1: Weit von mir weg schaffe die Sünde, wie eine heimlich Gebärende (ihr neugeborenes Kind).
Ṛgveda 4, 19, 9: Den Sohn der Unvermählten, den Ausgesetzten, den die Ameisen fraßen, hast du vom Ameisenhaufen heimgebracht.

Bei der Geburt oder am 10. Lebenstage waren Segenssprüche üblich, so aus dem Atharvaveda VI, 110:

„Unter dem Sternbild Jyeṣṭhaghnī ist dies Kind hier geboren, unter Yamas Doppelgestirn Vicṛt. Beschütze es vor dem Mulabarhana (Sternbild? vor dem Entwurzeln?); er soll es durch alle Gefahren hindurch zu langem Leben führen, zu einem Leben von hundert Herbsten" (H. Zimmer).

Auf das Durchschneiden der beiden oberen Schneidezähne des Kindes bezieht sich der nachstehende Spruch aus dem Atharvaveda (VI, 110); er wird, nach meiner Ansicht mit Unrecht, von Joachim und Kassowitz auf erschwerte Zahnung bezogen:

„Diese beiden Tiger, die, groß geworden, Vater und Mutter fressen wollen, diese beiden Zähne, o Brahmanaspati, mache sanft, o Jātavedas.

---

[1] Übersetzung nach A. Ludwig, z. T. nach H. Zimmer.

Eßt Reis, eßt Bohnen und Sesam, das ist eure Aufgabe, schont Vater und Mutter.
Beide Zähne werden aufgefordert: seid sanft und bringt Glück; kehrt euren Schrecken woandershin, ihr Zähne. Schont Vater und Mutter" (nach H. Zimmer).

Das medizinische Sanskrit-Werk, das aus der zweiten Hälfte des 4. Jahrhunderts n. Chr. stammt und nach seinem Entdecker als "Bower-Manuscript" bezeichnet wird, enthält eine große Zahl von Rezepten, im 14. Kapitel des II. Teiles eine Sammlung für die Behandlung von Kinderkrankheiten. Erwähnt, aber nicht näher beschrieben, werden akute oder foetide Durchfälle, Erbrechen, Nierengrieß, -steine, Strangurie und krankhafte Urinabsonderung, schwere Gelbsucht, Würmer, die in den Eingeweiden leben, Kopfschmerzen, Koliken, Schluckauf, Asthma, Husten. tāluśoṣa (von Hoernle [II, 174] mit „inflammation of the palate" übersetzt). Kropf, Ranula, Hautkrankheiten der verschiedensten Art, Fieber, Ohrenleiden usw.

So heißt es z. B.:

(1011b und 1012): „In Fällen von akutem Durchfall der Kinder soll der Arzt eine Pille geben. Er soll sie in Honig mit Reiswasser[1] gemischt geben, und sie soll mit dem Safte von paruṣaka, Zucker und Honig zubereitet werden.

(1048b ff.): Für ein Kind, das schwach ist und schlecht wächst, will ich nun ein Verfahren beschreiben, um ein erprobtes, ausgezeichnetes Heilmittel herzustellen, das Wachstum, Stärke und Farbe des Körpers befördern wird. (Es folgt eine Reihe von Vorschriften; die letzte schließt:) Man mische alles zu gleichen Teilen mit geronnener Milch und wende dieses ganz ausgezeichnete Liniment bei einem Kinde an, das vom Fleisch gefallen ist. Wenn es damit über und über gut eingerieben ist, bade man es in einem drona (Hohlmaß) wohl gekühlter Milch."

Von den Dämonen, die sonst in der altindischen Heilkunde eine so große Rolle spielen, ist in diesem Zusammenhange nur an einer Stelle die Rede:

(1037 und 1038): „Einem Kinde, dessen Aussehen sich durch einen Angriff der Pūtanā-Dämonin oder eines anderen Dämons krankhaft verändert hat, soll man die vorstehend beschriebene Pille geben, die mit dem Urin einer Geiß angemacht ist ... Daraufhin wird jede Besessenheit weichen, mag sie auch noch so stark sein."

Der brahmanischen Heilkunde gehören die drei großen Werke des Caraka, Suśruta und Vāgbhaṭa an. Als ältestes Werk gilt die Carakasaṃhitā. Es hat erst nachträglich, etwa im 9. Jahrhundert n. Chr., die acht Glieder der Altmedizin, darunter auch die Kinderheilkunde, aufgenommen. Vāgbhaṭa ist vielleicht eine geschichtliche Gestalt des 7. Jahrhunderts n. Chr.

Die drei Werke sind in Sanskrit geschrieben. Übersetzt wurden die Carakasaṃhita 1891–1925 von K. A. Ch. Kaviratna ins Englische, die Suśrutasaṃhitā 1907–1918 von K. K. L. Bhishagratna gleichfalls ins Englische und die Aṣṭāṅgahṛdayasaṃhitā des Vāgbhaṭa 1941 von Hilgenberg und Kirfel ins Deutsche. Das Verständnis wird gelegentlich dadurch erschwert, daß man ohne weiteres die altindischen Krankheitsbezeichnungen mit heute gebräuchlichen wie Diphtherie, Erysipel und Chlorose übersetzt hat. Auf Grund dieser Quellen und einiger anderer Sanskrit- und Pāli-Schriften haben Joachim (1890), Jolly (1911) und Reinhold

---

[1] Gemeint ist wohl Reisschleim, der hier zum ersten Male bei der akuten Ernährungsstörung des Säuglings angewandt wird.

F. G. Müller (1955) die altindische Kinderheilkunde beschrieben und R. F. G. Müller (1955) eine altindische Embryologie herausgegeben.

Wie Joachim hervorhebt, gilt auf der Stufe der magischen Heilkunde die Arznei allein nicht für fähig, die Krankheit zu bessern oder zu heilen. Sie gewinnt ihre Heilkraft erst, wenn sie von den vorgeschriebenen Riten und Sprüchen begleitet wird.

In der Carakasaṃhitā (2174 Seiten lang) behandelt ein größerer Abschnitt (2, 853), von dem hier ein stark gekürzter Auszug folgt, Geburt und Pflege des Neugeborenen: Dieses wird je nach der Jahreszeit mit warmem oder kaltem Wasser gewaschen, um seinen Lebensatem, der durch die Geburt gestört war, wieder zu kräftigen. Mit dem Finger, der mit einem sauberen Tuch bedeckt ist, wischt man vorsichtig Gaumen, Lippen, Kehle und Zunge ab. Die Nabelschnur wird, 8 Finger breit vom Nabel entfernt, mit einem goldenen, silbernen oder eisernen Messer, die Schneide aufwärts, durchschnitten. Verfault der Nabel, so bestreicht man ihn mit einer öligen Paste.

Alle Pflegemaßnahmen werden von bestimmten Riten begleitet: Für die Namensgebung legt man das Kind mit dem Kopfe nach Osten oder Norden. Dann erscheint der Vater und verkündet, daß sich das Neugeborene vor den Gottheiten und Brahmanen verbeugt, und gibt ihm zwei Namen. Darauf kommt der Arzt, um es zu untersuchen und seine Lebensaussichten zu beurteilen. Günstig erscheinen z. B. Augenbrauen, die länglich, gleichlang, dick und breit sind und nicht zusammenstoßen.

Eine gute Amme soll gesund sein, gut aussehen, nicht Schlechtes von anderen reden, gesunde, lebende, männliche Kinder haben, kinderlieb sein, gut entwickelte Brüste besitzen und viel Milch absondern. Die Eigenschaften guter Milch und die Kost der Amme werden genau beschrieben. Das Kinderzimmer soll geräumig, schön, hell, dem Winde nicht ausgesetzt, gut zu durchlüften und frei von stechendem Ungeziefer sein und die nötigen Betten, Sitze und Decken enthalten. Dort versammeln sich ältere Menschen von körperlicher und geistiger Reinheit, Ärzte und Pfleger, um sich dem Heile des Kindes und seiner Eltern zu widmen.

Das Kinderspielzeug (2, 868) soll bunt sein, Töne hervorbringen, keine Spitzen aufweisen; es darf sich nicht verschlucken lassen und nicht Furcht erregen.

Kinderkrankheiten werden nicht näher beschrieben. Der Arzt soll aufpassen und das kranke Kind mit süßen, milden, angenehm riechenden Arzneien behandeln. Noch an einer anderen Stelle (S. 1897) finden sich „Winke für die Behandlung von Säuglingen": Der wissenschaftlich gebildete Arzt gibt die Arznei nur in kleinen Mengen, entsprechend dem Übel, von dem das Kind befallen ist. Der verständige Arzt verordnet sorgfältig Arzneien, die im Geschmack süß und adstringierend sind, mit Milch gemischt werden und eine milde Heilkraft besitzen.

Die Suśrutasaṃhitā, etwa 1700 Seiten lang, enthält im 10. Kapitel des Sarīrasthāna (2, 220) eine Abhandlung über die Pflege des Kindes: Das Neugeborene wird in der üblichen Weise versorgt. 3 oder 4 Tage nach der Geburt schießt die Milch in die Brüste der Mutter. Das Kind erhält am ersten Tage Honig mit geklärter Butter, am 2. und 3. Tage geklärte Butter mit Lakshana, am 4. Tage nur zweimal Honig und geklärte Butter. Am Abend dieses Tages drückt die Mutter etwas Milch ab und gibt dann die Brust.

Das Kind wird in Seide gehüllt und mit den Zweigen bestimmter Bäume gefächelt. Ein geöltes Tuch soll ständig auf seinem Kopfe liegen, sein Körper ständig mit dem Rauche bestimmter Drogen geräuchert werden, um die üblen Einflüsse böser Dämonen fernzuhalten. Dieselben Drogen werden um Hals, Hände, Beine und Kopf des Kindes geknüpft, den Boden des Schlafzimmers bestreut man mit Senfsamen u. a. Im Zimmer wird ein Feuer entzündet.

Nachdem die Eltern die notwendigen Gebräuche der Segnung und Verehrung mit den üblichen Festlichkeiten vollzogen haben, geben sie dem Kinde einen Namen. Die Ammenwahl wird wieder ausführlich beschrieben.

Nur wenige Sätze handeln von Kinderkrankheiten: Das Kind berührt ständig die erkrankten Körperteile oder Organe und schreit bei der geringsten Berührung. Sitzt die Krankheit im Kopf, so kann es diesen nicht erheben oder bewegen und hält seine Augen geschlossen. Bei Blasenkrankheit kommt es zu Harnstauung, Durst, Schmerzen und Ohnmachtsanfällen. Stauung von Harn und Stuhl, Verfärbung der Haut, Erbrechen, Auftreibung des Leibes und Kollern in den Eingeweiden beweisen, daß die Krankheit im Colon sitzt. Schreit das Kind ständig, so hat sie den ganzen Körper ergriffen. Lebt das Kind nur von Milch, so soll seine Amme die gleiche Arznei erhalten.

Das Kind darf nicht gescholten und nicht plötzlich aus dem Schlafe geweckt werden, damit es nicht erschrickt. Der Versuch, es aufzusetzen, bevor es sitzen kann, führt zur Kyphose. Man soll es liebkosen und mit Spielzeug erfreuen. Unbelästigt wächst es gesund, heiter und klug heran. Es ist vor Regen, Sonne, dem Leuchten des Blitzes und den schlimmen Einflüssen übler Sterne oder geheimer Mächte zu schützen.

Über die Ernährung erfahren wir (Bd. 1 Sutrasthāna Kap. 35, S. 322): „Ein Kind lebt im 1. Lebensjahre ausschließlich von Milch, im 2. von Milch und gekochtem Reis (harter Nahrung) und wird weiterhin mit gekochtem Reis (harter Nahrung) ernährt."

Im Garḍapurāṇa, das der Suśrutasaṃhitā nahesteht, ist Kapitel 176 den Kinderkrankheiten gewidmet. Hierin wird eine Reihe krankhafter Erscheinungen mit den zugehörigen Krankheitszeichen aufgezählt, so daß eine Art Differentialdiagnose zustande kommt. Es heißt z. B.: Bei einem Brustkind, das an Kaphah leidet, bestehen Speichelfluß, Benommenheit, Ausfluß aus der Nase, Tränen und Erbrechen unverdauter Milch. Auf die Stärke des Schmerzes läßt sich aus der Tonhöhe seines Schreiens schließen. Durch die Milch schwangerer Mütter leiden die Säuglinge oft an einer besonderen Form der Verdauungsstörung mit Husten, Erbrechen, Benommenheit, Schläfrigkeit, Schwindel und Auftreibung des Leibes mit Verlust der Eßlust. Die Behandlung wird nicht beschrieben.

Vāgbhaṭas Aṣṭāṅgahṛdayasaṃhitā („der 8 Glieder Herz"), 736 Seiten lang, enthält im VI. (letzten) Abschnitt die drei Kapitel von der Kinderpflege, der Abwehr der Kinderkrankheiten und der Abwehr der Kindern gefährlichen Unholde.

1. Gleich nach der Geburt wird das Kind mit gesalzener Schmelzbutter von der Eihaut gereinigt und, wenn es von der Geburt mitgenommen ist, mit Öl besprengt. Danach sagt man ihm einen Segensspruch ins rechte Ohr.

„Wenn es zu sich gekommen ist, binde man die Nabelschnur in einer Entfernung von vier Aṅgula (vom Nabel des Kindes) mit einem Faden ab, schneide sie durch und hänge sie (die Schnur) mit dem Stumpf um den Hals. Seinen Nabel benetze man mit Öl ... und bade es hinterher in einer Abkochung von milch(saft)haltigen Bäumen oder mit Wasser, das alle Duftstoffe (wie Sandel usw.) enthält und durch Eintauchen von erhitztem Gold und Silber lauwarm geworden ist. ... Als Nahrung bringe man ihm eine erbsengroße Paste von Citrullus Colocyntis ... bei, (die) mit Schmelzbutter (und) Honig (gemischt und) zur Förderung (von) Einsicht, Leben und Kraft besprochen ist." Überhaupt erhält das Neugeborene zunächst keine Muttermilch, sondern Honig und Schmelzbutter. Dann aber trinkt es nur die Milch seiner Mutter; „denn sie dient am besten zum Wachstum seines Körpers. Wenn dies nicht glückt, besorge man zwei Milchammen, die kinderlieb, nicht entstellt, keusch, von gleicher Kaste und Natur, gesund und bescheiden sind, im mittleren Alter stehen und lebende Kinder besitzen. Man pflege sie sorgfältig mit zuträglicher Nahrung. Kummer, Zorn, Fasten und Anstrengung bewirken Schwund der Muttermilch ... Die Milch einer Wöchnerin, die unzuträgliche Nahrung genossen hat, Hunger leidet, nicht bei vollem Bewußtsein ist und verdorbene Körperelemente hat, macht das Kind krank. Bei Mangel von Muttermilch trinke es Ziegen- oder Kuhmilch von gleicher Beschaffenheit (mit bestimmten pflanzlichen Stoffen verkocht) und mit weißem Zucker (versetzt)."

Die Kissen seien rein, faltenlos und weich; die Tücher zum Beziehen des Bettes (mit Stoffen) ausgeräuchert, um die Unholde zu vertreiben. Jederzeit trage das Kind an Hand, Hals und Kopf glückbringende Amulette – wie es noch heute in Indien üblich ist.

Wenn die Zähne erschienen sind, setze man (das Kind) allmählich von der Brust ab und versorge es mit der vorhin genannten Milch und einer leichten nährenden Speise.

Ein unartiges Kind erschrecke man nicht; denn ein erschrockenes packen die Dämonen. Man hüte das Kind vor Luftzug durch Gewänder, vor fremder Berührung und vor Hunger.

2. Verdorbene Milch ruft entsprechende Krankheiten hervor; an dem Weinen des Kindes erkennt man, ob es einen starken oder geringeren Schmerz hat. Wenn man eine Körperstelle fest berührt und diese Berührung nicht ertragen wird, so erkennt man hieran den Sitz des Schmerzes, und zwar daß der Schmerz im Kopf sitzt: am Schließen der Augen; im Herzen: am Beißen auf Zunge und Lippen, schwerem Atmen und Verkrampfen der Fäuste; im Leibe: an Verstopfung, Erbrechen, Beißen in die Brust und Kollern im Leibe, Aufblähung, Krümmung des Rückens oder Aufbäumen des Bauches.

Ist die Muttermilch verdorben, so entleert das Kind unter vielen Schmerzen einen übelriechenden, unverdauten, wasserähnlichen, klaren, schaumigen, verschiedenfarbigen Stuhl und gelbweißen, zähen Harn. Es kommt zu Fieber, Appetitlosigkeit, Durst, Erbrechen, trockenem Auswurf, Gähnen, Reißen in den Gliedern, Zucken des Körpers, Kollern im Leibe, Zittern, Schwindel, Entzündung von Nase, Mund usw. Diese überaus schlimme „Milchtrommelsucht" behandelt man schleunigst mit einem Brechmittel für Mutter und Kind.

Der Durchbruch der Zähne kann sogar die Ursache aller Krankheiten sein, besonders von Fieber, Durchfall, Husten, Erbrechen, Kopfschmerz, Krämpfen, nässenden und schmerzenden Pusteln an den Augenlidern und von Rose. Bei allen Zahnkrankheiten beschränke man das Kind nicht allzusehr, weil die Krankheiten nach der Zahnung schon von selbst erlöschen.

3. Das dritte Kapitel bemüht sich gewissermaßen um eine Differentialdiagnose der Dämonen, die das Kind befallen haben. Auffallend ist dabei die gute Kenntnis von Krankheitszeichen bei kleinen Kindern.

Kennzeichen, daß Dämonen nach dem Kinde verlangen, sind ununterbrochenes Weinen und Fiebern. Das gemeinsame Zeichen ist: Schreck, Gähnen, Verziehen der Brauen, Schwäche, Schleimfluß, aufwärts gerichteter Blick, Beißen auf Lippe und Zähne, Schlaflosigkeit, Weinen, Kollern im Leibe, Verweigerung der Brust, Veränderung der Stimme, grundloses Herumkratzen mit den Nägeln am eigenen Körper und an der Mutter.

Es wird nun eine Reihe von Dämonen mit den Krankheitszeichen aufgeführt, die sie bei dem befallenen Kinde hervorrufen; z.B. bewirkt śitapūtanā Zittern, Weinen, Schielen, Durst, Kollern in den Eingeweiden, Durchfall, Geruch wie nach Fett und rohem Fleisch, Kälte an einer Seite und Hitze an der anderen.

Um das Kind von einem Dämon zu heilen, belasse man es in einem einzeln gelegenen Hause, das dreimal am Tage besprengt und gereinigt und in dem ständig ein Feuer unterhalten wird, das mit Asche, Blumen, Samen, Speise und Senfkörnern bestreut und aus dem das Böse durch Lampen beseitigt werde, die man mit Rakṣas vertreibendem Öl angezündet hat, und in dem die Diener dem Beischlaf, Rauschtrank und Fleisch entsagt haben. Man reibe das Kind mit alter Schmelzbutter ein und übergieße es mit warmem Wasser. Arzneimittel, die wohl meistens nur magisch wirken, werden in großer Zahl angeführt.

Ausgehend von dem „Kumāratantra des Rāvaṇa" (Abhandlung des Rāvaṇa über Kinderkrankheiten) hat Filliozat (1939) weitere sanskritische, indische, tibetische, chinesische, cambodgische, hinterindische und arabische Schriften, die sich auf Kinderkrankheiten beziehen, gesammelt und in ursprünglicher Sprache und französischer Übersetzung herausgegeben. Eine Besprechung dieses Werkes stammt von F. Weller (1939).

Trotz des Schadens, den die Dämonen anrichten, werden sie Rakṣas, d.h. in diesem Zusammenhange Schützer, genannt. Mit der Gottheit Nirṛti verwandt, wird ihnen von Rudra das Schicksal der jungen Kinder anvertraut. Nachdem Rāvaṇa als Fürst der Rakṣas seine Stellung gefestigt, wird Nairṛta mit Rāvaṇa gleichgesetzt. Die volkstümlichen weiblichen Dämonen aus dem Gefolge des Rudra, die den Kindern zusetzen, werden in seine Gefolgschaft gerückt. Er befiehlt ihnen und lehrt die Mittel, sie zu entfernen. So wird ihm eine sehr volkstümliche Schrift zugeschrieben, die sich damit befaßt, die Dämonen zu vertreiben. Auf diesem Wege wird der Dämon Rāvaṇa, dem übrigens auch manches Gute nachgerühmt wird, selbst zum wohlgesonnenen Helfer. Aus der Volkstümlichkeit der Riten gegen die Dämonen erklärt sich die Aufnahme dieser Schriften über Teufelsaustreibung in das medizinische Schrifttum, wodurch Rāvaṇa zum Arzte wurde. Da nun aber die Beschwörungen der Dämonen dem wissenschaftlichen Geist der Medizin widersprachen, wurde im Laufe der Zeit auch der antidämonische Inhalt der Werke und ihres Trägers, des Rāvaṇa, beseitigt. Diese Entwicklung wurde in Indien noch dadurch begünstigt, daß dort seit alter Zeit die Neigung bestand, Freundlichkeit und Bosheit eines Wesens als gegensätzliche Ausflüsse einer absoluten Einheit aufzufassen (Weller).

Das Kumāratantra des Rāvaṇa (Sanskrit) enthält vielfach Überbleibsel früherer Zeiten. Es beginnt: „Am ersten Tage, Monat oder im ersten Jahre ergreift die Mutter, genannt Nandanā, das kleine Kind; sobald es von ihr ergriffen ist, leidet es an Fieber. Es stößt einen unnatürlichen Laut aus, erbricht und nimmt die Brust nicht. Ich führe das Opfer an, das wieder gesund macht." Hierauf werden bestimmte (magisch wirkende) Opfer, weiter Bad und Räucherung empfohlen. Darauf erfolgt eine Beschwörung: „Om! Anbetung an Rāvaṇa! Schlage, schlage die Krankheit von ihm! Befreie, befreie! Hrīm! Phaṭ! Svāhā!" Wenn man so drei Tage lang geopfert hat, ist am 4. Tage ein Brahmane zu bewirten (gutes Werk). – Auf diese Weise stellt sich die Gesundheit wieder her."

Entsprechend wird die Vertreibung von 12 Dämonen beschrieben. Nach Filliozat bedeuten in der dämonischen Medizin die Krankheitszeichen wenig, es genügt, den Namen des betreffenden Dämons zu entdecken.

Aus dravidischer Literatur gibt Filliozat „das Leben ohne Krankheit" des Munisāmimudaliyār in Sanskrit und Übersetzung wieder. Als Beispiel folgt eine Stelle:

„In der Zeit vom 1. Tage des 5. Jahres bis zum 6. Jahre kann sich der Dämon Kegaḍi nähern. Seine Eigenschaften: Der Körper wird brennend, die Hände und Füße werden leiden, das brennende Hitzegefühl (Durst) wird übermäßig, es wird Durchfall haben."

Filliozat gibt schließlich die Legenden wieder, die von der tamulischen Pockengottheit Māriyammai (Abb. 27) handeln, und beschreibt ihr nordindisches Gegenstück, die Sītalā. Von den drei volkssprachlichen Pockenbeschwörungen, die Sītalā gewidmet sind, sei die eine wiedergegeben:

„Am Hofe meiner Mutter spielen die jungen Mädchen.
Am Hofe der Herrin der Welt leuchten die Lichter.
Sie leuchten, sie leben. – Am Hofe meiner Mutter spielen die jungen Mädchen.
O Mutter, ihr sieben Schwestern, ihr Schönen!
Auf euern Stirnen sind rote Zeichen. – Die jungen Mädchen spielen.
Auf euern Knien sind Blumenguirlanden. – Die Lichter leuchten.
O Göttin, in deinem Tempel sind Pīpals[1].
Ihr wendet euch hin und her. – Die jungen Mädchen spielen.
Am Hofe der Herrin der Welt leuchten die Lichter.
O Göttin, im Tempel werfen wir uns nieder.
Schützt unsere Ehre, Mutter! – Die jungen Mädchen spielen.
Am Hofe meiner Göttin leuchten die Lichter."

Das 299. Kapitel des Agnipurāṇa enthält mystische Riten, um Krankheiten zu vertreiben, die das Leben des Kindes während des Wochenbettes (und später) bedrohen und auf den Einfluß übler Dämonen oder Planeten zurückgehen. Nacheinander werden die Dämonen und die von ihnen hervorgerufenen Krankheitserscheinungen aufgeführt, die das Kind vom 1.–13. Lebenstage, vom 1.–12. Monat und vom 2.–17. Lebensjahr befallen können. So heißt es z. B.:

„Der Dämon Tāpasī befällt das Kind im 10. Monat seines Daseins. Unter seinem Einfluß verweigert es seine Nahrung und bleibt in komatösem Zustande mit geschlossenen Augen. Besänftigt man den Dämon mit Glöckchen, Fähnchen, Kuchen, Fleisch und Wein, so wird das Kind wieder gesund."

---

[1] pīpal ist ein Baum (Ficus religiosa L.).

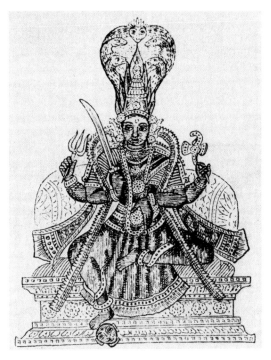

Abb. 27. Indische Pockengöttin. W. von Drigalski, Männer gegen Mikroben. Berlin 1951. S. 40

In dem Sanskrit-Epos der Mahābhārata, Vana Parva, werden gleichfalls unholde Geister beschrieben, von denen die Kinder befallen werden:

29. Asiti ist auch unter dem Namen Revatī bekannt; ihre Geister heißen Raivata. Dieser Graha (Greifer) befällt auch Kinder.
30–31. Nachkomme Kurus, Diti, die Mutter der Daityas, wird auch Mukhamaṇḍikā genannt. Dieser schreckliche Geist liebt sehr das Fleisch kleiner Kinder.
33. O König, Suravi, genannt die Mutter aller Rinder, wird von Sukani geritten, der mit ihr zusammen Kinder auf der Erde verschlingt.
34. O Herrscher der Menschen, Saramā, die Mutter der Hunde, tötet gleichfalls gewöhnlich alle Kinder, wenn sie im Mutterleib zurückbleiben.
42–44. Sie (Lohitāyanī) ist die Mutter aller Kinder und wird besonders zu deren Wohlfahrt verehrt. So habe ich euch alle die üblen Geister beschrieben, die das Geschick der Kinder überwachen. Bis die Kinder ihr 16. Lebensjahr erreichen, schlägt der Einfluß dieser Geister zum Bösen aus, danach zum Guten. Die männlichen und weiblichen Geister, die ich euch beschrieben habe, werden von den Menschen Geister Skandas genannt. Günstig bestimmt werden sie durch Brandopfer, Abwaschungen, Salben, Opfer und andere Darbietungen, besonders aber durch die Verehrung Skandas" (Dutt).

Groß war die Zahl der Sprüche, die, verbunden mit genau vorgeschriebenen Riten, das Leben des einzelnen von der Geburt bis zum Grabe regelten. Sie wurden für den täglichen Gebrauch in besonderen „Hausregeln" zusammengefaßt. So heißt es in Parāskaras Hausregel:

I, 16, 3. „Wenn ein Knabe geboren ist, vollzieht er (der Vater) an ihm, ehe die Nabelschnur durchschnitten ist, die Verstandeserzeugung und die Namensgebung. Mit dem Ringfinger, auf dem ein goldener Ring steckt, gibt er ihm Honig und Butter oder nur Butter zu essen und spricht dabei: „Erde lege ich in dich, Luft lege ich in dich, Himmel lege ich in dich. Alles lege ich in dich."

Ähnlich findet sich in Aśvalāyanas Hausregel eine Reihe von Segenssprüchen, die bei der Geburt, der Namensgebung, der Mahlzeit, dem Haarschneiden und der Einführung beim Lehrer (im 8. Jahr) zu sprechen waren und von bestimmten Handlungen begleitet wurden.

Die Heilkunde der Jātaka, der Erzählungen von den Wiedergeburten Buddhas, hat R. F. G. Müller (1928) bearbeitet. Die Jātaka sprechen oft von Ammen. Sie kennen bereits das Melken der Ammenbrust (363, II, 374).

Über die Fehler der Ammen heißt es (538, VI, 4): Wenn ein Knabe auf dem Schoße einer allzugroßen Amme sitzt und Milch trinkt, wird sein Hals zu lang, auf dem Schoße einer allzukleinen wird ihm der Schulterknochen herabgedrückt, auf dem Schoße einer allzu mageren tun ihm die Schenkel weh, der Körper (nach einer anderen Lesart: die Milch) einer allzu dunklen ist zu kalt, einer allzu hellen zu heiß, wer aus einer hängenden Brust trinkt, drückt sich die Nasenspitze aufwärts, bei einigen Ammen ist die Milch zu bitter, bei anderen zu scharf.

Vergleichen wir zusammenfassend die altindische Kinderheilkunde mit der Lehre der westlichen Kulturkreise, so ergeben sich immer wieder nahe Beziehungen. Wie Indien stehen auch Ägypten und Mesopotamien noch auf der Stufe der magischen Heilkunde, die kranke Kinder von unheilvollen, kindergreifenden Dämonen befallen sieht und Zaubersprüche für wichtiger hält als Heilmittel. Bei dem Bemühen, verschiedenen Dämonen auch verschiedene Krankheitsbilder zuzuordnen – um Behandlung und Beschwörung danach einzurichten – kommt in Indien eine Art Differentialdiagnose zustande; sie zeigt zum mindesten, daß die Ärzte kranke Kinder gut zu beobachten wußten.

In den großen medizinischen Werken der Inder tritt aber die magische Heilkunde gegenüber einer wissenschaftlichen Betrachtung deutlich in den Hintergrund. Dabei stimmen die Pflege und Ernährung des Neugeborenen, die Ammenwahl und die ärztlichen Forderungen, die an die Erziehung des Kindes gestellt werden, in Indien und Griechenland so auffallend überein, daß ein Zufall unwahrscheinlich wird.

Da Zuckerrohr und Reis zuerst in Asien angebaut wurden, ist es verständlich, daß Zucker und Reisschleim in der indischen Heilkunde lange vor der europäischen verwandt wurden. Im alten Indien zuerst hat es Kinderärzte und eine Kinderheilkunde gegeben; es hat etwa zwei Jahrtausende gedauert, bis sich der europäische Kulturkreis diese Begriffe zu eigen machte.

Jīvaka, der erste Kinderarzt

Um das Jahr 500 v. Chr., zur Zeit Buddhas, soll in Indien Jīvaka, der erste Kinderarzt, gelebt haben. Die Kunde, die uns von ihm erzählt, ist so sehr von Märchen und Legenden umwoben, daß sich der geschichtliche Kern – wenn er vorhanden war – nicht mehr erkennen läßt. Und doch behalten die alten Berichte ihren Wert; erzählen sie uns doch von den Anschauungen vergangener Zeiten, die uns sonst nicht mehr zugängig sind.

Wegen seiner Geschicklichkeit in der Behandlung kranker Kinder wird Jīvaka im Sanskrit als Kaumārabhṛtya, im Pāli als Komārabhacca bezeichnet (Hoernle), d.h. als der Arzt, der das Kind (Kumāra) zu pflegen und zu erziehen (bhṛtya) hat. Nach Rhyss Davids und Oldenberg (1882) bedeutet Komārabhacca „Master of the kaumārabhṛtya science", eine Bezeichnung, die wir durchaus mit „Kinderarzt" übersetzen dürfen, zumal wir noch immer die Erziehung zu den Aufgaben des Kinderarztes rechnen.

Jīvakas Name ist im alten Indien berühmt gewesen, immer wieder wird er erwähnt. Aus der umfangreichen Überlieferung habe ich die Abschnitte ausgewählt, die seine Geburt und Aussetzung, seine Laufbahn, seine ärztliche Tätigkeit und sein Verhältnis zum Hofe und zu Buddha behandeln. An sich kennen wir von ihm mehr Wunderkuren an Erwachsenen als an Kindern, doch habe ich hier die Krankengeschichten der Kinder bevorzugt.

Mit Jīvaka beschäftigen sich viele Pāli-Schriften; eine Übersicht über die Stellen, die ihn erwähnen, findet sich bei Malalasekera (1937). Ein Teil dieser Schriften war mir in englischer Übersetzung zugängig. Der Jīvaka angehende Abschnitt des tibetischen Kanjur III wurde von A. Schiefner 1875/78 und zum Teil 1923 von Jungbauer ins Deutsche, Geschichten aus dem chinesischen Tripiṭaka, die sich gleichfalls ausführlich mit ihm beschäftigen, wurden von E. Chavannes 1910/11 ins Französische übersetzt. Bei meiner Wiedergabe waren oft erhebliche Kürzungen nötig.

Die Märchen, die sich seit alten Zeiten in Indien, Tibet und China erhalten haben, gehen natürlich oft auseinander. Faßt man sie zusammen, so ergeben sich Widersprüche, die sich nicht mehr aufklären lassen.

Nach Chavannes war Āmrāpāli, die Mutter Jīvakas, der Blüte eines Mangobaumes entsprossen und daher so schön, daß niemand auf der Welt schöner war als sie. So kam es, daß sich sieben Könige zugleich um ihre Hand bewarben. Da jeder sie besitzen wollte, setzten sie sich zusammen und beratschlagten, wer sie mit sich nehmen sollte. Während über dieser Beratung die Nacht hereinbrach, schlich sich Bimbisāra, König von Magadha, heimlich zur Blüte des Mangobaumes.

Als er sie am nächsten Morgen verlassen wollte, sprach sie: „Großer König! Du hast dich zu mir herabgelassen, aber jetzt willst du fort. Wenn ich nun ein Kind empfangen habe, wird es königlichen Blutes sein. Wem soll ich es anvertrauen?" Der König erwiderte ihr: „Wenn es ein Sohn ist, sollst du ihn mir überlassen. Ist es aber eine Tochter, so kannst du sie behalten." Dabei streifte er sich seinen goldenen Siegelring von der Hand, gab ihn der Blüte des Mangobaumes, damit sie sich seiner als Zeugnis bedienen könne, und ging von dannen.

Nach anderer Überlieferung war Jīvakas Mutter nicht Āmrāpāli, sondern die Hauptkurtisane Wisālas. Als Bimbisāra von ihrem Ruhm hörte, wurde er neidisch und befahl, alle schönen Frauen der Umgebung zu versammeln und die schönste von ihnen auszuwählen. Die Wahl fiel auf die Prinzessin Sālāwati. Der König legte für sie eine Steuer von 200 000 Geldstücken auf seine Stadt, wozu er selbst noch

100 000 hinzufügte, und schenkte ihr viele Gärten, Gebäude und unermeßlichen Reichtum. Der Preis für ihre Umarmung wurde auf 100 000 Geldstücke festgesetzt, doppelt so hoch wie der Preis für Āmrāpāli. So wurde sie zur Hauptkurtisane der Stadt und allen bekannt wie das Banner der Stadt. Nach einiger Zeit wurde sie schwanger durch Abhaya, den Sohn Bimbisāras, aber der Prinz wußte nichts davon (Hardy).

Wie der Mahāvagga berichtet, wurde Sālāwati nach dem Besuche Bimbisāras schwanger und gebar, als ihre Zeit gekommen war, einen wunderschönen Knaben. Als Kurtisane konnte sie aber ihr Kind nicht selbst aufziehen. Daher befahl sie ihrer Dienerin: „Gehe, mein Mädchen, stecke das Kind in eine alte Wanne und wirf es auf einen Dunghaufen." Zufällig kam ein königlicher Prinz mit Namen Abhaya vorbei. Als er den Knaben erblickte, um den sich bereits Krähen sammelten, fragte er das Volk: „Warum, ihr lieben Leute, sammeln sich dort die Krähen?" „Es ist ein Knabe (ausgesetzt), Hoheit." „Lebt er?" „Er lebt, Hoheit." „Dann, meine lieben Leute, bringt ihn in unseren Palast und gebt ihn den Ammen zum Stillen." Die Leute führten den Befehl des Prinzen aus.

Dagegen stammte Jīvaka nach Schiefner aus dem Liebesverhältnis des Königs Bimbisāra mit der Frau eines reichen Handelsherren. Als neun Monate verflossen waren, wurde von ihr ein schöner, wohl aussehender Knabe geboren. Da die Frauen, auch ohne geschult zu sein, kenntnisreich sind, nährte sie ihn mit Butter und Honig; dann befestigte sie das Siegel des Ringes (den sie von König Bimbisāra erhalten hatte) am Halse des Kindes, hüllte ihn in Windeln, tat ihn in eine Kiste und befahl ihrer Dienerin, die Kiste an das Tor des königlichen Palastes zu stellen, ringsum Lampen anzuzünden und so lange zu bleiben, bis jemand das Kind aufgenommen hätte.

Sie tat also. Als der König auf das Dach seines Palastes gestiegen war und dort mit dem Prinzen Abhaya stand, erblickte er die Lampen an der Pforte seines Palastes. Da befahl er seinen Dienern, nachzusehen, was das bedeute. Die Diener meldeten ihm, daß sich dort eine Kiste befinde. Der König befahl, sie herbeizuholen. Der Prinz Abhaya aber bat den König, daß er ihm den Inhalt der Kiste überlassen möchte. Der König gewährte seine Bitte. Als nun die Kiste geholt und dem König übergeben war, befahl dieser, sie zu öffnen. Da kam ein Knabe zum Vorschein. Der König fragte, ob er lebe oder tot sei. Man antwortete, er lebe. Als der König das Siegel und die Windeln erkannte, übergab er den Knaben dem Abhaya. Dieser zog ihn auf. Da der König gefragt hatte, ob er lebe und da der Prinz Abhaya ihn ernährt hatte, erhielt er den Namen Dshīvaka Kumārabhanda."

Nach Chavannes überragte Jīvaka mit 8 Jahren bei weitem die anderen Kinder durch seinen Verstand, seine hervorragende Begabung und seine Bücherkenntnis. Als ihn nun eines Tages seine Spielgefährten ein elternloses Kind nannten, fragte er seine Mutter nach seinem Vater. Sie gab ihm den Siegelring Bimbisāras. Mit ihm versehen, machte sich der Knabe auf den Weg zu seinem Vater. Der König erkannte ihn an dem Siegelring wieder und ernannte ihn zu seinem Erben. Als aber nach zwei Jahren von einer anderen Frau ein neuer Prinz, der spätere König Ajātasattu, geboren wurde, verzichtete Jīvaka auf die Erbschaft, weil er die Kunst der Heilkunde auszuüben wünschte.

Schiefner berichtet, wie Jīvaka zu diesem Entschluß kam: Eines Tages sah er einen weißgekleideten Mann, von weißgekleideten Männern umgeben, in den Palast des Königs eintreten. Andere fragten, wer dieser Mann sei. „Ein Arzt." „Was tut er?" „Er heilt." „Was bekommt er dafür?" „Wenn ein Kranker wieder gesund wird, erhält er seinen Lohn; stirbt aber der Kranke, so erhält er keinen, wenn er nicht (freiwillig) gegeben wird." Da beschloß Jīvaka, die Heilkunde zu erlernen.

Der König war damit einverstanden und gab ihm die besten Ärzte seines Königreiches als Lehrer. Jīvaka aber war klüger als sie, so daß er nichts von ihnen lernen konnte (Chavannes).

Er begab sich daher nach Takkasilā (griech. Taxila, an der Umschlagstelle zwischen den Westländern und Nordwestindien, nach Strabo zwischen Indus und Hydaspes). Sein Lehrer wurde der berühmte und weise Atri (Atreya) mit dem Beinamen Piṅgula, nach Mukhopādhyaya (1929) „Professor der Medizin an der Universität Taxila". Im Mahāvagga fragte er Jīvaka bei dessen Ankunft, was er für den Unterricht bezahlen wolle. Dieser erwiderte, Geld besitze er nicht; als Entgelt für den Unterricht werde er ihn bedienen. Der Meister war damit einverstanden und unterrichtete seinen Schüler.

Jīvaka erfaßte Atris Lehre vortrefflich, ja er konnte einmal bei der Behandlung eines Kranken einen Irrtum seines Lehrers verbessern. Atri selbst bekannte: „Ich habe mich versehen, Jīvaka aber hat große Einsicht." Daher ließ er das Mittel Jīvakas anwenden (Schiefner).

Atri hatte seine Freude an Jīvaka. Wohin er auch ging, nahm er ihn mit. Die anderen Brahmanensöhne sprachen daher: „Lehrer, du hast dein Wohlgefallen an Jīvaka, weil er ein Königssohn ist, und gibst ihm Unterricht, uns aber nicht." Er entgegnete: „So ist es nicht. Jīvaka ist eben besonders einsichtig. Was ich ihm andeute, errät er von selbst." Sie sagten: „Lehrer, woher weißt du das?" „Ich will es euch beweisen ... Geht zum Kieferberge und holt von dort etwas, was kein Heilmittel ist." Sie begaben sich dorthin, jeder holte etwas, von dem er wußte, daß es kein Heilmittel ist. Jīvaka aber dachte, daß es kaum etwas gibt, was kein Heilmittel wäre, und brachte nur einen Rohrknollen und einen Stein mit.

Bei seiner Rückkehr traf er halbwegs ein Hirtenmädchen, das einen Krug voll geronnener Milch und einen Topf mit Sauerteig trug. Sie wollte zu Atri gehen, weil sie an großen Augenbeschwerden litt. Jīvaka fragte sie, wohin sie wolle. Als sie es ihm gesagt hatte, zeigte er ihr ein Heilmittel, das nahe zur Hand war. Sie wandte es an und wurde sogleich geheilt. Voll Freude sagte sie darauf: „Nimm diesen Topf und diesen Krug geronnener Milch." Er nahm den Topf, gab aber den Krug wieder zurück. Dann ging er mit dem Topf seines Weges ...

Als sie alle zu Atri zurückgekehrt waren, zeigte ein jeder, was er mitgebracht hatte. Atri sagte: „Ihr Brahmanensöhne, alle diese Dinge sind Heilmittel. Das eine wird bei der, das andere bei der Krankheit gebraucht."

Als nun Jīvaka gefragt wurde, was er mitgebracht habe, erwiderte er: „Mein Lehrer, alle Dinge sind Heilmittel; es gibt nichts, was kein Heilmittel wäre. Daher habe ich nur ein Stück Rohr, einen Stein und einen Topf Sauerteig mitgebracht." „Wozu nutzen diese Dinge?" „Wenn ein Mann von einem Skorpion gestochen wird, dann kann er mit dem Rohrstück geräuchert und mit dem Sauerteig geheilt werden; mit dem Stein kann man zur Erntezeit einen Topf geronnener Milch zerbrechen." Atri lachte... (Schiefner).

Im Mahāvagga heißt es: Nach sieben Jahren fragte Jīvaka, wann seine Lehre beendet sei. Ohne darauf zu antworten, befahl ihm Atri, in einem bestimmten Gebiet alle Pflanzen zu sammeln, die keine Heilkraft besaßen. Als er seinem Meister mitteilte, daß er eine solche Pflanze nicht gefunden habe, erwiderte dieser: „Ziehe fort, denn jetzt kennst du die ganze wissenschaftliche Heilkunde. Ich bin darin der erste in Jambudvīpa (Indien); nach meinem Tode bist du würdig, mein Nachfolger zu werden."

Von Atri hatte Jīvaka die Eröffnung des Schädels gelernt. Schließlich sagte Atri: „Jīvaka, ich verdiene mir damit mein Brot; übe diese Kunst nicht in diesem Lande aus." „Lehrer, ich werde genau nach deinem Wunsche handeln". (Schiefner).

So begann die Laufbahn Jīvakas. „Manchmal behandelte er mit einer einzigen Pflanze alle Arten von Krankheiten, manchmal behandelte er mit allen Arten von Pflanzen eine einzige Krankheit. Unter allen Kräutern gab es keins, das er nicht gebrauchte; unter allen Arten von Krankheiten gab es keine, die er nicht heilte" (Chavannes Nr. 189).

Jīvaka sah einen Mann, von dem nur Haut und Knochen übrig waren und dessen ganzer Körper tropfte, mit einer Tracht Holz zur Stadt gehen. „Freund, wie bist du in diesen Zustand geraten?" Der Mann antwortete: „Ich weiß es nicht: während ich diese Tracht trage, bin ich in diesen Zustand geraten." Nachdem Jīvaka das Holz sorgfältig untersucht hatte, sagte er: „Freund, verkaufst du dieses Holz?" „Ja." „Um welchen Preis?" „Um fünfhundert Geldstücke." Jīvaka kaufte das Holz. Als er es ansah, erblickte er darin den Edelstein, der alle Wesen zum Glauben bringt. Seine Kraft besteht darin, daß er, vor den Kranken gestellt, wie ein Licht die Gegenstände des Hauses beleuchtet und so die Art der Krankheit kenntlich macht (Schiefner).

Die chinesische Fassung dieser Stelle ist deutlicher: Jīvaka begegnete einmal einem Jungen, der eine Last Reisig trug. Bei seinem Anblick konnte Jīvaka die fünf Eingeweide des Kindes, z. B. den Magen und den Darm (durch die Bauchdecken hindurch), erkennen. Da sagte er sich: „Das Buch der Pflanzen spricht von dem Heilmittelkönig (Bhaisajyarāja), der von außen das Innere erleuchtet und es möglich macht, die Eingeweide eines Menschen zu erkennen. Sollte nicht ein Stückchen von dem Heilmittelkönig in dem Reisig enthalten sein?" Er fragte den Knaben, wieviel sein Reisig kosten solle. „Zehn Geldstücke." Jīvaka bezahlte das Geld sofort. In dem Augenblick, wo der Knabe das Holz auf die Erde legte, wurde sein Körper wieder undurchsichtig.

Jīvaka mühte sich nun, in dem Reisig das Holz mit der Wunderkraft zu entdecken. Stück für Stück ergriff er und näherte es dem Leibe des Knaben. Alles blieb dunkel. Schließlich, nachdem beide Reisigbündel verbraucht waren, blieb ein kleines, kaum fußlanges Reisigstück übrig. Jīvaka ergriff es. Kaum hatte er es dem Knaben genähert, da konnte er wieder alles im Bauche erkennen. Jīvaka freute sich gewaltig, wußte er doch jetzt, daß dieser Zweig gewiß vom Baume Heilmittelkönig stammte. Er gab dem Knaben das andere Reisig zurück und beschloß, von nun an seine Kunst zu Hause auszuüben (Chavannes Nr. 499).

So kehrte Jīvaka in seine Heimat zurück und gewann durch seine Wunderkuren Ruhm Einfluß und Reichtum.

Nach Hardy litt der König Bimbisāra selbst an einer Fistel am After, so daß er alle seine Kleider beschmutzte und sich in den Augen seiner fünfhundert Königinnen lächerlich machte. Er befragte deshalb die berühmtesten Ärzte, aber keiner konnte ihm helfen. Jīvaka heilte die Fistel mit ein wenig Salbe, die er unter dem Fingernagel mitgebracht hatte. Da befahl Bimbisāra seinen Frauen, Jīvaka zur Belohnung alle ihre Kleinode zu schenken. Dieser wollte aber nichts annehmen. „Gewähre mir deinen Schutz und deine Gunst, so verlange ich nichts mehr." Der König ernannte ihn zu seinem Leibarzt, zum Arzt seines Harems und der Buddha-Gemeinde, bestimmte ihm den jährlichen Ertrag vieler Gärten und Dörfer und wurde sein Freund.

Sein Ruhm wurde überall bekannt wie das Banner von Jambudvīpa. Aus allen Ländern strömten die Menschen zu ihm und baten ihn um Hilfe, als ob sie einen göttlichen Zaubertrank oder das Wasser der Unsterblichkeit verlangten (Hardy).

Jīvaka gehörte zu den hervorragendsten Anhängern Buddhas. Er besaß einen Mangohain, in dem Buddha mit seinen Getreuen gerne weilte. So heißt es (Jātaka 1, 4): „Da kam Jīvaka Komārabhacca in seinen Wald, verehrte den Meister und hörte seine Lehre." Hinterher speiste er Buddha mit seinen fünfhundert Mönchen.

Jīvaka hatte sogar die große Ehre, Buddha selbst behandeln zu dürfen. Von einem Felsen, den Devadatta auf Buddha geschleudert hatte, um ihn zu töten, sprang ein Splitter ab und traf den Erleuchteten am Fuß, so daß Blut hervorfloß und große Schmerzen entstanden. Jīvaka öffnete den Fuß des Vollendeten mit einem Messer, entfernte das schlechte Blut, beseitigte das faule Fleisch, strich eine Arznei darüber und machte so den Fuß wieder heil (Jataka 505, 533). Im Mahāvagga wird ausführlich beschrieben, wie Buddha durch Jīvaka von einer Verstopfung befreit wurde. Jīvaka Komārabhacca dachte: „Es wäre unschicklich, dem Gesegneten ein starkes Abführmittel zu geben." So bereitete er ein Riechmittel, das den gewünschten Erfolg hatte.

Mit vielen märchenhaften Zügen ausgestattet ist der erfolgreiche Kaiserschnitt, den Jīvaka auf Wunsch einer sterbenden Mutter nach ihrem Tode auf einem Kirchhof in Gegenwart einer großen Volksmenge vornahm (Avādana-Śataka Nr. 91). Nach tibetanischen Quellen dagegen, die Rockhill wiedergibt, wurde die Leiche der Mutter auf einem Scheiterhaufen verbrannt. Nachdem der Körper ganz von den Flammen verzehrt war, hinterblieb etwas, was wie eine Fleischkugel aussah. Als diese zerbrach, wurde eine Lotosblume sichtbar, in ihrer Mitte lag ein schönes Kind. Die Menge erstaunte sehr bei dem Anblick.

Der Gesegnete (Buddha) sprach zu Subhadra (dem Vater): „Haushalter, hole dein Kind." Dieser aber fürchtete, sich zu verbrennen, und holte sein Kind nicht. Der Gesegnete sprach zu Jīvaka: „Arzt, hole das Kind." Jīvaka dachte sich, der Gesegnete würde niemand um etwas Unmögliches bitten, drang, ohne zu zögern, in das Feuer ein und holte das Kind. Da lief es von Mund zu Mund: „Auf des

Siegers Bitte drang er in die Flammen; er holte das Kind aus dem Feuer; durch des Siegers Macht schadete ihm das Feuer nicht."

Bei anderer Gelegenheit sprach Buddha zu Jīvaka: „In einem früheren Leben haben wir beide geschworen, zusammenzuarbeiten, um die ganze Welt gesund zu machen, ich, indem ich die Krankheiten der Seelen behandele, du, indem du die Krankheiten der Körper behandelst. Jetzt habe ich es erreicht, Buddha zu werden; darum mußt du jetzt, getreu unserem Schwur, alle Wesen vor mir versammeln" (Chavannes Nr. 499).

Bimbisāra wurde von seinem Sohn Ajātasattu vom Throne gestoßen, lange gefangen gehalten und schließlich ermordet. Während seiner Gefangenschaft suchte ihm seine Frau Vaidehī, die Mutter Ajātasuttas, zu helfen. Sie wäre gleichfalls von ihrem Sohne ermordet worden, wenn nicht Jīvaka mit den Worten dazwischen getreten wäre: „In keinem Lande zieht man das Schwert gegen eine Frau, erst recht nicht gegen seine Mutter."

König Ajātasattu war ein erbitterter Gegner Buddhas und hatte versucht, auch ihn zu ermorden. Einst, so heißt es in dem Samaññaphala-Sutta, weilte der Erhabene (Buddha) bei der Stadt Rājagaha im Mangohaine des Jīvaka Komārabhacca. Während dieser Zeit saß der König von Magadha Ajātasattu des Abends bei Vollmond im Oktober auf dem prachtvollen Söller des Palastes. Da rief der König freudig erregt: „Lieblich ist diese Mondnacht! Schön ist sie, herzerfreuend, vielverheißend! Welchen Brahmanen soll ich nun hören, daß meine Seele erfreut werde?" Die Räte schlugen verschiedenes vor, aber der König schwieg zu ihren Worten. Unterdessen saß Jīvaka Komārabhacca schweigend in seiner Nähe. Da fragte ihn der König: „Warum schweigst du, lieber Jīvaka?" „Herr, in meinem Mangohain weilt der Erhabene, der Vollendete, der vollkommen Erleuchtete, mit einer großen Schar von Jüngern. Ihn, den Erhabenen, gehe zu hören." „So laß die Reit-Elefanten satteln, lieber Jīvaka!" Da befahl Jīvaka Komārabhacca, fünfhundert weibliche Reit-Elefanten und des Königs Leib-Elefanten anzuschirren. Der König ließ seine Frauen einzeln auf die Elefanten steigen, er selbst bestieg seinen Leib-Elefanten und ritt dann, von Fackelträgern begleitet, mit großem königlichen Pomp aus Rājagaha hinaus zu Jīvaka Komārabhaccas Mangohain. Dort hatte der König mit Buddha ein berühmtes Gespräch, an dessen Ende er sich als Laiengenosse Buddhas bekannte (Sāmaññaphala-Sutta, Jātaka 1, 554 [150]), Oldenberg, Hardy). Der Auszug Ajātasattus zum Besuch Buddhas wird in einem erhalten gebliebenen steinernen Relief des Stūpas (Grabdenkmals) von Bharhut wiedergegeben (Rhys Davids 1903).

Nach Hoernle und Rhys Davids (1899, S. 65) kennen wir von Jīvaka nur Wunderkuren an Erwachsenen, keine an Kindern. Tatsächlich aber berichtet Chavannes (Nr. 499) von mehreren Wunderkuren, die Jīvaka an Kindern vorgenommen hat. Merkwürdigerweise wird er gerade bei dieser Gelegenheit nicht als Kinderarzt bezeichnet.

Ein junges Mädchen von 15 Jahren, das gerade heiraten sollte, war unter starken Kopfschmerzen gestorben, als Jīvaka seine Heilung unternahm. Mit seinem Heilmittelfürsten erleuchtete er das Innere des Schädels und bemerkte Hunderte von Würmern jeder Größe, die das Gehirn ganz aufgefressen hatten, so daß das

Mädchen sterben mußte. Jīvaka öffnete den Schädel mit einem goldenen Messer, holte die Würmer heraus, rieb die Wunde mit drei übernatürlichen Salben ein und heilte sie schließlich. Nach dem Eingriff verlangte er völlige Ruhe für das Mädchen. Der Vater mußte die Mutter ausschelten, die keine Heilung mehr für möglich hielt und deshalb gar nicht aufhören wollte, zu weinen, zu schreien und zu klagen. Das Kind aber wurde wieder gesund und begrüßte Jīvaka bei seinem nächsten Besuch bereits an der Pforte des Hauses (Chavannes Nr. 499, Mahāvagga).

Nach Chavannes (499) heilte Jīvaka den Sohn eines Hausmeisters, der bei dem Sprung über den Rücken eines hölzernen Pferdes gestürzt war, so daß er sterben mußte. Jīvaka wurde benachrichtigt und begab sich sofort zu ihm. Um das Innere des Bauches zu erleuchten, bediente er sich seines Heilmittelfürsten. So fand er, daß sich die Leber umgedreht hatte; der Lebensatem war gehemmt und konnte nicht mehr hindurch. Jīvaka öffnete den Bauch mit einem goldenen Messer, steckte zur Untersuchung seine Hände hinein und brachte die Leber wieder an ihren richtigen Ort. Dann rieb er den Kranken mit drei göttlichen Salben ein und sprach zum Vater: „Habe keine Sorge, in drei Tagen wird er wieder geheilt sein." Der Vater hielt sich an die Vorschriften, pflegte und überwachte den Kranken. Am dritten Tage stieß der Junge einen Seufzer aus und erwachte. Er konnte sich erheben und hinsetzen. Gleich darauf erschien Jīvaka; der junge Knabe ging freudig hinaus, ehrte ihn, indem er ihm das Gesicht auf die Füße legte, und sprach: „Jīvaka, ich wünsche, dein Sklave zu werden und bis zu meinem Tode dir dafür zu dienen, daß du mich wieder lebendig gemacht hast." Jīvaka erwiderte: „Ich bin ein Meisterarzt und komme überallhin, um die Kranken zu heilen. Die Familien der Kranken streiten sich darum, mir zu dienen. Wozu brauchte ich einen Sklaven?"

Die nachstehende Kur Jīvakas wurde nach Chavannes (Nr. 499) ausdrücklich an einem Kinde ausgeführt. Wenn nach dem Mahāvagga, der die gleiche Kur beschreibt, der Kranke bereits verheiratet war, so ist vielleicht an die Frühehe der Kinder zu denken.

Der Darm des Kranken hatte sich verknotet, so daß nichts mehr hindurchging. Er war daher nicht imstande, zu essen und zu trinken, und deshalb so mager wie ein Stück Holz geworden. Öl, das man in die Löcher zwischen den Knochen goß, blieb darin liegen wie in einem Gefäß, so groß war die Abmagerung, die den Kranken bedrohte.

Bei seiner Ankunft tönte Jīvaka bereits die Musik der Leichenfeier entgegen. Er verließ trotzdem seinen Wagen und versprach Hilfe. Zuerst trieb er alle, außer den Eltern des Kranken, hinaus und verriegelte die Tür; dann ergriff er ein Messer, ohne daß man sehen konnte, was er vorhatte, durchschnitt die Bauchhaut, holte den Darm heraus, zeigte, wie der Knoten zustande gekommen war, brachte mit einer Handbewegung alles in die richtige Lage zurück, nähte die Haut wieder zu, legte den Kranken in sein Bett und gab ihm eine Mehlsuppe zu trinken. Nach drei Tagen konnte sich der Kranke wieder erheben. Die Wunde heilte so gut, daß die Haare wieder über die Narbe wuchsen. „Man konnte diese nicht mehr von ihrer Nachbarschaft unterscheiden."

Zweimal hatte Bimbisāra Jīvaka wegen seiner Wunderkuren zum König der

Ärzte eingesetzt. Zum drittenmal tat es Ajātasattu: „Der König geriet in großes Staunen und befahl den Ministern, Jīvaka zum dritten Male als König der Ärzte einzusetzen. Die Minister ließen ihn einen Elefanten besteigen und setzten ihn mit großem Gepränge zum dritten Male als König der Ärzte ein" (Schiefner).

Als Jīvaka gestorben war, da weinten und klagten alle Arzneipflanzen: „Wir sind alle brauchbar zur Heilung der Krankheiten, aber Jīvaka alleine kennt uns, niemand sonst. Die Menschen werden sich täuschen. Indem sie bald zu viel, bald zu wenig geben, werden sie die Krankheiten nicht mehr heilen können und uns nicht mehr für göttlich halten" (Chavannes Nr. 189).

Soweit die Märchen und Legenden, die uns von Jīvaka berichten. Ärztliche Eingriffe, die noch bis weit in das vorige Jahrhundert hinein als Märchen galten, sind heute für jedermann selbstverständlich. Wer wird nicht bei dem „Heilmittelkönig" Jīvakas an Röntgenstrahlen denken?

Gelegentlich taucht Jīvakas Name noch in anderen Quellen auf. Da aber auch diese erst lange nach seiner Zeit niedergeschrieben wurden, besitzen sie keinen geschichtlichen Wert in unserem Sinne. Sie zeigen nur, wie lange Jīvakas Name lebendig blieb und was man zur Zeit der Niederschrift von ihm glaubte.

Das Bowermanuscript, das im 4. Jahrhundert n. Chr. in Sanskrit niedergeschrieben wurde (S. 59), enthält im 14. Kapitel des II. Teiles eine Sammlung von Rezepten für die Behandlung kranker Kinder. Zwei davon stammen von Jīvaka. Zwar wird er auch hier nicht Kinderarzt genannt, doch erscheint sein Name bezeichnenderweise nur an dieser Stelle, fehlt aber bei den zahllosen Rezepten, die nicht für Kinder bestimmt sind.

Das eine Rezept lautet:

(1081) „Bhārgī (Clerodendron Siphonanthus), langer Pfeffer, Pāthā (Stephania hernandifolia), Payasyā (Gynandropsis pentaphylla), zusammen mit Honig, können als Leckmittel gegen Erbrechen infolge gestörten Phlegmas dienen. So sagt Jīvaka."

Aus anderer Quelle stammen zwei weitere, noch unübersetzte Rezepte in Sanskrit mit Jīvakas Namen (Mukhopādhyāya III, 683). In einer weiteren Sanskritschrift werden nach Mukhopādhyāya (III, 745) drei Ärzte als „specialists in the diseases of children" angeführt: Pāarvvataka, Jīvaka und Bandhaka.

Auch sonst ist der Name Jīvakas lebendig geblieben: „Im Nordwesten des Feuergrabens von Srīgupta (shingmi), an einer Krümmung des Randes der Stadt (Rājagriha) befindet sich ein Stūpa (Grabmal); dort baute Jīvaka, der große Arzt, eine Bethalle für Buddha. Rund um die Mauern pflanzte er Blumen und Fruchtbäume. Die Spuren der Grundmauern und die verrotteten Baumwurzeln sind noch immer zu sehen. Als Thatāgata (Buddha) noch in der Welt war, hielt er sich dort auf. An der Seite dieses Platzes befinden sich die Reste von Jīvakas Haus; auch das Loch einer alten Quelle ist noch immer vorhanden." (Mukhopādhyāya III, 743 (1929) nach Beals Buddhist Records II, 152).

Vāgbhata beschreibt im 2. Kapitel des letzten Abschnittes seines großen Werkes die Abwehr der Kinderkrankheiten und bringt dabei ein Rezept gegen „die beim Durchbruch der Zähne entstandenen mannigfachen Krankheiten; es wurde von dem alten Kāsyapa hergestellt", von dem noch zwei weitere Rezepte (gegen Insektenstiche) an anderer Stelle mitgeteilt werden. Jīvaka wird nicht erwähnt.

Die Bezeichnung Kinderarzt findet sich auch in dem Arthaśāstra des Kautilya, einer Schrift, die in ihren Anfängen auf die Zeit von etwa 300 v.Chr. zurückgehen kann. Dort heißt es (40, 20): „Hat sie (des Königs Hauptgemahlin) ein Kind empfangen, so soll sich der Kinderarzt (Kumārabhṛtya) wegen der Schwangerschaft und der Geburt Mühe geben" (J.H.Meyer). Ähnlich schreibt der Dichter Kālidāsa (5.Jahrhundert n.Chr.) in seinem Epos Raghuvamscha (3, 12): „Geschickte Ärzte, wohlerfahren in der Wissenschaft der Sorge für Mutter und Kind, wiesen die rechte Nahrung (während der Schwangerschaft der Königin) an." Der Kommentator Malinātha übersetzt kumārabhṛtya mit bālacikitsā = Kinderheilkunde.

In Ägypten, Griechenland und Rom hat es Fachärzte der verschiedensten Art, aber keine Kinderärzte gegeben. Die Bezeichnung taucht erst im 17.Jahrhundert wieder auf (S.161, 295).

Schrifttum

Agni Purānam, Übersetzt von N.N.Dutt. Calcutta 1904. S. 1105.
Aśvalāyanas Hausregel, übersetzt von A.Fr.Stenzler. Abhandl. dtsch. morgenländ. Ges. Bd. 4, H. 2. Leipzig 1865.
Atharvaveda Saṃhitā, übersetzt von W.D.Whitney. Harvard Oriental Series. Bd. 7. Cambridge. Mass. 1905. VI, 110 S. 360 u. VI, 140 S. 385.
Avādana-Śsataka. Übersetzt von L.Feer. Ann. Musée Guimet 18. Paris 1891. Nr. 73, S. 271; Nr. 92, S. 374.
Carakasaṃhitā, übersetzt von A.Ch.Kaviratna. Calcutta 1891–1925.
Chavannes, Ed., Cinq cents contes et apologues, Extraits du Tripiṭaka chinois. 3 Bde. Paris 1910/11. Nr. 189. 2, 55; Nr. 499. 3, 325; 4. Bd. Paris 1934. S. 246.
Dutt, M.N., A prose english Translation of the Mahābhārata, Vana Parva, Calcutta 1896. S. 339. Chapter CCXXIX.
Filliozat, J., Étude de Démonologie indienne. Le Kumāratantra de Rāvana. Paris 1937.
Hardy, R.Spence, A Manual of Buddhism. 2.Aufl. London, Edinburgh 1880. S. 244.
Hoernle, A.F.R., The Bower-Manuskript. Calcutta 1893–1912.
The Jātaka, translated from the Pāli by various hands under the editorship of E.B.Cowell. Bd. 1–6. Cambridge 1895–1907.
Jātakam, Übersetzt von J.Dutoit. Leipzig 1908–1921. 1, 29 (4); 4, 523 (503); 5, 267 (530).
Jungbauer, G., Märchen aus Turkestan und Tibet. Jena 1923. S. 227. Der König der Ärzte.
Kālidāsa, Raghuvamscha, übersetzt von Otto Walter. München, Leipzig. 1914. S. 31.
Kern, H., und H.Jacobi, Der Buddhismus und seine Geschichte in Indien. 1882–1884. 1, 156 u. 249.
Ludwig, A., Der Rigveda. Übersetzung. Prag 1876–1888. 6 Bde.
Mahāvagga, The, Vinaya Texts, übersetzt von T.W.Rhys Davids und H.Oldenberg. Oxford 1882. VIII, S. 171.
Malalasekera, G.P., Dictionary of the Pāli Proper Names. I, 957. Jīvaka Komārabhacca. London 1937. Indian Text Series.
Meyer, J.J., Das altindische Buch vom Welt- und Staatsleben. Hannover 1925. S. 40.
Müller, R.F.C., Kinderärztl. Prax. **23**, 365 (1955).
–, Altindische Embryologie. Nova Acta Leopold. N.F. Bd. 17. Nr. 115. Leipzig 1955.
Mukhopādhyāya, G., History of Indian Medicine. Bd. 3, S. 681. Calcutta 1929.
Oldenberg, H., Buddha. 7.Aufl. Stuttgart u. Berlin 1920. S. 169.
Pāraskaras Hausregel, herausgegeben von A.F.Stenzler. Abhandl. f. d. Kunde des Morgenlandes. Bd. 6. Nr. 4. Leipzig 1878.

Rhys Davids, T.W., Buddhist India. London 1903. S. 14.
Rockhill, W.W., The Life of the Buddha. London 1884. S. 64 u. 67.
Saint-Firmin, L. de, Médecine et légendes bouddhisques de l'Inde. Paris 1916.
Sāmaññaphala-Sutta (Von der Frucht des Lebens der Samañña). Deutsche Übersetzung: Otto Franke, Dīghanikāya. Göttingen, Leipzig. 1913. S. 48. Englische Übersetzung: T.W.Rhys Davids, Dialogues of the Buddha. London 1899. S. 65 (Sacred Books of the Buddhists. Bd. 2).
Schiefner, A., Kanjur III. Mahākātjājana und König Tshaṇḍa-Pradjota. Mém. de l'académ. des sciences de St. Petersbourg. VII. Serie. Bd. 22. Nr. 7. St. Petersbourg 1875. S. 17.
–, Der Prinz Dshvīka als König der Ärzte. Bull. de l'Acad. Impér. **24,** 465 (1878); auch erschienen in Mélanges asiatiques de St. Petersbourg **8,** 472 (1881).
Suśrutasaṃhitā, ins Englische übersetzt von K.K.L. Bishagratna. Calcutta 1907–16.
Vāghbata, Aṣṭāngahrdayasaṃhitā, übersetzt und herausgegeben von L. Hilgenberg u. W. Kirfel. Leiden 1941.
Weller, F., Orientalist. Lit. Zeit. **42,** 181 (1939).
Zimmer, H., Altindisches Leben. Berlin 1879.

Islam

Mohammed (um 570–632 n. Chr.) schreibt im Koran:
„Tötet eure Kinder nicht aus Furcht vor Verarmung; wir versorgen sie und euch. Wahrlich, ihre Tötung ist eine große Sünde" (17, 33). „Die Mutter säuge ihr Kind zwei volle Jahre... Auch wenn ihr für eure Kinder eine Amme nehmen wollt, ist dies kein Vergehen" (2, 233).

Mohammed gestattete, daß die Mütter ihre Säuglinge zum Gottesdienst mitbrachten. Er kürzte seine Predigt ab, wenn er ein Kind schreien hörte, um der Mutter Unannehmlichkeiten zu ersparen (Durant).

Während im Abendlande die Heilkunde des Altertums vergessen wurde, erblühte mit der Ausbreitung des Islams die arabische Heilkunde, indem sie die Lehre der Griechen aufnahm und ausbaute. Zahlreiche Übersetzungen erschienen. Manche griechische Schrift ging in der Urfassung verloren und ist uns nur noch durch die arabische Übersetzung erhalten geblieben, z. B. die erwähnte Schrift des Galenos „Yconomica" (S. 48).

Razes (Rhazes), geboren 865 zu Ray in der persischen Provinz Chorosan, gestorben um 925, ist in seinen zahlreichen Schriften mehrfach auf Kinderpflege und Kinderkrankheiten eingegangen.

Im 4. Traktat seines Buches an Mansor gibt er im 27., 29. und 30. Kapitel Anweisungen über die allgemeine Pflege der Neugeborenen: Man schütze ihre Augen. Den Säugling lege man, um Blähbeschwerden zu vermeiden, nicht zu häufig an; nachts vermeide man dies überhaupt. Während des Zahnens soll auf gute Entleerungen gehalten werden. In heißer Jahreszeit darf nicht entwöhnt werden; später gehe man zur Fleischkost über. Die Ammenwahl wird sorgfältig besprochen. Käsegenuß befördert den Milchfluß, Überfütterung die Skrofulose. Der Urachus wird in der Nabelschnur nachgewiesen.

In den Opuscula des Razes befindet sich eine Schrift, deren lateinische Übersetzung 1925 von Sudhoff herausgegeben wurde: „Capitulum de curis puerorum in prima aetate." Darin werden beschrieben: Sahafati (Ekzem oder Impetigo der Kopfhaut), Favositas, eine Abart der genannten Krankheit, Hydrozephalus, Magenblähung, Nieskrankheit, Schlaflosigkeit, Epilepsie (angeboren oder später erworben), große Unruhe durch Überfütterung mit Milch, Ohrenfluß, Ohreneiterung, Augenkrankheit, Zahnen (zur Behandlung wird das Zahnfleisch ein wenig mit dem Finger geritzt), Bläschenkrankheit im Munde (durch verdorbene Milch), Erbrechen (durch Überfütterung oder verdorbene Milch), Durchfall (u. a. durch verdorbene Milch), Verstopfung, Husten, Pruritus und Blasen (durch verdorbene Milch),

Würmer, Nabelbruch, Bruch, Blasenstein, Lähmung eines Gliedes oder des ganzen Körpers.

Mitunter geht Razes auf die Krankheit näher ein. So nennt er als Zeichen des Blasensteins Strangurie, großen Schmerz, dünnen Harnstrahl, Pruritus und Erektion des Penis. Die Behandlung wird meistens ausführlich beschrieben.

Bei Epilepsie und Verstopfung des Säuglings wird die Stillende behandelt.

Razes ist mit dieser Schrift der erste namentlich bekannte Verfasser eines Werkes, das ausschließlich den Kinderkrankheiten gewidmet ist.

In seiner Schrift „de Variolis et Morbillis" beschreibt er eingehend die Klinik der damals bereits bekannten Pocken. Unter Morbillen versteht er nicht das uns heute unter dieser Bezeichnung geläufige Krankheitsbild, sondern eine leichte Abart der Pocken. Morbilli heißt „kleine Krankheit". Bemerkenswert ist seine Angabe, daß die Menschen von der Geburt an bis zum Alter immer stärker austrocknen; deshalb sei das Blut der Säuglinge und Kinder reicher an Flüssigkeit als das Blut von jungen Leuten und noch mehr als das Blut der Greise (Kap. 1).

Ähnlich hat sich schon Galen (Gesundheitslehre I, 12) geäußert.

Der Perser Ali Abbas (gestorben 994) verdankt den Beobachtungen der Hebammen die Angabe, daß die Knaben bei Geburt schwerer sind als die Mädchen. In der Practica, Liber I, Kap. 19–22, gibt er Regeln für die Pflege der Gebärenden und Neugeborenen. Er behandelt einige Krankheiten der letzteren, die Ammenfrage und die Entwöhnung (von Siebold).

Von Garibai Ben Said aus Cordoba (2. Hälfte des 10. Jahrhunderts) stammt eine bisher ungedruckte Handschrift, die im Escurial aufbewahrt wird. Sie handelt u. a. über die Ergiebigkeit der Milch, das Stillen des Säuglings, die Gesundheitspflege und die Krankheiten von der Zeit der Zahnung bis zum Erwachsenenalter (von Siebold).

Ausführlich geht Avicenna aus Afschana bei Buchara (985–1036) in seinem Canon medicus, Liber I, Sectio III, Doctrina prima, Caput I–IV, auf das Kindesalter ein.

Im ersten Kapitel beschreibt er die Nabelpflege:

Die Nabelschnur wird 4 Finger breit über dem Bauche durchschnitten, in saubere Wolle gehüllt, mit einem ölgetränkten Läppchen bedeckt und eingepudert, dann wird der Körper mit Salz behandelt, um die Haut zu härten und zu kräftigen. Es folgen Vorschriften über Bad, Wickeln und Formen des Körpers mit der Hand.

Das zweite Kapitel behandelt das Stillen und Entwöhnen:

Muttermilch ist für das Kind das beste, weil sie der Nahrung am nächsten steht, die es vor der Geburt erhalten hat. Im Anfang soll vorübergehend eine fremde Amme stillen, bis die Mutter ihr altes Temperament wieder erlangt hat. Ist die Mutter überhaupt am Stillen verhindert, so soll die Amme 25–35 Jahre alt, gesund, von guten und ehrenhaften Sitten sein und vor $1^1/_2$–2 Monaten geboren haben. Gute Frauenmilch riecht und schmeckt gut und verhält sich nach der Nagelprobe oder nach Zusatz von Myrrhen anders als schlechte. An den ersten Tagen soll das Kind höchstens dreimal angelegt werden. Nach der Mahlzeit darf man die Wiege nicht zu stark bewegen, damit die Milch im Magen nicht geschüttelt wird. Das Kind soll 2 Jahre gestillt werden. Verlangt es zwischendurch nach anderer Nahrung, so ist ihm allmählich etwas zu erlauben. Wenn die ersten Zähne erscheinen, wird es langsam auf kräftige Kost, z. B. Brot, überführt, das von der Amme vorgekaut wird.

Sobald das Kind auf der Erde herumkriecht, ist ihm ein weiches Fell oder ein Teppich unterzulegen. Dinge, die stechen oder kneifen, sind zu entfernen.

Das dritte Kapitel enthält die Krankheiten der Säuglinge. Genannt werden u. a.:

Zahnen (oft von Erbrechen und Krämpfen begleitet), Husten, Schnupfen, Atemstörungen, Aphthen, Ohrenfluß, Ohrenschmerzen, Fieber, Bauchkrankheiten, Nabelkrankheiten, ständiges Weinen, Unruhe, Singultus, Erbrechen, schwacher Magen, schreckliche Schlaflosigkeit durch überreichliche Nahrung, Entzündung des Rachens, Pneumatozephalus (Kopf durch Luft geschwollen), Mastdarmvorfall, Tenesmus, Eingeweidewürmer und Intertrigo. Die meisten Krankheiten werden nur angeführt, aber nicht beschrieben, während ihre Behandlung meist recht genau angegeben wird.

Das vierte Kapitel behandelt Leben und Erziehung älterer Kinder bis zum 4. Lebensjahr. Eifrig und sorgsam sind ihre Sitten zu entwickeln und zu mäßigen. Zorn, Furcht und Trauer sind ihnen fernzuhalten. Was sie wünschen, ist ihnen zu geben, was sie verabscheuen, zu entfernen. Wein darf nicht gegeben werden. Mit dem 6. Jahre setzt die Erziehung durch den Lehrer ein.

Im ganzen steht hiernach die arabische Lehre deutlich unter griechischem Einfluß. Als sich dann im Abendlande die Wissenschaft wieder zu regen begann, war sie noch lange von Razes und Avicenna abhängig, deren Schriften, in das Lateinische übersetzt, sehr verbreitet gewesen sind.

In der Frühzeit des Islams setzte der Unterricht ein, sobald das Kind sprechen konnte; man lehrte es sagen: „Ich bezeuge, daß es keinen Gott gibt außer Allah und daß Mohammed sein Prophet ist." Im Alter von 6 Jahren wurden einige Sklavenkinder, einige Mädchen und fast alle Knaben (mit Ausnahme reicher Söhne, die zu Hause unterrichtet wurden), in die Volksschule geschickt. Der Unterricht war gewöhnlich kostenlos oder doch so billig, daß er jedermann zugängig war. Der Lehrplan war einfach: die nötigen Gebete, Unterricht im Lesen des Korans, an dessen Hand Unterricht in Theologie, Geschichte, Ethik und Rechtskunde. Schreiben und Rechnen blieben dem höheren Unterricht vorbehalten. Wer den ganzen Koran hersagen konnte, wurde hafiz – Behalter – genannt und öffentlich gefeiert. Wer daneben noch das Schreiben, Bogenschießen und Schwimmen lernte, wurde alkamil – der Vollendete – genannt (nach Durant).

Schrifttum

Avicenna, Canon medicus, Interprete V. F. Ptempio. Tom I. 1658. Liber I. Sectio III. Doctr. prima. Capit. I–IV.

Durant, W.: IV. Das Zeitalter des Glaubens. 2. Aufl. Bern 1956. S. 205 und 264.

Koran, Der, übersetzt von L. Goldschmidt. Berlin 1916.

Razes, Capitulum de curis puerorum in prima aetate. Abdruck bei Sudhoff.

– Über die Pocken und über die Masern. Klassiker der Medizin. Herausgegeben von Sudhoff. Bd. 12. Leipzig 1911.

– Liber Rasis ad Almansorem. Venetiis 1508, S. 21. Tractatus quartus. Cap. 29 und 30.

Siebold, Ed. C. J. von, Versuch einer Geschichte der Geburtshilfe. 1, S. 269. Berlin 1839. 2. Aufl. Tübingen 1901/02.

Sudhoff, K., Erstlinge der pädiatrischen Literatur, S. 13. München 1925.

Germanen

Die älteste germanische Heilkunde suchte durch magische Einflüsse zu wirken, also durch Kräfte, die zugleich der sinnlichen und der übersinnlichen Welt angehören. Auf dieser Stufe steht noch die Edda, die im 13. Jahrhundert in Island niedergeschrieben wurde, aber bis in das 9. Jahrhundert zurückreicht. So heißt es in der „Runenweisheit":

„Astrunen lerne,
Wenn ein Arzt du sein
Und Krankheit erkennen willst."

Als besonders wichtig gilt die Hilfe bei der Geburt:

„Gebärrunen brauche,
Willst zur Geburt du helfen,
Lösen das Kind von der Kreissenden!
Auf die Hand soll man sie graben
Und um die Glieder sie spannen,
Bei den Disen Gedeihn erflehn."

(Das heißt man soll die mit Runen beschriebene, innere Handfläche um die Glieder der Kreissenden spannen.)

Hebammen, weise Frauen, die den Gebärenden helfen, sind bereits den alten Ägyptern (S. 11), Griechen und Römer bekannt. Wohl die erste germanische Beschreibung einer schweren Geburt, bei der eine Frau Hebammendienste leistet, enthält Oddruns Klage in der Edda:

Oddrun wird gebeten, aus weiter Ferne herbeizueilen, um ihrer Freundin Borgny bei schwerer Geburt zu helfen.

„Kräftig sang sie,
Kundig sang sie
Mächtigen Zauber
der Maid Heidreks.
Knabe und Mädchen
Kamen zur Welt."

Oddrun lehnt jeden Lohn ab, weil sie ihr Wort gegeben hat, einer jeden ihren Beistand zu bieten.

Über Kinderpflege und -heilkunde der Germanen sind wir nur unvollkommen unterrichtet, da sich unser Wissen nur aus spärlichen Angaben bei den griechisch-römischen Schriftstellern, aus gelegentlichen Bemerkungen in den deutschen Volkssagen und den isländischen Sagas sowie aus erhaltengebliebenen Bräuchen der vorchristlichen Zeit zusammensetzt. Eine geringe Ergänzung ergibt sich aus einem Vergleich der Sitten, die den indogermanischen Völkern gemeinsam sind.

So ist es indogermanische Sitte, nachgewiesen bei den Griechen und Römern (S. 30 und 53), Indern und Germanen, daß der Vater das Neugeborene vom Boden emporhebt und damit entscheidet, ob es leben bleiben oder ausgesetzt werden soll (Schrader). Bei den Germanen wird das Kind vom Boden, auf den die Mutter „niedergekommen" war, von der „Heb"amme aufgehoben, dem Vater gebracht und in seinen Schoß gelegt (Meinhold). Aus diesem Brauch stammt nach J. Grimm die Bezeichnung „Hebamme", ahd. hevanna, lat. levana, schwed. und dän. iordgumma, iordemoder (wörtlich: Erdmutter). Nach Lerner (1959) war es an manchen Orten, so im württembergischen Oberamt Ohringen, noch vor wenigen Jahren üblich, daß die Hebamme das Neugeborene vor den Vater auf die Erde legte, damit er es aufnahm.

Der Vater kann das auf der Erde liegende Kind aufnehmen oder aufheben lassen. Nachdem er es in die Arme genommen hat, gibt er ihm einen Namen. Will er aber das auf der Erde liegende Kind nicht aufziehen, so läßt er es aussetzen (S. 179).

Wenn das Neugeborene nicht atmen will, so wird es nach Höfler von der Hebamme aufgehoben und dem Vater übergeben, der es dann schüttelt, bis es helles Blut von sich gibt; damit gilt das Kind als lebend geboren und zur väterlichen Sippe gehörig.

Schaudernd berichten Soranos (Kap. 28) und Galen (Gesundheitslehre 1, 10) von der germanischen Sitte, das Neugeborene durch kaltes Wasser auf seine Lebensfähigkeit zu prüfen.

„Nach der Abnabelung tauchen die meisten Barbaren, namentlich die Germanen, Skythen und auch manche griechische Stämme das Kind in kaltes Wasser, teils um es abzuhärten, teils um zu prüfen, ob es die Kälte zu ertragen vermöge, und es, wenn es erbleicht und Zuckungen bekommt, als zum Aufziehen untauglich zu töten... Nicht ein einziges dieser Verfahren können wir billigen, denn kaltes Wasser ist überhaupt schädlich, weil es eine starke und plötzliche Zusammenziehung verursacht, die dem Neugeborenen ungewohnt ist." (Soranos).

„Bei den Germanen werden die Kinder nicht richtig aufgezogen. Aber ich schreibe nicht für Germanen oder andere wilde und barbarische Völker, sondern für Griechen... Denn wer von unseren Landsleuten würde es übers Herz bringen, daß man ein Kind gleich nach der Geburt, noch warm, zum strömenden Fluß trägt und daß, wie es von den Germanen heißt, gleich die Probe auf Lebenskraft gemacht und der Körper gestärkt wird, indem man ihn, wie glühendes Eisen, ins Wasser wirft?" (Galen.)

Nur Aristoteles (Politik 7, 17) hat nichts dagegen einzuwenden:

Zweckmäßig ist es, die Kinder gleich von klein auf an die Kälte zu gewöhnen. Diese ist von günstigem Einfluß auf die Gesundheit und die kriegerische Tätigkeit. Deswegen ist es bei den Barbaren Sitte, die Neugeborenen entweder in einen kalten Fluß zu tauchen oder nur mit einer leichten Hülle zu bekleiden wie bei den Kelten... Auch ist der Körper des Kindes wegen seiner natürlichen Wärme zur Abhärtung gegen Kälte besonders befähigt.

Merkwürdigerweise fanden die Spanier im 16. Jahrhundert, als sie Chile eroberten, die gleiche Sitte, die Neugeborenen im Flusse zu baden, bei den Mapuches, den Ureinwohnern Chiles, vor (Aichel).

Storch (S. 144) kennt noch im Jahre 1750 aus eigener Erfahrung diese „kalte Wasser-Probe". Er berichtet außerdem:

„daß in der Schweiz noch die Aberglaubische Gewohnheit sey, daß man neugeborene Kinder, ehe sie sonst gebadet oder abgewaschen worden, mit Händen und Füßen in kalt Wasser tauchte, damit sie hernach in ihrem Leben tüchtig würden alle Kälte zu ertragen".

Ein uralter Brauch, den wir auch bei den alten Germanen vermuten dürfen, ist das Bestreuen der Haut des Neugeborenen nach der Reinigung mit Salz. Diese Sitte ist bei den alttestamentlichen Juden (S. 26) verbreitet und wird von Oreibasios (3, 118) und Galen (I, 7) empfohlen (S. 30). Nach Wilke und Ploß (1, 214) ist sie bei den alten Arabern üblich, heute noch im Morgenlande zu finden und kommt auch jetzt noch in Deutschland vor. Hier lebt sie außerdem in der Sitte fort, dem Täufling einige Körnchen Salz (Sal sapientiae) in den Mund zu legen. Da das Salz vor der Verwesung schützt, gilt es im Altertum als Zeichen der Lebenskraft. Es wird unter diesem Bilde von der christlichen, besonders der römisch-katholischen Kirche übernommen, wo es z. B. bei der Taufe ausdrücken soll, daß der Täufling vom geistigen Tode befreit werde, sich der göttlichen Weisheit freuen und an guten Werken Geschmack finden möge (Ploß 1, 215).

Über die Kleidung des Neugeborenen erfahren wir bei der Schilderung der Geburt Christi im Heliand (zwischen 822 und 840 n. Chr.):

„Da nahm ihn die Mutter, der Weiber Schönste, bewand ihn mit Gewand, den zierlichen Zeugen, und mit den zwei Händen legte sie liebreich den lieben kleinen Mann, das Kind, in eine Krippe."

Ähnlich in Otfrieds Evangelienbuch (um 868 n. Chr.):

„Sie bewand ihren Sohn dort sofort mit Leinen und legte ihn in die Krippe."

Der beiden Dichtungen gemeinsame Ausdruck „biwindan" bezieht sich nach Heyne auf die uralte Sitte, dem Kinde in den ersten Lebensmonaten nicht ein Kleid anzuziehen, sondern es mit Tüchern (richtiger wohl: Binden) zu umwickeln; diese wurden so fest angelegt, daß sie selbst Arme und Hände des Säuglings fest an seinen Leib preßten. Der gleiche Brauch, wahrscheinlich wieder indogermanischer Herkunft, wird schon von Homer (S. 45) und von Soranos von Ephesus (S. 31) ausführlich beschrieben. Auf der Trajanssäule trägt eine dakische Mutter ihr Wickelkind in einer Mulde auf dem Kopfe (Abbildung bei Müllerheim).

Schon im Altertum galt das Wickeln als selbstverständlich und notwendig. So schreibt der ältere Plinius (7. Buch, Prooemium):

„Ferner legt man den Menschen, was sonst bei keinem anderen Geschöpfe geschieht, gleich nach der Geburt in Fesseln und Bande. Und so liegt denn das Wesen, das später alle übrigen beherrschen soll, zunächst an Händen und Füßen gebunden, weinend da."

Wohl im Zusammenhang hiermit hat noch Kant (1800) dem Neugeborenen ein „Unvermögen, sich seiner Gliedmaßen zu bedienen", zugeschrieben.

Nach Caesar (de bello gall. 6, 21) badet die germanische Jugend ohne Unterschied der Geschlechter in den Flüssen und benutzt als Kleidung nur Felle oder kleine Leder, die den Körper größtenteils nackt lassen. Ähnlich berichtet Pomponius Mela (de situ orbis 3, 3), daß die germanische Jugend nackend geht und ihre Jugendzeit sehr lange dauert. Bei der Beschreibung, die die Römer von der germanischen Kleidung geliefert haben, muß allerdings beachtet werden, daß sie nur die Sommerkleidung kennen, weil sie sich stets vor Einbruch des Winters aus Germanien zurückzogen. Auf der Markussäule in Rom zeigen alle vornehmen germanischen Kinder einen vollen Anzug, während die Kinder der Niederen damals wie später vernachlässigt werden (Heyne). Die Tracht der Jugend wird auf Seite 668 beschrieben.

Über die Ernährung und Erziehung bei den Germanen schreibt Tacitus (Germania 19/20):

„Die Kinderzahl zu beschränken oder eines der Nachgeborenen zu töten, gilt als Schande. Mehr aber als anderswo durch gute Gesetze wird in Germanien durch gute Sitten erreicht. In den Häusern aller Stände wächst die Jugend in ihrer dürftigen, groben Kleidung zu dem Gliederbau und der Körpergröße heran, die wir bewundern. Jedes Kind wird an der Mutterbrust genährt, keins Mägden oder Ammen überlassen. Das Kind eines Freien wird nicht etwa zärtlicher oder feiner erzogen als das eines Knechtes."

Daß die Germanen bereits die künstliche Säuglingsernährung gekannt haben, geht nicht aus den alten Quellen hervor, ist aber wahrscheinlich. Ihre Nahrung besteht nach Caesar (de bello gallico 6, 22) aus Milch, Käse und Fleisch, nach Tacitus (Germ. 22) aus wildem Obst, frischem Wildbret und geronnener Milch. Von den Gothi minores berichtet Jordanes (51), daß sie meistens Milch trinken. Es muß daher schon eine ausgedehnte Milchwirtschaft bestanden haben. In den kälteren Ländern nördlich der Alpen ist die Tiermilch haltbarer und damit für den Säugling geeigneter als in den südlichen Ländern.

Die nachstehenden Angaben über Kinderkrankheiten stammen zumeist von Höfler, der unser Wissen über die altgermanische Heilkunde zusammengefaßt, aber keine Quellen angegeben hat.

Lebensfähige Mißgeburten werden nicht selten zu Gestalten der Volkssagen. Bekannt sind Klumpfuß (Arztfuß), Janiceps, Doppelbildungen der Wirbelsäule (Thorakopagi), Doppelköpfe, Krötenköpfe, Hasenscharte, Zwerge, Kretins (Wechselbälge, Alpe), Zyklops (in dem Einauge Wotans angedeutet), Riesen, Bilfinger (Zwölffinger) und angeborene Phimose (Nestelkopf). Die Mißbildungen werden auf Elbminne im Alptraume zurückgeführt; von den elbischen Eltern her stammen die elbischen Zeichen. Besitzen die Kinder keinen menschenähnlichen Kopf, so werden sie getötet, sonst können Mißbildungen ausgesetzt werden.

Der Geschichtsschreiber Gregor von Tours berichtet über den Tod eines Königssohnes und seine Folgen:

„Im Jahre 584 n.Ch. hatte das merowingische Königspaar Chilperich I. und Fredegunde den etwa zweijährigen Sohn an ‚Desenteria' verloren. Der Königin kam zu Ohren, er sei ihr durch Zaubereien und Besprechungen entrissen worden, und zwar habe der Praefekt Mummolus, der ihr längst verhaßt war, darum gewußt. Daraufhin ließ die Königin in der Stadt Paris mehrere Weiber ergreifen, auf die Folter spannen und brachte sie durch Schläge dazu, alles zu bekennen, was sie wußten. Sie gestanden, daß sie Zauberinnen seien, und erklärten, viele seien schon durch sie gestorben. Sie fügten hinzu, was nach unserer Meinung keinesfalls Glauben verdient: ‚Deinen Sohn, Königin, haben wir geopfert, um dem Praefekten Mummolus das Leben zu erhalten'. Die Königin verhängte noch schwerere Strafen; sie ließ sie teils erwürgen, teils verbrennen, teils ihnen alle Knochen brechen und sie auf das Rad flechten." Mummolus wurde ergriffen, in Ketten gelegt und auf der Folter verhört, bekannte sich aber nicht als schuldig. Er wurde auf das Grausamste weiter gefoltert und starb im Anschluß daran."

Drei Krankengeschichten von Kindern, die sich in Geschichtswerken erhalten haben, seien hier wiedergegeben:

In einem Bericht der irisch-fränkischen Bekehrer aus der christlichen Frühzeit Deutschlands wird um 660 n.Chr. die Zwangsfütterung eines Kindes beschrieben:

„Eines Tages zog ein junges Mädchen in der Nachbarschaft unsres Sprengels bei der Morgendämmerung mit der Herde ihres Vaters aus, um sie zu hüten. Dabei geschah es, daß sie von irgendeinem unreinen Geist befallen wurde, so daß sie keinerlei feste oder flüssige Nahrung mehr zu sich nehmen wollte und viele Tage dabei beharrte, weder zu essen noch zu trinken. Es kam darauf eine große Menge ihrer Verwandten, die sie mit Bitten und Scheltworten zwingen wollten, Speise zu sich zu nehmen. Sie aber verweigerte standhaft alle Nahrung und behauptete, ihr Leib brauche sie nicht und sie fühle keinen Hunger. Die Verwandten aber steckten dem Mädchen mit Gewalt einen Trichter in den Mund und gossen Wasser, mit Milch vermengt, hinein. Als sie gegen ihren Willen den Trank hinuntergeschluckt hatte, brach sie ihn sogleich mit vorgestrecktem Kopf, mit Blut vermengt, wieder aus."
Das Kind wurde durch ein Wunder des heiligen Emmeran geheilt (Timerding).

In seiner Chronik erzählt Thietmar von Merseburg über eine Mißgeburt aus dem Jahre 996: „Gleichzeitig wurde in Hordorf ein Kind geboren, eine Mißgeburt, hinten einer Gans ähnlich, das rechte Ohr und Auge kleiner als das linke, mit safrangelben Zähnen; an der Hand war nur der Daumen normal, vier Finger fehlten; vor der Taufe hatte es einen blöden Blick, dann nicht mehr; am 4. Tage starb es. Dieses Ungeheuer brachte ob unsrer Missetaten eine schwere Seuche mit sich."

Das Königsbuch des Isländers Snorri berichtet von einer Wunderheilung Olafs des Heiligen, Königs von Norwegen (995–1030), durch Handauflegen, ähnlich den Heilungen der Skrophelkrankheit (S. 526):

Der Sohn einer vornehmen Witwe hatte ein großes Geschwür in der Kehle, so daß er keine Speise mehr zu sich nehmen konnte. König Olaf von Norwegen legte seine Hand auf die Kehle des Knaben und strich lange über das Geschwür hin, bis dieser den Mund wieder schließen konnte.

In dem Capitulare von Diedenhofen (805) ordnet Karl der Große an, daß die Schulknaben in der Heilkunst zu unterrichten sind: „De medicinale arte ut infantes hanc discere mittantur."

Nach J. Grimm (1876) scheinen dem Volk die Krankheiten durch Götter, Geister und Zauberer verhängt, ja selbst zu lebendigen, feindlichen Wesen geworden. Daher fällt die Krankheit den Menschen an, packt und überwältigt ihn. Der Götter Gnade offenbart rettende Heilmittel. Alle Gottheiten können heilen; nach ihren Namen scheinen Kräuter und Blumen benannt, deren Heilkraft sie zeigen. Die Arzneikunde war halb priesterlich, halb zauberisch. Den Priestern verschaffte Erfahrung und höheres Wissen Kenntnis der natürlichen Heilkräfte. Von der Weihe ihres Standes gingen Segenssprüche aus, Opfer schlossen sich an Heilmittel, ja große Heilungen und Abwehr von Seuchen gelangen nur durch Opfer.

An Krankheiten werden von Grimm genannt: Fieber, roter und weißer Hund, Gliederweh, Wurm (Nagelbetteiterung), Fluß (Rheuma), fallende Sucht (Jammer, Elend, schwere Not), Grimm (Leibweh), Lungensucht (Lungenadl), Stechido (Seitenstechen), Herzgespan, Herzwurm, Husten und Gelbsucht. Viele deutsche Ausdrücke sind später durch griechische oder lateinische ersetzt worden.

Viele Völker glaubten an den Wechselbalg. Hierunter verstand man nach Ploss

(I, 100) ein dickes, geistig und leiblich verkümmertes, meist auch ungestaltetes, häßliches Wesen, welches sich nie zu voller menschlicher Ausbildung entwickelt. Dämonen, wie Teufel, Alpe, Zwerge, Unterirdische usw. schieben den Eltern in den ersten Tagen oder Wochen nach der Geburt, während die Mutter schläft oder das Kleine schutzlos daliegt, ihren eigenen Sprößling unter. Der austauschende Dämon kann nach dem deutschen Volksglauben sein Kind neben das andere legen, dem es vollkommen gleicht. Greift die erwachende Mutter zufällig nach ihrem Kind, so verschwindet das andere; erwischt sie aber dieses, so hat der böse Feind gewonnen.

Der Mystiker Johann Geiler von Kaisersberg (1445–1510) schreibt in seinem Ameisenbuch (veröffentlicht 1516): „Der Teufel vermag ein Kind abweg zu tun und ein ander elendes armes Kind in die Wiege zu legen, oder sich selber in solcher Gestalt darlegen, und so geschieht etwan und widerfährt den Kindern, wenn man sie niederlegt ungesegnet und ohne andere christliche Dinge und Ordnungen. Darum so gehört großer Fleiß dazu; man soll aber solche Kinder nicht leichtlich abweg tun; man soll es tun mit Rat gelehrter, vernünftiger, gottesfürchtiger Menschen."

Martin Luther (1483–1546) berichtet in seinen Tischgesprächen: „Solche Wechselköpfe oder Kielkröpfe supponit Satan in locum filiorum (unterschiebt der Teufel an die Stelle der wahren Kinder) und plaget die Leute damit. Denn diese Gewalt hat der Satan, daß er die Kinder auswechselt, und einem für sein Kind einen Teufel in die Wiegen legt, das den nicht gedeihet, sondern nur frisset und säufet; aber man saget, daß solche Wechselbälge und Kielkröpfe über 18. und 19 Jahre nicht alt werden". Luther riet, ein derartiges Kind zu ertränken; sein Rat ist aber nicht ausgeführt worden.

Einer ähnlichen Vorstellungswelt entstammt das Märchen von der schönen Melusine. Abbildung 28 aus dem Jahre 1479

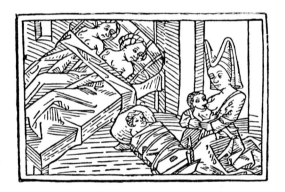

Abb. 28. Die verstoßene Nixe Melusine stillt ihre Kinder in Gegenwart der Ammen. 1479

zeigt, wie Melusine, von ihrem Gatten in ihrer wahren Nixengestalt entdeckt und verstoßen, nachts wieder erscheint und unter den erstaunten Blicken der Ammen ihre Kinder selbst säugt (Worringer 1912).

In den Tischreden Luthers ist auch wiederholt von der Zauberei die Rede:

Doctor. Mart. sagte viel von Zäuberei, vom Herzgespann und Alpen, „wie seine Mutter sehr geplaget wäre von ihrer Nachbarin, einer Zäuberin, daß sie aufs freundlichste und herzlichste hat müssen halten und versöhnen. Denn sie schoß ihr die Kinder, daß sie sich zu Tode schrien."

Im Hexenhammer berichten Sprenger und Institoris (1487) über die „Wechselkinder":

„Einige sind immer mager und heulen, obwohl vier Frauen mit (noch so großem)

Milchreichtum keins nähren können... Andre schieben sich manchmal nach Wegnahme des Sohnes mit göttlicher Erlaubnis unter. Eine dritte Art erscheint, wenn sich die Dämonen in Gestalt der Kinder mit den Ammen vereinen. Alle sind schwer und mager, können nicht wachsen und durch keinen Milchreichtum gestillt werden. Sie sollen auch oft wieder verschwinden."

Geiler von Kaisersberg kennt auch den bösen Blick. Unter Berufung auf Plinius (S. 42) schreibt er: „Wir sahen Menschen, die mit dem Gesicht ein Kind vergiften sollen. Sehen Zauberer oder Hexen ein Kind an, so soll es nimmermehr gut tun und dorrt und verstirbt."

Kinderseuchen gelten als eine Strafe der Gottheit für das versäumte Opfer, das sich die kinderraubenden Dämonen, von der Gottheit gesandt, durch solche Krankheiten holen; die Behandlung hat daher die Dämonen zu verscheuchen.

Kinderkrämpfe (Vergicht, Fraisen) werden als Folgen eines Eiß, d.h. eines Schrecken erzeugenden, schädlichen, elbischen Nachtgeistes angesehen, der das Kind zum Vereißen (Fraisen) und damit zum Vergicht (Zuckung) bringt. Amulette sollen das Kind davor bewahren. Gegen die Krankheit, die der Dämon des Nachtschadens bewirkt, dienen der narkotische „Nachtschaden" (Solanum) oder der mohnhaltige Magen- (= Mohn)schaden (Papaver) sowie die verschiedensten Fraisam- und Gichtkräuter, Beschrei- und Berufkräuter, Vergalsterung (gelles Geschrei) und Zauberrunen, die sich später zum Schlummerlied und Nachtsegen entwickelt haben (Hoefer).

Als Fieberkur wird das Kind auf den Ofen oder das Dach gelegt. Nimmt das Kind nicht zu, so hat es das Elterlein. Dieses weicht, wenn man es in den Backofen schiebt (J. Grimm 1844). Schreit das Kind, so hat es Herzspann; man muß es dreimal durch die Sprossen einer Leiter ziehen (J. Grimm 1878).

Eine ähnliche Angabe findet sich ungefähr im 7. Jahrhundert in den lateinischen Beichtbüchern oder Bußspiegeln, die in den ältesten deutschen Kirchengesetzen als unerläßliches Rüstzeug des Priesters bezeichnet werden: Man soll nicht fieberkranke Kinder auf den First des Daches setzen oder in den Ofen legen. Die Fieberkranken waren nämlich in Obhut Thors, die Fieberhitze schien an die Feuersglut zu erinnern. Deshalb wurde von der Wärme des Feuers und dem Sonnenlicht Heilung erwartet. In den gleichen Büchern wird den Knaben das Raufen verboten. Mütter werden mit Strafe bedroht, wenn sie ihre Kinder im Schlafe erdrücken (Friedberg).

Die heilige Äbtissin Hildegard von Bingen (1098–1179), aus dem Orden des heiligen Benedikt, schreibt zwischen 1150 und 1157 die „causae et curae oder Liber compositae medicinae", 1933 durch Hugo Schulz ins Deutsche übersetzt. Die Quellen für ihr Werk, das eine Art Hausbuch der Medizin oder der Naturgeschichte darstellt, hat Hildegard nicht angegeben. Auf das Kindesalter ist sie nur an zwei Stellen näher eingegangen:

„Von der Zartheit des Kindes. Daß die Kinder nicht bald laufen, wenn sie geboren sind, hat seinen Grund darin, daß der Mensch aus zartem Samen empfangen wird und, solange er noch ein Kind ist, sein Fleisch und seine Knochen sehr gebrechlich sind, und weil eine große Anstrengung im Menschen ist, wenn er sich nach oben aufrichtet. Die übrigen Geschöpfe tun dies nicht, weil sie nach ihrer Geburt bald auf ihren Füßen einhergehen. Dies kommt daher, weil sie vorwärts zur Erde hin geneigt sind, wie auch das Kind auf Händen und Füßen kriecht, bevor es imstande ist, sich zum Laufen nach oben aufzurichten. Obwohl aber die eben geborenen Tiere sich auf den Beinen halten, können sie doch nicht sitzen, wie ein Kind sitzt, wenn es sich noch nicht auf seinen Füßen aufrichten kann. Weil die Tiere ihre Kraft in den Beinen und Füßen besitzen, laufen sie bald nach der Geburt. Weil aber der Mensch seine Kraft oberhalb des Nabels hat, und er, solange er noch Kind ist, auf seinen Füßen und Beinen schwach ist, kann er nicht gehen." An anderer Stelle spricht sie vom Blasenstein: „Wenn davon Knaben und kleine Kinder geplagt werden, so kommt dies von der schlechten und untauglichen Beschaffenheit der Ammenmilch her, mit der sie ernährt wurden oder noch ernährt werden. Denn wenn die Amme nicht gesund ist oder vielleicht wiederholt allerlei Speislein oder starken Wein zu sich nimmt, verliert die Milch ihren richtigen Wohlgeschmack und wird sozusagen übelriechend. Solche Milch erzeugt dann jenes Gerinnsel am Orte der Ausscheidung des Harnes beim Knaben oder dem kleinen Kinde, und dies verhärtet sich so zu einem Stein."

Die vorliegenden Angaben reichen nicht zu einem Urteil über die Leistungen der Kinderpflege. Jedenfalls hat sich in Germanien eine volkstümliche Heilkunde unabhängig von den griechisch-römischen Ärzten entwickelt. Sie besteht noch, als in Deutschland am Ausgange des Mittelalters die ersten wissenschaftlichen Schriften über Kinderheilkunde erscheinen. Diese gehen zwar von Galen, Razes und Avicenna aus, enthalten aber auch verbreitete Volksbräuche.

Schrifttum

Aichel, O., Arch. Gesch. Med. **6,** 161 (1912).
Aristoteles, Politik 7, 17. Übersetzung: Philosoph. Bibl., Bd. 17, 3. Aufl., S. 278. Leipzig 1948.
Caesar, De bello gallico 6, 21; s. Woyte 1, 24.
Capitulare von Diedenhofen (805), Monum. Germ. Legum Tom. I. in folio S. 132. Hannover 1835.
Edda, Sammlung Thule. Bd. 1, 2. Aufl. Jena 1914. S. 107; Bd. 2. 1920. S. 166.
Friedberg, E., Aus deutschen Bußbüchern. Halle 1868.
Galen, Gesundheitspflege. (De sanitate tuenda.) Übersetzt von E. Beintker. Stuttgart 1939 und 1941.
Grimm, J., Deutsche Mythologie. 2. Aufl. 2, 1118. Göttingen 1844, 4. Aufl. 1878 2, 961; 3, 341.
-, Deutsche Rechtsaltertümer. 4. Aufl. 1, 627. Leipzig 1922.
Heliand, Volksmissionarische Hefte. Nr. 3. III. Reihe, S. 3. Berlin 1934.
Heyne, M., Körperpflege bei den Deutschen. Leipzig 1903.
Hildegard von Bingen, Ursachen und Behandlung der Krankheiten. (Causae et curae.) Übersetzt von Hugo Schulz. München 1933.
Höfler, M., Janus (Nd.) **2** (1897/98): 10 u. 137; In: Neuburger, M., und J. Pagel, Handbuch der Geschichte der Medizin 1, 476. Jena 1902.
Jordanes, Gothengeschichte. Übersetzt von M. Martens. Leipzig 1884.
Kaiserberg, Geiler von, bei August Stöber, Zur Geschichte des Volksaberglaubens. Aus der Emeis des G. v. K. 2. Ausg. Basel 1875.
Kant, Anthropologie. 2. Aufl. S. 230. Königsberg 1800.
Lerner, F., in Pro Infantibus, Herausgeber Alete Pharmarz. Produkte G. m. b. H., München 1959. S. 135.
Luther, M., Tischreden. Weimar 1916 und 1940. 4 358; **5,** 5207.
Meinhold, K., Altnordisches Leben. S. 260. Berlin 1856.
Merseburg, Thietmar von, Chronik. Übertragen v. Werner Trillmilch. Ausgewählte Quellen zur deutschen Geschichte. Bd. 9. Berlin O.J. (1957). IV 26. S. 143.

Müllerheim, R., Die Wochenstube in der Kunst. Stuttgart 1904.
Otfried. Evangelienbuch 1, 11, 35. Herausgegeben von O. Erdmann. 2. Aufl., S. 29. Halle–Berlin 1934.
Plinius d. Ä., Naturgeschichte. 7. Buch. Einleitung (nach Dannemann, Plinius und seine Naturgeschichte. S. 71. Jena 1921).
Ploß, H., Das Kind in Brauch und Sitte der Völker, 3. Aufl. 1, 102 und 214. Leipzig 1911.
–, Vom Tragbett bis zum ersten Schritt. Leipzig 1881.
Pomponius Mela, De situ orbis 3, 3, S. 85. Lipsiae 1807.
Schrader, O., Sprachvergleichung und Urgeschichte. S. 345. Jena 1907.
Snorri, Königsbuch (Heimskringla). Bd. 2. Sammlung Thule, Bd. 15, S. 336. Jena 1922.
Soran, Gynäkologie. Übersetzt von Lüneburg. München 1894.
Sprenger, J., und H. Institoris, Der Hexenhammer, deutsch von J. W. R Schmidt. Berlin 1906.
Storch, s. S. 171
Tacitus, Germania 29/30. Übersetzt von Paul Stefan. Leipzig ohne Jahr.
Timerding, H., Die christliche Frühzeit Deutschlands in den Berichten über die Bekehrer. 1. Gruppe: Die irisch-fränkische Mission. Jena 1929. S. 213.
Wilke, G., Die Heilkunde in der europäischen Vorzeit. Leipzig 1936.
Woyte, E., Antike Quellen zur Geschichte der Germanen. Voigtländers Quellenbücher H. 15, 52, 85, 98. Leipzig ohne Jahr. (1916–1919).
Zedlers Univ.-Lexikon, Bd. 52, „Wechselbälge". Leipzig und Halle 1747.

Vom Mittelalter in die Neuzeit

Kinderleben in der Dichtung des Mittelalters

> Soweit ... „Kind Mutter ruft,
> Mutter das Kind nährt" ...
> soll friedlos sein, wer den Vergleich bricht.
> Edda.

Aus der geringen wissenschaftlichen Überlieferung des Mittelalters erfahren wir kaum etwas über das Leben des Kindes im Alltag. Reihen wir aber die Stellen der mittelalterlichen Dichtung zusammen, die sich mit dem Kinde beschäftigen, so finden wir, daß sich Kinder zu allen Zeiten gleich geblieben sind. Wie sollte es auch anders sein?

Die bildenden Künstler der Renaissance haben nur selten einen Säugling naturgetreu abgebildet, sondern die Körperverhältnisse des Kindes denen des Erwachsenen angenähert. So ist bei den berühmten Wickelkindern des Andrea della Robbia (1435–1525) am Waisenhaus zu Florenz (Abb. 29) der Kopf zu klein. In der gesamten Körperlänge sind statt 4 mehr als 5 Kopfhöhen enthalten. Darüber hinaus erscheinen die Christuskinder vielfach in ihrem Gesichtsausdruck und in ihren Gebärden, besonders in der segnend erhobenen Hand, stark vergeistigt und damit unkindlich (Stratz).

Ähnlich wird in manchen Heiligenlegenden schon der Säugling als zukünftiger Heiliger, also recht unkindlich, dargestellt.

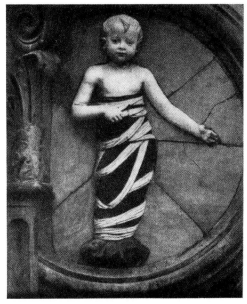

Abb. 29. Wickelkind, Relief in glasiertem Ton, am Findelhaus in Florenz von Andrea della Robbia (1437–1525)

So fasteten der heilige Nikolaus und der heilige Servatius schon an der Mutterbrust:

Servatius: 85, 254
    genuoge von rehte wundert
    wie Nîcolaus der heilige
    sîner Amme spünne (Mutterbrust) verzige (verzichtet)
    in der Wochen zwêne tage:
    von sant Servâcjô ich iu sage,
    daz er sîn willeclîche enbar (entbehrte)
    die wochen etswenne gar.
    sô zierte got sîne jugent   (Wende des 13. Jahrhunderts).

Ebenso unkindlich wirkt die einseitige Einstellung der Kinder auf die Minne bei Konrad Fleck, Flore und Blancheflur (13. Jahrhundert). Dort sagt ein 10jähriges Kind:

v. 796   Mir ist ein Kuß von Eurem Munde
    So sanft und so süß,
    Wie ich niemals mehr einen Tag erleben werde
    Und meine Wonne ist größer
    Als für das Kind die Muttermilch
    Von seiner Mutter Brust.

Über einen Kaiserschnitt nach dem Tode der Mutter hören wir im Tristand des Eilhart von Oberge (um 1180):

v. 96   dô wart ir alsô rechte wê
    daz sie nemen muste den tôd:
    von dem kinde quam ir die not.
    dô sneit man deme wîbe
    einen son úz iren lîbe.

Auch in Mittelalter gab es Dichter genug, die das Kind in seiner Eigenart kannten und darzustellen wußten.

Ist das Kind geboren, so sind sich alle damals wie heute einig:

    „so schoene wart kein kindelin
    bi unsern ziten nie gesehn"
    des horte man sie alle jehen (sagen).
    Mai und Beaflor 6, 12 (13. Jahrhundert).

Das Kind ist damals wie heute dem Vater ähnlich:

    „got hat gegeben dir und mir
    von sinen gnaden ein kindelin
    nach dir gebildet, herre min,
    daz ich durch dich vil triute (das ich deinetwillen sehr liebe).
    Mai und Beaflor 129, 25.

Shakespeare (S. 184) hat das gleiche gesagt. Hartmann von der Aue (etwa 1170–1210 oder 1220) weiß die Anmut des jungen Kindes im Gregorius darzustellen:

v. 868   mit einem süezen munde
    sô lachet er den abbet an.

Walther von Rheinau (um die Wende des 13. Jahrhunderts) hat in dem Marienleben den Tageslauf des Säuglings kurz und treffend beschrieben:

    II, 23, 2, 61 ez slief, ez weinde, ez soug, ez az.

Nach dem gleichen Dichter macht Maria ihren Eltern die Pflege leicht:

I, 18, 2, 47   och war daz kint sô reine,
              daz man grôz noch kleine
              flekken an sînen tuochen vant,
              sô man ez ûf huob ald bewant (oder wickelte)
              noch, swenne ez in die wage (Wiege) kam,
              ald (oder) sô man ez ûf von dannen nam.

Eine ähnliche Stelle findet sich in dem Marienleben des Schweizers Wernher (1382):

v. 583   Kainer ungebaerd es pflag
          Und was senfte nacht und tag,
          Swigende gedulteklich
          Niemer es entrainete (verunreinigte) sich
          Und hielt so große rainekait
          Wider kintlich gewonhait
          Alle zit, nacht und tag,
          Vil me denne iement waenen mag.
          An im und aller siner wât (Wäsche)
          Wart nie gesechen unflât (Schmutz)
          Masen (Flecken), fleken kaine
          noch ander ding unraine.
          Truken, schon man es vand
          Als man es laite von der hand.   (Genauso wie man es hingelegt hatte).

Indem die beiden Dichter beschreiben, wie sich das Kind nicht benahm, zeigen sie zugleich, wie sich andere Säuglinge benehmen.

Das Kind wird in eine Wiege gelegt, die bei den Vornehmen sehr kostbar war. So heißt es in dem „Leben der heiligen Elisabeth" (1207–1231):

v. 505   si hiez ouch balde bigen (bauen)
          von silber eine wigen
          in muderlicher gunste
          nach meisterlicher kunste
          do man daz kint in legete
          so iz die amme degete (beruhigte)
          unde mit der spune (Brust) neme war (wahrnehme, versorge).

Wie aus diesen Versen und vielen anderen Stellen hervorgeht, hat es auch damals Ammen gegeben. In der lateinischen Lebensbeschreibung des Bischofs Ulrich von Augsburg (Zeit der salischen Kaiser) heißt es: „Wer von Gott her mit dem Reichtum einer so großen und so beschaffenen Nachkommenschaft begabt war, der übergab sie, wie es Sitte ist, einer treuen Amme zum Nähren" (Albertus). Eine Ammenwahl zeigt Abb. 30, 13. Jahrhundert. Einen Grund dafür nennt Thomas Murner in der Narrenbeschwörung (1512):

IV. 103   Das Kind seigt ir ein ander wib,
          Uf das die brüst an irem lib
          Zart und rein beliben stan.

Gelegentlich befürchtet man allerdings, es könnten von der Amme auf das Kind mit der Milch auch Untugenden übergehen, wie es heute noch manche Mütter glauben. So heißt es im jüngeren Titurel (etwa 1270):

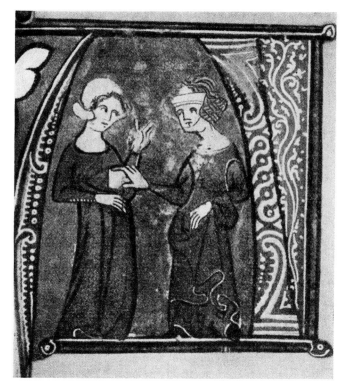

Abb. 30. Prüfung der Brust einer Amme, nach einem französischen Traktat des Aldobrandino da Siena (gest. um 1287)

v. 1081   ein kint je nach dem spünne (Muttermilch)
           sich nach den tugenden wendet.

v. 4298   ob sich durch fremde spünne
           eine edele frucht verkêren künne.

Über die Schwierigkeiten des Ammenwesens schreibt Heinrich von Wittenweiler (vor 1453) im Ring:

v. 3115   secht ir niht, daz erst sich hebt
           kindelgeschräi und kindelpett,
           windelwaschen, kindelpaden?
           darzuo muoz man ammen haben:
           chammerweib die getrinkend mê,
           dann man Wassers vind im sê
           seu fressend vil und sagend an,
           ez hab daz kindel alz getân.

Es ist ein weit verbreiteter Brauch gewesen (s. z. B. Soranos, S. 35), die Mutterbrust zur Entwöhnung mit Bitterstoffen zu bestreichen. So sagt Geiler von Kaisersberg (1517) in seiner Schrift „von den 15 Staffeln":

Und thut gleich got als ein muoter, die das dütlein da vornen am wertzlin bestreicht mit gallen und aloes, mit bitterm ding, und wenn das Kind saugen will, so ist es bitter, so flühet es den Müttern, und entwent der milch (nach A. Schultz 1892).

Beim Jesuskinde braucht man allerdings nicht so vorzugehen wie bei anderen Kindern,

> den man ir muoter bruste
> bittert durch ungeluste
> dâvon die kint erwindent (aufhören)
> sûgens, sô sie bevindent
> der bitterkeit, sô dar an
> ist gestrichen und getân.
> (Walther von Reinau II, 38, 1, 23).

Der gleiche Brauch herrschte auch in England, wie aus einer Stelle in Shakespeares Romeo und Julia (I, 3) hervorgeht:

> Und ich entwöhnte sie just auf denselben Tag
> Ich hatte Wermut auf die Brust gelegt ...
> Als es den Wermut auf der Warze schmeckte
> Und fand ihn bitter – närrsches kleines Kind –
> Wie's böse ward und zog der Brust ein Gesicht!

Zur künstlichen Ernährung benutzte man gerne ein „Saughorn", durch das man dem Kinde die Nahrung einflößte. Armstrong in London hat es 1777 näher beschrieben (S. 445).

Zum ersten Male finde ich das Saughorn in der Lebensbeschreibung des heiligen Liudger (744–809) erwähnt (S. 178). Weiter heißt es in der „Guten Frau" (vor 1250):

v. 3025
Pippîn der was cleine,
daz machte daz eine
daz sîn diu muoter niht wol pflac,
dô si in dem spitâle lac
und in diu wol geborne
soûgte ûz dem horne.

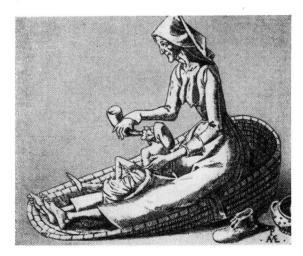

Abb. 31. Ernährung eines Säuglings aus dem Saughorn. Die hungernde Mutter, deren Brüste schlaff herabhängen, hat keine Milch. Peter Brueghel, der Ältere. 1563: Die magere Küche (Ausschnitt)

In welcher Weise der Säugling mit dem Saughorn ernährt wurde, geht aus Abb. 31 (Pieter Brueghel, der Ältere 1563) hervor.

In der Ynglingensaga, die Snorris Heimskringla (Königsbuch) einleitet und die etwa zwischen 1220 und 1230 in Island verfaßt ist, wird im Kapitel 25 ein Horn zur Ernährung des Säuglings beschrieben, und zwar in einem Gedicht über den schwedischen König Aun.

Die wörtliche Übersetzung[1] verdanke ich H. Fr. Rosenfeld:

v. 19 „Es vermochte einst zu Upsala Altersschwäche Aun zu übermannen und der Lebensbegierige sollte (mußte) daher erhalten die Nahrung eines Säuglings zum zweiten Male.

v. 20 Und er wandte zu sich (d. h. führte zum Munde) den spitzen Teil des Ochsenschwertes (des Hornes), als er, der Vernichter der Nachkommen, liegend die (von der) Spitze des Ochsenschwertes (des Hornes) trank; nicht konnte der grauhaarige König des Ostens das Schwert der Herde (das Horn) aufheben."

In dem altfranzösischen Roman „Robert le Diable" aus dem 13. Jahrhundert wird der Held als so bissig dargestellt, daß er nicht von Ammen gestillt werden kann, sondern mit dem Horne ernährt wird:

    Und wenn der Teufel gestillt wurde,
    biß er immer seine Amme,
    immer brüllt er, immer murrt er,
    niemals fühlte er sich wohl, wenn er nicht schimpft.
    Die Ammen fürchten so sehr,
    diesen Teufel zu stillen,
    daß sie ihm ein Horn verfertigten,
    daß sie ihn niemals mehr stillten.

In einer anderen altfranzösischen Erzählung wird als notwendiger Bestandteil des Hausrates das Saughorn genannt:

    Et le malleil (Wickelband) et la bavete (Lätzchen)
    La nourrice faut, la cornete
    Ou le lait est que l'enfant tête.

(Nach Alwin Schultz, Das höfische Leben zur Zeit der Minnesänger, 2. Aufl. Leipzig 1889. 1. 150.)

Der König vom Odenwald, wahrscheinlich ein Spielmann aus der ersten Hälfte des 14. Jahrhunderts, schreibt in seinem Gedicht „Von der küewe" (Kühe):

v. 8   man solte der guoten küewe
    liuten wol mit flîze;
    die gît (gibt) die milich wîze
    lûter und gelebt (gelabt)
    der man sich überhebt (worauf man stolz ist)
    wol gesalzen in dem hûs.
    da werden auch guote kêse ûz,
    molken dicke und dünne:
    daz ist der kinder wünne.
    von milich muos und brîe
    ist auch ein guote krîe (guter Ruf),
    swenne man schrît: ez ist bereit!

---

[1] Die Übersetzung durch Fr. Niedner ist irrtümlich [A. Peiper, Kinderärztl. Prax. **21** (1953): 168 und H. Fr. Rosenfeld, Zschr. Altertum u. dtsch. Lit. **86**, 53 (1955)].

des wird maniger dâ gemeint (froh).
darzuo die frischen buttern:
zwischen Bolân (Polen) und Salern (Salerno)
vant man bezzer ezzen nie
sicherlîchen denne die ...
so werden ûz dem horne
guote strêlêre (Kämme)
swaz junger Kinder wêre,
der phlege man gar mite wol,
als man billîchen phlegen sol.

Die heilige Elisabeth besaß als Kind ein „zuberlin" aus gediegenem Silber (Leben der heiligen Elisabeth, v. 501). Wie aber aus den Abbildungen bei Boesch hervorgeht, wurde das Kind für gewöhnlich in einem hölzernen, runden oder länglichen Bottich gebadet, dem Vorläufer unserer Metallbadewanne. So zeigt die „Niederdeutsche Wochenstube" von J. van Meckenem aus dem 15. Jahrhundert (Abb. 32), wie das Kind in einem länglichen Bottich gebadet werden soll. Das Wasser ist aus den daneben stehenden Tonkrügen hineingegossen worden. Seine Wärme wird, da es noch keine Thermometer gibt, mit dem Fuß geprüft. Die Wiege mit dem Wiegenband wird vor bösen Geistern mit einem Drudenfuß geschützt. Dieser ist nach J. und W. Grimm „eine aus zwei gleichseitigen, ineinander verschränkten Dreiecken gebildete fünfeckige oder sechseckige Figur. Das Zeichen wird verschiedentlich angebracht, am Fußgestell der Bettstatt, um die Drude zu verscheuchen" (Abb. 32). Auch vor dem Vertauschen des Kindes gegen einen Wechselbalg (S. 84) sollte der Drudenfuß schützen (Piaschewski). Das Wort „Drude" ist die alte Bezeichnung für Hexe. Konrad von Fussesbrunn (etwa 1210—1220) schildert das Benehmen des Jesuskindes im Bade:

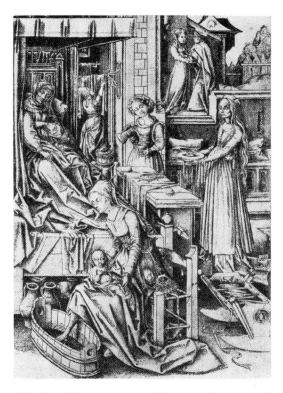

Abb. 32. Niederdeutsche Wochenstube, von J. Meckenem. 15. Jahrhundert. Länglicher hölzerner Badezuber, der aus den danebenstehenden Tonkruken gefüllt wird. Prüfung der Wasserwärme mit dem bloßen Fuß. „Dahero noch heutigen tages die Schreiner solche Drutenfüss (5- oder 6 Ecke) an die Wiegen und Kindbetslädlein zu machen pflegen zum zeichen alles glücks und heilß" (Straßburg 1644 nach Rochholz)

Vom Mittelalter in die Neuzeit

v. 1804
nu begunte ez kintlîche
gegen ir spiln in dem bade,
– die hende wâren im gerade
unz ez schûmen began,
der jest (Schaum) ûz dem schaffe ran

(s. auch Abb. 33)

Nach dem Bade wird das Kind angezogen, wie es bei Wolfdietrich (B) in der ersten Hälfte des 13. Jahrhunderts beschrieben wird.

v. 141
alsô das kindel kleine wart ûz dem bade erhaben,
man wantz in schoeniu tücher, daz wil ich iu sagen
ein palmâtsîdîn (weichseidenes) küssen
man umb das kindel want.

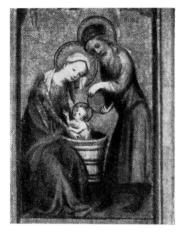

Abb. 33. Hölzerner Zuber als Badewanne, nach Meister Hermann Wynrich, 1400 oder 1410

Bereits in dieser alten deutschen Sage hören wir von einem „Wolfskinde". Ein Wolf hatte das ausgesetzte Kind gefunden und in seinen Bau getragen. Dort wurde es schließlich wieder entdeckt. Noch heute werden die Wolfskinder von den Zeitungen, aber auch von manchen Wissenschaftlern, ernstgenommen. In Indien sollen noch immer Kinder von Wölfinnen geraubt und aufgezogen werden. Wissenschaftliche Beweise hierfür fehlen (O. Koehler, A. Peiper).

Mir ist keine Stelle aus dem Altertum bekannt, in der das Gehenlernen des jungen Kindes beschrieben wird. Die Dichtungen des Mittelalters haben sich wiederholt damit beschäftigt. So heißt es in dem Pilatusgedicht, das von einem unbekannten Dichter des 12. Jahrhunderts stammt:

v. 157
mit liebe mit guten hogen (mit gutem Sinn)
di zvei den dritten zugen
unz (bis) an di stunde
daz er sih begunde
mit vuozen vnde mit henden
versuchen an den wenden
an benken vnde an stuolen.

In dem Marienleben des Schweizers Wernher (1382) braucht das Jesuskind nicht wie andere Kinder laufen zu lernen.

v. 4293
Do das kint wart ains jares alt
Und aines manodes me gezalt,
Do stund es ufrecht und gie
Vollent recht, nut also wie
Von erst dú kint beginnend gân
Und maenige hilffe mussent hân
Und da bi dike (oft) vallent nider:

> Vil kumm valles kument sú wider,
> E das sú standent uf als e,
> Und wirt da irs vallens me
> Und gapten (spielten), tapen har und dar
> Mit henden, fuessen alles gar;
> Und man sú gan moss leren,
> Haben (festhalten) und keren.
> Also tet nút das kindelin.

Wolfdietrich wird durch hingehaltenes Brot zu den ersten Schritten verlockt (Wolfdietrich A II, 38):

> dô sazte man den kleinen,
> daz er bi der tavele stuont.
> dô er geloufen mohte,
> als noch diu kindel tuont,
> dô gap man im durch liebe   brôt in sîne hant:
> swelch hunt im aber daz zucte (wegnehmen wollte),   den warf er an die want.

Im Tristrant des Eilhart von Oberge um 1180 hören wir, wie das Kind erzogen wird:

> v. 138   her lîs ez spelin und tobin
>   mit andern kindern genûch
>   und lerte in grôzîn gevûch (Anstand)
>   mit hendin und mit beinen.

Zu einer etwas späteren Zeit berichtet Johann Fischart (geb. zwischen 1545 und 1550, gest. etwa 1590) über das Sprechen- und Laufenlernen des Kindes (Anmaßung zu Christlicher Kinderzucht):

> v. 61   Dann was ist Lieblichers zuhören,
>   Als wann die Kinder reden lehren? (lernen)
>   Wanns herauslispeln bald die Red
>   Und rufen Abba, Vater, Ett,
>   Ruffen der Mutter Memm und Ammen
>   Geben nach jrer notturft Namen,
>   Brauchen den (die) ererbt Adams gewalt
>   Der jedem Geschöpff ein Nam gab bald,
>   Wie ist ihn zuzusehn wol,
>   Wenns wackeln wie ein Wasserpfol?
>   Und so halßlämig ungewiss tasten,
>   Und wie ein Engelchen erglasten?

Einen Zug aus dem Leben des Kindes bringt das Gedicht: **König Tyrol** (13. Jahrhundert):

> Str. 33   wan sie tuot als daz kindelin
>   swanne daz verdecket diu ougen sin
>   so waent ez, daz es nieman sehe.

Zwei essende und ein spielendes Kind werden auf Abb. 34 dargestellt.

Eine Prügelei zwischen Knaben beschreibt **Ulrich von Eschenbach** (zwischen 1287 und 1297) in seinem Gedichte „Wilhelm von Wenden". Zwei Knaben leben bei Pflegeeltern und geraten mit dem ältesten Sohn in Streit:

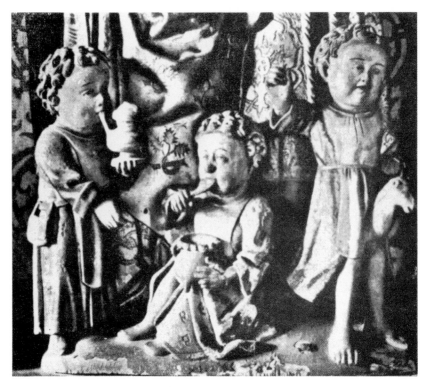

Abb. 34. Kindergruppe vom Altar der Gertruden-Brüderschaft aus der ehem. Burgkirche, St. Annenmuseum, Lübeck 1509. Ein Kind saugt aus einer Flasche mit Saugansatz, eines löffelt seinen Brei und eines reitet auf dem Steckenpferd

v. 4758   Der elteste wirtinne suon
eines tages wolt ungefuoge tuen (ungezogen sein)
an dem einem und wolt in slân
unde bî dem hâre vân.
des im jener sich enbrach (losriß)
und begreif des wirtes suon darnâch.
Er warf in under sich darnider
und zôch in vort unde wider.
er zeiste (zauste) im sîne wollen
mit fûstslegen envollen,
daz er starke „owê, owê"
nach sîner muoter schrê.
als sie des suones ruof vernam,
mit grimme sie an den vremden kam.
sie zôch in mit dem hâr herabe,
„owê" sprach sie, daz ich daz habe,
dû gekoufter schalc gar betrogen,
mit mînem brôte an dir gezogen,
daz dû min kint slâhen solt.

Kinderleben in der Dichtung des Mittelalters 99

> vaste sie in umbebolt (warf ihn herum)
> mit dem hâr her und dar ...
> und gap im einen backenslac
> daz er ir vor den vüezen lac.

Eine voll besetzte Kinderstube zeigt Abb. 35.

Aus Eifersucht suchte man das heranwachsende Mädchen vor jedem Blicke zu bewahren – ein alter Märchenzug. So heißt es im Gudrunliede (13. Jahrhundert):

v. 198   Da ließ der wilde Hagen   so erziehn das Kind
         Daß es die Sonne selten   beschien, und auch der Wind
         Nicht berühren durfte.

Schon immer hat sich das Alter darüber beklagt, daß die Jugend auf seine Ratschläge nicht hören will, sondern ihre eigenen Wege geht. So findet sich in den Sprüchen der beiden Meister Spervogel (erste Hälfte des 12. Jahrhunderts) der Vers (S. 50, Nr. 58):

„Der alten rât versmâhet nû den kinden."

Warum dies so ist, weiß Vintler (erste Hälfte des 15. Jahrhunderts):

v. 7144   das alter lobt nuer alte geschicht,
          chain newes ding gevelt im nicht.

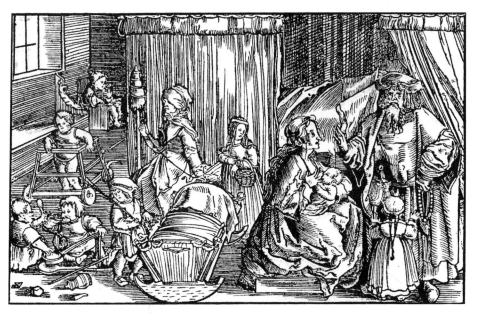

Abb. 35. Kinderstube. Holzschnitt aus Petrarkas Trostspiegel 1572. Die Mutter stillt ihr Jüngstes, ein Kind reitet auf dem Steckenpferd, eins steht im Laufstall, eins sitzt auf dem Zimmerklosett, zwei Kinder essen Brei, das älteste kommt gerade vom Einholen zurück. Eine hölzerne Saugflasche (Abb. 40 und 102) liegt auf der Erde

Es rächt sich aber, wie Walter von der Vogelweide (etwa 1160–1230) in Salomons Ring ausspricht:

> die jungen hant die alten sô verdrungen.
> nû spottet alse dar der alten!
> ez wirt iu selben noch behalten.
> beitét unz (wartet bis) iuwer jugent zergê:
> swaz ir nu tuot, daz rechent iuwer jungen.

Der Gegensatz zwischen dem „hilflosen" Neugeborenen und dem denkenden und handelnden Erwachsenen ist immer wieder der Anlaß zu philosophischen Betrachtungen gewesen.

Schon in der Bibel heißt es: 1. Tim. 6, 7: Denn wir haben nichts in die Welt gebracht; darum offenbar ist, wir werden auch nichts hinausbringen. Hiob 1, 21: Ich bin nackend von meiner Mutter Leibe kommen, nackend werde ich wieder dahinfahren. Prediger 5, 14: .Wie er nackend ist von seiner Mutter Leib kommen, so fähret er wieder hin, wie er kommen ist, und nimmt nichts mit sich von seiner Arbeit in seiner Hand, wenn er hinfähret.

Wohl in Erinnerung an diese Bibelstellen dichtete Freidank (Bescheidenheit 177, 1, entstanden zwischen 1225 und 1240):

> zer werlde komen wir âne wât (Kleidung);
> in swacher wât ouch sie uns lât.

Zum Schlusse sei aus dem Kinderliede des Meisters Alexander (zweite Hälfte des 13. Jahrhunderts) eine Strophe wiedergegeben:

> Seht, dô liefe wir ertbern suochen
> von der tannen zuo der buochen
> über stoc und über stein
> der wîle daz diu sunne schein.
> dô rief ein waltwîser (Waldhüter)
> durch diu rîser
> „wol dan, kinder! und gêt hein".

Schrifttum

Albertus, Leben des Bischofs von Augsburg. Herausgegeben von J. A. Schmeller, München 1844. S. 3

Alexander, Meister, In: W. Wackernagel, Altdeutsches Lesebuch. Basel 1839. 2. Aufl. 1, 695.

Arnold, Fr. C., Das Kind in der deutschen Literatur des 11.–15. Jahrhunderts. Diss. Greifswald 1905. (Lit.)

Boesch, H., Kinderleben in der deutschen Vergangenheit. Leipzig 1900.

Edda, Sammlung Thule. Bd. 2, S. 189 (Der Urfehdebann). Jena 1920.

Eilhard von Oberge, Tristrant. Herausgegeben von Fr. Lichtenstein, Quellen und Forschungen zur Sprach- und Culturgeschichte des 13. Jahrhunderts. Straßburg 1877.

Elisabeth, Leben der heiligen. Bibliothek des Literarischen Vereins Stuttgart. Stuttgart 1868.

Fischart, J., Anmaßung zu Christlicher Kinderzucht. Abdruck bei Vilmar, Zu der öffentlichen Prüfung der Schüler des kurfürstlichen Gymnasiums zu Marburg. Marburg 1846. S. 12.

Fleck, Konrad, Flore und Blancheflur. Herausgegeben von E. Sommer. Quedlinburg und Leipzig 1846.

Fridankes Bescheidenheit. Herausgegeben von H. E. Bezzenberger. Halle 1872.
Gregor von Tours: 10 Bücher Geschichten. Neu bearbeitet von R. Buchner. Berlin o. J. VI, 35. 2, 61.
Grimm, J. und W., Deutsches Wörterbuch 2, 1455. Leipzig 1860.
Gudrun, Übersetzt von K. Simrock. 2. Aufl. Stuttgart und Tübingen 1851.
Gute Frau. Herausgegeben von E. Sommer. Zschr. dtsch. Altertum, Bd. 2, nach Arnold.
Hartmann von der Aue, Gregorius. Herausgegeben von H. Paul. Halle 1873.
Heinrich von Wittenweiler, Ring. Herausgegeben von E. Wiessner. Deutsche Literatur. Reihe: Realistik des Mittelalters. Bd. 3. Leipzig 1831. S. 116.
Koehler, O., Zschr. Tierpsychol. 7, 148 (1950).
König Tyrol. Nach W. Grimm: Kleinere Schriften 1, 360. Berlin 1881.
König vom Odenwald. Herausgegeben von K. v. Bahder. Germania **23**, 292 (1878).
Konrad von Fussesbrunn, Die Kindheit Jesu. Straßburg 1881.
Mai und Beaflor. Herausgegeben von Fr. Pfeiffer. Leipzig 1848.
Murner, Th., Die Narrenbeschwörung. Leipzig 1879. S. 15. IV, 13
Peiper, A., Die Medizinische 1958 Nr. 36; Die Eigenart der kindlichen Hirntätigkeit. 3. Aufl. Leipzig 1961 S. 671.
Piaschewski, Handwörterbuch des deutschen Aberglaubens. Von E. Hoffmann-Krayer. „Wechselbalg" 9, 852. Berlin 1938/41.
Pilatus. Herausgegeben von Weinhold. Zschr. Philologie 8, nach Arnold.
Robert le Diable, nach Alwin Schultz 1, 150.
Rochholz, E. L., Alemannisches Kinderlied und Kinderspiel. Leipzig 1857. S. 289.
Schultz, Alwin, Das höfische Leben zur Zeit der Minnesänger. 2. Aufl. Leipzig 1889.
–, Deutsches Leben im 14. und 15. Jahrhundert. Große Ausgabe. Prag, Wien, Leipzig 1892. S. 186
Schweizer Wernher, Marienleben. Herausgegeben von M. Päpke und A. Hübner. Berlin 1920.
Servatius, Zschr. dtsch. Altertum **5** (1845): 85.
Snorri, Königsbuch (Heimskringla). Thule 14, 52. Kap. 25 und Bd. 15. Jena 1922.
Spervogel, Lieder und Sprüche der beiden Meister Spervogel. Herausgegeben von H. Gradl. Prag 1869.
Stratz, E. H., Die Darstellung des menschlichen Körpers in der Kunst. Berlin 1914. S. 136.
Titurel, der Jüngere. Herausgegeben von K. A. Hahn. Quedlinburg 1842.
Ulrich von Eschenbach, Wilhelm von Wenden. Prag 1876.
Vintler, Hans, die pluemen der tugent. Herausgegeben von Zingerle. Innsbruck 1874. S. 241
Walther von Rheinau, Marienleben. Herausgegeben von A. Keller. Tübingen 1849–1855 (nach Arnold).
Walther von der Vogelweide. Herausgeber Fr. Pfeiffer. Leipzig 1873. S. 198.
Wolfdietrich, Deutsches Heldenbuch. 3. Teil. Herausgegeben von A. Amelung und O. Jänicke, Berlin 1871. S. 188.

Kinderkrankheiten

Der Blütezeit Salernos im 12. Jahrhundert entstammt das Werk „Trotulae curandarum aegritudinum ante, in et post partum Libellus". Der Name Trotula könnte auf einen weiblichen Verfasser hindeuten. Der 18. Abschnitt handelt de regimine infantis, der 19. de electione nutricis. Trotula bespricht kurz das Abnabeln, den Nabelverband, das Säubern und Richten der Glieder, den Schutz der Augen vor dem Licht usw. „Wenn die Zeit des Sprechens naht, salbe die Amme die Zunge (des Kindes) oft mit Honig und Butter. Am häufigsten geschehe dies, wenn sich die Sprache verspätet. Ist die Zeit für den Durchbruch der Zähne gekommen, so ist das Zahnfleisch an einzelnen Tagen mit Butter und Hühnerfett oft einzureiben."

Abb. 36 zeigt, wie Roger von Salerno (Mitte des 13. Jahrhunderts) einem Jugendlichen mit der Zange einen Nasenpolypen entfernt. Der Arzt sitzt auf erhöhtem Sessel, der Kranke zu seinen Füßen, mit dem Rücken gegen ihn, hat den Kopf rückwärts gedreht und die Hände im Schoß gefaltet. Arzt und Kranker befinden sich in einer Stellung zueinander, die für den Eingriff recht ungünstig ist.

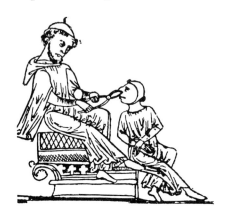

Abb. 36. Entfernung eines Polypen aus dem Naseneingang mit der Polypenzange. Roger von Salerno. Mitte des 13. Jahrhunderts

Der lateinische Galen-Codex Db 92–93 der Sächsischen Landesbibliothek in Dresden aus dem Anfang des 15. Jahrhunderts enthält unter den Miniaturen auch das Bild einer Mütterberatung (Abb. 37), wahrscheinlich in Salerno. Zwar begleitet die Miniatur die bereits oben erwähnte, hier ins Lateinische übersetzte Schrift des Razes: de egritudinibus puerorum in prima etate" (S. 77); sie stellt aber, entsprechend den anderen Bildern, Galen dar, wie er, in reiche mittelalterliche Tracht gekleidet und auf erhöhtem Sessel sitzend, drei Mütter belehrt, die, eine jede mit ihrem Kinde im rechten Arm, vor ihm stehen oder sitzen. Von den drei Kindern ist das eine nackend, die beiden anderen sind von oben bis unten gewickelt. Galen deutet mit der Linken auf das eine Wickelkind und belehrt die Mutter mit erhobener Rechten und ausgestrecktem Zeigefinger. Ein großes lateinisches S, der Anfangsbuchstabe des ersten Wortes, schließt die Miniatur nach außen ab. Die Mütter haben gewissermaßen die Stelle der Schüler eingenommen, die in den meisten anderen Miniaturen der Dresdener Handschrift von Galen belehrt werden.

Eine alte Darstellung der Kinderkrankheiten bildet die ohne Verfassernamen überlieferte kurze lateinische Schrift: „Passiones puerorum adhuc in cunabulis jacentium". Sie ist in etwa 20 Handschriften aus dem 12.–16. Jahrhundert überliefert, auch eine niederländische Übersetzung hat sich erhalten. Nach Sudhoff, der sie zum ersten Male im Drucke herausgegeben hat, geht sie auf das klassische Altertum zurück; sie hat ihre vorliegende Gestalt in der Übergangszeit zur mittelalterlichen Medizin bekommen. Roelans von Mecheln hat sie in seinem Werk über Kinderkrankheiten stark benutzt. Von Trifogli (1958) wurde sie nach einer Handschrift des Vatikans herausgegeben und ins Italienische übersetzt.

Die Schrift beginnt mit einer Milchprüfung und der Angabe milchtreibender Mittel. An Krankheiten werden genannt, aber nicht näher beschrieben: Lippenfissur, Schlaflosigkeit, Erbrechen, Durchfall, Verstopfung, Fieber, Austrocknung, Intertrigo, Würmer, Anschwellung des ganzen Körpers, Zahnschmerzen, Krebs im Munde oder anderswo, Steinleiden, Epilepsie und schlechte Sehkraft. Die Behandlung wird näher angegeben.

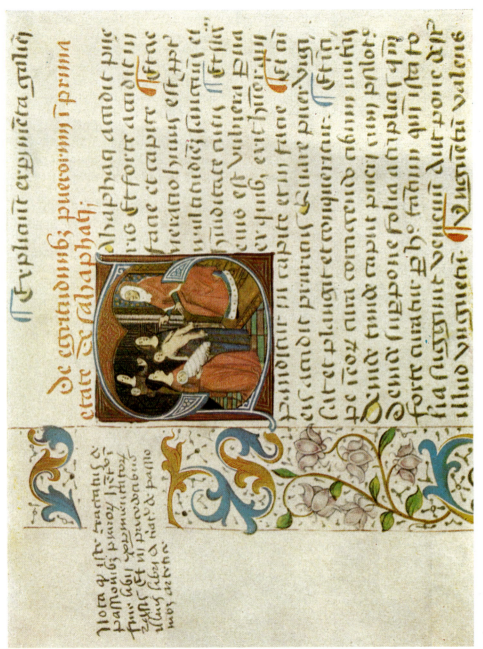

Abb. 37. Eine Mütterberatung aus dem Anfang des 15. Jahrhunderts. Miniatur der Dresdener lateinischen Galen-Handschrift

104 Vom Mittelalter in die Neuzeit

Diesem Werk recht nahe steht ein zweites, gleichfalls von Sudhoff aufgefundenes und veröffentlichtes kleines Werk, das sich aus dem Anfange des 14. und dem 15. Jahrhundert handschriftlich unter dem Titel „Liber de Passionibus puerorum Galieni" erhalten hat, aber den Namen Galens zu Unrecht trägt. In ihm finden sich u. a. Angaben über die Behandlung der Amme bei Krankheiten des Kindes. Diese soll sich bei Husten des Kindes aller salzigen und scharfen Nahrung enthalten. Bei Verstopfung des Kindes erhält sie ein Abführmittel.

Im Mittelalter steht die Medizin wesentlich unter dem Einfluß der Kirche. So empfiehlt der südfranzösische Arzt Walter Agilon im 13. Jahrhundert, Kinder, die an Krämpfen leiden und für Abführmittel zu schwach sind, an bestimmten Festtagen in die Kirche zu führen, wo der Priester im Anschluß an die M Matth. 17, 20 aufschreibt: „Dieser Geist wird nicht anders vertrieben als dι Wachen und Beten" (Diepgen 1958). Noch bei Storch (1750, s. S. 144) ist der gleiche Einfluß zu spüren.

1429 verfaßte der Klosterbruder und Priester in Freiburg i. Br. Heinrich Laufenberg (Louffenberg) in mehr als 15 000 deutschen Versen ein Regimen sanitatis, das sich in zwei Handschriften in München und Zürich erhalten hat und 1491 zu Augsburg als Inkunabel gedruckt wurde. Das Gedicht enthält eingehende Anweisungen zur Säuglingspflege, so über die Nabelpflege, das tägliche Bad in lauem Wasser, das Einwickeln des Körpers und der Glieder, das Wiegen, das Wiegenlied und den Schlaf (Abb. 38). Bis die Zähne kommen, soll das Kind nur Milch (gemeint ist Muttermilch) erhalten. Andere Nahrung führt zu dieser Zeit zum Tode. Ehe das Kind angelegt wird, soll die Mutter die grobe Milch aus ihrer Brust entleeren. Auch ein wenig Wein soll der Säugling erhalten.

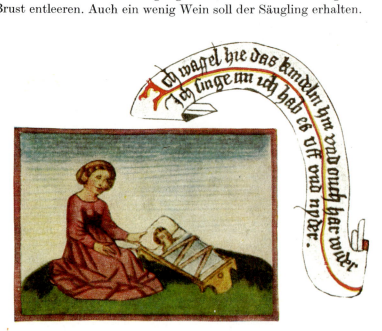

Abb. 38. Ein Kind wird von seiner Mutter gewiegt. Laufenberg 1449

Die Abbildungen 38–41, die aus einer größeren Zahl ausgewählt sind, zeigen das Kind auf seinem Wege von der Wiege bis zur Anmeldung beim Lehrer. Abb. 40 ist der Vorläufer eines Bildes bei Eustasius Rhodionis (s. Brüning, 1908, S. 84). Ein Vergleich beweist, daß das Kind aus einer Holzflasche trinkt.

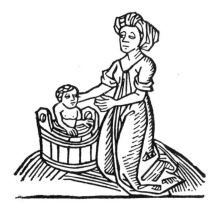

Abb. 39. Hölzerner Zuber als Badewanne. Heinrich Laufenberg, geschrieben 1429, gedruckt 1491

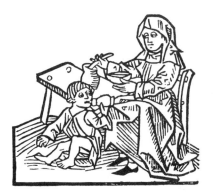

Abb. 40. Kind bei der Mahlzeit (Holzflasche). Laufenberg

K. Sudhoff hat 1925 die drei Erstlinge des gedruckten kinderärztlichen Schrifttums (Bagellardus, Metlinger und Roelans) in ihren verschiedenen Bearbeitungen eingehend dargestellt, in die Entwicklungsreihe des kinderärztlichen Schrifttums eingegliedert und in Manualdruck erneuert. Ruhräh hat sie (unvollständig) ins Englische übersetzt.

Das erste gedruckte Buch, das den Kinderkrankheiten gewidmet ist, erschien 1472 in Padua auf lateinisch unter dem Titel: „Libellus de Aegritudine infantium". Verfasser war der Paduaner Extraordinarius Paolo Bagellardi (Paulus Bagellardus) a Flumine. Als Quellen dienten

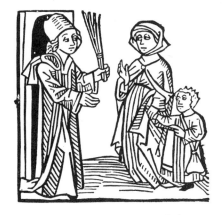

Abb. 41. Anmeldung beim Lehrer. Laufenberg s. Abb. 39

vor allem Razes und Avicenna. „Das Buch enthält eine merkwürdige Mischung von Sinn und Unsinn, Gutem und Schlechtem wie so viele Bücher von heute" (Ruhräh). Es wurde von Mauch 1937 ins Deutsche übersetzt.

Nach der Geburt wird das Kind genau untersucht, wobei alle Körperöffnungen besichtigt werden. Nabelpflege, erstes Bad, Formung des Körpers durch die Hand der Amme, Einwicklung in weiche Binden und Lagerstätte werden genau beschrieben. Die erste Nahrung besteht in Zucker oder Honig oder gekochtem, gezuckertem Apfel. Die Amme soll 20–30 Jahre alt sein. Ihre Kost wird genau vorgeschrieben. Das Kind wird in einer Wiege sanft gewiegt und darf nicht erschreckt werden.

Ein zweiter Teil enthält die Kinderkrankheiten: Saphati (wie bei Razes), Favositas, Epilepsie, Kinderkrämpfe, nächtliches Geschrei (Eltern und das ganze Gesinde störend), Augen- und Ohrenkrankheiten, Bläschen im Munde, Schmerzen beim Zahnen, Einrisse der Lippen, Kehlkopfgeschwüre, Husten und Rheumatismus, Erbrechen, Durchfall, Verstopfung, Tenesmen, Würmer, Magenblähung, Schwierigkeiten bei der Harnentleerung, Bettnässen, Hernien, Pruritus und Pusteln. Eine Reihe dieser Krankheiten wird auf verdorbene Milch zurückgeführt, das Erbrechen auf Überfütterung. Eingehend wird die Behandlung beschrieben.

Noch im Jahre 1538 hat Peter Toletus das Werk Bagellardis wieder herausgegeben und mit Zusätzen versehen. Ein schwungvolles lateinisches Gedicht des „Ludimagisters" Claudius Maletus preist ihn deshalb:

„Bisher sind viele Säuglinge unbetrauert gestorben, ohne daß ihnen zu helfen war. Gab es doch keinen Arzt, der die Pflichten des Geburtshelfers, der Mutter oder der Amme beschrieben hätte. Kein Wunder, denn die Aufgabe ist schwer und den Gelehrten kaum bekannt. Dieses Werk hier hat Bagaldus a fluvio geschrieben, hat Petrus Tolletus mit Scholien geschmückt, er ist der allerbeste; gelehrter als er kann niemand schreiben. Ein jeder, der Säuglinge gut versorgen will, möge diesen Band kaufen, lesen und durcharbeiten!"

Aus den Scholien: „Du heilst die Augen nicht, wenn du nicht den Kopf heilst, du heilst den Kopf nicht, wenn du nicht den Körper heilst."

Das erste in deutscher Sprache gedruckte Werk über Kinderkrankheiten (Abb. 42) gab 1473 in Augsburg Bartholomeus Metlinger heraus unter dem Titel: „Ein Regiment der jungen Kinder" (Neuausgabe von L. Unger 1904 und K. Sudhoff 1925). Metlinger will die Eltern beraten, wie sie ihre Kinder in gesunden und kranken Tagen zu halten haben. Als Quellen nennt er Hippokrates, Galen, Razes, Avicenna u.a. Bagellardis Schrift ist ihm bekannt gewesen. Seinen Gewährsmännern gegenüber hat er sich eine gewisse Selbständigkeit bewahrt.

Das 1. Kapitel behandelt wieder Pflege des Neugeborenen und Säuglings, besonders das Einsalzen der Haut, die Reinigung nach der Geburt, die Nabelpflege, das Bad und die Lagerstelle. Das 2. Kapitel bespricht das Stillen durch Mutter und Amme. Genau beschrieben werden Ammenwahl und Eigenschaften einer guten Frauenmilch, die Ernährung der Stillenden und des Kindes während und nach der Entwöhnung. Das 3. Kapitel enthält die Namen von 25 Krankheiten mit ihrer Behandlung, darunter Kopfgrind, Wasserkopf, Durstig, Schlaflosigkeit, Vergicht, Lähmungen, Ohrenlaufen, Augenentzündungen, Schielen, Zahnen, Halsgeschwulst, Mundblattern, Husten, Verdauungsbeschwerden, Gelbsucht, Ruhr, Fieber, Erysipel („Gesegnet"), Durchschlechten (Masern) und Blattern. Das 4. Kapitel bespricht Pflege, Ernährung und Erziehung bis zum 7. Lebensjahr.

Eine Meningitis ist wahrscheinlich die „kranckheit genent durstig. Solche kranckheit kumpt von eim hitzigen aposten (Eiterung) des hirnfels". Als Zeichen werden angegeben: Große Hitze, trockene Zunge, Kopfschmerzen, Blässe des Gesichts und Schielen.

Das Buch gibt ein vortreffliches Bild von den Anschauungen und Gebräuchen seiner Zeit. Die Behandlung ist in allen Fällen „ausgiebig gelehrt" (Sudhoff) und stützt sich wie die ganze Einteilung des Stoffes auf die genannten Quellen.

Während Metlinger nur einen einfachen Ratgeber für Eltern schreiben will, verfaßt Cornelius Roelans von Mecheln (1450–1525) ein „grundgelehrtes

Werk" (Sudhoff), das „Opusculum Egritudinum Puerorum", das etwa 1485 in Loewen erscheint. Eine Übersetzung durch Brüning und Helm liegt jetzt im Druck vor. Roelans hat darin das gesamte Wissen seiner Zeit zusammengefaßt, nicht selten unter kritischer Stellungnahme auf Grund eigener Erfahrung. Seine oft angeführten und genau bezeichneten Quellen sind Hippokrates, Galen, vor allem Avicenna und seine Ausleger, Razes und andere Araber, schließlich eine Reihe von Vertretern des abendländischen Schrifttums. Wiederholt bezieht er sich auf die erwähnte lateinische Handschrift. Auf 233 Seiten werden 52 Kinderkrankheiten nach Ursache, Erscheinungen, Prognose und Behandlung an Hand des gesamten Schrifttums vom Kopf bis zu den Füßen eingehend beschrieben.

Im folgenden richte ich mich nach den Angaben Brünings. Nach Roelans ist der Körper des Säuglings wasserreicher als der des Erwachsenen. Die Steinbildung ist

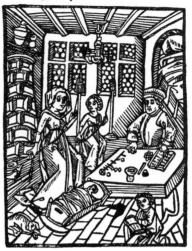

Abb. 42. Holzschnitt zu Barth. Metlinger, ein Regiment der jungen Kinder (1497)

konstitutionell bedingt. Die Tränen fließen aus dem Gehirn durch die Nerven und Schlagadern zu den Augen herab. Bei Fallsucht wird ein Smaragd oder eine Pfingstrose und bei Zahnbeschwerden ein Löwen- oder Hundezahn um den Hals gehängt, bei Rachenbräune ein Seidenschal umgelegt, mit dem eine Viper erdrosselt wurde. Bei Aftervorfall sind Räucherungen mit Schlangenhaut vorzunehmen und bei Verstopfung die noch warmen Eingeweide eines Katers auf den Bauch zu bringen. Bei Augenentzündung empfiehlt sich das Auflegen von Mist eines weißen Hahnes mit etwas Honig und Essig, bei Fallsucht Zichoriensirup mit warmem Urin, bei Hartleibigkeit Mäusedreck in Wasser oder, wie ausdrücklich betont wird, weil es appetitlicher ist, als Stuhlzäpfchen, bei Stuhlzwang ein Pflaster aus gepulverten Käfern mit Bocksfett. Honig wird bei Krämpfen im Säuglingsalter als Pflaster auf die Brust gelegt, bei bösartigem Ohrtreiben ins Ohr gebracht, bei Verstopfung als Zäpfchen in den After eingeführt, bei Aphthen zu Mundspülungen verwandt und bei Würmern in die Aftergegend eingerieben, um sie so anzulocken.

Kranke Säuglinge werden gern über die Stillende behandelt, für deren Ernährung und Lebensweise bei Krankheit des Säuglings genaue Anweisungen gegeben werden, z.B. soll bei erschwerter Sprachentwicklung die Stillende fleißig ihre Zunge gebrauchen. Bei Katarrhen des Kindes soll sie Lakritzensaft und Zuckerkonfekt, bei Durchfällen Reis- und Linsensuppen, Käse und hartgekochte Eier genießen.

Es sei nicht so auffällig, daß die Säuglinge viel weinen; haben sie doch schon für die Schuld des Stammvaters Adam zu büßen.

In starker Bearbeitung wird Roelans Werk 1540 in Basel von dem Arzte Sebastian Ostericher aus Rufach im Elsaß herausgegeben. Es trägt jetzt den Titel: „De infantium sive puerorum morborum ac symptomatum dignitione tum curatione liber". Als Verfasser ist auf dem Titelblatt Sebastianus Austrius, nicht Roelans angegeben. Der Bearbeiter macht nach Sudhoff aus dem schwer gelehrten, etwas unbehilflichen, an seinen Quellen klebenden Werk ein lesbares, gebrauchsfertiges Buch. 1642 gibt Nicolai Fontanus das Werk des Seb. Austrius in Amsterdam mit einem Kommentar neu heraus, ohne Roelans zu nennen.

Im Jahre 1513 erscheint zu Straßburg das älteste gedruckte Hebammenlehrbuch: „Der Scwangern frawen und hebammen Rossgarten" von Eucharius Roesslin. Am Schluß werden Pflege, Ernährung und Krankheiten des Neugeborenen im Anschluß an die alten Ärzte, vor allem an Avicenna, besprochen. Das leicht verständliche Büchlein ist in mehr als 40 Auflagen bis 1730 erschienen und hat so dazu gedient, die alte Überlieferung fortzuführen.

Hierin heißt es z. B.:

„Und wann man dz kind will ynbinden / so soll man im syn glyder sennftiglich angriffen vnd tasten / yegliches glid erstrecken / fugen / vnd ordnen als es sein soll / vnd sölichs ynbinden soll dik (oft) geschehen. Man soll im sein augen offt vnd dick trücknen mit einem sennften sydin oder lynin tüch'lin. Man soll im auch senfftiglichen strichen vber die plaß ab / darumb das im das harnen dester ringer werd. Man sol im auch sein arm erstrecken vnd an sein seiten gegen den knülin hynab fügen. Man soll im hüblin vff sein haupt setzen / vnd es schlaffen legen im hauß an das end da es nit zu kalt ist. Man soll im ein clein finster machen vnd einer schatten / als das der sunnenglantz nit zu im schein."

Der „Stadtarzt zu Zürich" Jacob Rueff (Ruff) veröffentlicht 1554 „Ein schön lustig Trostbüchlein von den empfangnussen und geburten der menschen" als Hebammenlehrbuch. Die Ausgabe von 1580 enthält ein Bild, auf dem während einer Geburt zwei Sterndeuter die Gestirne beobachten. (Abb. 117, S. 653). Aus der gleichen Ausgabe stammt das nachstehende Gedicht, das an Soranos (S. 31) erinnert.

„Nun merk mit Fleiß, was ich dir sag'.
Das Kind soll baden alle Tag,
Mit lauem Wasser, und so bald
Nach dem Bad du es salben sollt
Mit Rosenöl, ist ihm gesund.
Du sollt ihm zur selben Stund
Seine Glieder streichen auf und ab
Wann es dieselben strecken mag.
Du magst sie ihm auch lenken fein,
Dieweil sie noch so linde sein,
Nach deim Gefallen, wie du willt
Damit sie werden wohlgebildt.
Desgleichen magst du auch dem Kind
Sein Ohren, dweil sie noch lind sind,
Die Nas', dazu das Häuptlein sein
Sänftiglichen formieren fein,
Mit deinen Händen auf das Best
Das Bäuchlein streich ihm auch zuletzt."

Zum ersten Male werden die Krankheiten der Neugeborenen aufgezählt: „Geschwer oder eyssen, Rur oder durchlauff, Verstopffung des stulgangs, das gegicht oder krampff, Grossen husten, ein kurtzen athem, Pleterlin uff der zungen, Schrunden des mundes, ein fluß der oren, ein hitzig aposten (Eiterung) des hirns, Augengeschwulst, Mißfarb der augen, unnatürlich böß hitz, Krankheit im leib, Geschwulst des leibs, zu vil niesung Pleterlin des leibs, Geschwulst zu den gemechten, Geschwulst des nabels, Mangel des schlaffs, der nesch oder der hesch oder schlicken (Singultus), Unwillen oder erbrechen, erschröcklich tröme, Neigung zum fallenden siechtag, ein rechender athem, Ußgang des affterdarms, Tenasmon, Würm im affterdarm, die sere der hut (Intertrigo), Überflüssig megery, Abfallen des Lybes, Lamkeit des Kindes, Zitterung der glider, der stein in der blasen, Schylen der augen".

In der Einleitung eines Nachdruckes bei Melchior Sachse (1546) heißt es:

„Got der Almechtig hat nicht umb sonst geordnet / und den Eltern die liebe zu jhren Kindern ein gegossen / unnd der massen gepflanzet, das sie umb deren willen in den leiblichen todt giengen / Dann wo solches nicht wer / würde die welt schwerlich gemehret und erhalten werden / die weyl es ye augenscheinlich ist / das die jungen Kindlein jhnen selbst wider (weder) helffen noch rathen / ja auch jhre gebrechen / schmertzen und kranckheyt nit anzeygen können / Unnd ist entlich kein andere kürtzweil wo kinder sein / dann eytel sorg / angst unnd not / ja wie groß auch die liebe zu den selbigen ist / so ist sie doch mit viel betrübnuß und unlust vermischet."

Eifrige Tätigkeit in der Wochenstube gleich nach der Geburt zeigt die Abb. 43 von dem Kölner Meister des Marienlebens (1463–1480). Nicht weniger als acht

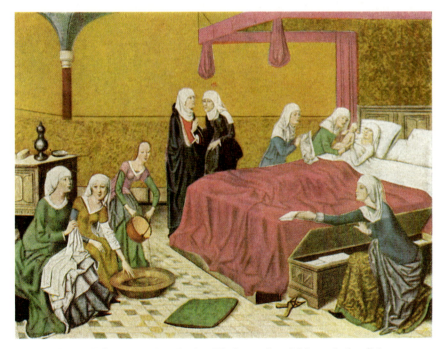

Abb. 43. Eifrige Tätigkeit in der Wochenstube gleich nach der Geburt.
Der Meister des „Marienlebens", zwischen 1465 und 1470

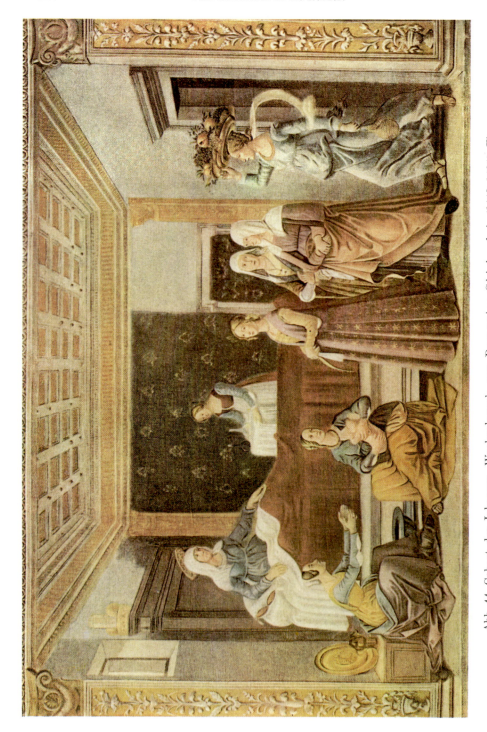

Abb. 44. Geburt des Johannes. Wochenbesuch. von Domenico Ghirlandajo (1449–1494). Florenz. Das Kind wird von der Amme gestillt

Kinderkrankheiten 111

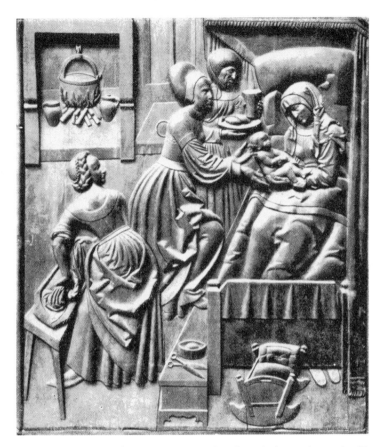

Abb. 45. Wochenstube. Die Geburt Mariens. Veit Stoß 1523. Anna nimmt das Neugeborene aus der Hand der Mutter entgegen, während die uralte Wehemutter Becher und Brot für die Wöchnerin bereithält. Ein Mädchen wäscht die Windeln. Auf der Bank liegt die Nabelschere. Die Wiege steht bereit

Frauen sind im Wochenzimmer mit der Sorge für Mutter und Kind beschäftigt. Sie legen die Wäsche bereit, gießen das Badewasser in eine Metallschüssel und prüfen die Wärme mit der Hand. Abbildung 44 stellt vornehmen Wochenbesuch dar. Von Veit Stoß (1523) stammt das entsprechende Bild einer Wochenstube (Abb. 45). – Die Nabelschere liegt auf der Bank.

Als eine Art Schwangerenfürsorge darf man die Worte des heiligen Bernardino von Siena (1380–1444) auffassen:

„Und ich sage euch, ihr Männer, schlagt nie eure Weiber, wenn sie mit einem Kinde schwanger gehen, denn darin läge große Gefahr. Ich sage nicht, ihr sollt sie überhaupt nicht schlagen, sondern: tut es zur richtigen Zeit... Ich kenne Männer, die mehr Rücksicht nehmen auf eine Henne, welche täglich ein frisches Ei legt, als auf ihre eigenen Weiber. Es mag geschehen, daß die Henne einen Topf oder Napf zerbricht, aber der Mann würde sie deswegen nicht schlagen, aus Furcht, das Ei zu verlieren, das ihre Frucht ist. Wie verrückt sind demnach jene, die nicht ein einziges Wort von ihrer eigenen Gattin ertragen, welche doch eine so kostbare Frucht bringt! Denn wenn sie nur ein Wort mehr spricht, als ihm richtig scheint, schon ergreift er einen Stock und beginnt, sie zu züchtigen; und die Henne, die den ganzen Tag ohne Unterlaß gackert, die ertragt ihr geduldig um ihres Eies willen." (Durant V, 577).

Eine Nürnberger Polizeiordnung von 1478 will die Schwangeren schützen:

„Item das auch ein yeder petler, er sey bürger oder gast, dem zu petteln vergonnt wirdet, und einen offenbaren erbermlichen schaden an seinem leibe oder glidern hat, davon die swangern frawen durch gesicht schaden empfahen mochten, denselben schaden verdecken und nit offenberlich noch sichtiglich tragen noch zaigen sol, bey der puss ein jar von der stat" (J. Baader).

Anfänge einer Schwangerenfürsorge finden sich bereits in den Weistümern, alten Rechtssätzen, die von Zeit zu Zeit der Genossenschaft gewiesen und vorgelesen wurden. Sie galten immer nur für einen örtlich eng begrenzten Rechtskreis (Fahr).

Die schwangere Frau darf sich Baumfrüchte abpflücken (Weistum von Virnheim 1562 nach Grimm 1, 463) und sich in einem Weingarten, in dem sie arbeitet, Trauben abschneiden (Baugeding zu Wolf, Mosel, 15. Jahrhundert nach Grimm 2, 817). Nach dem Rebenweistum von Twann Schwerz (1426) erhält sie für das Kind eine, und für sich selbst zwei Reben (Grimm 6, 333). Dem Weistum von Galgenscheid, Untermosel (1460) zufolge darf eine Schwangere, die „des wiltz gelustet", „eynen man oder knechte verschicken, des wiltz so viel griffen vnd fahen, das sie iren gelosten gebußen moge vngeeuerlichen" (Grimm 2, 454). Das Weistum von Zozenheim, Hunsrück (vor 1500) ordnet an, daß der Bäcker Schwangere, für die er den Teig knetet, ins Backhaus führt und ihnen einen Sessel mit Kissen hinstellt (Grimm 2, 160). In der Fronordnung des Amtes Krayenburg von 1522 heißt es: ... beide Teile sollen gänzliche versöhnt sein und bleiben. „So haben auch die von Boineburg bewilligt, daß einer jeden Kindbetterin auf ihr bittliches Ansuchen ein Eimer Bier vergünstigt werden soll" (Sauerbrei).

Nach dem Weistum von Herbizheim, Saar (1458) darf der Vater, der zu den Waffen gerufen ist, zu Hause aber eine Kindbetterin hat, nicht weiter ziehen, als daß er des nachts wieder heimkommen kann zu seiner Kindbetterin (Grimm 2, 23). In dem Rechte der sieben freien Hagen, Niedersachsen, wird gefragt, wie sich ein Ehemann zu verhalten hat, dessen Frau ins Kindbett kommt, während er im Herrendienst Mühlsteine fährt: Er soll auf die Botschaft hin die Pferde entspannen, sich nach Hause machen und seiner Frau etwas zugute tun, damit sie seinen jungen Erben desto besser aufbringen und säugen kann (Grimm 3, 311).

Zu Hottenbach hat der Gerichtsherr mit seinen Freunden, wenn er bei einem Bauern Herberge nimmt, Schwert und Sporen vor der Tür abzulegen, „daß er die fraw nit erschrecke" (Grimm 2, 132). Der zum Gericht geladene Bauer in Rodenbach darf auch seine Frau mitbringen. Hat die Frau ein Kind, das der Mutter nicht entbehren kann, so darf sie es mitbringen (Grimm 5, 626, § 4). Nach dem Alzeier Weistum (1589) kann die Frau von der Fronarbeit dreimal am Tage heimgehen, ihr Kind zu säugen (Grimm 1, 180).

Im Sachsenspiegel Eike von Repgows (um 1230) heißt es Buch 1 Art. 33: „Wird das Kind lebend geboren und hat die Frau vier männliche Zeugen, die das

Kind gehört, und zwei Weiber, die ihr bei den Kindesnöten geholfen haben, so behält das Kind des Vaters Erbe."¹ Abb. 46 aus der Heidelberger Handschrift zeigt die vier hörenden Zeugen. Sie deuten mit der einen Hand auf ihr Ohr. Nach v. Künssberg handelt es sich dabei um das älteste Bild einer Wiege überhaupt.

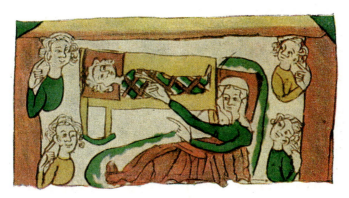

Abb. 46. Die lebendige Geburt eines Kindes wird durch vier Zeugen bewiesen. Sie deuten mit einer Hand auf ihr Ohr, mit der anderen auf das Kind. Ältestes Bild einer Wiege. Sachsenspiegel (um 1230)

Ähnlich gilt die lebendige Geburt für bewiesen, wenn das Kind „die vier Wände beschreit" (Rietberger Landrecht, 1697. Grimm 3, 104, 13), wenn es „die veer wände beschreyen kann" (Rimslohe, Westfalen, nach Grimm 3, 199, 5), wenn es den „firstbom gesehen mag" (Zürich 1480 nach Grimm 4, 276, 11a) oder wenn es sich handelte um „eyne dochter, die man mochte hören doer eyne eikene planke" (Recht des Hofes zu Loen, Westfalen, 1363, 1547 nach Grimm 3, 147, 12). Nach Brunner (angeführt nach R. Hübner) hängt der Nachweis des Kindergeschreis, das in den sächsischen, fränkischen und anglonormannischen Quellen verlangt wird, damit zusammen, daß das ältere Recht das Zeugnis von Männern verlangte, diese aber den Beweis des Lebens nur als Ohren-, nicht als Augenzeugen liefern konnten, da bei der Geburt selbst der Schicklichkeit wegen Männer nicht anwesend sein durften.

Ein Unglück besonderer Art ereignete sich 1513 zu Florenz, als der Papst Leo X. seine Heimat besuchte. Auf seinem Triumphzuge folgten ihm sieben Wagen mit berühmten Gestalten aus der römischen Geschichte; der letzte trug einen über und über vergoldeten Knaben, der das mit Leo heraufziehende goldene Zeitalter darstellte. Der Knabe starb kurz darauf an der Vergoldung (Durant V, 592).

---

¹ E. Schlieben bildet aus der Dresdner Handschrift des Sachsenspiegels eine „Hebamme mit Neugeborenem und Nabelschere" ab. Die „Nabelschere" ist länger als das Kind. An der entsprechenden Stelle der Handschrift wird aber nicht von der Geburt gesprochen, sondern darüber, daß eine Frau bei ihrer Scheidung das Recht auf ihr Leibgedinge behält. Das Wegtragen der Schere stellt das Erben des „Gerade" (des Gerätes) sinnbildlich dar.

J. Cataneus de Lucumarcino in Genua beschreibt 1516 die Übertragbarkeit des Morbus gallicus (Lues) während des Stillens von der Amme auf das Kind oder umgekehrt. Er warnt davor, Kindern Ammen zu geben, die mit dieser Krankheit behaftet sind, wenn sie nicht aufs beste geheilt sind. Wenn möglich, sollen sie überhaupt nicht stillen, denn die Krankheit neigt zu Rückfällen.

Aus der Zeit der Renaissance stammen zwei bemerkenswerte Krankengeschichten. Sie finden sich in der Lebensbeschreibung von Girolamo Cardano aus Mailand (1501–1576), Professor der Medizin (und erfolgreicher Mathematiker) in Pavia und Bologna, und werden hier gekürzt wiedergegeben.

1536 sah ich im Traum eine Schlange und hatte Angst, von ihr getötet zu werden. Kurz darauf wurde ich aufgefordert, ich möchte den siebenjährigen Sohn des Grafen Camillo Borromei besuchen. Der Knabe war nur leicht erkrankt; doch als ich ihm den Puls fühlte merkte ich, daß er immer nach dem vierten Schlag aussetzte. Ich fürchtete daher ein unbekanntes Übel und verordnete Diarob, vermischt mit Turbit. Ich hatte das Rezept schon aufgeschrieben, da fiel mir mein Traum ein. „Wer weiß", sagte ich mir, „vielleicht ist das Aussetzen des Pulses ein Zeichen des nahen Todes? Die mir so feindlich gesinnten Ärzte werden dann die Ursache des Todes in der starken Arznei sehen." Ich rief den Boten zurück und verschrieb ein anderes Rezept, ein Pulver aus Perlen, Einhornbein und Edelsteinen. Nach der Einnahme des Pulvers verschlechterte sich der Zustand des Kranken. Man rief noch drei hervorragende Ärzte hinzu. Obwohl zwei von ihnen mich haßten, lobten sie meine Verordnung und ließen die Arznei von neuem reichen. Am nächsten Tage starb das Kind. Der Vater wollte unter Geschrei auf mich losstürzen, alle Schuld am Tode des Kindes schob er mir zu. Solange er lebte, verfolgte er mich mit den schwersten Vorwürfen, so daß mich schließlich alles floh. Ich entging gerade noch dem Tode.

Im Sommer 1537 oder 1538 erkrankte der 9 oder 10 Monate alte Sohn des Sfondrati an Fieber und Krämpfen. Morgens um 7 Uhr standen wir drei Ärzte und der Vater des Kindes um den Kranken. Ich sagte: „Ihr seht, daß das Kind an Opisthotonus leidet." Bei diesem Wort sah mich der Oberarzt erstaunt und fragend an, ob ich ihn wohl mit einem dunklen Wort in die Enge treiben wollte. Doch Della Croce (der andere Arzt) sagte:„ Er meint eine Zusammenziehung der Muskeln nach hinten." „Gewiß", erwiderte ich, „dies will ich sofort beweisen." Ich richtete den Kranken auf; der Kopf hing stark nach hinten. Die Ärzte glaubten, dies geschähe nur aus Schwäche und infolge der Schwere des Kopfes. Doch nun forderte ich sie auf, ihn langsam in die richtige Lage zu bringen. Dies konnten sie auf keine Weise. Della Croce aber sagte unwillkürlich: „Weiß Gott, in der Diagnose kommt doch niemand Herrn Girolamo gleich." Ich ließ nun Waschungen anwenden und das Kind in ein mit Leinen- und Olivenöl befeuchtetes Linnen wickeln. Die Amme mußte sich jeder Fleischspeise enthalten, das Kind durfte nur Milch in geringer Menge, sonst keinerlei Speise oder Trank erhalten, es mußte in seiner Wiege an einem warmen Ort liegen, die Wiege, bis das Kind schlief, in ständiger, sanfter Bewegung gehalten werden. Als die Ärzte weggegangen waren, sagte der Vater zu mir: „Ich will dir dieses Kind an Sohnesstatt anvertrauen." Ich erwiderte: „Du sorgst schlecht für ihn, wenn du ihm einen armen Vater für einen reichen eintauschst." Nach vier Tagen war das Kind völlig gesund.

Wie wir noch heute erkennen können, hatte das Kind an einer Meningitis gelitten. Die Heilung erregte großes Aufsehen und bewirkte, daß Cardano in das Kollegium der Ärzte aufgenommen wurde – was ihm bis dahin stets verweigert war – und daß er ein öffentliches, besoldetes Lehramt an der Akademie erhielt.

Großes Aufsehen erregte das Wundermädchen aus Roed bei Speyer, das, 1529 geboren, im 10. Lebensjahr anfing, Nahrung, später auch Getränke zu verweigern. Im Jahre 1542 hörte König Ferdinand auf dem Reichstag in Speyer von dem Kinde, ließ es zu sich kommen und befahl eine genaue Beobachtung in der Herberge seines Leibarztes Geradus Bucoldianus, dem wir einen Bericht verdanken. Das Kind wurde außerdem in Flugblättern beschrieben und von dem Maler Hans Baldung gemalt. (Wiedergabe nach Diekmeier):

> Während der Beobachtung in der Herberge, der übrigens schon zwei Beobachtungen an anderer Stelle vorausgegangen waren, wurde das Kind von einem königlichen Kammerdiener überwacht, der es nicht verlassen durfte. Es wurde wiederholt zum Essen und Trinken angeregt, besonders auch mit Speisen, „dazu solche junge Leut von art lust haben", jedoch völlig umsonst. Versuchte es jedoch einmal, Wasser oder Wein zu sich zu nehmen, dann warf sie es „von stund an" wieder aus. Sie sei einfach nicht fähig gewesen, ein Tröpfchen herunter zu schlingen. Bis auf den zwölften Tag habe man auf das fleißigste nach dem Mädchen gesehen und am allerwenigsten Verlangen nach Essen und Trinken bemerkt. Es habe niemals etwas getrunken oder gegessen, weder Stuhl noch Harn gelassen, verhielt sich aber sonst in keiner Weise auffallend.

Bucoldianus möchte von denen schweigen, die das Mädchen für ein Teufelsgespenst, ihr Tun und Lassen für Zauberei oder Gottes Wunderwerk halten, er ist aber nicht imstande, eine befriedigende Erklärung zu finden.

Nach Diekmeier spricht nichts dafür, daß das Mädchen von seinen Eltern oder anderen Leuten zur Schaustellung ausgenutzt wurde. Er denkt an eine weibliche Pubertätsmagersucht.

Die erste Beschreibung der Windpocken (1526) stammt von Vidus Vidius (Guido Guidi), gestorben 1569, Arzt Franz I. in Paris, später Professor der Medizin in Pisa (S. 571).

Im Jahre 1544 veröffentlicht Georg Khufner junior in Ingolstadt die Schrift des M. Leonellus Faventinus de Victoriis (1450–1520) „de aegritudinibus Infantium Tractatus" und versieht sie mit einem längeren Anhang. Leonellus behandelt in 34 kurzen Abschnitten „Causa" und „Cura" der Kinderkrankheiten, wie Cammarella und Stengel hervorheben, im Anschluß an Avicenna.

In einer Vorrede nennt Khufner das Werk des Leonellus einfach göttlich und eines ewigen Gedächtnisses würdig. Wie er aber doch versichert, fließt es an zahllosen Irrtümern über, von denen er es durch eigene fleißige Arbeit gereinigt hat. Sein Anhang dürfte die erste Rezeptsammlung für das Kindesalter darstellen. Die Rezepte sind nach den Krankheiten geordnet.

Eine lateinische Ode auf Khufner junior ist dem Werke beigefügt. Darin heißt es: „Lies Khufner, er gibt dir dieses lobenswerte Büchlein. Er ist jünger an Jahren, an Kunst aber nicht geringer als sein Vater. Wenn er schon im Frühling solche Früchte hervorzubringen vermag, – wie großes, wie köstliches wird er uns erst im Herbste bescheren!"

Als der Vater der englischen Kinderheilkunde gilt Thomas Phaer, auch Phaire, Phayre usw. (1510? bis 1560). Dieser übersetzt 1545 aus dem Französischen das „Regimen sanitatis salerni" und gibt dem Werke „The boke of children" bei. Es ist die erste kinderärztliche Schrift eines Engländers und eines der ersten medizinischen Bücher, die in englischer Sprache gedruckt werden. Abgefaßt ist es in der gleichen Weise wie die genannten festländischen Schriften. Als Quellen dienen die alten Schriftsteller, besonders Razes. Der Hauptwert wird auf Vorbeugung und Behandlung gelegt. Die Angaben über Ammenwahl und Eigenschaften einer guten Frauenmilch entsprechen etwa denen von Soranos. Die Liste der

39 Kinderkrankheiten, die Phaer beschreibt, findet sich bei Roelans in ähnlicher Reihenfolge. Die Behandlung jeder Krankheit wird genau angegeben.

Auch von Phaer wird bei Krankheiten des Säuglings die Amme mitbehandelt. Pocken und Masern werden noch nicht voneinander unterschieden. Unter den vier Krankheitsursachen wird die Ansteckung durch kranke Menschen angeführt. Das Steinleiden muß zu dieser Zeit im Kindesalter häufig gewesen sein. Es gilt als eine äußerst gefährliche Krankheit, die nur im Beginn heilbar ist. Bei der Behandlung wird der Steinschnitt nicht erwähnt.

Die Eingeweidewürmer werden von allen bitteren Stoffen getötet; alle süßen Stoffe ernähren und füttern sie.

Anschaulich beschreibt Phaer das Zurückbringen eines herausgetretenen Leistenbruches. Über den Mastdarmvorfall (Falling of the Fundament) heißt es: „Oft geschieht es, daß der Darm, lateinisch Rectum Intestinum, aus dem Gesäß herausfällt und nicht ohne Schmerzen und Mühe hineinzubringen ist. Die Krankheit ist bei Kindern häufig infolge einer plötzlichen Erkältung oder eines langwierigen Durchfalles. Der Vorfall wird nach heißem Sitzbad wieder zurückgebracht."

Der berühmte französische Chirurg Ambroise Paré (1510–1590) hat sich in seinen umfangreichen Werken oft mit Kinderkrankheiten beschäftigt. Nachdem er 1552 die schon im Altertum bekannte Unterbindung von Blutgefäßen wieder eingeführt hatte, empfahl er die doppelte Unterbindung der Nabelschnur (2, 677). Das Neugeborene soll mit Rosen- oder Myrtenöl gereinigt und in warmem Wasser und Wein gebadet werden. Dann ist es auf Knochenbrüche, Mißbildungen und Muttermäler zu untersuchen. Ernährung der Ammen und die Lagerung des Kindes in der Wiege werden besprochen (2, 689). Das Licht soll von rechts einfallen, damit das Kind nicht schielt. Die Brustwarze wird durch ein bleiernes Saughütchen geschützt, das abgebildet wird. Paré benutzt bereits eine Milchpumpe (S. 440). Die Mehlsuppe soll länger kochen als die Milch, der sie zugesetzt wird. Die Ammen haben vier Mittel, die Kinder zu beruhigen: Sie bieten ihnen die Brust an, wiegen sie, singen oder wechseln die Wäsche. Es empfiehlt sich gelegentlich, die Kinder schreien zu lassen, damit sich Brust und Lungen erweitern (2, 691). Je früher die Zähne erscheinen, desto eher werden die Kinder abgesetzt. Zum Entwöhnen werden Bitterstoffe wie Aloe auf die Brust gestrichen. Kinder, die zu lange an der Brust bleiben, werden verweichlicht, schlaff und kränklich (2, 694). Schweres Zahnen wird mit Aufschneiden des Zahnfleisches behandelt (s. S. 449). Fleisch ist erst nach Durchbruch der Zähne zu geben.

Im Kindesalter ist die Steinkrankheit häufiger als später (2, 461).

Eine Krankengeschichte beschreibt die Übertragung der Lues:

> Eine vornehme, ehrenhafte Mutter bat ihren Gatten, ihr Kind selbst nähren zu dürfen. Er erlaubte es ihr, wenn sie sich dabei von einer Amme helfen ließe. Die Amme aber litt an Lues. So wurde die Krankheit übertragen von ihr auf das Kind, von dem Kind auf die Mutter, von der Mutter auf ihren Mann, von dem Manne auf zwei andre Kinder, die er versorgte und bei sich schlafen ließ. Als die Mutter merkte, daß ihr Kind nicht mehr zunahm, sondern ständig schrie, fragte sie Paré um Rat. Die Krankheit war leicht zu erkennen, da das

Kind mit Knoten und Pusteln und die Brüste der Amme mit Geschwüren bedeckt waren. Die Mutter litt gleichfalls an Geschwüren auf der Brust und an Knoten auf dem Körper; ähnlich verhielten sich der Vater und die beiden anderen Kinder. Der Säugling starb, alle andern wurden geheilt (2, 529).

Da in den Schriften dieser Zeit immer wieder die gleichen alten Quellen benutzt werden, finden sich auch fast stets die gleichen Kinderkrankheiten, höchstens in veränderter Reihenfolge. So bringt die Schrift des Jacobus Trunconius „De custodienda Puerorum sanitate", Florenz 1549, die sich hauptsächlich auf Hippokrates und Galen beruft, nichts wesentlich Neues.

1552 beschreibt J.Ph.Ingrassias oder Ingrassia, Professor der Medizin in Neapel, zum ersten Male in erkennbarer Weise den Scharlach unter der damals üblichen Bezeichnung Rossania oder Rossalia (S. 595). Er wiederholt die Beschreibung der Windpocken, der „Cristalli" (S. 571).

Felix Würtz (1518–1574 oder 76) aus Basel läßt 1563 seine Practica der Wundartzney erscheinen, ein Werk, das sich großes Ansehen erwirbt, ein Jahrhundert lang immer wieder neu aufgelegt und ins Englische und Französische übersetzt wird. Dem Chirurgischen Werke ist ein kurzes „Kinderbüchlein" beigegeben: „Von der newgeborenen vnnd jungen vnmündigen Kinderen brästen / vnnd mängeln / wie auch Fähleren / vnnd Mißbräuchen so von vngeschickten Hebammen vnd Kindtsmägdten begangen werden / vnnd deren komblichen Artzneyen vnnd heylungen". Das Buch wendet sich an die Wundärzte, Heb- und Säugammen zugleich und bringt daher in schlichter eindringlicher Sprache unter Verzicht auf alle Gelehrsamkeit die Kinderpflege, besonders die Lagerung, das Wickeln und die Kleidung (ohne die Ernährung) und einige Kinderkrankheiten. Im Vordergrunde stehen orthopädische Maßnahmen, die hier zum ersten Male näher beschrieben werden.

Im Jahre 1577 erscheint in Brescia die Schrift des Omnibonus Ferrarius: De arte medica infantum libri quator. Sie enthält einige Abbildungen: eine Mutter, die sich mit einem Gerät ihre Milch absaugt (Abb. 99), und einen Laufstall mit Rädern. Das 1.Buch bespricht die Stillende, das 2. die Ernährung des Säuglings, das 3. und 4. die Kinderkrankheiten. Als Quellen dienen besonders Hippokrates, Galenos, Avicenna. Jede angeführte Stelle wird genau belegt. Der Verfasser hält sich im Rahmen der üblichen Darstellungen, weiß aber oft etwas aus eigener Erfahrung beizusteuern.

S. 50. Über die Art, das Kind zu pflegen: Nach dem Bad und der Mahlzeit gebe sich das Kind dem Schlafe hin an. Sein Schlafzimmer sei nicht hell, lieber dunkel, nicht kalt oder feucht, sondern mäßig warm ohne Rauch, ohne Gestank, ohne giftige Tiere, die das Kind verletzen könnten. Wenn nämlich im Sommer die Amme sorglos ist und das Kind allein und schutzlos im Schatten des Gartens schlafen läßt, dann kann es geschehen, daß ihm Schlangen in den Mund kriechen, seinen Körper anfressen oder es sogar töten.

An solchen Stellen entstehen nämlich oft Spinnen oder Skorpione; sie fallen über das schlafende Kind her und stechen es mit giftigem Stachel. Dies geschah im Jahre unsres Heils 1570 auf veronesischem Boden, wie Baldavia berichtet hat: einem schlafenden Säugling, dem einzigen Sohn des Dominicus Franziskus

Anzolellus kroch ein ziemlich langer Skorpion in den Mund und stach ihn in die Kehle. Das Kind erwachte, schrie vor Schmerz und würgte nach vieler Mühe den Skorpion hinaus, starb aber zum großen Schmerz seiner Eltern.

Alexander Landus, ein vornehmer Veroneser Arzt, hochberühmt durch die Kunst der Medizin, jede Wissenschaft überhaupt und seine Freundlichkeit, erzählte mir, er habe einen Säugling gesehen, in dessen Magen, während er auf einer Wiese schlief, zwei Eidechsen gekrochen waren, so daß er epileptisch wurde. Man brachte ihn zum Tempel des heiligen Vitalis und von dort, da man die Ursache nicht erkannte, zu ihm, damit ihm ärztliche Hilfe zuteil wurde. In seiner Gegenwart habe er zur größten Verwunderung aller zwei Eidechsen erbrochen; danach sei er wieder gesund geworden.

II, 29. Mit dem Zeichen des allerheiligsten Kreuzes wird das Kind davor geschützt, daß es nicht von einer üblen Nachteule verhext wird. 30. Verbreitet ist der alte Glaube, daß alte Hexen, die auch Eulen genannt werden, das Blut der Kinder saugen, um sich zu verjüngen. 32. Um das Kind zu schützen, darf es tags und nachts nicht ohne Aufsicht bleiben. 35. Nachts darf das Kind niemals im Bette seiner Amme schlafen, damit es nicht von ihr erdrückt wird. 41. Im 2. Lebensjahr beginnen die Kinder vernünftig zu handeln, zu sprechen und umherzulaufen. 44. Über alles liebt der Säugling genaue Ordnung. 71. Im Dunkeln ängstigen sich die Kinder. 86. Vor 6 Jahren sollen die Kinder nicht dem Lehrer zur Erziehung übergeben werden.

III. 2. Der Puls des Säuglings ist sehr rasch. 48/49. Um den Hals des Säuglings gehängt, verhütet ein Smaragd, heilt eine Päonienwurzel die Epilepsie. 91. Wird dem saugenden Kinde eine rote Koralle um den Hals gehängt und bis zum Magen hinabgelassen, so verhindert sie das Erbrechen der Milch.

Hieronymus Mercuriale oder Mercurialis (1530–1606) aus Forli in der Romagna, Professor in Padua, Bologna und Pisa gibt 1583 in Venedig eine Schrift heraus: „De morbis puerorum tractatus". Sie wird 1584 in Basel wiedergedruckt und 1605 unter dem Titel „Von den Schwachheiten und Gebrechen der jungen Kinder" von P. Uffenbach (Frankfurt a. M.) in deutscher Übersetzung herausgegeben. Lange Zeit ist dies Buch das einzige umfangreiche Werk über Kinderkrankheiten. In der Einteilung des Stoffes hält es sich an die bewährte Überlieferung. Als Quellen dienen die griechisch-römischen und arabischen Ärzte, während neuere Namen nicht genannt werden. Die Darstellung ist ungemein breit, so daß in dem umfangreichen Werke verhältnismäßig nur wenige Krankheiten behandelt werden. Ausführlich wird begründet, warum sich ein Arzt auch der kranken Kinder anzunehmen habe. Von den beschriebenen Krankheiten seien erwähnt die Sprachstörungen, die hier zum ersten Male gründlich behandelt werden, die Enuresis, der Blasenstein, der im Notfalle durch Eingriff zu entfernen ist, der Singultus und die Würmer, denen allein das ganze dritte und letzte Buch gewidmet ist. Um die Würmer nach unten zu treiben, soll der Kranke saure, bittere und ölige Nahrung essen. Gleichzeitig werden süße Klistiere gemacht, um die Würmer nach unten zu locken.

Nacheinander werden bei jeder Krankheit Ursachen, Kennzeichen und Behandlung besprochen. Bei Krankheiten des Säuglings wird die Amme mit behandelt.

Als Krankheitsursache gilt auch, daß „die Kinder von den Unholden werden verderbet". Gemeint sind Hexen, „welche des Nachts herumbschweyffen und die Kinder durch ihre zauberiche Segen und anderen teuflischen Künste dermaßen zurichten, das sie nit zunehmen können". Bei der Epilepsie wird im Anschluß an eine Bibelstelle (Matth. Kap. 17) die Anschauung vertreten, daß das Kind von einem Teufel besessen sei.

Wie E. Ebstein hervorgehoben hat, wird von Mercurialis zum ersten Male die Schädelperkussion beschrieben, und zwar zur Diagnose des Hydrozephalus. Die wichtigste Stelle lautet in der deutschen Übersetzung:

„Denn die blästige Geschwulsten haben zwey unterschiedliche Zeichen: Als wenn mann mit den Händen ein wenig auff die Geschwulst klopfft, so gibt es einen Thon gleich einer Trommen."

Im Jahre 1584 veröffentlicht der Rechtsgelehrte, Redner, Dichter und Geschichtsschreiber Scévole de Sainte Marthe (1536–1623) das lateinische Lehrgedicht „Pédotrophia seu de Puerorum Nutritione Libri III": Keusche Musen! Ihr seid zwar Jungfrauen geblieben, und doch bitte ich euch: helft mit, die Ernährung der Neugeborenen zu lehren. Ein Philosoph hat den Müttern befohlen, ihre Kinder selbst zu nähren. Dies fordert die Natur. Sobald das Neugeborene schreit und so um Hilfe ruft, da regt sich die Milch in den Brüsten, um dem Kinde sein Leben zu erhalten. Bleibt sie zurück, so gärt sie und bewirkt starken Schmerz. Hört ihr die ungestillten Kinder schreien? Selbst die Bärin und die Tigerin erfüllen ihre natürlichen Pflichten und säugen ihre Jungen. Wollt ihr grausamer sein als die wilden Tiere?

Schnürt euch nicht in der Schwangerschaft. Hört auf mit dem Tanzen, der einzigen Anstrengung aller Frauen in jedem Alter. Besonders das Springen dabei kann eine Fehlgeburt herbeiführen. Die Schwangere sei mäßig beim Essen. Schädlich wird ihr rohe und gesalzene Nahrung; nützlich werden ihr zarte Nahrung wie Taube und Turteltaube, junge Kräuter und Baumfrüchte.

Nach der Geburt wird das Kind gebadet. Die alten Deutschen tauchten ihre Neugeborenen in das eisige Wasser des Rheines, um sie abzuhärten (S. 81). Heute sind sie besser unterrichtet und tun es nicht mehr.

Vielleicht seid ihr hart und bequem und gebt euer Kind einer Amme ins Haus. Wenigstens solltet ihr vorher das Haus und die umgebende Luft prüfen.

Wie oft das Kind anzulegen ist, läßt sich nicht sagen, aber die Natur weiß es, folgt ihr. Verweigert dem Kind nicht die Brust, sobald es schreit. Wenn mit 8 Monaten die ersten Zähne erscheinen, muß es festere Nahrung erhalten: Fleischbrühe, Suppe, Milch mit Mehl, Brot, Mandelöl, Butter, zerkleinertes Fleisch. Entwöhnt wird mit 2 Jahren. Dabei streicht man Bitterstoffe auf die Brust. Bei gutem Wetter ist das Kind an die Luft zu tragen. Mag es sich an dem Winde erfreuen.

Am Ende des 2. Buches ruft Sainte Marthe wieder die Musen an: Schon nennt Frankreich mich – kaum wag ich's zu sagen – einen Dichter. Möchte mich die Nachwelt mit diesem unsterblichen Namen in die kommenden Jahrhunderte eingehen lassen! Wie günstig, wenn mich die Musen empfehlen!

Das 3. Buch beschreibt – in lateinischen Hexametern – als Kinderkrankheiten: Nabelentzündung, angewachsenes Zungenbändchen (wird durchschnitten), Froschgeschwulst, Entzündung des Zahnfleisches und des Schlundes, Gaumengeschwüre, schweres Zahnen, Verstopfung, Durchfall, Würmer, Erbrechen, Husten, Träume, Schlaflosigkeit, Vorfall des Mastdarms, Milchschorf, Pocken und Masern (das schlimmste, größte und gefährlichste Übel, das Kinder befallen kann) und Krämpfe (Malcaduc).

Der Fürstl. Würtenbergische Hofmedicus O. Gaebelkhovern empfiehlt in seinem Artzneybuch 1610, den Säugling in folgender Weise zu baden:

„Man solls deß tags nur einmal baden / ja die Knaeblin nach der Kindbeth nur vber den andern oder dritten tag / sie bekomen sonst schwache Glieder / wan man sie offt badet. Vnd wann mans badet / soll man allweg milch in das Bad gießen / daß sich dz Wasser ein wenig darvon entfaerbe / sonderlich im Winter / so werden sie nicht rauch am Leib / daß ihnen die haut nicht abgehet von dem rauhen Winterwasser. Wann mans allerdings außgebadet hat / so soll man ein gantz newgelegt Ey/Dotter und Klar / wol zerklopffen / un so viel Wein daran gießen, daß es duen werde / vnd dz Kind mit eim roten Scarlachin Bletz / darinnen genetzt / wol vnd sauber fegen am gantzen Leib vnd Kopff / so werden sie fein sauber vnd nicht fratt / darnach wasch es im Bad wider ab. Vnd die Zungen vnd mund / vnd Hals / soll man ihn auch mit den obgeschriebenen Wein / vnd geklopfftem Ey waschen / daß man nur ein Stuecklin von einer saubern nassen Windel im Bad darinn netzt / vnd den Mund wol mit wasche."

Die Säuglinge sollen nicht zu früh aufgesetzt werden:

„So lang man kan / soll man sie ligen lassen / vnd vor eim halben Jahr nicht auffrichten / daß man sie auffrecht trueg auff dem Arm / sondern auff dem Kuessen mag mans also auff dem Arm hin vnd wider tragen / vnd je ein halbe Stund / oder so lang es schweigt / lassen auff dem Baeuchlin ligen / daß ihm der Ruck ruhe. Doch daß man ihm das Koepfflin wol frey lege / damit es moege Athem haben" (nach Püschel).

Der Tiroler Hippolyt Guarinonius aus Trient (1571–1654), Stiftsarzt zu Hall, läßt 1610 in Ingolstadt den ersten Teil eines umfangreichen Werkes erscheinen: „Die Greuel der Verwüstung menschlichen Geschlechts". Dieser erste Teil enthält 1350 große Seiten, der zweite Teil liegt nur handschriftlich vor.

Der Verfasser behandelt eingehend und weitschweifig die vielen Schäden, denen die Menschheit ausgesetzt ist, und macht Vorschläge zu ihrer Bekämpfung. Er tadelt die Kinderehe (S. 366), das Prügeln in der Schule (S. 318), die Gabe von Wein an Kinder (S. 473) und kommt oft auf die Erziehung zu sprechen:

„Wilt du kennen den Burgersmann,
So sih du nur sein Jugend an."

„Der weichen Eltern vielmehr als der gestrengen, sonderlich die Mutter, von welchen ich hie nichts sage, weil sie meistens töricht und nicht bei Sinnen, auch ihm nicht kaum hoch besorgt werden, weiln die Männer, so die verständigeren hierinnen sein sollten, oft weicher als die Weiber sein, die ihre ungezogenen Kinder nicht allein mit Worten und Werken liebkosen, küssen und lecken, sondern auch in Werken jenen alles gestatten, sie selbst nicht ziehen, noch leiden wollen, daß sie von andern gezogen werden."

Guarinonius gibt ein Beispiel dafür, daß Kinder vor Freuden sterben: Eine Mutter, die ihr Kind abgestillt hat, läßt es sich am 3. oder 4. Tage von der Pflegeamme bringen, in der Meinung, das Kind werde das Saugen nun vergessen haben. Als „das Kind die Mutter ersahe, hupfete es vor großer Freuden auf, dermassen stark, daß es gleich erbleichte und zugeen tot war".

1612 erscheint in englischer Übersetzung das Buch des französischen Geburtshelfers J. Guillimeau (geb. 1550): Die Ernährung der Kinder. Der Inhalt entspricht im wesentlichen der überlieferten Lehre. Die Mutter soll ihr Kind selbst stillen. „Es gibt keinen Unterschied zwischen einer Frau, die sich weigert, ihr Kind zu stillen, und einer, die ihr Kind tötet, sobald sie es empfangen hat." Ammen sind abzulehnen, weil das Kind vertauscht werden könnte, weil die natürliche Liebe zwischen Mutter und Kind verschwindet und weil schlechte Neigungen, aber auch etwa die französischen Pocken, auf das Kind übergehen könnten. Zu der Empfehlung, den Säugling nach dem Schlaf abgekochtes Wasser trinken zu lassen, macht der englische Übersetzer eine Anmerkung: Dies bezieht sich nur auf Frankreich, wo sie kein Ale oder Bier haben.

Die erste Beschreibung des Thymustodes stammt von Felix Platter oder Plater (1536–1614), Professor der Medizin in Basel. Sie findet sich in seinen „Observationum in hominis affectibus plerisque ... libri tres", die 1614 in Basel erschienen sind:

„Erstickung durch eine verborgene innere Struma in der Gegend des Juguluns. Der Sohn von Marcus Peresius, 5 Monate alt, wohlgenährt, starb plötzlich ohne vorausgehende Krankheit unter Stridor und Atemstörung. Da der Vater schon zwei Kinder an der gleichen Krankheit verloren hatte und die Ursache wissen wollte, öffneten wir auf seine Bitte die Brust. Wir fanden die Drüse in der Gegend des Juguluns als einen großen, vorspringenden Tumor von dem Gewicht einer Unze, der spongiös, fleischig und gefäßreich an den größten, an der Kehle aufsteigenden Gefäßen hing. Diese waren mit einer fleischartigen Masse und mit Blut gefüllt und ergossen sich in die Struma, die so stark vergrößert war, daß sie die Blutgefäße an dieser Stelle zusammendrückte. Wir schlossen daraus, daß das Kind erstickt war."

Platter erwähnt zum ersten Male den endemischen Kretinismus:

„Stultitia originalis. Es gibt auch einige Narren, die außer ihrer angeborenen Dummheit von der Natur durch mannigfache Gebrechen gekennzeichnet sind; dergleichen trifft man überall, besonders aber findet man sie häufiger in bestimmten Gegenden. So habe ich in einem Dorfe von Wallis, Bremis mit Namen, sehr viele an der Straße sitzen sehen, von denen einige zu mir nach Sitten geschickt wurden, ob ich ihnen vielleicht etwas helfen könnte."

Der Spanier Luiz de Mercado, lat. Mercatus, Leibarzt Philipps des II. und des III., Professor der Universität Valladolid (1520–1606), hat umfangreiche lateinische Schriften hinterlassen, die 1615 in Frankfurt erschienen sind. Sie enthalten eine längere lateinische Abhandlung über Kinderkrankheiten, gewidmet der sehr glücklichen und sehr heiligen Jungfrau Maria, der Mutter Gottes und unser aller Fürbitterin.

In der üblichen Weise ist das alte Schrifttum seit Hippokrates verarbeitet. Das erste Buch ist der Ammenwahl, dem Stillen und den Stillschwierigkeiten sowie der Pflege des Kindes gewidmet, während das zweite ausführlich 23 Kinderkrankheiten bespricht und mit den, wie üblich, gemeinsam behandelten Variolae und Morbilli schließt. Einige Kinderkrankheiten, die sich sonst in jedem entsprechenden Werke dieser Zeit finden, wie Singultus und nächtliches Aufschreien, fehlen in diesem spanischen Buche. Zahnung und Würmer bilden, der Überlieferung gemäß, wichtige Krankheitsursachen.

Hervorgehoben sei hier der Abschnitt über die „Contabescentia" (Atrophie) der Kinder. Sie wird u. a. auf ungeeignete Nahrung, angeborenen Wärmemangel und Verstopfung der Nahrungswege zurückgeführt. Eine große Rolle spielt dabei außerdem das Verhexen, wie ausführlich geschildert wird.

„Man zweifelte, auf welchem Wege die Hexen und üblen Weiber ihr Werk ausführen, doch wird dies eine für sicher gehalten, daß es Hexen gibt und daß dies durch viele Autoritäten und Zeichen bewiesen wird. Das heilige Amt der Inquisition bestraft sie ernst und gerecht mit Hinrichtungen nach einer sehr ausreichenden Untersuchung der Rechtslage und ihrer Verbrechen. Übrigens steht nicht sicher fest, wie Hexen und üble, gefährliche Menschen die genannten Übeltaten ausführen und die Krankheiten in unsere Körper hineinbringen, da es verschiedene Möglichkeiten zu schaden gibt. Sicher erscheint nur, daß es oft durch einen Pakt mit den Dämonen geschieht."

J. V. van Helmont (1578–1644) aus Brüssel ist als Erfinder des Wortes „Gas" in die Geschichte eingegangen, während er mit seinen Anschauungen über den „Archaeus", die Lebenskraft, nicht durchgedrungen ist. In seinen Werken findet sich eine kurze Abhandlung „Infantis Nutritio ad vitam longam" – die Säuglingsernährung, die einem langen Leben dienlich ist. Van Helmont ist, im Gegensatz zu allen andern, eigentlich ein Gegner der Ernährung mit Milch, worunter bei ihm in diesem Zusammenhang die Muttermilch zu verstehen ist. Gewiß, als gewöhnliches Nahrungsmittel genügt sie zum Leben; sie dient aber nicht dazu, ein langes Leben zu gewährleisten. Dafür enthält sie zu viele Schädlichkeiten. Schlechte Milch bewirkt oft Erbrechen, Würmer, Bauchschmerzen, Fieber, Durchfälle, Diarrhöe, Epilepsie und Krämpfe; frisch getrunken ist sie ein Symbol des Käsigen, Stinkenden und Fauligen. Diese Schäden sind fast unvermeidbar. Üble Krankheiten, wie Lues, Lepra, Pest und Fieber saugt sich das Kind aus den Ammen. Auch sittliche Schäden werden auf diese Weise übermittelt. Van Helmont beobachtete angeblich, wie eine diebische, habgierige und jähzornige Amme ihre Fehler auf die Kinder übertrug. So werden in die Familien mit der Ammenmilch Stumpfsinn, Zorn, Schwachsinn und viele andere Gemütsleiden hineingetragen. Schließlich wirkt Ammenmilch schädlich, wenn die Amme heimlich geschwängert ist. Gemütsbewegungen verderben die Milch. Man setze daher die Seinen nicht freiwillig ungeahnten und gewissen Gefahren aus. Während van Helmont die Ernährung mit Milch ablehnt, empfiehlt er eine Nahrung aus Brot, Dünnbier und Honig oder Zucker (S. 473). Ein Knabe, der auf diese Weise genährt wurde, übertraf seine drei Brüder bei weitem an Stärke, Gesundheit, Gestalt und Geist.

In seinen „Opuscula medica" (1627) bringt Franciscus Ranchinus (1565–1641), medizinischer Konsiliarius, Kanzler und kgl. Professor der Universität Montpellier, eine größere Abhandlung über die Kinderkrankheiten. Er sagt darin nichts Neues, sondern hält sich streng an die Überlieferung von Hippokrates bis Mercurialis, ohne eigene Erfahrungen zu verwerten.

„Wir halten es für unbesonnen, von den Ratschlägen und Erfahrungen der Größeren abzusehen; denn daß diese der Nachwelt etwas aufgebunden hätten, ist nicht zu glauben."

So handelt es sich bei Ranchinus eigentlich mehr um eine schriftstellerische als um eine medizinische Leistung. Das nachstehende Beispiel möge dies zeigen:

„Die Zeichen der Variola und der Masern sind entweder diagnostisch oder prognostisch. Die diagnostischen sind entweder vorhergehende, die den kommenden Ausbruch voraussagen, oder anzeigende, die den Ausbruch während oder nach der Entwicklung bezeugen. Die vorausgehenden sind verschiedener Art, teils äußerlich, teils innerlich." Es folgen 14 vorhergehende Zeichen.

Die sonst üblichen Ratschläge über die Ernährung des Kindes fehlen. An anderer Stelle aber, nämlich S. 501 seines Buches, finden sich Angaben, ob dem Menschen Pflanzen- oder Fleischkost zuträglicher ist. Ranchinus stellt mit Hilfe der Bibel fest, daß sich Adam und Eva im Paradiese von Pflanzenkost nährten, daß aber Gott den Menschen nach der Sintflut auch Fleischkost erlaubte und man später reine und unreine Tiere unterschied. Nachdem Ranchinus dann noch die Meinungen der Pythagoräer und anderer besprochen hat, schließt er, daß Pflanzenkost und – mit Auswahl – auch Fleischkost empfehlenswert sind.

Eine kurze Anweisung für den jungen Studenten über die Behandlung der Kinderkrankheiten schreibt J. St. Strobelberger, Arzt in Karlsbad, unter dem Titel: ,,Brevissima Manuductio ad curandas pueriles Affectus", 2. Aufl., Leipzig 1629. Die Schrift führt nur wenige alte Quellen an und hält sich ziemlich frei von dem Aberglauben der Zeit. Zur Verdeutlichung werden gelegentlich deutsche Worte gebraucht.

Der Abschnitt über die Macilentia, Phthisis und Atrophia Puerorum lautet wie folgt:
,,Für die Darre, Abnehmen der jungen Kinder.

Die Krankheit, die man gewöhnlich die Darre, das Abnehmen, nennt, ist nichts anderes als ein gewisser Verbrauch des Körpers, wodurch die Körpermasse unnatürlich abnimmt und mager wird. Diese Erscheinung kommt entweder symptomatisch zustande oder folgt auf Würmer, Durchfall, Fieber oder andere Krankheiten des Kindesalters, oder sie entsteht in anderer Weise durch Nahrungsmangel oder verdorbene Nahrung oder sie ist angeboren. Für die Behandlung dieser Krankheit sind verschiedene Mittel erdacht, von denen die wichtigsten hier folgen. Man bade das Kind in Ziegenmilch oder reibe seine Glieder oft mit Kuhmilch. Man koche drei Schafsköpfe in Dünnbier ab und wasche das Kind häufiger mit der Brühe. Aus den Blättern von Epheu, der auf der Eiche wächst, wird ein wäßriger Auszug gemacht; hiervon werden täglich 3 Eßlöffel voll gegeben. Dieselben Blätter werden getrocknet und pulverisiert und in der Menge eines Scrupels täglich mit dem Brei oder mit Veilchensyrup gegeben. Mit diesem Mittel wurde ein vornehmes Kind, das durch täglichen Husten abgemagert war, wiederhergestellt. Ihm wurde gleichzeitig die ganze Brustgegend mit Hühnerfett sorgsam eingerieben..."

Der Abschnitt über die Kinderepilepsie beginnt: ,,Für diese ernste und kaum jemals heilbare Krankheit sind unzählige Heilmittel erdacht. Die meisten, die ich kenne, haben vielen geholfen, anderen aber wegen der Stärke der Krankheit wenig genützt. Im Kindesalter findet sich die Krankheit besonders während der Zahnung, bei Variola und ähnlichen Erkrankungen, die das Übel oft begleiten. Am besten hilft die (von Alters her viel benutzte) Päonienwurzel."

Im ganzen verrät Strobelberger einen guten klinischen Blick, der nicht durch die Rücksicht auf die alten Ärzte beengt wird.

Während der Stürme des 30jährigen Krieges erscheint 1632 zu Wittenberg die schon durch ihren Umfang Achtung gebietende lateinische ,,Practica medicina" von Daniel Sennert aus Breslau (1572–1637). Der Verfasser steht auf dem Boden der Säftelehre und richtet sich auch in der Behandlung nach ihr. Im wesentlichen faßt er die überlieferte Lehre in zeitgemäßer Überarbeitung zusammen, weiß aber auch aus eigener Erfahrung einiges beizusteuern. Berühmt sind die Beschreibung des Kaiserschnittes an der Lebenden durch einen Wittenberger Chirurgen und die erste klare Schilderung einer Scharlachepidemie in Wittenberg (S. 556).

Sennert erklärt die Frauenmilch für die bei weitem beste Säuglingsnahrung. Eine Amme soll gesund und von gutem Körperbau sein, im Alter von 20–30 Jahren stehen, ein ruhiges Gemüt besitzen und möglichst nicht Erstgebärende sein; nach der Geburt sollen nicht mehr als zehn Monate verstrichen sein. Die Brüste sollen mittelgroß, gut geformt und nicht schlaff sein oder hängen und elegante Warzen haben, die das Kind gut zum Saugen ergreifen kann. Die Ernährung der Amme wird genau vorgeschrieben. Während der Stillzeit darf sie nicht geschlechtlich verkehren, da hierdurch die Milch verdorben wird. Muttermilch ist der Ammenmilch bei weitem vorzuziehen. Die Zeichen guter und schlechter Frauenmilch werden genau beschrieben. Das Neugeborene wird sorgfältig auf Mißbildungen untersucht. Vor dem Anlegen wird etwas Honig oder Saft süßer Mandeln gegeben, um das Kind durch Abführen vor Epilepsie zu bewahren. Es soll in einer Wiege liegen. Das Licht soll von vorn einfallen, damit das Schielen vermieden wird. Es muß bewacht werden, damit nicht Skorpione, Schlangen oder Eidechsen in den Mund schlüpfen und Verletzungen oder Erstickungen herbeiführen. Ersticken kann es auch, wenn es im Bette der Mutter oder Amme schläft. Nach dem Bade muß es so gewickelt werden, daß Hände und Füße nicht frei beweglich sind und die zerbrechlichen Knochen nicht verdreht werden. Nach 4 Monaten dürfen Hände und Arme befreit werden; der Leib ist über ein Jahr zu wickeln. Die Brüste sollen abwechselnd gereicht werden, so oft das Kind danach verlangt. Vor dem Durchbruch der Zähne darf keine feste Nahrung gegeben werden; dann werden Brot, gekochtes Gemüse und Fleisch gereicht, nachdem diese Nahrung vorgekaut ist. Zu entwöhnen ist im 12.–15. Monat, oft noch später. Frühjahr und Herbst sind hierfür besser geeignet als Sommer und Winter. Am leichtesten gelingt es, wenn sich Mütter und Ammen aus dem Gesichtskreis des Kindes entfernen. Wein soll Kindern nicht gereicht werden, wohl aber Bier.

An Kinderkrankheiten werden näher beschrieben:

Fieber, Variola und Morbillen, Milchschorf („der Ansprung"), Tinea (Sahafati), Phthiriasis (Verlausung), Hydrozephalus, Siriasis, Pavor im Schlafe, Schlaflosigkeit, Epilepsie und Krämpfe, Strabismus, Ohrenkrankheiten, Aphthen, Bläschen des Zahnfleisches und Entzündung der Tonsillen, Zahnen, angewachsenes Zungenbändchen und Ranula, Katarrh, Husten und erschwerte Atmung, Singultus, Erbrechen, Bauchschmerzen, „Hertzgespan", Durchfall, Verstopfung, Würmer, Hernien, Nabelbruch, Nabelentzündung, Blasenstein, Harnretention, Harninkontinenz, Intertrigo, Schwund (Macies) und Verhexung.

Der Milchschorf führt zur Gesundheit, da die Natur die schlechten Säfte nach außen treibt; tritt der Milchschorf zurück, so verfallen die Kinder in Fieber oder andere Krankheiten. Die Stillende soll dabei eine bestimmte Kost genießen und z. B. salzige und scharfe Nahrung vermeiden. Mit Scaliger verspottet Sennert die Ansicht, die Flöhe seien um des Menschen willen erschaffen, damit sie das schädliche Blut saugen, oder die Wanzen, damit sie uns des Nachts aus beschwerlichem Schlafe zum Gebet erwecken.

Die Epilepsie entsteht durch verdorbene Milch, Würmer, bevorstehende Pocken, Masern oder andere Fieber, Zahnung oder Erschrecken. Fehlen alle diese Ursachen, so ist das Übel auf eine primäre Hirnerkrankung zurückzuführen.

Die Abzehrung (Macies) kommt zustande durch schlechte Milch – dann gedeihen die Kinder nicht nach Ammenwechsel – durch Würmer, „Mitesser" und schließlich durch Verhexung (fascinatio). Verzaubert wird man nach alter Volksmeinung durch den bösen Blick nicht nur der Feinde, sondern auch der Freunde und Verwandten, weiter durch Hauch, Berührung und Worte. Sennert selbst lehnt zwar den bösen Blick als Krankheitsursache ab; immerhin könne die Konstitution neidischer Wahrsagerinnen oder alter Weiber so fehlerhaft sein, daß üble Miasmata aus dem Körper, besonders aus den Augen, heraustreten und den Kindern schaden. Wegen ihrer Zartheit erkranken Kinder auf diese Art leichter als Erwachsene. Sie werden durch solche Ausflüsse leichter geschädigt, wenn sie von den Körpern berührt werden; denn wie auf diese Weise Skabies, Skorbut, Lues, Lepra und andere Krankheiten übertragen werden, so können auch durch Berührung solcher schlecht disponierter Körper Miasmata oder Inquinamenta (Verunreinigungen) mitgeteilt werden. Ein lächerlicher Aberglaube ist es freilich, daß einem Kinde eine Stimme, womöglich gar ein Lob, schaden könne. Verruchte und verbrecherische Menschen gehen einen Pakt mit dem Teufel ein, um denen zu schaden, die sie beneiden oder denen sie zürnen.

Der Verdacht, daß das Kind verhext sei, kann sich erst erheben, wenn sich keine andere äußere oder innere Ursache des Schadens nachweisen läßt und kein Heilmittel hilft. Dann ist zu fragen, welche Frauen das Kind berührt oder mit ihm gesprochen haben. Ist die Abzehrung dadurch entstanden, daß das Kind verhext ist, so gibt es nicht leicht entgegengesetzt wirkende Heilmittel. Die meisten dürften auf Aberglauben beruhen. Immerhin könnten gewissen Pflanzen, z. B. dem „Beruffkraut", oder Edelsteinen solche Kräfte innewohnen, daß sie den verborgenen Verunreinigungen widerstehen, die aus den Körpern der Übeltäter entweichen. Da aber alle diese verborgenen Eigenschaften unbekannt sind, ist es schwer, darüber etwas Gewisses zu sagen. Noch ausführlicher bespricht Sennert an anderer Stelle, im 9. Teile des 6. Buches, das Hexenwesen, den Bund mit dem Teufel, die durch Verzauberung entstehenden Krankheiten, ihre Heilung mit Hilfe Gottes, aber keinesfalls durch Anrufung des Teufels.

Guillaume de Baillou oder Gulielmus Ballonius (1538–1616) hat in seinen nachgelassenen Werken (veröffentlicht 1640) zum ersten Male den Keuchhusten beschrieben, der im Sommer 1578 in Paris als Seuche auftrat (S. 575).

Es entspricht den Anschauungen der Zeit, daß der Dekan der Pariser Medizinischen Fakultät in einem Vorwort ausdrücklich bescheinigt, der ganze Inhalt entspreche den wahren und legitimen Lehren des Hippokrates und Galen, die übrigens gerade den Keuchhusten nicht gekannt haben.

Nach G. Mitchell werden die „ricketts" (Rachitis) 1634 in einer „Bill of mortality" der Stadt London erwähnt; die Krankheit verursachte in diesem Jahre 14 Todesfälle. Wie Mitchell weiter berichtet, führt John Aubrey die Bezeichnung „Ricketts" auf einen Dr. Ricketts zurück, der als praktischer Arzt in Newberry tätig war und 1620 so gute Erfolge in der Behandlung erzielte, daß man die bis dahin namenlose Krankheit nach ihm benannte.

Die erste Beschreibung der Rachitis stammt von Daniel Whistler (1619–1684) aus Walthamstow in Essex. Dieser veröffentlicht 1645 in Leyden eine Doktorarbeit „De Morbo puerili Anglorum, quem patrio idiomate indigenae vocant ‚The Rickets'". Es sei hervorgehoben, daß schon in dem Titel dieser Veröffentlichung die Bezeichnung „englische Krankheit" enthalten ist. Als Krankheitszeichen werden u. a. erwähnt:

Das Hypochondrium wird durch eine übermäßige Vergrößerung des Abdomens entfaltet.
Die Epiphysen an den Gelenken sind massiv und im Verhältnis zum Alter übergroß. An Umfang stehen sie in keinem Verhältnis zu der Größe der anderen Körperteile, besonders der Arme und Füße.
Knotige Schwellungen wachsen an den Knorpelknochengrenzen der Brust.
Das ganze Knochensystem ist biegsam wie Wachs, so daß die schlaffen und tonuslosen Beine kaum das Gewicht des Körpers tragen, die Tibien vielmehr dem Drucke nachgeben und sich verbiegen; aus dem gleichen Grunde verkrümmen sich die Oberschenkel; durch die Verbiegung der Wirbelsäule ragt der Rücken in der Lendengegend wie ein Buckel hervor. Die Kinder sind daher zu schwach zum Sitzen und erst recht zum Stehen, wenn die Krankheit fortschreitet.
Der Schädel ist vergrößert; manchmal besteht ein Hydrozephalus.
Haut, Fleisch, Bänder usw. sind unnatürlich schlaff und weich.
Die Zähne kommen zu spät, mit erheblichen Störungen und werden oft schlecht.
Andere Begleiterscheinungen sind Engigkeit der Brust, Vorspringen und Asymmetrie des Brustbeins. Manchmal ist das Sternum besonders in der Gegend des Schwertfortsatzes bis zu den knöchernen Rippenenden eingezogen.
Die Atmung wird zuletzt erschwert gefunden.
Ein geringes Fieber ist oft mit dieser Krankheit verbunden; es ist irregulär, von keinem beständigen Typ und mit gelegentlichen Erhebungen der Temperatur verbunden.
Gewöhnlich sind die Kinder aufgeweckt und frühreif, so daß abergläubische Eltern sich ungünstige Meinungen über ihre Lebensdauer bilden. Die Kinder haben nur wenig Gefallen am Spaß, sondern sind über ihre Jahre ernst.
Hat sich ein Hydrozephalus gebildet, so sind die Kinder stumpf, weil das Gehirn durch das viele Wasser oder Phlegma gedrückt wird. Sie sind wenig leidenschaftlich oder streitsüchtig, ruheliebend und bewegungsarm.

Diese Beschreibung enthält bereits die wichtigsten klinischen Zeichen der Rachitis. Nach Whistler wurde die Krankheit bereits seit 20 Jahren in seiner Heimat beobachtet.

In englischer Sprache werden die „Ricketts" zum ersten Male von dem Kaplan Thomas Fuller in Exeter 1647 erwähnt (Poynter, Püschel).

Ohne Erwähnung von Vorgängern beschreibt Arnoldus Bootius (1606–1650) aus Gorkum in Holland 1649 in London diese Krankheit als „Tabes pectorea". Die englischen Namen seien Doubling of the joints, Tent oder the Rickets. Zuerst stelle sich eine Entfaltung des rechten Hypochondriums infolge Lebervergrößerung und Deformität der Brust ein, verbunden mit Knoten in den Rippen. Der Kopf vergrößert sich erst später. Erwähnt werden weiter Schlaffheit und Abzehrung der Glieder, Unfähigkeit zu stehen und Verbiegung der Wirbelsäule. Bei der Sektion eines jeden Kindes, das an dieser Krankheit starb, hat Bootius die Leber vergrößert gefunden. Die Krankheit sei in England und Irland häufig, auch in Paris habe er mehrere Kinder getroffen, die daran litten.

Trotz der genannten Vorgänger gilt als das wichtigste Werk, das je über die Rachitis geschrieben wurde, die Arbeit von Francis Glisson (1597–1677): „De Rachitide sive morbo puerili qui vulgo the Rickets dicitur Tractatus", Londoni 1650, verfaßt mit Unterstützung der beiden Mitglieder des Londoner Collegium Medicorum G. Bates und A. Regemorter. Glisson nennt das neue Krankheitsbild „Rachitis", weil diese Bezeichnung an den in England bereits dafür gebräuchlichen Namen „the rickets" anklingt und weil nach seiner Auffassung gerade die Wirbelsäule, ῥάχις, häufig dabei erkrankt. Die neue Krankheit sei zuerst vor 30 Jahren in den westlichen Grafschaften Dorset und Sommerset aufgetaucht und habe sich dann über die südlichen und westlichen Teile Englands ausgebreitet, während sie im Norden seltener beobachtet wurde. Whistler und Bootius werden nicht erwähnt.

Eingehend beschreibt Glisson die Verbildung des Brustkorbes, der dadurch einem Schiffskiel oder einer Hühnerbrust ähnlich werde, weiter die Verdickungen an den Rippen und Gelenken, die Verspätung des Zahndurchbruchs, den dicken Bauch, der die Atmung behindert, sowie die Debilität, Schwäche und Enervation aller Teile, die der Bewegung dienen. Erkranken die Kinder, wenn sie bereits laufen können, so werden sie auf ihren Beinen immer schwächer und vermögen sich schließlich nicht mehr aufrecht zu halten. Sie wollen auch nicht mehr aufrecht sitzen, sondern werden bewegungsarm. Sie lachen nicht mehr so fröhlich und schreien nicht mehr so kräftig wie in gesunden Tagen. Angeborene Rachitis ist äußerst selten.

Glisson hält das Leiden für eine konstitutionelle Dyskrasie; ihm liege eine ἀλογοτροφία partium, eine ungleiche und unverhältnismäßige Ernährung zugrunde. Das Wesen des Leidens bestehe in herabgesetztem Tonus der Rückenmarksnerven und der von ihnen versorgten Körperteile. Ansteckend sei die Krankheit nicht. Schädlich wirke feuchte und kalte Luft und Überernährung mit bestimmten Nahrungsmitteln. Höchst selten würden Kinder gleich nach der Geburt oder vor dem ersten Lebenshalbjahr befallen. Erst vom 9. Monat an beginne die Krankheit häufiger zu werden und ergreife dann die Kinder bis zu $1^1/_2$ Jahren.

Zur Behandlung werden Skarifikationen der Ohrmuscheln, Anlegen einer Fontanelle zwischen 2. und 3. Halswirbel und Hunderte der verschiedensten Arzneimittel empfohlen.

Der Hauptwert des Werkes liegt in der gründlichen Beschreibung der wichtigsten rachitischen Krankheitszeichen (mit Ausnahme der Kraniotabes), während die breiten, theoretischen Erörterungen, die damals gebräuchlich waren, heute schwerverständlich sind.

In seiner Schrift „De Morbis Puerorum", die 1659 in Rotterdam erschien, geht J. Primerose, Arzt in Hull, näher auf die Rachitis ein. Er hat zuerst 1628 in Southampton von den „Ricketts" gehört und sie im gleichen Jahre in Yorkshire beobachtet, wo der Name noch unbekannt war. Er beschreibt diese Krankheit, indem er sich auf Hippokrates und Galen bezieht. Wer über diese Krankheit mehr wissen wolle, der solle das Buch der drei Londoner (namentlich nicht angeführten) Ärzte über die Rachitis lesen.

Primerose bringt im übrigen in seiner Schrift eine ziemlich ausführliche Darstellung der Kinderkrankheiten. Er beginnt mit der Pflege und Ernährung des jungen Säuglings und führt dann die Kinderkrankheiten einzeln auf, wobei die Behandlung näher beschrieben wird.

Die Abzehrung (Macies) entsteht oft durch einen Fehler der Milch. Die Säuglinge schwinden bei einer Amme dahin, während sie bei einer anderen fett werden. Oft sind Würmer daran schuld, die die Nahrung an sich reißen, oder eine Verstopfung der inneren Organe usw. Viele glauben, daß die Kinder verhext sind. Wegen ihrer Zartheit könnten die Kinder leichter durch Anblick, Worte oder Berührung geschädigt werden. Wenn aber ein ekler Hauch aus dem Munde oder den Augen eines ungesunden Weibes heraustritt und dem Kinde schadet, so kann dies nicht Verhexung genannt werden. Man muß vielmehr glauben, daß es durch die Hilfe des Teufels geschieht, aber nicht durch eine den Hexen eigentümliche Kraft... Vielgelobte Mittel gegen das Verhexen sind abergläubisch oder falsch. Wird davon irgendein Erfolg erhofft, so ist ein geheimer Pakt mit dem Teufel vorhanden.

Eigentlich neue Gedanken sind bei Primerose, der sich noch überwiegend auf die griechischen und arabischen Ärzte stützt, nicht zu finden.

Robert Pemell (?–1653) schreibt 1653 das zweite englische Buch über Kinderkrankheiten (nach Phaer); er führt die meisten Krankheitserscheinungen auf Ernährungsfehler zurück. Stomatitis, Würmer, Husten, Rheuma, enge Brust, Bauchkoliken und Durchfall beruhen auf verdorbener Milch oder auf einem Übermaß von Milch, das den Magen drückt. Erbrechen ist nicht gefährlich, sondern das Zeichen eines starken und kräftigen Säuglings. Das Heilmittel ist einfach: Laß das Kind nicht so oft und nicht so lange saugen.

„La Callipédie", eine Anweisung, schöne Kinder zu erhalten, 1655 erschienen, stammt von dem Arzte, Philosophen und Abbé Claude Quillet (1602–1661). Das Lehrgedicht in schwungvollen lateinischen Versen entnimmt seine Beispiele gerne der griechischen Götterwelt, spielt aber auch auf Ludwig XIV. an:

Zwischen den Eltern darf kein beträchtlicher Altersunterschied bestehen, sie sollen keine Kinder mehr sein und sich guter Gesundheit erfreuen. Für die Eheschließung sollen Verdienste, nicht Reichtum maßgebend sein. Wesentlich ist es, die Stunde der Zeugung nach der Stellung der Gestirne zu wählen (S. 650). Aber selbst wenn jemand aus gutem Blute stammt und unter günstigen Gestirnen gezeugt ist, kann er entarten. Törichte Väter geben ihren Kindern Ammen, die sie nicht kennen. Einer ausschweifenden Amme entströmt (mit der Milch) ein ungesunder Saft. Die Milch aber nährt auch die Seele und vermag ihr schlechte Neigungen einzuflößen. Väter, gebt daher euren Kindern keusche Ammen von guten Sitten. Auch die weitere Erziehung ist wichtig. Sobald das Kind sprechen kann, soll es lernen, den Schöpfer zu loben.

Sire Thomas Browne (1605–1682), berühmt als Arzt und Schriftsteller, Verfasser der „Religio medici", wird 1664 als Sachverständiger in einem Gerichtsverfahren gegen 2 Frauen vernommen, die Kinder verhext haben sollen. Die Hauptbeweise stammen von Eltern, Verwandten und Nachbarn der Kinder, die an Zukkungen, Lähmungen, Blindheit und Erbrechen von Nadeln und Nägeln leiden. Die Beschuldigungen sind so schwach, daß einer der Advokaten sie für ungenügend erklärt, um die Angeklagten zu überführen.

Browne hat in seiner „Religio" die Ansicht vertreten, wer an dem Dasein der Hexen zweifle, sei ein Atheist. So behauptet er denn auch vor Gericht entschieden, daß die Kinder verhext seien; in Dänemark habe man kürzlich viele Hexen entdeckt, die in genau gleicher Weise die Menschen schädigten, indem sie krumme Nadeln und Nägel in sie hineinbrächten. In solchen Fällen wirke der Teufel in natürlicher Weise auf die Körper der Männer und Frauen, indem er die überflüssigen

Säfte des Körpers zu sehr aufrühre und errege. Dabei suche er die Menschen in ungewöhnlicher Weise mit solchen Störungen heim, denen ihre Körper besonders ausgesetzt seien: so sei es bei diesen Kindern geschehen; denn er sei überzeugt, daß ihre Ohnmachtsanfälle natürlich seien und nichts anderes als die sogenannte „Mutter" (meist eine Bezeichnung der Epilepsie), aber verstärkt durch die List des Teufels, der bei der Bosheit der sogenannten Hexen mitwirke und auf deren Anstiften die Übeltaten ausführe.

Die beiden Frauen wurden vom Gericht schuldig gesprochen und eine Woche später gehängt (Lloyd).

Im Jahre 1904 sollte Sire Thomas Browne ein Denkmal erhalten. Da schlägt C. Norman vor, der Bildhauer möchte doch als Stützen des Denkmals die beiden unschuldigen armen Weiber verwenden.

Eine Beschreibung des Kretinismus stammt von Wolfgang Hoefer (1614–1681) aus Freising in Oberbayern. Er findet 1657 die Verbindung von Schwachsinn mit Kropf als endemische Krankheit in den Alpen und erörtert den Zusammenhang mit der Luft, dem Wasser, der Ernährung und der Erziehung.

1658 erscheinen in Paris die lateinischen medico-mechanischen Geschichten aus der ärztlichen Tätigkeit des Leibarztes Ludwigs XIV. Pierre Borel (1620–1689). Borel hat als erster die Brauchbarkeit des Mikroskopes in der Medizin erkannt und die Embryo-Bildung im Hühnerei untersucht.

In seinen medico-physischen Geschichten zeigt er sich von einer anderen Seite. Er berichtet darin über merkwürdige Krankheitsfälle meist bei Erwachsenen, doch finden sich darunter auch einige Kinder.

II, 35: Ein armes Mädchen erkrankt an einer sehr starken Hämoptoe. Ihr Körper bedeckt sich mit unzähligen purpurfarbigen oder schwärzlichen Flecken von der Größe eines Denars. Wider Erwarten wird das Kind gesund. Andere, die an der gleichen Krankheit leiden, aber weniger Flecke aufweisen, und nicht an Hämoptoe erkranken, werden schwerer geheilt. Dem Krankheitsbilde liegt wohl die Werlhofsche Krankheit (Erstbeschreibung 1735, s. S. 621) zugrunde.

I, 97: Zur Behebung der Schmerzen bei erschwerter Zahnung empfiehlt Borel, das Zahnfleisch mit einem Messer aufzuschneiden. Sobald das Blut fließt, schwinden Schwellung und Schmerzen.

Das Buch Borels verspricht in seinem Titel nicht nur viel Nützliches, sondern auch Seltenes, Staunenswertes und Unerhörtes zu bringen. Dies Versprechen wird erfüllt.

I, 23: Ein Knabe, der von Schmerzen gequält wurde, entleert schließlich aus dem After eine Schlange von der Dicke des kleinsten Fingers und der Länge von 10 Daumen. Sie war dem Kinde im Schlafe in den After gekrochen, um zu saugen, oder im Körper entstanden. Der Apotheker hat sie in einem Glase mit Königswasser seiner Sammlung von Merkwürdigkeiten einverleibt.

II, 22: Ein Mädchen, das an starkem Durst litt, hat schließlich unter heftigsten wehenartigen Schmerzen einen Blasenstein von der Größe eines Gänseeies entleert.

1660 veröffentlicht Philipp Grüting, Gräffl. Hoff-, und Stadt-Medicus in Stolberg am Hartze, einen „Tractat Von Kinderkrankheiten / und allerhand beschwerlichen Zufällen / woher sie kommen / was daraus zu urtheilen / und wie solche curiret werden können": Alles selbst durch eigene Erfahrung observirt und jedermänniglich zu Nutz in Druck gegeben (Nordhausen).

Das 104 Seiten starke Heft ist an sich allgemeinverständlich, verwendet aber viele lateinische Worte oder Sätze, auch Rezepte, die nur für den Gebrauch der Ärzte bestimmt sein können. Es verzichtet auf das sonst übliche gelehrte Beiwerk, nennt keine Quellen, ist aber von der Überlieferung abhängig, ohne etwas Wesentliches hinzuzufügen. Einige Beispiele mögen dies zeigen:

„Von Bocken und Masern der jungen Kinder. Bocken und Masern seind einerley Kranckheiten / und wenn dieselben kommen von der phlegmatischen Feuchtigkeit oder Melancholey werden die Bocken darauß / wenn sie aber von der cholerischen Feuchtigkeit ihren Ursprung nehmen / werden sie Masern oder Morbilli genannt."

„Von Läusen und Nissen der jungen Kinder. Es ist kein Glied an Kindern / das mehrer Wartung bedürfftig / als das Haupt / denn das muß gebürstet / gewaschen / gestriegelt und gereiniget werden. Denn da bekömpt das Haupt balde eine Grind / balde bekömpt es Läuse und Nisse / so gemeiniglich alles von bösen Dünsten und böser Feuchtigkeit herrühret.

Diesem nun zu begegnen / wil nöthig seyn / daß das Kind / auch wol die Mutter oder Amme purgieret werde / wie offt gedacht worden." (Es folgen weitere Maßnahmen.)

Um das Jahr 1594 veröffentlicht Johann Colerus eine umfangreiche „Oeconomia ruralis et domestica", ein Hausbuch für Hausväter und -mütter. Die mir vorliegende verbesserte und vermehrte Neuausgabe stammt aus dem Jahre 1665. Sie enthält auch ein „Artzneybuch", im letzten Teil finden sich neben der Geburtshilfe „viel andere Stück vor Mutter und Kinder nutzlich zu gebrauchen / auch wie man die Kinder biß in das 7. Jahr wol und nützliche erziehen kan und soll."

Die Erstbeschreibung der Masern siehe Seite 558. Wohl zum ersten Male beschreibt Colerus das Wegbleiben:

„Das ist nichts anders denn ein Muthwille / vnd eine böse Gewonheit / wenn sich die Kinder also auß dem Athem schreyen / daß sie nicht wider zu sich selber kommen können: Manchs bleibt auch gar weg vnd stirbet also / das ist ein grewlich schädlich / vnd den Eltern gar ein erschröcklich Ding / darauff sie große achtung geben / vnd jhnen solches abgewehnen müssen. Etliche schlagen sie auffs Maul / etliche steupen sie / etliche lauffen mit jhnen auß der Stuben / ins Hauß / oder in die Lufft / vnd revociren sie also wider / daß sie wieder Athem holen."

Kinder sollen nicht zu früh gehen lernen: „In den ersten zarten Jahren sind sie nicht zum Gehen zu gewehnen / vil weniger in der Gangelwagen zu setzen / daß sie sich darinnen selber können fortschieben / sintemal / weil ihnen die Knochen noch weich sind / als ein Wachs / sie leichtlich lahm werden / oder krumme Schenckel bekommen können."

Über den Intertrigo heißt es: „Zwischen den Beinen bey dem Gemächte werden die Kinder offt von jhren scharpffen Harn / vnd sonsten fratt / Alsdann nimb Holtz oder Wurmpulver / auß den alten Bäumen oder wurmstichigen Höltzern / strewe es darein."

Ein kurzer Abschnitt gibt Ratschläge „Wider die Elben vnd Elbischen: Die Elben seyn große teufflische vnsichtbare Bremen / die den Kühen auff den Hörnern sitzen / den gantzen Frühling vnd Sommer durch / weil man sie außtreibet. Wenn nun die kleinen Kinder den Kühen entgegen getragen werden / so fallen sie die Kinder an / vnd plagen sie / daß sie gar verdorren vnd abnehmen / etliche sterben auch dran / da nimb güldenen Widerthon / zwischen zweyen Frawentagen gesamblet / nehe es in rothen Zindel / hängs dem Kinde an den Halß. Dienet nächst GOtt wider alle Zauberey / sie sey auch wie sie wolle. Nota bene."

„Das Weynen wird auff vielerley Weise gestillet mit der Brust oder Zitze / mit der Wiegen / vnd sonderlich mit reinem Leinwad... Man soll aber die Kinder von dem Weinen nit gar zu stark abhalten / sintemal es jhnen gesund ist / daß sie bisweilen weinen / denn die Brust vnd die Lungen werden dadurch fein weit vnd gereiniget; Item das Gehirn / die Augen / Nasen vnd Mund / werden dadurch gesäubert."

„So die Kinder sechs Jahre erlangt haben / so soll man sie einem Schul- oder Lehrmeister befehlen / der sie etwas lehre. Doch sollen sie nicht darob verbunden seyn / sondern jhr Kurtzweil darzwischen haben."

Franciscus Sylvius de le Boë aus Hanau (1614–1672), ein berühmter Professor der Anatomie in Leyden, dessen Namen der Aquaeductus Sylvii und die Fossa Sylvii tragen, ist der Begründer der iatrochemischen Schule, die fast alle Krankheiten darauf zurückführt, daß dem Blute Acrimonia (Schärfen) – alkalische oder besonders hyperazide Säfte – beigemischt sind. In seinem Tractatus „De morbis infantum" (1674) erklärt er auch die Kinderkrankheiten in dieser Weise. Er beschreibt in seinem Werke 1. Icterus, 2. Bauchschmerzen, 3. Grüne, sauer riechende Stühle, 4. Aufstoßen, Singultus, Nausea, Kardialgie, Erbrechen, besonders von geronnener Milch, 5. Aphthen, 6. Epileptische Anfälle, 7. Erschwerte Zahnung, 8. Tinea (eine Krankheit des behaarten Kopfes) und Scabies, 9. Variola und Morbillen, 10. Würmer.

So werden immer wieder in den Schriften dieser Zeit die gleichen Kinderkrankheiten angeführt. Meines Wissens zum ersten Male erwähnt Sylvius, dessen eigene Erfahrung unverkennbar ist, den Icterus der Neugeborenen und die grünen, sauer riechenden Stühle des Säuglings.

Michael Ettmüller (1644–1683) wurde in Leipzig geboren. Nachdem er Medizin studiert hatte, machte er eine Studienreise durch Italien, Frankreich, England und die Niederlande. Im Jahre 1676 habilitierte er sich in seiner Heimatstadt für Medizin, wurde dort 1681 Professor der Botanik, kurz darauf a.o. Professor für Chirurgie, starb aber schon mit 39 Jahren und hat wohl deshalb nicht viel veröffentlicht. Nach seinem Tode hat sein Sohn die Hinterlassenschaften zu den gewaltigen „Opera omnia" (3300 Seiten in Großformat) vereinigt (1708, 1736). Sie sind lateinisch, enthalten aber oft deutsche Worte und Sätze. Der Doctor der Philosophie und Medizin überblickt noch die gesamte Medizin mit Nebenfächern wie Zoologie und, zu einem besonderen Lehrbuch vereinigt, Chemie und Pharmakologie.

Gesondert beschreibt er die Krankheiten der Männer und der Frauen. Den Krankheiten der Kinder hat er zwei Schriften gewidmet: Das „Valetudinarium infantile" von 1675 (4, 583) und „De morbis infantum" (3, 593).

Die Pflege und Ernährung der Neugeborenen wird in der üblichen Weise dargestellt. Die Gelbsucht der Neugeborenen entsteht am 4. Lebenstage durch Verhalten des Meconiums. Die Ernährung mit Kolostrum sollte nicht verboten werden, weil es als Abführmittel wertvoll ist. Die Aufzählung der Kinderkrankheiten entspricht den Vorgängern.

Eine höchst seltene Erkrankung bewirkt „der Nabelwurm, der Geitzwurm".

„Die Kinder werden trotz der besten Amme und guten Saugens mager, sie ‚sind blaulicht', unruhig und leiden an Bauchschmerzen. Bei Verdacht auf einen solchen Wurm wird auf den Nabel vor dem Zubettgehen ein Stück Wurst befestigt. Am nächsten Morgen hat der Wurm etwas davon gefressen. Dies muß mehrmals wiederholt werden, damit man sich von seiner Gegenwart überzeugt. Dann wird dem Nabel eine Walnußschale aufgelegt, die mit gepulvertem Glas, Harz und Honig gefüllt ist. Der Wurm wird durch den Honig angelockt und stirbt an der Mahlzeit von Harz und gepulvertem Glas".

Eine andere Stelle handelt vom Fascinum „Wenn die Kinder beschryen sind":

Viele Moderne leiten die Kraft solcher Verzauberung aus der Kraft der Einbildung ab, schon allein der Anblick vermöge zu schaden. Andere bestreiten dies und schreiben alles der

Zauberei zu. Hierüber zu sprechen ist nicht am Platze. Es genügt, Zauberei anzunehmen, wenn keine genügende Ursache vorliegt oder wenn die Kinder an Abzehrung leiden und zugleich hoffnungslos schwachsinnig sind. Um die Bezauberung zu beheben, gibt es sehr viele abergläubische, aber auch einige natürliche Heilmittel.

Ein bekanntes Übel ist der Pavor nocturnus, „wenn sie in der Nacht so auffahren". Die Krankheit ist ungefährlich, kann aber Vorbóte der Epilepsie sein.

Deutlich versucht Ettmüller die neuesten Entdeckungen zu benutzen. Das zusammengesetzte Mikroskop ist von dem Holländer Zacharias Janssen um 1590 angegeben worden. Antony von Leeuwenhoeck in Delft (1632–1723) hat es verbessert und mit ihm 1675 die Aufgußtierchen (Infusionstierchen) entdeckt.

Im gleichen Jahr erscheint Ettmüllers Schrift „De Crinonibus et Sironibus Infantum" (S. 583). So wird er der erste, der mikroskopische Befunde an Kindern veröffentlicht. Auf der beigegebenen Abbildung 113 S. 582 sind zwei in der Haut lebende Tiere vergrößert wiedergegeben. Es ist heute gerade noch möglich zu erkennen, daß es sich bei den Sironen um Krätzmilben handelt. Lebendige Mitesser aber hat es trotz der eindrucksvollen Abbildung Ettmüllers niemals gegeben.

Ettmüller gehört zu den ersten, die intravenöse Einspritzungen und Bluttransfusionen ausgeführt haben (S. 626).

Johannes Muralt (1697) gab in Basel ein Kinder- und Hebammenbüchlein heraus, dessen zweiter Teil „sonderlich nach der Manier des Michael Ettmüller" verfaßt war. Nachstehend folgen einige Stellen:

Über die „Glückshaube" (S. 640) heißt es: „Man ist so thorecht und abergläubisch / daß man diß Fäll aufftrocknet und als eine Rärität auffbehalt / als wanns Kindern Glück im Leben bringe / welche Possen die Hebammen nicht glauben sollten"

„Krancke Kinder oder Weiber / die in Kinderblatern oder Mutter-kranckheiten Corallen am Halss tragen / haben mit solchen den corporalen Contakt und Berührung der Ausdünstungen eine Gemeinschafft / so / dass nach dieser Krancken besserem oder schlechterem Zustand / auch die Corallen hoch oder schlecht an der Farb scheinen"

„Was sind die Ursachen der Würmer bey den Kindern? Altes Korn / daraus man Speise bereitet / hat in sich verborgen den Saamen des Ungezieffers / welcher durch den warmen Ort lebendig gemachet wird...".

In mustergültiger Weise hat Thomas Sydenham (1624–1689) eine Reihe wichtiger Krankheitsbilder dargestellt. Für die Kinderheilkunde hervorzuheben ist seine Erstbeschreibung der Chorea minor (1686):

Die Chorea St. Viti ist eine Art Krampf, der besonders Knaben und Mädchen vom zehnten Lebensjahr bis zur Pubertät befällt. Zuerst verrät sie sich durch Hinken oder Unruhe eines Beines, das der Kranke wie ein Alberner nach sich zieht. Später wird sie an der Hand der gleichen Seite wahrgenommen, die der Kranke, nachdem er sie auf die Brust oder einen anderen Körperteil gelegt hat, nicht einen Augenblick unbewegt halten kann. Sie wird vielmehr durch eine Art Krampf von einer Stellung zur anderen bewegt. Bevor der Kranke eine Tasse zu den Lippen zu erheben vermag, führt er viele Gestikulationen aus und dreht die Tasse hin und her, bis sie schließlich, sich den Lippen zufällig nähernd, die Flüssigkeit plötzlich in den Mund ergießt. Nun trinkt der Kranke gierig, gleich als ob er durch seine Mühe den Zuschauer belustigen wollte.

Während man seit Razes (S. 78) unter den Morbillen bisher eine Abart der Pocken verstanden hatte, beschreibt Sydenham unter dieser alten Bezeichnung die Masern (S. 558). Seine Beschreibung des Scharlachs siehe Seite 556.

Heute schwerverständlich ist der Erfolg der Schrift von Walter Harris (1647 bis 1732) „De Morbis acutis infantum", die 1689 in London erscheint, bald ins Deutsche (Frankfurt und Leipzig 1691), Englische und Französische übersetzt und oft aufgelegt wird. Die deutsche Übersetzung von 1691 trägt den Titel „Gründlicher Bericht von den Schnellen und gefährlichen Kranckheiten Junger Kinder". Harris ist der Ansicht, daß „ein Azidum oder saures Wesen in denen vornehmsten Zuständen der jungen Kinder durchaus die Oberhand habe und die meisten Zufälle verursache". Er beruft sich dabei auf Franciscus Sylvius de le Boë (S. 131), der bereits die gleiche Anschauung vertreten hat. Zur Behandlung ist es nötig,

„daß man vors erste solches saure Wesen präpariere und tauglich mache, daß mans desto besser und füglicher auß dem Leib hinauß bringen kan. Und dann zu dem andern, daß man dieses saure Wesen, wann es gebührendermaßen präpariert, durch gehörige evacuationes auß dem Leib hinauß bringe, und also den Leib reinige".

Es ist nur folgerichtig, daß Harris die vielen auf Azidose zurückgeführten Krankheiten des Kindesalters mit Alkali behandelt.

Harris kennt schon die Sommerdurchfälle der Säuglinge: Von Mitte Juli bis Mitte September sind die epidemischen Koliken des Kindes jedes Jahr so häufig, daß in einem Monat drei- oder viermal so viele sterben wie sonst; die Kinder werden durch die Hitze geschwächt oder vollkommen erschöpft.

Sein Werk ist weitschweifig und selbstgefällig. Am Ende gibt er einige Krankengeschichten. Sie erläutern seine Lehre und beweisen nebenbei, wie hochstehend nach Herkunft, Verstand und Gesinnung zugleich die Kreise sind, denen sein Krankengut entstammt.

In seiner Wund-Artzney (1693) spricht der Holländer Cornelius Solingen ausführlich über die Aufgaben der Hebammen. Selbstverständlich muß der Säugling gewickelt werden:

„Die Beine muß man gleich neben einander mit der Leinewantenen Windel umwunden legen / und darnach die Wollene umschlagen / und mit den Wickel-Bändern feste binden. Ferner muß man die Aerme längst den Leibe über die erste Windel / zwischen der andere winden / weilen sie / wann sie bloß hiengen / sich reiben würden.

Darnach muß man den Kopf mit einen Tuch / welcher an der Mütze / und auf die Schultern feste angestochen ist / gerade halten / und das Kind in eine kleine Decke winden / auf daß es warm bleibe; Es muß so wol und gerade gewickelt werden / dann sonsten möchte es wol hernach auf vier Füße gehen / wie das Vieh."

„Von der Wahl einer guten Säugammen" meint Solingen (1693): „Die vornehme Frauens/ und auch viele ehrbare Bürger-Frauens / die allezeit a bon point sagen die Frantzosen / wollen seyn / und nicht gerne diese Mühe und Verdrießlichkeit wollen haben; Wie dann auch viele aus Mangel der Milch / und der Wartzen etc. bedienen sich einer Amme / wie dann auch die müssen thun / die ein wenig aberwitzig / oder boßhaftiger Natur oder ungesund seyn. Am besten aber ist es / daß eine verständige gesunde Mutter (sie mag von Condition seyn oder nicht) ihr Kind selbst säuge." Die Vorschriften über die Ammenwahl bringen nichts Neues.

J. Fr. Loew, Professor der medizinischen Praktik in Prag, veröffentlicht 1699 einen „Tractatus de Variolis et Morbillis", dem er eine umfangreiche „Apodixis medica de Morbis Infantum" beigibt. Die Zahl der besprochenen Kinderkrankheiten ist ungewöhnlich groß. Ausführlich wird das Stillen mit seinen Schwierigkeiten besprochen. Milch einer Menstruierenden oder Schwangeren schädigt das

Kind. Von den Krankheiten seien einige deutsche Bezeichnungen des sonst lateinischen Werkes wiedergegeben.

Die Mundbräune; wann die Kinder aus der Ruhe kommen; der Alp, die Trudt, das Schrekken und Auffahren der Jungen Kinder in Schlaff; die Fraiss; Zungen lösen; die Krot, Frosch oder Schwan unter der Zungen; Mundfeil oder Gurgl; die Kopff-Wassersucht; das Schickeln (Schielen); die Laiß und Niß; der Ansprung (Milchschorf); der Ohrenzwang; Kopffwehe; das Nießen; die Mund- oder Halß-Bräune; der Dampff (Asthma); von den Heckerl und Verkaychen; von den Unterwachsen der Kinder, Brustsichtigkeit und Hertzgespann; von Eckel und Brechen; das Heckerl und Schlucken (Ructus und Singultus); von den Durchbruch, rothen und weißen Ruhr; die Verstopffung des Leibes; die Darmgicht und reißen; der Zwang (Tenesmus); von Buckeln und Auswachsen; die Frodigkeit oder Wolff (Intertrigo); von der Lähme und Contractur; von Bruch; von den Verbrennen, von Aßen (Furunkel).

Jeder Abschnitt beginnt mit einer Begriffsbestimmung, z.B.: „Der Icterus ist eine gelbe oder schwarze Verfärbung des ganzen Körpers infolge einer Ausströmung gelber oder schwarzer Galle in die gesamte Haut aus verschiedenen Ursachen."

Eingehend wird die Debilität des Neugeborenen behandelt: Sie kommt nicht infolge seiner angeborenen Konstitution zustande, die oft in sich gut ist, sondern infolge schwerer und verlängerter Geburt. Hieraus entsteht eine derartige Schwäche, daß man kaum weiß, ob das Kind lebt oder gestorben ist. Es wird an ihm fast keine Bewegung wahrgenommen. Wenn das Gesicht stark bläulich verfärbt ist, könnte man an eine Erstickung denken; dennoch kommt das Kind gelegentlich nach einigen Stunden allmählich wieder zu sich, als ob es vom Tode zum Leben erwachte. Zur Behandlung soll der Geburtshelfer etwas Wein in seinen Mund nehmen und in den des Kindes einspritzen. Brust und Bauch werden mit doppelten Leinentüchern bedeckt, die mit warmem Wein getränkt sind. Mit wiederkehrenden Kräften beginnt das Kind sich zu bewegen. Dann stöhnt es erst mit matter Stimme, später wegen der leichteren Atmung kräftiger. Zwecklos ist es, dem Kinde ein Stück Zwiebel vor die Nase zu halten.

Wie Erfahrungen und Beispiele lehren, können die Säuglinge innerhalb und außerhalb des Uterus von Lues ergriffen werden. Viele haben sich das Übel durch das Saugen mit dem Munde, durch Anspritzen mit Speichel, Küssen, gemeinsames Bett oder Gebrauch angesteckter Kleidung zugezogen.

Die Fascinatio, die Verzauberung, besteht in einem bösartigen Verbrauch (Consumptio) des ganzen Körpers infolge der Unfähigkeit sich zu ernähren, ausgelöst durch die Kraft eines Übeltäters (a vi malefica). Man erkennt die Verzauberung u. a. daran, daß die Krankheit den ausgesuchtesten und richtig angewandten Heilmitteln nicht weichen will, sondern sich fortschreitend verschlechtert. Selbst der erfahrenste Arzt wird zweifelhaft und kann nichts Sicheres aussagen. Das zuverlässigste Zeichen besteht darin, daß Dornen, Haare, Glas und ähnliche Gegenstände wider die Natur durch Erbrechen, mit dem Stuhl oder dem Schweiße abgehen oder aus Geschwüren und Abszessen hervorbrechen. Wenn die Hexe oder der Giftmischer sich dem Kranken nähern, so fühlt dieser sich sogleich schlechter, wird von Schrecken und Zittern ergriffen oder weint. Die Heilung kann auf natürlichem oder göttlichem Wege erfolgen, während eine magische Heilung dem Arzte

Unehre bringt. Die Heilmittel, von denen über hundert genannt werden, sollen die schlechten Säfte entleeren, die der Teufel benutzt, um die Krankheiten herbeizuführen.

Die Mitesser faßt Loew ebenso auf wie Ettmüller (S. 583).

In seinem lateinischen Gallicinium medicopracticum beschreibt Eberhardus Gockelius (1700) eingehend eine Reihe von Mißgeburten und gibt Ratschläge zur Behandlung Neugeborener:

Um Muttermäler zu verhüten oder zu zerstören, werden gleich nach der Geburt Gesicht und Körper von den Eihäuten befreit. Die Nabelschnur wird hoch durchschnitten und unterbunden. Es wird festgestellt, ob sich das Zungenbändchen richtig verhält oder mit dem Messer zu lösen ist, ob der After offen ist. Gleich nach der Geburt wird das Kind in Wasser, dem Wein und Milch zugesetzt ist, gewaschen und gesäubert. Nach jedem Bad taucht man ein grobes scharlachfarbenes Tuch oder rotes Wolltuch in warmen Wein und reibt damit Kopf und Hals ab. Für Stuhlgang sorgt frisches, süßes Mandelöl. Epileptische Anfälle werden durch ein feines Pulver aus roten Korallen verhütet.

In den „Aphorismi de cognoscendis et curandis Morbis" (1709) von Hermann Boerhaave (1668–1738), Professor der Medizin in Leyden, finden sich auch Bemerkungen über Kinderkrankheiten. Wesentlich Neues ist in ihnen nicht enthalten. Die Stelle beginnt mit dem Aphorismus 1340: Beim Neugeborenen entwickeln sich eigene Krankheiten durch den zähen, klebrigen, undurchlässigen Unrat, mit dem Mund, Speiseröhre, Magen und Därme angefüllt sind. Hierdurch allein entstehen oft Nausea, Erbrechen, Bauchschmerzen, Singultus und Krämpfe; im Anschluß daran stellen sich Verdauungsstörungen der aufgenommenen Nahrung ein. Heilung erfolgt leicht durch 10–12stündiges Fasten (Aufnahme von ein wenig mit Honig vermischtem Wein, der wiederholt während der Abstinenz gegeben wird) oder durch Zugabe eines leichten Abführmittels.

Boerhaaves ältester Assistent, Gerhard van Swieten, geboren in Leyden (1700–1772), von der Kaiserin Maria Theresia nach Wien berufen, hat 1765 die Aphorismen seines Lehrers mit einem ausführlichen Kommentar versehen. So ist aus den wenigen Bemerkungen Boerhaaves ein größeres Werk über die Kinderkrankheiten geworden, das in nicht gerade ciceronianischem, aber dafür heute um so leichter verständlichem Latein abgefaßt ist. Folgendes sei daraus erwähnt:

Beim Neugeborenen reizt das Mekonium den Darm; es kann sich verhärten, so daß seine Entfernung schwierig wird. Zahlreiche Beschwerden können durch die verzögerte Ausscheidung entstehen. Am besten erhält das Neugeborene die mütterliche Brust. So hat van Swieten die eigenen Kinder ernähren lassen, so hat er bei fremden angeraten, ohne es jemals zu bereuen. Er spricht sich auch, entgegen anders lautenden Meinungen, entschieden für das Selbststillen aus, das die besten Erfolge gibt. Genau beschrieben werden Wahl und Ernährung der Amme. Der Eintritt der Regel bei der Stillenden oder mäßiger geschlechtlicher Verkehr gefährden das Kind nicht. Ebensowenig schadet neue Schwangerschaft.

„Ich sah, wie eine Mutter, die ersten Wehen spürend, ihrem einjährigen Kinde die Brüste bot und es lächelnd ermahnte, sich von ihnen zu verabschieden, da sie bald für das neue Kind bestimmt seien. Als ich mich wunderte, sagte sie, daß sie schon sechsmal so gehandelt habe.

Nach wenigen Stunden gebar sie einen gesunden und kräftigen Säugling, den sie glücklich aufgezogen hat."

„Ich glaube nicht, daß die Milch die Gemütsart beeinflußt. Wie verschieden waren die beiden Brüder Kain und Abel! Und doch stammten sie von denselben Eltern, hatten sie an den gleichen Brüsten gesogen. Wer möchte glauben, daß Kain seinen Zorn, seinen Neid und seine wilde Grausamkeit mit der gleichen Milch erhalten hätte! Beunruhigte Eltern wollten einmal eine kerngesunde Amme nur deshalb abweisen, weil sie ihnen stumpfsinnig erschien. Da sagte ein alter Arzt lächelnd, die Amme sei doch zweifellos viel klüger als die Kuh, mit deren Milch sie ihr Kind ernähren wollten" (IV, 668 § 1354).

Ausführlich wird die Verblutungsgefahr nach Durchschneidung des Zungenbändchens beschrieben. Der gleiche Eingriff kann auch dazu führen, daß die Zunge nach hinten sinkt und die Epiglottis verschließt, wodurch das Kind erstickt. Wunderbarerweise ist dies sogar vorgekommen, ohne daß das Zungenbändchen durchschnitten war. Indem man die Zunge mit dem Finger hervorholt, kann die Erstickungsgefahr vorübergehend beseitigt werden.

Eine höchst schädliche, aber weitverbreitete Sitte ist es, schreienden Säuglingen Opium zu geben. Ebenso ist das gebräuchliche feste Wickeln zu verwerfen. Das Wiegen ahmt die Bewegungen des Kindes im Mutterleib nach, während es an der Nabelschnur hin und her pendelt. Tägliche Erfahrung zeigt, daß mürrische Kinder durch wiegende Bewegung leicht in süßen Schlaf verfallen. Allzu starkes Wiegen kann allerdings die Milch im Magen gerinnen lassen.

Van Swietens Beschreibung der künstlichen Ernährung im Säuglingsalter wird an anderer Stelle (S. 449) wiedergegeben.

Nach alter Anschauung, die z. B. von Aristoteles und Galen vertreten wird, sollen die Würmer durch Urzeugung entstehen können, z. B. aus faulenden Stoffen. So hat man sich lange Zeit auch die Entstehung der Eingeweidewürmer erklärt. Unter dem Einfluß der mikroskopischen Forschungen der Holländer A. von Leeuwenhoek (1632–1723), J. Swammerdam (1637–1680) u.a. spricht sich aber schon Boerhaave dahin aus, daß sich die Eingeweidewürmer aus Eiern von Insekten entwickeln, die der Luft oder der Erde entstammen. So übernimmt van Swieten aus dem Wissen seiner Zeit den Satz, daß jedes Tier nur aus dem Ei entsteht. Diese Erkenntnis wird von ihm auch auf die Eingeweidewürmer angewandt, ist aber später wieder verlorengegangen.

Van Swieten gibt ein „wunderbares Beispiel" für die Behandlung eines Wurmleidens, das er dem Schrifttum entnommen hat:

Ein vornehmer Knabe, der einzige Sohn einer Witwe, litt unter starken Bauchschmerzen, Krämpfen usw. an Würmern. Der arme Junge fühlte eine Schlange im Bauche kriechen und an den Eingeweiden nagen. Ein berühmter Arzt erkannte, daß alle Heilmittel das Übel nur verschlimmerten. Er gab daher in großer Menge Kuhmilch, auf deren Genuß hin sich alle Schmerzen rasch beruhigten. Wenn sie wiederkehrten, konnten sie durch den gleichen Trank besänftigt werden. Als ein anderer Arzt ein Abführmittel gegeben hatte, erneuerten sich alle Übel; sie wichen wieder auf den Genuß von Milch. Darauf überließ die geängstigte Mutter die ganze Sorge dem berühmten Arzte. Dieser versuchte, den Wurm durch den Geruch warmer Milch zum Munde zu locken in der Hoffnung, daß er entweder von selbst herauskäme oder ergriffen und herausgezogen werden könne. Dies glückte: bei dem dritten Versuch wurde der Wurm, der zur Zungenwurzel aufgestiegen war, ergriffen und herausgezogen. Der Wurm war schwarz, rund und haarig, dicker als eine Schreibfeder. Zur Erinnerung an diesen ungewöhnlichen Vorgang hat ihn der Arzt aufgehoben.

Van Swieten bringt keine erschöpfende Übersicht über die Kinderkrankheiten, zeigt aber große eigene Erfahrung und Belesenheit. Wenn er sich auch vielfach auf die alten Ärzte stützt, zieht er doch gern neuere Beobachter heran.

Friedrich Hoffmann (1660–1742), Professor der Medizin in Halle, ist durch seine „Hoffmanns-Tropfen" bekannter geblieben als durch seine Theorie der Krankheitsentstehung. An vielen Stellen seiner Werke ist er auf die Pflege und Krankheiten des Kindesalters eingegangen. Er hat ihnen zwei Schriften gewidmet: „Praxis clinica morborum Infantium" (1715) und „De praecipuis Infantium Morbis, Supplementum Medicinae rationalis" (1740).

In dem Abschnitt „De secretione lactis" (1, 80) wird die natürliche Ernährung empfohlen: Nicht jede Milch ist jedem Kinde zuträglich; was die einen vertragen, kann anderen schaden. 1, 132: Nichts schadet der Gesundheit des saugenden Kindes mehr als übermäßige Milchzufuhr. Es ist deshalb eine schlechte Angewohnheit der Ammen, Säuglingen, die sich schlecht fühlen oder schreien, gleich die Brust zu reichen. Die Milch ist den Kindern über ein Jahr lang zu geben; denn so erlangen sie größere Stärke und Festigkeit ihrer Glieder. Es ist ein verbreiteter Fehler, Brustkinder mit Speisen aus Mehl und Eiern vollzustopfen, geeigneter sind solche aus dem Inneren des Brotes, aus Wasser und Butter. Zu vermeiden ist es, Säuglingen während erschwerter Zahnung oder anderer Krankheit reichlich Milch zu geben.

Eine Krankengeschichte sei hier wiedergegeben (2, 61): „Ein Brustkind von einem Jahre wurde plötzlich von epileptischen Anfällen ergriffen, die 24 Stunden lang viertelstündlich wiederkehrten. Hierauf brachen die Schneidezähne durch, deren Spitzen ich sah und fühlte; einen Tag darauf erschienen die Pocken, nicht wie gewöhnlich, sondern zuerst an Händen und Brust, später im Gesicht. Die Amme erhielt mehr Arzneimittel als der Säugling... So wurden Zahnung und Pocken glücklich überstanden." Es dürfte sich nach der heutigen Bezeichnung um Fieberkrämpfe gehandelt haben.

Die Schrift „De Morbis infantum praecipuis" behandelt die Krankheiten der Kinder im allgemeinen, die Aufzucht der Neugeborenen und ihren Schutz vor Krankheiten, weiter Bauchschmerzen, Aphthen, erschwerte Zahnung, Epilepsie, Variola und Morbillen, Tabes oder Atrophie der Kinder, Rachitis, Würmer und andere Kinderkrankheiten (Kardialgie, Blasenstein, Husten, Singultus u.a.).

Die Atrophie ist meistens mit Aufblähung des Leibes und starken Funktionsstörungen verbunden. Die Glieder ermatten, der Körper ermüdet. Der Stuhl ist bald fest, bald dünn, der Appetit schwankend, kalte Speisen werden bevorzugt. Schreitet die Krankheit fort, so sinkt die Schläfengegend ein, erbarmungswürdig anzusehen, die Lider schwellen nach dem Schlafe an, die Rippen springen vor, die Schulterblätter ragen wie Flügel hervor, die Speisen werden halbverdaut ausgeschieden. Oft stellen sich Schmerzen in der Nabelgegend ein. Der Schlaf ist gestört. Die Sektion ergibt geschwollene, zirrhotische oder abszedierende Mesenterialdrüsen. Leber und Milz sind meistens vergrößert, selten ohne Flecken oder Infarkte.

Eine Ursache des Leidens liegt in der gestörten Verdauung und in der Gallenstörung infolge unnatürlicher Beschaffenheit der Leber. Entferntere Ursachen bilden überstandene Krankheiten wie Variola, Morbillen, Zahnkrämpfe u.a. Nichts schadet mehr als kaltes Getränk oder Verbringen aus dem warmen Bett in die kalte Luft. Die Atrophie wird oft durch Würmer verursacht; sie setzt besonders während des Abstillens ein.

Viele Leute, selbst Ärzte, halten die Kinder, die länger krank sind, für verhext. eine lächerliche und leere Entschuldigung. Wer auf dieses sinnlose Asylum ignorantiae zurückgreift, kann die Ursachen der Krankheiten nicht erkennen und sie nicht mit geeigneten Mitteln behandeln. Deshalb wird dieses Urteil als unpassend und unziemlich eines würdigen medizinischen Philosophen verworfen.

Die Prognose ist unsicher, viele sterben vor Behebung der Ursache.

Zur Behandlung sind u. a. vortrefflich: fettlose, wenig gesalzene Hühner- oder Kapaunenbrühe, ebenso Speise aus Borsdorfer Äpfeln, Eigelb und Zucker. Eine große Zahl von Arzneimitteln, darunter der Liquor anodynus noster mineralis, die Hoffmanns-Tropfen, wird außerdem empfohlen.

Hoffmanns Gegner Georg Ernst Stahl (1659–1734), Professor der Medizin in Halle, später Berlin, verfaßt 1718 gleichfalls eine „kurtze Untersuchung der Krankheiten, welche bey dem Kindlichen Alter des Menschen fürnemlich vorzukommen pflegen". Gegenüber der Hoffmannschen Arbeit tritt sie deutlich zurück, weil sie trotz vieler Worte weniger klare Angaben enthält. Bemerkenswert ist, daß die Entstehung der Würmer auf Ansteckung zurückgeführt wird. Gelegentlich des Vorkauens könnten den Kindern von den Säugerinnen und anderen scheußlichen alten Weibern „vielerley garstige Saamen" beigebracht werden. Auch mit Skorbut, der damals für ansteckend galt, könnten die Kinder durch das bestrafenswürdige Vorkauen und Einstopfen der Speisen angesteckt werden. Auf seine theoretischen Anschauungen über die Entstehung der Krankheiten ist Stahl hier nicht eingegangen.

In den lateinischen sämtlichen Werken des Professors der Medizin in Neapel R. D. Carolus Musitanus (1635–1714), erschienen 1716 in Genf, ist den Kinderkrankheiten ein besonderer Abschnitt gewidmet. Neues ist darin kaum enthalten, nur scheint sich eine Bemerkung auf den Harnsäureinfarkt der Neugeborenen zu beziehen. In dem Kapitel, das den Blasenkrankheiten gewidmet ist, heißt es nämlich:

„Das Anhalten des Urins und seine unwillkürliche Entleerung ist bei Knaben häufiger als bei Erwachsenen. Bei den Kleinsten wird der Urin nicht so sehr durch einen Stein angehalten. sondern durch eine dicke Masse, die die Harnwege verstopft. Immerhin leiden die Kinder auch am Steine. Dies ereignet sich oft bei den Kleinsten. Manchmal erscheinen schon am dritten Tage nach der Geburt die Windeln mit einer roten Flüssigkeit befleckt."

Der Blasenstein führte ohne den (nicht näher beschriebenen) Steinschnitt zum Tode.

Die Säuglingsatrophie, auch als Mazies, Tabes dorsalis, Febris hectica oder Phthise bezeichnet, hänge oft mit den Krinonen (Komedonen) zusammen. Andere Kinder erkranken allein infolge einer fehlerhaften Zusammensetzung des Blutes, ohne daß die Lungen oder andere Organe ergriffen sind.

1717 wird die lateinische Schrift des Professors der Medizin in Jena Georg Wolfgang Wedelius (1645–1721) „De Morbis infantum" veröffentlicht. Bemerkenswert ist, daß hier außer der Rachitis auch der „Skorbut des Mundes und des übrigen

Körpers" beschrieben wird. Kennzeichnend für ihn ist die Stomacace, eine Erkrankung des Zahnfleisches und der Zähne. Als „Beulzähne" werden Zahnfleischschwellungen bezeichnet. Bei einem Mädchen von fünf Jahren bedeckte sich der ganze Körper mit punktförmigen skorbutischen Flecken. Das Kind wurde geheilt.

Unter den vielen Ursachen der Atrophie werden auch das „venerische Ferment" und die angeborene Debilität angeführt. Vom Volke besonders hervorgehoben werden zwei Arten der Atrophie: die Mazies durch Verhexung („beruffen") und durch Mitesser. Die erste Art muß der Arzt kennen, damit er nicht zu leicht zustimmt und dennoch nicht in seiner Sorge nachläßt. Sonst geht man weiter zu alten Weibern oder Hexen. Es genügt, alle anderen Ursachen zu erforschen und ihnen Genüge zu tun; denn auch die angehexten Krankheiten können mit natürlichen Heilmitteln behandelt werden, da der Teufel nicht übernatürlich handelt.

Wedelius warnt vor dem Erdrücken der Kinder im Bette der Mutter.

Bei starkem Schreien kann eine singultusartige Erschütterung entstehen: „Der Bock stößt einen".

1722 erscheint in Frankfurt und Leipzig „Valentini Kräutermanns Med. Pract. Thur. Getreuer / Sorgfältiger und Geschwinder Kinder-Artzt" aus bewährter Medicorum Schrifften / theils auch aus eigner Experientz, vornehmlich aber nach der Methode des Seel. Herrn D. Wedelii ans Licht gestellet". Das Buch ist „nicht vor hochgelahrte Doctores /, sondern vor Anfänger, auch Haußväter, welche nicht alsobald einen Medicum erlangen können, deßwegen in Teutscher Sprache geschrieben". So enthält es nichts Neues, gewährt aber einen guten Einblick in die Anschauungen und Gebräuche, die zu seiner Zeit in der gelehrten und ungelehrten Welt verbreitet sind.

Die meisten Kinderkrankheiten sind auf „das saure Wesen" zurückzuführen, „welches sich bißweilen in einer zähen und visciden, bißweilen aber in einer serösen, wässerigen und dünnen Materie aufhält, und vor unvollkommener, mangelhafter Dauung und cruditatibus acidis herrühret".

Im Jahre 1740 hat Kräutermann bereits etwas von Verdauungsfermenten geahnt. Er wendet sich gegen das Vorkauen der Kindernahrung: „Es ist zwar nicht zu leugnen, daß in dem Speichel eine sonderbare vis fermentativa oder gährende Krafft stecke, welche den Kindern nicht schädlich wäre, wenn sie von einem recht gesunden Menschen rühret".

Die Eingeweidewürmer verbreiten sich dadurch, daß ihre unsichtbaren kleinen Eierchen mit Speise und Trank aufgenommen oder durch die Luft eingesogen werden. Der Geitzwurm (Nabelwurm) ist wie auf Seite 131 beschrieben zu behandeln. Nur soll man dem Kinde einen „Schmerling" auf den Nabel binden. Die „zehrenden Elben oder Mitesser" (Komedonen, Krinonen) werden wörtlich wie auf Seite 585 beschrieben.

Bei anderen Gelegenheiten werden Heilmittel empfohlen wie Mäusekot, Regenwurmöl, Menschenhirnschale von einem Geköpften oder Gehängten oder – als magnetisches Remedium – ein lebendiger Frosch, Kindern wiederholt auf den Mund zu legen. Eine besondere Rolle spielt das Beschreien:

„Verdächtig ist es, wenn keine Ursach, wovon solch Abzehren und Verdorren entstehen könne, gefunden werden; sonderlich, so ein alt verdächtig Weib zum Kinde kommen, und an der Wiege oder sonst freundlich mit solchen umgegangen wäre, denn saget obgemelderter Herr Gockelius ferner: was das Beschreyen betrifft, so geschiehet solches theils durch loben, indem solche Zauberinnen, schöne, junge und andere gerade Leute oder Kinder loben und sprechen: Ach! das ist wohl ein schöner Mensch / oder Kind! Ey, daß dich Gott behüte / wodurch sie nicht den wahren Gott / sondern ihren Meister / den Teuffel verstehen. Da dann manchmal der gerechte Gott aus seinen heiligen und verborgenen Ursachen entweder die Frommen zu probiren, oder die Boßhafftigen wegen vielfältig begangener Sünde, ruchlosen Lebens, und um unterlassenen Gebethswillen, zu straffen, dem bösen Feind die Erlaubnis zu beschädigen gibt."

Das hier in wissenschaftlichen Werken als selbstverständlich angesehene Berufen oder Beschreien entstammt einem Volksglauben, der bei den indogermanischen Völkern weit verbreitet war und ist (Ploß-Renz I, 126, Hovorka und Kronfeld II, 706). Wenn jemand in Gegenwart, ja in Abwesenheit eines Kindes sagt: „Dies ist aber ein hübsches Kind", so ist es beschrien. Von jetzt an verdorrt es, nimmt ständig ab und muß fortwährend gähnen. Aber nicht bloß bewundernde und neidische Ausrufe, sondern auch freudig belebende, die Gesundheit oder Schönheit mit Wohlgefallen betrachtende Blicke schaden dem Kinde. Der Glaube an den „bösen Blick" ist über die ganze Erde verbreitet. Unzählig sind die Mittel, mit denen man dem Unheil zu wehren sucht. Ploß-Renz geben unter vielen anderen den folgenden Vers wieder:

„Hat dich ein altes Weib beschrien, helfe dir der heilige (?)
Hat dich ein Greis beschrien, helfe dir der heilige (?)
Hat dich ein Kind beschrien, helfe dir der heilige Veit!"

Noch heute tragen kleine Mädchen gerne eine Kette roter Korallen. Niemand denkt mehr daran, daß diese Korallen, innerlich als Pulver oder äußerlich als Halskette verwendet, ein Mittel gegen das „Beschreyen der Kinder" gewesen sind.

Ein heute nicht mehr bekanntes Krankheitsbild, das zu dieser Zeit des öfteren beschrieben wurde, bildet nach Kräutermann das „Hertzgespan / Aufblehung derer Hypochondriorum und Wehethun derer Kinder".

„Es ist aber das Hertzgespan eine solche Kranckheit, so daher entstehet, wenn die saure Milch mit der Galle in den Gedärmen zusammen kommen, und durch eine Gährung Winde verursachen, welche, wenn sie sich in dem intestino Colo häufen, solch Hertzgespan verursachen. In welchen sich die Weichen der Rippen von beyden Seiten gewaltig aufblähen, dahero schwerer Athem, Schlaff-Mangel, kurtzer Athem, Unruhe, zu Zeit auch Hitze und Erbrechen erfolgt, die Weichen der Seiten blähen sich offt sehr auf... daß man den Kindern ohne große Schmerzen nicht wohl unter die Rippen greiffen kan, und von solchen Spannen hat auch dieser Affect den Namen, das Hertzgespan, bekommen; etliche nennen ihn auch den Riebkuchen."

Der gleichen Krankheit widmet Conrad Ludwig Walther, Chyrurg in Halle, im Hertzogtum Magedeburg, seine „Tortura infantum, das ist Gründliche Abhandlung des Wehethuns und Verbrechens, So denen gantz kleinen Kindern fälschlich und zur Ungebühr fast in allen ihnen zustossenden Kranckheiten aufgebürdet wird und mit dem Ziehen... unverantwortlicher Weise gemartert, auch dadurch krumm, lahm, bucklicht und ungesund gemacht werden..." (der ganze Titel ist doppelt so lang). Leipzig 1722. Er beschreibt das Hertzgespan und „das Wehethun oder Verbrechen der Kinder, wie solches durch Ziehen und Creutzstreichen insgemein curirt wird" und warnt eindringlich davor.

Ich halte dafür, daß „das Beschreyen der Kinder als eine schändliche und recht gottlose Opinion aus der Medizin billig müsse verbannt werden". Wenn die Behandlung nicht hilft, „fällt man endlich auf das Beschreyen, und schweiffet alsdann mit denen Gedanken weit aus, um sich zu Besinnen, was vor Leute die Kinder besuchet?" Ist nun" ein und das andere Subjektum gegenwärtig gewesen, so mit dem Kinde freundlich gethan, selbigem allerhand Lobreden beygelegt ... sonderlich wann es eine alte Person: Allsofort wird solche ohne ferneres Überlegen in Verdacht gezogen und heimlich einer Zauberey beschuldiget". Tatsächlich ist es aber unmöglich „daß eben die Lob-Reden, sonderlich eines alten Weibes, oder derjenigen, die rothe Augen hat, vor andern einen solchen Effekt bey den Kranken haben sollen". Vielmehr haben der Kinder Zufälle ihre natürlich gegründeten Ursachen.

Über die „Mit-Esser" (s. S. 585) meint Walther: „indem keineswegs mich erinnern kann, daß, wie sehr ich mich bei vielen bemühet, so daran krank gelegen, und ihnen gemeiner Art nach genommen werden, diese lebendig gesehen hätte, so wohl mit denen Augen, als auch mittelst eines Mikroskopii. Also kann ich es auch vor keine rechte Würmlein halten, als nur vor einen dicken ... humorem, so die Schweißlöchlein obturiret".

Allgemeine Wassersucht ist häufig. Die ganze Haut bekommt eine blaßgelbe, schmutzige Farbe. Die ödematöse Schwellung entsteht durch stockende Lymphe. Sie ist durch die stehen bleibenden Spuren eingedrückter Finger nachzuweisen. Meistens ist der Durst groß, der Urin spärlich, die Atmung mühsam; oft besteht schleichendes Fieber. Das Schlafbedürfnis kann sich erhöhen oder – durch Beunruhigung der Lebensgeister – erniedrigen. Oft stellt sich ein trockener Husten ein. Zunächst ist die Schwellung gering; wenn die Heilmittel versagen, nimmt sie zu, so daß sich Beine, der Leib und selbst das Gesicht bläulich verfärben und Erstickungsanfälle zu befürchten sind. Bei Kindern schwellen die Lider so sehr an, daß sich die Augen nicht mehr öffnen lassen; die Schamteile durchtränken sich so stark mit Serum, daß sie fast durchsichtig erscheinen. Bei Knaben schwillt das Glied an, so daß sie kaum noch Wasser lassen können.

Die Kost soll aus leichten Speisen wie Gersten-, Hafer- oder Fleischsuppen, Kümmel, Zwiebeln, Knoblauch und Petersilie bestehen, Kochsalz ist fortzulassen, Tee und Kaffee sind ratsam. Zu empfehlen ist ein heißes Bad, um den Kranken schwitzen zu lassen. Kalomel und Pflanzenaufgüsse sind ratsam. Äußerst gefährlich sind kleine Hautritzungen, weil sie stets Brand und damit den Tod des Kranken herbeiführen.

K. Ed. Haase (1897) teilt folgenden Spruch aus der Grafschaft Ruppin gegen „Herzspann" mit:

> „Herzspann, ich will dich befassen,
> Du sollst das Kind verlassen;
> Herzspann, ich will dich begreifen,
> Du sollst dich von dem Kinde wegschleichen;
> Herzspann, ich will dich wegjagen,
> Du sollst das Kind nicht mehr plagen."

Die Sammlung Haases enthält eine ganze Reihe ähnlicher Sprüche gegen „Herz- und Schulterspann".

Eine „Pädojatreja practica" gibt 1722 der Professor der praktischen Medizin in Basel Theodor Zwinger (1658–1724) dort heraus. Es handelt sich um ein lateinisches, umfangreiches Werk von 736 Seiten. Eine ausführliche Inhaltsangabe stammt von Buess, Portmann und Malling (1962).

Das Werk beginnt mit den Aphorismen des Hippokrates über die Kinderkrankheiten, führt sonst keine Quellen an, hält sich aber durchaus im Rahmen der Überlieferung, wenn auch viel eigene Erfahrung verwertet wird.

In der ersten Beobachtung werden Ratschläge zur Pflege und Ernährung der Neugeborenen und Säuglinge gegeben, die anderen 168 Beobachtungen enthalten Darstellungen von Kinderkrankheiten, zum Teil mit Krankengeschichten. Die Krankheiten werden gelegentlich auch in deutscher Sprache bezeichnet, z. B. Läußsucht; die Schreyende Noth oder die Schreyende Kinder-Wehe, die truckene Wehe (Epilepsie); Schrettelin / Schreckmännlin (Incubus, Alpdrücken); Rauche / trockende und gespaltene Leffzen; dörre Zunge; stamelnde Red; Schwärer Athem (Asthma); das Kitzen oder Gluxen (Singultus); Magen-Undäulichkeit; weißer Durchlauff; Grimmen und Därmgichte; Dörrsucht / Abnehmen / Auszehren („Pädatrophia"); Hertz-Gesperr / Hertz-Gespann; Bettbruntzen; Frattigkeit der Gemächten; allerhand Hautblattern; krumme Knochen („Rachitis"); Versteckung des Harns von einem Steinlein (Ischuria).

Im Vergleich zur Beschreibung der Krankheiten nimmt die Behandlung einen breiten Raum ein. Die Zahl der empfohlenen Rezepte ist groß, obwohl dem Werke noch ein zweites umfangreiches Werk des gleichen Verfassers beigegeben ist, das sich nur mit Arzneimitteln beschäftigt. Hierin werden u. a. Mittel genannt, die die Milch der stillenden Frau vermehren oder vermindern.

Als „Tussis ferina" (wilder Husten) wird eine Keuchhustenepidemie im Juli 1712 beschrieben.

Der Nabelwurm, über den bereits Ettmüller (S. 131) berichtet hatte, wird auch von Zwinger beschrieben: Wenn man ihn nicht mit bloßem Auge erblicken kann, muß man ihn mit bewaffnetem Auge suchen. Verbirgt er sich allzusehr in der Tiefe, so gibt es Mittel, ihn herauszulocken. Legt man nämlich einen kleinen Fisch auf den Nabel, so wird er in einigen Stunden verzehrt; nur Gräten und leere Haut bleiben übrig. Ist hierdurch das Vorhandensein des Wurmes bewiesen, so wird der Fisch drei- bis viermal angewandt, bis man bemerkt, daß er nicht mehr verzehrt wird. Man kann dann annehmen, daß er umgekommen ist, weil zugleich die Beschwerden der Kinder verschwinden. Zwinger hat diese Kur mehrfach erfolgreich ausgeführt. Von Praktikern wird auch empfohlen, gepulvertes Glas, mit Honig vermischt, auf den Nabel zu bringen. Sobald man sieht, daß der Wurm den Kopf herausgesteckt, um Honig zu lecken, wird ihm der Kopf abgeschnitten.

Die Komedonen (Mitesser) beschreibt Zwinger mit den gleichen Worten wie Ettmüller (S. 585) und fährt dann fort: Bringt man Honig auf die Haut, so strecken die Würmchen, durch die Süßigkeit verlockt, aus den Poren der Haut ihre schwarzen Köpfchen. Diese lassen sich dann wiederholt mit einem Rasiermesser abschneiden, bis die Zeichen der Komedonen verschwinden. Dann wird der Kranke seine frühere Gesundheit wiedergewinnen.

Daß es schon damals bei Kindern die gleichen Beschwerden wie heute gab, geht aus den einleitenden Sätzen zweier Abschnitte hervor, die noch heute in der gleichen Weise beginnen könnten:

„Verlorene Eßlust (Dysorexia et Anorexia). Öfter als oft haben wir Säuglinge und Kinder zu behandeln, bei denen ohne Fieber der Appetit vermindert oder ganz erloschen ist, so daß sie sich aus Widerwillen fast aller Nahrung enthalten.

Grimmen oder Därmgichte (Tormina et Colica spasmodica). Nichts ist häufiger bei Säuglingen und Kindern, als daß sie sich über mehr oder weniger heftige Bauchschmerzen beklagen, die von Zeit zu Zeit täglich auftreten, mehr oder weniger lange anhalten oder sogleich wieder verschwinden."

Nach einer Beobachtung des Sohnes J. R. Zwinger erkrankte ein 14jähriger Knabe, der knapp ernährt war und vorher das Zeichen einer „skorbutischen Kakochymie" aufgewiesen hatte, an Nachtblindheit oder „Nachtnebel". Die Soldaten im Lager pflegen dieses Leiden erfolgreich mit gekochter Rinder- oder Kalbsleber zu behandeln. Man läßt aus der zerkleinerten Masse erst den warmen Dampf in die offenen Augen steigen, dann wird sie gegessen. Im vorliegenden Falle wurde dies Heilmittel aus Nachlässigkeit nicht angewandt.

In seiner Dr. Dissertation: Aegritudines infantum ac puerorum, Basel 1696, führt Fr. Chr. Cregutus eine Beobachtung Zwingers über die Erblichkeit des Klumpfußes an: Eine hinkende Mutter hatte von einem gesunden Mann lauter hinkende Söhne, während ihre Töchter gesund waren.

Das erste „Wunderkind", über das wir Näheres wissen, ist Christian Heinrich Heineken in Lübeck (1721–1725) gewesen (Brüning). Nachdem man auf seine besondere Begabung aufmerksam geworden ist, erhält der Junge früh einen Lehrer, der ihm in kurzer Zeit einen überwältigenden Wissensstoff beibringt, wie er zu jener Zeit für wertvoll gegolten hat. So kennt er mit 14 Monaten die ganze biblische Geschichte, mit $2^1/_2$ Jahren die Geschichte aller Völker, ferner Geographie und Anatomie. Dabei hat er mehr als 8000 lateinische Worte im Kopf, lernt wöchentlich mehr als 150 neue hinzu, kann deutsch und lateinisch lesen und spricht außerdem gut französisch und plattdeutsch. Noch vor Ende seines 3. Lebensjahres erlernt er die dänische Geschichte und die Geschlechterfolge aller europäischen Fürstenhäuser. Schon mit 3 Jahren kann er zählen, addieren, subtrahieren und multiplizieren. Im 4. Lebensjahr kennt er die Institutionen, die wichtigsten Beweissprüche der Kirchengeschichte, 200 Gesangbuchlieder und ihre Melodien, 80 Psalmen, 1500 Verse und Aussprüche lateinischer Schriftsteller. Er kann ganze Abschnitte der Heiligen Schrift hersagen, auf der Landkarte Gebirge, Flüsse und Städte zeigen und über die zugehörigen Merkwürdigkeiten berichten. Mit 4 Jahren, 4 Monaten stirbt er.

Körperlich hat sich der Junge schlecht entwickelt; er wird noch kurz vor seinem Tode von einer Amme gestillt und nimmt nur mit großen Schwierigkeiten etwas Nahrung nebenher. Immer wieder macht er ernste Krankheiten durch, die ihn so entkräften, daß er mit 4 Jahren kaum einige Schritte gehen kann.

Der Ruf des Wunderkindes verbreitet sich weithin; viele Besucher kommen, um es anzustaunen. Unzweckmäßiges Verhalten der Umgebung dürfte an dem frühen Tode mit schuld gewesen sein. Storch (1751) bringt ihn dagegen in Zusammenhang mit dem bekannten Satze, daß kluge Kinder nicht lange leben. Er berichtet noch über einige weitere Wunderkinder (4, 223).

A. G. Kästner (S. 330) schreibt 1755 das Epigramm „Das gelehrte Kind":

„Frühzeitig wußt ein Kind so viel als mancher Greis,
Frühzeitig lag das Wunder auf der Bahre.
Sein Bruder sah den mörderischen Fleiß,
Ward Sekretär und lebt an 80 Jahre."

Und doch hat gerade Kästner später selbst ein Wunderkind – zusammen mit dessen Vater – näher beschrieben, und zwar Johann Gotthelf Kirsten, geboren am 4.10.1790, an den Pocken gestorben am 22.7.1792. In der Grabschrift Kästners heißt es: „Drei Sprachen lallt es hier und spricht mit Engeln dort." Beck, Rektor der Universität Leipzig, hat das Kind am 15.6.1791 immatrikuliert. Schuhmann, der diese Angaben bringt, möchte die Anfänge der Kinderpsychologie in der noch ungeschriebenen Geschichte der Wunderkinder suchen. Sind doch auch auf anderen Gebieten der wissenschaftlichen Erkenntnis das Abweichende und die Überentwicklung zuerst aufgefallen und beschrieben worden.

Das erste Buch, das sich der Orthopädie widmet, stammt von Nicholas Andry 1743 (S. 362). Als Vorläufer seines Werkes nennt er die beiden lateinischen Lehrgedichte von Scévole de Sainte Marthe „Pédotrophia" (1584, s.S. 128) und von Claude Quillet „Callipaedia" (1655, s.S. 119). Beide Gedichte enthalten keinen Stoff, den wir heute zur Orthopädie rechnen.

Der Begriff der Orthopädie wird von Andry auch auf Krankheiten bezogen, die heute nicht mehr in deren Bereich fallen. Um ihnen vorzubeugen, ist eine besondere Ernährung empfehlenswert. Brei darf nicht gegeben werden, bevor die Kinder 6 Monate erreicht haben. Die Kuhmilch, die man dafür gebraucht, soll so frisch wie möglich sein. Sie enthält balsamische, äußerst flüchtige Geister (esprits), die verdunsten, wenn sie lange aufgehoben wird. Infolgedessen bilden sie eine wertvolle Essenz, die man nur vorsichtig für Kinder verwenden sollte. Dieser heilbringende Stoff verhält sich wie Mineralwässer, die lange nach ihrer Abfüllung aus den Quellen fast alle ihre guten Eigenschaften verlieren.

Der Blinzeltic wird in folgender Weise beschrieben:

„Wenn ein Kind erwacht, so darf man es niemals sogleich dem vollen Tageslicht aussetzen; denn dieses läßt es heftig blinzeln. Wenn man nun die Heilung unterläßt, so wiederholt sich das Blinzeln täglich und das Kind blinzelt sein ganzes Leben hindurch, als ob ihm ein Staubkorn oder ein Stückchen Häcksel ins Auge gekommen ist; dies sieht dadurch häßlich aus. Man erblickt solche Leute alle Tage, und wenn man sie fragt, so hört man von den meisten, daß sie aus dem genannten Grunde so geworden sind. Kräftiges und gewohnheitsmäßiges Blinzeln, das schon lange besteht, heilt nicht leicht. Wie schwierig aber auch die Heilung ist, so ist sie doch nicht ganz unmöglich. Ein einfaches Hilfsmittel besteht darin, daß man auf und um die Augenlider ein kleines Leinentuch legt, das mit dem Safte von Portulak (einer Pflanze) getränkt ist. Dies wird einige Monate hindurch mehrmals täglich wiederholt."

Der Hoch-Fürstl. Sächs. Gothaisch und Schwartzburg–Rudelstädtische Hofrath Dr. J. Storch (1681–1751) läßt 1750/51 seine umfangreiche „Abhandlung von Kinderkrankheiten" in 4 Bänden auf über 1800 Seiten erscheinen. Storch meint zwar an einer Stelle (1, 4, 19), „die Medici hätten klüger gehandelt, wenn sie in diesen und auch in vielen anderen Fällen bey denen Lehr-Sätzen der Alten geblieben, und dieselbigen durch fleißige Anmerkungen immer mehr untersucht und ihre Richtigkeit bekräftiget hätten". Er ist aber selbst nicht in dieser Weise vorgegangen, sondern hat sich überwiegend auf eigene Erfahrung und neueres Schrifttum gestützt, während er die alten Schriftsteller zurücktreten läßt.

Sein Werk enthält Wissenschaft, Frömmigkeit und Aberglauben in buntem Durcheinander und vermittelt uns so ein lebendiges Bild von den Sitten und Unsitten des Volkes.

Soweit ich feststellen konnte, ist er der erste, der die Röteln als unechte Masern von den echten unterscheidet (S. 573) und beim Scharlach zu Beginn den „bösen Hals", später die Ödeme im Zusammenhang mit der Hämaturie beschreibt (S. 556). Anschaulich ist seine Darstellung des Keuchhustens. Der Milbenfang bei Krätze ist ihm seit seiner Kindheit bekannt (S. 583). Daß die Mitesser oder Krinonen lebende Würmer seien, wie Ettmüller (S. 132, 585) annahm, lehnt er ab; Sektionen hat er oft ausgeführt.

Über den hohen Adel hat der Hofrat Storch eigene Ansichten: Fürstliche, gräfliche und viele adelige Frauen „haben mehrenteils von vielen Ahnen her wegen zärtlicher Erziehung etwas weichliches und empfindliches und ist ihnen gleichsam erblich, daß sie sich zum Kindes-Stillen nicht schicken" (1, 327). An anderer Stelle rät er vornehmen Personen zur Flucht bei Ausbruch der Pocken: „zumal, wenn einer Fürstl. Printzeßin Gräfl. oder Adelichen Dame etwas an der Schönheit ihres Gesichts, einem Lande aber an dem Leben eines theuren Regentens gelegen wäre" (3, 85). Immerhin meint er doch: „Große Leute, große Sünden, starcker Sold der Sünden, schwere Strafen durch viele Glieder. Was Wunder, wenn auch vornehme Geschlechter verlöschen?" (2, 341).

Storch denkt hier offenbar an die Erbsünde, die er bei der Betrachtung der erblichen Krankheiten als erste Krankheitsursache nennt. Er ist überhaupt ein frommer Mann, der, wie er auf dem Titelblatte angibt, „die mit vieler Erfahrung bestärckten Curen durch Göttliche Gnade glücklich geführt" hat. Ob eine Mutter ihr Kind selbst stillen solle, befragt er „die Herren Theologos" (1, 313); er führt auch sonst gerne Geistliche als Gewährsmänner an.

Seinem umfangreichen „Unterricht vor Hebammen" hat Storch (1748) ein „Gebet-Buch in Geburtsfällen" für Hebammen und Schwangere beigegeben. Man kann in diesem ernsten Streben, eine gebärende Frau zu beruhigen, eine Vorwegnahme der schmerzlosen Geburt erblicken. Bei dem damaligen Stande der Geburtshilfe mag das Gebet oft genug das einzige, wenigstens in gewisser Weise wirksame Heilmittel gewesen sein.

Aus den Gebeten seien folgende Stellen angeführt: „Gebet einer Mutter, die ein gebrechlich oder sonst unförmlich Kind gebohren ... Weil Du uns aber eine gebrechliche, unförmliche Creatur bescheret hast, Zweifelsohne darum, damit du uns unsere geistliche Mängel und Gebrechen, als die Uniform der verderbten Natur und Abscheulichkeit unserer großen Sünde und Missetat zu verstehen gebest; so hilf auch du getreuer Gott, daß wir solche unsere große abscheuliche Mängel und Gebrechen erkennen und uns hinführo hüten und fürsehen". (S. 79).

Storch teilt durchaus den Glauben seiner Zeitgenossen an die Hexerei und hat ihr einen Abschnitt von 66 Seiten gewidmet: „De Morbo ex Fascino, oder Von Kranckheiten welche von Zauberey herrühren". Er warnt zwar bei allem, was von Hexen und Zauberern gesagt wird, vor Leichtgläubigkeit; alles Leugnen und nicht Glauben ist aber „eine Species des Atheismi". Die Kennzeichen der magischen Krankheiten sind allerdings schwer von den natürlichen zu unterscheiden, weil sich auch der Satan zuweilen natürlicher Mittel bedient. Sicherste Kennzeichen sind es, wenn einem Kranken durch Brechen, Stuhl oder Urin, aus Augen, Ohren oder Nase solche Dinge kommen, die im menschlichen Leibe nicht wachsen, wie Nägel, Haare, Holz, Wachs, Glas, Dornen, Kieselsteine, Nadeln, Tabakspfeifen oder lebendiges Ungeziefer. Ein weiteres Kennzeichen besteht darin, daß Kinder, die an gewöhnlichen Krankheiten leiden, von verdächtigen Personen Speise oder

Trank erhalten haben und bald darauf erkrankt sind. Schwierig ist die Frage, ob sich magische Krankheiten durch ordentliche oder natürliche Mittel behandeln lassen. Storch selbst führt zwar viele Beispiele aus dem Schrifttum an, hat aber, Gott Lob! selbst nur wenige verdächtige Krankheiten unter seinen Händen gehabt.

„Sollte mir es aber, nach Göttlichem Willen, begegnen, so würde mich nicht verleiten lassen etwas, davon ich nicht genugsam Raison finden könnte, zu adhibiren, vielmehr würde christl. Eltern den Rath geben, ein solch Göttliches Verhängniß in Geduld zu tragen, und ihre unschuldigen Kinder lieber dem lieben Gott durch einen frühzeitigen Tod zu überlassen, als sich selbst und ihre Kinder darzu, durch aberglaubische und verbotene Mittel, einer Seelenverderbenden Gefahr zu exponiren. Solcherley Mittel können, durch Beyhilfe des Teufels, schon gewünschte Wirkung thun, davon auch unzehlige Exempla Zeugniß geben; es pflegt aber der Teufel allezeit seinen Vortheil darunter zu suchen, und die Leute, welche dem Aberglauben nachhangen, mit der Zeit in sein Netz zu ziehen: Was hilft es dann dem Menschen, welcher dadurch Gesundheit erlanget, und hergegen Schaden an seiner Seele leidet."

Alles nimmt Storch aber doch nicht gläubig hin: „Daß man den Teufel durch Räucherung vertreiben könne, ist eine Tradition aus dem Pabsttum" (4, 291). „Den Scharfrichtern wird von dem Volke die Kenntnis gewisser Mittel gegen bezauberte Krankheiten zugeschrieben, weil sie solche bei den Torturen von den Hexen lernten: Allein! Warum sucht man nicht auch solche Mittel bei denen Gerichts-Personen?" (4, 280). Dann aber schreibt er wieder: „Ich kann mich in meinen Schuljahren noch eines Studentenjungen erinnern, welcher einer alten, der Hexerey verdächtigen Frau zu nahe gekommen und ihr aus Muthwillen Tort getan ... dieser kam mit großen und kleinen Läusen bestreut nach Hause ..." (4, 237).

Storchs Gutgläubigkeit geht aus folgender Erzählung hervor: „Ein kleines Kind hat einen kleinen Fisch verschluckt und am folgenden Tag mit schwerem oder schmerzhaftem Uriniren wieder von sich gehen lassen" (3, 370).

An den Nabelwurm oder, wie er ihn nennt, „Pfeitzwurm" glaubt Storch nicht, nachdem er die Kur Ettmüllers (S. 131) am eigenen Kinde vergeblich versucht hat. Auch der „Herzwurm" bestehe mehr in der falschen Einbildung als in der Wahrheit (3, 450). Rechtschaffene und vorsichtige Medici werden schwerlich auf die Gedanken kommen, die Würmer wie Fische mit Angel und Lockspeise aus dem Magen zu ziehen (3, 436). Ist ein Darmvorfall zurückgebracht, so pflegen manche ein Magnetpflaster aufs Kreuz zu legen, um einem erneuten Vorfall vorzubeugen. Storch bezweifelt die Wirksamkeit dieses Verfahrens (3, 468).

Aus dem Schrifttum führt Storch mehrere Beispiele dafür an, daß Menschen, in Sodomiterei erzeugt, vom Vieh geboren wurden. So erkläre sich das Zustandekommen mancher Mißgeburten (1, 16).

Mehr als einmal hat er gesehen, daß Totenknochen, in den Kleidern getragen oder als Anhängsel gebraucht, gegen Epilepsie wirkten; sie helfen übrigens auch gegen Krankheiten, die von Hexerei herrühren (2, 255). Ein dagegen bewährtes Pulver enthält menschliche Schädelknochen, Smaragd, Saphir und Granaten (2, 109). Die Hand des Sterbenden dient als Heilmittel (1, 251).

„Es wird von Kaiser Barbarossa und König David berichtet, daß sie sich, alt geworden, Kinder auf den Leib legten, um sich ihren abgematteten und erkalteten Leib zu erwärmen. So glaubt man auch, Schulmeister würden deshalb alt, weil sie ständig mit Kindern umgehen. Bedenkt man aber, wie viel widrigen Geruch die

Schulmeister teils von Flatibus teils von bösen Köpfen derer Schulkinder in sich ziehen müssen, so weiß ich nicht, ob nicht die bösen Effluvia die gesunden überwägen dürften" (4, 478).

Ist es nicht schade, daß sich Storchs Bezeichnung „Bändel-Wurm" für Taenia nicht durchgesetzt hat (3, 403)?

Landläufige Anschauungen spiegeln sich in dem Buche von L. G. de Knoer wider (1753):

„Der bey Kinder-Kranckheiten vernünftig curirende Medicus, welcher alle Kranckheiten, die diesen zarten Creaturen zustoßen, deren Kennzeichen und Temperament richtig untersuchet, und die Curen nach den Hoffmann- und Stahlischen Lehr-Sätzen sicher und glücklich ausführet."

Der Verfasser ist ein frommer Mann, der seine Ausführungen nicht nur auf Hippokrates, sondern auch auf die Bibel stützt:

„Es ist eine bekannte und ausgemachte Sache, daß die Kranckheiten gerechte Straffen der Sünden seyn, wie Sirach meldet, wenn er saget: Wer an seinem Schöpfer sündiget, der muß dem Arzte in die Hände fallen."

Soweit ich sehe, ist es das letztemal, daß das Beschreien in einem wissenschaftlich-medizinischen Werke erwähnt wird:

„Ob von dem Beschreyen der Kinder ein wahrer und natürlicher Grund anzugeben, oder ob dieser Zufall nur eine bloße Muthmaßung und ein erdichteter Wahn derer Weiber und gemeinen Leute sey, auch ob er von hergebrachter Zauberey herrühre? wollen wir hier nicht weitläufig untersuchen, sondern nur so viel melden, daß er meistens von einer hartnäckigen Verstoffung der Gekröß-Drüsen entstehe."

Immerhin werden die Merkmale ausführlich mitgeteilt, „damit wir die Ungunst derer von Natur zur Ereyferung geneigten Weiber nicht auf uns laden". Zur Behandlung dieses Zustandes wird unter vielem anderen auch ein „Unguentum contra Fascinationem" angeführt. Für andere Zwecke werden Krötenöl und Regenwürmer empfohlen. Kröpfe und Kropfdrüsen werden durch Berührung mit der Hand eines an Schwindsucht Verstorbenen behandelt.

Die Mitesser werden in der üblichen Weise beschrieben.

Im übrigen sind es besonders Strobelberger, Fr. Hoffmann, G. E. Stahl und Andry, auf deren Empfehlungen sich die Anweisungen des Buches stützen.

Der erste, der auf den Gedanken gekommen ist, das Gewicht der Kinder zu bestimmen, ist J. G. Röderer in Göttingen (1726–1763), der erste deutsche Professor der Geburtshilfe. Er veröffentlicht 1753 Angaben über Gewicht und Länge Neugeborener.

Nach Haböck (1957) durften in den päpstlichen Ländern bei den Kirchenfeiern keine Frauen mitsingen; deshalb wurden, wahrscheinlich seit dem 12. Jahrhundert, in Italien Knaben kastriert, um ihre helle Singstimme zu erhalten. In dem Zeitalter des a cappella-Stiles (1460–1600) waren die Kastratensänger sehr verbreitet; um die Mitte des 16. Jahrhunderts wurden sie in die päpstliche Sixtinische Kapelle aufgenommen. Heimstätten der Kastration bildeten neben Bologna und Neapel der Kirchenstaat, dessen Kirchen und Theater den größten Bedarf an Kastraten hatten.

Man verschaffte sich Kinder armer Leute – am bequemsten Waisen – übernahm ihre Erziehung und ließ sie eines Tages kastrieren, um aus ihnen Gewinn zu ziehen. Die Operation wurde gewöhnlich nicht von Wundärzten ausgeführt; meistens dürften es berufsmäßige Tierkastrierer gewesen sein, die sehr geschickt waren. In Neapel und anderswo soll es öffentliche Läden gegeben haben mit der Aufschrift: „Qui si castrano ragazzi" (Hier werden Knaben kastriert). Vor der Operation wurde die Stimme des Knaben geprüft, doch war der Eingriff trotzdem oft vergeblich. Vielleicht nur einer von hundert Kastraten besaß eine wirklich gute Stimme.

Papst Clemens VIII. (1592–1602) erließ ein Breve, in dem die Kastration „zu Ehren Gottes" gebilligt wurde. Andrerseits haben mehrere päpstliche Bullen die Kastration mit dem Kirchenbann, weltliche Gesetzgeber sie mit schweren Strafen belegt. Diese Bestimmungen wurden aber umgangen, indem man als Grund für den Eingriff etwa den Fall auf einen Zaunpfahl oder den Biß eines wilden Schweines vorschützte. So verdammten zwar Kirchen und Fürsten die Kastration, brachten aber selbst große Geldopfer, um die Kastraten in ihre Dienste zu bekommen.

Man rechnet, daß in Italien während des 18. Jahrhunderts jährlich mehr als 4000 Knaben kastriert wurden.

Auch in Deutschland ist der Eingriff ausgeführt worden, aber seltener als in Italien: Der württembergische Hof hat mindestens von Beginn des 17. bis gegen Ende des 18. Jahrhunderts ohne Scheu vor der Öffentlichkeit seinen Bedarf an Kastraten mit eigenen Landeskindern gedeckt. So wird in einem Bericht von 1772 erwähnt, der Herzog von Württemberg habe eine Schule begründet, unter deren Sängern sich 15 Kastraten befänden: „denn der Hof hat zwei Bologneser Wundärzte im Dienste, welche diese Operation sehr gut verstehen sollen".

Gegen Ende des 18. Jahrhunderts haben die Kastraten ihre beherrschende Stellung im Musik- und Theaterleben verloren. J. P. Frank (1745–1821) berichtet in seiner Lebensgeschichte, „daß die damals regierende Markgräfin (von Baden-Baden), eine große Liebhaberin der Singkunst, auf den Gedanken verfiel, mich (mit 10 Jahren) nach Italien zu schicken und vermutlich zur Beibehaltung meiner Sopranstimme zurichten zu lassen". Diese Absicht ist nicht ausgeführt worden. Wohl aber hören wir von Domeier (1792), daß in Mailand vor drei Jahren ein Wundarzt auf Verlangen der Eltern einen Knaben entmannte. Die Regierung hätte ihn bestraft, wenn er nicht geflüchtet wäre.

Der Creyß- und Stadt-Physicus zu Hirschberg, Thebesius, geht in seiner „Hebammenkunst" (1759) ausführlich auf das Kindesalter ein. Er weiß nicht, ob sich Schwangere versehen können: „In Frankreich hält man davor, daß Kinder rote Flecken bekommen, wenn sich die Mutter nach rotem Weine sehnt und solchen nicht bekommen kann, und hier zu Lande glaubt man, daß solche roten Flecken entstünden, wenn eine Frau vor dem Feuer erschröcke. Haben die Franzosen oder Deutschen recht oder betrügen sich alle beide?"

Ausführlich beschreibt er das Bad des Neugeborenen in warmem Wasser, „wozu einige etwas Wein zu mischen pflegen, welcher aber nicht darzu nötig ist". Das Windeln zu beschreiben ist unnötig, „weil solches alle alten Weiber wissen", man soll aber keine Windel mit Stecknadeln zustecken... Auch ist das Einstreuen mit weißem Bleyweiß in die Fugen des Körpers und an der Haut, wo es roh werden kann, sehr schädlich ... daher leicht Steckfluß und Krämpfungen entstehen können. „Das Wiegen lockt den Schlaf herzu, lindert Schmerzen... Man muß aber die Kinder nicht zu stark wiegen."

„Zuweilen bedienen sich die Wärterinnen und Ammen schlafmachender Mittel, welche sie dem Kinde heimlich geben, damit es ruhig sei und sie alsdann auch mehr ruhen und schlafen können, und dieser Schlaf ist höchst gefährlich, denn es stirbt entweder davon, oder wenn es auch am Leben bleibt, wird es mit der Zeit einen stumpfen Verstand behalten. Daher man genau solche schädlichen Mittel untersuchen muß. Vielmals geschieht es auch auf der Eltern Verlangen, daß dem Kinde von unverständigen Bademüttern, Badern und Quacksalbern schlafmachende Mittel gegeben werden, anstatt daß sie die Ursachen untersuchen, woher das Schreien komme, und solche heben sollten."

Das Neugeborene soll erst nach 18–24 Stunden angelegt werden, „binnen welcher Zeit ihm ungesalzene Butter mit Honig oder statt des Honigs mit Zucker, frisches süßes Mandelöl mit Zucker oder Honig oder Blauvelkensaft oder Rhabarbersaft vermischt kann gegeben, auch äußerlich der Bauch mit ungesalzener Butter oder Öl bestrichen werden. Die Franzosen pflegen süßen Wein mit Zucker vermischt zu geben. Mir scheint vor solche zarte Kinder ... der Wein innerlich nicht dienlich zu sein." Sehr viele Krankheiten kann man abwenden, wenn die Kinder gleich nach der Geburt gehörig laxiert werden. Vor dem ersten Anlegen „soll vorher eine erwachsene Person an den Brüsten saugen, damit ... das Kind, welches daran noch nicht gewohnt ist, nicht zu stark ziehen muß". Ammenwahl und Milchprobe werden ausführlich in der üblichen Weise beschrieben. „Wenn ein Kind zwei Monate oder drüber alt ist, beide Brüste auf einmal ausleert und noch nicht genug zu haben scheint, so kann man ihm alsdann mit Brei geben... Den Brei soll man aus schönem wohl getrockneten, nicht feuchten und nicht kalten, massen es sonst Blähungen macht, weitzenem Mehle und Kuhmilch ...verfertigen." Neben der Brust erhält das Kind auch Wasser oder Tee. „Man hüte sich, weder aus küpfernen oder messingnen Gefäßen, die nicht sehr wohl verzinnt, noch aus silbernen Gefäßen, die nicht gut vergoldet sind, dem Kinde ein Getränk zu geben."

„Viele pflegen auch dem Kinde ein Fleckgen Leinwand, worein gerieben Zwieback, Semmel, Brod oder Zuckergebackenes gebunden worden, in Wasser eingetunkt dem Kinde sowohl schlafende als wachende beständig in den Mund zu stecken. Man nennt solches einen Stöpfel... Wenn nun ein solcher Stöpfel öfters in dem Ofentopfwasser oder in dem unreinen Munde eines garstigen alten Weibes angefeuchtet wird, was vor Nutzen wird alsdann das Kind wohl daraus saugen?"

Drei Gruppen von Krankheiten werden ausführlich besprochen: 1. Vieler Unrat Schleim und Säure im Magen und Gedärme. 2. Allerhand Ausschläge ohne Fieber. 3. Schweres Zähne bringen.

„Wenn der Mund eines Kindes inwendig die Zunge, der Gaumen und Schlund mit weißen kleinen Spitzen besäet sind, als wären sie mit einer weißen Haut überzogen, so sagt man, das Kind hat den Mehlhund oder die Schwämmchen."

„Wenn die Kinderwärterinnen keinen gesunden Mund haben oder denselben nicht reinlich halten, muß man es ihnen nicht gestatten, das Wasser, womit sie die

Kinder abwaschen, in ihrem Munde lau zu machen" (Der Arzt. 8. Teil. Hamburg 1762. S. 165). Man darf nicht übersehen, daß damals warmes Wasser schwerer zu beschaffen war als heute.

Die ohne Verfassernamen erschienenen „Tractatus duo pathologici", Amsterdam 1760, von Fr. Boissier Sauvages de Lacroix in Montpellier (1706–1767) enthalten einen „Tractatus primus De Morbis infantum et puerorum". Die Darstellung ist deutlich und klar und hält sich im Rahmen der Überlieferung, wenn auch die alten Ärzte nicht ausdrücklich genannt werden. Zur Behandlung des Blasensteines wird die Lithotomie empfohlen, die aber, wenn das Kind noch zu jung ist, bis zum 6., 7. oder 8. Jahre zu verschieben ist. Der Eingriff ist höchst gefährlich; er wird immer im Frühling oder Herbst ausgeführt (vgl. die Anweisung von Celsus s. S. 38).

Seine Beschreibung der Windpocken Seite 571.

J. B. Morgagni (1682–1771), der Schöpfer der pathologischen Anatomie, bespricht in seinem Hauptwerk „De sedibus et causis morborum" (1761) auf dem Gebiete der Kinderheilkunde überwiegend seltenere Krankheiten und Mißbildungen. Schadewaldt (1955), dem ich hier zum Teil folge, hat seine Befunde zusammengefaßt.

Unrecht angebrachte Liebe der Eltern vereitele nicht selten die Sektion. Wer Neugeborene zergliedere, müsse schon sehr geübt sein, um die verborgenen Krankheiten zu erkennen und die krankhaften Erscheinungen mit denen vergleichen zu können, die bei lebenden Kindern auftreten.

Näher beschrieben wird von Morgagni der Icterus der Neugeborenen, von dem alle seine eigenen 15 Kinder befallen wurden (S. 155). Die Annahme, er komme durch die gelbe Farbe der Vormilch zustande, wird abgelehnt. Auslösend wirke eine durch die Abnabelung bedingte Plethora; eine vorübergehende Kontraktion der Pfortader verschließe die Gallengänge, so daß Gallenfarbstoff ins Blut übertrete. Der Icterus gravis sei ein verstärkter Icterus der Neugeborenen.

Pathologisch-anatomische Befunde, oft verbunden mit klinischen Berichten, bringt Morgagni für Anencephalie („Krötenköpfe"), Rachischisis, Spina bifida, Hydrozephalus, Lippen- und Gaumenspalten, Nabel- und Bauchbrüche, Analatresie und angeborene Herzfehler. So wird die angeborene Pulmonalstenose von ihm zum erstenmal einwandfrei beschrieben (S. 610). Die tuberkulöse Meningitis eines 13jährigen Knaben läßt sich – noch vor R. Whytt (S. 154) – aus dem klinischen Bilde und pathologisch-anatomischen Befunde recht gut erkennen.

Über eine Erkrankung an Tollwut bericht Morgagni:

> Der erste (Tollwütige), den ich sah, war ein 12jähriger Knabe in Bologna. Es hatte ihn vor über 40 Tagen ein Hund in den Körperteil gebissen, von dem sonst viel schneller das Verderben seinen Ursprung nimmt, nämlich in die Backe. Er zog, mit dieser unglückseligen Krankheit behaftet, ängstlich, schreiend, mit rotem Gesicht, ohne stehen zu bleiben, einem Rasenden ähnlich, aber bei vollem Verstand und ohne jemanden anzugreifen, seinen Vater, der ihn vergebens bei der Hand nehmen und zurückhalten wollte, mit sich durch die Stadt fort. Bot ihm jemand Wasser an, so widersetzte er sich dem Ansinnen mit aller Gewalt und sagte, daß er gewiß wüßte, er müßte daran ersticken. Er lebte nicht länger als 24 Stunden vom Ausbruch der Krankheit an. Eine Leichenöffnung wurde nicht gestattet.

Fremdkörper im Ohr waren auch damals häufig. Morgagni empfiehlt das Ausspritzen des Ohres mit Mandelöl oder Milch bei mäßigem Druck, was schon Celsus (VI, 7, 9) geraten hat.

Die Sektion ernährungsgestörter junger Kinder ergab kaum Befunde. Die Ursache dieser Krankheit wurde nach Morgagni im Sinne der Hippokratiker im schweren Zahnen gesehen. Zahndurchbruch führe nervöse Zuckungen und Durchfälle herbei.

Morgagni hat großen Einfluß auf Billard ausgeübt.

Der Holländer Peter Camper widmet 1762 den Säuglingen eine eigene lateinische Schrift: De regimine infantum. Die Neugeborenen sind genau auf Mißbildungen zu untersuchen. Die Gaumenspalte stört das Saugen. Wiegen sind unschädlich (s. S. 658). Säuglinge dürfen nicht zu eng geschnürt werden. Nahrung erhalten die Neugeborenen erst nach dem Abgang von Meconium, weil sie um so besser saugen, je hungriger sie sind. Muttermilch ist die beste Nahrung; bei erneuter Schwangerschaft ist abzustillen. Fehlt Muttermilch, so kommt Ziegenmilch noch vor Eselsmilch in Frage; denn Ziegen können zu Hause gehalten werden, ihre Milch läßt sich noch durch Arzneikräuter verbessern. Fleisch ist den eigenen Kindern ausgezeichnet bekommen; das gleiche gilt für Zucker. Etwas Wein wird erlaubt (S. 475). Gemüse und Obst schaden wegen ihrer Säure. Ein besonderer Abschnitt behandelt die Erziehung (disziplina) im Anschluß an Aristoteles und andere alte Schriftsteller, die auch sonst oft angeführt werden. Gymnastische Spiele sind nützlich, doch darf das Kind nur, wenn es besonders kräftig ist, schon vor dem 7. Lebensjahr springen lernen. Reiten darf es keinesfalls vor der Entwicklungszeit. Ein weiterer Abschnitt beschreibt die Kinderfehler (vitia infantum propria) wie Schielen, Stottern und Hüftgelenksverrenkung. „Ich beklage es sehr, daß das Hinken auf keine Weise zu heilen ist, und wundre mich, warum so viele in den Städten und so wenige auf dem Lande hinken".

Campers Empfehlung der Buttermilch als Säuglingsnahrung (1777) s. Seite 464.

Der als Botaniker berühmte Karl von Linné (1707—1778) lehrte als Professor der Medizinischen Fakultät in Upsala neben N. Rosen von 1741 bis zu seinem Tode Pathologie, Chemie, Pharmakologie, Medizin, Pädiatrie, Chirurgie, Gynäkologie, Hygiene, Botanik, Zoologie und Mineralogie. Er hat eine ganze Reihe medizinischer Schriften veröffentlicht und sich dabei oft mit Fragen der Kinderheilkunde beschäftigt (Fredbärj):

So rät er, das Neugeborene zu baden und zu reinigen, aber nicht mit Seife oder anderen reizenden Stoffen. Er ist gegen die Sitte der Reichen, ihre Kinder mit Wein zu waschen. Zur Winterszeit soll das Neugeborene nicht in der ungeheizten Kirche mit Eiswasser getauft werden.

Im Jahre 1752 veröffentlichte Linné eine rein kinderärztliche Schrift: Nutrix noverca (Die Amme als Stiefmutter). Hier folgen einige Auszüge:

Über die Notwendigkeit des Stillens durch die eigene Mutter heißt es: „Wir sind kaum aus dem Mutterleib herausgetrieben, so werden wir das Opfer eines gefährlichen Brauches, der uns das versagt, was die Natur uns geben wollte, die Brustmilch, und dies ist höchst unklug; weder die Walfische noch die Löwinnen und Tigerinnen versagen ihren Neugeborenen ihre Brustmilch."

Das Meconium dient dazu, das Colostrum herauszutreiben; sein Verbleiben würde Krankheiten entstehen lassen. Muttermilch ist die denkbar beste Nahrung für den Säugling, leicht zu schlucken, reizlos, ausgezeichnet nährend und leicht verdaulich. Manche Stoffe gehen von der Mutter in ihre Milch über: Absinth verleiht der Milch einen bitteren Geschmack, Safran eine gelbe Farbe, Zwiebel einen besonderen Geruch. Auch körperliche oder geistige Eigenschaften der Mutter oder Amme gehen in die Milch über. Hindernisse des Stillens bilden Syphilis, Auszehrung, allgemeine Schwäche, Agalaktie und Hypogalaktie, Hohlwarzen und Brustkrankheiten. Nur wenn diese Hindernisse vorliegen, dürfen Ammen benutzt werden. Die Milchabsonderung muß sich erst entwickeln, Milchmangel läßt sich frühestens nach 8 Tagen feststellen. Es kommt vor, daß Mütter, die schlechte Erfahrungen mit mehreren Ammen gemacht haben, schließlich doch gezwungen werden, selbst zu stillen; inzwischen kann sich die Milch in ihrer Brust vermehrt haben. Viele zarte Frauen blühen während des Stillens geradezu auf und werden gesunder als vorher. Das Unterlassen des Stillens kann Brustkrebs bewirken: „Deshalb leiden adlige Frauen häufiger an Brustkrebs als Bauernfrauen".

Mietsammen müssen ihre eigenen Kinder verlassen. Gewöhnt an kräftige und einfache Kost und harte Arbeit von Kind auf, führen sie ein angenehmes und träges, nach außen abgeschlossenes Leben; sie essen viel, trinken reichlich und werden daher plethorisch; schließlich leiden sie an Melancholie.

Jeder Ärger wird gefährlich, da das Kind dadurch über die Milch Bauchschmerzen, Erbrechen und sogar Krämpfe bekommen kann. Die Amme kann eine Erkältung, aber auch Syphilis auf das Kind übertragen, wie Linné erlebte. Deshalb ist eine ärztliche Untersuchung dringend nötig.

Eine Amme liebt das Kind niemals so wie die eigene Mutter; sie könnte es schlagen, so daß es verkrüppelt oder buckelig wird. Sie erschreckt es, so daß es Gespenster sieht, oder sie erstickt es im Schlafe durch Unachtsamkeit.

Künstliche Ernährung ist dem Stillen unterlegen, weil die Kuhmilch anders beschaffen ist und schmeckt; stammt sie doch von einem Pflanzenfresser.

Im Alter zwischen 7–14 Jahren bildet das Spiel die hervorragendste Beschäftigung.

Die sitzende Lebensweise in der Schule betrachtet Linné als gefährlich. Die Knaben werden traurig und dünn und bleiben im Wachstum zurück. Zum Ausgleich empfiehlt er Tanzen, Spielen, Reiten, Schwimmen, Fechten, Ringen, Spazierengehen, Jagen und Fischen. Enge Halskragen bei Knaben und Korsetts bei Mädchen werden abgelehnt.

In der Erziehung ist Linné gegen Zwang und Strafen, wie es damals üblich war. „Ich sehe meinen (9jährigen) Sohn den ganzen Tag im Garten herumspielen, ohne daß er müde wird. Zwinge ich ihn aber, etwas zu tun, so schwitzt er sehr und ermüdet in einer halben Stunde."

Mit Linné zugleich war der 1762 geadelte Leibarzt des Königs von Schweden Nils Rosen von Rosenstein (1706–1773) an der Universität Upsala als Professor tätig. Damals waren die einzelnen Fachgebiete so wenig voneinander gesondert, daß Rosen von Rosenstein und Linné im Jahre 1742 ihre Professuren mit einander tauschten. Rosen las seitdem Anatomie, Physiologie, Ätiologie und Präparation der Arzneimittel und übernahm die Leitung des Krankenhauses; er hat ein anatomisches Handbuch und eine Haus- und Reiseapotheke verfaßt. Linné las Botanik, Materia medica, Semiotik, Diätetik und Naturgeschichte und übernahm die Leitung des akademischen Gartens (Linné 1826).

Im Jahre 1764 erschien in Stockholm das berühmte, oft aufgelegte und in mehrere Sprachen übersetzte Werk Rosen von Rosensteins „Anweisung zur Kenntnis und Cur der Kinderkrankheiten". Es bedeutet tatsächlich einen deutlichen Fortschritt. Bisher ist jedes größere Werk von den griechisch-lateinischen und arabischen Schriftstellern ausgegangen, gibt vor allem deren Ansichten wieder und wagt nur selten zu widersprechen. Rosen dagegen erwähnt die alten Ärzte so gut wie gar nicht, während er das zeitgenössische Schrifttum eingehend berücksichtigt. So vermissen wir bei ihm den Singultus und den Pavor nocturnus, während

Krankheiten wie Masern, Scharlach, Keuchhusten und Rachitis, die den Alten unbekannt geblieben waren, eingehend beschrieben werden. Manche Erkenntnis, zu der Rosen bereits vorgedrungen war, ist trotz der Verbreitung seines Buches zunächst wieder verlorengegangen. Auf Sektionen stützt er sich nicht.

Genau beschrieben wird die Ernährung durch die Amme. „Es kommt der Amme zu, dem Kinde so oft die Brust zu reichen als es hungert oder durstig ist; keineswegs aber jedesmahl, wenn es winselt oder schreyet." Während die Amme ihre Regel hat, wird das Kind meist unruhig. Es werden 14 Arten des Durchfalles, darunter z. B. der bei Pocken und der bei Masern, beschrieben; jede Art ist besonders zu behandeln. Von dem Erbrechen werden 11 Arten unterschieden.

Ausgezeichnet ist die Beschreibung des Scharlachs (S. 153), der Windpocken (S. 572) und der Masern. Die Einpfropfung der Pocken wird empfohlen:

„Vor einigen Jahren starben hier bei der Kgl. Garde 270 von 300 Kindern an den Pocken. Bei der Einpfropfung stirbt eine von 250, 425 oder 500 Personen; ja wenn eine gute Vorbereitung vorhergegangen ist, und es an einer sorgfältigen Wartung nicht fehlt, vielleicht keine einzige unter einigen tausenden."

Über die Krätze berichtet er:

„Die Krätze besteht nicht in Dünsten, oder einer angebohrenen, oder erlangten Schärfe, in einer salzigen oder sauren Beschaffenheit des Geblüts: sondern sie kömmt von kleinen lebendigen Insecten oder Milben ... her, welche sich in den Körpern durch die Oberhaut einnisteln, dadurch anwachsen und sich vermehren... Dieses ist nicht eine aus Kurzweil angenommene Meynung, sondern gründet sich auf Erfahrung."

Hierzu werden nähere Schrifttumangaben gemacht. Rosen denkt an die Möglichkeit, daß auch andere ansteckende Krankheiten ähnlich entstehen: „Ob das venerische Gift eigentlich in Insekten, einer scharfen Säure oder Fäulniß bestehe, wage ich nicht zu sagen."

„Die Würmer entstehen aus ihrem Saamen, wie alle anderen lebendigen Geschöpfe. Aus einem Fliegeney wird eine Fliege, aus einem Hühnerey ein Küchlein und keine Schlange, aus einem Gänseey eine Gans und kein Fisch. Ebenso wird aus einem Wurm ein Wurm und nichts anders erzeugt. Dergleichen Saamen können in unsern Körper, mit dem Essen und Trinken, vornehmlich mit dem Wasser, das wir trinken, und womit man die Gefäße in der Küche reinigt, gebracht werden." Daß die Nahrung gekocht wird, ist kein Hinderungsgrund. Dies „habe ich nebst sieben andern Personen mit eigenen Augen gesehen. Es wurde eine Schüssel Brassen auf den Tisch getragen, unter denen einer war, bey dem sich ein Bandwurm, der sich noch bewegte und lebte, befand."

Damit wird, ohne daß es ausdrücklich gesagt wird, die Lehre des Aristoteles von der Urzeugung abgelehnt.

Bei der Rachitis werden Beckenverengerung und Knochenbrüchigkeit erwähnt. Der Sommer ist für die Rachitiker die beste Zeit.

„Diejenigen, welche alsdann bettlägerig gewesen, fangen oft bei Annäherung des Sommers an, hervorzukriechen und zu gehen."

In seinen „Briefen an verheurathete Frauenzimmer" (1768) gibt ein englischer Arzt Ratschläge über die Erziehung. So handelt der 12. Brief „Von der Nothwendigkeit, die Seelenkräfte der Kinder so zu bearbeiten, daß sie liebenswürdig und tugendhaft werden". Es fällt mir schwer, mich zu überreden, daß die Kinder von Natur lasterhaft sind. Die Mutter soll sich um das Gesinde kümmern: „Je liebreicher die Mägde sich gegen die Kinder betragen, desto schlimmere Folgen hat man, wenn die Gemütsart derselben nicht gut ist, zu befürchten".

Zuerst werden die Kinder durch die Dinge vergnügt, die ihre Augen auf sich ziehen. Hierauf folgen die Vergnügungen, die durch das Gehör entstehen. Daher lieben die Kinder die Personen, die immer um sie sind.

Schwer ist die Grenze zwischen Strenge und Nachsicht zu ziehen. Jedenfalls soll der Erzieher immer gelassen und ruhig sein. „Ich rate ernstlich, auch das geringste Versprechen, welches man einem Kinde tut, auf das allergenaueste zu erfüllen, weil man sonst eine Anleitung zum Betrug gibt.

1768 verfaßt der Kinderarzt am Findelhause in London W. Cadogan (1711–1797) eine allgemein verständliche, kleine Schrift „Über das Säugen und Verpflegen der Kinder von ihrer Geburt an bis zu ihrem dreyjährigen Alter". Sie ist in vielen Auflagen erschienen und 1782 ins Deutsche übersetzt worden. Cadogan erblickt einen Nutzen des Findelhauses darin, daß nach und nach eine vernünftige und natürliche Methode, Kinder zu säugen und zu verpflegen, bekannter und gemeinnütziger werde. Ungelernte Weiber mit den Vorurteilen ihrer Urgroßmütter können Säuglingen in der besten Absicht sehr schädlich werden. Die Totenlisten zeigen, daß fast die Hälfte der Verstorbenen aus Kindern unter 5 Jahren besteht. Der häufigste Fehler liegt darin, daß die Kinder zu warm gekleidet und überfüttert werden. Über beides werden genaue Vorschriften aufgestellt. In den ersten 3 Monaten sollte nur Muttermilch gegeben werden. Nachts darf das Kind weder saugen noch essen. Die verbreitete Gewohnheit, die Kinder außerhalb des Hauses aufzuziehen, wird scharf abgelehnt. Hauptursache der meisten Kinderkrankheiten sind leicht zur Säure übergehende Speisen. Mit ihnen verschluckt man zugleich auch die Eier zukünftiger Würmer und Insekten. Aber wir essen nur wenige Dinge, die nicht auf diese Art geschwängert wären. Die Eier entwickeln sich nur in einem Neste voll saurer und verderbter Säfte, nicht bei einem gesunden Kinde.

„Auch ist es eine eitle Furcht, daß das Geschrei des Säuglings den Ohren des Eheherrn beschwerlich fallen möchte… Meiner Meinung nach kann ein Mann von Vernunft und Gefühl keine schönere Klapperbüchse haben (und jeder Mensch hat doch die seine) als ein junges unschuldiges Kind."

Das Bild der tuberkulösen Meningitis hat Robert Whytt (1714–1766) in Edinburgh 1768 in vorzüglicher, größtenteils noch heute gültiger Weise beschrieben. Die Krankheit wurde lange als akuter Hydrozephalus bezeichnet, aber nicht deutlich von den anderen Meningitisformen unterschieden. Whytt verfügte über 20 Fälle, anscheinend ausschließlich Kinder, mit 10 Schädelsektionen. „The dropsy of the brain", wie er die Krankheit nennt, bewirkt u. a. Fieber, Erbrechen, Lichtscheu, Kopf- und Augenschmerzen, Durst, Hitze, Schlaflosigkeit, Strabismus, Doppeltsehen, weite, lichtstarre Pupillen, Delirium, Koma oder Krämpfe. Nach 4–6 Wochen, manchmal noch viel später, tritt der Tod ein. Die eigentlichen meningitischen Krankheitszeichen sind noch nicht bekannt. Die Arbeit Whytts gibt den Anstoß zu vielen weiteren Veröffentlichungen.

Im älteren Schrifttum spielt das „Millarische Asthma" eine große Rolle. Die Beschreibung der „Engbrüstigkeit" stammt von John Millar 1769 und wird im gleichen Jahre ins Deutsche übersetzt. In dem Millarischen Asthma werden Leiden zusammengefaßt, die wir heute voneinander zu trennen vermögen, wie diphtherischer Krupp, Pseudokrupp, Laryngospasmus und wohl auch Asthma bronchiale. Die Bezeichnung als Millarisches Asthma hält sich bis in die ersten Jahrzehnte des 19. Jahrhunderts, verschwindet aber, als man die einzelnen Bilder in ihrer Eigenart erkennt.

Michael Underwood (1737–1820), Geburtshelfer der Prinzessin von Wales, Senior-Arzt des brit. Lying-in Hospital, London, veröffentlicht 1784 eine Abhandlung „Treatise on the Diseases of Children", zunächst ein schmales Bändchen; bei den späteren Auflagen nimmt es rasch an Umfang zu und wird auch ins Deutsche übersetzt. Eine von F. J. Behrend herausgegebene Übersetzung erscheint noch 1848 in Leipzig. Underwood hat mehrere neue Krankheitsbilder zum ersten Male beschrieben.

Die erste Schilderung der Erstickungsanfälle der Neugeborenen ist auf Seite 617 die Erstbeschreibung der Poliomyelitis auf Seite 576 wiedergeben.

Die Erstbeschreibung der haemolytischen Krankheit der Neugeborenen (1, 31) lautet:

„Mr. Pearsons Bericht folgt: Mrs. J. war die Mutter von 11 Kindern gewesen. Bei 9 von ihnen begann die Gelbsucht einige Tage nach der Geburt, und sie starben alle innerhalb eines Monats nach der Geburt. Das 10. Kind lebte 6 Jahre, erkrankte dann an Gelbsucht und starb. Im Mai 1796 wurde Mrs. J. von ihrem 11. Kinde entbunden. Am 3. Tage nach der Geburt wurde die Haut gelb; das Kind wurde gleichzeitig schlaff und schläfrig und schien leichte Krämpfe zu haben. Am folgenden Tage schwankte die Farbe der Haut oft; sie wurde manchmal tiefer gelb und gewann zu anderen Zeiten ihre natürliche Farbe wieder. Das Kind aber befand sich ständig in dem gleichen schlaffen und fast unempfindlichen Zustande, nahm jedoch Nahrung und sog an der Brust der Mutter noch einige Tage vor seinem Tode, der am 9. Tage eintrat."

In diesem Zusammenhange führt Underwood die Worte Morgagnis an (Lib. III. Epist. 48, art 60, 1761): „Nachdem alle meine 15 Kinder bald nach der Geburt gelb geworden waren, einige nicht ganz leicht, ist der Icterus bei ihnen von selbst, ohne weitere Hilfe wieder verschwunden."

Über das Sklerem der Säuglinge schreibt Underwood in dem Abschnitte „Purging", S. 76 der 1. Aufl. 1784:

„Es mag hier angebracht sein, von einer eigentümlichen Verdichtung und Härte der Haut zu reden, die sich fast über den ganzen Körper erstreckt. Sie begleitet manchmal diese Art des Abführens, wenn die Stühle von wachs- oder tonartiger Beschaffenheit sind. Gewöhnlich erscheint sie während der letzten Krankheitsstufe und bildet so immer ein sehr ungünstiges Zeichen. Sie erscheint sehr selten, glaube ich, außer bei Erkrankungen der Eingeweide, weshalb ich sie nicht in einen besonderen Abschnitt verwiesen habe, obwohl sie andererseits wichtig genug ist. Diese Erscheinung oder vielleicht richtiger Krankheit, etwas ähnlich dem sogenannten „Hide-bound" der Vierfüßler, ist in dieser Hinsicht noch durch niemanden erwähnt worden, der über die Kinderkrankheiten geschrieben hat... Dr. Denman nahm davon zuerst bei Kindern Kenntnis und hat ihr mehrere Jahre große Aufmerksamkeit gewidmet. Es scheint ein Spasmus zu sein, abhängig von einem gewissen krankhaften Zustande der ersten Magendarmpassagen, mit denen die Haut bekanntlich eine gewisse Sympathie hat. Statt schlaff und faltbar zu sein, ist die Haut vollkommen rigide, als ob sie den Knochen angeheftet wäre. Einige Kinder werden mit der Störung geboren, keines von ihnen ist leben geblieben. Die Krankheit ist bisher, glaube ich, nicht verstanden worden. Sie wird hier nicht so sehr wegen eines Heilmittels erwähnt, das ich vorzuschlagen hätte, als um die Praktiker anzuleiten, ihr besondere Aufmerksamkeit zu widmen, damit ein so verhängnisvolles und wenig bekanntes Leiden ganz erforscht wird. Das einzige Kind, von dessen Genesung ich weiß, stand unter der Pflege von Dr. Denman."

Die Beschreibung des Krankheitsbildes in der ersten Auflage von 1784 wird bald durch französische Ärzte bestätigt. Underwood geht deshalb in der 4. Auflage seines Buches 1799 auf das inzwischen entstandene Schrifttum näher ein, nennt die Krankheit jetzt „Skin-bound" und erweitert die Beschreibung. Es handelte sich um eine Anstaltskrankheit.

Die Brustdrüsenschwellung der Jugendlichen wird gleichfalls zuerst von Underwood beschrieben:

„Es wäre unzweckmäßig, die geringste Störung zu übergehn, die die Eltern sehr beunruhigt und manchmal die jüngeren Kollegen in Verlegenheit bringt. Dieser Art sind Störungen an der Brust von Mädchen, wenn sich die Brüste zu vergrößern beginnen. Sie werden dann manchmal sehr schmerzhaft. Bei der Untersuchung finden sich Härte und Schwellung; manchmal werden harte Stellen gefühlt, die sehr druckschmerzhaft sind. Die Härte sitzt tief um die Brustwarze herum und unter ihr; sie ist manchmal unbeständig, zu andern Zeiten feststehend und wird von schweren lanzinierenden Schmerzen begleitet, die zu unangenehmem Verdacht über die wahrscheinliche Natur des Leidens Anlaß geben. In der Tat verdiente sie bei höherem Alter ernste Aufmerksamkeit. In Familien, die zu Skrofulose neigen, wird natürlich diese Krankheit vermutet. Manchmal ist Krebs befürchtet worden. Gelegentlich ist nur eine der Brüste erkrankt, erst nach Monaten wird die andere ergriffen, manchmal erkranken auch beide zur gleichen Zeit... Unter meinen Augen hat sich niemals eine üble Folge eingestellt, wenn die Kranken in dem erwähnten Alter standen. Niemals habe ich etwas Derartiges von einem der andern Praktiker erfahren, obwohl manchmal ernstlich Schlimmes befürchtet wurde."

Underwood ist der erste, der sich mit den Herzkrankheiten des Kindesalters, und zwar mit den angeborenen Herzfehlern, klinisch beschäftigt (S. 610). So zeigt er sich auf vielen Gebieten als weitblickender Arzt.

Eine Zeitlang wurde im wissenschaftlichen Schrifttum bei Kinderkrämpfen die Taubenkur empfohlen: „Das andre, wovon neuerlich ein geschickter und aufgeklärter Arzt die gute Wirkung öffentlich versichert, ist das Hinhalten des reinen Afters an den After des Kindes, das in Zuckungen liegt. Die Taube soll davon Zuckungen bekommen, während daß sie bei dem Kinde aufhören. Aus eigener Beobachtung aber kenne ich dies Mittel nicht. Allein man hüte sich, über etwas zu spotten, was man sich nicht gleich erklären kann" (F. B. Osiander 1796). Die Taubenkur ist noch von Kußmaul (1822–1902) am Kinde angewandt worden, s. auch S. 638.

Als „Beispiel einer sogenannten englischen Krankheit" bildet S. Th. Sömmering 1791 ein Kind ab, bei dem sich noch heute eine Chondrodystrophie feststellen läßt. Die Kürze der Glieder ist bereits Sömmering aufgefallen.

An allen möglichen Kinderkrankheiten sollen die Ammen Schuld haben. Erasmus von Rotterdam (1519) verlangt von den Müttern und Ammen Kenntnisse über die Ernährung, Säuglingsgymnastik, Schlaf, Baden usw. „Wie viele Menschen leiden doch nur deshalb an Krankheiten und Gebrechen, an der Fallsucht, an Schmächtigkeit, Körperschwäche, Taubheit, Lendenlahmheit, Lähmungen an Arm und Bein, weil sie von ihren Ammen vernachläßigt worden sind."

Die Ammen „nehmen aus Gemächlichkeit das Kind zu sich ins Bett und erdrucken oder ersticken es im Schlaf unter der Feder-Tuchet oder lassen es aus dem Bett fallen, was oft auch bei Tag durch leichtsinniges Scherzen zu geschehen pflegt, und suchen das Unglück zu verhehlen, wodurch das Kind oft lebenslang krippelhaft bleibt. Auch kann das Schielen der Augen, die stotternde, ungeschickte Aussprache und überhaupt ein verunglückter Wuchs meistens der Amme zur Last gelegt werden" (Collender 1800).

Von guter Beobachtungsgabe zeugen die Bemerkungen S. G. Vogels (1796) über das Geschrei des Kindes:

„Es ist gewiß, ein Kind schreit anders, wenn es wirklich krank ist und Schmerzen hat, anders wegen Hunger, wegen dieses oder jenes Verlangens, z. E. unterhalten, amüsiert, gewiegt, aufgehoben, niedergelegt zu werden, anders aus Eigensinn und Bosheit, anders aus Angst und Furcht."

Dies wird dann noch näher ausgeführt. Eingehend hat sich später Billard (1828) hiermit beschäftigt.

An Kinderkrankheiten, die in Berlin auftreten, nennt Formey 1796 neben den Blattern, an denen jeder 12. Mensch stirbt, Erstickung durch zu festes Wickeln, Auszehrung durch schwerverdauliche Nahrung oder Mangel an Sorgfalt, Reinlichkeit und Bewegung; seltener sind Kinnbackenkrampf und Wasserkopf. Häufig sind angeborene Lues, Rachitis, Skrofeln und Auszehrung.

Das „Verfüttern der Kinder" bewirkt dicke Bäuche und blasse Gesichter. Es kommt durch mehlige und schwerverdauliche Speisen zustande; Mangel an Bewegung und Entwöhnung von der freien Luft tragen zur Entstehung bei. Aus Furcht vor Erkältung kommen die Kinder ungenügend ins Freie.

„Der gewöhnliche Aufenthalt der Kinder ist die Kinderstube, welche mehrentheils nicht die beste und geräumigste der Wohnung ist. Hier bringen die Kinder mit ihrer Wärterin und einem Theile des Gesindes ihre Tage zu. Die Atmosphäre, in der sie leben, ist unrein, verdorben und selbst dem Geruch zuwider. Nachtgeschirre, die nicht immer gleich ausgeleert werden, Windeln, welche trocknen, die Ausdünstung der Menschen selbst, erfüllen die Luft mit schädlichen Dünsten und verzehren den geringen Theil der zum Athemholen nötigen Lebensluft völlig."

Das Fest des kleinen Mannes in Berlin wird 1796 von Formey anschaulich beschrieben: „Wenn sich der gemeine Mann im Winter etwas zugute thun will, so macht er sich eine recht heiße Stube und trinkt einen erbärmlichen, mit Syrop versüßten Kaffee. An diesem kleinen Feste nehmen Frau und Kinder Antheil, und es wird dazu Butterbrod in Übermaß gegessen."

Aus Holland berichtet Peter Camper 1786: „Der gemeine Mann nähret sich heute zu Tage fast lediglich von Erdäpfeln, die gleichwohl eine der schädlichsten Speisen sind, insbesonderheit sie nicht nur sehr schleimicht, sondern auch gar wenig Nahrung geben. Aus dieser letzten Ursache werden sie in großer Menge gegessen, woraus dann Winde und Säure entstehen. Erwachsene und hauptsächlich solche, die harte Arbeit thun müssen, können dieselben zwar verdauen; Kinder aber nimmermehr."

Joseph Frank, der 1795/96 als Nachfolger seines Vaters J. P. Frank die Klinik der Universität Pavia leitete, beschreibt 1797 das Leben der Landleute:

„Der größte Teil der Landleute ist so armselig und von allen zur Erhaltung der Gesundheit nötigen Dingen entblößt, als beinahe kein Volk der weiten Erde, dem die Kunst, das Feld zu bebauen, nicht unbekannt ist. Niemand wird sich hierüber wundern, wenn man bedenkt, daß diese unglückliche Menschenklasse gemeiniglich nicht eine Handbreit Boden, den sie mit ihrem Schweiße befruchtet, sein nennen kann, sondern von dem Bauherren, der selbst nur die Landgüter von denen in der Stadt lebenden Gutbesitzern für schweres Geld gemietet hat, zu harten und ungesunden Arbeiten streng angehalten wird, wodurch sie sich kaum so viel Lohn erringen, um sich und die seinigen kümmerlich zu ernähren und ihr elendes, mühseliges Leben fortschleppen zu können.

Die Nahrung dieser Armen besteht in einer sehr schwer verdaulichen Speise, Polenta genannt, die aus Mehl und Wasser am Feuer bereitet wird, ohne alle Butter und alles Gewürz, nicht selten ohne das Notwendigste, nämlich das Kochsalz. Diese Gabe der Natur, der Gesundheit der Menschen und Tiere so nützlich, findet sich zwar im Überfluß in den benachbarten Meeren, steht aber nichtsdestoweniger zu hoch im Preise, als daß er den Mangel der Landleute nicht wenig übersteigen sollte."

Über die gleiche Gegend berichtet St. Jacini (1857):

„Alle Bauern dieses Landstriches haben nur schlechte Wohnungen… Uns ergriff stets tiefe Wehmut, zu sehen, wie die bewohnten Stuben dieser elenden Hütten ganz durchnäßt sind, wie die bleichen abgezehrten Bauern auf den Froschfang, welcher ihnen ihre köstlichste Nahrung bietet, ausgehen und wie die Reisfelder bis zu den Fenstern der Häuser hinaufreichen. Es ist daher nicht zu verwundern, wenn in dieser Gegend, wo infolge des landwirtschaftlichen Großbetriebes neben der herrlichsten Produktion das tiefste Elend der Bebauer besteht, … das Wechselfieber so viele Opfer dahinrafft …"

Seit jeher bestehen überhaupt die wichtigsten Nahrungsmittel der Armen aus Kohlenhydraten. So schreibt z. B. B. Brenner-Schaeffer (1861) über die Oberpfalz: „Ein großer Teil der Bevölkerung, besonders alle Armen, viel Häusler und Tagelöhner, leben jahraus, jahrein nur ausschließlich von Kartoffeln und selbst gebackenem oder erbetteltem Brot."

Ähnliches berichtet E. Sax (1882) über die Nahrung der mit Hausindustrie beschäftigten Bevölkerung im Meininger Oberland: „Die Nahrung besteht meist aus Kartoffeln, die in allen Gestalten auf den Tisch kommen. Man nimmt sie am Morgen zum Zichorien-Aufguß oder der ‚Kaffeebrühe‘, und genießt als zweites Frühstück Brot mit Kaffee. Zu Mittag gibt es allerlei Kartoffelspeisen, dazu wird ein Hering geholt oder etwas Fett vom Metzger; die Ärmsten müssen statt des Herings mit der Salzlake fürlieb nehmen, worin er gepökelt liegt, und nennen das ‚Heringsbrühe‘. Fleisch wird selten gegessen… Zur Vesper wird wiederum Kaffeebrühe genommen, oder sie holen vom Metzger ganze Häfen ‚Wurstsuppe‘, wie sie das Wasser nennen, worin die Würste gekocht werden; das erhalten sie umsonst oder für geringes Geld und darein schneiden sie Kartoffelstücke. Waltershausen hat seine besondere Küche, dort lebt die arbeitende Klasse hauptsächlich von kaltgeschlagenem Leinöl und Kartoffeln; im Winter … werden viel ‚Schnippeln‘ gegessen, d. s. Sehnen, welche aus dem Rindfleisch herausgeschnitten werden, bevor es zu Wurst verarbeitet wird."

Das wichtigste medizinische Ereignis des 18. Jahrhunderts ist die Einführung der Kuhpockenimpfung durch E. Jenner 1796 (S. 568).

Der Wissensstoff wächst. Immer häufiger werden Bücher in deutscher statt in lateinischer Sprache verfaßt. Viele Ratgeber wenden sich unmittelbar an die Mütter.

Um 1800 erscheint eine große Zahl von Handbüchern der Kinderkrankheiten, z. B. von D. G. Armstrong (1777 London), 1786 ins Deutsche übersetzt, M. Underwood (1784), Christian Girtanner (1794), Chr. Aug. Struve (ein Handbuch für Eltern und Erzieher, 1797), Fr. Jahn (1803; 2. Aufl. 1807), C. B. Fleisch (1803–1808), in 5 Bänden mit etwa 2400 Seiten, J. C. G. Schäffer (1803), J. J. v.

Plenk (1807), A. Chr. H. Henke (1. Aufl. 1809, 4. Aufl. 1837), J. Feiler (1814), J. Wendt (1822), Fr. L. Meißner (1828, 2. Aufl. 1838, 3. Aufl. 1844) und J. Chr. G. Jörg (1826). Von den Franzosen sei N. Chambon (1799) genannt.

Gleichzeitig mit dem weitschweifigen Werke Fleischs erscheint 1804 in London eine anfangs lateinische, später ins Englische übersetzte Bearbeitung der Kinderkrankheiten durch den älteren G. Heberden (1710–1801), der als der größte englische Kliniker zwischen Sydenham und Bright gilt. Mit überragender Kürze und Eindringlichkeit wird hier das Wissen der Zeit zusammengefaßt. Heberden hat 1767 klar ausgesprochen, daß Pocken und Windpocken voneinander wesensverschieden sind (s. S. 572).

Den deutschen Werken liegen noch keine Anstaltserfahrungen und nur ausnahmsweise Sektionen zugrunde; ist doch die erste deutsche Kinderklinik erst 1829 in Berlin gegründet worden. Verglichen mit der heutigen Schreibweise sind diese Bücher breit abgefaßt, so daß man oft ohne Schaden von dem Inhalt die Hälfte und mehr streichen könnte. Der Stoff ist wenig übersichtlich gegliedert, Abbildungen und Sachverzeichnis fehlen meist. Hippokrates, Galen, Razes und Avicenna sind noch immer oft genannte Gewährsmänner, werden aber allmählich seltener angeführt. Soranos fehlt, da dessen Handschrift erst 1838 aufgefunden wurde. Das zeitgenössische Schrifttum wird meist recht eingehend behandelt, im ganzen geht aber die Darstellung des Stoffes mehr in die Breite als in die Tiefe. Wirklich neue Befunde werden kaum angeführt. Die klinischen Bilder sind oft mit großer Anschaulichkeit wiedergegeben, so daß es nicht schwerfällt, die zugrunde liegenden Krankheiten mit den Fachausdrücken unserer Zeit zu bezeichnen. Allerdings haben sich dank unserer Hilfsmittel die Ansichten über die ursächlichen Zusammenhänge oft grundlegend geändert; die Zahl der bekannten Krankheiten ist seitdem unvergleichlich gewachsen.

Um 1800 ist mit den Naturwissenschaften auch die Medizin – nicht zu ihrem Heile – in den Bann der Romantik und der Naturphilosophie geraten, die an die Stelle der einfachen Beobachtung verworrene Spekulationen setzen. Die genannten Schriften halten sich von dieser Strömung ziemlich frei; Jahn (1803) hat in seiner Vorrede die Naturphilosophie Schellings ausdrücklich abgelehnt. Vielfach ist in den Schriften dieser Zeit der Einfluß der Reizlehre des Schotten J. Brown (1735–1788) zu spüren. Nach ihm bestehen die Krankheiten in zu großer Erregung (Sthenie) oder zu geringer Erregung (Asthenie). Zur Behandlung hat man daher beruhigende oder erregende Mittel zu wählen. Die damals sehr angesehene Lehre hat das kinderärztliche Schrifttum dieser Zeit stark beeinflußt. Chr. Girtanner (1760–1800), der Verfasser des oben genannten Handbuches, gibt sich in einer französischen Zeitschrift sogar fälschlich für den Urheber dieser Lehre aus. Die Aufdeckung des Schwindels erregt großes Aufsehen, macht aber zugleich die Brownsche Lehre in Deutschland bekannt. Fr. Jahn (1803) legt sie seinem „neuen System der Kinderkrankheiten" zugrunde, wie er schon im Titel angibt. Die Zahl der von ihm gebrauchten, manchmal recht heroischen Mittel und sein Vertrauen auf sie sind groß. So empfiehlt er allein zur Behandlung des Hustens bei Masern ungefähr 33 namentlich aufgeführte Arzneimittel.

A. Henke versucht gleichfalls, das Brownsche System auf die Kinderheilkunde zu übertragen. Die meisten seiner Arzneimittel sind jetzt vergessen. Bei manchen Krankheiten, z.B. beim Keuchhusten, ist die Behandlung bisher nicht wesentlich weitergekommen (S. 575).

Das Schrifttum des 18.Jahrhunderts über die kindlichen Anfallsleiden hat E.Seidler (1964) zusammengestellt.

Immer wieder ist das Opium Kindern gefährlich geworden. „Ungeduldige Mütter und Weiber geben es gerne als Haus-Medizin, die unruhigen Kinder fromm und schlafend zu machen, darüber auch manche in den ewigen Schlaf geraten" (Storch 1751; 4, 385). Im Jahre 1762 warnt die Hamburger Zeitschrift „Der Arzt" (8. Teil, S. 171) davor, die Kinder durch die Ammen mit Opium beruhigen zu lassen. „Wenn man sich bei Kindern des Opiates bedienen will, so muß dieses sehr mäßig geschehen. Zween Tropfen von flüssigem Laudanum sind für jedes Kind, so noch an der Brust liegt, zureichend. Acht Tropfen haben mir auf der Stelle einen Sohn, der ein Jahr alt war, getötet" (Cooke 1776). „Die Wärterinnen geben gerne unruhigen Kindern einen Löffel voll Mohntee oder einen zerstoßenen trockenen Mohnkopf in heißem Wasser. Dieses Hausmittel ist in manchen Fällen sehr passend, darf aber nicht zu lange fortgesetzt werden" (J. Fr. Osiander 1829). Über den gleichen Mißbrauch berichten Tourtual (1829, s.S.495) und Ch.Dickens (1851, s.S.375).

„Der Verkauf von Mohnköpfen wird auf dem Dresdner Markt öffentlich von den sogenannten Kräuterweibern oder den Obsthöckern betrieben. Selten werden die Mohnköpfe zu einem anderen Zweck als zu Beruhigungsmitteln für die kleinen Kinder von unwissenden Müttern oder gewissenlosen Wärterinnen gekauft" (Im Mediz. Argos 1839 nach Münch. med. Wschr. 1955, H. 35, S. XXI „Die Insel").

Nach Frémy (1841) herrscht in Lille die Sitte, für die Kinder in den Apotheken Theriak (Opium-haltig) als Schlaftrunk zu kaufen. Ihn reichen die trunksüchtigen Mütter gern ihren Kindern am Sonntag, am Montag und an Festtagen; so können sie in der Schenke bleiben, so lange sie wollen.

Aus der Schweiz berichtet Custer (1882): Es gibt unter den Geheimmitteln für Kinder namentlich aus den Klöstern solche, die bei den Säuglingen schweren Schaden anrichten. So enthalten die „Kinder-Pillen" von Königsee jede einen Gran Opium. Je nach dem Alter soll das Kind den 6.–4. Teil davon erhalten. Nimmt man das nicht so genau, so sind diese Pillen eine vorzügliche Waffe, um rasch und geräuschlos Engel zu machen. In Appenzell (Säuglingssterblichkeit 39,9%) beruhigen denkfaule und bequeme Mütter ihre schreienden Kinder mit Mohnkapseln oder Opium-haltigem Tee.

Noch im Jahre 1908 hören wir von Reissig über einen blühenden Handel außerhalb der Apotheken mit Opium-haltigen Kinderpillen. „Jedenfalls sind diese Pillen ein recht passendes Mittel in der Hand der überall vorhandenen Engelmacherinnen". Der Erfinder vertrieb die Pillen durch Hausierer und verbrauchte jährlich 10–12 Pfund Opium.

In den genannten Handbüchern steht die Behandlung mit Arzneimitteln ganz im Vordergrund, während die natürlichen Heilmittel zurücktreten. Bei Rachitis und Skrofulose werden sie nebenher empfohlen.

Nur einmal findet sich in alten Zeiten die Angabe, daß Kinder übertrieben oft zum Arzt gebracht werden. Abraham a Sante Clara (1644–1709) tadelt die Ängstlichkeit der Eltern: „Der geringste Leibestadl ist denen Eltern verdrüßlich, und sucht man Augen-Artzt, Zähn-Artzt, Ohren-Artzt, Maul-Artzt, Kinder-Artzt und Ärtztin in allen Orthen und Porten solches Übel zu wenden."

Nach altem Brauch werden allerdings vielfach kranke Säuglinge und Kleinkinder überhaupt nicht von Ärzten, sondern nur von Hebammen oder alten Frauen behandelt, denen man auf dem Gebiet der Kinderkrankheiten ein größeres Wissen zutraut.

So ist es nach C. L. Walther (1720) unrecht, „wenn man einer jeden alten Wurtzel-Mutter oder Trödelweibes nichtswürdige Schnürungen oder rekommendirte Medicin gebrauchet wie auch Schinders und Schäfers wunderliche und unvernünftige Streichungen und Ziehung, die sie an unvernünftigen und groben Vieh probirt haben wollen, vornimmt".

In Frankreich werden kranke Kinder von Hebammen und erfahrenen Frauen behandelt. Gibt es in bedeutenden Städten einen Kinderarzt (médicin spécialiste de l'enfance), so gilt er stets als Eindringling (1754 nach Mercier).

Viele Ärzte behandelten Kinder nur ungerne: „Wenn jemals die Weiber ein Recht haben zu praktizieren, so ist es bei kleinen Kindern... Da die Kinder ihr Elend nicht beschreiben können, so sind sie auf dem Schauplatz der Ärzte die Pantomimen, die man nicht immer deutlich versteht. Die Weiber, die sich mit der Pflege der Kinder abgeben, verstehen die Zeichen ihrer Empfindungen gemeiniglich besser und erraten geschwinder als der Arzt, was sie beschwere... Bei ihnen kann ein gelehrter Arzt selten mehr Ehre einlegen als ein Weib, das aus dem Herkommen und aus der Erfahrung weiß, was den Kindern gegeben zu werden pflegt" (Der Arzt, 8. Teil 1762. Hamburg S. 177).

„Es ist gewiß, daß ein junges, krankes Kind eher als ein erwachsener Mensch durch Arzneymittel curirt wird; und wenn man meinen Ratschlägen folgt, so wird es kaum eine Mutter oder eine Amme geben, die, wenn sie nur vernünftig handeln will, nicht ihres Kindes bester Arzt werden könnte" (Cooke 1776).

So sah man es auch nach Frank (1780) als ausgemacht an, daß Kindern in ihren Zufällen nicht zu helfen sei. Deshalb nahmen sich ihrer vielfach Hebammen und Wartweiber an, weil die meisten Ärzte das Studium der Kinderkrankheiten aus unbegreiflicher Nachlässigkeit versäumt hatten und diesen Teil der medizinischen Praxis gern den alten Mütterchen überließen. So kam es, daß die meisten Kinderkrankheiten für Hexereien und widernatürliche Zufälle angesehen und mit lauter Segenssprüchen und Amuletten behandelt wurden.

Großes Aufsehen erregte um 1780 in Berlin der „Monddoctor", ein ehemaliger Strumpfwirker; ein Augenzeuge berichtet (nach Artelt 1948):

„Alles war vollgestopft von Leuten mit offenbaren und heimlichen Verstümmlungen, von Leuten aller Art und aller Geschlechter, aller Religionen und aller Stände... Als wir hereinkamen, fand ich eine leere, schmutzige Stube eines gemeinen Handwerkers... Ich sah einen bejahrten hageren Mann mit ausgekämmten Haaren, einem blauen, groben Kleide, der ganz ungeniert mit seiner Tabakspfeife in der Stube herumging... Er rief einen sehr hübschen Knaben von ungefähr vier Jahren zu sich, der von seinem Vater, einem jungen, dem Anschein nach wohlhabenden und vernünftigen Mann geführt ward, stellte ihn zur linken Seite aufs Fenster, öffnete ihm die Beinkleider, nahm das (Bruch)Band herunter, legte die linke Hand auf die verletzte Stelle, während der Zeit er den Mond, der in der Tat gar nicht zu sehen war, anzugaffen schien und einige Worte murmelte. Darauf faltete er beide Hände gegen den Mond, sprach wiederum einige leise Worte, und damit war es aus... Ich hörte den Vater fragen: „Wie ist es mein Sohn, tut es noch so weh wie vorher?" „O ja, Papa!" erwiderte dieser... Wie denn auch im Grunde die Sichtbarkeit des Mondes gar nicht notwendig gewesen sein muß, da die Frau Doctorin zu derselben Zeit mit demselben Mond durch ein Fenster nach der entgegengesetzten Seite kurierte."

„Mit und ohne hohes obrigkeitliches Privilegium pfuschen hier Idioten, Operateure, Zahn-Ärzte, Marktschreyer und alte Weiber, stechen den Leuten die Augen aus, verkaufen Amulete und Wurmkuchen zum öffentlichen Schimpf der Arzneywissenschaft auf Hanswurst-Buden, kuriren böse Brüste und wahrsagen aus dem Urin... Der vorgeschriebene Weg, diesen Unfug in den Provinzen zu hemmen, ist weitläufig und, wie die Erfahrung es beweist, unzulänglich" (J.Chr.Reil 1790 nach W.Piechocki).

1793 beklagt Zirtzow, Breslau, daß kranke Kinder fast nur von Hebammen, alten Weibern und Kindsfrauen behandelt werden (Rauchfuß).

„In Kinderkrankheiten werden Hebammen beinahe noch häufiger um Rat gefragt als bei Krankheiten der Frauen. So schwer auch Kinderkrankheiten zu erforschen und behandeln sind, so glaubt doch der gemeine Mann gewöhnlich, es sei nichts leichter als dies; und selten sei es der Mühe wert, daß man sich hierin an einen Arzt wende, denn mit diesen müsse jede Hebamme ebensogut fertig werden können als der Arzt" (Fr.B.Osiander 1796).

1797 berichtet der Hofmedicus Masius aus Schwerin:

„Unter den giftigen Seuchen, welche den Vorteilen eines Staates gerade entgegengesetzt arbeiten, behaupten die unabsehbaren Heere der medizinischen Quacksalber und Afterärzte einen sehr wichtigen Platz... Da gibt es Bader, Apotheker, Kindweiber, alte Matronen, abgelebte Jungfern, Ölkrämer, großmantelichte Taschenspieler, betrügerische Zahnbrecher, gewissenlose Starstecher, Eisenschlucker, Läusesalber, Schattenspieler, Schwarzkünstler, Beutelschneider, windige Urinbeseher, Steinschneider, windblasende Geistliche, Schulmeister, Abdecker, Hirten, Schmiede, Schäfer, Kriegshelden usw., die alle als Zwitterkinder Aeskulaps die Heilkunde zum Tummelplatz ihrer Geistesgaben machen... Man kann sicher behaupten, daß die Pfuscher mehr Menschen ums Leben bringen, als die geschicktesten Ärzte mit aller Mühe erhalten können..."

„Die Roheit und Härte, mit der der Bauer gegen sich selbst und seine Familie in Krankheiten verfährt, sehr oft sein Geiz, nicht selten sein Mangel an Vertrauen zu den approbierten Ärzten, sein Hang zu abergläubigen Mitteln, zu Hirten, Scharfrichtern und Quacksalbern, zu klugen Männern und Weibern, die unzähligen anderen Vorurteile lassen es bei ihm nie oder äußerst selten zu dem Entschluß kommen, einen Arzt um Rat zu fragen" (J.Chr.W.Juncker 1794, S. 92).

„Es herrscht bei vielen nicht nur Müttern und Ammen, sondern sogar Ärzten der höchst nachteilige Glaube, als sei bei Kinderkrankheiten nicht viel zu tun und der Natur alles zu überlassen... Die Rettung eines einzigen Lieblings kann den Ärzten einen größeren und glänzenderen Triumph verschaffen als die Herstellung mehrerer abgelebter Alten" (Hufeland 1798).

1800 beklagt sich Friedrich Colland in Wien: „Es ist unbegreiflich, daß manche vernünftige besonders arme Eltern, denen das Wohl ihrer Kinder gewiß sehr am Herzen liegt, selbe, wenn sie erkranken, sie bloß von alten Weibern, Hebammen oder Pfuschern behandeln lassen... Man entschuldigt sich gewöhnlich damit, daß mit kleinen Kindern, weil sie nicht sich beklagen können, nicht viel mit Arzney auszurichten, ein Arzt also unnütz sey, weil die alten Weiber und Hebammen die Natur der Kinder besser als diese kennen."

Wie wenig trotz der vielen Schriften, die gerade damals erschienen sind (S. 158), die Ärzte über Kinderkrankheiten Bescheid wußten und in welchen Händen tatsächlich die Behandlung kranker Kinder vielfach lag, geht aus den Bemerkungen eines ungekannten Arztes hervor, der die Berliner Verhältnisse um 1800 beschreibt:

„Die meisten hiesigen praktischen Ärzte wußten mit kranken Kindern in der Tat noch durchaus nicht umzugehen, und viele von ihnen gestanden es geradezu. Ja, es gab welche, die erklärten, zu kleinen Kindern, namentlich zu Neugeborenen und Säuglingen, wenn sie erkranken, sollte man sie nicht rufen. Solche Kinder könnten ihnen nichts sagen, könnten ihnen keine Auskunft geben, und die Hebammen und Muhmen wüßten besser damit Bescheid als die Ärzte. Ein neugeborenes Kind, ein Säugling, sei noch gar nicht als daseiend zu betrachten, sondern gleichsam als geliehen, und man müßte es darauf ankommen lassen, ob es sich durchsiechen werde. In der Tat gab es eine Unzahl von Kindersäftchen, Kinderpülverchen, Teearten, Breien, Linimenten und dgl., die damals bei den Hebammen und Gevatterinnen im Gebrauch waren, und zu erkrankten Neugeborenen und Säuglingen wurden Ärzte auch wirklich selten gerufen" (Journ. Kinderkrankh. 21, 296 [1853]).

In der Lebensbeschreibung des alten Heim (1747–1834), Berlin, heißt es: „Von sogenannten Pfuschern, Quacksalbern, Schäfern, Hirten, Scharfrichtern und ihren Knechten, Curschmieden, alten Frauen, insonderheit von Krankenwärterinnen, gesteht er, gleich seinem berühmten Lehrer Gaubius manches Nützliche und Gute gelernt zu haben (Kessler)."

Hecker (1805) berichtet: „Selbst in den höheren Ständen herrscht der Glaube, „daß die Ärzte bei den Krankheiten der Kinder wenig oder gar nichts tun könnten... Fast jede Stadt und Gegend wird Beispiele aufstellen, wie leicht alte Weiber, Hebammen, Hirten, Scharfrichter, Apotheker und andere zur Ausübung der ärztlichen Kunst unbefugte Personen sich das allgemeine Zutrauen erwerben, in Behandlung kranker Kinder vorzügliche Geschicklichkeit zu besitzen... Die Pfuscherei treibt ihr Unwesen auch mit Brech- und Purgiermitteln, mit narkotischen Substanzen u.a. sehr wirksamen Drogen, die man sorglos von Hebammen, Hirten und Apothekern verordnen läßt."

Aus Kurland berichtet Balk (1791): „Es ist in vielen Häusern gebräuchlich, die Kinder, beym geringsten Anschein von Übelbefinden, sogleich mit Pulvern, Säftchen, Klystieren und heißen Stuben zu martern."

So erklären sich die Warnungen „Man ist zu der richtigen Erkenntnis gekommen, daß in vielen Fällen ohne allen Arzneygebrauch der Zweck sicherer und schneller erreicht wird... Der langjährige sklavische Gebrauch, die kranken Kinder mit widrigen Arzneyen zu martern, kann in keinem Fall... dem Kinde zu gute kommen" (Tortual 1829). „Bei unendlich vielen Krankheitsfällen der Kinder ist es die größte Kunst, nichts getan zu haben" (I. R. Bischoff 1830).

1852 wurde R. Virchow wegen einer Hungersnot, die von einigen Typhus-Endemien begleitet wurde, in den Spessart geschickt. „Während dieser ganzen Endemie war kein Arzt zu Hilfe geholt worden; nur hatte der Mann, als es gar zu schlimm ging, einige Messen lesen lassen."

Im Jahre 1856 schreibt ein Kreisarzt aus Cloppenburg (Großherzogtum Oldenburg) an Fr. W. Beneke:

„Kaum ein Fünftel aller Kranken mag im Kreise Cloppenburg in ärztliche Behandlung kommen, und kranke Kinder und alte Leute sterben gewöhnlich ganz der Natur überlassen. Etwa 150 Kinder starben vor 2 Jahren im hiesigen Amt (11 000 E) am Scharlach, und wenige mögen ganz verschont geblieben sein, trotzdem kamen bloß 15 in meine Behandlung, ebenso viele andere erhielten auf mündliches Referat der Eltern usw. ein Rezept mit den nötigen Verhaltungsmaßregeln, und selten erfuhr ich, welchen Verlauf die Krankheit genommen. Die hiesigen Landleute sind eines Teils ungebildet und sehr häufig zu unbemittelt, um die Kurkosten erschwingen zu können, andererseits aber sind sie eingefleischte Skeptiker und fühlen es in den meisten Fällen ganz richtig heraus, wenn der Arzt mit seiner Medizin wenig auszurichten vermag. Sie sparen deshalb ihr Geld, und sehen dem Tode mit großer Kaltblütigkeit entgegen" (D. Kürschner).

In Württemberg herrscht vielfach das Vorurteil, einem kleinen Kind sei doch nicht zu helfen. Es gilt sogar für eine Schande, deshalb einen Arzt zu fragen oder gar zu rufen. Stirbt ein Kalb, so ist es ein großer Jammer; verliert man einen Säugling, so ist es ihm „gut gegangen" (Custer 1882).

Noch bis in unser Jahrhundert hinein bestanden Verhältnisse, wie sie Abelin in Stockholm 1864 gefunden hat:

„Wir haben täglich Gelegenheit, die Sicherheit zu bezeugen, mit welcher Mütter und deren Ratgeberinnen die ihrer Ansicht nach gewöhnlichsten, ja allein vorkommenden Kinderkrankheiten diagnostizieren, ... aber leider haben wir auch oft genug Gelegenheit, die Sorglosigkeit zu beklagen, mit welcher diese von ihnen vermuteten Kinderkrankheiten entweder sich selbst überlassen bleiben oder auf der Quacksalberei Preis gegeben werden, deren teuer erkaufte Vertreter mit den wunderlichsten Kuren, mit Kreuzschlagen und ihren mystischen Reden den Aberglauben und die Täuschungen mit Macht aufrechterhalten und sich so Gelegenheit verschaffen, ihre elenden Gaukeleien mehrere Male wiederholen zu können. Für den kleinen Kranken geht dabei aber eine kostbare Zeit verloren."

In USA konnte um 1800 die Mutter eines kranken Kindes keinen Kinderarzt um Rat fragen. Sie war glücklich, wenn sie überhaupt einen richtigen Arzt fand. Der Zweig der Heilkunde, der sich mit der Sorge für die Kinder befaßt, wurde lange von den Ärzten vernachlässigt und den Dienstleistungen der Ammen und Großmütter überlassen. Daher hatte der Arzt, der sich der Sorge für die Kinder und besonders ihrer Ernährung widmete, mit schädlichen Gebräuchen zu kämpfen, die von Geschlecht zu Geschlecht weiter gegeben wurden, mit dem Streben der Mütter, sich auf den Rat der Ammen oder der alten Weiber in der Nachbarschaft zu verlassen (Jefferson 1954).

Um 1885 scheuten sich die Ärzte in USA nicht zu gestehen, daß die Großmutter mehr von Säuglingen verstand als sie selbst. Säuglinge galten für nasse, riechende Menschenwesen; sie lebten und starben wie es Gott oder der Zufall wollte. Ärzte, die ihre Tätigkeit auf kleine Kinder beschränkten, wurden als „Baby-Doctors" verspottet. M.C.Pease über Chapin. (Veeder, S. 70).

Ähnlich berichtet Brenner-Schaeffer 1861 aus der Oberpfalz:

„Die Hilfe des Arztes wird nicht gesucht. Allgemein ist der Glaube verbreitet, gegen Kinderkrankheiten lasse sich nichts tun. Es ist das ein Vermächtnis der Bader und Landärzte, aber auch ein Ausfluß der unüberwindlichen Scheu des Landmannes vor Medikamenten, die er so früh als möglich seinen Kindern einimpft."

Nach Lammert (1869) ist der Doctor für die Armen eine überflüssige Person: „Was kann man auch an so kleinen Geschöpfen brauchen, doctorieren; sie können nicht sagen, was fehlt. Am besten ist's, wenn sie sterben, da gibt es schöne Engel."

Über München, wo 1874 41% der lebendgeborenen Säuglinge im 1. Lebensjahre starben, schreibt Kerschensteiner (1876):

„Die Krankheit, welche immerfort die Verheerung unter den Kindern im Säuglingsalter anstellt, ist stets ein und dieselbe. Kinder, welche ganz gesund und kugelrund zur Welt kamen, wie dies ja beim weitaus größten Teile derselben der Fall ist, bekommen nach 2–3 Wochen Diarrhoe. Diese Diarrhoe wird von den Müttern oder Pflegemüttern nicht beachtet; gleichgiltige Hebammen sagen noch dazu: das sei gesund, da gehen alle die ungesunden Säfte fort; die Kleinen fallen rascher vom Fett, auch hierfür haben kluge Frauen einen Trost, sie sagen: das ist nur das ‚Mutterfleisch', das sich jetzt verliert, sie schreien viel, ziehen die Füßchen in die Höhe, bekommen wunden After, die Stühle werden häufiger, grün, schleimig, zuletzt bekommen die kleinen Patienten ‚Fraisen' und gehen wie betäubt zu Grunde. Das ist das Krankheitsbild, das Sie hier täglich in vielen Dutzenden von Exemplaren sehen können. Ein ziemlicher Theil dieser armen Geschöpfe stirbt noch, ohne daß je ein Arzt um Rath gefragt wurde. ‚Der Doctor kann ja doch nicht helfen', damit tröstet man sich und überläßt den Wurm ruhig seinem Schicksal."

In der Stadt St. Gallen (Schweiz) betrug die Säuglingssterblichkeit um 1877 gegen 30%. In diesem Jahr starben dort 53 Pflegekinder, zu denen man keinen Arzt gerufen hatte (Custer).

Dieselben Erfahrungen machte Rahts (1891) in einem westpreußischen Landstädtchen:

„Bei allen Altersklassen hatte ich mehr zu tun als bei kleinen Kindern, und als ich nach einigen Monaten meinen dortigen Kollegen, einen alten erfahrenen Sanitätsrat, deswegen interpellierte, erwiderte er lächelnd, ich sollte nur darauf verzichten, zu zarten Kindern geholt zu werden, dazu spanne kein Bauer sein Pferd an den Wagen und hole den Arzt, die kleinen Kinder würden im Erkrankungsfalle entweder von einer klugen Frau, höchstens von der Hebamme kuriert, oder sie sterben, und dann ist der Trost rasch bei der Hand, daß es im nächsten Jahre ja Ersatz gäbe."

Nach von Hovorka und Kronfeld (1909) „treibt bei der Behandlung kranker Kinder, besonders auf dem Lande, doch immer noch die volksmedizinische Behandlung alter Frauen ihre Blüten, und oft bewährte Heilmittel kommen wiederholt zur Verwendung. Dem Arzt setzt man in der Regel skeptisches Mißtrauen entgegen und in bezug auf den Ausgang der Erkrankung herrscht noch vielfach eine fatalistische Resignation. Nach der Meinung des Volkes sind die alten Weiber die besten Kinderärzte. Bei Kinderkrankheiten gilt der Arzt, besonders in armen Gegenden und bei der niederen Volksklasse als überflüssige Person".

Nach Jungbauer (1934) ist bis in die Gegenwart hinein bei den Hebammen manche Zaubermedizin in Übung geblieben. Vor allem auf dem Lande ist es oft die erste und wichtigste Aufgabe der Hebammen, abwehrende und schützende Amulette an dem Neugeborenen – meist in seinen Wickelbändern – anzubringen; nicht selten pflegen sie Kinderkrankheiten durch Besprechen zu heilen (s. auch S. 635).

Fast überall in Deutschland starben die meisten Menschen noch 1874 ohne Arzt (Ploß). Kleine Kinder dürften hieran unverhältnismäßig stark beteiligt gewesen sein. Hierin hat sich vieles geändert. Wer heute die Sprechstunden der Ärzte oder der Polikliniken besucht, wer einmal Mütterberatungen mitgemacht, der erkennt, daß jetzt die Behandlung kranker Kinder ganz in die Hände der Ärzte übergegangen ist. Hierdurch ist die Kindersterblichkeit wesentlich gesenkt worden. Guter Wille allein reicht für die Kinderpflege nicht aus; den haben die Mütter zu allen Zeiten besessen. Es müssen dazu auch Kenntnisse erworben werden.

Soweit unsere Überlieferung zurückreicht, hören wir von Kriegen, Hungersnöten und Seuchen, die, oft miteinander verbunden, immer wieder die Menschen bedrohen und sie von Zeit zu Zeit in Massen sterben lassen. Die letzten Hungersnöte, die in Deutschland, unabhängig von Kriegen, nach Mißernten auftraten, ereigneten sich, soweit mir bekannt, 1848 in Oberschlesien, wo sich gleichzeitig „Hungertyphus" (Fleckfieber, Typhoid fever, Typhus exanthematicus) und Typhus abdominalis verbreiteten, und 1852 im Spessart, wo es nur zu einzelnen Herden von Typhus abdominalis kam. Da Kinder weniger widerstandsfähig sind als Erwachsene, werden sie von Hungersnöten besonders schwer betroffen.

Nach v. Bärensprung (1849) waren in Oberschlesien von 1845–1847 drei Mißernten aufeinander gefolgt. 1846 mußte das Vieh verkauft werden, 1847 mißrieten die Kartoffeln, die letzte Nahrungsquelle der Bevölkerung. „Das Elend stieg auf den höchsten Grad. Schon im vergangenen Jahr hatte man zu Wurzeln, Gras und Schwämmen seine Zuflucht genommen. Zahlreiche Menschen waren auf diese Weise dem Hungertod erlegen, an den meisten Orten hatte die Sterblichkeit 10%, an einigen 20% betragen, während sich die Geburten verminderten. Als nun noch ein kalter Winter hereinbrach, überstieg die Not alle menschlichen Begriffe."

v. Bärensprung bringt einen Zeitungsbericht aus Pless: „Auf den Feldern, in den Wäldern fand und findet man täglich die Leichen Verhungerter, Scharen von Bettlern und Bettelkindern irren obdachlos und jammernd umher. Tausende von Waisen datieren ihre Verlassenheit vom Jahre 1847. Ganze Häuser und Gehöfte sind ausgestorben. Mit den physischen Kräften sind auch die moralischen Kräfte, jede Energie gewichen. Ja, noch mehr: Vollkommene Gleichgültigkeit selbst gegen die nächsten Verwandten ist eingetreten, der Bruder schließt die Schwester vom Gehöft aus, um sein eigenes Leben länger fristen zu können – bald darauf findet man die Ausgestoßene vor der Heimattür verhungert, erfroren. Eine Mutter knebelt eines ihrer Kinder, läßt es auf dem Kirchhof erfrieren und steckt das zweite unter das Eis. Kinder stehlen ihren siechen Eltern die letzten Nahrungsmittel und verlassen sie dann."

Ein weiterer Bericht wird von R. Virchow mitgeteilt: Aus etwa 20000 Familien waren in kurzem 9000 verwaiste, hilflose Kinder übrig geblieben. Im Kreis Rybnik starben in 13 Monaten 500 von 1300 Waisen; noch im Jahre 1849, also nach Aufhören des Notstandes und der Epidemie, sind 252 von 1600 Kinder, die in Anstalten untergebracht waren, umgekommen.

1852 kam es im Spessart zu einer Hungersnot (R. Virchow, 1, 386), weil die Kartoffeln des vergangenen Jahres mißraten waren und der anhaltende Regen es vielen unmöglich machte, das – kümmerlich geratene – Getreide einzubringen. Die Schweine wurden vorzeitig verkauft, der für die Aussaat zurückgelegte Vorrat an Kartoffeln und Korn mußte angegriffen werden. Der an sich sparsame Genuß von Fleisch hörte ganz auf, Butter gab es fast gar nicht, Milch sehr selten, Brot aus eigenen Vorräten konnten nur noch wenige backen. Einzelne bereiteten sich aus Mehl unschmackhafte und kraftlose Suppen. Manche gebrauchten getrocknete und geröstete Gerste oder gedörrte Rüben. Die vorhandenen Kartoffeln waren äußerst klein und wenig mehlhaltig. Reichlich vorhanden und daher viel gebraucht waren Sauerkohl und Rüben.

Nirgends erreichte die Not eine solche Höhe wie in Oberschlesien. Die Hilfe kam rechtzeitig, wirklich verhungert ist niemand.

Schrifttum

Abelin, Journ. Kinderhk. **43,** 198 (1864).
Agilon, Walter s. Diepgen
Abraham a Santa Clara, nach Alwin Schultz. Alltagsleben einer deutschen Frau zu Anfang des 18. Jahrhunderts. Leipzig 1890. S. 214.
Armstrong, D. G., Essays on the diseases of children. London 1777. Über die gewöhnlichsten Kinderkrankheiten und deren Behandlung. Nach Armstrong, bearbeitet von J. Chr. G. Schäffer, 2. Aufl. Regensburg 1792.
Artelt, W., Medizinische Wissenschaft und ärztliche Praxis im alten Berlin. Berlin 1948. S. 138.
Austrius, Sebastianus (Ostericher), De infantium sive puerorum morborum et sypmtomatorum dignititione tum curatione liber. Basileae 1540.
Bärensprung, F. v., Arch. ges. Med. **10,** 448 (1849).
Baader, Joseph, Nürnberger Polizeiverordnungen aus dem 13.–15. Jahrhundert. Bibliothek des literarischen Vereins zu Stuttgart. 63. Stuttgart 1861. S. 318.
Bagellardi, Paulus, Libellus de aegritudine infantium. Padua 1472. Abdruck bei Sudhoff 1925. Deutsche Übersetzung von Adolf Mauch. Diss. Düsseldorf 1937.
Balk, Daniel (namenlos), Auszüge aus dem Tagebuch eines ausübenden Arztes. 1. Samml. Berlin 1791. S. 40.
Ballonius, Gulielmus (Baillou), Epidemiorum et Ephimeridum libri duo. Paris (1640). Liber II, enthalten in den Opera omnia, Geneva 1762. S. 173.
Bischoff, I. R. (1830), s. Fr. J. v. Mezler **1,** 19.
Boë, Sylvius Franciscus de le, Opera medica. 1674. 2. Ausgabe. S. 587. Amstelodami 1680. Appendix. Tractatus I de morbis infantum.
Boerhaave, H., Aphorismi de cognoscendis et curandis morbis (1709); enthalten in den Opera omnia medica. Venetiis 1735. S. 258: Morbi infantum.
Boissier de Sauvages, Fr., Tractatus duo phathologici (namenlos erschienen). Amstelodami 1760.
Bootius, Arnoldus, Observationes de affectibus omissis. London 1649. Nach Still.
Borel, Peter, Historiarum et Observationum medico-physicarum Centuriae IV. Paris 1658.
Brenner-Schaeffer, W., Zur oberpfälzischen Volksmedizin. Amberg 1861.
Brüning, H., Mschr. Kinderhk. **22,** 231 (1922).
Cadogan, W., Über das Säugen und Verpflegen der Kinder von ihrer Geburt bis zu ihrem dreyjährigen Alter (1768). Übersetzung. Münster und Osnabrück 1782.

Camper, Peter, Dissertatio de regimine infantum (1762), in Dissertationes decem Vol. I. Lingae 1798.
–, Von Behandlung neugeborener Kinder, in: Ratschläge an kluge Eltern. Bern 1786. S.157.
Cardano, G., Des Girolamo Cardano von Mailand eigene Lebensbeschreibung. Übersetzt v. H. Hefele. Jena 1914.
Cataneus, Jacobus de Lucumarcino, De morbo gallico tractatus (1516); enthalten in Aloysius Luisinus, Aphrodisiacus sive de lue venerea. Tomus primus. S.141. Lugduni 1728.
Chambon, N., Des Maladies des enfans. Paris VII (1799). Deutsche Übersetzung: Über die Krankheiten der Kinder. Berlin 1801.
Colerus, J., Oeconomia ruralis et domestica (um 1594), Mayntz 1665. II, S.351, 354, 356, 358, s. auch J. Becker, Ki. Pra. **24**, 125 (1956).
Colland, Fr., Untersuchung der gewöhnlichen Ursachen todtgeborener und der großen Sterblichkeit neugebohrener Kinder. Wien 1800. S.2 u. 60.
Cooke, D.J., Der Kinder Arzt. Yverdon 1776. S.4.
Cregutus, Fr.Chr., Aegritudines infantum ac puerorum. Dr. Diss. Basel 1696.
Custer, G., Die hohe Säuglingssterblichkeit in St.Gallen. St.Gallen 1882. S.46.
Diekmeier, L., Kinderärztl. Prax. **27**, 107 (1959).
Diepgen, P., Über den Einfluß der autoritativen Theologie auf die Medizin des Mittelalters. Mainz 1958. S.4. Akad. d. Wissensch. u. Liter. d. geistes- und naturwissenschaftl. Kl. 1958 Nr.1.
Domeier, Neues Hannoverisches Magazin **2**, 211 (1792).
Ebstein, E., Z. Kinderhk. **48**, 210 (1929).
Erasmus von Rotterdam, Vertraute Gespräche (1519) Köln 1947. S.287.
Ettmüller, Michael, Opera omnia. Frankfurt/Main 1688, 1708; Venet. 1734; Geneva 1736. Dort: De Chirurgia infusoria **4**, 548 (1668); **4**, 834 (1682); Valetudinarium infantile **4**, 583 (1675); De morbis infantum **4**, 583; De Crinonibus et Sironibus **4**, 816 (1682); s. auch Acta Eruditorum Lipsiae 1682. S.316.
Feiler, J. Pädiatrik, Sülzbach 1814.
Fleisch, C.B., Handbuch über die Krankheiten der Kinder. 4 Bde. Leipzig 1803–1808.
Fontanus, Nicolai, Commentarius in Sebastianum Austrium. De puerorum morbis. Amstelodami 1642.
Formey, L., Versuch einer medizinischen Topographie von Berlin. Berlin 1796. S.172.
Frank, Joseph, Heilart in der klinischen Lehranstalt zu Pavia. Aus dem Lateinischen übersetzt v. Fr. Schäfer Wien 1797. S.16 u. 18.
Frank, J.P., Biographie des D. Johann Peter Frank. Wien 1802.
Fredbärj, T., Linné als Kinderarzt. Acta paediatr. **46**, 215 (1957).
Frémy, A. in: Les Français peints par eux mêmes. Province. Paris 1841, **1**, 268.
Girtanner, Chr., Abhandlungen über die Krankheiten der Kinder und über die physische Erziehung derselben. Berlin 1794.
Glisson, Fr., De rachitide sive morbo puerili qui vulgo the rickets dicitur. Londoni 1650. Editio tertia. Lugduni 1671.
Gockelius, Eberhard, Gallicinium Medico-Practicum. Ulm 1700. S.426.
Grüting, Ph., Tractat von Kinderkranckheiten. Nordhausen 1660.
Guillimeau, J., The nursing of Children. London 1612 (nach Wickes).
Haase, K.Ed., Zschr. des Vereins f. Volkskunde **7**, 288 (1897).
Haböck, Fr., Die Kastraten und ihre Gesangskunst. Berlin u. Leipzig 1927.
Harris, W., De morbis acutis infantum. London 1689. Genevae 1696. Gründlicher Bericht von schnellen und gefährlichen Krankheiten junger Kinder. Frankfurt und Leipzig 1691. Siehe auch Parade, W., Walter Harris, Abhandlung über die akuten Kinderkrankheiten. Diss. Greifswald 1926.
Heberden, W., Morborum puerilium epitome. London 1804.
–. An epitome of the diseases incident to children. London 1807. Abdruck bei Ruhräh.
Hecker, A.Fr., Die Kunst unsere Kinder zu gesunden Staatsbürgern zu erziehen. Erfurt 1805. S. 78.

Heineken, Merkwürdiges Ehrengedächtnis des weyland klugen und gelehrten lübischen Kindes Christian Heinrich Heineken. Hamburg 1726.
Helmont, J. B. van, Opera omnia. S. 735. Frankfurt 1682. Infantis nutritio ad vitam longam.
Henke, A., Handbuch der Kinderkrankheiten. Frankfurt a. M. 1809. 3. Aufl. 1821; 4. Aufl. 1837.
Hoefer, W., Hercules medicus sive locorum communium liber. S. 56 (Viennae 1657). Norimbergae 1675.
Hoffmann, Fr., Opera omnia physico-medica. Genevae 1740. Abhandlung von den fürnehmsten Kinderkrankheiten. 1741.
Hovorka O. v., und A. Kronfeld, Vergleichende Volksmedizin. Stuttgart 1909. **2,** 632 und 706.
Hübner, R., Grundzüge des deutschen Privatrechts. 2. Aufl. Leipzig 1913. S. 42.
Hufeland, Chr. W., Bemerkungen über die Blattern... 3. Aufl. Berlin 1798. S. 259.
Ingrassias, J. Ph., De tumoribus praeter naturam. Neapel 1552. S. 194.
Jacini, St. (1857), bei J. P. Frank, Akademische Rede zum Volkselend als der Mutter aller Krankheiten. Leipzig 1960. S. 52.
Jahn, Fr., Neues System der Kinderkrankheiten nach Brownischen Grundsätzen und Erfahrungen. Arnstadt 1803; 2. Aufl. 1807.
Jefferson, D. L., J. amer. dietet. Assoc. **30,** 335 (1954).
Jörg, J. Chr. G., Handbuch zum Erkennen und Heilen der Kinderkrankheiten. Leipzig 1826.
Juncker, J. Chr. W., Arch. d. Ärzte u. Seelsorger wider die Pockennoth. 3. Stück. Leipzig 1797.
Jungbauer, G., Deutsche Volksmedizin. Berlin und Leipzig 1934. S. 64.
Kessler, G. W., Der alte Heim. 2. Aufl. Leipzig 1846.
Kerschensteiner, J., Jb. Kinderheilk. **9,** 345 (1876).
Knoer, L. G. de, Der bey Kinder-Krankheiten vernünftig curirende Medicus. Leipzig 1752.
Kräutermann, V., Getreuer, sorgfältiger und geschwinder Kinder-Arzt. Frankfurt und Leipzig 1722, 1740.
Kürschner, D., Friedrich Wilhelm Beneke und die wissenschaftliche Tätigkeit des praktischen Arztes. Diss. Berlin 1955. S. 56.
Kussmaul, A., Jugenderinnerungen eines alten Arztes. 11. Aufl. Stuttgart 1922. S. 225.
Lammert, G., Volksmedizin und medizinischer Aberglaube. Würzburg 1869. S. 119.
Lauffenberg, H., siehe Goldschmidt, Ann. paediatr. **162,** 169 (1944).
Leonellus Faventinus de Victoriis, M., De Aegritudinibus infantium tractatus admodum salutifer. De eadem tractatione appendicula priore haud minus frugifera, per D. Georgium Khufnerum Juniorem exarata. Ingolstadt 1544; s. auch C. Cammarella und G. P. Stengel: Acta paediatr. latina (Rom) **6,** 699 (1953).
Linné, Karl v., Nutrix noverca (1752) s. Amoena academica III 1764. Französ. Übersetz. s. Sauvage, Chef-d'oeuvres II, 213. Lyon 1770. La nourrice màratre.
–, Eigenhändige Aufzeichnungen über sich selbst, übersetzt v. E. Lappe. Berlin 1826. S. 44.
Loew, J. Fr., Tractatus de variolis et morbillis cui accessit Apodixis medica de morbis infantum. Norimbergae 1699.
Maffini und Rösch, Neue Untersuchungen über den Kretinismus. Erlangen 1844.
Masius, G. H. Almanach für medicinische Polizey... Schwerin 1797 S. 128 nach Fr. Ring, Z. ärztl. Fortbild. **54,** 792 (1960).
Meißner, F. L., Die Kinderkrankheiten. Leipzig 1828; 2. Aufl. 1838, 3. Aufl. 1844.
–, Über die künstliche Auffütterung oder die Ernährung des Kindes ohne Mutterbrust. Leipzig 1822.
Mercatus, Lud., De puerorum educatione, custodia et providentia libri duo, enthalten in den Opera. Frankfurt 1615.
Mercurialis, H., De morbis puerorum tractatus. Venet. 1583. Basileae 1584. Deutsche Übersetzung: Von den Schwachheiten und Gebrechen der jungen Kinder; enthalten in F. P. Uffenbach, Ein neues Artzney-Buch. Franckfort/M. 1605.
Metlinger, Bartholomeus, Das Kinderbuch des Bartholomeus Metlinger. Herausgegeben von L. Unger. Leipzig und Wien 1904. Abdruck bei Sudhoff 1925.

Mezler, Fr. J. v. Sammlungen auserlesener Abhandl. über Kinderkrankheiten. 3. Aufl. Prag 1836.
Millar, J., Versuche über die Engbrüstigkeit und das Hühnerweh. Übersetzung. Leipzig 1769.
Mittchell, G. O., Brit. med. J. I, 1205 (1951).
Morgagni, J. B., De sedibus et causis morborum (1761). Von dem Sitz und den Ursachen der Krankheiten. 3, 2 S. 1818. Hildburghausen 1754–1775.
Muralt, Johannes Hebammenbüchlein. Basel 1697.
Musitanus, R. D. Carolus, De morbis infantum et puerorum; in Opera omnia. Tomus I. Genf 1716. S. 499.
Norman, C., Brit. med. J. 2, 474 (1904).
Omniboni Ferrarii Medici ac Philosophi De arte medica Infantium Libri quatuor. Brixiae 1577.
Osiander, Fr. B., Lehrbuch der Hebammenkunst. Göttingen 1796. S. 559, 638.
Paré, Ambroise, Oeuvres complètes. 3 Bde. Paris 1840.
Pemell, R., nach Wickes.
Phaer (Phaire), Thomas, The regiment of life ... with the boke of children. 1545. Abdruck bei Ruhräh; Neudruck The boke of Children. Edinburgh, London 1955.
Platter, Felix, Observationum in hominis affectibus plerisque... libri tres. Basileae 1614. S. 172. Nach Maffei und Rösch sowie nach Ruhräh; Observationes I. Herausgeber H. Buess, Bern u. Stuttgart 1963. S. **53**, 133.
Plenk, J. J. v., Lehre von der Erkenntnis und Heilung der Kinderkrankheiten. Wien 1807.
Ploss, H., Jb. Kinderhk. **7**, 156 (1874).
Poynter, F. N. L., Brit. med. J. 1951, I, S. 1081.
Primerose, J., Partes duae de morbis puerorum. Rotterdam 1659.
Püschel, E., Kinderärztl. Prax. **20**, 406 (1952).
Quillet, Claude, La Callipédie (1655); mit französischer Übersetzung, Paris 1749.
Rahts, Arch. Kinderhk. **12**, 169 (1891).
Ranchinus, Fr., Opuscula medica. S. 214. Lugduni 1627.
Reil, J. Chr. nach W. Piechowski, Nova Acta Leopoldina N. F. **22**, Nr. 144. Leipzig 1960. S. 113.
Röderer, J. G., Sermo de pondere atque longitudine recens natorum. Göttingen 1783.
Roelans von Mecheln, C., Opusculum egritudinum puerorum (1485). Loewen. Abdruck bei Sudhoff 1925, s. auch Brüning, H., Kinderärztl. Prax. 1950. Sonderheft S. 45; H. Brüning und Helm, Übersetz. Wissenschaftl. Z. Univ. Rostock **3**, 17 (1954).
Roesslin, Eucharius, Der Schwangern frawen und hebammen Rossgarten. Ohne Verfassernamen, Druckort und Jahreszahl (Straßburg 1513). Neudruck herausgegeben von Gustav Klein. München 1910.
–, Nachdruck bei Melchior Sachse, Artzneybuch, Erfurdt 1546. S. 233. Ein Regiment der gesundheyt/für die jungen Kinder. Univ. Bibliothek Leipzig.
Roger von Salerno, nach K. Sudhoff, Studien zur Geschichte der Medizin, H. 10. Beiträge zur Geschichte der Chirurgie im Mittelalter. 1. Teil. Tafel VI. Abb. 30. Leipzig 1914.
Rosen von Rosenstein, N., Anweisung zur Kenntnis und Cur der Kinderkrankheiten (1764). Übersetzung Wien 1793.
Rueff, Jacob, Ein schön lustig Trostbüchlein von den empfangnussen und geburten der menschen. Zürich 1554; Hebammenbuch. Frankfurt/M. 1586; Neudruck der Lehrgedichte bei E. Schlieben, Mutterschaft und Gesellschaft. Osterwieck 1927. S. 251.
Sainte Marthe, Scévole de: Pédotrophia seu de Puerorum Nutritione Libri III (1584); mit französischer Übersetzung: La Manière de nourrir les Enfans à la Mamelle. Paris 1698.
Schadewaldt, H., Sudhoffs Arch. Gesch. Med. **39**, 241 (1955).
Schumann, P., Zschr. pädagog. Psychol. **22**, 209 (1921).
Seidler, E., Mschr. Kinderheilk. (im Druck).
Sennertus, Daniel, Practicae medicinae libri sex. Liber IV: De mulierum et infantium morbis. Wittenberg 1632, Lugduni 1666.

Solingen, C., Hand-Griffe der Wund-Artzney / Nebst dem Ampt und Pflicht der Weh-Mütter / wie auch Sonderbare Anmerckungen von Frauens und Kindern / Alles aus dem Holländischen in das Hoch-Teutsche übersetzt und mit vielen Kupffern gezieret / Von Einem Liebhaber der Wund-Artzney. Franckfurt an der Oder / 1693.
Sprenger, J., und H. Institoris, Der Hexenhammer. Übersetzt von J. W. R. Schmidt. Berlin 1906. **2**, 270.
Stahl, G. E., Kurtze Untersuchung der Kranckheiten, welche bey dem kindlichen Alter des Menschen fürnemlich vorzukommen pflegen. Aus dem Lateinischen. Leipzig 1718.
Storch, J., alias Pelargus, Theoretische und praktische Abhandlung von Kinderkrankheiten. 4 Bde. Eisenach 1750/51.
–, Unterricht vor Heb-Ammen. Gotha 1748.
Strobelberger, J. St., Brevissima manuductio ad curandos pueriles affectus. Leipzig 1629.
Struve, Chr. Aug., Neues Handbuch der Kinderkrankheiten, bes. zum Gebrauch der Eltern und Erzieher. Breslau 1797.
Sudhoff, K., Janus (Nd.) **14,** 67 (1909); **20,** 443 (1915).
–, Erstlinge der pädiatrischen Literatur. München 1925.
–, Studien zur Geschichte der Medizin. H. 2/3. Leipzig 1908.
Swieten, G. van, Commentaria in Hermann Boerhaave Aphorismos de cognoscendis et curandis morbis 4, 647. Hildburghausen 1765.
Sydenham, Th., Opera universa. Lugduni 1726.
Sykes, W., Brit. med. J. **2,** 952 (1904).
Thebesius, J. E., Hebammenkunst. 2. Aufl. Liegnitz 1759.
Toletus, Peter, Opusculum recens natum de morbis puerorum. Lugduni 1538.
Tortual, C. F., (1829) bei Mezler **4,** 3.
Trifogli, R., Pagine di Stiria della Medicina **2,** 17 (1958).
Trotulae curandarum aegritudinum mulierum ante in et post partum. Leipzig 1778.
Trunconius, Jacobus, De custodienda puerorum sanitate. Ante partum, in partu, post partum. Florentiae 1549.
Underwood, M., A treatise on the diseases of children. London 1784. 4. Aufl. 1799. Deutsche Übersetzung, herausgegeben von F. J. Behrend. Leipzig 1848.
Virchow, R., Gesammelte Abhandlungen aus dem Gebiete der öffentlichen Medizin und der Seuchenlehre. Berlin 1879. **1,** 404.
Vogel, S. G., Krankenexamen. Stendal 1796. S. 32.
–, Allgemeine Diagnostik der Kinderkrankheiten, in Analekten über Kinderkrankheiten. 1. Bd., 1. H., S. 51. Stuttgart 1834.
Walther, L. Conrad, Abhandlung des Wehethums und Verbrechens. Andre Aufl. Halle 1722.
Wedelius, G. W., Liber de morbis infantum. Jena 1717.
Wendt, J., Die Kinderkrankheiten. Breslau und Leipzig 1822. 2. Aufl. Wien 1832.
Werlhof, P. G., Disquisitio medica et philologica de variolis et anthracibus. Hannover 1735. Cap. III, § 13, Anm. 65, S. 77; auch enthalten in Opera medica. Pars I. Hannover 1775. S. 539.
Whistler, Daniel, De morbo puerili anglorum, quem patrio idiomate indigenae vocant „the Rickets" Lugduni 1645. Nach Still.
Whytt, R., Observations on the dropsy in the brain. Edinburgh 1768. Abdruck bei Ruhräh. S. 410.
Wickes, J. G., Arch. Dis. Child. **28,** 232 (1953).
Würtz, Felix, Practica der Wundartzney. Anhang: Ein schönes und nützliches Kinderbüchlein. Basel 1563. Ausgabe von 1612.
Zwinger, Theodor, Paedojatreja practica (lat.). Basel 1722.
–, Deutscher Auszug bei P. Molling, Th. Zw. als Kinderarzt. In. Diss. Basel 1962; s. auch H. Buess, M. L. Portmann und P. Molling: Th. Zw. III. Basel 1962.

Das Kind in der Gesellschaft I

„Das höchste Gut des Staates sind seine Kinder;
sie allein bilden seine Hoffnungen und Hilfsquellen".
Gedoyn 1745 (nach Mercier S. 139).

Bei den Schimpansen und den ihnen in dieser Beziehung nahestehenden Naturvölkern bleiben Mutter und Kind fast ständig zusammen. Am Tage wird das Kind von seiner Mutter überall hin mitgenommen, in der Nacht teilt es ihre Lagerstelle (S. 1). Bei den zivilisierten Völkern ist das Kind erst in geschichtlicher Zeit zum Bettsäugling geworden, wodurch es Gefahr läuft, von der schlafenden Mutter erdrückt zu werden (S. 655). Auf der Naturstufe dient ihm der Körper der Mutter als Aufenthaltsort, er ernährt, wärmt und schützt es. Da es durch eine Trennung von seiner Mutter sofort in Lebensgefahr kommt, überwacht es ständig ihre Gegenwart, indem es sich von Zeit zu Zeit meldet, bis es durch sie wieder beruhigt wird, ein Vorgang, der sich in ähnlicher Weise auch bei vielen Tieren findet. Die Zivilisation hat aber das naturgewollte Beisammensein von Mutter und Kind empfindlich gestört. Dabei wurde die Gefahr für das Kind um so größer, je schlechter die wirtschaftliche Lage der Mutter ist oder durch ihre Schwangerschaft und Entbindung wurde.

In der Kindersterblichkeit der verschiedenen Schichten eines Volkes haben von jeher große Unterschiede bestanden; denn kleine Kinder kosten viel Geld und bringen nichts ein. Trotzdem ist für sie gut gesorgt, solange die Eltern das Glück ihres Lebens in der Sorge für ihre Kinder erblicken. Wo aber die Eltern fehlen, gerät das junge Kind rasch in schwere Bedrängnis. Deshalb waren schon immer die Waisen und Findelkinder, aber auch die unehelich Geborenen sehr gefährdet. Wie die Geschichte lehrt, hat die stets unnatürliche Trennung von Mutter und Kind unzähligen Kindern das Leben gekostet.

Der Magistrat von Lyon entwirft folgendes Bild (1778): „Der Arbeiter, der eine gesunde, sanfte und fleißige Frau gefunden hat, der Arbeiter, den nicht die tägliche Sorge um das Brot plagt, liebt sein Kind zärtlich. Die andern, verheiratet nur durch den Instinkt, abgestumpft durch die Art und das Übermaß der Arbeit, verdummt durch Unwissenheit und Elend, erblicken sehr oft in der Frau nur eine Sklavin, und in dem Kinde, das sie ihm schenkt, nur einen unwillkommenen Gast (Mercier, S. 53).

Im griechischen und römischen Altertum gab es bereits die Anfänge einer Fürsorge für freie Armenkinder. Hierüber wird im Anschluß an Rehm berichtet:

Die Gesetzgebung Solons in Athen (um 600 v. Chr.) sorgte für die Kinder der im Kriege gefallenen Bürger. Der Oberfeldherr hatte sich ihrer anzunehmen und sie auf Staatskosten erziehen zu lassen. In Attika gab es Spuren einer Rentenstiftung für arme Kinder: Das Gymnasium des Herakles auf einem Hügel vor Athen war in der Blütezeit der Stadt zur Aufnahme von Waisen und verlassenen unehelichen Kindern bestimmt. Schulstiftungen sind im 3. und 2. Jahrhundert v. Chr. für Teos, Milet, Delphi und Rhodos nachzuweisen, die beiden ersten waren ausdrücklich für Kinder freier Abkunft bestimmt. In Sillyon und Athen sind Stiftungen für Kinderspeisungen im 2. Jahrhundert v. Chr. bekannt.

Zur Zeit des Augustus gab es eine Speisung armer Kinder in der Stadt Attina. Nerva errichtete eine Stiftung, die arme, kinderreiche Bürger und unmündige Waisenkinder unterstützte. Trajan stiftete die Tabulae alimentariae: 5000 städtische Kinder wurden von ihm zu Getreideempfängern erklärt. In ganz Italien setzte er sich für die Kinderfürsorge ein, indem er für die Erziehung unbemittelter freigeborener Kinder Geldmittel bereitstellte. Die Stiftungsurkunde der Knaben- und Mädchenerziehungsanstalt in Velleja, einer von ihm gegründeten Stadt in Italien, hat sich erhalten. Plinius der Jüngere stiftete eine Summe zur Errichtung einer Unterstützungsanstalt für arme Knaben und Mädchen in seiner Vaterstadt Como. Es sind Münzen erhalten, die Nerva und Trajan mit ausgestreckter, auf ein Kind zeigender Hand darstellen. Spätere römische Kaiser führten das Werk weiter und benannten diese Stiftungen nach ihren Frauen. So errichtete Antonius Pius eine Anstalt für die Aufnahme kleiner Knaben und Mädchen zum Andenken an seine Frau Faustina. Zum Gedächtnis von Julia Mammaea stiftete Septimius Severus eine entsprechende Anstalt für die pueri puellaeque Mammaeani. Diese und ähnliche Stiftungen beschränkten sich in der Regel auf freigeborene, eheliche Kinder, vor allem auf Knaben; im 4. und 5. Jahrhundert verfielen sie rasch.

Im Jahre 350 n. Chr. wurde in Konstantinopel ein Waisenhaus errichtet.

Ursprünglich fiel die Sorge für die Kinder den Eltern allein zu. Schon früh wurden sie bei Armut durch Almosen unterstützt. Erst spät entwickelte sich die Erkenntnis, daß für die besonders bedrohten Kinder öffentliche Aufsicht und Fürsorge nötig sind. Schon der erste Vertreter einer allgemeinen medizinischen Soziologie, Johann Peter Frank (1745–1821), hat sich ausführlich mit den Nöten der gefährdeten Kinder beschäftigt (S. 297) und Abhilfe gefordert. Die Fürsorge für die Jugend hat sich aus kleinen Anfängen zu immer umfassenderen Maßnahmen entwickelt.

Aussetzung und Kindesmord

In den ältesten Zeiten waren bei allen Völkern, über die wir unterrichtet sind, Aussetzung und Kindesmord – oft auch Abtreibung – erlaubt, in bestimmten Fällen sogar geboten.

Nach sumerischem Gesetz (etwa 3. Jahrtausend v. Chr.) übten die Eltern unbedingte Gewalt über ihre Kinder aus; sie konnten sie enterben oder verstoßen, was die Verbannung aus der Stadt zur Folge hatte. Ebenso durften Kinder in die Sklaverei verkauft oder zur Tilgung einer Geldschuld auf bestimmte Zeit als

Sklaven fortgegeben werden. Bei natürlichem Gang der Dinge vererbte sich das Eigentum des Vaters auf die Kinder, ohne daß es ein Erstgeburtsrecht gab. Außer der Anerkennung der Kinder einer Nebenfrau, die aber immer gegenüber den Söhnen der eigentlichen Frau in untergeordneter Stellung blieben, war die Adoption fremder Kinder sehr verbreitet. Verleugnete der Sohn seinen Pflegevater und machte er nach Entdeckung seiner wirklichen Eltern den Versuch, zu ihnen zurückzukehren, so erhielt er ein Brandzeichen und wurde als Sklave verkauft (Wooley 1934).

Nach § 170 und 171 des babylonischen Chammurabi-Gesetzes (um 2000 v.Chr.) erkannte der Vater das Neugeborene mit dem Ausspruch: „Mein Sohn!" als eigen an. Aussetzung und Verkauf der Kinder aus wirtschaftlicher Not waren den Eltern erlaubt. Sie durften ihre Neugeborenen auf die Straße setzen, in den Brunnen werfen oder in unwirtlichen Gegenden den wilden Tieren zum Fraß überlassen. Die Sage erzählt von der Rettung mancher Kinder, die später zur Macht emporstiegen. Sargon I. (2850 v.Chr.) König von Assyrien, berichtet von sich selbst, daß seine Mutter, die als Priesterin keine Kinder haben durfte, ihn in einen Kasten von Schilf einschloß und auf dem Fluß aussetzte. Ein Wasserschöpfer rettete ihn und machte ihn zum Gärtner. „Als Gärtner gewann die Königin Istar mich lieb und machte mich zum Herrscher über die Schwarzköpfigen, und ich regierte sie" (Schlieben).

Wurde im alten Ägypten ein Kind geboren, das nicht lebensfähig oder zum Aufziehen zu schwächlich war, so erstickte man es, von der Mutter unbemerkt, mit Papyruswerg. Krüppel und Mißgeburten tötete man gleichfalls sofort nach der Geburt (Schlieben).

Weit verbreitet war der Kindesmord im alten Griechenland:

„In Sparta hing es nicht bloß vom Vater ab, ob er das neugeborene Kind aufziehen wollte, sondern er mußte es den versammelten Ältesten der Zunft zeigen. Diese besichtigten es genau, und wenn es stark und wohlgebaut war, ließen sie es aufziehen..., war es dagegen schwach und übelgestaltet, so ließen sie es gleich ... in ein tiefes Loch am Berge Taygetos werfen, weil man glaubte, daß ein Mensch, der schon vom Mutterleib an einen schwachen und gebrechlichen Körper hat, sich selbst und dem Staate zur Last fallen müsse" (Plutarch, Lykurgos, Kap. 16).

Wie Lykurgos um 900 v.Chr. in Sparta, erlaubte auch der Gesetzgeber Solon in Athen um 600 v.Chr. die Tötung der Neugeborenen. In Theben dagegen war nach Aelian Aussetzung bei Todesstrafe verboten. Bei schwerer Armut durfte allerdings der Vater das Neugeborene der Behörde zum Verkauf an den Meistbietenden übergeben. Dieser war zur Erziehung des Kindes verpflichtet und konnte es dafür später als Sklaven benutzen (J.P.Frank, 2, 76, Platz).

In leicht verschleierter Weise empfahl Plato (427–347 v.Chr.) im „Staat" den Kindesmord:

„Die Kinder der Tüchtigen werden die Behörden, denke ich, in ein Sammelhaus zu bestimmten Wärterinnen bringen, die in einem bestimmten Teil der Stadt abgesondert wohnen, die der Schlechteren aber und was von den anderen etwa mißgestaltet zur Welt kommt, werden sie an einem unzugänglichen und unbekannten Ort verbergen, wie es sich gehört."

Aristoteles (384–322 v.Chr.) forderte (Politik 7, 16): „Was die Aussetzung oder Aufzucht der Neugeborenen angeht, so soll es Gesetz sein, kein verkrüppeltes Kind aufzuziehen." Es durften aber nur Neugeborene ausgesetzt werden.

Nach Soranos (um 100 n. Chr.) „soll die Hebamme sehen, ob das Kind zur Aufzucht geeignet ist – oder nicht". Nach der Beschreibung der Eigenschaften, die das Kind tauglich machen, heißt es: „Ein entgegengesetzt beschaffenes Kind ist zum Aufziehen nicht geeignet".

Dionysos von Halikarnass (II, 15) meldet vom ältesten Rom: „Romulus machte seine Stadt volkreich unter anderem durch das Gebot, alle männlichen Neugeborenen aufzuziehen und von den Töchtern die Erstgeborenen, aber kein Kind vor dem dritten Jahr zu töten, ausgenommen wenn es verstümmelt oder eine Mißgeburt war; auch dann sollte man es nur aussetzen, nachdem man es fünf Nachbarn gezeigt und deren Zustimmung erhalten hatte" (nach Burckhardt). Der Sage nach wurden die Zwillinge Romulus und Remus ausgesetzt und, wie es eine Bronzegruppe des Kapitolinischen Museums in Rom (Abb. 47) zeigt, von einer Wölfin gesäugt.

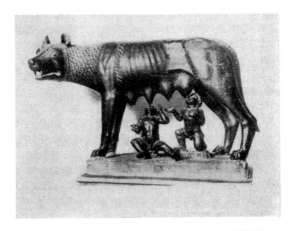

Abb. 47. Romulus und Remus, an einer Wölfin saugend. Antike Bronzegruppe

Der römische Dichter Terentius (um 195–159 v. Chr.) beschrieb in zwei Lustspielen (Andria IV, 4 und Heautontimorumenos III, 5) Aussetzungen von Kindern. Im zweiten Stück sagt die Mutter, entsprechend dem Seite 177 angeführten griechischen Brief, zu ihrem Manne: „Du weißt noch, als ich schwanger war, erklärtest du mir ernstlich, wenn ein Mädchen käme, wolltest du's nicht aufziehen."

Der jüngere Seneca (4 v. Chr.–65 n. Chr.) schrieb: „Ungestaltete Geburten schaffen wir aus der Welt; Kinder ertränken wir, wenn sie gebrechlich oder mißgestaltet zur Welt kommen." Beim Tode des Germanicus (19 n. Chr.) setzten manche als Zeichen der Trauer die an seinem Sterbetage geborenen ehelichen Kinder aus (Sueton).

Im kaiserlichen Rom ging die Kinderzahl zurück, weil die reichen Frauen keine Kinder mehr austragen wollten, sondern abtrieben:

„Alle Mühen des Nährens nehmen sie hin, wenn die Armut sie nötigt,
Doch im vergoldeten Bett kann man kaum eine Wöchnerin finden.
So viel vermögen die Kunst und so viel die Tränke der Hexe,
Welche die Fruchtbarkeit raubt und für Geld des keimenden Lebens
Tötung verspricht" (Juvenal, Satiren 6, 22).

In Rom war es üblich, die Kinder auf der Columna lactaria, dem Gemüsemarkt, auszusetzen, weil dort viele Frauen verkehrten, auf deren Mitleid man rechnete. Die ausgesetzten Kinder starben zum größten Teil. Wer eins auffand, konnte es behalten, aufziehen und später als Sklaven verkaufen. Hierfür gibt Sudhoff urkundliche Belege. Vielfach wurden die aufgefundenen Knaben zu Gladiatoren erzogen und die Mädchen der Prostitution zugeführt. Andere Kinder wurden verstümmelt, um sie zur Bettelei zu mißbrauchen (S. 393 und 396). Der ältere Seneca beglückwünscht daher Rom, daß Romulus und Remus, die ja auch Findlinge waren, von einer Wölfin und nicht von einem Menschen aufgefunden wurden (Platz, S. 19). Kaiser Trajan (98–117 n. Chr.) schreibt an Plinius den Jüngeren: Die Frage der freigeborenen Findlinge, die aber ausgesetzt und dann von irgendeinem aufgenommen und als Sklaven aufgezogen wurden, ist schon oft behandelt worden ... ich glaube, daß die Freiheit denen, für die sie später beansprucht wird, nicht zu versagen ist, und daß sie nicht durch den Ersatz der Erziehungskosten erkauft werden muß.

Die nachstehenden gesetzlichen Bestimmungen der nächsten Jahrhunderte und die Meinungen der Kirchenväter über die Aussetzung der Neugeborenen und den Kindesmord finden sich in Gothofreds Commentarien zum Codex Theodosianus und bei Lecky 1871, 2, 23: Um den Kindesmord zu verhindern, bestimmte Kaiser Constantin 322 n. Chr. für Afrika, daß Kinder, die von ihren Eltern nicht ernährt werden konnten, auf Staatskosten gekleidet und gespeist werden sollten (Cod. Theod. liber XI, tit. 27). Nach einem Gesetz von 331 n. Chr. sollte der Findling das unbedingte Eigentum seines Lebensretters bleiben, gleichgültig, ob er als Sohn oder Sklave aufgezogen wurde. Der Vater aber hatte jedes Recht auf ihn verloren. Kaiser Justinian ordnete dagegen 529 n. Chr. an, daß weder der Vater, noch der Lebensretter das ausgesetzte Kind seiner natürlichen Freiheit berauben könne. Dieses Gesetz galt aber nur im östlichen Reiche, während im westlichen die Sklaverei der ausgesetzten Kinder noch Jahrhunderte andauerte.

Das Elend während der Bürgerkriege unter Constantin hatte bei größter Dürftigkeit der Eltern den Kinderverkauf, der unter Caracalla für schmachvoll gegolten hatte, wieder eingeführt. Theodosius der Große (379–395 an. Chr.) bestimmte zwar, daß die verkauften Kinder ohne Erstattung des Kaufgeldes wieder frei kämen, doch wurde seine Maßregel von Valentianus III. aufgehoben. So dauerte denn Aussetzung und Verkauf trotz der Verdammung durch die Kirchenväter (S. 186) noch lange über die Zeit des Theodosius fort.

Den Kindesmord betrachtete die römische Gesetzgebung als einen weniger grausamen Menschenmord und bestrafte ihn daher nicht mit dem Tode, sondern mit Verbannung. Ein Gesetz Constantins setzte den Kindesmord dem Elternmorde gleich, Kaiser Valentinian erklärte ihn im Jahre 374 für ein Hauptverbrechen und verschärfte die Strafe für Kinderaussetzung (nach Lecky 1871, 2, 23).

Justinians Institutiones (533 n. Chr.) gestatten, daß ein neugeborenes Kind in die Sklaverei verkauft wird, wenn seine Eltern in verzweifelter Armut leben (nach Durant IV, 133).

Wie aus der Lebensgeschichte Jīvakas (S. 68) und anderen Quellen hervorgeht, wurden im alten Indien Neugeborene oft ausgesetzt.

Daß überhaupt Mädchen häufiger als Knaben ausgesetzt wurden, läßt sich mehrfach belegen: So schreibt in einem griechischen Papyrus aus der Zeit um

Christi Geburt, den Sudhoff 1909 herausgegeben hat, ein Mann von einer Reise an seine Frau: „Wenn du in Gottes Namen niederkommst, so laß das Kind bei dir, wenn es ein Knabe ist; ist es aber ein Mädchen, so setze es aus." Ähnlich sagt Poseidippos: „Einen Sohn ernährt jeder, so arm er ist; eine Tochter setzt er aus, so reich er ist." In der altindischen, buddhistischen Legende Avadāna-Çatakla, herausgegeben von L. Feer, heißt es: „Als die Mutter Çukla's ihrem Manne mitteilte, daß sie schwanger geworden war, erwiderte dieser: „Tugendhafte! Wenn du einen Sohn zur Welt bringst, ist es gut. Wenn du mir aber eine Tochter bringst, dann jage ich dich mit ihr zusammen aus dem Haus." In der altisländischen Geschichte von Gunnlang Schlangenzunge (S. 179) wird berichtet: „Im nächsten Jahre rüstete sich Thorstein zur Fahrt auf das Thing und sprach zu seiner Hausfrau Jofried, ehe er auszog: „Es steht so, daß du ein Kind von mir trägst. Bringst du ein Mädchen zur Welt, dann soll es ausgesetzt werden; wird es aber ein Knabe, dann magst du ihn aufziehen" (Thule 9, 28).

Auch wenn im alten Indien die Mädchen am Leben blieben, wurden ihnen die Knaben vorgezogen: König Bimbisāra sprach zu der schwangeren Mutter Jīvakas: „Wenn es ein Sohn wird, so sollst du mir ihn überlassen. Wird es aber eine Tochter, so kannst du sie behalten" (Chavannes 3, 330. Nr. 499, s. S. 56). Ähnlich heißt es in der Erzählung Mahākātjājana und König Tschaṇḍa-Pradjota: Als die Frau ihren Zustand dem König mitteilte, schenkte er ihr eine Perlenschnur mit den Worten: „Wird dir ein Sohn geboren, so gib ihm die Schnur und schicke ihn zu mir; ist es aber eine Tochter, so gehört die Schnur dir" (Schiefner 1876).

In der Germania des Tacitus, entstanden um 98 n. Chr., heißt es, wie bereits erwähnt (S. 83), Kap. 19: „Die Zahl der Kinder zu beschränken oder ein nachgeborenes zu töten, gilt als verruchte Tat." Mit diesen Worten steht das, was wir sonst über die Sitten der Germanen wissen, im Widerspruch. Ursprünglich ist das Kind ebenso rechtlos wie die Frau, die erst das unselbständige Eigentum ihres Vaters, dann ihres Mannes ist und in den altisländischen Sagen auch gegen ihren Willen verheiratet, geraubt und verschenkt wird (I. Naumann).

Ein Gesetz der spanischen Westgoten aus dem 7. Jahrhundert bestrafte Kindesmord und Abtreibung mit Tod oder Blendung. In den Capitularien Karls des Großen wird der Kindesmord als Menschenmord bestraft (Lecky 1871, 2, 25). Die Lex Frisionum aus der Zeit Karls des Großen bestimmte dagegen Tit. V. § 1: „Ohne Wergeld können getötet werden ..., wer ein Heiligtum erbricht, und das Neugeborene, das von der Mutter getötet ist (infans ab utero sublatus et enecatus a matre) (K. von Richthofen).

In der Lebensbeschreibung des heiligen Liudger (744–809) aus Friesland, wahrscheinlich von seinem Neffen Altfried verfaßt, wurde über Liafburg, die Mutter des Heiligen, folgendes berichtet:

„Als Liafburg geboren war, hatte sie eine heidnische Großmutter, wahrscheinlich die Mutter ihres Vaters; diese lehnte den katholischen Glauben ab. Zornig, weil die Gattin ihres Sohnes so viele Töchter geboren hatte, aber keinen Sohn besaß, sandte sie Knechte aus, die die neugeborene Tochter von der Brust ihrer Mutter reißen und töten sollten, ehe sie von der Mutter gestillt wäre; denn es war bei den Heiden Gesetz, daß sie einen Sohn oder eine Tochter nur töten durften, ehe diese irdische Nahrung genossen hatten. Die Knechte raubten das Mädchen, wie es ihnen befohlen war. Einer trug es zu einem wassergefüllten Kübel, um es darin zu ertränken. Es begab sich aber durch ein Wunder des Allmächtigen, daß das Mädchen sich mit ausgestreckten Armen am Rande des Gefäßes festhielt und sich sträubte, damit es nicht ertränkt würde.

Zu diesem Kampfe kam nach dem Ratschluß unseres mitleidsvollen Gottes eine Nachbarin hinzu, entriß aus Mitleid das Mädchen der Hand des Knechtes, eilte mit ihr in ihr Haus, ging in das Zimmer, in dem sich Honig befand, und tat etwas davon in den Mund des Mädchens; dieses verschluckte den Honig sofort. Inzwischen kamen die Knechte, um den Befehl ihrer Herrin auszuführen. Das Weib aber, das ihnen das Kind entrissen hatte, eilte ihnen entgegen, sagte ihnen, daß das Kind Honig genossen habe, und zeigte ihnen, wie es seine Lippen leckte. So war es nach dem Gesetz der Heiden nicht erlaubt, es zu töten. Die Knechte verließen es daher. Das Weib, das es geraubt hatte, ernährte es, indem es ihm Milch aus einem Horne einflößte."

Ein Araber berichtet im 10. Jahrhundert über Schleswig, „eine sehr große Stadt am äußersten Ende der Welt": „Werden einem der Einwohner Kinder geboren, so wirft er sie ins Meer, um sich die Ausgaben zu sparen" (Jacob). Schleswig war damals noch heidnisch.

Nach der Vita S. Erardi (11. Jahrhundert) befahl der Herzog Eticho, seine blindgeborene Tochter, die später heilig gesprochene Odilia, zu töten (Joh. Bolland). Die Annales Floriacenses berichten, daß im Jahre 1003 ein Kind geboren wurde, das die Füße eines Tieres aufwies, nur der Kopf, ein Bein und eine Hand waren menschenähnlich. Durch Schmerz und Scham verwirrt, warfen die Eltern es zwei- bis dreimal auf die Erde. Da sie es auf diese Weise nicht töten konnten, berieten sie sich und ertränkten es im Fluß. Im Jahre 1012 wurde im Dorfe Kochstädt bei Aschersleben ein völlig mißgestaltetes Zwillingspaar auf Beschluß der Bürgerschaft kurz nach der Geburt getötet (Boesch). Nach Ploß-Renz (1, 162) hielt sich bis in das 19. Jahrhundert hinein unter dem Landvolk Schlesiens der Glaube, die Eltern hätten das Recht, schwere Mißgeburten zu töten.

Es gab früher noch ein anderes Verfahren, wie sich die Familie mißgestalteter Kinder, die ihr zur Last fielen, entledigte. Hierüber berichtet nach G. Schreiber der im Jahre 1093 gestorbene Ulrich von Zell:

„Wenn diese (die Laien) ihr Haus voll Kinder haben und eines davon lahm und verstümmelt ist, schwerhörig oder blind, höckrig oder aussätzig oder sonst mit einem Gebrechen behaftet, so daß es für die Welt wenig brauchbar ist, das opfern sie mit einem großen Gelübde Gott, damit es Mönch werde. Sie tun dies aber nicht Gottes wegen, sondern nur um sich von der Last der Erziehung und der Ernährung zu befreien, damit für die andern Kinder besser gesorgt sei."

Über die gleiche Unsitte beklagt sich noch im Jahre 1684 ein französischer Advokat: Manche Väter betrachten die Klöster als eine Abladestelle für alles, was ihnen in ihrer Familie unbequem ist. Wie viele unmenschliche Väter und unnatürliche Mütter schleppen unerbittlich an die Stufen der Altäre unglückliche Opfer, die sich vergeblich gegen die Gewalt wehren! Wie viele Väter und Mütter, die von einer seltsamen Abneigung gegen einige ihrer Kinder und von einer launenhaften Vorliebe für andere besessen sind, bieten Gott mit verbrecherischer Hand alle an, die ihnen mißfallen, um nur ihre Lieblinge zu erziehen... Wie viele pflichtvergessene Diener gibt es in den Klöstern, die aus einer unfrommen Hand diese gesetzwidrigen Opfer empfangen! Wie viele Obere und Oberinnen gibt es, die aus recht menschlichen, eigennützigen Beweggründen einen unbilligen Handel abschließen und ohne Gewissensbisse diese schmachvollen Opfer annehmen! (Pitaval 1742, 15, 328).

Die lateinische Lebensgeschichte Ottos des Heiligen, der 1102–1139 Bischof von

Bamberg gewesen ist und Pommern zum Christentum bekehrt hat, berichtet über die Pommern:

S. 628: „Durch Befragen hat man von den Weibern erfahren, daß sie ihre Kinder getötet hätten – denn nach heidnischer Grausamkeit pflegten sie die Mädchen zu töten und die Knaben aufzuziehen." S. 635: „Er verbot, daß sie ihre Mädchen töteten, denn diese Sünde war unter ihnen sehr verbreitet." S. 762: „Ich höre, sagte er, daß ihre Weiber gewohnt sind, die neugeborenen Mädchen zu töten" (in der Ausgabe von Jaffé). In Herbordi Dialogus de Vita Ottonis heißt es (nach Kunze): „Bis zu jenen Zeiten (herrschte die Sitte): Wenn eine Frau mehrere Töchter geboren hatte, so ermordete sie einige von ihnen, um für die andern desto leichter sorgen zu können. Solch einen Verwandtenmord hielten sie für unwesentlich."

Kinderaussetzungen waren häufig. Von dem heiligen Goar, der um 600 n. Chr. lebte, hat sich aus dieser Zeit die nachstehende Legende erhalten:

Ein Diener der Trierer Geistlichkeit „trug auf seinen Armen ein Kind, das drei Tage alt war. Das war in eine bestimmte Marmorschale ausgesetzt worden, wie es in Trier Sitte ist, daß arme Frauen ihre Kinder aussetzen. Und diese Sitte verlangt ferner, daß, wenn irgendein Mann eines von den ausgesetzten Kindern, die sich Ziehkinder nennen, von den Hütern der Kirche St. Peters zu kaufen wünscht, der Bischof selbst das Kind darbieten und nachher auch von dem Bischof dem Manne das Recht über das Ziehkind bestätigt werden muß".

Der Bischof Rusticus wollte nun den heiligen Goar bloßstellen und verlangte, daß er den Vater des Kindes nenne. Da beschwor der Heilige das dreitägige Kind, daß es seinen Erzeuger mit Namen nenne. Das Kind aber sprach: „Der Bischof Rusticus ist mein Vater" (Timerding).

Das Recht, nach dem es erlaubt war, Neugeborene auszusetzen oder zu töten, hat bis tief in das Mittelalter hinein bestanden und wurde erst durch die Bekehrung zum Christentum endgültig beseitigt.

Die altisländischen Sagas, die überwiegend die Zeit von 950–1030 behandeln, aber erst im 12. und 13. Jahrhundert niedergeschrieben wurden, enthalten mehrfach Zeugnisse über die Aussetzung von Kindern.

„So wurde nun dies (auf dem isländischen Allthing im Jahre 1000) als Gesetz verkündet, daß alle, die hierzulande noch ungetauft wären, Christen werden und die Taufe annehmen sollten; aber für die Kindesaussetzung und das Pferdefleischessen sollten noch die alten Gesetze gelten" (Aris Isländerbuch, Thule 23, 51, s. auch 23, 183).

In der Geschichte von Gunnlang Schlangenzunge (Thule 9, 28) wird eine solche Aussetzung näher beschrieben:

„Im nächsten Sommer rüstete sich Thorstein zur Fahrt auf das Thing und sprach zu seiner Hausfrau Jofried, ehe er auszog: „Es steht so, daß du ein Kind von mir trägst. Bringst du ein Mädchen zur Welt, dann soll es ausgesetzt werden; wird es aber ein Knabe, dann magst du ihn aufziehn"[1]. Damals, als das Land noch ganz heidnisch war, kam es nicht selten vor, daß arme Leute, wenn sie eine Menge Kinder zu versorgen hatten, diese zum Teil aussetzen ließen. Da Thorstein dies gesagt hatte, erwiderte Jofried: „Eine solche Äußerung schickt sich nicht für einen Mann in deiner Stellung, und reich, wie du bist, kannst du eine derartige Tat kaum gutheißen." Thorstein antwortete: „Du kennst meine Denkart und weißt, es läuft nicht gut ab, wenn man nicht tut, was ich will."

Die Mutter konnte sich nicht entschließen, das Mädchen, das sie geboren hatte, auszusetzen, sondern ließ es durch einen Schafhirten zu einer anderen Frau bringen, die es heimlich aufzog. Später wurde die Tochter von ihrem Vater anerkannt.

---
[1] Vgl. die griechische Papyrus-Urkunde Seite 177.

Die Geschichte von Finnbogi dem Starken (Thule 10, 130) bringt folgenden Bericht: Der Vater sprach zu der Mutter des Kindes: „Ich will jetzt zum Thing reiten wie gewöhnlich. Ich weiß, daß du ein Kind erwartest und in nicht langer Zeit. Ob das nun ein Knabe oder ein Mädchen sein wird, es soll nicht aufgezogen werden."

Die Leute trugen das Kind aus dem Hofe, legten es zwischen zwei Steine nieder und wälzten eine große Steinplatte darüber. Sie gaben ihm ein Stück Speck in den Mund und gingen davon.

Ähnlich heißt es in Thorstein Ochsenfuß (Thule 17, 89): Es war in jenen Zeiten Brauch, daß ärmere Leute ihre Kinder aussetzten, wenn sie wollten. Für anständig aber galt es nicht.

Thorstein befahl seinem Knechte Freystein, das Kind seiner Schwester auszusetzen. Dieser „wickelte den Knaben in ein Tuch und steckte ihm ein Stück Speck in den Mund. Er suchte unter Baumwurzeln ein Versteck für ihn, legte ihn dorthin, deckte ihn zu und ging fort".

Über eine weitere Aussetzung berichtet die Geschichte von Hörd dem Geächteten (Thule 8, 199): Signy gebar ein großes und gesundes Kind, starb aber bald darauf. Da geriet der Onkel Torfi in solchen Zorn, daß er das Kind aussetzen wollte. Er befahl seinem Pflegesohn Sigurd, das Kind zu nehmen, mit ihm zur Rauchtalsache zu gehn und es dort zu ertränken. Sigurd sagte, daß es sehr schlecht von Torfi sei, aber er wagte es nicht abzuschlagen. Er nahm also das Kind und ging seines Weges; das Kind erschien ihm schön, darum brachte er es nicht übers Herz, es in den Fluß zu werfen. Er bog also nach Signysgofen ab, legte das Kind dort im Hoftor nieder und hielt es für wahrscheinlich, daß man es bald finden würde.

„Hinterließ im Norden ein armer Freigelaßner Kinder, so wurden sie zusammen in eine Gruft gesetzt, ohne Lebensmittel, daß sie verhungerten (Grabkinder); das längstlebende nahm der Herr wieder heraus und erzog es." (Altes Gudelingsgesetz, leysingsb. 7. nach J. Grimm 1854, S. 461).

Wie die Heiligenlegenden und Sagas berichten auch allgemein bekannte Märchen vielfach davon, daß Kinder ausgesetzt oder getötet wurden. „Ein Knecht erhält den Auftrag, ihnen das Herz auszuschneiden und es als Zeichen, daß er sie wirklich getötet habe, der bösen Mutter zurückzubringen. Oder man legt die kaum geborenen Wesen in ein Kästchen und setzt dies auf das Wasser, das mag die Kinder mit sich führen. – Die Aussetzung war eine weitverbreitete, nicht etwa auf die alten Spartaner beschränkte Sitte. Sie hat sehr oft ihren Grund – schon in der griechischen Sage von Perseus – darin, daß ein König von Prophezeiungen geängstigt wurde. Gerade das Kind, das er aussetzen läßt, bedrohe sein Leben und sein Reich. Natürlich bewährt sich die Prophezeiung, und die Wunder des Geschickes erfüllen sich trotz allem, was der König gegen sie unternimmt" (von der Leyen). Ein Zeichen für die Häufigkeit des Aussetzens bildet die Tatsache, daß die deutsche Sprache besondere Bezeichnungen für den „Findling" und das „Aussetzen" gebildet hat.

So sind denn nach J. Grimm, dem ich im nachstehenden folge, von der Aussetzung der Kinder alle Sagen voll, nicht allein deutsche (z. B. Hänsel und Gretel), sondern auch römische, griechische (z. B. Ödipus) und des ganzen Morgenlandes, und es läßt sich nicht bezweifeln, daß diese grausame Sitte in der Roheit des Heidentums rechtlich war. Das Christentum erklärte die Aussetzung für heidnisch und unerlaubt, aber die festgewurzelte Sitte dauerte noch fort, wurde aber in den Gesetzen mit Strafe belegt. Am längsten erhielt sie sich in Skandinavien. Die Aussetzung mußte aber geschehen, ehe das Kind noch ein Recht auf Leben erworben hatte, sonst galt sie als Mord (S. 178). Neben den Aussetzling pflegte man Salz zu legen als ein Zeichen, daß er die Taufe noch nicht empfangen hatte. Diese Sitte war in Frankreich noch 1408 gebräuchlich. Der Aussetzling durfte auch noch gar nichts genossen haben, ein Tropfen Milch oder Honig sicherte ihm das Leben (S. 178). Milch und Honig galt als erste und heilige Speise.

Die Lage des unehelichen Kindes wird dadurch beträchtlich erschwert, daß es **rechtlos** ist. Sind doch nach dem Prediger Berthold von Regensburg (gest. 1272) uneheliche Kinder „elos und erbelos und rehtelos", weil sie von der Sünde geboren sind. Eine Ausnahme machen nur die Kinder von Priestern und Bischöfen, sie dürfen heiraten (Keil). Die Rechtlosigkeit der Unehelichen wird auch im Sachsenspiegel (1. Buch, Art. 38, § 1) und im Schwabenspiegel (Kap. 38) ausgesprochen. In § 10 der Rechte von Hiesfeld (keine Jahreszahl) heißt es: „All die rechteloisz sin, dat sin die in ônechtschap geborenen, die ensulben in den rechten niet sitten" (Grimm, Weistümer 6, 721). Die Rechtlosigkeit des unehelichen Kindes ist letzten Endes die Folge des Bestrebens, die Ehe heilig zu halten (Hirsch).

Die Rechtsammlung des Schwabenspiegels, die in der zweiten Hälfte des 13. Jahrhunderts aufgezeichnet wurde, enthält Bestimmungen über den Verkauf und die Aussetzung des Kindes:

Kap. 295. „Der sin kint verkoufet. Ein man verkoufet sin kint wol mit rehte, ob in êhaft (gesetzlich anerkannte) not dar zu twinget. Er sol ez aber nicht verkoufen in den tot noch an die heidenschaft noch in dehein hurhus. Er git ez einem herren wol für eigen."

Kap. 302: „Der sin kint von im wirfet. Swelich vater oder muter ir kint von in werfet, swer ez uf hebet und ez ziuhet, unz ez ze den tagen kumet, daz ez gedienen mac: dem sol ez dienen, wan er im sines libes geholfen hat. Und ist daz ez vater oder muter heimen oder sin herre, ob (wenn) ez eigen (leibeigen) ist: die suln ienem zem minsten sin kost ablegen (vergüten)."

Die Schaffhauser Ratsordnung von 1343 bestimmt:

„Diu fundeli, die der Spital züht. Swas kint in den Spital komment ald darin geleit werdend, diu der Spital erzühet, sont des Spitals syn als ander syn eigen lüte; darumb dass man in Spital dest gerner fundeni kinet ynneme" (Schweizer Idiotikon).

In seiner Schrift „Wie ein Kaufmann sein soll" sagt der Prediger Geiler von Kaisersberg 1451: „der vatter in hungersnot mag er den sun verkaufen und sonst nit" (Schlieben).

Ein Ratsbeschluß in Basel zu Anfang des 15. Jahrhunderts enthält eine scharfe Bestimmung gegen das Aussetzen:

„Es setzunt ouch ettlich frôwen ihre kinde hier für das rathus und ettlich fur den spittal, da kant sie ûch geheissen sagen, welhe frôw das hinnantfür tût und sich das erfindet, daz man die in den Rîn werfen wil" (Rechtsquellen von Basel 1, 111).

Im Jahre 1821 lautet in Basel die entsprechende Bestimmung:

„Gefährliche Aussetzung eines Kindes. Wer ein Kind ... an einem abgelegenen Ort oder unter Umständen aussetzt, daß dessen Rettung nur durch einen außerordentlichen Zufall erfolgen kann ... so soll bei wirklich erfolgtem Tode des Kindes ... 12–16 jährige Kettenstrafen im 1. Grade verhängt werden" (Bernasconi).

Dem entspricht ein Ratsbeschluß aus dem „Heimlich Buch" der Stadt Straßburg vom 5. Juli 1411:

„Unße herren meister und rat sint überein kommen: wer hinnanvürder dehein jung unerzogen kint, es sie sin oder ander lüte, heimliche in das münster, in andere kirchen oder andere heimliche stette in dirre stat oder burgbanne seczet und von den got und sü lot ston und man nüt enwüst, weme es zůgehöret, wo man daz ergriffet, so es uns in unß gerihte gevolgen mag, es sie man oder frowe, knabe oder dohter, den sol und wil man ertrencken. und wil man ouch heimliche hůten darüber seczen die daruf warnemen süllent vürba's denne biczhar geschehen ist. hat ouch ieman sin kint von ime geseczet, der sol es in disen nehsten athe tagen wider zů ime nemen. wer daz nit endete, wo man den oder die erfert, den will man an sime libe stroffen in die masse als vorgeschriben stat. do wissent sich die noch zu rihtende die ire kinde also von in geseczet hant" (C. Hegel).

Bürgermeister und Rat der Stadt Frankfurt/M. haben am 29. August 1695 das nachstehende Mandat gegen das Aussetzen erlassen:

„Demnach wir Bürgermeistere und Rath des Heyl. Reichs-Stadt Frankfurt am Mayn mit äußerstem Mißfallen vernommen, was gestalten die Aussetz- und Hinlegung kleiner junger Kinder in hiesiger unserer Stadt und Botmäßigkeit leider! dergestalt gemein zu werden beginnen, daß dergleichen bey nicht gar langer Zeit öffters, ja allein bei etlich wenigen Wochen her zum zweiten Mal gefunden worden, und noch Dato nicht ohne sonderbahre Beschwehrung des allhierigen Hospithals und Armenhauses verpflegt werden müssen: Solch Verbrechen aber dergestallt beschaffen, daß es der Natur selbsten, und daher allen Eltern, ja gar denen unvernünftigen Thieren eingepflantzten Liebe schnurstracks zuwider, und billich so viel schwerer zu achten und zu bestraffen, ja mehrere Commiseration und Mitleyden die arme unschuldige Kinder, meritiren; Als erkennen wir Uns krafft tragenden Obrigkeitlichen Amptes verpflichtet, alle und jede Eltern, auch sonst jedermänniglich, wie hiermit bestehet, nachtrücklich zu erinnern und zu ermahnen, daß sich keiner solcherley unmenschlich und grausamer Thaten, so öffters einem Kinder-Mord allerdings gleich, insgemein aber nicht viel geringer zu halten, weder durch Armuth oder besorgende Schande noch sonsten etwan aus Hoffnung einigen Gewinns sich verleithen lasse oder auff ein oder andere Arth dazu behüfflich seye. Gestalten der- oder diejenige, so dieser unserer Obrigkeitlichen Warnung ohnerachtet, sich dennoch dergleichen unterfangen werden, denen in Rechten, insonderheit der Peinlichen Hals-Gerichts-Ordnung beschaffenen Umständen nach darauf gesetzten Straffen, auch gar an Leib und Leben, gewißlich nicht entgehen, sonder anderen zum Exempel und Abscheu, ohnfehlbar damit beleget, hingegen die, so jetzo oder in das künfftige einige Wissenschaft davon haben und bekommen und deswegen gebührende auch ohnedem schuldige Anzeige thun, mit einer Verehrung angesehen werden sollen. Danach sich also ein jeder zu richten und für ernstlicher Animadversation und Betraffung zu hüten wissen wird". (Beyerbach).

Arme Kinder, die sich nicht erhalten konnten, mußten unterstützt werden. Starben einem armen Kinde die Eltern fort, so ging die Unterhaltungspflicht auf die Herrschaft über (Fehr). So bestimmte das Weistum aus dem Oberbreisgau (1461):

„Item wäre es ouch, das ein gotzhusman vnd sin wib ab ersturben vnd kind liessen, die nyemant hetten, der sie erzuge, so sol ein prior die kind bestellen erzogen werden von irs vatter vnd muter gut vntz das si sibenjärig werden. Werent aber sy also arm, daz sie nützit hettent, so sol sie ein prior usz des gotzhus gut vnd vmb gotzwillen erziechen vntz das sy ouch sibenjerig werden" (Grimm 3, 740).

Unter den von J. Grimm gesammelten Weistümern sucht auch die „Öffnung von Tätwil" (1456) sich des ausgesetzten Kindes anzunehmen:

„Wenn eine Frau oder ein Mann ihr Kind von sich legen und davon gehen, ehe es zu seinen Tagen gekommen ist, so soll der Finder es einem Landgrafen von Baden überantworten, der soll dann das oder die Kinder aufziehen, bis sie zu ihren Tagen kommen" (Grimm 4, 401).

Über das Schicksal mancher unehelichen Kinder erfahren wir aus der Lebensbeschreibung des Dominikaners Heinrich Seuse, geboren zwischen 1295 und 1300, gestorben 1361:

Eine Frau wollte dem Seuse ein Kind zuschreiben, das sie von einem andern Manne bekommen hatte. Als er deswegen bekümmert war, versprach sie ihm zu helfen: „Da will ich das Kind heimlich unter meinen Mantel nehmen und will es nachts also lebend begraben oder ihm eine Nadel in sein Gehirn stechen, darob es sterben muß." Als Seuse dies ablehnte, zog sie ein scharfes spitziges Messer heraus und sprach: „Laßt es mich abseits von Euern Augen tragen, so reisse ich ihm die Kehle ab, oder ich steche ihm dies Messer in sein Herzlein, dann ist es bald tot und Ihr kommt zur Ruhe." Als Seuse auch das ablehnte, schlug sie vor: „Wollt Ihr es nicht töten lassen, so laßt es doch heimlich eines Morgens früh in die Kirche tragen, auf daß ihm geschehe wie andern verworfenen Findelkindern." „Seuses Leben" ist wohl nicht von dem Mystiker selbst verfaßt worden, sondern romanhaft ausgestaltet. Jedenfalls gibt es ein Bild davon, was damals mit den Kindern geschehen konnte.

Frauen, die eine derartige Tätigkeit ausübten, wurden vom Volke als „Engelmacherinnen" bezeichnet. Noch im 19. Jahrhundert hat es welche gegeben. In dem 26. Bericht über Dr. Christs Kinderkrankenhaus und Entbindungsanstalt in Frankfurt a. M. heißt es (1869):

„Die Engelmacherinnen sind die Weiber, die, unerreichbar dem Gesetz, die ihnen anvertrauten Kleinen durch Kälte, Mangel und verdorbene Nahrung hinmorden und um so besser von den Müttern, wenn sie diesen Namen verdienen, bezahlt werden, je früher sie dieselben von der Last ihres Kindes befreien, unerreichbar dem Gesetz, das ohne Rücksicht die Ärmsten straft, welche fast unzurechnungsfähig den Beweis ihrer Schande verzweiflungsvoll wegzuräumen suchen." Diese „Kostkinder" werden wie folgt beschrieben: „Es sind Geschöpfe mit abgemagerten greisenhaften Gesichtchen, denen die Haut schlotternd um die mageren, wunden Glieder hängt, kaum noch fähig, in kläglichen Jammertönen ihr Elend dem zu erzählen, der sie ohne Worte versteht, fast alle hoffnungslos dem Tode verfallen" (angeführt nach Göttisheim).

Ähnlich berichtet der Oberlandesgerichtsrat Silberschlag (1881):

„Es ist ganz gewöhnlich geworden, daß die Mütter unehelicher Kinder, die ihre Kinder nicht selbst bei sich behalten können oder wollen, solche gegen Entgelt an andere Personen zur Verpflegung und Erziehung übergeben. Diese Personen tun dies in der Art, daß nach den statistischen Tabellen in Berlin, Magdeburg usw. jährlich 31% der Kinder sterben. Zum Teil ist dies Folge natürlicher Umstände, zum großen Teil werden die Kinder von den Pflegeeltern einfach umgebracht. Großenteils werden die Kinder dadurch, daß man ihnen ungenügende Nahrung gibt oder das Sauglappen mit Branntwein befeuchtet, langsam umgebracht. In Magdeburg z. B. ward festgestellt, daß eine Witwe gewerbsmäßig Kinder in Pflege nahm, die regelmäßig binnen 14 Tagen bis 3 Wochen starben. Es ward als höchst wahrscheinlich ermittelt, daß ihnen Branntwein in die Saugläppchen gegossen wurde. Dieser Witwe fehlte es nie an Haltekindern, sie wurde auch niemals zur Verantwortung gezogen. Sehr viele Pflegeeltern sehen es gerne, wenn die Kinder bald sterben, denn sie bekommen dann für die Zeit der Verpflegung pünktlich ihr Pflegegeld, werden auch für die Kosten der Beerdigung genügend entschädigt; bleiben die Kinder aber leben, so werden nach einiger Zeit die Pflegegelder von der Mutter unregelmäßig oder gar nicht gezahlt."

Die Gerichtsverhandlung gegen eine südfranzösische Engelmacherin im Jahre 1869 beschreibt der neue Pitaval (4. Serie. Bd. 5). Der Angeklagten wurden 9 Kindesmorde, außerdem Abtreibungen, nachgewiesen. Sie wurde unter Zubilligung mildernder Umstände zu lebenslänglicher Zwangsarbeit verurteilt.

In Hamburg hatte 1902 und 1903 eine Frau Anzeigen aufgegeben und sich auf Anzeigen gemeldet, um gegen eine geringe Abfindungssumme „unerwünschte" Kinder für immer an Kindesstatt anzunehmen oder reichen Eltern zur Adoption zu übergeben. Sie gab dann die Kinder anderen Leuten in Pflege, blieb aber vielfach das Kostgeld schuldig. Nachweislich verschwanden vier Kinder, ohne daß sich das Geringste über ihr Verbleiben feststellen ließ. Über ihr Schicksal machte die Angeschuldigte nachweislich falsche Angaben, so daß der dringende Verdacht bestand, sie habe die Kinder getötet, um die Abfindungssumme zu erhalten. Wahrscheinlich waren sie mit Morphium umgebracht und dann verbrannt worden. Diese „Engelmacherin" wurde 1905 hingerichtet (Pitaval der Gegenwart 3, 161).

Derartige Rechtsfälle sind nur wenige bekannt geworden. Häufiger wurden unerwünschte Kinder bewußt vernachlässigt. Starben sie dann an Atrophie, Ernährungsstörungen oder Infekten, so ergaben sich gewöhnlich keine Beweismittel, die zur Bestrafung der Schuldigen ausreichten.

Aus den oben mitgeteilten Angaben, die sich leicht vermehren ließen, geht hervor, wie gefährlich den neugeborenen Mädchen vielfach die geringe Einschätzung geworden ist. Aber selbst wenn ihnen keine Gefahren mehr drohten, wurde doch die Geburt eines Knaben ersehnt. So heißt es in der Legende vom 12jährigen Mönchlein, die im 13. oder 14. Jahrhundert gedichtet wurde:

> Hie vor in alten ziten hat
> ein frouwe siben tohter zart;
> daz nie kein sun geboren wart
> von ir libe wol gemeit
> daz was der frouwe herzeleit.

Wie das Weistum zu Dornheim im Schwarzwald (1417) bestimmt, erhält man nach der Geburt eines Sohnes ein Fuder Buchenholz, für eine Tochter aber nur ein Fuder Tannenholz (Grimm 1, 374). In Zürich-Nettenbach werden für die Geburt eines Sohnes zwei Karren Holz, für eine Tochter nur einer ausgeteilt (Grimm 1, 79).

Der Herrscher wünscht sein Reich einem Sohn zu vererben. So schreibt Shakespeare im König Heinrich VIII. (V. 1):

> König: Aus deinen Blicken les' ich
> Die Botschaft. Ist die Königin entbunden?
> Sprich ja und von 'nem Knaben.
> Hofdame: Ja, ja mein König,
> Von einem süßen Knaben. Herr im Himmel,
> Beschütz ihn nun und ewig! – s' ist ein Mädchen,
> Das künftge Knaben wohl verspricht; die Königin
> Harrt Eures Kommens, Herr, und Eurer ersten

Bekanntschaft mit dem kleinen Ankömmling;
Er gleicht Euch wie ein Ei dem andern –
König: Gib ihr hundert Mark. Ich will zur Königin (ab).
Hofdame: Nur hundert Mark? Beim Himmel, ich will mehr!
Solch Zahlen schickt sich für 'nen schlechten Stallknecht.

Abraham a Santa Clara (1644–1709) eifert gegen diese Einstellung: „He! Juhe! und abermahl Juhe! der Herr Jodocus hat einen Sohn überkommen etc. etc. Also schreyen und frolocken die eitle Menschen, wenn ein Knab zur Welt gebohren wird ... wird aber ein Mägdlein gebohren, so ist alle Freude verlohren, gleich wäre sich nicht sowohl über ihrer Geburth zu erfreuen, als über die Geburth eines Knäbleins."

Eine letzte Erinnerung bedeutete es, wenn die Geburt eines Prinzen mit 101 Kanonenschüssen begrüßt wurde, während die Prinzessin nur 35 Freudenschüsse erhielt. Noch heute ist mancher Vater recht unzufrieden, wenn ihm statt des erhofften „Stammhalters" ein Mädchen und womöglich immer wieder ein Mädchen geboren wird.

Das Bild von J.M.Moreau le Jeune (1741–1814) „C'est un fils, Monsieur!" spricht für sich (Abbildung 48). Wie hätte das Bild ausgesehen, wenn es ein Mädchen geworden wäre? So beklagt man sich denn auch darüber, daß sich

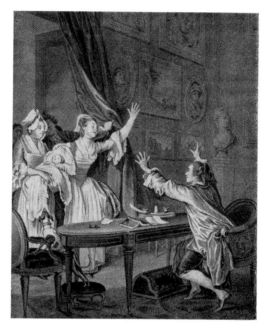

Abb. 48. J.M.Moreau le Jeune (1741–1841): „Ein Sohn! Ein Sohn!"

Liebe und Stolz der Eltern nur auf den Erben erstrecken, der einst Namen und Besitz erhalten wird, die andern Kinder sind ihnen gleichgültig (Mercier, S.52).

Die Sitte, neugeborene Kinder zu töten, war keineswegs auf die Indogermanen beschränkt; Ploß-Renz bringen aus Europa, Amerika, Afrika, Asien, Australien und den Südseeinseln viele alte und neue eingehende Berichte über Aussetzung und Ermordung von Kindern. Es genügt hier eine Angabe (Ploß-Renz 1, 177):

„Unter dem Hindustamm der Radschkumares mit einer Kopfzahl von 125000 wurden früher jährlich gegen 8000 Mädchen getötet. Die gleiche Zahl Opfer gab im Jahre 1873 Wilhelm Hoffmann für Kutsch und Gudscherat an. Hier, wie in Malwa und Radschputana gab es damals kaum eine Familie, die nicht mehrere ihrer Töchter gleich nach der Geburt tötete. Der Ritter Apdschi Hara ließ von seinen zahlreichen Töchtern nur eine einzige am Leben. Den (nichtarischen) Khondstämmen westlich von Surat rechnete man jährlich 1200–1500 Mädchenmorde zu." Man hat sich bemüht, durch schwere Strafen den Mädchenmord zu überwinden. Aber nach O'Brien kamen, abgesehen vom Pandschab, auch bei den Radschputen noch im Jahre 1908 auf 1000 Knaben nur 340–500 lebende Mädchen (Folk-Lore **19,** 269 [1908]).

Die christliche Kirche hat sich schon früh gegen den Kindesmord und die Aussetzung gewandt und sich bemüht, für die verlassenen Kinder zu sorgen. Hatte doch Christus gesagt: „Lasset die Kindlein zu mir kommen und wehret ihnen nicht; denn solcher ist das Reich Gottes" (Mark. 10, 14). „Wer ein solches Kindlein in meinem Namen aufnimmt, der nimmt mich auf (Markus 9, 37). Der Kirchenvater Tertullian (gest. um 222 n.Chr.) schreibt:

„Es gibt kein Gesetz, das häufiger und ungestrafter verletzt wird als das Gesetz gegen den Kindesmord; alle sind mitschuldig an diesem Verbrechen."

Findelanstalten, Waisenhäuser, Fernammen

La recherche de la paternité est interdite.
Code civile (Napoléon) 340 (1804)

Bereits in frühester christlicher Zeit beschäftigten sich die Konzile mit der Fürsorge für Findlinge und wenden sich gegen die Abtreibung. Im Jahre 313 legt das Konzil zu d'Elvire und 314 das von Anzyre Kirchenstrafen auf solche Verbrechen und setzt sie dem Morde gleich. Einen bemerkenswerten Schritt weiter läßt das Konzil zu Vaison erkennen: Ein jeder soll ein weggelegtes Kind, das er aufgenommen hat, zur Kirche tragen, damit ihm der Vorsteher die Aufnahme bestätigt. Am darauffolgenden Sonntag kündigt der Priester der Gemeinde das Auffinden des Kindes an. Die Eltern haben 10 Tage lang Zeit, es wieder zurückzufordern. Geschieht dies nicht, so wird dem Finder das Kind zugesprochen. Fordern die Eltern es später zurück, so verfallen sie der Kirchenstrafe, die für einen Mord vorgesehen ist.

Der Kirchenvater Augustinus (354–430) sagt in Ep. 2, 98 (23. Brief an Bischof Bonifacius): „Wenn Eltern grausamerweise ihre Neugeborenen aussetzen, statt sie zu unterhalten, so sollen diese jedesmal von den geweihten Jungfrauen gesammelt und zur Taufe getragen werden" (Schlieben).

Im 9. Jahrhundert läßt das Konzil zu Rouen die unehelichen Mütter auffordern, ihre Kinder in die Kirchen zu bringen, damit sie dort von mildtätigen Gläubigen aufgenommen würden. So dienen – als Vorläufer der Drehladen – an vielen Kirchen Marmorbecken für die Aufnahme der Kinder.

Die erste Findelanstalt wird von dem Erzbischof Dattheus in Mailand 787 gegründet. In der Stiftungsurkunde, die sich erhalten hat, klagt der Stifter über die Häufigkeit der Kindsmorde. Um sie zu verhindern, werden von dem Vorsteher des Hauses uneheliche Mütter schon vor der Niederkunft in das Hospiz aufgenommen. Wenn diese das Kind nicht selbst ernähren können, so werden für Geld Ammen gedungen. Die Kinder werden bis zum vollendeten 7. Jahr völlig unentgeltlich im Hause erzogen und in einem Handwerk unterwiesen. Nach vollendetem 7. Lebensjahr sollen sie als freie Menschen hingehen und wohnen können, wo sie wollen (Ruland).

E. von Loder berichtet 1812 ausführlich über die Findel- und Waisenhäuser

Italiens. In Mailand befinden sich Gebäranstalt und Findelhaus in dem gleichen Gebäude zu Sta. Catterina: „wenige und nur mittelmäßig große, nirgends hohe Säle, viele enge Zimmerchen, schmale Gänge, dunkle Winkel und nirgends freier Hofraum, nirgends Luftzug noch Abfluß der Unreinigkeiten. Daher kommt es, daß auch keine Trennung der Gebärenden, der Wöchnerinnen, der kranken und gesunden Findlinge möglich ist, sondern die Zimmer für jede Art von Bewohnern bunt durcheinanderliegen. Die Einrichtung des Findelhauses ist ebenso schlecht und verfehlt wie die der Gebäranstalt." Man nimmt alle Kinder auf, die gebracht werden, ohne sich um Stand, Verhältnisse, Gesundheit usw. zu kümmern. Häufig werden Kinder von 5–6 Jahren, von reichen Geizhälsen oder von ehelicher Geburt abgegeben. „So war noch vor kurzem das einzige Kind einer reichen Familie hier aufgenommen worden. Die Mutter starb und hinterließ ein Vermögen von 40000 Liren; der Vater gab das schon 5jährige Kind in das Findelhaus, in der sicheren Überzeugung, daß es hier sterben werde, welches denn auch bald geschah, und wodurch er zum Erben der lockenden Vierzigtausend gemacht wurde." Weder Raum noch Einkünfte reichen für die übermäßige Menge der Kinder; oft werden täglich 15–18 Kinder aufgenommen. Entwöhnte Säuglinge und ältere Kinder gibt man möglichst rasch aus dem Hause, besonders aufs Land. Da für mehrere hundert Säuglinge nicht genügend Ammen zu beschaffen sind, ist man gezwungen, künstliche Nahrung zu verwenden. Der Erfolg ist immer der gleiche, „nämlich daß in der Regel kein einziges der aufgefutterten Kinder leben blieb. Krankheiten des Unterleibes, Atrophien und anderer Jammer dieses Geschlechtes quälen unausbleiblich die armen Würmer zu Tode". – Der Versuch, die Kinder säugenden Ziegen unmittelbar anzulegen, gab nicht den gewünschten Erfolg. Übrigens hielt man es in frommem Aberglauben für eine Sünde, junge Christen durch unvernünftiges Vieh säugen zu lassen. „Die Krankensäle sind besonders mit kranken Säuglingen vollgestopft, und es ist ein unbeschreiblich trauriger und ekelhafter Anblick, die armen Wesen zwar hinlänglich bekleidet, und auf Betten in eisernen Gestellen ... umstarrt von unbeschreiblichem Schmutz und in verpesteter Luft daliegen zu sehen, mit ihren aufgeschwemmten Gliedern und Greisengesichtern... Skrofeln, Atrophien aller Art und die zahllosen Hautkrankheiten treiben hier ein arges Wesen."

Die Urteile über den Wert der gleichen Anstalt schwanken im Laufe der Zeit erheblich. Wer eine Reihe von Anstalten des gleichen Landes besucht hat, kann zu recht verschiedenen Urteilen kommen.

Zur Zeit der Kreuzzüge war den Ordensbrüdern des Hospitaliter-Ordens jede Annäherung an das weibliche Geschlecht untersagt; doch fanden schwangere Pilgerinnen Aufnahme in dem Hospital in Jerusalem. Das 1181 gehaltene Generalkapitel verfügte die Anfertigung von Wiegen, damit die Neugeborenen allein lägen und nicht im Bett der Mutter irgendwie zu Schaden kämen. Auch ein Findelhaus war mit dem Hospital verbunden, in dem ausgesetzte Kinder Aufnahme fanden, ernährt und erzogen wurden. Der Papst hatte dem Orden erlaubt, sie notzutaufen (Prutz).

Weitere Gründungen von Findelhäusern erfolgen nach Ruland in Siena (832). Padua (1000), Montpellier (1070), das Hospital von S. Spirito in Rom durch

Innocenz III., weiter in Einbeck (1200), Florenz (1317, nach anderen Quellen 1400), Venedig (1383), Paris und Freiburg i. Br. (1362), Venedig (1383) und Ulm (1386). Das große 1480 in Toledo (Spanien) mit reichen Mitteln ausgestattete Findelhaus bestand mit seiner Drehlade noch im Jahre 1913.

Martin Luther, der 1510 Rom besuchte, berichtet in einem Tischgespräch:

„Das habe ich also zu Florenz gesehn, daß die Spital mit solchem Fleiß gehalten werden. Also werden auch die Fündlinhäuser gehalten, in welchen die Kinderlin aufs Beste ernähret, aufgezogen, unterweiset und gelehret werden, schmücken sie alle in eine Kleidung und Farbe, und ihr wird aufs Beste gewartet."

Als vorzüglichste Anstalt ihrer Art auch außerhalb Italiens gilt nach Loder (1811) das Findelhaus in Florenz, es kann 2400 Kinder unterhalten. Die Kinder werden darin wirklich besser gehalten als es begüterte Privatleute bei ihren eigenen tun können. Jetzt sind die Mittel beschränkter geworden, aber noch herrscht überall lobenswerte Ordnung und Reinlichkeit. Die Aufsicht ist musterhaft. Jedes aufgenommene Kind bleibt im Hause, bis es ein Jahr alt geworden ist, und kommt dann aufs Land. Mit dem 18. Jahre werden die Kinder entlassen, doch können die Mädchen, wenn sie 35 Jahre alt geworden und unversorgt geblieben sind, zurückkehren und als Wärterinnen dienen.

Alle kranken Säuglinge werden im Hause gepflegt, nach draußen abgegebene kehren bei schweren Krankheiten zurück. Die Drehscheibe ist abgeschafft, um Mißbräuche auszuschließen. Jedes aufzunehmende Kind muß dem Vorsteher unter Angabe der Verhältnisse übergeben werden.

Jedes aufgenommene Kind wird 20 Tage lang einer Ziege unmittelbar angelegt, um in dieser Zeit zu sehen, ob es an venerischer Krankheit oder an Krätze leidet. Ist dies der Fall, so bleibt es bei der Ziege, damit es nicht eine Amme ansteckt. So wurden zur Zeit des Besuches 10 Säuglinge von Ziegen gesäugt, während 26 Ammen je 2 Kinder stillten. So hat jede Amme neben sich ein gutes Bett auf eisernem Gestell für 2 Kinder, bedeckt mit einem großen feinen Schleier. Nie darf eine Amme die Kinder zu sich ins Bett nehmen. Die Kinder werden morgens und abends in einem besonderen Zimmer gewickelt. Die nach der Entwöhnung im Hause gebliebenen Kinder werden nicht weniger gut gehalten. Die aus den Findelmädchen erzogenen Wärterinnen müssen sich ihrer annehmen. „Es sind eigene Laufkörbe, Fallhüte und dgl. vorhanden: schwerlich aber ist es gut, daß man die Kinder oft halbe Tage lang... auf ihren Nachtstühlchen festgebunden sitzen läßt." Die Reinlichkeit und gute Ordnung in dieser ganzen Anstalt ist außerordentlich groß.

Zur Zeit des Besuches betrug der Bestand des Findelhauses im ganzen 2372 Kinder, und zwar 62 Säuglinge, 2292 entwöhnte und heranwachsende Kinder außerhalb und 18 entwöhnte Kinder von 1–3 Jahren im Hause. Bei einer jährlichen Aufnahme von rund 1000 Kindern sank unter dem damaligen ärztlichen Leiter Dr. Bruni die Sterblichkeit von 84% auf 34%.

In Florenz besuchte C.G.Carus (1829) „das Ospizio degli Innocenti", eigentlich ein Findelhaus, wo in der Vorhalle neben dem Eingange zu der damit verbundenen Kirche sich ein Gitterfenster befindet, in welchem eine Quadratöffnung der Eisenstangen den Dimensionen des Kopfes eines starken neugeborenen Kindes entspricht. „Hier, durch die von vielem

Gebrauch ganz abgerundeten und polierten Eisen, werden zur Nachtzeit Kinder eingeschoben und man sagte mir, daß nicht leicht eine Nacht verginge, wo nicht 3 bis 6 Kinder gebracht würden. Legitime Kinder können auch am Tage dorthin gebracht werden und alle werden ohne Widerrede angenommen, und der Staat übernimmt nun die Pflicht, für ihre Ernährung zu sorgen. Es geschieht dies, indem die Kinder sogleich auf das Land verteilt werden, so daß die Anstalt gewöhnlich gegen oder über 2000 dergleichen Kostgänger bei Landleuten ernährt."

Die großartigste Anstalt des Mittelalters war das Hospital von St. Spirito in Rom, das von Papst Innocenz III. (1198–1216) begründet wurde. Hierüber erfahren wir folgendes:

Eines Tages ging Innocenz am Tiber spazieren und sah dort einen Fischer seine Netze aus den Fluten ziehen, doch wie erschreckte ihn der Inhalt der Netze, die statt des Fischsegens drei Kinderleichen (nach einer späteren Erzählung eines Mönches sogar 427 Leichen neugeborener Kinder) enthielten. Erschüttert durch den Anblick und bekümmert von dem Überhandnehmen des Kindsmordes habe er darüber nachgedacht, wie diesem furchtbaren Übel abzuhelfen sei. In der Nacht sei ihm der Herr selber schienen und habe ihn ermahnt, ein Hospital für Kranke und Kinder zu erbauen (Schlieben).

Bartholomeus Sastrow aus Greifswald (1520–1603), gestorben als Bürgermeister von Stralsund, besuchte 1546 Rom, ein Wagnis, das damals für ihn als Protestanten nicht ungefährlich war. Er schreibt in seiner Lebensgeschichte:

„Ich kann nicht unterlassen, das Hospital zum Heiligen Geist zu beschreiben, denn davon ist in Rom soviel Rühmens, selbst von seiten der Vornehmsten und Weisesten, als gäbe es kein heiligeres, rühmlicheres gutes Werk in der Christenheit, denn dieses Hospital.

Wegen der vielen ehelosen Leute beiderlei Geschlechtes gab es in Rom viele Dirnenkinder, die in die Tiber geworfen, heimlich begraben und in die Kloaken versenkt wurden, und ich könnte fast sagen, daß zu Rom wohl so viele unschuldige Kinder von ihren Vätern und Müttern ertränkt, ermordet und umgebracht worden sind als Herodes, der Tyrann zu Betlehem, hat erwürgen und umbringen lassen... Da nun die Leichen der kleinen, ungetauften Kinder in der Tiber und den Kloaken so häufig gefunden wurden, ... deuchte es dem Papste Sixtus IV., es sei seines Amtes, dem grausamen Morde zu wehren, und so richtete er dieses Hospital zum Heiligen Geist, das fast verfallen war, von Grund aus wieder auf, erweiterte es mit schönen Gebäuden und richtete darin eine ansehnliche Bruderschaft ein, in der er sich samt vielen Kardinälen mit eigener Hand einschrieb... Das Hospital ist mit bequemen, ansehnlichen Gemächern und Betten gar zierlich eingerichtet... Findlinge – vater- und mutterlose Kinder – werden in diesem Hospital aufgefüttert und erhalten. Wenn die Knaben in das Alter kommen, da man sie anhalten kann, ein Handwerk zu lernen, erforschen die verordneten Vorsteher des Hospitals, wozu einer am meisten Lust habe; dahin wird er in die Lehre gegeben; wenn die Mägdlein so alt und groß sind, daß sie tüchtig sind, etwas anzugreifen, dürfen sie nicht ohne Arbeit sein, sondern müssen etwas schaffen mit Knütten (Stricken), Spinnen, Nähen, Wirken und in andern weiblichen Arbeiten, wozu eine jede tüchtig ist. Es sind auch Frauen im Hospital, von denen sie es lernen können. Alle Jahre zu Pfingsten werden die Hochzeiten derjenigen Findlinge und Waisen gehalten, die in ordentlicher Weise gefreit werden... Das ist in Wahrheit ein herrliches, augenscheinlich gutes Werk, was an Gebäuden, ihrer Einrichtung und Erhaltung ... viel Geld erfordert hat... Ich erinnere mich noch, wie in meiner Jugend in Pommern dazu gesammelt worden ist."

Die Zahl der Findlinge und mit ihr auch die Zahl der Ammen wuchs immer mehr. Man erkannte, daß Musik in unschätzbarer Weise zum Wohlbefinden der gestillten Kinder beiträgt, und versammelte daher alle Säuglinge und Ammen zum Stillen in einem großen Raum, in dem junge Knaben Flöte und Laute spielten. Die Kinder wurden dadurch friedlicher und sogen besser, auch die Ammenmilch floß

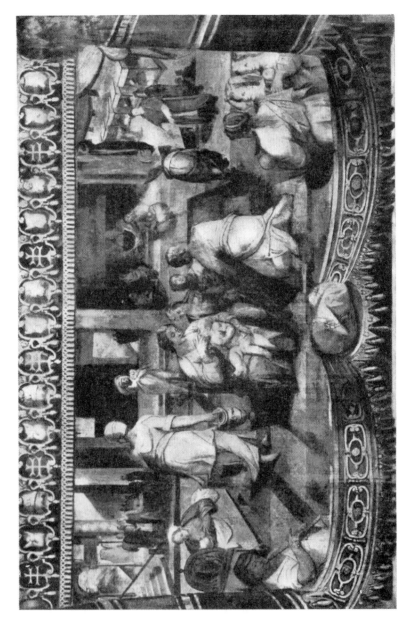

Abb. 49. Im Ospedale Santo Spirito, Rom (Findelanstalt), wird das Stillen der Säuglinge durch Flötenspiel gefördert. Fresca der Fratelli Zucchi an den Wänden des Komtursaales. 17. Jahrhundert

leichter unter dem besänftigenden Einfluß der Musik. Zum Spielen während der Stillzeit hat Palestrina (1529–94) eine Weise komponiert. Später wurden die Kinder des Findelhauses als Musiker ausgebildet und durchzogen Europa, um Konzerte zu geben und für die Findlinge zu sammeln. Ein Bild der Brüder Zucchi aus dem 17. Jahrhundert (Abb. 49) zeigt, wie in Santo Spirito ein pausbäckiger Bauernjunge seine Flöte spielt für den Schwarm der Kinder, die an den Brüsten der blühenden Ammen saugen. (de Angelis 1950, 1952, Davidson 1953).

Noch zu unserer Zeit sind ähnliche Versuche gemacht worden. Nach von Stetten-Aystetten (1924) wird bei Kühen und Ziegen die Milchabscheidung durch musikalische Reize während des Melkens um 6% vermehrt. Entsprechende Nachprüfungen bei Frauen blieben ergebnislos (Nebert und Koch (1926).

Das Findelhaus des Santo Spirito in Rom beherbergte 1811 nach Loder 70 Kinder im Alter von wenigen Tagen bis zu $2^1/_2$ Jahren. Die andern sind in der Stadt oder auf dem Lande untergebracht. Das Lokal ist ebenso schlecht als das in Sancta Catterina zu Mailand. Über die allgemeine Wartung hinaus bemüht man sich nicht um die schwachen und kranken Säuglinge. Die 18 vorhandenen Ammen sehen ebenso schwächlich und siech aus wie die von ihnen gestillten Kinder. Jede Amme hat ihr Bett, daneben eine Wiege mit 3–4 Kindern. Alles ist recht unsauber.

Die Kinder müssen dem geistlichen Aufseher selbst übergeben werden, weil früher oft wohlhabende Leute ihre Kinder auf der Drehscheibe aussetzten. Waisen werden gleichfalls aufgenommen.

Knaben gehen später auf Kosten der Anstalt bei Handwerkern und Künstlern in die Lehre und werden stets im 25. Jahr entlassen. Die Mädchen, die später kein Unterkommen finden, kehren in das Haus zurück und werden darin ernährt oder führen als weltgeistliche Schwestern die Aufsicht über das Ganze. Sie sind mit klösterlicher Strenge von der Gemeinschaft abgeschieden und daher ohne alle Weltkenntnis. Man erzählt sich die lustigsten Geschichten von solchen, die etwa verheiratet wurden.

Die Luft im Hause ist sehr verdorben, wie es bei 350 eng eingeschlossenen unverheirateten Weibspersonen natürlich ist. Die armen Geschöpfe sitzen ohne alle körperliche Bewegung, ohne Veränderung ihrer Lebensweise, ja beinahe ohne eigentliche Beschäftigung, denn das Wollrad ist i. a. nur wenig im Gange, vielmehr hocken jüngere und ältere Personen den größten Teil des Tages auf den Treppen und in Vorsälen umher oder knien stundenlang in den zahlreichen Oratorien und Kapellen. Alle sehen elend und bleich aus, die meisten sind gedunsen. Es gibt viel Kachexien, Skrofeln, Bleichsucht, weiße Flüsse, Gemütsverirrungen, Exaltationen und Hysterien. „Ich war froh, aus dieser eingeschlossenen weiblichen Atmosphaere hinauszutreten und hatte meine pflichtmäßige Wißbegier durch widerwärtigen Ekel zu büssen."

Sehr gelobt wird dagegen von E. von Loder (1812) das römische Hospitium apostolicum St. Michaelis pro pauperibus et orphanis ex patre mit 1200 Insassen (Greisen, vaterlosen Knaben und Mädchen). Die durchgreifende Ordnung und Reinlichkeit ist staunenswert. Die vaterlosen Waisenknaben sind bei der Aufnahme 8–11 Jahre alt. Ihre Ausbildung zeichnet sich durch Zweckmäßigkeit und Ordnung aus. Die Kinder werden zu zweckmäßigen Spielen angeleitet, eine Einrichtung, die sich sonst nirgends in Italien findet. Der Unterricht vermittelt außer den gewöhnlichen Schulkenntnissen mannigfache Gewerbe, ja sogar freie Künste. Mit dem 25. Jahre werden die ehemaligen Waisenknaben entlassen.

Die Waisenmädchen sehen gesund und frisch aus und besitzen eine gute Haltung. Auch sie werden in mancherlei Nützlichem unterrichtet. Wer nicht bis zum 25. Jahr verheiratet oder sonst untergebracht ist, bleibt im Hause und wird meist als Krankenwärterin eingesetzt. „Es fiel mir auf, die jüngsten Mädchen gleichwie die alten Jungfern jede als alleinige Besitzerin eines großen zweischläfrigen Bettes zu sehen. Ich erfuhr, daß jede Eintretende ihr eigenes Bett mitbringen muß. Um nun für den möglichen Fall der künftigen Verheiratung zugleich mitzusorgen, ist es Sitte, daß die Verwandten solchen aufzunehmenden Mädchen sogleich zweischläfrige Betten machen lassen."

Nach Raudnitz wurde 1297 in Neapel eine Kirche der Mutter Gottes gegründet; aus ihr ist die Annuntiata, eine große Findelanstalt, hervorgegangen. Um den Findelkindern in den Augen des Volkes den Makel ihrer Abstammung zu nehmen, umkleideten die Gründer die ganze Anstalt mit einem geheimnisvollen, religiösen Schleier. So wurden die Kinder der Drehscheibe zu Muttergotteskindern, einer besonders ausgezeichneten Kaste. Damit die Neugeborenen, die aus anderen Anstalten aufgenommen wurden, diese Vorrechte nicht einbüßten, wurden sie erst durch die „buca" geschoben. Selbst größere Kinder von 8–10 Jahren mußten durch das enge Loch, nachdem man ihren Körper mit Öl schlüpfrig gemacht hatte. Die Gläubigen aber erzählten, die Mutter Gottes habe aus besonderer Gunst das Loch erweitert. Freilich kam es dabei gelegentlich zu Verrenkungen und Knochenbrüchen. Arme Leute legten dort ihre Kinder nieder, um ihnen eine sorgenfreie Zukunft zu sichern, nahmen sie aber als Pflegeeltern bald wieder zu sich. Witwen entledigten sich vor ihrer neuen Heirat auf diese Weise unbequemer Nachkommenschaft. Miterben konnte man so aus dem Wege räumen. Es war ein frommes Werk, Findlinge zu stillen und aufzuziehen, wofür man kein Geld nehmen durfte. Die Findelanstalt wurde schließlich eine große Unternehmung mit einer Reihe von Krankenhäusern und anderen Nebeneinrichtungen, z. B. einer Pfandleihe, die 1702 unter einer Schuldenlast von 19 Millionen Lire zusammenbrach.

Die Findelanstalt besaß bis 1855 ein Conservatorio, dessen Bewohnerinnen der Findelanstalt entstammten.

Ziemlich günstig wird das gleiche Findelhaus von Loder (1812) beurteilt: Trotz großer Mängel (s. z. B. großer Sterblichkeit) gehört es zu den Besten seiner Art. Es besteht aus 14 Sälen und Zimmern, in denen die Betten der Ammen stehen. Neben jedem Bett befindet sich eine geräumige, gut ausgestattete Wiege mit 3 oder 4 Kindern. Zum Schutz vor Fliegen und Staub dienen Gaze-Schleier. In jedem Saal schläft eine Klosterfrau als Aufseherin.

Diese Anstalt ist dadurch vor allen anderen ausgezeichnet, daß alle aufgenommenen Kinder durch Ammen gestillt werden; einen Teil der Kinder gibt man zum Stillen aufs Land. „Die Weiber nehmen sich ihrer Säuglinge unbegreiflicherweise wie eigener Kinder an, obwohl jedwede 3–4, ja einige sogar 5 Kinder zu warten hat."

Alle nach draußen abgegebenen Kinder bleiben bis zu ihrem 18. Jahr dort. Dann werden die im Haus oder außerhalb erzogenen Knaben Soldaten oder Handwerker, die Mädchen erhalten einen geringen Brautschatz. Wer von diesen Mädchen draußen kein Unterkommen gefunden hat, kehrt zurück und wird Klosterfrau, Krankenwärterin oder Aufseherin des Findelhauses.

Der Zulauf zur Anstalt ist groß, oft finden sich auf der Drehscheibe an einem Tage 15–20 Kinder. Im Jahre werden durchschnittlich 2000 Kinder aufgenommen, von denen etwa 900 sterben. Nach der Statistik von Raudnitz ist die Sterblichkeit allerdings viel höher. Krätzige und venerische Kinder läßt man von Ammen stillen, die an den gleichen Krankheiten leiden; andre Ammen stecken sich erst an den Kindern an, worauf beide gemeinsam behandelt werden.

Über die Anstaltssterblichkeit der Findelkinder liegt folgende Statistik (nach Raudnitz) vor:

Tabelle 1

Jahr	Zahl der eingebrachten Kinder	Sterblichkeit absolut	in %
1665	729	—	—
1750	1341	—	—
1798	2514	—	—
1809	2259	1831	81
1813	1955	1631	84
1839	2215	1611	75
1840–1849	21825	13178	60
1850–1859	20220	8224	41
1860–1869	20114	9516	47

J. Conrad berichtet 1869 über einen Besuch dieser Anstalt, die damals etwa 1900 Kinder jährlich über die Drehlade aufnahm. Keine Nacht verging, in der die Glocke nicht mehrmals ertönte. Nicht selten waren den ausgesetzten Kindern bestimmte Zeichen mitgegeben worden, etwa ein altes, unscheinbares Heiligenbild oder ein mit zitternder Hand geschriebener Zettel, auf dem mit rührenden Worten gebeten wurde, das Kind in der Anstalt zu behalten und nicht fortzugeben, da es bald zurückverlangt würde; bald waren es auch mehr oder weniger wertvolle Schmuckstücke, etwa halbierte Goldstücke, woraus hervorging, daß die Kinder nicht immer aus Armut ausgesetzt wurden.

Während des 18. Jahrhunderts war in Neapel das von 60 Nonnen geführte Conservatorio dello Spirito santo als Mädchenschule am berühmtesten. Die frommen Schwestern verfügten über Gelder, die für die Erziehung der Töchter „Gefallener" gestiftet waren, damit diese Mädchen nicht unter dem Einfluß ihrer Mütter aufwüchsen. Die Nonnen aber zogen es vor, die Mittel für die Töchter ehrenwerter Familien zu verwenden. Um nun dem Stiftsbrief zu entsprechen, mußten die Mütter der jungen Mädchen sich bescheinigen lassen, daß sie der Gilde der Straßendirnen angehörten (Chledowski 1918).

Das Findelhaus Luccas enthält 200 Insassen, nämlich heranwachsende Findlinge und erwachsene Mädchen, die im 18. Jahr nicht entlassen wurden, weil sie kein Unterkommen gefunden hatten. Man verschwendet „große Summen, da man mit weit geringeren Kosten mehr wahren Nutzen stiften könnte. Diese neue, eben fertige Einrichtung des Findelhauses ist in Wahrheit prachtvoll. 400 Betten sind mit der feinsten Wäsche, mit bunten Kattundecken belegt. Alle Mobilien sind zierlich und neu. Schöne Kupferstiche hängen in den Sälen der Findlinge umher. Eine solche prunkvolle Einrichtung wie kaum in reichen Privathäusern, für die Findlinge!... Die außerordentliche Reinlichkeit, unerhört in Italien, möge sich nur lange erhalten" (v. Loder 1812).

Eine hessische Polizeiordnung handelt 1526 „Von armen Kindern und Waisen: Es sollen Amtsleute und Räte fleißig Einsehen haben, so arme Kinder wären, die keine Eltern oder krank oder arm verstorbene Eltern hätten, die zu arbeiten erwachsen wären, daß man dieselben zu Arbeit ziehe und an Dienst bei frommen Leuten verdinge oder sie ein Handwerk lernen lasse, damit sie auch Nahrung zu überkommen mit der Zeit geschickt und dem Bettelstab entzogen, dadurch die brüderliche Liebe unter uns allen bewiesen werde" (Gerlach).

In Nürnberg gibt es 1365 eine „Findel". Außer den wirklichen Findelkindern werden hier auch sonst hilflose, verlassene oder verwaiste Kinder aufgenommen. So sind

1570/71 unter 56 Neuaufgenommenen 19 Findlinge
1573/74 unter 162 Neuaufgenommenen 36 Findlinge
1614/15 unter 51 Neuaufgenommenen 33 Findlinge
1632/33 unter 98 Neuaufgenommenen 29 Findlinge

Später verringert sich die Zahl der Findlinge erheblich, während sich die Zahl der Waisenkinder stark vergrößert (Boesch).

Die wirtschaftliche Not während des 30jährigen Krieges wird anschaulich in einem Flugblatt beschrieben, das 1622 in Augsburg gedruckt wurde:

Ach Gott / das ist jetzt zu erbarmen /
Der Reiche frist das Flaisch der Armen /
Sauget jm auß marck / schweiß und blut /
Zu erhalten sein grosses Gut...
Es ist kein Brüderliche lieb /
Die ganze Welt ist voller Dieb /
Es ist kein Trew noch Glaube mehr /
Betrieben / Liegen ist ein ehr /...
Klärlich wirdt hie gezeiget an /
Wie es jetzt treibet jederman /
Damit das nur der Arm allein /
Mit seinem Weib und Kindern klein /
Muß leyden Hunger / Durst und Noth /
Hat er gleich Gelt / kein Bier noch Brot /
Kan er darvor bekommen nicht /
Weil es an kleinem Gelt gebricht /...
Ob er (der Handwerksmann) noch so vil erwirbt /
Bey seinem Handwerck doch verdirbt /
Weil jederman wie man denn spürt /
Mit schlechtem Gelt bezahlet wirdt /...
(Ein jeder) sicht / wie er mit muth /
Den Armen schinden und schaben thut /
Das er in diser Thewrenzeit /
Groß Armuth und auch Elend leid /
Mit seinem Weib und seinem Kind /
Und auch alle sein Haußgesind.

Und doch kam die schwere Not erst später nach Augsburg. „Zu allen Erpressungen durch Kontributionen und Einquartierungen kamen Hunger und Pest während der Belagerung 1634/35. Als alle gewöhnliche Nahrung aufgezehrt war, verkaufte man auf öffentlichen Fleischbänken das Fleisch von Pferden, Eseln, Katzen und Hunden... Die Armen kochten Leder und Häute, speisten Ratten und Mäuse; Stroh wurde klein gehackt, mit wenig Mehl geknetet und gebacken... Die unbegrabenen Leichen in den Häusern und auf den Straßen dienten den Überlebenden zur Stillung des nagenden Hungers. Man traf an unterschiedlichen Orten Eltern, welche ihre verstorbenen Kinder, und hinwieder Kinder, welche ihre verstorbenen Eltern verzehrten... Von der im Jahre 1624 gegen 70000–80000 Menschen zählenden Bevölkerung wurden 1635 gegen 60000 dahingerafft" (Lammert).

Wie schlecht erging es aber zu diesen Zeiten elternlosen Kindern! Über die Not der Waisen nach dem 30jährigen Krieg schreibt. J. J. Winkelmann 1649: „Wie manchen Vater-, Mutter- und Freundberaubten und verlassenen Waisen siehet man öfter auf der Gasse gehen, weiß weder von Gott noch von seinem Wort, kennt weder Tugend noch Laster, Ehr' und Schand, geht dahin wie ein Vieh, hat kein Anlaß oder Gelegenheit etwas zu lernen, muß wohl oft ein Schelm, Dieb, Mörder, ja Höllenbrand werden; hier sollte Obrigkeit Vater der Waisen sein und mit wohl angestellten Schulen und gutem Unterricht dem Übel zuvorkommen" (Gerlach).

Das Darmstädter Waisenhaus wurde 1679 gegründet. Es erhielt sich durch die Arbeit der Kinder. Unterbringung und Ernährung ließen viel zu wünschen übrig. Fast regelmäßig wurde deshalb bei allen Kindern im Frühjahr eine Weinkur vorgenommen.

In den engen Verhältnissen des Waisenhauses breiteten sich rasch größere Seuchen aus, so 1721 die Röteln, 1746 die Blattern, 1748 die Frieselkrankheit und besonders 1746–48 eine nicht näher bezeichnete Seuche. „Die Luft war so unerträglich voller Gestank, daß dem Präzeptor täglich ein gutes Glas Wein gereicht werden mußte, um es überhaupt aushalten zu können." Drei Schullehrer starben kurz nacheinander an der Ansteckung. Als größte Gefahr für die Waisenkinder galt aber die Krätze (S. 581), mit der man damals nicht fertig wurde (Gerlach).

Frank (1780) hält das Aussetzen der Kinder für unvermeidlich:

„So lange die äußerste Armut unerträglich ist und ein großer Kinderhaufen in sehr bedürftigen Haushaltungen durch solche nicht abgewendet werden kann, so lange die Unzucht im gemeinen Wesen unter dem Volke nicht auszurotten und ein außer der Ehe gezeugtes Kind ein Gegenstand ewiger Vorwürfe ist, so lange muß man sich gewärtigen, daß das Aussetzen überlästiger und nachteiliger Kinder, besonders in großen Städten, wo die Anzahl der Unglücklichen allemal größer ist, nicht werde können gänzlich hintertrieben werden." Die Polizei, anstatt grausam und unüberlegt mit Feuer und Schwert das Laster unter dem großen Haufen aufzusuchen und zu verfolgen, müsse nur darauf denken, wie das Leben der Ausgesetzten zu retten sei, damit die unglücklichen Kinder nicht heimlich ermordet werden.

Frank möchte den Vorwurf entkräften, daß die Findelhäuser das Hurenleben und die Aussetzung befördern. Die immer spätere Überlegung „was werde ich mit meinem Kind anfangen?" könne nur wenigen Anteil an den Beweggründen zu einer frömmeren Lebensart haben.

Immerhin ist Frank mit den vorhandenen Findelhäusern keineswegs einverstanden. So hat sich denn auch das Findelhauswesen Deutschlands von dem West- und Südeuropas unterschieden. Dieser Unterschied fällt nicht mit der katholisch-protestantischen Bekenntnisgrenze zusammen. Oft erhält sich die Bezeichnung „Findelkind" und „Findelhaus", auch wenn es sich eigentlich gar nicht um

Findelkinder, sondern um uneheliche, elternlose oder sonst in Not geratene Kinder handelt.

In Deutschland verzichtet man auf das Findelhauswesen, weil man davon ausgeht, daß arme Kinder zunächst von ihren Angehörigen und nicht von der Öffentlichkeit zu versorgen sind. Daher wird die Sorge für die Kinder von einer Prüfung der wirtschaftlichen Lage abhängig gemacht. Hügel, der das Findelwesen 1849 bis 1863 ausführlich beschrieben hat, faßt die Grundsätze in folgender Weise zusammen:

1. Alle Findlinge – dieser Ausdruck ist noch von alters her gebräuchlich – werden ihren Müttern in Pflege gegeben; den bedürftigen Müttern werden Unterstützungen gewährt.-
2. Findlinge, welche die Verpflichteten nicht übernehmen können, werden erprobten Pflegeeltern auf dem Lande in Kost gegeben.
3. Nach erreichtem schulpflichtigem Alter werden die Findlinge in die öffentlichen Waisenhäuser zurückgebracht, wo sie so lange bleiben, bis sie in die Lehre gegeben werden.

Die Frage, ob Anstalts- oder Familienpflege vorzuziehen ist, wurde immer wieder lebhaft erörtert. Zugunsten der Familie wird geltend gemacht, daß sie billiger ist, daß das Kind in der Familie auf seinem natürlichen Boden steht, die Segnungen der Familie genießt und den Haushalt erlernt. So erhalte das Kind einen möglichst vollständigen Ersatz für das verlorene Elternhaus. Die Anstalt aber neige zum Schema und könne sich nicht den verschiedenen Anlagen des Kindes anpassen. Der Gehorsam gegenüber den Regeln der Anstalt sei etwas ganz anderes als das fröhliche Mitleben in der Familie; er führe leicht zu Verstellung und zu Angeberei gegen andere Anstaltskinder. Dazu komme die Gefahr ansteckender Krankheiten.

Die Freunde der Anstalten betonen dagegen, daß der Preis unerheblich sei, wenn nur gut und zweckmäßig gewirtschaftet werde. Das sei aber bei der Familienpflege nicht der Fall, weil man für das geringere Pflegegeld auch von den Pflegeeltern eine geringere Leistung erhalte. Diese suchten vielmehr, aus den ihnen anvertrauten Kindern noch einen Gewinn zu ziehen. Sie seien außerdem selten imstande, die ihnen anvertrauten Kinder wirklich eingehend zu beobachten.

Die Meinungsverschiedenheiten, die schon im 18. Jahrhundert bestehen, haben in Deutschland überwiegend dazu geführt, die Familie zu bevorzugen. 1780 schreibt die patriotische Gesellschaft in Hamburg einen Preis für die Erörterung dieser Frage aus. Er wird zwei Schriften zuerkannt, die sich für die Familienpflege aussprechen (Münsterberg).

Der deutsche Verein für Armenpflege und Wohltätigkeit, der 1888 in seiner Jahresversammlung die Frage eingehend bespricht, nimmt folgenden Leitsatz an: „Die Familienpflege ist die natürlichste und zweckentsprechendste. Sie verdient aus sittlichen wie praktischen Rücksichten den Vorzug vor Unterbringung in Anstalten. Die letztere ist nur für besondere Zwecke beizubehalten" (Münsterberg).

Natürlich läßt sich die Anstaltsbehandlung pflegebedürftiger Kinder, die plötzlich in Not geraten sind, nicht ganz umgehen. Der Ausdruck „Findelhaus" wird aber in Deutschland für diese Anstalten vermieden, um jeder Verwechslung mit den verrufenen ausländischen Findelhäusern vorzubeugen. So erhielt die Stadt Berlin 1891 und 1894 größere Stiftungen zur Errichtung eines „Findelhauses" (Schmidt-

Gallisch-Stiftung). Die 1901 errichtete Anstalt darf aber nicht die Bezeichnung „Findelhaus" führen, sondern wird „Kinderasyl" genannt (Golz).

In Deutschland werden also die Pflichten der Eltern gegen ihr Kind in den Vordergrund gestellt: Auch das uneheliche Kind hat den Anspruch, von seinen Eltern unterhalten zu werden. Dagegen hat in den romanischen Ländern der Staat das Findelkind zu versorgen; er fördert daher den Ausbau des Findelhauswesens. Die Aussetzung, die in Deutschland für unsittlich gilt, wird in den romanischen Ländern durch besondere Einrichtungen und Anstalten erleichtert.

Das romanische Findlingswesen, nach dem sich auch Dänemark und Schweden richten, will vor allem das freie Aussetzen und Töten des Neugeborenen verhindern und gibt deshalb der Mutter die Sicherheit, bei Abgabe ihres Kindes unerkannt zu bleiben. Das Kind wird in der Kirche in eine Marmorschale, ein Taufbecken oder auf eine Lagerstelle gelegt, worauf sich die Mutter entfernt und die Kirchenbehörde das Kind versorgt. Am reinsten kommt dieser Grundsatz in der Drehlade zum Ausdruck, die an den Findelhäusern angebracht ist und im Dunkel der Nacht benutzt wird, damit die Mutter wirklich unerkannt bleibt. Eingeführt wird die Drehlade 1198 von dem Papst Innocenz III., zum ersten Mal im Hospital zum heiligen Geist in Rom (nach Hügel 1863, S. 47).

Das Hauptziel dieser Neuerung ist, die Schande unehelicher Mutterschaft auszulöschen, die Sünde der Unkeuschheit auszutilgen und die Bekehrung der Sünderin zu erleichtern. Zur Zeit ihrer Einführung bedeutet die Drehlade eine Besserung des Kinderschutzes, da die öffentliche Gewalt das bürgerliche Leben nur mangelhaft überwacht. Es fehlt an Menschenfreunden, die sich der Kleinsten annehmen. Dabei sind Kindesaussetzungen und Kindesmorde alltäglich. Jetzt aber erbarmt sich die Kirche mit ihren Mitteln der Verlassenen aus christlicher Liebe (Rehm). Die Auffassung der unehelichen Mutterschaft als Schande hat sich in den romanischen Ländern unter dem starken Einfluß der katholischen Kirche bis zum heutigen Tage erhalten. So gilt es in Italien bis in unsere Zeit hinein als unsittlich, daß eine ledige Mutter ihr Kind aufzieht (Feld). Diese Anschauung kann sich nur dort erhalten, wo die Findlinge der öffentlichen Wohltätigkeit anheimfallen. Das altrömische Recht der Aussetzung wird durch die Findelanstalten nur gemildert, nicht aufgehoben (Rehm).

Nach Steinbart (1955) können in Italien bei unehelicher Geburt Kindesvater und Kindesmutter von Gesetzes wegen die Anerkennung des Kindes verweigern. Dieses erhält dann vom Standesamt einen beliebigen Namen und wird in ein staatliches Findelhaus gebracht. Arzt und Hebamme müssen versuchen, zugunsten des Kindes auf die Mutter einzuwirken, haben aber keine rechtliche Stütze für ihr Vorgehen. Der Kindesvater kann gesetzlich nicht belangt und zur Zahlung von Alimenten gezwungen werden. Infolge der Unauflösbarkeit der Ehe ist die Zahl der ungesetzlichen Verhältnisse und der unehelichen Kinder besonders groß, damit aber auch die seelische Not der Menschen.

In Frankreich waren die Findelkinder zunächst der privaten Wohltätigkeit überlassen. So hatte ein Befehl des Königs Karl VII. (1445) verboten, Findelkinder, die man stets als unehelich betrachtete, in die Hospices und Waisenhäuser aufzunehmen, um der Unsittlichkeit keinen Vorschub zu leisten. Franz I., der 1536 unter dem Namen Enfants Dieu (später Enfants rouges) ein Hospital für die von ihren Eltern verlassenen Kinder gründete, befahl gleichfalls, die Findelkinder auszuschließen (Lauer).

Nach Dickens (1854) wurde 1431 in der Kathedrale von Notre Dame de Paris zur Aufnahme der Neugeborenen, die von ihren Eltern verlassen waren, eine große Wiege aufgestellt, die tags und nachts zugängig war. Die Kinder wurden hineingelegt, um die Aufmerksamkeit und das Mitleid der Frommen zu erwecken.

Zwei Häuser in Port St. Landry nahe der Kathedrale nehmen die Findlinge auf. Nach altem Brauch sind die hohen Richter und Geistlichen von Paris verpflichtet, für das Wohl der Findlinge zu zahlen. Diese vornehmen Würdenträger sind aber zu irdisch gesinnt, um ihre Pflichten treu zu erfüllen. So werden ihre Beiträge immer niedriger. Die Angestellten, schlecht bezahlt und ohne Mitleid, verwenden die armen kleinen Waisen zu ihrem eigenen Nutzen: Straßenbettler, die ein neugeborenes Kind brauchen, um Mitleid zu erregen, erhalten es dort. Wenn eine Amme ein Kind benötigt, um eins zu ersetzen, das durch ihre Nachlässigkeit gestorben ist, so kann sie es leicht in Port St. Landry haben. Eine Hexe, die ein Kind als Opfer braucht, kauft es dort für 20 Sous.

Im Jahre 1531 verlangte König Franz I. eine Untersuchung über die Lebenslage der Säuglinge des Hotel Dieu in Paris und über die Ursachen ihrer erschreckenden Sterblichkeit. In dem Bericht heißt es, daß die Säuglinge ausgesetzt wurden, wenn ihre kranken oder zur Entbindung aufgenommenen Mütter gestorben waren, oder wenn die Mütter geheilt oder entbunden, aber von allem entblößt, das Hotel Dieu verließen; andere Kinder wurden auf den Stufen der Eingänge elend und jämmerlich niedergelegt, in großer Gefahr, von Schweinen und anderen Tieren gefressen zu werden. Aus Mitleid werden sie aufgesammelt, und zwar in gewöhnlichen Jahren 60–70 Kinder, in dem großen Pestjahr noch mehr. Die Kinder sterben dann aus Nahrungsmangel im Hotel Dieu. Die Nonnen können ihnen nur Kuh- oder Ziegenmilch geben, eine Nahrung, die nicht so geeignet ist wie Muttermilch. Leider vermögen die Nonnen die Findlinge nicht so gut, wie sie wünschten, zu reinigen, aufzuheben, zu wärmen, zuzudecken und zu verbinden.

Wegen des übergroßen Andrangs der Kranken müssen sie die Findlinge unter die anderen Kranken legen, oft 10 oder 12 in das gleiche Bett. Ihr Wimmern und Schreien ist eine Qual für die armen Kranken. In wenigen Tagen holen sich die Findlinge die Krankheiten ihrer Umgebung und sterben in großer Zahl (80%). Würden sie durch besondere Ammen ernährt und an einem anderen Ort vor Ansteckung geschützt, so ließe sich jährlich eine große Zahl von ihnen am Leben erhalten (Dupoux).

Daraufhin wurde ein Haus mit Hof und Garten gekauft, um es in ein Krankenhaus umzuwandeln. Später wurden nur Kinder von 6–7 Jahren aufgenommen und bis zum 15., 16. und 17. Jahr versorgt. Sie schienen wohl genährt zu sein, ein jedes hat ein eigenes Bett. Wegen ihrer roten Kleidung wurden sie die „roten Kinder" genannt (Dupoux).

Der heilige Vincent de Paul (1576–1660) urteilte: „Seit 50 Jahren findet sich kein einziges Kind, das am Leben geblieben wäre. ... Man kann einen Säugling auf zwei Arten töten: durch Gewalt oder durch Entzug der Nahrung". Unzweifelhaft hat man das zweite Verfahren gewählt, denn es gibt nur eine Amme für 4 oder 5 Kinder (Dupoux).

Das berühmte Pariser Findelhaus geht in seinen Anfängen auf eine Stiftung des heiligen Vincent de Paul zurück, der 1638 eine Anstalt begründet, um die genannten Mißstände zu beseitigen. Das Haus wird rasch überfüllt, doch sterben die Kinder in großer Zahl. Deshalb wird es mit Unterstützung des Königs und wohltätiger Spender verlegt und als Maison des Enfants trouvés neu eingerichtet, ohne daß es gelingt, die Verhältnisse entscheidend zu bessern (S. 221).

Die von G. A. Bock 1804 mitgeteilte, sehr eingehende Betriebsordnung enthält die Bestimmung: „Ein jedes Kind, sowohl das der Amme als das der Anstalt, muß einzeln in seinem Bett schlafen. So ist den Ammen streng untersagt, die Kinder in ihre Betten zu nehmen." Das Wickelzeug, das jedem einzelnen Findling aufs Land mitgegeben wird, besteht aus einer Decke von weißer Wolle, 2 Wickeltüchern, 2 gesteppten Wickeltüchern, 12 Windeln, 5 Kinderhäubchen, 2 Nachtmützen, 5 Halstüchern, 5 Hemden, 2 wollenen Kamisölchen und einer kleinen wollenen Mütze. Der Wagen, der die Kinder immer aufs Land hinausbringt, darf höchstens 20 Säuglinge mitnehmen.

Sehr bekannt geworden ist eine Aussetzung an der Kirche Saint-Jean-le-Rond, einer Taufkapelle an der Südseite von Notre-Dame de Paris am Morgen des 16. November 1717. Damals entdeckten die Besucher auf den Stufen des Heiligtums ein schreiendes Neugeborenes in einem hölzernen Kasten. Der Beamte verfaßte darüber ein Protokoll – heute ausgestellt im Musée de l'Assistance – und schickte das Kind wie andere Findlinge in die Couche des Findelhauses. Es wurde sogleich getauft und erhielt den Namen Jean-le-Ronde. Noch am gleichen Tage wurde es von einer Amme in die Picardie mitgenommen.

Jean-le-Ronde war der Sohn eines hohen Offiziers, des Chevaliers Destouches und der berühmten Frau von Tencin. Während der Entbindung war der Vater in Martinique. Als er 6 Wochen nach der Geburt zurückkehrte, erfuhr er mit Mühe von der Mutter, „die mehr Geist als Herz besaß", daß sie das Kind ausgesetzt hatte. Glücklicherweise waren dem Kinde Kennzeichen mitgegeben worden. Der Vater erhielt es in äußerst elendem Zustand, nahm es wohl eingewickelt mit sich und durcheilte ganz Paris, um ihm eine Amme zu verschaffen. Niemand wollte sich mit einem anscheinend sterbenden Kinde belasten. Schließlich fand er aber doch eine gute Frau, die sich aus Mitleid des armen kleinen Wesens erbarmte und zu seiner wirklichen Mutter wurde.

Als das Kind 7 Jahre zählte, führte einmal sein Vater Mme de Tencin zu ihm, um ihr zu zeigen, wie gut es sich entwickelt hatte. „Sehen Sie, Madame", sagte er, „es wäre doch schade um dieses Kind, wenn es ein Findling geblieben wäre." Sofort erhob sie sich: „Gehen wir, hier ist mir nicht wohl." Der Sohn hat seine leibliche Mutter nicht wiedergesehen.

Jean-le-Ronde d'Alembert (1717–83) hat bei seiner Pflegemutter bis zu seinem 50. Lebensjahre gewohnt, auch als er längst ein weitberühmter Mathematiker geworden war. Zusammen mit Diderot gab er die große französische Enzyklopädie heraus und verfaßte dazu als Vorwort ein viel bewundertes Bild der Wissenschaften. Friedrich d. Gr. wurde sein Freund und bot ihm vergeblich das Präsidium der Berliner Akademie an. Katharina II., Kaiserin von Rußland, wollte ihn zum Erzieher ihres Sohnes machen, er konnte sich nicht dazu entschließen. Mit 37 Jahren wurde er Mitglied, später ständiger Sekretär der Académie française.

Während des Jahres 1717 sind 661 von 1749 Findlingen gestorben. (Wiedergabe nach Dupoux 1951).

J. J. Rousseau hat seine fünf Kinder aus ungesetzlicher Verbindung gleich nach ihrer Geburt dem Pariser Findelhaus übergeben, wie er selbst in seinen Bekenntnissen (1776) mitteilt. Er verkehrte damals in einer sehr gewählten Gesellschaft mit wenig strengen Sitten. „Je mehr jemand die Zahl der Findlinge vergrößerte, desto höher stieg sein Ansehen. Dies war das Auskunftmittel, das ich suchte. Ich entschloß mich dazu ohne die geringsten Gewissensbisse. Die einzigen, die ich zu überwinden hatte, waren die von Therese (der Mutter). Ich hatte viel Mühe, sie das einzige Mittel wählen zu lassen, um ihre Ehre zu retten." Er entschuldigt sein Verhalten damit, daß er nicht imstande gewesen wäre, seine Kinder selbst zu erziehen. „Dieses Auskunftsmittel schien mir so gut, so vernünftig, so gesetzmäßig, daß ich mich dessen nur aus Rücksicht auf die Mutter nicht offen rühmte."

Nach dem Grundsatz, den Rousseau in einem Brief vom 20. 4. 1751 Mme de Francueil mitteilt, haben viele gehandelt: „Wenn es kein Asyl für sie (seine Kinder) gäbe, würde ich meine Pflicht tun und mich entschließen, lieber vor Hunger zu sterben, als sie nicht zu ernähren" (nach Dupoux 1952).

Rousseau war zu der Zeit, wo sein erstes Kind geboren wurde (um 1746), unbekannt und arm. Als er ein weltberühmter Erzieher wurde, erwachte in ihm das Schuldbewußtsein. So bezeichnet er im „Emil" (1762) den Vater als den einzig richtigen Lehrer des Kindes. Wer seine Vaterpflicht nicht erfüllt, hat auch nicht das Recht, Vater zu werden. „Leser, ihr könnt es mir glauben. Einem jeden, der ein Innerstes hat und so heilige Pflichten vernachlässigt, sage ich voraus, daß er über seinen Fehler lange Zeit bittere Tränen vergießen und sich niemals trösten wird."

Den Bewunderern Rousseaus ist dessen Schuldbekenntnis unbequem, sie möchten es am liebsten aus der Welt schaffen und haben versucht, es für unwahr zu erklären. Wiederholte Nachforschungen in dem erhalten gebliebenen Archiv des Pariser Findelhauses, über die Dupoux 1952 berichtet hat, konnten die Kinder Rousseaus nicht nachweisen. Wahrscheinlich wurden sie entgegen seinen Angaben ausgesetzt, aber nicht von einer Hebamme abgegeben.

Rousseaus Bekannte haben an der Wahrheit seines Schuldgeständnisses nicht gezweifelt. Wir können heute nicht anders urteilen. „Mit diesem unverzeihlichen Fehler wird sein Gedächtnis immer belastet bleiben. Sein freiwilliges Geständnis verdient aber, aus Mangel an Besserem, unsere Nachsicht" (Dupoux 1952).

Im Jahre 1810 beschreibt Andrée (1, 292) die geheime Abgabe der Findlinge in das Pariser Findelhaus: „Als ich einst gegen Mittag nach der Anstalt ging, sah ich ein ärmlich gekleidetes Mädchen vor mir in die R. de la Bourbe einlenken; sie trug etwas verdeckt und sah sich scheu um; ich vermutete, daß sie ein Kind abgeben würde und ging langsam nach; sie hatte mich aber schon bemerkt und war die Straße hinaufgegangen, am Hospice vorbei. Ich ging hinein und verweilte mit Fleiß einige Zeit beim Portier; nicht lange, so klingelte es ganz leise und ein Kind kam an. ... Jetzt ist eine Frau eigens dazu angestellt, welche alle Kinder empfängt und immer auf ihrem Posten sein muß. Sie darf sich keine Nachfragen erlauben, muß das Kind nehmen, wie man es bringt ... Bei manchen finden sich oft Pretiosen und dergleichen Andenken. Alles was nur von etwannigen Wert und irgendeiner Bedeutung den Findling umgibt, wird genau aufgezeichnet ..."

Die Drehlade wurde in Frankreich durch ein Decret Napoléons vom 19. 1. 1811 eingeführt. Darin heißt es: „In jedem Krankenhaus, das dazu bestimmt ist, Findlinge aufzunehmen, wird es eine Drehlade für die Aussetzung geben."

Erst auf Grund dieser Bestimmung erhielt das Pariser Findelhaus eine Drehlade. Dupoux, der diese Bestimmung wiedergibt, setzt hinzu (S. 190): „Früher schloß man die Augen; mit der Drehlade wurde man blind. ... Die Drehlade vervielfältigte die Mißbräuche, die man abschaffen wollte". So wurde, um nur ein Beispiel anzuführen, in Montreuil ein Taubstummer von 17 Jahren mit Gewalt in eine Drehlade hineingezwängt.

Im Anschluß an das Dekret Napoléons sind 1811 271 Findelanstalten mit Drehladen – darunter eine in Mainz – eröffnet worden.

Abgeschafft wird die Drehlade in Frankreich im Jahre 1869. 1851 ist sie noch allgemein gebräuchlich, wie aus der nachstehenden Beschreibung Hügels hervorgeht:

„Die Findlings-Crèche (Winde, Drehlade, auch Findelkasten), deren Frankreich und Italien zahlreiche besitzen, wird in Paris zur Aufnahme der Findlinge täglich nachts von 11 bis morgens 4 Uhr offen gehalten.

Dieser Kasten ist am Eingange des Pariser Findelhauses an einer Mauer angebracht und so eingerichtet, daß, nachdem die Mutter ihr Kind in denselben hineingelegt und den Kasten umgedreht hat, beim Zuschließen desselben ein Zeiger auf der innen befindlichen Uhr den Augenblick der Niederlegung des Kindes bezeichnet. Derselbe Mechanismus setzt zur gleichen Zeit zwei Schellen in Bewegung, wovon die eine die barmherzige Schwester, welche die Dienstleistungen in der Findelanstalt besorgt, die andere den Beamten der Anstalt zur Niederschreibung des Protokolls ruft. Das übernommene Kind wird sogleich den Ammen der Anstalt zur Stillung übergeben und dann am nächsten Tage zu den eigens zu diesem Zwecke vorgemerkten Ammen aufs Land geschickt."

Dickens besucht und beschreibt 1854 das Pariser Findelhaus. Über die Drehlade berichtet er: Wir hörten eine Klingel und sahen sofort eine Schwester das Zimmer verlassen. In wenigen Minuten kehrte sie mit einem Flanellbündel zurück, in dem sich das Kind befand. Es wurde sofort gewogen, eine Prüfung seiner Lebensaussichten. Es wog 6 Pfund. Es wurde dann bekleidet, gewickelt und auf die wärmste Stelle der Matratze gelegt. Die Schwester hoffte, es werde trotz seines geringen Gewichtes leben bleiben (Abb. 50).

In Nîmes hatte eine Amme vom Hospiz ein Kind zur Pflege erhalten. Sie steckte es bei Alès in eine Drehlade, um es sogleich wiederzuholen und so die Bezahlung zu verdoppeln. In Dünkirchen hatte eine Frau, die im Hospiz beschäftigt war, dort ihre drei Kinder abgelegt. In Bourges wurde festgestellt, daß ein Drittel der 1060 Ausgesetzten zu Familien gehörten, die imstande waren, sie aufzuziehen. Fast überall machten sich die Hebammen ein Gewerbe daraus, die Kinder zur Drehlade zu tragen und darauf nachzuforschen, in welche Hände sie übergingen. In Mézières stammten die meisten Säuglinge aus Belgien, wo es keine Drehlade gab. Nach Stenay kam eine große Zahl von der anderen Seite der Maas, so daß man die Drehlade schließen mußte. Das gleiche geschah in Metz. An den Grenzen Savoyens kostete es 20 Franken, ein Kind in die Drehlade von Lyon zu schicken. In Rouen hat eine Hebamme von 1843–1860 192 Kinder in der Drehlade niedergelegt.

Das Journal von Paris schreibt am 25. 10. 1835: Die unglücklichen Opfer werden ohne Überwachung in einem Korb oder einer Tasche Menschen übergeben, die nicht das geringste Vertrauen verdienen. Der Tod ihrer Last ist den Trägern

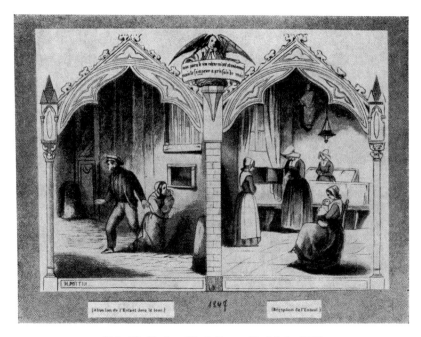

Abb. 50. Pariser Findelhaus, Drehlade 1847

um so gleichgültiger, als sie dadurch von ihrem Lohn nichts verlieren. Ich sah mit eigenen Augen in einer Schenke einen der Elenden totbetrunken, während ein armes Kind, vielleicht kurz vor seinem Tode, in einem Korb wimmerte, der vor den Trinkern auf dem Tisch stand (Dupoux, S. 190).

Auch aus der Provinz strömten die Kinder nach Paris. Schon 1663 heißt es in einem Parlamentsbeschluß „die Boten, Fuhrleute und Kutscher bringen zu land und zu wasser täglich nach Paris fast aus allen Winkeln des Königreiches Kinder jeden Alters und setzen sie auf den öffentlichen Plätzen und in den Kirchen aus. Man kennt weder ihren Namen noch Vornamen, da sie noch nicht gehen oder sprechen können". „Diese Kinder", so besagt der Beschluß eines Hospitals von 1772, „werden aus den entferntesten Gegenden geschickt, so aus der Auvergne, Bretagne, Flandern, Elsaß Lothringen ..., und zwar nicht nur durch ihre Eltern, die sie aussetzen, sondern auch durch hohe Gerichtsherren, die zu ihrer Erziehung verpflichtet sind, selbst durch einige Krankenhäuser in den Provinzen." „Während der langen Reise haben sie keine Ammen, die sie ernähren: oft gibt man ihnen nur Wein. Diese Barbarei läßt eine große Zahl unterwegs zugrunde gehen und die andern kommen verschmachtend an, erschöpft durch die Mühen der Reise ... und sterben in viel größerer Zahl als die aus Paris stammenden" (Dupoux).

Da die Findelhäuser zur Abgabe der Kinder geradezu einluden, ist die Zahl der Findelkinder lange Zeit recht hoch. In das Pariser Findelhaus wurden aufgenommen

Findelanstalten, Waisenhäuser, Fernammen 203

            von 1640–1649   3 053 Findlinge
            von 1740–1749 32 917 Findlinge
            von 1770–1779 67 033 Findlinge
            von 1780–1789 57 139 Findlinge   (nach Lallemand 4, II.)
            von 1830–1839 46 136 Findlinge   (nach Hügel).

Siehe auch Tab. 1, Seite 221.

Im Jahre 1772 werden in Paris 18 713 Kinder getauft; unter ihnen befinden sich 7676 Findelkinder, darunter viele eheliche. Im gleichen Jahr kommen in Lyon 5320 Kinder zur Welt; von ihnen sind 977 Findlinge (C. F. Meißner).

In das Pariser Findelhaus werden manche Nacht 20 Neugeborene aufgenommen: im Jahre 1793 betrug die Gesamtzahl der aufgenommenen Kinder 5912 (J. Ch. Schaeffer).

Das Versagen des Findelhauses ist nach Raulin 1768 offensichtlich: Die Sterblichkeit der Findlinge ist größer als unter den andern Säuglingen; anstatt die Sitten zu verbessern, scheinen die Findelhäuser die Ausschweifungen und die Selbstsucht begünstigt zu haben. Die Aussetzungen haben sich vervielfacht. Das Mitleid wird sozusagen verhöhnt, und zwar in einem seiner edelsten und nützlichsten Werke (Mercier, S. 156).

1784 beschreibt Necker das französische Findlingswesen:
„Die Findelhäuser erscheinen der öffentlichen Meinung als öffentliche Gebäude, in denen der Regent die Kinder der ärmsten seiner Untertanen zu ernähren und zu erhalten für gut findet, und indem sich diese Ansicht verbreitet, hat sich im Volke die Bande der Pflicht und der Elternliebe gelockert. Der Mißbrauch nimmt täglich zu."

Man vergleiche hiermit die Lehre des Schweizer Erziehers J. H. Pestalozzi (1746–1827) aus dem Jahre 1783: Die Natur legt allen Eltern Vater- und Mutter-

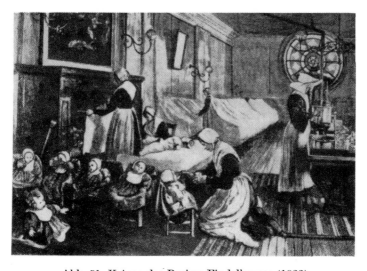

Abb. 51. Krippe des Pariser Findelhauses (1822)

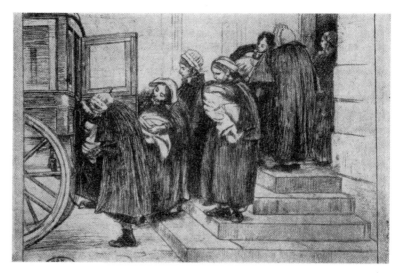

Abb. 52. Abreise der Ammen aus dem Pariser Findelhaus (1882)

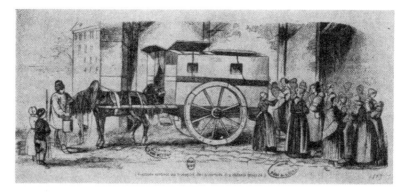

Abb. 53. Wagen zur Beförderung der Ammen und Säuglinge aus dem Pariser Findelhaus

pflichten auf. „Sitten und Gesetze heiligen diese Pflichten im Ehestand – sie sind bei unverehelichten Eltern nicht minder heilig." Der Staat darf „keinem Menschen, der sich selbst Vater- und Mutterpflichten auferlegt, dieselben schenken". In die Findelhäuser kämen nicht bloß die Kinder, die sonst ermordet würden, sondern 10- und 20mal mehr solche, die trotz ihrer Unehelichkeit Vater und Mutter gehabt und Landeshilfe genossen hätten. So ermögliche das Findelhaus nur die Verpflanzung der unehelichen Kinder in eine Anstalt. Pestalozzi macht schließlich einen Einwand, der vor und nach ihm oft erhoben wird: Das Findelhaus vervielfältige die unehelichen Geburten, vermindere die ehelichen und begünstige so überhaupt die Unsittlichkeit (Über Gesetzgebung und Kindesmord).

Art. 340 des durch Napoléon im Jahre 1804 eingeführten Code civil bestimmt: „La recherche de la paternité est inderdite" (die Ermittlung der Vaterschaft ist verboten). Hiernach war es unmöglich, den Vater zur Unterstützung des unehelichen Kindes heranzuziehen, so daß die Findelhäuser zu einer zwingenden Notwendigkeit wurden. Die genannte Bestimmung ist 1912 gestrichen worden.

Nach Möglichkeit werden die Kinder des Pariser Findelhauses zur weiteren Pflege auf das Land gegeben (Abb. 51, 52, 53). Die Reisen auf offenen Karren, die die Findlinge dorthin führten, konnten 5 Tage und länger dauern. Im Jahre 1826 berichtet ein Aufseher, der die Findlinge auf seiner Dienstreise getroffen hatte:

„Es war abends $^3/_48$ Uhr. Die Ammen stillten ihre Kinder und begannen sie zum dritten Male trocken zu legen. Sie waren morgens vom Hospital abgereist und zum Mittagessen in Vauderland gewesen. Sie befanden sich in einer der drei Kammern im 1. Stock, die für sie bestimmt sind, um den Ofen, wo sie die Betten und Windeln trockneten und wärmten. Ich kehrte um 9 Uhr in diese Herberge zurück. Sie waren mit dem Windelwechsel noch nicht fertig; er hatte sich verzögert, weil man die Windeln noch trocknen mußte, die während der Reise gewaschen waren."

Ein anderer Bericht: „Zwei kleine Zimmer am Abschluß eines Hofes, den man nur durch Mist und Dreck erreichen konnte, die Zimmer den Ställen gewisser unreiner Tiere ähnlich, sind die Räume, wo sich ohne Feuer und ohne Licht die Ammen und die unglücklichen Säuglinge aufhalten. Zwei schlechte Bettstellen mit Strohsäcken befinden sich in jeder Kammer; 8 Ammen schlafen dort, immer zu zweit in einem Bett mit ihren Säuglingen."

Wesentlich erleichtert und verkürzt wurden diese Reisen durch den Bau der Eisenbahnen (Dupoux, S. 232).

Man bemühte sich, die Findlinge auf dem Lande zu beaufsichtigen, aber die Berichte ergeben ein ungünstiges Bild. So schreibt eine der überwachenden Schwestern: „Die meisten Kinder sind in den Händen so armer Frauen, daß diese kaum bestehen können und es den Kindern an Nahrung und Hilfe fehlt. Arm, wie diese Frauen sind, legen sie auf die Kinder kaum Wert und sind immer bereit, sie zurückzugeben. Hält man ihnen ihre geringe Sorge und Aufmerksamkeit für die Kinder vor, so antworten sie, daß sie für das Geld, das ihnen das Hospital zahlt, genug tun". Die mitgegebenen Sachen werden verkauft oder für die eigenen Kinder verwandt. Von dem erhaltenen Gelde leben sie selbst mit ihren Kindern, während die Anstaltskinder vor Hunger und Elend dahinsiechen und sterben (Lallemand 4, II, S. 105).

Grobe Unregelmäßigkeiten ergaben sich in Paris bei einer Nachprüfung, über die Chateauneuf (1824) berichtet: 800 000 Franken waren an Kinderträger für Kinder bezahlt worden, die es niemals gegeben hatte oder die zur Zeit der Auszahlung schon lange gestorben waren. – Im ganzen genommen dürften aber doch die Findlinge auf dem Lande besser gediehen sein als in dem Findelhaus.

Lange Zeit haben sich die Verhältnisse in Paris nicht geändert. Nach W. Horn (2, 662) sind 1822 im Pariser Findelhaus bei Beginn des Jahres 149 Findlinge vorhanden und im Laufe des Jahres 5274 Kinder neu aufgenommen worden. Von den insgesamt 5423 Kindern sind 3746 aufs Land, 109 ins Krankenhaus gekommen, 162 den Eltern zurückgegeben und 1233 gestorben. Von den 16 470 Kindern, die im gleichen Jahre auf dem Lande lebten, sind 2649 gestorben.

Tabelle 2
Zahl der Findlinge, bezogen auf die Zahl der Geburten, Paris nach Chateauneuf 1824

Zeit	Geburten	Findlinge	%
1710–1720	174 550	17 100	9,73
1720–1730	189 850	21 590	11,37
1730–1740	189 680	27 480	14,48
1740–1750	184 220	33 560	18,21
1750–1760	193 170	45 810	23,71
1760–1770	188 580	58 000	30,75
1770–1780	198 610	65 680	33,06
1780–1790	200 000	57 410	28,70
1790–1800	218 320	38 640	17,69
1800–1810	210 000	44 000	20,95
1810–1820	223 910	51 250	22,88

Nach Hügel ist die Zahl der Findelhausaufnahmen in Frankreich im Jahre 1833 auf 64 319 gestiegen und beträgt in vorangegangenen Jahren nicht weniger. Große Mißbräuche haben sich durch die Drehladen eingestellt; denn in ihnen werden auch viele eheliche, ja gestohlene Kinder niedergelegt. Die Mütter suchen dann wohl ihre eigenen Kinder in Kost zu bekommen und sich auf diese Weise deren Aufzucht vom Staate bezahlen zu lassen.

Um dies zu verhindern, beschließt man 1827 einen Austausch zwischen den Findelkindern verschiedener Arrondissements oder Départements. Daraufhin werden in den Jahren 1834–37 16 339 von 36 493 vertauschten Findelkindern von den Eltern zurückgefordert, eine Ersparnis von über einer Million Franken (Dupoux, S. 143).

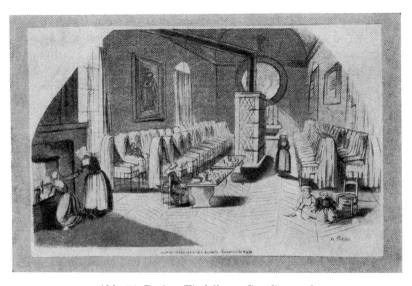

Abb. 54. Pariser Findelhaus, Säuglingssaal

Um 1850 wurden in dem Pariser Findelhaus 4–5000 Kinder abgegeben; ihre Sterblichkeit war doppelt so groß wie die der nichtausgesetzten (Oesterlen).

1863 besitzt das Pariser Findelhaus einen Aufnahmesaal mit 170 Betten für die Findlinge (Abb. 54), während der Findelsaal in Rom 1000 Betten faßt.

Im Jahre 1869 ist die Drehlade des Pariser Findelhauses abgeschafft worden. Bald darauf erlebte dort M. du Camp die Abgabe eines Kindes: „Während ich die Listen durchblättere, ist eine Frau eingetreten. Sie war recht jung, kaum neunzehn Jahre, ziemlich hübsch, die Nase hoch, den Mund zu sehr geöffnet, die blauen Augen sehr sanft: eine zugleich sentimentale und spöttische Pariserin. Sie schluchzt und hielt in ihren Armen ein Kind von etwa zehn Tagen mit einer hübschen rosa Haube. Sie setzte sich oder vielmehr sie ließ sich auf einen Stuhl fallen und sagte: „Da ist meine Kleine; ich kann sie nicht behüten, ich bringe sie Ihnen". Mit einer mechanischen Handbewegung wischte sie sich kräftig ihre mit Tränen gefüllten Augen. Ihre Finger hinterließen in ihrem gepuderten Gesicht lange, graue und feuchte Spuren. Schluchzer unterbrachen ihre Stimme. Plötzlich hörte sie auf, zog ihren Schuh aus, bewegte ihn hin und her, um störenden Sand zu entfernen, und fing wieder an zu weinen.

Man fragte sie: „Warum verlassen Sie Ihr Kind?" „Ich verdiene nur 20 Sous täglich und kann sie nicht ernähren." Als sich inzwischen die Kleine anschickte zu schreien, kehrte sie sie um und klopfte ihr den Rücken. Der Angestellte betrachtete ihre Reinlichkeit, ihre geschickte Handbewegung, die mütterliche Erfahrung verriet, und fragte: „Haben Sie schon mehr Kinder?" „Ja, ich habe noch einen Jungen zu Hause." „Wer ist der Vater?" Sie zögerte ein wenig und antwortete: „Ein Soldat." Die Ausfüllung des Fragebogens begann. Man fragte die Unglückliche nach dem Namen des Kindes, dem Ort und dem Tag seiner Geburt, ob es getauft, ehelich oder unehelich sei. Auf die Frage: „Hat man Ihnen gesagt, daß Sie nur alle drei Monate Nachrichten bekommen können und daß Sie niemals erfahren werden, wo es ist?" krümmte sie sich, neigte den Kopf, sackte zusammen, wie wenn ihr ein zu schweres Gewicht aufgeladen wäre, und verdoppelte ihre Schluchzer.

Als alle Antworten aufgenommen waren, reichte man ihr die Feder zur Unterschrift hinüber, sie erklärte aber, sie könne nicht schreiben. Der Angestellte klingelte nach der diensthabenden Schwester. Diese nahm den Säugling, legte ihn auf das Federbett, untersuchte das Geschlecht und sagte: „Ein kleines Mädchen." In diesem Augenblick fiel die Mutter auf die Knie, ergriff ihr Kind, umarmte es mit krampfartigen Bewegungen, die sie ganz emporhoben, und blieb wieder gebeugt an das Kind gedrückt, wie wenn sie es sich für immer aneignen wollte. Der Angestellte erhob sich und sagte zu ihr mit der Stumpfheit, die der Anblick eines häufig wiederholten Schauspiels gibt: „Wenn Ihnen die Abgabe des Kindes so viel Kummer macht, warum sehen Sie sich nicht vor?" Sie erhob sich mit einem Ruck, wischte ihren Ärmel über das verschwollene Gesicht, wandte sich nicht mehr zurück, stieß die Tür auf und entfloh. Ich blieb bestürzt. Der Angestellte blickte mich an und sagte zu mir: „Es ist doch immer das gleiche" (nach Dupoux, S. 311, s. auch Abb. 50, S. 202).

Mainz hatte 1799–1811 kein Findelhaus. In diesen 12 Jahren wurden dort 30 Kinder gefunden. Als aber auf den erwähnten Befehl Napoléons I. im Jahre 1811 ein

Findelhaus mit einer Drehlade eingerichtet wird, kommt es in drei Jahren zu 516 Aussetzungen. Nachdem das Haus 1815 wieder geschlossen war, werden in den nächsten 9 Jahren nur 7 Kinder ausgesetzt (Schück).

Nach Lauer (1842) verhüten die Findelhäuser nicht, wie man ihnen vielfach zugeschrieben hat, den Kindesmord. Vielmehr wurden gerade in den Departements mit den meisten Drehladen auch die meisten Kinder ermordet; dagegen stieg die Zahl der Kindermorde und der Aussetzungen auf öffentlichen Wegen dort, wo die Drehladen aufgehoben wurden, nicht an.

Als man 1861 in einigen Departements Frankreichs die bis dahin für unentbehrlich gehaltene und vielgepriesene Drehlade abschafft, tritt das gefürchtete Kindermorden nicht ein, obwohl die Zahl der in Findelhäusern abgelieferten Findlinge bei der nunmehr offenen Aufnahme zurückgeht. Dies bedeutet eine große wirtschaftliche Erleichterung (Rehm).

1831–1833 berichtet W. Horn, Kreisphysikus in Halberstadt, über eine große Reise, auf der er die gesellschaftlichen, medizinischen und wissenschaftlichen Einrichtungen vieler Länder besichtigt hatte. Er fand in allen Findelanstalten, die er besuchte, ziemlich ähnliche Verhältnisse, ob es sich nun um Österreich, Italien, Frankreich oder England handelte, nur daß in Wien und London die Kinder nicht im geheimen abgegeben wurden. Als Beispiel diene seine Beschreibung der Findelanstalt in Florenz, die 1400 (?) gestiftet war, wohl die gleiche, die Luther (S. 188) besucht hatte.

„Früher muß die Organisation wohl eine ganz andere gewesen sein, wie man aus der ungeheuren Raumverschwendung ersehen kann; vielleicht waren damals alle Findelkinder im Hause... Gegenwärtig waren etwa 70 Kinder, und 5506 auf dem Lande. Für die Kinder sind in 2 großen Sälen 44 Wiegen: hohe eiserne Gestelle mit roten tuchenen Überhängen, welche den Zutritt der frischen Luft unfehlbar abhalten. In einem jeden haben 3–4 Kinder Platz, – bei dem großen Raum und dem ungeheuren Reichtum eine sehr mangelhafte Einrichtung. Die Säle sind unheizbar und werden durch Kohlen erwärmt. Die Amme ... hat höchstens 3 Kinder zu ernähren, auch ihrer eigenen Beschaffenheit nur eins. Bei jeder Wiege stand ein Bett für eine Amme, deren es damals 13 gab. Die Kinder hatten im Ganzen kein gutes Aussehen, wenn auch in einem eigenen Krankenzimmer nur drei lagen. Nach den Tabellen starben nur 32%... Jedes Kind wird aufgenommen, und nachts durch ein eisernes Gitter geklemmt, wodurch es in eine Art Stall kommt. Eine Klingel meldet die Ankunft des Kindes, und es wird anonym, nach den Kalendertagen benannt, in Empfang genommen. In jeder Nacht kommen etwa drei an. Um zu verhindern, daß die Mutter, welche eben ihr Kind gebracht hat, dasselbe gegen Geld in Kost nimmt, muß ein jeder, der ein Kind in Kost nimmt, vom Pfarrer des Ortes, woher er kommt, einen Schein bringen, daß er in dieser Absicht nach Florenz reise."

Die Einrichtung, Findlinge möglichst rasch aufs Land zu bringen, findet Horn in allen Ländern, deren Findelanstalten er besucht hat. Die ihm mitgeteilten Sterblichkeitszahlen erscheinen ihm zu niedrig. Nur wenige Anstalten verfügen über so reiche Mittel wie die in Florenz.

Die Findelanstalt Venedigs hat zusammen mit den Landkindern 2500 Findlinge zu versorgen, von denen 500 gestorben sind. „Auch Ammen sind da; ich habe aber nur 6 gesehen bei 24 Säuglingen, und da geht es diesen denn schlechter als den Ziegen. Aber einige leben sehr lange, und ein eigenes Siechzimmer ist im Hause, worin die greisen Findelkinder ihre alten Tage verbringen."

Günstig beurteilt Horn das 1713 gegründete Foundling Hospital in London. „Man muß es zur Ehre der Anstalt nachsagen, daß sämtliche Kinder ein gesundes und frisches Aussehen hatten. Eine kleine Infirmerie stand fast ganz leer. Die eigentlich gefahrvolle Zeit für die Findelkinder ist das erste Lebensjahr, da das aber von ihnen nicht in der Anstalt verlebt wird, so kann das Sterbeverhältnis auch nicht so bedeutend sein wie in anderen Findelhäusern. Werden die Kinder aber hier im Hause chronisch krank, abzehrend und dergleichen, schickt man sie aufs Land nach Margate, wo sie in noch frischerer Luft den Landaufenthalt und das Meer in noch vollerem Maße genießen."

Nach Jundell (1945) wurde im Jahre 1624 in Stockholm von König Gustav Adolf ein Heim für verlassene Kinder und jugendliche Rechtsbrecher zusammen mit einem Zuchthaus errichtet, in dem Vagabunden, Bettler, Prostituierte und Verbrecher Zwangsarbeit leisteten. Das Einsperren der Kinder mit den heruntergekommenen Erwachsenen hatte so jämmerliche Folgen, daß die Einrichtung nach 5 Jahren wieder geschlossen wurde.

1633 wurde ein Waisenhaus begründet und 1638 eröffnet. Aus ihm zogen aber weder Staat noch Kinder wesentlichen Nutzen. In einem Bericht, den der Ausschuß des Reichstages 1733 anfertigte, heißt es: „In betracht der vielen Tonnen Goldes, die der Staat für das Waisenhaus seit seiner Begründung verbraucht hat, ist daraus kein einziges nützliches Glied der Gemeinschaft hervorgegangen."

1786 wurde dieses Waisenhaus mit einem anderen Kinderheim, dem „Politibarnhuset", verschmolzen, das 1756 errichtet war. Mehr als 50% der Kinder starben dort während ihres Aufenthaltes, von den Säuglingen blieb kaum einer am Leben.

Nach der Vereinigung des Waisenhauses mit dem Politibarnhus zu dem Allmänna Barnhuset diente die neue Anstalt den Kindern nur zu vorübergehendem Aufenthalt. Sie wurden rasch zur Pflege und Erziehung bei Pflegeeltern in der Stadt und besonders auf dem Lande untergebracht. Die Entschädigung dafür wurde von dem Waisenhaus bezahlt, bis die Kinder 14 Jahre alt geworden waren. Mit diesem Alter ging die gesamte Verantwortlichkeit für die Kinder von dem Waisenhaus auf die Pflegeeltern über.

1788 wurden Ammen für die Pflege und Ernährung der Säuglinge eingestellt. Bis 1813 durfte die Amme nicht ihr eigenes Kind im Waisenhaus versorgen. Von dieser Zeit an bekam sie die Erlaubnis dazu unter der Voraussetzung, daß sie neben ihrem eigenen noch einen anderen Säugling pflegte und stillte. Anfangs entfielen allerdings noch 3—4 Säuglinge auf eine Amme, 1814 wurde das Verhältnis auf $1^1/_2$ bis 2 und nach 25 Jahren auf $1^1/_2$ erniedrigt.

In dem Allmänna-Barnhuset wurde 1845 die erste schwedische Kinderklinik unter Fr. Th. Berg (S. 274) eröffnet.

Nach Abelin besaß Stockholm 1864 kein eigentliches Findelhaus. Das dort befindliche Kinderhaus beherbergte in den letzten 20 Jahren 500 Kinder des ersten Lebensjahres mit einer Sterblichkeit von 25%. Von 850 unehelichen Kindern des gleichen Alters starben im gleichen Zeitraum außerhalb des Hauses 50%.

In der Stockholmer Entbindungsanstalt starben 1839—1858 von 9171 Lebendgeborenen in den ersten 10 Lebenstagen 776 = 8,5%, und zwar überwiegend an

Mundklemme (Tetanus), Pyämie, Eklampsie usw., Krankheiten, „die außerhalb dieser Anstalten nur selten vorkommen, in ihnen aber große Verheerungen anrichten können" (Abelin 1864).

Abelin (1870) bemühte sich, der Sterblichkeit in seiner Anstalt dadurch entgegenzuwirken, daß er möglichst viele Ammen einstellte. Am liebsten hätte er jedem Säugling eine eigene Amme gegeben, doch hatten viele zwei Kinder zu pflegen, von denen dann immer das eine gestillt und das andere künstlich genährt wurde.

Für das Gedeihen der Säuglinge forderte Abelin (1864): natürliche Geburt, gesunde, luftige und sonnige Wohnung, Reinlichkeit und Sauberkeit, Stillen, zweckmäßige Kleidung, aufopfernde Liebe und Zärtlichkeit, instinktives Ahnen der Bedürfnisse des Kindes und klares Bewußtsein der Eltern über ihre Pflichten gegenüber dem Kinde.

I. Jundell (1867–1945) stellte als Resident der Pädiatrischen Klinik im Findelhaus Stockholms fest, daß die Säuglingssterblichkeit 1891–1900 in diesem Hause 20,7% betrug, während in ganz Schweden 9,4% aller Säuglinge und 16,1% der unehelichen Säuglinge starben. Jundell führte die Mißerfolge, die das Findelhaus trotz seiner hohen Kosten zeigte, auf die rasche und vorzeitige Entwöhnung sowie auf die schlechten Gewohnheiten und die Unwissenheit der Pflegemütter zurück. Er begründete deshalb 1903 ein Heim für Mütter und ihre Kinder, das er selbst bis 1910 leitete, und 1906 die schwedische Gesellschaft, mit einer besonderen, von ihm geleiteten Sektion für die Gesundheit der Kinder (Veeder).

Im Jahre 1849 nennt Hügel gegen 50 Städte, in denen sich damals eine oder mehrere Findelanstalten befanden. So werden im Jahre 1842 in das Pariser Maison des Enfants trouvés 3922 Findelkinder, 963 Waisen und 1317 Deponierte aufgenommen und von 62 Ammen in der Anstalt und 2592 Ammen auf dem Lande ernährt, wohin sie nach Möglichkeit gebracht werden, wenn sie gesund sind. Weitere Findelhäuser befanden sich damals in Brüssel mit 600–700 Kindern, in London, 1739 gestiftet, mit 300 Kindern, in Lyon mit 1200 Kindern, die aber gleichfalls größtenteils auf dem Lande untergebracht waren, in Moskau, 1762 gestiftet, später auf 3000 Menschen erweitert, in Prag für 500 Kinder und in Verona für 1200 Kinder.

Wie Hügel 1863 berichtet, werden in der Drehlade des Mailänder Findelhauses in jeder Nacht 5–12 Kinder abgelegt. Jährlich gibt es höchstens 2–3 Nächte, in denen keine Kinder ausgesetzt werden. Nach Merzbacher-Schiff (Abb. 55) bedient man sich in Italien vor 1866 zur Aufnahme

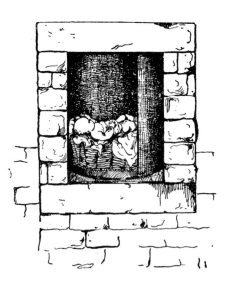

Abb. 55. Italienische Drehlade 1912

ausgesetzter Kinder noch allgemein der Drehladen, von denen damals 1179 in Betrieb sind. 1896 hat sich ihre Zahl auf 306 vermindert. Wie aber Dotti berichtet, ist sie 1906 wieder auf 464 angestiegen. Nach ihm sind in Italien ausgesetzt worden:

1879   10 518 lebende und 180 tote Säuglinge
1894   4 941 lebende
1906   4 549 lebende und   99 tote Säuglinge

Das erste Waisenhaus Österreichs wird von der Kaiserin Maria Theresia in Wien 1742 gegründet. Hier werden zum ersten Male die Kinder von den Erwachsenen getrennt, während sie bis dahin mit Armen und Kranken, Bettlern und Dirnen zusammen untergebracht waren.

Eine größere k.-k. Findelanstalt wird in Wien 1784 von Kaiser Franz Joseph II. zugleich mit dem Allgemeinen Krankenhaus ins Leben gerufen. Sie hat die Aufgabe, uneheliche, unter gewissen Bedingungen auch eheliche Säuglinge aufzunehmen, Ammen zu vermitteln und Kuhpockenimpfstoff herzustellen. Die Kosten für die unehelichen Kinder werden von deren Väter eingetrieben. Nach einem Bericht aus dem Jahre 1858 besitzt die Anstalt 90 Ammen- und 180 Kinderbetten, 72 Betten für größere Knaben und 18 Betten für größere Mädchen. Im Findelhause verbleiben nur kranke Kinder, bis sie geheilt sind. Dann kommen auch sie aufs Land. Die Anstalt besitzt einen ärztlichen Direktor, einen Oberwundarzt, einen Sekundärarzt und 4 ärztliche Findelkinderaufseher in der Stadt. Die Aufsicht auf dem Lande ist den Ortsgeistlichen, Gemeindevorstehern usw. anvertraut.

Früher gerieten alleinstehende, unverheiratete Frauen, die berufstätig waren, rasch in wirtschaftliche Not, wenn sie durch Schwangerschaft, Geburt und Wochenbett arbeitsunfähig wurden. Anspruch auf Unterstützung bestand nicht. Ihre ungünstige Lage beschreibt Böhm, Primärarzt des Prager Findelhauses (1852). Sein Bericht gilt gewiß nicht nur für die Verhältnisse Prags: „Die Geschwängerten, welche im Prager Findelhause entbunden werden, sind meistens aus der dienenden Klasse. Wird die Schwangerschaft bekannt, so muß die Frau aus dem Dienste treten; Not und Kummer bricht über sie herein, bald sind die wenigen Habseligkeiten aufgezehrt, und sie ist wirklicher Not preisgegeben."

In Breslau herrschen 1883 die gleichen Verhältnisse (Soltmann):

„Die jammervolle Existenz der meisten dieser (unehelichen) Mütter überhaupt und nun gar vor der Entbindung, die Untauglichkeit zur Arbeit infolge körperlicher Schwäche, die Subsistenzlosigkeit nachher, die Kümmernisse um das junge Leben, die Schande, welche die Mutter trifft, der Makel, der auf dem Kinde lastet, das sind gewaltige Momente, die den Rest von moralischem Halt der meist gänzlich verlassenen Mutter schwinden machen und das Leben des eben geborenen Kindes tausendfach direkt und indirekt bedrohen."

Das gleiche berichtet H. Neumann (1900) für Berlin: Die Ledigschwangeren „verbrauchen oft ihren letzten Heller in der letzten Zeit ihrer Schwangerschaft und stehen um die Zeit der Entbindung unterkunfts- und mittellos da. Für diese Schwangeren sind die öffentlichen Entbindungsanstalten unentbehrlich und segensreich".

Nach A. Epstein (1911) gehören in dem josephinischen System Entbindungsanstalt, Findelhaus und Außenpflege eng zusammen. Die Schwangere tritt in den letzten Wochen ihrer Schwangerschaft in die Gebäranstalt ein und geht mit ihrem

Kinde in die Findelanstalt über, wo sie das Kind selbst stillt. Dieses wird dann der Mutter mit nach Hause gegeben oder in Außenpflege gebracht.

In Berlin, das keine Findelanstalt besitzt, werden 1885: 19, 1886: 26 und 1887: 13, in Paris 1887: 145 Kinder ausgesetzt. 1921–1931 gibt es in Berlin 229 Findlinge, 1930 sind es 4, 1931 3 Findlinge (Golz). Über das Schicksal der 17 Findlinge, die 1896 in Berlin ausgesetzt wurden, berichtet H. Neumann (1900): Bei 9 wurde die Mutter ausfindig gemacht, zwei dieser Kinder wurden ihr zurückgegeben. Von den übrigen 15 starben im Waisenhaus 12, so daß schließlich im Alter von einem Jahr nur noch 3 Findlinge vorhanden waren.

Ich erlebte es wiederholt, daß die Kinder unmittelbar in die Universitäts-Kinderklinik Berlins ausgesetzt wurden, etwa derart, daß eine unsichtbare Hand den Säuglingen, die des Sommers im Freien lagen, ein Neugeborenes hinzufügte.

Ärztliche Aufsicht über die Findel- und Waisenhauskinder ist höchst nötig gewesen. Frank verlangte 1780, daß besondere Ärzte sie täglich aufsuchten und über jedes Kind genau Buch führten. Gestorbene Kinder sollen seziert, die Befunde in ein besonderes Buch eingetragen werden,

„dessen Nutzen sowohl auf die allgemeine Geschichte der Kinderheilkunde als auf die dem Hause besonderen Zufälle mit der Zeit besonders wichtig werden könnten".

Frank gibt die Dienstordnung für den Waisenarzt in Pforzheim wieder; großer Wert wird bereits auf die Absonderung der ansteckenden Krankheiten gelegt. Hierzu gehören Pocken, Masern, Ruhr, Krätze, Kopfgrind, venerische Krankheiten, aber auch der Scharbock (Skorbut).

In allen Waisenhäusern war die Krätze sehr verbreitet. Man wurde ihrer nicht Herr, weil man in ihr den Ausdruck einer „Dyskrasie", einer schlechten Blutmischung erblickte und sie mit inneren Mitteln behandelte. Dabei war die Krätzmilbe längst beschrieben worden (S. 581).

Frankfurt/M. hat niemals ein Findelhaus und im Mittelalter auch kein Waisenhaus besessen. Wurde ein Kind gefunden, so suchte man vor allem die Eltern zu ermitteln. Gelang dies, dann nötigte man sie, ihre Schuldigkeit zu tun, anscheinend, ohne sie zu bestrafen. Fand man sie nicht, dann wurde das Kind im Spital, in einer Familie oder einer auswärtigen Anstalt gepflegt und erzogen (Kriegk, S. 136).

Das 1679 in Frankfurt/M. eröffnete Armen-, Waisen- und Arbeitshaus war nach Schäffer (1847), Stricker (1847) gestiftet worden, um alte und junge Bettler von den Straßen zu entfernen. Der Hauptzweck der Anstalt aber war, die Insassen bei strenger Zucht in der Wollenfabrik des Hauses so zu beschäftigen, daß sie möglichst viel Geld verdienten. Es erwies sich als sehr nachteilig, daß sie mit den Landstreichern zusammenwohnten. Sie erhielten schwere, wenig abwechslungsreiche Kost, „während der Hausmeister 1739 Lerchen, junge und alte Hühner, Krebse, Tauben, Gänse, Spargeln auf seiner Tafel sah. ... Schon dem ersten Hausmeister wurden die ärgsten Unterschleife nachgewiesen".

Die Kinder litten so häufig an Krätze, daß 30 Kranke im Jahre 1767 deshalb nach Wiesbaden geschickt wurden. Damals verlangte der Arzt des Waisenhauses für die Kinder „frisches Gemüse und zeitiges Obstwerk". Die hierdurch vermehrten Kosten würden sich durch Verringerung der Apotheker-Rechnungen ausgleichen.

Eine regelmäßige Erholungszeit in freier Luft fanden gar nicht statt; höchstens wurde nach vierstündigem Unterricht und achtstündiger Fabrikarbeit im Sommer nach der Abendbetstunde (also nach 13stündigem Sitzen) eine Spielstunde gestattet. Später durften die Kinder wöchentlich ein- bis zweimal vor das Tor spazieren geführt werden. „Paarweise, mit gesenktem Haupte, von zwei Armenknechten scharf bewacht, die Mädchen unter Aufsicht zweier Kindermütter, durften die armen Kinder keinen schiefen Tritt wagen und diese Unnatur nannte man Frömmigkeit" (Schäffer, S. 79).

Die Waisen durften nur einmal im Jahr, gewöhnlich am Mittwoch nach Pfingsten, Kinder sein. An diesem Tage speisten sie auf der Pfingstweide unter hohen schattigen Linden Reisbrei und Kalbsbraten und tranken dazu Wein oder die doppelte Menge Bier.

Goethe (Dichtung und Wahrheit) berichtet: „Auf der anderen Seite der Stadt (Frankfurt) lag ein ähnlicher, nur größerer Gemeindeplatz, gleichfalls durch einen Brunnen und durch noch schönere Linden geziert. Dorthin trieb man zu Pfingsten die Schafherden, und zu gleicher Zeit ließ man die armen, verbleichten Waisenkinder aus ihren Mauern ins Freie: denn man sollte erst später auf den Gedanken geraten, daß man solche verlassene Creaturen, die sich einst durch die Welt durchzuhelfen genötigt sind, früh mit der Welt in Verbindung bringen, anstatt sie auf eine traurige Weise zu hegen, sie lieber gleich zum Dienen und Dulden gewöhnen müsse, und alle Ursache habe, sie von Kindesbeinen an sowohl physisch als moralisch zu kräftigen."

Obwohl die Stifter von den besten Absichten beseelt waren, herrschte in den Findelanstalten eine übergroße Sterblichkeit. Die nachstehenden Angaben sind vielfach von einer Schrift in die andere übergegangen, ohne daß es immer möglich wäre, die ursprüngliche Quelle aufzufinden und auf ihren geschichtlichen Wert zu prüfen. Aber selbst wenn man den einen oder anderen Fall bezweifeln möchte, ändert sich kaum das Gesamtbild.

Nach Dotti sind 1676 in dem Findelhause Venedigs von über 2000 Aufnahmen nach 9–10 Jahren kaum 7 Überlebende zu finden. Nach dem gleichen Verfasser herrscht in dem Waisenhause von Florenz 1628–1648 unter den Findlingen, deren Zahl jährlich mehrere Hundert beträgt, eine Sterblichkeit von 66–97%. Unter 13 229 Findlingen, die von 1741–1774 in das Londoner Spital aufgenommen werden, haben nur 2353 das 5.–6. Lebensjahr erreicht. In Dublin bleiben von 10 272 kranken Kindern, die man in die Krankenanstalt des Findelhauses aufnimmt, 45 am Leben. 10 201 sind an Lues erkrankt (Hawkins nach Quételet 1838, S. 272).

Eine Verfügung des französischen Königs vom 10. Januar 1779 berichtet: „Seine Majestät ist darüber unterrichtet, daß alle Jahre in das Findelhaus mehr als 2000 Kinder aus Provinzen kommen, die von der Hauptstadt sehr weit entfernt sind; diese Kinder, die elterliche Sorge kaum vor den Gefahren eines so zarten Alters schützen könnte, werden ohne Vorsicht und zu jeder Jahreszeit staatlich angestellten Fuhrleuten mitgegeben, die durch andere Aufgaben abgelenkt sind und lange unterwegs bleiben müssen. Daher leiden die unglücklichen Opfer der Gefühllosigkeit ihrer Eltern unter einer solchen Überführung derart, daß fast $9/10$ in den ersten 3 Monaten stirbt." In einem amtlichen Bericht von 1772 heißt es: „Während ihrer langen Reise in Körben oder Wagen, die jedem Unbill des Wetters offen stehen, haben sie keine Ammen, die sie ernähren; nur zu oft erhalten sie Wein. Diese Barbarei läßt eine große Zahl unterwegs zugrunde gehen. Andere, die durch die Anstrengungen der Reise erschöpft sind, kommen entkräftet an; und wir haben den Schmerz, sie in viel größerer Zahl sterben zu sehen als die aus Paris stammenden" (Lallemand 1885, S. 162).

Die Verhältnisse in England waren nicht besser als in Frankreich: So schreibt Phaer (1545) bei der Besprechung der Steifheit der Glieder im Kindesalter: Es geschieht manchmal, daß die Glieder steif sind und sich nur mit großer Mühe beugen lassen. Hierzu kommt es oft bei Kälte, etwa wenn bei Frost auf der Straße ein Kind gefunden wird, das von einer bösen Mutter ausgesetzt wurde. Der Rektor von Hayes in Kent sagte zu Harris (1689), sein Kirchspiel sei, als er zuerst dorthin kam, voller Säuglinge aus London gewesen; im Laufe eines einzigen Jahres habe er sie alle bis auf zwei begraben. Die Zahl der kleinen Kinder sei nach dem üblichen Brauche der Mietsammen aus der sehr großen und fast unerschöpflichen Stadt noch zweimal wieder aufgefüllt worden. Er habe sie alle noch im gleichen Jahre beerdigt. Krankheitsursachen waren nach Harris Erkältungen, zu dicke Ammenmilch, übermäßiger Fleischgenuß, wahnsinnige und unkluge Liebe der Mütter und vieler Ammen, die oft zur Gabe von Wein und anderen starken und spirituösen Getränken führte.

Ähnlich berichtet der Arzt Gilibert (1770): Als er gesehen hatte, daß in einem Dorfe nahe Lyon 16 von 22 Kindern starben, die durch ihre Ammen von Lyon dorthin gebracht waren, bat er den Geistlichen um Auskunft. Dieser erwiderte, das gleiche wiederhole sich seit 15 Jahren in seiner eigenen Pfarrei und in den benachbarten Pfarreien (Mercier, S. 27).

Nach Wickes (1953) ist die Gabe von Wein, Schnaps und Opiaten an junge Säuglinge eine verbreitete und gefährliche Sitte unter den Ammen dieser Zeit und für viele Todesfälle der Kinder verantwortlich: Es gab Ammen, die sich nicht scheuten, Wein und Branntwein, vielleicht mit Zucker gesüßt, den Neugeborenen ganz im geheimen zu geben, um ihr Schreien zu stillen. Hieraus entstanden gefährliche Zustände bei der Wochenpflege im Hause der Mutter und im Hause der Ammen, deren Pflege zarte Säuglinge anvertraut waren.

Ein Kinderleben wurde in England während des 18. Jahrhunderts und lange vorher von der Mehrheit der Bevölkerung nicht höher, sondern wahrscheinlich niedriger eingeschätzt als heute das eines kleinen Hündchens oder Kätzchens (Wickes).

Der Adel fand oft ausgesetzte Kinder auf den Haustürstufen, erbarmte sich ihrer aber nur selten, aus Furcht, das Laster zu ermutigen oder einen verpflichtenden Vorgang zu schaffen. Man schickte vielmehr die Kinder zur Pflege in das Kirchspiel, obwohl bekannt war, daß dies ein fast sicheres Todesurteil bedeutete.

Jonas Hanway (1712–1786) verfolgte das Schicksal der Säuglinge, die der Sorge des Kirchspiels überlassen wurden, und berichtete darüber 1757: Der Aufseher des Kirchspiels hat von den Vätern unehelicher Kinder Geld einzuziehen, um die Kosten für Mutter und Kind zu decken, steckt das Geld aber in die eigene Tasche mit Ausnahme des geringen Lohnes für die gewissenlose Amme, der das Kind anvertraut wird. Die Pfarrspiele besitzen Anmeldungen von Ammen, die bereit sind, diese Kinder zu nehmen. Hanway fand darin Hinweise auf „ausgezeichnet tötende Ammen". Er schätzt, daß nur eines von 70 dem Kirchspiel anvertrauten

Kindern aufwuchs, um, wenn nötig, verstümmelt in die Straßen zum Betteln oder Stehlen geschickt zu werden oder der Prostitution anheimzufallen.

Das durchschnittliche Arbeitshaus (workhouse) ist nach Hanway schmutzig, alt und mit kranken, alten und schmutzigen Menschen gefüllt. „Wie darf man glauben, daß ein Säugling seinen Mund öffnen kann, ohne sich den Tod zu holen? Wie viele von den armen Kleinen Schnaps und Schlaftrunk von ihren Ammen erhalten, weiß ich nicht."

Hanway erzwang durch seine Veröffentlichungen Parlamentsbeschlüsse, nach denen alle armen Kinder unter 4 Jahren eingetragen werden mußten. Eine gewisse Besserung trat ein. Wenn z.B. in der Pflege der gleichen Amme im gleichen Jahre 2 Kinder starben, so durfte ihr kein Kind mehr anvertraut werden.

Thomas Coram (1668–1751), ein alter Seemann, der sich zur Ruhe gesetzt hatte, gründete 1722 das Londoner Findelhaus. Er konnte es nicht mehr mitansehn, daß Kinder auf den Straßen starben und ihre Leichen auf dem Dunghaufen verrotteten. Mit welchen Schwierigkeiten er zu kämpfen hatte, geht aus einem Spottgedicht auf ihn aus dem Jahre 1750 von „Porcupinious Pelagius" hervor:

„Du hast die Anstaltsfindlinge erfunden,
Um den Fortschritt der Straßenliebe,
Die Aufzucht von Strolchen und Dirnen zu ermutigen,
Während die Kinder ehrenhafter, guter Eltern
Stets der Unterdrückung und dem Mangel ausgesetzt sind." (Wickes 1953)

Nach Dickens (1852) brauchte in dem Findelhause anfangs niemand bei der Abgabe eines Kindes seinen Namen zu nennen. Als aber die Anstalt bekannter wurde, wuchs die Zahl der Bittsteller gewaltig. Die Außentür wurde von Frauen belagert, die sich den Weg zur Klingel an der inneren Tür gewaltsam mit Kämpfen und Kratzen bahnten. Dabei war die Stärkste am erfolgreichsten. Um dies zu verhindern, wurden die Kinder schließlich zur Aufnahme ausgelost.

Da die Mittel nicht reichten, fand die Regierung es nötig, das Parlament um eine Unterstützung anzugehen, so daß man alle angebotenen Kinder aufnehmen konnte. Am 2. Juni 1756, dem ersten Tage der unterschiedslosen Aufnahme, wurde der Korb an der Pforte 117mal gefüllt und wieder geleert. Betrügerische Kirchspielangestellte, verheiratete Frauen, die recht gut ihre Kinder aufziehen konnten, verkommene Eltern setzten ihre Kinder zu Tausenden in den Korb.

So entstand ein neuer Beruf: der Kinderträger. Dieser brachte die Säuglinge aus den fernsten Teilen des Landes in den allen zugänglichen Korb. Ein Mann, dem 5 Kinder anvertraut waren, betrank sich unterwegs; als er wieder erwachte, waren drei von den fünfen gestorben. Von 8 Kindern, die überführt werden sollten, starben 7, bevor London erreicht war. Das achte verdankte sein Leben nur seiner Mutter, die dem Wagen zu Fuß gefolgt war, um es vor dem Hungertode zu bewahren. Ein Kinderträger beklagte sich bitter über einen anderen, dessen Preise niedriger waren, so daß er selbst auch billiger werden mußte. Diese Kinderträger setzten gerne die Kinder ohne jede Bedeckung in den Korb und nahmen die spärlichen Kleider wieder mit sich. Ein später reich gewordener Bankherr forschte einmal über seinen Ursprung nach. Alles, was er erfahren konnte, war die Tatsache, daß er ganz nackend aus dem Korb genommen war.

Während der 3 Jahre und 10 Monate, in denen diese Form der Abgabe bestand, wurden 15000 Kinder aufgenommen. Von ihnen blieben aber nur 4400 Kinder am Leben. So mußte das Verfahren wieder aufgegeben werden.

Damals war der Boden der Anstalt fast ein Kirchhof, in so großer Anzahl wurden kranke Kinder gebracht, um noch ärztliche Hilfe oder, wenn dies fehlschlüge, ein anständiges Begräbnis zu erhalten; sterbende Kinder wurden nur des Begräbnisses wegen eingeliefert. Nicht selten sandten Gemeindebeamte aus weiter Ferne die Kinder hierher, um ihrer Gemeinde die Kosten des Unterhaltes zu ersparen (Varrentrapp 1839).

Der deutsche, in London lebende Komponist G. Fr. Händel (1685–1759) hat der Kapelle des Findelhauses eine Orgel geschenkt und zu dessen Gunsten wiederholt seinen Messias aufgeführt. (Varrentrapp).

Daß die Einrichtung einer Findelanstalt gelobt wird, ist ganz ungewöhnlich. J. L. Casper (1822) nennt das Londoner Foundling-Hospital einen Palast. „Zu beiden Seiten eines großen, reinlichen Rasenplatzes laufen verdeckte Gänge zum Ergehen und zu fröhlichen Spielen, der eine für Knaben, der andere für Mädchen, und im Hintergrunde schließt die angenehme Aussicht das stattliche, imponierende Gebäude." „Die Anstalt unterscheidet sich von dem Pariser Findelhaus, nach dessen Vorbild sie gebaut ist, durch jene Pracht, die nur den öffentlichen Gebäuden in London eigentümlich ist. Gleich in den ersten Sälen, in die man tritt, und die zu den Sitzungen der Direktion bestimmt sind, wird man sich eher in einem Schloß als in einem Findelhaus glauben. ... Die Wohnzimmer, die ungemein großen und reinlichen Schlafsäle (unbegreiflich genug läßt man noch immer zwei Kinder in einem Bett schlafen!), die Krankenzimmer, die Speisesäle, die Gärten, alles atmet jene englische Größe." Wie in Paris blieben die aufgenommenen Kinder nicht in der Anstalt, sondern wurden sofort aufs Land geschickt, von wo sie im Alter von 5 Jahren zur weiteren Pflege und Erziehung in die Anstalt zurückkehren, wo immer gegen 500 Kinder erzogen werden.

Dickens beschreibt die Form der Aufnahme bei seinem Besuch 1852: Die Mutter füllt ein gedrucktes Antragsformular aus. Nur das Erstgeborene wird aufgenommen. Bevorzugt werden Kinder, deren Mutter voraussichtlich heiraten wird. Die Mutter darf niemals mit dem Vater zusammengelebt haben. Sie erhält eine Quittung für die Abgabe des Kindes, so daß sie seinen Verbleib nachweisen kann. Ob sie ihren Namen anzugeben hat, wird nicht gesagt.

Die Kinder werden sofort getauft und erhalten einen Namen. Sie werden dann von ihren zukünftigen Pflegemüttern abgeholt, die sie zu Hause gegen Bezahlung aufziehen, bis sie laufen können. Dann kehren sie wieder in die Anstalt zurück, wo sie unter günstigen Bedingungen versorgt und unterrichtet werden.

Der englische Schriftsteller Henry Fielding (1707–1754) hat die Geschichte eines Findlings beschrieben (1749). Er läßt eine Frau bei der Auffindung des Kindes sagen:

„Wenn ich so frei sein dürfte, meinen Rat zu geben, so würd' ichs in einen Korb stecken und fortschicken und vor des Kirchenvorstehers Tür hinlegen. s'ist ne gute Nacht, bloß 'n bischen regnicht und windig; und wenn's gut eingewickelt ist und in 'n warmen Korb gepackt, könnt' man zwei gegen eins wetten, daß es noch lebt, wenn es morgens gefunden wird. Aber wenn's das auch nicht mehr tut, wir haben unsere Pflicht erfüllt, daß wir's gut versorgt haben; und s'ist vielleicht besser für solche Geschöpfe, sie sterben im Stande der Unschuld, als sie wachsen auf und tun's ihren Müttern nach; denn s'ist nichts Besser's von ihnen zu erwarten."

Noch im Jahre 1870 werden nicht weniger als 270 tote Kinder in den Straßen Londons gefunden (Wickes 1953).

Den Betrieb eines englischen Workhouse, in dem Waisenkinder untergebracht waren, beschreibt Dickens im „Oliver Twist" (1837/38): Die Pflegerin „war eine weise und erfahrene Frau; sie wußte, was gut für die Kinder war, und sie hatte ein sehr genaues Gefühl für das, was für sie selbst gut war. So eignete sie sich den größeren Teil des wöchentlich ausgesetzten Geldes für den eigenen Gebrauch an und beschränkte die heranwachsende Kirchspieljugend auf ein sogar noch geringeres Kostgeld, als für sie ursprünglich vorgesehen war ... Gerade in dem Augenblick, wo ein Kind es fertig brachte, bei der möglichst geringen Menge einer möglichst kraftlosen Nahrung zu bestehen, geschah es boshafter Weise in achteinhalb von zehn Fällen, daß es durch Mangel und Kälte erkrankte oder aus Nachlässigkeit ins Feuer fiel oder zufällig halb erstickte. Dann aber wurde das armselig kleine Wesen gewöhnlich in eine andere Welt berufen und dort zu seinen Vätern versammelt, die es in dieser niemals kennengelernt hatte".

Im Jahre 1881 führt uns Fr. Ehrle in ein Workhouse: Von den 90–100 Kindern sind einige Waisen, die Mehrzahl von ihren Angehörigen verlassen. Andre kamen hierher, weil ihre Eltern sich im Krankenhaus oder Gefängnis befanden. Die Räume sind hell, sauber und gut gelüftet. Da sich hier der regelmäßige Schulbesuch von selbst versteht, sind die Kinder besser unterrichtet als anderswo. In einer Schneider- und Schusterwerkstätte können die Knaben diese Handwerke erlernen. Mit 15–16 Jahren werden die Mädchen in Dienst gegeben, die Knaben bei Handwerkern, in den Kohlenminen oder sonstwo untergebracht. Wird irgendwo ein Kind verlangt, so forscht man vorher nach, ob dem Kind eine eigene Schlafkammer und die nötige Pflege geboten wird. Die Kinder spielen auf dem Hof und auf Spaziergängen unter der nötigen Aufsicht.

Auf die Erwachsenen soll das Workhouse abschreckend wirken: die Beschränkung der persönlichen Freiheit, die harte Arbeit, die knappe, einfache Kost, die traurige Gesellschaft, die nicht selten rauhe und abstoßende Behandlung durch die Beamten, vor allem aber die Trennung der Familienmitglieder stellen das Haus einem Gefängnis nahe. Nur als letztes Rettungsmittel wird das Haus aufgesucht, wo der Vater im Krankenhaus, die Mutter im Day-House, der Knabe in der einen und das Mädchen in der andern Abteilung der Schule, der Säugling in der Nursery untergebracht sind. Zwar sehen sich die Gesunden täglich mehrmals im Speisesaal, aber nur einmal in der Woche darf sich die Familie für eine halbe Stunde vereinen.

Ein Ausschuß des Brit. med. Journal (1895, II, S. 91) berichtet über die Besichtigung des Workhouse in Bedford: „Die Kinderstube ist ein erbärmlicher Raum im Erdgeschoß, die Eingangstür öffnet sich unmittelbar auf einen Hof. Hier fanden wir 6 oder mehr Kinder in der Sorge einer armen Alten, unterstützt durch eine oder zwei jüngere Frauen. Es gibt keinen Waschplatz, keine andere Bademöglichkeit als eine bewegliche Wanne. Einige Nachtstühle befanden sich in einem Verschlag hinter der Tür. Die Säuglinge selbst waren traurig und kränklich; sie erhielten offenbar nicht die richtige Pflege. Es gab kein Spielzeug, aber es fehlte auch Platz zum Spielen. Das Aussehen der Kinder erinnerte an das der Slumkinder in unseren Londoner Höfen. Sie sahen aus, als ob sie und der prächtige Sonnenschein, der den Garten überflutete, wenig einander zu sagen hätten ... Die Kinder verlassen diese Pflege mit zwei Jahren."

Besonders groß war während des 18. Jahrhunderts das Elend der Bevölkerung und damit auch der Kinder in Irland. Nach schweren Kämpfen war es dem englischen König Wilhelm III. gelungen, seinen Schwiegervater Jakob II. aus Irland zu vertreiben und das Land wieder der englischen Krone zu unterwerfen. Damals gehörten mehr als vier Fünftel des Grundbesitzes von Irland der protestantisch-englischen Bevölkerung, obwohl vier Fünftel der Bevölkerung keltischer Abstammung und römisch-katholisch waren (Macaulay). Die Insel wurde von England aus regiert und verarmte aufs äußerste durch ungünstige Zölle, die den Absatz der Waren selbst in England unmöglich machten.

Immer wieder kam es zu schweren Hungersnöten, an denen viele Menschen starben: „Ich sah das hilflose Waisenkind auf dem Dunghaufen ausgesetzt; aus Angst vor Ansteckung wollte es niemand nehmen. Ich sah den hungrigen Säugling an der Brust der bereits verschiedenen Mutter saugen", heißt es in einem Brief von 1741 (nach Leky 2, 219).

Im Jahre 1729 veröffentlicht der in Dublin geborene Engländer Jonathan Swift (1667–1745), von dem die noch heute als Kinderbuch bekannten „Gullivers Reisen" (1726) stammen, eine bittere Satire, ja vielleicht die bitterste, die je geschrieben ist: „Bescheidener Vorschlag, wie man die Kinder der Armen hindern kann, ihren Eltern oder dem Lande zur Last zu fallen und wie sie vielleicht eine Wohltat für die Öffentlichkeit werden können."

Man kann in Irland „die Gassen, Straßen und Türen der Hütten voller Bettlerinnen sehen, hinter denen sich drei, vier oder sechs Kinder drängen, die, alle in Lumpen, jeden Vorübergehenden um ein Almosen belästigen. Diese Mütter sind, statt für ihren ehrlichen Lebensunterhalt sorgen zu müssen, gezwungen, ihre ganze Zeit auf Streifzüge zu verwenden, weil sie für ihre hilflosen Kinder Brot erbetteln müssen."

Um dem Übel abzuhelfen, macht Swift einen Vorschlag: „Ein junges, gut genährtes einjähriges Kind ist eine sehr wohlschmeckende, nahrhafte und bekömmliche Speise, einerlei, ob man es dämpft, bäckt oder kocht, und ich zweifle nicht, daß es auch in einem Frikassee oder Ragout in gleicher Weise seinen Dienst tun wird."

Swift malt nun im einzelnen aus, wie man nach Abzug der Kinder, die für die Fortpflanzung bestimmt sind, etwa 100 000 nach ihrem 6. Lebensjahr reichen Leuten zum Kauf anbieten könne. „Ich gebe zu, daß diese Kinder als Nahrungsmittel etwas teurer kommen werden; aber eben deshalb werden sie sich sehr für den Großgrundbesitzer eignen; da die Gutsherren bereits die meisten Eltern gefressen haben, so besitzen sie offenbar auch den nächsten Anspruch auf die Kinder." Aus der Haut könnte man wundervolle Damenhandschuhe und Sommerstiefel für elegante Herren machen. In Dublin ließen sich zu diesem Zwecke eigene Schlachthäuser errichten … So haben die ärmeren Bauern einen eigenen wertvollen Besitz, der gesetzmäßig pfändbar werden und dazu verhelfen kann, den Gutsherren ihre Pacht zu zahlen; denn ihr Getreide und Vieh sind bereits beschlagnahmt, und Geld ist ihnen unbekannt. Wir würden unter den verheirateten Frauen einen ehrlichen Wettstreit erleben, welche von ihnen das fetteste Kind auf den Markt brächte. So könnten wir mehr Rind- und Schweinefleisch ausführen. Ferkel lassen sich nicht vergleichen „mit einem gut gewachsenen, fetten einjährigen Kinde, das sich, am Spieß gebraten, auf einem Bürgermeistergastmahl oder bei jeder anderen öffentlichen Festlichkeit stattlich ausnehmen würde. So werden unsere Kinder versorgt, die Lasten der Armen erleichtert, und den Reichen wird ein wenig Vergnügen gegönnt".

Swift hat lange genug in Irland gelebt, um die Bedingungen zu kennen, unter denen die irischen Kinder lebten. So wurden z. B. 1715 Geistliche und Kirchenvorsteher jedes Kirchspiels ermächtigt, mit Zustimmung des Friedensrichters jedes bettelnde Kind einem protestantischen Hausvater oder Geschäftsmann als Dienstboten oder Lehrling zu übergeben (Lecky 2, 254). Näheres erfahren wir aus der Geschichte der irischen Medizin von Fleetwood (1951): 1703 beschloß das irische Parlament die Errichtung eines „Workhouse" in Dublin, „um die Leben der unehelichen Kinder zu bewahren, sie zu erziehen und in der protestantischen Religion zu unterrichten". Für die unerwünschten Kinder war das Kirchspiel verantwortlich, in dem sie gefunden wurden. Niemand aber mochte die Aufgaben übernehmen; deshalb beschäftigten die Kirchenvorsteher gewöhnlich eine „Kirchspielamme". Diese machte nachts die Runde, sammelte die Kinder ein, die auf den öffentlichen Plätzen herumlagen und brachte sie in das nächste Kirchspiel. Manchmal gab sie ein narkotisches Mittel ein, um das Schreien zu verhindern. Solche Beförderungen müssen vielen Kindern zuteil geworden sein, vielleicht mehrmals in der gleichen Winternacht. „Wenigstens waren sie bald ihres Elends ledig."

Ein Teil des „Workhouse" wurde 1730 als Findelanstalt mit geheimer Abgabe eingerichtet. Ernährt wurden die Findlinge mit „Panada", in Wasser aufgeweichtem Brot mit etwas Milch. Bei der Untersuchung von 1797 gestand die Leiterin, daß die Kinder davon nicht leben konnten. Damals waren 67 Jahre seit der Einführung des „Panada" verflossen.

Manche Säuglinge wurden in Außenpflege gegeben. Von ihnen trafen es einige gut, die meisten schlecht, da der Gewinn um so größer war, je weniger Nahrung das Kind erhielt. Alle Kinder in Außenpflege wurden am Arm gebrandmarkt. Einmal wurden 13 gebrandmarkte Kinder im gleichen Grabe beerdigt.

1735 wurden in Cork ein Workhouse und eine Körperschaft, ähnlich wie in Dublin, gegründet. So ließen sich die Kinder der beiden Häuser Dublins und Corks gegeneinander austauschen, ohne daß katholische Eltern die protestantische Erziehung verhindern konnten. „Arme Eltern, denen die Kinder mit Gewalt genommen wurden, um als Protestanten erzogen zu werden, müssen oft in ein Unglück gestürzt sein, das keine Worte beschreiben könne." Oft beklagte man sich bei der Regierung, daß es nicht selten zu einer Durchstecherei zwischen den Müttern und den Beauftragten kam, die die Ammen in den Kirchspielen aussuchten; die Mütter bemühten sich nämlich, als Ammen ihrer Kinder angenommen zu werden. Manche Kinder waren schon alt genug, um religiöse Überzeugungen zu haben. Sie bekamen dann wohl, wie ein Augenzeuge berichtet, an Freitagen oder anderen Fasttagen die Fleischbrühe mit Gewalt eingegossen. Die lange Reise zwischen Dublin und Cork auf plumpen Karren wurde vielen Kindern verhängnisvoll. Bei ihrer Aufnahme ins Workhouse war die Mehrzahl noch gesund. Kranke wurden sofort auf die Krankenabteilung verlegt, was soviel wie ein Todesurteil bedeutete.

Manchmal wurden auch gesunde Kinder wegen Überfüllung dorthin verlegt. Die einzige Behandlung kranker Säuglinge bestand in einem narkotischen Mittel mit ähnlicher Wirkung, wie oben beschrieben. 1791–1796 wurden 5716 Säuglinge auf die Krankenabteilung verlegt, ein einziger lebend entlassen.

Die Lebensbedingungen der älteren Kinder waren kaum anders. Ihre Nahrung war kärglich und „wurmerzeugend", ihre Kleidung für kalte Tage ungenügend. Vier oder mehr Kinder schliefen im gleichen Kinderbett. Alle möglichen Schmutzkrankheiten waren ständig vorhanden. An der Tagesordnung waren schwere Strafen, wie neun Hiebe mit der neunschwänzigen Katze für langsames Zubettgehen.

Auf der Krankenabteilung wurden 60 kranke Kinder, alle unter 8 Jahren, von zwei alten Frauen gepflegt. Zwei Ärzte sollten sich um sie kümmern; aber selbst wenn sie ihre Pflicht taten, blieben ihre Anordnungen unbeachtet. Die Toten wurden begraben, sobald sich für den Totengräber die Arbeit lohnte. Selten hatte er lange zu warten.

Mit der Sterblichkeit im Dubliner Findelhaus, das in der Tabelle 4 (S. 224) fast die höchsten Zahlen aufweist, hat sich nach dem Journal für Kinderkrankheiten [39, 103 (1863)] 1791 das irische Parlament befaßt. Nach dem Bericht, den Sir John Baquare erstattete, sind dort von 19 420 Kindern, die im Laufe von 20 Jahren aufgenommen wurden, 17 440 verkommen, ohne daß sich auch nur feststellen ließ, wo sie verblieben waren. Rechnet man sie alle als gestorben, so ergibt sich eine Sterblichkeit von fast 90%. Von 7650 Kindern, die 1781–1784 aufgenommen wurden, sind 2944, also ein Drittel, in den ersten 14 Tagen gestorben. Von 2180 Kindern, die im Jahre 1790 aufgenommen wurden, haben nur 187 das 1. Lebensjahr vollendet, was eine Sterblichkeit von 91% ausmacht. Nach einem anderen Bericht [Journ. Kinderkrankh. 16, 91 (1851)] blieben von 10 272 Kindern, die 1775–1796 aufgenommen wurden, nur 44 am Leben, „wie aus den Parlamentsakten hervorgeht".

1797 griff nach Fleetwood der Parlamentsausschuß ein: Arzt, Wundarzt, Apotheker und alle Pflegekräfte wurden entlassen und die verwanzten Wiegen verbrannt, wobei viele Arbeiter erkrankten. Man veränderte die Anstalt überhaupt von Grund auf. Es wurden Ammen eingestellt und viele gesunde oder chronisch kranke Kinder aufs Land geschickt. Daraufhin starben von Juni 1805 bis Juni 1806 nur noch 486 von 2168 Kindern [Journ. Kinderkrankh. 16, 91 (1851)].

Wieweit aber waren die Verhältnisse jetzt wirklich gebessert? 1796–1826 starben nach Fleetwood im Workhouse (von Cork?) 41 524 von 52 152 Kindern, also fast 80%. 1859 wurden die Lebensbedingungen der Kinder im Workhouse von Cork untersucht. Sie waren damals fast ebenso schlecht wie einst in dem oben beschriebenen Workhouse von Dublin (Fleetwood).

Schwere Mißstände enthüllte eine Gerichtsverhandlung, die 1743 in Dublin stattfand: Der 1715 geborene eheliche Sohn des 4. Barons Altham aus dem Geschlecht der Annesley war nach dem Tode seiner getrennt lebenden Eltern als 12jähriger Knabe von seinem Onkel nach Amerika geschickt und dort als Sklave verkauft worden, der Onkel aber hatte sich der Erbschaft bemächtigt. Nachdem der echte Erbe 13 Jahre lang Sklave gewesen war, gelang es ihm, zu entfliehen und nach Irland zurückzukehren. Er erreichte durch den Prozeß die Rückgabe seines Erbes, über eine Bestrafung des Onkels ist nichts überliefert (Neuer Pitaval 2. Folge,

Bd. 12). Noch 1752 lag dem irischen Parlament ein Gesetzesentwurf vor, der das Stehlen und Fortführen der Kinder nach Amerika verhindern sollte (Lecky 2, 262).

Die Tabelle 3 gibt die Sterblichkeit des Pariser Findelhauses auf Grund der erhalten gebliebenen Listen wieder.

Tabelle 3. Säuglingssterblichkeit im Maison de la Couche zu Paris
(Nach Lallemand, 1885, S. 161 und 207)

Jahr	Aufnahmen	Davon gestorben	% der Aufnahmen
1690	1 343	629	46,83
1751	3 631	2 487	68,49
1797	3 597	3 314	92,13
1818	4 740	3 226	68,05
1877–1881	9 377	3 146	33,55
1640–1719	84 840		
1720–1789	389 963		

1801 starben in Marseille von 618 Ausgesetzten 600 Kinder, in Toulon von 104 Ausgesetzten 101 Kinder (Lallemand 1885, S. 264).

Weitere sehr ausführliche Angaben über die Sterblichkeit in dem Pariser Findelhaus und dem ihm folgenden Hospice Dépositaire von 1698–1954 stammen von Dupoux. Hier sei nur eine Angabe herausgegriffen: Im 2. Halbjahr 1781 starben 2481 von 2694 in dieser Zeit aufgenommenen Findlingen (92%).

An dem traurigen Ereignis wirkten viele Ursachen zusammen: die geheime Geburt am Ende einer verheimlichten Schwangerschaft, die Überführung und Aussetzung oft im kranken, manchmal im sterbenden Zustand und die Unterbringung in einem überfüllten Saal, wo sich die Infektionen ungehemmt rasch ausbreiteten. Erhielt der Findling zu seinem Glück sofort eine Amme, verließ er gleich wieder den verhängnisvollen Ort, dann konnte er dem Tode entgehen. Aber die Zahl der schlecht oder überhaupt nicht bezahlten Ammen genügte nie (Dupoux, S. 118).

Schon im Jahre 1680 machte man den Versuch, die Findlinge, für die es keine Ammen gab, mit Weizenwasser und Mehlbrei zu ernähren. Über das Ergebnis ist nichts aus den Akten zu entnehmen. 1780 entschloß sich die Verwaltung, möglichst viele Findlinge mit Tiermilch zu ernähren. Man hatte gehört, daß in der Stadt Montargis, die von ausgedehnten Viehweiden umgeben ist, viele Menschen mit Kuh- oder Ziegenmilch gesund und stark geworden sind. Die Verwaltung des dortigen Krankenhauses sollte die Findlinge bei ihrer Ankunft aufnehmen und an die Frauen zur Ernährung verteilen.

Das Ergebnis war niederschmetternd. Bald lebten von 44 hinausgesandten Neugeborenen nur noch 9 Kinder.

Häufige Krankheiten der Findelkinder waren der Soor, die Zellgewebsverhärtung (Sklerem), der Skorbut, den man für eine ansteckende Krankheit hielt, die venerische Krankheit (Lues) und sicherlich noch viele andere, in diesem Zusammenhang nicht angeführte Krankheiten (Dupoux, S. 120).

Im Pariser Findelhaus durften die Kinder mit angeborener Lues wegen der Ansteckungsgefahr nicht angelegt werden. Schon deshalb starben die meisten von ihnen. Die Überlebenden und die in höherem Alter Ausgesetzten waren eine Quelle der Verlegenheit. Man brachte sie nacheinander in verschiedenen Krankenhäusern unter und mietete schließlich 1780 für angesteckte Ammen und Kinder ein Haus in Vaugirard in der Nähe von Paris. Über das Ergebnis erfahren wir von Rochefoucauld-Liancourt (1790):

In das Krankenhaus von Vaugirard sind einige Kinder mit angeborener Lues gekommen; sie hatten ihre Ammen angesteckt und sie zu Opfern ihrer Armut und Hilfsbereitschaft gemacht. Man hatte schon vorher diese unglücklichen Kinder mit Getränken behandelt und ihre Pflegerinnen zu schützen versucht, indem man den Kindern Tiermilch gab und sie (mit Quecksilber) einrieb. In Vaugirard erhalten die luischen Säuglinge luische Ammen. Die Amme wird behandelt, ihre Milch bringt dem Kind das Gegengift. Fast alle Frauen sind bei ihrem Eintreffen schwanger. Ihre Behandlung beginnt vor der Entbindung und dauert, so lange sie stillen. Eine jede stillt gleichzeitig ihr eigenes Kind und einen kranken Findling. In 10 Jahren sind 1519 von 1959 Findlingen gestorben und 440 Findlinge geheilt worden. Es starben also 77,6%, während 22,4% am Leben blieben. Früher waren alle gestorben (Doupoux, S. 125).

Im Jahre 1858 erwähnt ein Bericht, was die Findlinge in den Anstalten entbehren müssen:

„Tieftraurig macht einen das Schauspiel, das diese unglücklichen Kinder darbieten, die bei ihrem früh entwickelten Verstand ein gewisses Bewußtsein ihres Unglückes besitzen und unter Tränen den mütterlichen Busen entbehren. Sie brauchten eine Amme oder Pflegerin, die sich ausschließlich und beständig damit beschäftigt, sie zu zerstreuen. Das ist fast unmöglich. Bleiben sie sich selbst überlassen, so kommt das Heimweh trotz aller mitleidigen Sorge, trotz aller Anstrengungen der Wissenschaft; fühllos gegen alles, was sie umgibt, verfallen sie bald dem Marasmus, schwinden dahin und sterben, indem sie nach ihrer fehlenden Mutter weinen". (Dupoux, S. 303).

Lallemand betont, daß die Findlinge des Findelhauses keineswegs die Gesamtzahl der ausgesetzten Kinder darstellen. Diese Anstalt sollte eigentlich nur zur Aufnahme Neugeborener dienen. Oft aber wurden auch ältere Säuglinge oder mehrjährige Kinder ausgesetzt, unter ihnen viele eheliche. Im Jahre 1760 befanden sich unter 5032 Aufnahmen 735 eheliche Kinder.

So ergibt sich im ganzen für das Pariser Findelhaus ein erstaunliches Bild: Nicht nur aus Paris, sondern auch von entfernten Provinzen her strömen die Findlinge dort zusammen. Da aber die Sterblichkeit im Findelhause selbst erschreckend hoch ist, weiß man nichts Besseres zu tun, als sie möglichst rasch wieder aufs Land zu schicken.

1763 macht ein amtlicher Bericht folgende Angaben: Die Listen des Hospitals von Rouen beweisen, daß die Hälfte der Findlinge, die zur Ernährung überwiesen werden, unterwegs, bei der Ankunft oder während der ersten Woche stirbt, ein Viertel in den ersten 14 Tagen, ein Achtel im ersten Jahre. Von dem überlebenden Achtel erreicht kaum ein Drittel die Pubertät (Lallemand, 4, II, S. 94).

Einen weiteren eindrucksvollen Bericht über Rouen gibt Fleisch (1803) wieder: Dort wählt man außerhalb der Stadt ein schönes, frei liegendes Haus und erbaut darin zwei Säle mit vielen Fenstern. In jedem Saale werden 15 Kinder sorgfältig verpflegt und ernährt. Aber von den 132 Kindern sind nach $1^1/_2$ Jahren nur noch 13 am Leben; auch diese bleiben schwächlich und sterben bald.

Nach C. F. Meißner (1778) wurde vor 20 Jahren in der Hauptstadt eines ungenannten Fürstentums ein Waisen- und Findlingshaus errichtet. Dort ist nur ein einziger Findling groß geworden. Dieser eine Mensch hat dem Lande jährlich 20000 Rth. gekostet, eine Summe, die für einen Erbprinzen zu groß gewesen wäre. Ist der geschichtliche Wert dieses Berichtes auch zweifelhaft, so zeigt er doch zum mindesten, was man sich in der Öffentlickeit von den Findelhäusern erzählte.

In der Prager Findelanstalt sind im Jahre 1858 bei 2831 Zugängen 103% gestorben, weil nicht nur sämtliche Neuaufnahmen, sondern auch einige vom Vorjahre erfaßt sind. Dieses Unheil wird darauf zurückgeführt, daß die Verpflegung der Ammen und Kinder einem Frauenorden übertragen war, der dafür eine Abfindung, berechnet für Kind und Tag, erhielt, so daß es vorteilhaft war, möglichst viele Kinder und möglichst wenige Ammen zu beköstigen. Deshalb wurden hinter dem Rücken des Arztes stillfähige Frauen entlassen und möglichst viele Säuglinge von wenigen Ammen oder überhaupt künstlich ernährt. So kam es zu vielen Ernährungsstörungen. Außerdem starben in der vorantiseptischen Zeit viele Mütter und Kinder an septischen Krankheiten. Nach Ablauf des Vertrages mit dem Orden ändert Ritter von Rittershain, der leitende Arzt, die Verpflegungsbedingungen und beseitigt damit den Übelstand. Nach ihm hat der Siebenjährige Krieg Böhmens Bevölkerung nicht stärker vermindert als die Zeit von 1857—1864 durch das Sterben der Findlinge (Steinert). Nach Kisch herrschten in der Prager Findelanstalt vor 1863, was Pflege und Reinlichkeit betrifft, „unwürdige Verhältnisse". Auf 120 Neugeborene kamen drei Badewannen, davon zwei auf Kinder mit ansteckenden Krankheiten.

Eine Statistik über die Sterblichkeit im Wiener Findelhaus von 1784—1886 bringt Friedinger (1887). Die Sterblichkeit betrug 1784 54% und stieg unter Schwankungen bis zum Jahre 1811 auf 74%, den höchsten Wert, der erreicht wurde. Nachdem dann das Pflegegeld erhöht war, fiel sie bis zum Jahre 1829 auf 23%. Jetzt wurde das Pflegegeld herabgesetzt mit dem Ergebnis, daß die Sterblichkeit den Wert von 42% erreichte. 1866 kam ein neuer Direktor, 1873 wurde das Pflegegeld wieder erhöht. Daraufhin sank die Sterblichkeit bis zum Jahre 1886 wieder auf 23%.

Die Bedeutung der Wiener Findelanstalt, der größten in Österreich, geht aus folgenden Zahlen hervor: Im Jahre 1906 gehörten zu ihrem Verband 20176 Kinder; von den auswärtigen waren untergebracht: bei ihren Müttern oder mütterlichen Blutsverwandten 1741 Kinder, bei fremden Pflegefrauen 18266 Kinder (Keller 1909, S. 85).

Die Sterblichkeit in den verschiedenen Findelanstalten wird in Tabelle 4 nach L. Pfeifer (C. Gerhardts Handbuch der Kinderkrankheiten 1, 565, 1877) wiedergegeben.

Tabelle 4
Es starben von den aufgenommenen Kindern in den Findelhäusern von

	%		%
Paris 1780	60,0	Dublin 1701–1797	98,0
Wien 1811	72,0	Petersburg 1772–1784	85,0
Paris 1817	67,0	Petersburg 1785–1797	76,0
Brüssel 1811	79,0	Petersburg 1830–1833	50,5
Brüssel 1817	56,0	Moskau 1822–1831	66,0
Belgien 1823–1833	54,0	Irkutsk	100,0
Gent 1823–1833	62,0	Frankreich 1838–1875	50,0
Mons 1823–1833	57,0	Dijon 1838–1845	61,0
Bordeaux 1850–1861	18,0	Prag 1865	19,6
bei Kindern, aufs Land gegeben	15,0	bei Kindern, aufs Land gegeben	34,56

Die Zahlen erhalten erst ihr eigentliches Gewicht, wenn man sie mit der Gesamtzahl der Findelkinder überhaupt vergleicht. Chateauneuf (1824) macht folgende Angaben (Tabelle 5 und 6):

Tabelle 5. Häufigkeit der Findelkinder

	Findelkinder auf 100 Geburten
Lissabon (1815–1819)	26,28
Madrid	25,58
Rom (1801–1821)	27,90
Paris (1815–1821)	20,91
Brüssel (1816–1821)	14,68
Wien (1815–1821)	23,43
Petersburg (1820)	45,00
Moskau	27,94
Grafschaft Nizza	6,06
Savoyen	5,83

Im Jahre 1790 beträgt die Zahl der Findlinge in Frankreich 40 000 (Ruland); nach einem Bericht von 1836 (Schmidts Jb. 15: 142) werden dort jährlich etwa 35 000 Kinder ausgesetzt. (Die von Hügel 1863, S. 397, angegebenen Zahlen sind um das Mehrfache größer.) Damals gibt es während der letzten 12 Jahre 360 000 verlassene Kinder, von denen 230 000, also 60%, gegen sonst 30% sterben. In Paris sterben von 5000 jährlich ausgesetzten Kindern 1300 schon in den ersten 14 Tagen.

Allerdings erreichen nach einem Bericht von 1768 viele Säuglinge das Findelhaus verstümmelt, krank oder sterbend, sei es, daß sie an ansteckenden Krankheiten leiden, sei es, daß sie durch ihre Reise erschöpft sind (Mercier, S. 155).

Tabelle 6. Zahl der Findlinge, bezogen auf die Zahl der Geburten, in Paris (nach Chateauneuf)

Zeit	Geburten	Findlinge	%
1710–1720	174 550	17 100	9,75
1720–1730	189 850	21 590	11,37
1730–1740	189 680	27 480	14,48
1740–1750	184 220	33 560	18,21
1750–1760	193 170	45 810	23,71
1760–1770	188 580	58 000	30,75
1770–1780	198 610	65 680	33,06
1780–1790	200 000	57 410	28,70
1790–1800	218 320	38 640	17,69
1800–1810	210 000	44 000	20,95
1810–1820	223 910	51 250	22,88

Die Gesamtausgaben für die Findelkinder betragen jährlich fast 10 Millionen Franken.

1860 besitzt Spanien 49 Findelhäuser und 92 Filialen. Bei einer Bevölkerungszahl von 15 673 481 werden 17 912 Kinder ausgesetzt (Ullersperger).

In dem Wiener Findelhaus, das 1784 gegründet wird, finden in den ersten 54 Jahren 182 659 Kinder Aufnahme. Von ihnen sterben 145 920 Kinder (Ghinopuolo). 1854 ist die Zahl der Gestorbenen auf 228 920 gestiegen (77,95 % der Neuaufnahmen), eine Zahl, die beinahe der Hälfte der damaligen Bevölkerung Wiens entspricht (Hügel).

Im Jahre 1798 wurden in das Findelhaus 2869 uneheliche Kinder unter einem Jahr aufgenommen; von ihnen sind im gleichen Zeitraum 2675 (93,2 %) gestorben, obwohl die meisten gleich nach der Aufnahme auf das Land oder in die Vorstädte in Verpflegung gegeben werden (Collender 1800).

1817 schreibt J. Fr. Osiander über seinen Besuch des Wiener Findelhauses: Die Sterbelisten beweisen, „daß die Findelhäuser mehr notwendige Übel großer Städte als wohltätige Institute sind". Im Wiener Findelhaus sterben während des ersten Lebensjahres in den besten Zeiten 70 %, in den mittleren 80 % und in den schlechten 90 % der Kinder. 1810 sind von 2789 im Findelhaus verpflegten Kindern 2583, also 92–93 %, gestorben.

In einem Auszug aus dem Haupt-Sanitäts-Bericht von 1811 heißt es: „Die Mortalität der Findlinge im Hause hat sich im verflossenen Jahr dahin verändert, daß von 100 Kindern nur 91 starben, während in dem vorher gegangenen Jahr 1810 von 100 Kindern 92 bis 93 gestorben sind." (Medizinische Jahrbücher, II. Bd., III. Stück 1814).

Nach einem amtlichen Bericht der österreichischen Regierung (1813) hat die Erfahrung bewiesen, „daß die Findelanstalt, so wie sie bisher bestand, mehr zum Nachteil als zum Nutzen für die Menschheit diente". Deshalb sollen die Kinder, die in ihren ersten Lebenstagen aufgenommen wurden, in möglichst kürzester Zeit zu Zieheltern gebracht werden.

„Der Antrag, eine Bildungsanstalt für Kinderwärterinnen zu errichten, findet nicht statt." (Med. Jahrbücher. II. Bd. II. Stück. Wien 1813. S. 17 u. 25).

Gerade in Wien gibt man sich große Mühe, die Sterblichkeit zu verringern. Ein gewisser Erfolg stellt sich aber erst ein, als man die Kinder in Außenpflege bringt. An dem Mißerfolg in der Anstalt sind Mangel an Reinlichkeit und Pflege nicht schuld. „Sooft ich das Findelhaus besucht habe, auch im Winter, fand ich morgens die Zimmer in Ordnung und gelüftet; jede Amme hatte so viel reine Wäsche für ihre Kinder unter Händen, als sie nur immer auf den Tag brauchen konnte, die Kinder lagen in reinlichen Betten ... Dennoch wollten die Kinder keineswegs gedeihen." (Osiander).

In fünf geräumigen, hellen und hohen Zimmern befanden sich 72 Ammen und mehr als doppelt so viele Kinder. Gewöhnlich stillte jede Amme ihr eigenes und ein fremdes Kind. Bei großer Reinlichkeit und Ordnung war doch die Zimmerluft sehr verdorben. Auch wenn die Neugeborenen nur durch Ammen ernährt wurden, war die Sterblichkeit so hoch, daß das Volk wiederholt auf den Gedanken kam, man töte die Kinder im Findelhause absichtlich. Die Kinder starben an allen Arten von Verdauungsfehlern, bösartigen Durchfällen, Aphthen, Augenentzündungen (S. 592) und Atrophie. Zellgewebsverhärtungen waren dagegen selten.

Um die Übelstände abzustellen, fordert die k. k. Landesregierung (1810) von der Wiener medizinischen Fakultät ein Gutachten darüber ein, „Ob bey dem erwiesenen Mangel an Muttermilch zur Ernährung der Findlinge und bey der nicht leicht zu verhindernden Verfälschung der Kuhmilch, vorzüglich in dem Anbetrachte, daß die Stillung der Findlinge mit Wasser (d. h. mit Wasser verdünnter Kuhmilch) bereits tausende derselben dahingerafft hat; daß also diese Art der Erziehung, vermöge tausendfältiger im Findelhause bereits gemachten traurigen Erfahrungen, gleichsam für das Todesurteil zu dieser Erziehung genommene Findlinge anzusehen ist: die Milch der Ziegen, in der Nähe des Kindes gemolken und mit dem etwa nötigen Zusatze von Wasser oder Pflanzenaufgüssen, dem Kinde noch warm gereicht, nicht ein schickliches und heilsames Nahrungsmittel für die sogenannten Wasserkinder im Findelhause abgeben und zur Verminderung der Sterblickeit unter denselben beytragen können?"

Das Gutachten nennt als Ursachen der großen Sterblichkeit die Luftverderbnis infolge des Zusammenlebens so vieler Ammen und Kinder, weiter die ständige gegenseitige Beunruhigung, das Fehlen eines eigenen Absonderungszimmers bei ansteckenden Krankheiten, besonders bei Durchfällen, den Mangel an guten Wärterinnen und andere unbedeutende Umstände. Kuhmilch sei kein unpassendes Nahrungsmittel, Ziegenmilch – die von anderer Seite vorgeschlagen war – schwerlich besser. Bei Frauenmilchmangel erhielten die Neugeborenen am besten Kuhmilch, mit Wasser oder einem leichten Pflanzenschleim verdünnt und so frisch wie möglich genossen.

Die Abteilung der zahlenden Schwangeren ist ein Zufluchtsort für unglückliche Schwangere und für solche, die Ursache haben, ihre Schwangerschaft zu verheimlichen. Die Eintretende hat nicht nötig, ihren rechten Namen zu sagen, noch viel weniger den Vater des Kindes anzugeben, nur muß sie ihren wahren Namen in einem verschlossenen Billet deponieren, damit man nach einem Sterbefall Auskunft über sie geben kann. Sie kann verschleiert das Haus betreten und wieder verlassen und braucht sich, wenn sie eine Wärterin mitbringt, selbst nicht von den Wärterinnen des Hauses sehen zu lassen. Viele benutzen die Anstalt nur auf den Tag ihrer Niederkunft, zahlen dafür 4–6 Gulden und verlassen sie oft schon nach wenigen Stunden wieder, indem sie dem Findelhaus ihr Kind, gegen Erlegung einer Taxe, übergeben. Frauenzimmer auch aus entfernten Provinzen Österreichs benutzen diesen Zufluchtsort häufig (J. Fr. Osiander).

Wie Osiander berichtet, wäre es nach dem Geburtshelfer L. J. Boer (1751 bis 1835) besser, wenn es gar keine Findelanstalt gäbe, sondern der Staat die Mütter durch Geld oder auf andere Weise unterstützte, damit sie ihre Kinder selbst verpflegen könnten.

Boer selbst (1802–1804) schreibt: „Es gibt Länder, wo man um nichts mehr für ein kleines Kind zahlt als für einen jungen Hund; und doch wundert man sich, wie die Kinder so häufig in der Kost sterben" ... „Zum Besten dieser Armen gibt es in Europa mehrere Findlingsinstitute. Hat indeß eine solche Anstalt ihre wesentlichen Gebrechen, so ist sie in dem Lande, wo sie besteht, schädlicher als eine immerwährende Seuche."

d'Outrepont, ein Schüler Boers, schreibt über seinen Lehrer: „Ebenso viel Mitleiden hatte er mit den Kindern im Findelhause wie mit den Kindbettfieberkranken im Gebärhause; er schilderte die Sterblichkeit so, wie Osiander in seinen Erinnerungen sie angibt. Er hatte früher geglaubt, daß die Ernährung der Kinder ohne Muttermilch die große Sterblichkeit daselbst herbeiführte, und hatte vorzüglich dahin gewirkt, daß viele und gute Ammen aus dem Gebärhaus in das Findelhaus aufgenommen wurden; doch war auch seine Erwartung getäuscht worden; er behauptete nun, daß die höchstverdorbene Luft in den mit Kindern und Ammen angefüllten Sälen die Krankheiten der Säuglinge erzeugen mußten; er prophezeite allen künftigen einigermaßen großen Findelhäusern ein gleiches Schicksal und sagte, die Regierungen würden weiser und menschlicher handeln, wenn sie die Säuglinge auf das Land in die Privatpflege gleich schickten; geschähe es aber erst nach Verlauf von einem halben oder ganzen Jahre, so wäre es schon zu spät, denn bis dahin wären wohl die meisten Findlinge schon gestorben."

Über das große Findelhaus im ehemaligen St. Petersburg berichtet Doepp 1835: Bestand aller Zöglinge Ende 1832: 15 466, Neuaufnahmen 1833: über 4000. Die Nahrung bestand zum größten Teil aus Grütze, Kohl, Fleisch, Fischen und Brot. Häufig traten Scropheln und tödliche Durchfälle auf. Scorbut herrschte in jedem Jahr von Februar bis zum Mai. Im Gegensatz zu Paris trat die Zellgewebsverhärtung nur selten auf. Es ereigneten sich in 4 Jahren nur 3 Erkrankungen. An Erysipel erkrankten jährlich etwa 300, oft im Anschluß an die Vaccination, an Tetanus (Trismus) etwa 20 Neugeborene, an Lues etwa 100 Säuglinge. Fast alle Kinder erkrankten an Soor (Aphthen). An Atrophie starben die meisten Frühgeborenen.

Nach Schmalz (1835) enthält das Findelhaus in Brüssel 60 kleine eiserne Betten oder Wiegen. 500 Kinder werden jährlich durch die Drehlade aufgenommen und sogleich Ammen übergeben, die sie aufs Land nehmen. In der kurzen Zeit, die sie im Hause verbringen, sterben 50–80 Kinder jährlich. Im Hause stillt eine Amme zwei, drei, manchmal auch vier Kinder. Sehr häufig tritt in dieser Anstalt, die als luisch angesehene Augenentzündung auf. Die Ansteckung erfolgt wahrscheinlich bei dem Durchgang durch die Scheide der Mutter und kann auf die stillenden Ammen übertragen werden, so daß diese gleichfalls an Augenentzündung erkranken, ohne daß irgendwelche weitere luische Erscheinungen auftreten. Von

Soor (Aphthen) war fast jedes Kind mehr oder weniger befallen. Zeitweise starben sehr viele Kinder an Tetanus.

Es wird daher verständlich, wenn der Schwede Berg (1854) in diesem Zusammenhange nicht von Kinderkrankheiten, sondern von „Findelhauskrankheiten" sprechen möchte. In einem Bericht Clars (1851) über die Wiener Findelhäuser heißt es: „Es müssen vielen Ammen drei, auch wohl vier Kinder zur Pflege übergeben werden. Dieses hat zur Folge, daß eine sehr bedeutende Anzahl von Kindern nur sehr unregelmäßig und mangelhaft gepflegt und ernährt werden konnte, und deshalb um so leichter von Krankheiten ergriffen und dahingerafft wurde. Bedenkt man zugleich, daß bei dem immer fühlbarer werdenden Mangel an Pflegeparteien keine Auswahl möglich ist, daß sie genommen werden müssen, wie sie eben kommen, lernt man die Parteien von ihrer moralischen Seite und in ihrer Lebensweise näher kennen, so kann es nicht Wunder nehmen, daß in der auswärtigen Pflege eine noch weit größere Anzahl von Findlingen als in der Anstalt auf ähnliche Weise (schlechte Pflege, unregelmäßige und mangelhafte Nahrung) ein trauriges Ende findet."

Über die schwierige Lage der Kinder in fremder Pflege macht Uffelmann (1883) nähere Angaben: Ihre Sterblichkeit während des 1. Lebensjahres schwankte in Berlin 1876–1880 zwischen 40–47%, während die allgemeine Säuglingssterblichkeit in Berlin 28–31% betrug. Als Uffelmann 94 Wohnungen mit Kostkindern in Rostock besichtigte, fehlte in 14 Wohnungen ein Schlafzimmer. Ohne Fenster war es in 9, unmittelbar unter den Dachziegeln in 8 Fällen. Mehrfach schlief das Kind im Bett der Pflegerin. Uffelmann verlangte eine amtliche Erlaubnis für das Halten von Pflegekindern, wie sie von England und Frankreich bereits eingeführt war. Er berechnete die Kosten für die Aufzucht eines Säuglings (ohne Bett und Kleidung) bei einem Milchpreis von 0,11 M das Liter auf monatlich 9,58 M.

Das Geschick des hilflosen Kindes aus den unteren Schichten der Berliner Bevölkerung beschreibt Finkelstein (1898):

„Kurz nach der Geburt der Mutter entzogen, die es zumeist nicht bei sich behalten kann, viel seltener nicht behalten will, gelangt es in die ungeschickten Hände Fremder oder wird der Kommunalpflege überwiesen. In der mangelhaften Pflege erkrankt schon im 1. Quartal ein großer Bruchteil tödlich, der kleinere, glücklicher oder zäher, entgeht der grausamen Auslese. Die verminderte Schar stellt dem Krankenhaus auch eine entsprechend verminderte Quote... Gehemmt in der Entwicklung, von Krankheit und Siechtum umlagert, schleppt sich dieser Rest mühsam in die höheren Altersstufen, bis er in der – man gestatte das Wort – Kondition eines viermonatigen Kindes durch das Ziel am Ende des 1. Jahres geht."

Ebenso war es in München, wie Kerschensteiner (1876) schreibt:

„Früher geschah es, daß 5–6–8 ‚Kostkinder' sich in einer elenden, schmutzigen Räumlichkeit von einer alten, selbst der Pflege bedürftigen Frau besorgt befanden – seit mehr als 15 Jahren darf dies nicht mehr stattfinden, ein zweites oder drittes Kind, das eine Frau halten darf, ist jetzt ein Lohn, eine Prämie für bewiesene erprobte Pflege eines Kindes."

Hatten sich die Verhältnisse wirklich gebessert? Als Friedinger 1875 die Münchener Gebäranstalt besuchte und fragte, was mit den etwa 900 jährlich geborenen unehelichen Kindern geschieht, antworteten die Ärzte: „Die Kinder kommen alle zu den Engelmacherinnen."

In Berlin lagen die Dinge nach Hecker (1805) kaum anders:

Die Personen, die elternlose Kinder in Verpflegung nehmen, sind bei weitem in den meisten Fällen nicht nur aus den niedrigsten, sondern auch, wenn von Städten die Rede ist, nur zu oft aus den verworfensten Ständen: Kupplerinnen, denen ihr Gewerbe jene unglücklichen Geschöpfe in die Hände führt, verblühte, durch ekelhafte Krankheiten zugrunde gerichtete Freudenmädchen u. dgl. „Man sieht sich gezwungen, jeden anzunehmen, der sich nur zu ihrer Aufnahme findet, und ist zufrieden, sie auf irgendeine Art untergebracht zu haben. Höhere Aufsicht wie in den Findelhäusern fällt bei jeder Privaterziehung fast ganz weg. Die Behörden vernehmen wohl die Nachricht von ihrem Tode mit Wohlgefallen. Ich habe den Plan einer Behörde vor mir liegen, nach welchem ausdrücklich auf die sehr beträchtliche Zahl derselben, die in den ersten Jahren sterben, zum Vorteil der Verpflegungskasse gerechnet ist."

Entsprechend schreibt Mauthner (1853, S. 126):

„Traurig genug, daß viele Mütter ihre Kinder in die Kost geben müssen. – Wie mühsam schleppt so manche dies und jenes herbei, um die Gunst der Kostfrau für ihr Kind zu gewinnen; kommt keuchend an den Jammerort, an dessen Eingang man zweifelnd steht, ob wohl hier eine menschliche Seele wohnen könne, und was findet sie? ein bleiches, mageres, verzerrtes, heiseres Wesen mit großem dickem Bauche!... Ein Kind in die Kost geben, heißt nach meiner Erfahrung, es physisch und moralisch opfern."

In den Findelanstalten anderer Länder herrschte die gleiche Sterblichkeit. So erreichte in London nur das 6. Kind das 6. Lebensjahr, in Kopenhagen kamen von 1986 Pfleglingen nur 350 mit dem Leben davon (Ullersperger 1867).

Der Schwede Fr. Th. Berg kam auf seiner großen Reise 1839–1841 auch nach Wien. „Rokitansky und seine junge Gattin nahmen mich besonders freundlich auf. Ich hörte täglich seine Vorlesungen und war ein häufiger Gast in seinem Hause. Zahlreiche Leichen aus dem Findelhaus lagen in einem Raum neben seinem Hörsaal aufgeschichtet, ohne seziert zu sein. Ich erhielt seine Erlaubnis, sie zu untersuchen unter der Bedingung, daß ich es ihm zeigen sollte, wenn ich etwas Bemerkenswertes fand. Ich sezierte Hunderte von Leichen, aber ohne viel zu lernen, weil ich nichts über den vorhergehenden Krankheitsverlauf erfuhr."

Kußmaul, der 1847 Wien besuchte, berichtet in seinen Erinnerungen: Im Findelhause bei Bednar hatte man

„reiche Gelegenheit, die mannigfachsten und schlimmsten Erkrankungen im ersten Kindesalter kennen zu lernen, die ich glücklicherweise im Privathaushalte nie wieder sah. Solange man die Mittel, der Sepsis zu begegnen, nur unzureichend kannte, waren diese in löblicher Absicht begründeten Anstalten kaum besser als Mördergruben".

Gerade im Jahre 1847 führte Semmelweis (Wiener 1. Gebärklinik) das Waschen der Hände mit Chlorkalk-Lösung ein, um die Übertragung des Wochenbettfiebers zu vermeiden. Während des tragischen Kampfes um die Verhütung dieser Krankheit hat sich Bednar in seinem Werk „Die Krankheiten der Neugeborenen und Säuglinge" (1850–1853) eindeutig auf die Seite von Semmelweis gestellt:

„Die Infektion der Mütter geschieht noch vor der Entbindung, und zwar bei der Untersuchung der Gebärenden mit Händen, welche entweder mit fauligen Leichenstoffen oder mit anderer Jauche verunreinigt sind. Dieser Gegenstand wurde an der ersten Wiener Gebärklinik zuerst von Dr. Semmelweis gewürdigt, wodurch der enormen Sterblichkeit der Wöchnerinnen Einhalt getan wurde" (4, 244). „Die Sepsis des Blutes bei Neugeborenen ist jetzt eine große Seltenheit geworden, welches wir der folgereichen und der größten Beachtung würdigen Entdeckung des Dr. Semmelweis, emerit. Assistenten der ersten Wiener Gebärklinik, zu verdanken haben, welcher die Ursache und die Verhütung des früher mörderisch wütenden Puerperalfiebers glücklich erforscht hat" (1,98).

Das Los der Findlinge, die in Wien in Außenpflege gegeben wurden, beschreibt Mükisch (1825), der 15 Jahre lang mehrere Tausend behandelte: Vier Aufseher sind vorhanden. Auf jeden entfallen so viele Kinder, daß er das einzelne kaum einmal im Jahre auf Minuten besuchen kann. Oft hat eine Pflegemutter schon den vierten Findling oder mehr beerdigt, wenn sich der Aufseher nach dem ersten erkundigt.

„Ich spreche aus eigener und oftmaliger Erfahrung, und man muß wie ich so oft die elenden feuchten Hütten, die gewöhnlichsten Kostörter solcher armen Findlinge in den fernsten Vorstädten und auf dem Lande besucht haben, um das Gemälde der gräßlichen Szenen glaublich zu finden, welche sich häufig meiner Anschauung darboten. So besuchte ich einst ein solches Weib, dessen Mann im fernen Kriege kämpfte und welches sein eigenes, 4 Monate altes Kind an der Brust säugte. Nachdem ich an ihrer verschlossenen Tür eine geraume Weile gewartet hatte, kam sie, angeblich aus der Apotheke, zurück, und welcher Anblick bot sich mir nun in der bewußten Stube dar! Auf einem elenden, über 2 Tische gebreiteten Strohlager lagen vier Findlinge, keiner noch 2 Monate alt, nebeneinander; drei davon vom Durchfall besudelt, der vierte, vielleicht seit einer Stunde schon, tot... Ich kenne ein Weib, welches in einem Jahr zum 13. Male einen lebenden Findling gegen einen unter ihren Händen gestorbenen erhielt."

Ähnlich schreibt Hügel (1863, S. 454) über die Verhältnisse in Wien:

„Nahezu dieselben Weiber kommen stetig in den kürzesten Zwischenräumen mit immer neuen ausgezehrten, unrein gehaltenen und in stinkende Lumpen eingewickelten Findlingen zur Ordination. Bevor wir zur Untersuchung schreiten, eröffnen uns diese Weiber, sie seien nicht wegen einer Arznei gekommen, da sie wohl wüßten, es gebe für die Findlinge keine Hilfe; sie hätten sie nur deshalb vorgestellt, daß man nach dem Tode der Kinder ihnen die Ausfolgung des Totenscheines nicht verweigern könne, wodurch sie gerichtlichen Invectiven ausgesetzt würden. Geben wir diese Weiber wegen zu spät gerufener ärztlicher Hilfe an, so erwidern sie, man habe ihnen die Kinder schon in diesem Zustande im Findelhause übergeben."

Tezner (1956) schreibt: Noch bis zum ersten Weltkrieg und jahrelang nachher war es – z. B. in Wien – üblich, daß Hausgehilfinnen – oder Dienstmädchen, wie sie damals hießen – ihre unehelichen Kinder zu einer Familie auf dem Land in Kost gaben. Erst dann begann die Stadt Wien mit der Errichtung von Heimen, was schon daraus hervorgeht, daß ihre Insassen im Gegensatz zu den privat Untergebrachten als magistratische Kostkinder bezeichnet wurden. Es ist schwer zu sagen, welche Methode der Unterbringung schlechter war. Ich erinnere mich noch mit Grauen an diese magistratischen Kostkinder, die meist schon im Stadium der Finkelsteinischen Dekomposition ins Spital gebracht wurden und dort eines nach dem andern dahinstarben, ohne daß die für sie bestimmten Betten je leer wurden, da es nie an neuen Todeskandidaten fehlte, um die Betten zu belegen. Die privaten Pflegemütter aber – es handelte sich oft um alleinstehende Frauen und nicht um Familien – führten im Volke den bezeichnenden Namen: „Engelmacherinnen". Es kann übrigens keinem Zweifel unterliegen, daß der Tod des Kindes dem Wunsch aller Beteiligten entsprach mit Ausnahme des Kindes selbst – und das war noch nicht imstande, eine Meinung zu äußern. Es ist gut, an diese Dinge zu erinnern, erstens, um klarzumachen, wie schrecklich die Verhältnisse damals waren, dann aber, um darzutun, daß die Säuglingsheime geschaffen wurden, um einem dringenden Bedürfnis nachzukommen, da es zu wenig private Unterbringungsmöglichkeiten gab, und das Heim der einzige Ausweg war, um zu verhindern, daß die Kinder auf der Straße oder in irgendeinem Winkel starben – obwohl das Endergebnis nicht viel anders war. Damit erledigte sich auch der oft gemachte Einwand, man hätte die Säuglingsheime nur so lange Zeit aufrechterhalten, weil ihre schweren psychischen Schäden unbekannt gewesen wären.

Die Sterblichkeit in den Findelanstalten ist in hohem Maße von der Ernährung abhängig. Stehen genug Ammen zur Verfügung, so kann alles noch leidlich gehen. Aber selbst das ist nicht immer der Fall. So findet A. Epstein, der Leiter des Prager Findelhauses (1898), den Ausspruch Meißners unbegreiflich, daß Säuglinge an der Brust gegen Cholera infantum völlig immun seien: „Unsere Erfahrung stützt sich auf Hunderte von Fällen dieser Art bei reinen Brustkindern, und auch wir müssen wie Widerhofer betonen, daß ein zuweilen rapider Verlauf der Erkrankung trotz natürlicher Ernährung nicht nur in Findelhäusern, sondern auch unter den günstigsten Familienverhältnissen beobachtet wird." In der Prager Findelanstalt leiden oft schon die Neugeborenen, die am 10. Lebenstage aus der Entbindungsanstalt – einem vorzüglich eingerichteten Prachtbau – eintreffen, trotz ausschließlicher Brusternährung an leichten, aber auch an schweren und tödlichen Formen von Gastroenteritis. Eine nicht geringe Zahl wird in hoffnungslosem Zustande aufgenommen. Muß aber künstlich ernährt werden, so ist die Gefahr noch größer. Im Pariser Findelhause sind z. B. im Jahre 1772 schon in den ersten Tagen 2650 von 7778 Findlingen an der Ernährung mit Ziegenmilch gestorben (Hügel). In einem Bericht über die Findelhäuser in Paris aus dem Jahre 1780 heißt es:

„Alle Versuche, Säuglinge mit Tiermilch zu ernähren, blieben erfolglos, gleichgiltig, welche Beschaffenheit man wählte, in welcher Weise man sie verdünnte ... 32 mit solcher Milch ernährte Kinder sind alle ohne Ausnahme gestorben" (Lallemand 4, II, S. 93).

Guroff, der das Findelhauswesen 1829 eingehend bearbeitet hat, kommt zu dem Schluß, daß in den Findelhäusern eine schaudererregende Sterblichkeit herrscht, unvergleichlich größer als die höchste Sterblichkeit der kleinen Kinder selbst in den bedürftigsten Volksschichten. Die Findelhäuser könnten kaum als ein Vorbeugungsmittel gegen den Kindsmord betrachtet werden, sondern brächten, um einige unmittelbare oder mittelbare (durch hilfloses Aussetzen bewirkte) Kindsmorde zu verhindern, selbst eine unvergleichlich größere Zahl von Kindern ins Grab (nach Quételet 1838, S. 259).

Immer wieder klagen die alten Berichte, daß die Findelhäuser, in menschenfreundlicher Absicht errichtet, um den Ärmsten der Kinder zu helfen, gerade das Gegenteil von dem erreichen, was sie beabsichtigen: „Sie wirken verheerender als Krieg und Pest. Sie erleichtern das Verlassen der Kinder, weihen dieselben einem fast gewissen Tode und sind die ersten Ermutigungen der Mutter, den mütterlichen Pflichten zu entsagen" (Schmidts Jb. 16 [1837] 142). „Diese vom Gesetz geduldete Art des Kindermordens kostet jährlich Millionen und fördert nur die Sittenlosigkeit. Doch wo Klerus und Konkubinat, Despotie und Mittelalter noch blühen, mag oder kann man diese chinesischen Kindergruben im Gewand christlicher Nächstenliebe nicht entbehren, und in vielen unserer Hauptstädte werden so noch heute 15–25% aller Neugeborenen ausgesetzt, oft genug sogar eheliche!" (Oesterlen 1865).

Welche Vorurteile die Sorge für die elternlosen Kinder belasteten, geht aus den nachstehenden Berichten hervor:

„In Harlem herrscht die Sitte, die Findlinge, Kinder armer, noch lebender Eltern, vater- und mutterlose Waisen, Kinder, deren Eltern wegen Schulden im Gefängnis sitzen oder auch als Missetäter am Leben gestraft wurden, besonders und unterscheidend zu kleiden; hierdurch richtete man nichts anderes aus, als daß gewisse Kinder niedergeschlagen werden" (Krünitz 1778).

Sonnenmayer (1840) möchte an sich die gesundheitlichen Verhältnisse der Gebär- und Findelanstalten verbessern. Immerhin schreibt er: „Findelkinder sind

Eigentum des Staates, der sie erzieht; ihm sind sie ihre Dienste schuldig, und er kann sie, zur Abtragung ihrer Schuld, zu seinen Zwecken verwenden."

Der Direktor der Wiener Findelanstalt Friedinger (1887) berichtet: „In einer Dorfschule mußten vor einer Reihe von Jahren die sämtlichen Findlinge auf der Schandbank sitzen, die Ortsarmen aber nicht. Und warum? Nicht etwa wegen des schlechten Lernens, sondern weil sie wie die Ortsarmen kein Schulgeld bezahlten und dazu auch noch Findelkinder waren ... Der niedere Clerus ist bisweilen befangen und weiß sich nicht hinwegzuhelfen über die Abstammung dieser ärmsten Kinder! Ja es fehlt nicht an hochgestellten Persönlichkeiten, welche ehrenrührige Reden über den Direktor führten, weil er sich bemühte, die traurige Lage der Findelkinder zu verbessern."

Ähnlich dachte man in Berlin, wie Varnhagen von Ense in seinem Tagebuch am 28. 3. 1842 berichtet: „In der Charité wollte der Prediger Melcher die dort geborenen Kinder nicht taufen, weil sie Kinder der Lust und des Unglaubens seien; der andere Charité-Prediger, Namens Gossenhauer, wurde gerufen und taufte sie."

Obgleich die Zahl der Kindsmorde in Gegenden ohne Findelhäuser nicht größer ist, stehen die Behörden den allgemein bekannten Mißständen machtlos gegenüber. Wie groß die Teilnahme am Schicksal der unehelichen Mutter und ihres Kindes gewesen ist, geht aus H. L. Wagners Drama „Die Kindsmörderin" (1776), Goethes Faust I, Schillers Gedicht „Die Kindsmörderin" und aus entsprechenden Gedichten von G. A. Bürger und R. Lenz hervor. Pestalozzis Schrift „Über Gesetzgebung und Kindermord" ist 1783 erschienen.

Aus diesem Gedankengange heraus fordert Fr. A. Mai (1781) „Vorbeugungsmittel gegen den Kindsmord". Der Staat muß politische Maßnahmen anordnen, um verhehlte Schwangerschaften zu entdecken. Mai will aber auch „die unmenschliche Art, Schwangeren zu begegnen, dieselben aus dem Dienste zu jagen, aufheben, vielmehr eine Belohnung jedem Haus- oder Gastwirt zuerkennen, welcher jedoch mit vorheriger schriftlicher Bewilligung der Polizei eine Durchreisende oder sonst verlassene Schwangere, wenn sie besonders ihrer Geburt nahe ist, aufnimmt und für dieselbe sorgt".

„Eine rühmliche Ausnahme berichtet Balk (1791) aus Kurland: „Der Kindermord ist hier selten, und die Art, wie beschwängerte Mädchen behandelt werden, macht dem Lande Ehre."

Großes Aufsehen erregte das Schicksal der Kindsmörderin Helene Gillet in Bourg en Bresse im Jahre 1624. Sie war von dem Lehrer ihrer Geschwister, der sich in ihr Schlafzimmer eingeschlichen hatte, vergewaltigt worden. Die Nachbarschaft hatte die Schwangerschaft bemerkt. Als nun ein totes Neugeborenes aufgefunden wurde, eingehüllt in ein Frauenhemd mit dem Zeichen H. G., stellte man sie vor Gericht. Dieses verurteilte sie wegen verheimlichter Schwangerschaft und Kindsmordes zum Tode durch das Schwert. Nachträglich gestand sie, daß sie heimlich ein Kind geboren habe. Als sie aus ihrer Besinnungslosigkeit nach der Geburt erwachte, habe sie kein Lebenszeichen mehr an ihm bemerkt und die Leiche vergraben, um ihre Ehre zu retten. Das Parlament bestätigte das Urteil, obwohl es das Bekenntnis für richtig hielt, denn nach einer alten Bestimmung war ein jedes Mädchen schon wegen verheimlichter Schwangerschaft und Niederkunft als Kindsmörderin zu bestrafen, selbst wenn es behauptete, es habe das Kind tot zur Welt gebracht.

Helene sollte öffentlich auf dem Schafott hingerichtet werden. Der sehr aufgeregte Scharfrichter fehlte zweimal ihren Hals und verwundete sie nur. Schließlich schleuderte er das

Schwert von sich und floh in eine nahe Kapelle. Seine Frau aber ergriff die Leine, mit der Helene festgebunden war, schlang sie ihr um den Hals und schlug, als sie sich wehrte, mit den Fäusten auf sie ein, um sie zu betäuben. 5–6 mal versuchte sie, die Schlinge zuzuziehen, aber die empörten Zuschauer hinderten sie durch einen Hagel von Steinen. Schließlich wollte sie ihr Opfer mit einer Schere erstechen und versetzte ihr 10 Stiche in Kehle, Hals und Gesicht. Da erstürmte das Volk das Gerüst und tötete erst die Frau des Scharfrichters, dann ihn selbst.

Nach dem Gesetz hätte Helene trotzdem hingerichtet werden müssen, durch das Eingreifen des Königs wurde sie aber begnadigt. In dem Erlaß heißt es: Bei der Schwäche und Unerfahrenheit ihres Geschlechtes und Alters, bei der Todesangst, die sie erlitten, und den ihr zugefügten körperlichen Leiden, die die Todesstrafe beinahe überwogen, wolle man sie vollkommen begnadigen, das Todesurteil für ungeschehen und ungesprochen erklären und ihre bürgerliche Ehre vollkommen wiederherstellen (Pitaval. 1. Aufl. 4. Teil. S. 276).

Dieser berühmte Rechtsfall zeigt als Ausnahme um so deutlicher, welches Schicksal eine Kindsmörderin gewöhnlich erwartete.

Ein französisches Gesetz aus dem Jahre 1556, das noch im 18. Jahrhundert in Kraft war, bestrafte mit dem Tode jede verheiratete oder unverheiratete Frau, wenn sie ihre Schwangerschaft und Geburt verheimlicht hatte und das Kind ohne Taufe gestorben war. Die Geistlichen mußten alle 3 Monate in ihrer Predigt daran erinnern. Mehrfach sind Mütter gehängt worden, weil sie ihre Kinder getötet hatten. Das 18. Jahrhundert war hiermit nicht mehr einverstanden; die geheime Abgabe machte den Kindermord in Paris selten (Mercier, S. 30 und 157).

Der Baden Durlacher geheime Rat Reinhard (nach J. P. Frank 2, 111 [1780]) erkennt, „daß das Laster der Unzucht mit der menschlichen Natur so genau verbunden ist, daß kein Unglück, und keine Strafe in der Welt jemals weiter hingelangt habe, als nur um sichere Mittel zur Verbergung dieses Vergehens zu suchen, nie aber dasselbe zu verhindern ... Wir bestrafen dieses (den Kindesmord) mit dem Tode, und billig tun wir es; wir würden es aber mit mehrerer Gemütsruhe tun können, wenn wir uns nicht den Vorwurf zu machen hätten, daß wir keineswegs das Unsrige getan haben, um die Ursachen, so viel es möglich ist, aus dem Weg zu räumen. ... Man weiß, daß ein dergleichen Fehltritt ein Weibsbild an und für sich in Verachtung setze und sie um den größten Teil ihres zeitlichen Glückes bringet. Wann nun noch der Lasterstein und der Hurenkarn auf sie wartet, wenn sie gar befürchten muß, des Landes verwiesen und in das Elend verjagt zu werden; wenn ein beleidigter Vater, ein ungütiger Anverwandter, ein erzürnter Brotherr ein schwangeres Mägdlein aus dem Hause jaget, wann es keinen Platz weiß, wohin und wohinaus, wann alles hinter einer solchen Kreatur darein ist, um sie gleich einem bösen Tier zu verjagen; so entsteht billig die Frage: ob der Landesfürst und der Richter sich nicht Vorwürfe machen muß, wann er eine so unglückliche Person zu dem Tode verurteilt. ... Ob die harte Strafen als öffentliche Beschimpfung, Landesverweisung u. d. gl. nicht mehreres Übel als Gutes würken, das stelle ich dahin".

J. P. Frank (2, 117) führt eine kurpfälzische Verordnung aus dem Jahre 1760 an, die das Schicksal der Schwangeren zu mildern sucht. Die Ortsobrigkeit habe „mit derselben gelind zu verfahren, wohl auch Bedacht zu nehmen, wie selbe entweder durch Heirat oder in andere Wege, befindenden Dingen nach, zu Ehren gebracht werden können". Einen Erfolg hat diese Anordnung allerdings nicht gehabt.

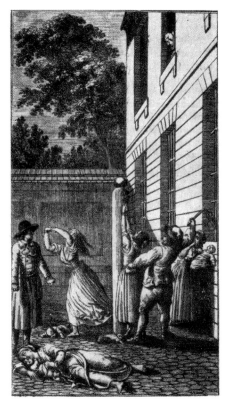

Abb. 56. Auspeitschen unehelicher Mütter. Chodowiecki 1783

Der Stich Chodowieckis aus dem Jahre 1783 (Abb. 56) gibt ein Beispiel dafür, wie die Behörde uneheliche Mütter behandelte. Noch im Jahre 1861 konnten im Schweizer Kanton Uri wegen Unzuchtvergehens beide Beteiligten mit Zuchthaus oder körperlicher Züchtigung bestraft werden (Der neue Pitaval. 3. Folge. 7. Teil. 2. Aufl. Leipzig 1871. S. 177).

Nun aber auch die andere Seite: „Nichts kommt der Frechheit gleich, mit welcher schwangere Dirnen vor die Gemeinden treten und Ehesteuern fordern. Da ist von Scham auch nicht der geringste Schein; ja, sie stellen sich noch schwanger, wenn sie es auch nicht sind, und geben mit Kuder (Wergrest) sich das Ansehen, als ob sie es wären; so treten sie auf und drohen auf die unverschämteste Weise ... Sie meinen, Recht und Billigkeit geben ihnen förmliche Ansprüche auf diese Ehesteuern, die nichts anderes sind als recht eigentlicher Hurenlohn." So schreibt 1840 Jeremias Gotthelf, der ein hervorragender Dichter gewesen ist, gewiß ein warmes Herz für die Armen besaß (S. 254), aber als Schweizer Dorfpfarrer auch die Schwächen seines Volkes aus eigener Erfahrung genau kannte.

Die Worte, die Gotthelf bei dieser Gelegenheit über die Kinder ausspricht, klingen an ähnliche Stellen bei Euripides (S. 50) an: „Dieses Zusammenleben, diesen Bund zwischen Mann und Weib nennt man Ehe, Kinder sind ihr Schmuck, ihre Frucht, wie Blüten den Baum zieren, sein Dasein bedeutsam machen; und wie man an Blüten und Früchten den Baum erkennt, so wird der Geist der Ehe offenbar an den Kindern."

Gegen die allgemeine Volksstimmung können die Findelhäuser nicht geschlossen werden, obwohl die Wissenschaft trotz aller Mühe die Sterblichkeit nicht zu vermindern imstande ist.

Im Jahre 1680 wurde dem Pariser Findelhaus ein Verfahren vorgeschlagen, die Muttermilch durch Weizenmehlsuppe, Brotgallerte oder Mehlbrei zu ersetzen. Das Parlament ernannte einen Ausschuß von Ärzten und Frauen, um dies zu erproben. Das Ergebnis war ungünstig. Die vorgeschlagene Nahrung sei dem Magen der Kinder schlecht angepaßt. Der Ausschuß empfahl, die Kinder Ziegen anzulegen oder ihnen Kuhmilch zu geben. Den gleichen Mißerfolg hatte ein königlicher Baumeister, der ein Gerät erfand, um 100 Kinder mit einer Milch von der gleichen Temperatur zu versorgen. Die Kinder benutzten künstliche Sauger aus Leder oder Taft.

Ein neuer Versuch wurde zwischen 1750 und 1760 gemacht. Eine Bäuerin der Bourgogne hatte zu Hause mit gutem Erfolg Säuglinge mit Kuhmilch ernährt. Der Versuch wurde vor den Toren von Paris wiederholt und von dem Ministerium und der Medizinischen Fakultät überwacht, aber der Erfolg entsprach nicht den Bemühungen (Mercier, S. 148, 149).

Der Genfer Arzt Ballexserd (1762) begleitete einmal eine Dame, als sie ein berühmtes Findelhaus besuchte. Die Anstalt war sauber, aber die 12–15 Tage alten Findlinge lagen im Sterben. Die Dame fragte die begleitende Nonne nach dem Grunde. Diese antwortete sanft: Die Kinder sind glücklich, zu sterben und so bald die ewige Seligkeit zu genießen. Sie fügte hinzu. Für die Leute dieses Krankenhauses ist es sehr wünschenswert, daß alle Kinder, die man hierherbringt, nicht lange leben, weil sonst die Einkünfte nicht ausreichen würden. Die Auskunft der Nonne erklärt Mercier (S. 65) mit den religiösen Anschauungen dieses Zeitalters: Das Los des Menschen auf Erden zählt nichts im Vergleich zu dem Glück, das seiner im Paradiese wartet; denn das Ziel des Menschen ist es, mit Gott vereinigt zu sein, um ihn ewig zu preisen. So ist das sterbende Neugeborene nicht als ein Wesen anzusehen, dessen Schicksal zerbricht, sondern im Gegenteil als ein Seliger, der sogleich seine Stimme dem himmlischen Chor hinzufügen wird, um Gott zu verherrlichen.

Storch (1750) teilt eine Anmerkung über das Augsburger Findelhaus aus dem Jahre 1700 mit (1, 321): Jährlich werden dort 12–14 Findlinge aufgenommen. „Der Oeconomus hält Göttliche Providenz vor die Ursache ihres Absterbens, weil, wenn sie alle leben blieben, das Haus zu voll werden würde."

So sind die Mißstände der Öffentlichkeit durchaus bekannt gewesen. Nach Hügel hat Villermé vorgeschlagen, an den Findelhäusern folgende Inschrift anzubringen: „Içi on fait mourir les enfants aux frais public." (Hier läßt man die Kinder auf Staatskosten sterben.) Was bis jetzt in sehr vielen Findelhäusern für diese unglücklichen Geschöpfe geschehen ist, ist wenig mehr, als daß man sie mit schweren und großen Kosten unter mannigfaltigen Qualen bald wieder aus der Welt hinauszuschaffen sucht (Mauthner 1853). A. Kußmaul, der 1847 das Wiener Findelhaus besucht, nennt es geradezu eine Mördergrube (S. 229).

Der Engländer Th. R. Malthus, der die Findelanstalten aus eigener Anschauung kennt, schreibt 1798 in seiner berühmten Abhandlung über das Bevölkerungsgesetz:

„Betrachtet man die ungewöhnliche Sterblichkeit in diesen Anstalten und die zügellosen Sitten, deren Entstehen sie offenbar befördern, so kann man vielleicht mit Recht sagen, daß, wenn ein Mensch die Bevölkerungsvermehrung zu hemmen wünschte und hinsichtlich der Mittel nicht bedenklich wäre, er keine wirksamere Maßnahme vorschlagen könnte als die Errichtung einer hinlänglichen Anzahl von Findelhäusern, die in der Aufnahme von Kindern nicht beschränkt sind."

Findelhäuser im eigentlichen Sinne des Wortes sind zwar in Deutschland wiederholt gegründet worden, haben hier aber im Gegensatz zum Auslande niemals eine große Rolle gespielt, sondern sind meistens bald in Waisenhäuser umgewandelt worden, wenn sie auch oft noch die Bezeichnung „Findelhaus" beibehalten haben. Es galt eben als Pflicht der Angehörigen, nicht der Öffentlichkeit, die unehelichen Kinder zu versorgen.

Als Beispiel mag die Geschichte des Nürnberger Findel- und Waisenhauses dienen. Die älteste Nachricht über die Nürnberger Findel stammt aus dem Jahre 1368. Die Zahl der darin aufgenommenen Waisenkinder wuchs immer mehr, so daß sie bald die Mehrheit bildeten und sich schließlich unter den Pfleglingen nur wenige Findelkinder befanden. Obwohl eine Drehlade niemals bestand, wurde diese Anstalt als Findelhaus bezeichnet (Mummenhoff).

1709 erbot sich der Niederländer Jobst von Overbeck, dem Hamburger Waisenhause 50 000 M. zu schenken, wenn an dem Waisenhause eine Drehlade angebracht werde. Dies geschah; die Drehlade trug folgende Aufschrift:

> „Auf daß der Kindsmord nicht künftig werd verübet,
> Der von tyrann'scher Hand der Mutter oft geschieht,
> Der gleichsam Molochs Wuth ihr Kindlein übergiebet,
> Ist dieser Torno hier auf ewig aufgericht!"

Overbeck mußte aber bald Stangen vor die Drehlade machen lassen, damit nicht auch größere Kinder hineingelegt wurden. 1710 waren durch die Drehlade bereits 200 Kinder ins Waisenhaus aufgenommen worden; sie bedrohten geradezu dessen Bestand. So mußte die Drehlade schon 1714 wieder beseitigt werden (Uhlhorn, Keller).

Nach Andrée (1811) besitzt Holland recht viele Waisenhäuser, sie finden sich sogar in manchen Dörfern. Im ganzen ist er aber mit ihnen wenig zufrieden. „Meine Erwartungen von der holländischen Reinlichkeit wurden hier (Rotterdam) sehr getäuscht und auch in keiner Anstalt der übrigen Städte Hollands, die ich nachher sah, vollkommen befriedigt. ... Den Schmutz in gegenwärtiger Anstalt abgerechnet, verbreitete sich auch durch alle Abteilungen ein äußerst unangenehmer stinkender Geruch. Die Abtritte stoßen unmittelbar an die Schlafsäle an und verpesten die Luft in denselben nicht wenig. Dazu kommt noch, daß diese Säle mit Betten überladen sind, daß die Kinder auf Federbetten schlafen, in großen, schlechten Bettstellen zwei und zwei zusammen, ja von den kleineren oft drei; dies alles muß des Nachts einen Dunst erwecken, in dem die jungen Naturen schwerlich gedeihen und munter aufblühen können. ... Knaben und Mädchen ... schlafen oft in einem Bett zusammen. ... Die Krätze herrschte unter den Kleineren wie unter den Größeren allgemein und wird gar nicht besonders geachtet, wenigstens findet in dieser Hinsicht gar keine Trennung und Abscheidung statt."

In der Krankenabteilung eines Waisenhauses Amsterdams, in dem übrigens die Krätze gleichfalls weit verbreitet war, lagen oft vier Kinder im gleichen Bett, auch mit Pocken-Kranken zusammen.

„Leider hatte man zur Infirmerie die schlechteste Stube im ganzen Haus (Het Roomsche Maagdenhuis) gewählt und leider herrschte auch hier der schreckliche Brauch, mehrere kranke Kinder in einem Bett beisammen liegen zu lassen." Ich sah zwei Mädchen beieinander, die eine hatte ein heftiges Nervenfieber (Typhus), die andere war durchaus wassersüchtig; dieser Anblick empörte mich in der Tat und störte das Vergnügen sehr, welches mir im ganzen das Sehen dieser Anstalt gemacht hatte."

Das Findelhaus in Mainz mit seiner Drehlade bestand nur von 1811–1815 (S. 207).

Aufschlußreich ist die „Nachricht von dem Zustande des Geburts- und Findelhauses in Cassel im Jahre 1781", veröffentlicht durch den Geburtshelfer Fr. B. Osiander 1787. Neben dem Waisenhause stand ein altes, schlechtes Gebäude für Findlinge und Waisen im Säuglingsalter. Aus Mangel an Geld war die Einrichtung „äußerst elend". 1763 wurde das Findelhaus verbessert und mit einer Entbindungsanstalt verbunden, 1778 das alte Gebäude durch ein neues, ansehnliches ersetzt. In den Zimmern des dritten Stockes waren die Ammen mit den Findlingen auf engstem Raum untergebracht. Man war auf Ammen angewiesen, da „in den nördlichen Gegenden die Ernährung mit Kuhmilch und Wasser äußerst schwer gelinge, und am allerwenigsten in einem Findelhause".

Die meisten Ammen mußten zwei Kinder stillen, obwohl sie oft kaum für einen Säugling Milch genug hatten. In diesem Falle erhielten sie doppelten Lohn. Sie verloren also niemals gern ein Kind. Um es nun nicht merken zu lassen, daß sie mit ihrer Milch nicht zwei Kinder stillen konnten, fütterten sie nebenher Brot, Kartoffeln, Gemüse oder dergleichen und kauten die Nahrung vor. Oft brachte die Mutter ihr Kind heimlich ins Findelhaus und bot sich gleich danach als Amme an. Bekam sie nun ihr eigenes Kind neben einem anderen zu stillen, so sättigte sie ihr eigenes zuerst und ließ das andere hungern und verderben. Viele Kinder wurden schon krank und schwächlich, ja oft halb erfroren eingebracht, aber auch die gesund eingelieferten erkrankten bald. Die Ammen selbst waren meist siech. Venerische Ansteckungen zwischen Ammen und Kindern erfolgten oft.

Durch die enge Belegung wurde die Luft stark verunreinigt, zumal im Winter, wenn wegen der Kälte nicht gelüftet werden konnte. Die meisten Kinder litten ständig an Durchfall, so daß die Ammen viel waschen mußten. Sie wuschen und trockneten trotz Verbots im Winter in den Räumen.

„Man kann leicht erachten, was vor ein feuchter und fauler Dunst davon unaufhörlich in diesen Zimmern herrschen mußte... Athem, Kleidung, Bett, alles hatte einen faulen Geruch.. Bei der so schlechten Luft, Pflag und Wart der Findlinge und bei der unordentlichen und unreinen Lebensart der Ammen mußte alles sterben. Das Findelhaus wurde eine Mördergrube, aus welcher höchst selten ein Kind mit dem Leben entrann."

Deshalb wurde 1781 der „Findelkasten", offenbar eine Art Drehlade, geschlossen und eine Wache aufgestellt, um das Einbringen von Findelkindern zu verhindern, die auch die weitere Umgebung gern lieferte. Von jetzt an durften nur noch hessische Mütter ihre Kinder abgeben, wenn sie nachwiesen, daß sie wegen Armut oder Krankheit zur Pflege nicht fähig waren. Nach Abelin bestand die Findelanstalt in Kassel 1763–1787. In dieser Zeit erreichten von 817 Anstaltskindern nur 39 das 13. Lebensjahr.

Immer wieder befürchtete man, die Ammen könnten die Kinder vertauschen. Hierüber schreibt J. P. Frank (2, 374 [1780]): „Wie leicht wird es einer schlecht denkenden Amme, wenn sie Jahr und Tag den fremden Säugling, mehrere Stunden weit von seinen Eltern entfernt, zu besorgen hat, demselben ihr eigenes Kind oder ein anderes unterzuschieben." Frank führt eine Quelle an: „Was die Amme anbetrifft, so hat sie tausend Gelegenheiten, Kinder zu vertauschen und ich wette, daß es unendliche Male geschieht. Ich habe einen jungen Grafen gekannt, der seiner Amme, welche des Organisten Tochter war, so ähnlich sah, daß alle Welt ihn für ihren Sohn gehalten hätte, wenn er nicht in einer gräflichen Wiege gewesen wäre... Eine Amme liebt ihr Kind mehr als ein fremdes. Das übrige kann ein jeder selbst hinzudenken" (s. auch S. 252).

Eine besser eingerichtete „Fütterungsanstalt" für hilflose Kinder in Hamburg beschreibt Rambach 1801. Sie wurde errichtet, um die Ammenkinder zu versorgen, denen es bisher recht schlecht ergangen war. „Wer diese unglücklichen Kinder in dumpfen, schmutzigen Kellern, abgezehrt, halb erfroren und zuweilen im eigentlichen Sinne des Wortes verhungert gesehen hat, der wird um so mehr das Bedürfnis einer solchen Anstalt fühlen." Die Anstalt enthielt nur 6 Betten; sie stand unter ärztlicher Leitung. Die Nahrung bestand aus Milch, verdünnt mit einem Aufguß von feinem Brot und mit Zucker gesüßt. Gefüttert wurde mit einem silbernen, innen vergoldeten Löffel. Um immer über frische Milch zu verfügen, hielt die Anstalt eine eigene Kuh. Die Kinder wurden reinlich gehalten, sahen aber mager aus – „die gewöhnliche Folge dieser Ernährungsart". Seit der Errichtung der Anstalt (wann?) war nur ein sterbend eingeliefertes Kind gestorben.

Im Jahre 1804 wurde das Hamburger Waisenhaus gegründet, um für die Waisen nach Gottes Gebot zu sorgen und zugleich das überhand nehmende Bettlerunwesen zu bekämpfen. Nach der Gründungsurkunde sind aufzunehmen: Kinder über 4 und unter 10 Jahren, Kinder von Missetätern, die nach Urteil und Recht hingerichtet

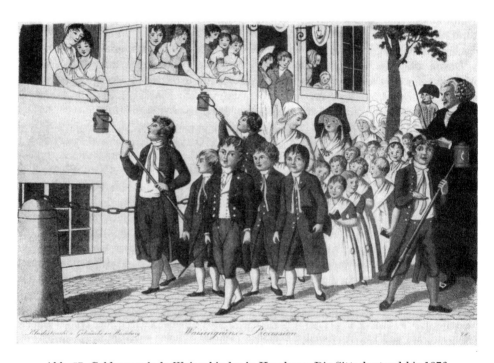

Abb. 57. Geldsammelnde Waisenkinder in Hamburg. Die Sitte bestand bis 1876

sind, denn „vermöge göttlichen Worts sollen diese Kinder nicht die Missetaten ihrer Eltern tragen". Weiter wurden aufgenommen: Kinder, deren Eltern „aus begangener Bosheit oder Faulheit anderen Leuten ihre Kinder vor die Tür legen oder die ihre Kinder böslich verlauffen und verlassen". Keinesfalls durften Kinder, deren uneheliche Geburt bekannt war, aufgenommen werden. Kinder unter 4 Jahren brachte das Haus auf seine Kosten bei ehrlichen Leuten unter.

Ein 1681 fertig gestellter Neubau bot für 600–700 Kinder Platz. Seit 1632 wurde regelmäßig ein Arzt zugezogen. In den erhaltenen Jahresrechnungen bildete die Läusesalbe immer wieder einen Hauptposten.

Ernstlich, aber nur vorübergehend gestört wurde die Entwicklung des Waisenhauses durch die französische Besatzung 1806–1814, den großen Brand von 1842 und die Cholera von 1892, die in kürzester Zeit 4867 Kinder zu Waisen gemacht hat.

Seit 1605 wurde das Jahresfest des „Waisengrüns" gefeiert: Die Waisen zogen in ihrer Tracht bekränzt in einem langen Zuge durch die Stadt hinaus in einen der Gärten, die den Vorstehern des Waisenhauses gehörten. Während des Zuges sammelten die Kinder die Gaben ein, die ihnen die spalierbildende Bevölkerung zuwarf (Abb. 57). Diese Einrichtung hat bis zum Jahre 1867 bestanden, im letzten Jahre 7000 M eingebracht, ist aber schließlich aus erzieherischen Gründen unterblieben (Sieverts).

Für das Stuttgarter Waisenhaus, in das nur gesunde Kinder zwischen 6 und 14 Jahren aufgenommen wurden, läßt sich aus den Angaben Lempps folgende Sterblichkeit berechnen:

1710–1760 bei 294 Aufnahmen starben 91 = 34,4%
1760–1810 bei 2730 Aufnahmen starben 523 = 19,0%
1810–1860 bei 3422 Aufnahmen starben 141 = 4,12%
1860–1910 bei 2914 Aufnahmen starben 39 = 1,34%

Als Ursachen der häufigen Mißstände in den Findelanstalten nennt Frank (1780): 1. Ansteckung der Kinder durch ihre Eltern mit venerischen Krankheiten. 2. Mangel an Frauenmilch. 3. Unreinlichkeit der Luft. 4. Die ungesunde Lage solcher Häuser, ihre fehlerhafte Bauart und Einteilung; Anhäufung der Kinder, wodurch die Ausbreitung ansteckender Krankheiten begünstigt wird. 5. Mangel an Aufsicht, Gewinnsucht, Vorurteile, Gleichgültigkeit und Unbarmherzigkeit der Aufseher und Unterbedienten. 6. Abgang der Bewegung und allzu große Einförmigkeit der Lebensart. 7. Anleitung der Kinder zu ungesunden Handwerken und Fabrikarbeiten. Frank bringt ein Fülle von Vorschlägen, um die Verhältnisse zu bessern, hat aber keinen Erfolg gehabt, wie die Tabelle 2 (S. 224) beweist.

Der bekannte englische Schriftsteller Ch. Dickens (1812–1870), der das Gewissen seiner Zeit für so manchen gesellschaftlichen Mißstand geschärft hat, stellt in den viel gelesenen Romanen Oliver Twist (1837/38), Nikolaus Nickleby (1838 bis 1839) und David Copperfield (1850) die furchtbaren Zustände in den englischen Armen- und Waisenhäusern an den Pranger. Dieser viel gelesene Schriftsteller hat eine große Wirkung auf die öffentliche Meinung ausgeübt.

Erwähnenswert ist die Mahlzeit aus Schwefel und Syrup, die (im Nikolaus Nickleby) ein Schulmeister seinen Pflegebefohlenen gerne eingibt, „erstens weil sie immer etwas zu klagen hätten, wenn man anders mit ihnen dokterte, so daß man gar nicht fertig mit ihnen würde, und dann, weil es ihnen den Appetit verdirbt und auch wohlfeiler zu stehen kommt als ein Frühstück und ein Mittagessen".

Auf Grund eigener Anschauung beschreibt Dickens (1850) die Armenschule von Norwood: Sie will aus dem verworfensten Menschengut harmlose, wenn nicht nützliche Menschen machen und es von der Straße des Verbrechens zu ehrenhafter Arbeit führen.

Es war schon ein Fortschritt, als man die Kinder aus ihren Löchern herausholte, aber ihre Pflege blieb sehr unbefriedigend. Ein altes Weib ließ sich etwa 2 oder 3 Kinder anvertrauen und benutzte sie zum Holzsammeln, Schafehüten oder als Vogelscheuchen. Dabei lernten sie Hecken oder Zäune zu berauben oder Schonungen zu zertrampeln. Mit 7 Jahren wurden sie in die Arbeitshäuser zurückgeschickt, um dort ihre Erziehung zu vollenden, und blieben dort oft 6–7 Jahre, ohne auch nur die Buchstaben zu lernen. Es galt geradezu für falsch, sie etwas zu lehren. „Lehre die Armen das Lesen. Was weiter?" wurde zu einer häufigen Redensart. Lesen galt als Lohn der Faulheit und Schreiben als eine Verführung zur Fälschung und so als Weg zum Galgen.

In der Norwood-Schule erscheinen die Kinder gewöhnlich zunächst in jämmerlichem Zustand. Unwissenheit und Dreck, entzündete Kopfhaut und Hautjucken sind ihre Kennzeichen. Sie sind der wahre Abschaum der Bevölkerung der größten Stadt in der Welt, Kinder der Armut, der Not und des Verbrechens, in vielen Fällen unter körperlichen Mängeln, wie schlechtem Sehen oder Hören, arbeitend, fast immer in ihrem Wachstum verkümmert, mit dem Stempel der Häßlichkeit und des Leidens in ihren Zügen. Meistens in dunklen Gängen und Hinterhöfen geboren, sind die Straßen ihr Spielplatz gewesen, wo der Verstand oft auf Kosten der Sittlichkeit geschärft wird. Sie sind von den Beamten des Pfarrspiels, wie sie waren, ergriffen, wie halbwilde Geschöpfe arm herumirrend inmitten des Reichtums unserer größten Stadt und halb sterbend in einem Lande, wo nach dem Gesetz niemand ohne Nahrung und Schutz sein darf. Führt sie ihre Schicksal nach Norwood, so sind sie meist kleine Vermenschlichungen angeborener Armut, wie jemand sagte, eine Mischung von Unwissen, Schnaps und „sprats" (Sixpence-Stücken?).

In Norwood sind gegen 900 Kinder versammelt. Auf natürlichem Wege, in frischer Luft, körperlicher Bewegung und Regelmäßigkeit, unterstützt durch besondere Kost, Londoner Rindfleisch und Bier, brauchen sie kaum Arznei; ihr Aussehen bessert sich rasch. Anfang August, zur Zeit des Besuches, lagen nur 2 von 900 Kindern zu Bett, und diese beiden waren arme, kleine, skrofulöse Menschenschatten.

Der Sommer ist ihre gesundeste Jahreszeit; der Winter bringt Frostbeulen, eine Folge der Blutarmut, und Augenentzündungen, denen arme Kinder besonders zu unterliegen scheinen.

Der Platz ist eine Kolonie für sich selbst. Da die Insassen selten in die Senklöcher Londons zurückkehren, verlassen sie Norwood fast mit der Gewißheit, gute und glückliche Bürger zu werden.

In Anstalten starben mehr Kinder als in der Familienpflege. So sind in einem englischen Findelhause in einem Jahre von 56 Kindern 45 gestorben, während von

80 Kindern, die an Pflegemütter aufs Land gegeben waren, nur 29 gestorben sind (Frank 1780). Noch im Jahre 1909 berichtet Schelble (Freiburg i. Br.) über eine Anstaltssterblichkeit von 90% unter ursprünglich ganz gesunden, nur unterkunftsbedürftigen Säuglingen. Als die Anstaltskinder einzeln bei mittelmäßigen Pflegeeltern untergebracht waren, starben nur noch 10–15%.

Wie schlecht aber doch auch wieder die Familienpflege sein konnte, geht aus einem Bericht H. Neumanns hervor. Er kannte in Berlin eine Frau, die 1900 – ohne die vorgeschriebene Erlaubnis – Kinder gegen Entgelt in Pflege nahm. Bei ihr starben vom 1. 4. 1895 – 20. 3. 1896 im ganzen 33 Säuglinge. „Trotzdem ist es nicht möglich, allein aus der gehäuften Zahl von Todesfällen einen begründeten Vorwurf abzuleiten."

An sich war schon damals bekannt, wie man die Aufzucht von Säuglingen in einer Anstalt erfolgreich gestalten kann. Dies hat Soltmann gezeigt, der 1882 das Kinderheim Gräbschen bei Breslau eingerichtet und bis 1894 ärztlich betreut hat. Neugeborene und ganz junge Säuglinge werden hier für 2–3 Monate aufgenommen und dann in zuverlässige Einzelpflege gebracht. Späteren Nachforschungen zufolge haben sie eine Gesamtsterblichkeit von 18% (gegen 22,5% in Deutschland von 1881–1890). Dieser Erfolg wird dadurch erreicht, daß die Mütter zusammen mit ihren Kindern aufgenommen werden. Heubner, der hierüber 1897 berichtet, schlägt deshalb den Bau eines „Säuglingsasyls" für Mütter und Kinder vor. 1897 entsteht das erste „Säuglingsheim" (S. 301).

In Alms House, New York, einem Asyl für verlassene Kinder, betrug die Sterblichkeit der Säuglinge im 1. Lebensjahr 1862–1865 durchschnittlich 85%. Mit Ausnahme der adoptierten Kinder vollendete keines das 1. Lebensjahr (A. Epstein, 1882).

In New York herrscht noch 1909–1913 bei 28 210 Kindern unter zwei Jahren, die in elf Findlingsanstalten aufgenommen sind, eine durchschnittliche Sterblichkeit von 42,2%. Gleichzeitig beträgt die allgemeine durchschnittliche Sterblichkeit in der gleichen Altersklasse 8,74% (van Ingen). Nach Chapin schwankt die Sterblichkeit in den ersten beiden Lebensjahren in 10 Waisenhäusern der USA vor 1915 zwischen 31,7–75%. Der erfaßte Zeitraum beträgt 4–20 Jahre. Im St. Vincenz-Findelhaus in Philadelphia starben 1910 90% der Kinder unter einem Jahr (J. L. Wilson 1955).

In Havanna auf Cuba gibt es ein Waisenhaus (Casa de Beneficiencia) mit 1100 Kindern bis zu 16 Jahren, von denen noch im Jahre 1958 viele durch die Drehlade aufgenommen werden. Das Waisenhaus ist 1678 gegründet worden (Mc. Evoy).

Die völlig Ärmsten, die von öffentlichen Mitteln leben, wurden früher in Armenhäuser eingewiesen. Hierüber schreibt Uffelmann (1881): „Die überwiegende Mehrzahl unsrer ländlichen und kleinstädtischen Armenhäuser bietet ungemein traurige Verhältnisse dar. Denn die Räumlichkeiten sind schmutzig im höchsten Grade, dumpf, feucht, lichtarm, in der Regel überfüllt, und von irgendwelcher Aufsicht ist keine Rede. Dazu kommt, daß die Nahrung der Insassen eine durchaus ungenügende ist. Kein Wunder, wenn unter solchen Umständen die Kinder blaß, elend, skrofulös, rachitisch werden, wenn sie den Infektionskrankheiten in großer Zahl zum Opfer fallen."

Ebenso ungünstig werden nach Uffelmann (1881) die englischen Armenhäuser (workhouses) beurteilt, die, zumeist aus alter Zeit stammend, ohne Rücksicht auf Hygiene erbaut, in eng gedrängten Gebäuden alle Armen, Greise, Männer, Frauen und Kinder, Gesunde und Kranke, selbst Irre und Blödsinnige aufnehmen. Berichte sprechen von einer ungewöhnlichen Häufigkeit der Rachitis und Skrofulose unter diesen armen Kindern. Da trotz einer Infirmery keine ausreichende Absonderung möglich ist, fordern Diphtherie, Keuchhusten, Scharlach und Masern viele Opfer. Über die hohe Kindersterblichkeit in den englischen Armen- und Arbeitshäusern in weiter zurückliegender Zeit hat Combe berichtet.

Will man sein Kind durch eine Amme ernähren lassen, so kann man diese zu sich ins Haus nehmen (Familienamme) oder ihr, wie schon ein Gesetz Hammurabis (S. 19) erwähnt, das Kind ins Haus geben (Fernamme). Lange Zeit bildete die Fernamme in Italien und dann besonders in Frankreich eine stehende Einrichtung; sie wurde allerdings von den Ärzten oft abgelehnt. So veröffentlichte der italienische Dominikanermönch Scipio Mercurio (um 1540 bis um 1615), der vorübergehend seinen Orden verließ und als Arzt wirkte, 1595 „La Comare" (die Hebamme). Er wendet sich darin scharf gegen die Unsitte, Kinder aus dem Hause fortzugeben und von fremden Ammen aufziehen zu lassen. Früher war dies nur Fürsten gestattet, denn die Fürstinnen haben eine zarte Gesundheit, und die Fürsten beschäftigen sich so überreichlich mit öffentlichen Angelegenheiten, daß sie zu Hause keinen Lärm hören können. Jetzt aber erlauben sich schon die Frauen kleiner Handwerker, ihre Kinder fortzugeben. Sie sehen nicht ein, wie grausam es ist, das Kind der eigenen, ihm von Gott bestimmten Nahrung zu berauben; man verschafft ihm die Milch womöglich einer fremden und vielleicht barbarischen Bewohnerin der Berge, nicht einer Freien, sondern einer Dienerin, nicht einer Ehrbaren, sondern einer Gefallenen und sehr oft nicht einer Gesunden, sondern einer Geschlechtskranken. Unzählige Kinder haben sich dadurch mit Syphilis angesteckt, daß sie die Milch infizierter Ammen tranken. Wenn man das Kind einer Amme übergibt, so löscht man Anlage und Ähnlichkeit aus, die dem Kinde durch Blut und Samen der Vorfahren zugeführt wurden. Mit fremder Milch entfremdet man die Kinder ihrer Art und löst die Bande kindlicher Liebe, die nicht nur bei der Zeugung, sondern durch die Aufzucht mit der eigenen Milch im Vaterhause entstehen. Wie mögen die Gewohnheiten jener armen Kinder werden, die vornehmer Geburt entstammen, aber in das Gebirge zu sinnlichen Frauen geschickt werden! Diese ernähren sich aus Armut schlecht und haben deshalb schlechte und schädliche Milch.

„Wenn doch die Väter bedächten, welchen Vergnügens sie sich berauben, wenn sie die Kinder zu Ammen aus dem Hause geben, sie würden sich gewiß nie dazu entschließen! Gibt es doch keinen Zeitvertreib auf der Welt, der dem mit Kindern gleich käme. Kein Lustspiel ist zu vergleichen mit dem Lachen und Weinen zur selben Zeit, mit den unwillkürlichen Bewegungen, bei denen sie eine unaussprechliche Anmut zeigen. Es ist erstaunlich, wie sie um nichts zornig werden, mit Eifer eine Stricknadel suchen, Geld wegwerfen, hinter einem Apfel herlaufen, die schlauen Vorschläge und Antworten zu hören, ihre Spiele und Sprünge zu sehen, sie mit den Hunden und Katzen zu beobachten, wie sie Häuser bauen, sich Ge-

wehre herstellen, einen Mann, einen Greis, einen Geistlichen, einen Prediger nachmachen, jetzt die Amme verteidigen, jetzt sie ohne Anlaß schlagen. Am wichtigsten aber ist es, daß der Vater, wenn er müde von der Arbeit nach Hause kommt, sein Söhnchen oder sein Töchterchen schon oben auf der Treppe sieht oder hört, wo es ihn mit Freude und Übermut erwartet, ihn umarmt, küßt, ihm hundert nichtige Dinge erzählt, genug, um jeden trüben Gedanken zu verscheuchen..."
So der Dominikanermönch Scipio Mercurio.

Der Italiener Pietro Aretino (1492–1556), zur Zeit der Renaissance berühmt und berüchtigt als Verfasser von Schmähschriften und erotischen Dialogen, hat sich in einem Brief ganz ähnlich ausgedrückt: „Wir sind das Spielzeug und die Narren unserer Kinder; sie treten auf uns herum, ziehen uns am Bart, schlagen uns ins Gesicht, zerraufen unser Haar und küssen uns zum Lohn. Jedes Tränchen, jeder Seufzer ängstigt unsere Seele. Kein Zweig fällt vom Himmel, kein Hauch regt sich in der Luft, ohne daß wir für ihr Leben zitterten; wenn sie nachts erwachen oder wenn sie nicht essen, all das beunruhigt uns. Eine Süße, die mit Bitterkeit gemischt ist, Gott erhalte mir mein kleines Mädchen!"

Der Arzt Laurent Joubert, Vater von 14 Kindern (1578), hebt hervor, welch schlechten Einfluß die Ammen auf die Gesundheit und die Sitten der Kinder ausüben können. Wie groß ist die Gefahr, fremde Kinder zu unterschieben! Hinfällig sind die Einwände der Gatten, der Lärm, den die Kinder machen, und der Milchgeruch seien widerwärtig, das Stillen mache die Brüste weich und verringere so das Vergnügen sie zu streicheln. Die Männer wollten die Ammen nur in ihr Haus aufnehmen, um sie zu mißbrauchen.

Gibt es einen schöneren Zeitvertreib als ein Kind, das beim Saugen seine Ernährerin liebkost, das mit ihren Haaren oder mit ihrem Kragen spielt, das mit den Füßen nach denen stößt, die es fortnehmen wollen, das zugleich lächelnde, zärtliche Blicke auf seine Ernährerin wirft? Welch ein Vergnügen ist es, manchmal, wenn man sieht, wie es sich um nichts ärgert und bekümmert, wie es sich auf die Erde wirft und nach denen stößt, die es besänftigen wollen, wie es Gold, Silber, Ringe und Kleinode zurückweist, aber einen Apfel annimmt (Mercier, S. 16).

Schon im 12. Jahrhundert gab es in Paris „Placierungsbureaux für Ammen" (Marfan), durch deren Vermittlung die Kinder zu Ammen aufs Land gebracht wurden. 1430 bestimmte ein Befehl des Königs Johann die Bezahlung der Ammenvermieterinnen und der Ammen. Eine königliche Verfügung aus dem Jahre 1715 regelte den „Ammenmutterdienst" im einzelnen und suchte Mißstände zu beseitigen. Zu diesem Zwecke wurden „Bureaux de nourrice" eingerichtet, in die sich alle Ammen eintragen mußten.

Art. 11 verbot den Ammen, gleichzeitig zwei Säuglinge zu übernehmen, sonst sollte die Amme ausgepeitscht werden und ihr Mann eine Geldstrafe erhalten. Art. 12 befahl den Ammen, den Eltern ihre Schwangerschaft oder andere Beschäftigung mitzuteilen. Art. 13 verbot ihnen, die Säuglinge zurückzuschicken, selbst wenn sie nicht bezahlt worden waren. Art. 14 setzte körperliche Strafen für die Eltern fest, die die Ammen nicht bezahlten. 1786 saßen deshalb 755 Eltern in Schuldhaft (Mercier, 34, 150).

1769 entstanden unter Aufsicht des Generalpolizeilieutnants ein Generalbureau mit zwei Direktoren und zwei Ammenvermittlerinnen. Zugleich wurde die ärztliche Untersuchung eingeführt. Auch die Säuglinge auf dem Lande sollten ärztlich überwacht werden. In Paris galt damals das Selbststillen für ungewöhnlich, ja geradezu für verächtlich. So kam es, daß auch die ehelichen Kinder, und nicht nur die Findelkinder, in größtem Maßstabe aufs Land verstreut wurden und daß 12 000 Haushaltungen von dieser Sitte lebten.

Ähnlich wie in Paris gab es ein Ammenkomtoir in Stockholm. Dort wurden die sich meldenden Ammen auf ansteckende Krankheiten, besonders auf Geschlechtskrankheiten untersucht. So wurden im Jahre 1764 von 295 Frauen nur 152 als Ammen zugelassen.

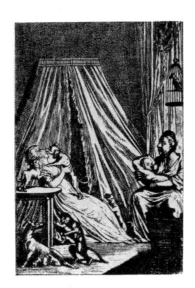

Abb. 58. Die Mutter spielt mit Affen und Hunden, während ihr Kind von der Amme gestillt wird. 18. Jahrhundert

Die französische Unsitte, daß die Mütter ihre Kinder fortschickten, um sie woanders aufziehen zu lassen, hat in Deutschland niemals eine bedeutende Rolle gespielt. Gelegentlich ist sie aber auch hier befolgt worden. So schreibt die Herzogin Sophie, später Kurfürstin von Hannover, geb. 1630, die als die „Mutter der Könige von Preußen und England" bezeichnet wird, in ihren französischen Erinnerungen über ihre früheste Kindheit in Leyden: „Kaum war ich soweit, daß ich fortgeschafft werden konnte, als die Königin, meine Mutter, mich nach Leyden schickte, das nur 3 Stunden vom Haag entfernt liegt und wo ihre Majestät alle ihre Kinder fern von sich erziehen ließ; denn der Anblick ihrer Affen und Hunde war ihr angenehmer als der unsrige." Ein Beispiel für diese Einstellung der Mutter gegenüber ihrem Kinde bringt Abb. 58. Ähnliches muß auch der Hofrat Storch (1748) erlebt haben: „Aber wahrlich, man wird Frauen finden, welche eine Narrenliebe an Hunden haben, und die Bestien viel sorgfältiger in acht nehmen als ihre eigenen Kinder."

J. P. Frank (1780) hält das Fortschicken der eigenen Kinder nicht für empfehlenswert:

„dafür seye Gott, daß man anderwärts als zu Paris eine so allgemeine Verkehrung gegen die Vergessung aller Mutterpflichten nötig habe."

Nach Mercier[1] hat die Dame von Welt in Paris und in den großen Städten keine Zeit: Mindestens zwei Stunden braucht sie täglich zum Ankleiden; sie empfängt Besuche und erwidert sie. Ihr Kleid vom neuesten Geschmack zeigt sie im kleinen Kreise, in der Oper und der Komödie. Sie spielt, sie tanzt, sie lästert, kurz, ihr ganzer Tag ist ausgefüllt. Schlafen geht sie erst morgens gegen 3 Uhr,

---

Mercier (1961) hat die gesellschaftliche Stellung des Kindes in Frankreich in den letzten 60–80 Jahren vor dem Erscheinen von Rousseaus „Emil" (1762) mit genauen Quellenangaben dargestellt. Im nachstehenden folge ich ihm, ohne die mir nicht zugänglichen Quellen anzuführen.

dafür findet sie der Mittag noch im Bett. Wie fände ein Kind Platz in ihrem Tagesablauf? (Mercier, S. 41).

In der Wochenstube raten ihr denn auch alle vom Stillen ab, ein jeder aus persönlichen Gründen: der Gatte, dem es unbequem ist, die Großmutter, der die Mutter damit eine Lehre geben würde, die sie selbst nicht befolgt hat, Hebamme und Pflegerin, weil sie bei der Ammenwahl verdienen möchten. Verführt durch die trügerischen Ratschläge verzichten viele Mütter in gutem Glauben auf das Stillen. Macht der Sitte und Furcht, sich lächerlich zu machen, siegen über Natur und Instinkt (Mercier, S. 54).

Was für eine andre Aufgabe hätte eine junge Frau als die, durch Geist und Anmut zu glänzen? Sie muß daher ihren Körper pflegen. Die Rücksicht auf ihre Rundlichkeit, ihre Frische und ihre Stimme, vor allem aber ihre Gefallsucht verbieten ihr, die Kinder zu stillen, wodurch ihre Brust verwelken, ihre Hautfarbe erbleichen würden.

Es wird geradezu unfein, Kinder zu besitzen. „Man schämt sich seiner Kinder." Ehe und Kinder machen die Eltern ungeeignet für galante Abenteuer. Es zeugt von schlechtem Geschmack, seine Frau, seinen Mann oder seine Kinder zu lieben oder dies womöglich auch noch zu zeigen. Damit macht man sich nur lächerlich (Mercier, S. 42, 43).

Da stehen sich die Armen doch besser als die Reichen: Der Mangel an Überfluß hält sie in den Grenzen der Natur. Die Mütter stillen ihre Kinder selbst und tragen keinen Schnürleib. Ihr Vertrauen in die Natur belohnt sich mit Gesundheit und Fruchtbarkeit. Sie freuen sich, ihre Kinder vor ihren Augen aufwachsen zu sehen, ein Vergnügen, das die Leute von Welt so wenig achten (Mercier, S. 122).

Viele Mütter schicken ihre Kinder zu einer Amme aufs Land, oft ohne Rücksicht darauf, wie schwer der Vater arbeiten muß, um das Geld dafür aufzubringen. Inzwischen gehen die Eltern ihrem Vergnügen nach, ohne sich darum zu kümmern, welchen Gefahren sie ihre Kinder in der Ferne aussetzen. Sie übersehen die Bedeutung der ersten sittlichen Erziehung und vernachlässigen „die Kultur der Seele" (Mercier, S. 45). Manche Mütter widmen ihre Zärtlichkeit einem kleinen Hunde oder einem Vogel (Mercier, S. 46, s. auch Abb. 58). Eltern und Kinder haben sich schließlich so weit voneinander entfernt, daß sie sich gegenseitig Monsieur, Madame und Mademoiselle anreden (Mercier, S. 47). Die Mutter findet es erniedrigend, sich mit ihrem Kind zu beschäftigen. So liebt dieses seine Amme, von der es genährt und gepflegt wird mehr als sie (Mercier, S. 51, 54).

Die Gefühllosigkeit geht so weit, daß die Mutter ihr Kind vergißt und verläßt, die Frechheit soweit, daß die Kinder ihre Mutter verachten, wobei sie nur das Beispiel ihres Vaters befolgen, die Undankbarkeit so weit, daß der Sohn, dem der Vater sein ganzes Vermögen geschenkt hat, diesen aufs Land schickt, weil er sich vor den vornehmen Freunden seiner schämt (Mercier, S. 48).

Eine große Dame muß es verachten, sich zu der Aufgabe eines Dienstboten hinabzulassen und das erniedrigende Gewerbe einer Amme zu betreiben (1746 nach Mercier, S. 55). Auch nach Moreau de St. Élier (1738) und Brouzet (1754) verzichten die vornehmen Damen mit Recht darauf, ihre Kinder zu stillen, was mit ihrer Würde und ihrem gesellschaftlichen Stande nicht vereinbar wäre.

Beide raten daher zu künstlicher Ernährung, um die Hindernisse zu vermeiden, die in dem Leben einer Dame von Welt durch das Stillen entstehen würden. Immerhin fürchten sie auch, die Damen der höchsten Klassen möchten ihre Leidenschaften, denen sie stärker als die andern unterliegen, durch die Milch auf ihre Kinder übertragen (Mercier, S. 129).

Die Ammen stehen in schlechtem Ruf. Um Geld zu gewinnen, vernachlässigen sie ihre eigenen Kinder. Mögen sich auch unter ihnen ordentliche Frauen befinden, – die meisten sind liederlich und erhoffen sich für später als Ammen ein Schlaraffenleben mit reichlicher Nahrung, während die Mütter hungern müssen. Man erzählt sich, daß einmal ein Mann einer von ihm verführten Frau begegnete: sie bedankte sich bei ihm dafür, daß er ihr ein so beneidenswertes Los verschafft hatte (Mercier, S. 34, 35).

Die Eltern überlassen ihre Kinder „den verdächtigen Händen käuflicher Ammen", ohne sich um deren Gesundheit oder Sitten zu kümmern. Jeden Dienstboten würden sie mit größerer Sorgfalt aussuchen (Mercier, S. 55).

Über die Fernammen berichtet Mercier (S. 32, 33, 150) aus der Zeit von 1746 bis 1760: Meistens wählt man sich eine Fernamme erst, wenn das Kind geboren ist. Hat man es eilig, so nimmt man sich die erste beste auf Grund wertloser Empfehlungen. Es handelt sich um Frauen vom Lande, die von den „Meneurs" gesammelt und im Wagen nach Paris gefahren werden. Dort bleiben sie einen oder zwei Tage, um sich einen Säugling entweder selbst oder durch Empfehlung des Ammenbureaus zu suchen. Darauf kehren sie wieder in ihr Dorf zurück, wo eine Aufsicht fast unmöglich ist. Da sie ziemlich weit entfernt von der Stadt wohnen, sehen die Kinder ihre Eltern erst wieder, wenn sie endgültig zurückkehren, ohne zu wissen, was inzwischen geschieht. Weder die Amme noch die Botin können schreiben; sie verlassen sich auf ihr Gedächtnis, und wenn eine stirbt, wird es sehr schwierig, bestimmte Kinder wiederzufinden. So gibt es viele Berichte über Verwechslungen (S. 238, 252). Eine Verfügung von 1773 befahl damals den Ammen, die Kinder bei ihrer Heimkehr zu begleiten.

Manche Ammen überhäufen die ihnen anvertrauten Kinder in Gegenwart der Eltern mit Zärtlichkeiten, mißhandeln sie aber, sobald die Eltern den Rücken gedreht haben. Mehrmals ist davon die Rede, daß die Kinder mit ihrem Wickelband an einen Nagel gehängt werden, um die Aufsicht zu sparen. In Lyon kam es vor, daß Ammen zwei, drei oder vier Kinder mit sich nahmen, während andre ihre Säuglinge in der Stadt gleich wieder aussetzten und sechs Monate später behaupteten, die Kinder wären gestorben.

Nur ausnahmsweise wird das Los der Ammenkinder erwähnt. Eine namenlose Schrift aus dem Jahre 1675 verpflichtet die Mutter, die ihr Kind einer Amme anvertraut, dafür zu sorgen, daß das Ammenkind gut genährt wird. M. de Chamousset, ein bekannter Menschenfreund, schreibt 1756:

> „Es ist für die Menschheit erniedrigend zu sehn, daß eine Mutter so wenig ihr Kind lieben kann und daß sie sich für den billigen Preis von 2 Livres seiner entledigen kann, während die wilden Tiere ihr Leben wagen, um ihre Jungen zu verteidigen. Kann man sich dieser traurigen Überlegung enthalten, wenn man an den Ammenbureaus die vielen Frauen erblickt, die dorthin kommen, um für geringes Entgeld den Stoff und die Sorgen zu verkaufen, die eine Mutter ihren Kindern schuldet?" (Mercier, S. 60/61).

Die Ammen werden bedauert, weil ihre Armut sie zwingt, ihre Milch zu verkaufen und sie damit zu einer Art Sklaven macht. Der Einspruch gegen die wirtschaftliche Notlage einer solchen Mutter, die ihr Kind nicht bei sich behalten kann, kündigt 1778 mit revolutionärem Tone bereits die Menschenrechte an (Mercier, S. 132).

Nach Deparcieux (1746) sterben von den Kindern, die aus Paris aufs Land geschickt werden, nur wenige, wenn sie reiche Eltern haben; von den andern geht etwas mehr als die Hälfte an mangelhafter Pflege und Ernährung zugrunde. Die Ammen töten sozusagen ihre eigenen Kinder durch vorzeitiges Absetzen und falsche Ernährung; dieser Mangel an Liebe bildet eine Schande für die Menschheit.

Ähnlich hat sich Krünitz (1786) ausgedrückt:

„Bei dem allen ist dieses doch an den Deutschen zu loben, daß sie durch die eitle Neigung, fremde Moden und Sitten so gern anzunehmen, noch nicht soweit verleitet worden sind, ihre Kinder, sobald sie getauft sind, an Weiber auf dem Lande zum Stillen zu übergeben, wie diese unmenschliche Gewohnheit in Paris bei den meisten Eltern vom Mittelstande herrscht, die ihre Kinder, wenn sie nicht ein frühes Opfer des Todes werden, viele Jahre unter den Händen fremder Weiber lassen; die mehrsten aber werden ein Raub des Todes, da solche Weiber gemeiniglich zwei Kinder, zugleich das ihrige und das ihnen anvertraute, säugen."

„Wie viele Kinder verbringen ihre erste Lebenszeit in einem fernen Winkel des Hauses oder gar außer dem Hause, weil es der Mutter zu unbequem ist, selbst ihr Kind zu pflegen", so klagt L. W. Mauthner (1853, S. 120).

„Nicht nur aus Bequemlichkeit, sondern auch in der Absicht, die Gesundheit des Säuglings eher auf dem Lande als in der Stadt zu erhalten, geben die Pariserinnen ihre Kinder aufs Land. Ehe eine Dame in Paris ihrer Niederkunft ganz nahe ist, sieht sie sich auf den Dörfern um Paris nach einer gesunden säugenden Bäuerin um und macht mit derselben wegen Ernährung ihres Kindes einen Akkord. Wenige Stunden oder Tage nach der Geburt holt alsdann die Bäuerin das Kind ab, um es 2 Jahre lang oder bis es laufen kann, zu behalten. Wohlhabende Personen hüten sich sehr, einer nicht verheirateten oder einer unehelich schwanger gewordenen Person ihr Kind anzuvertrauen, und nur die Reichen nehmen eine verheiratete Amme zu sich in die Stadt" (J. Fr. Osiander 1813).

Es liegt auf der Hand, daß sich trotz aller Vorschriften schwerste Mißstände einstellen mußten. So hören wir von einer großen Sterblichkeit der verschickten Säuglinge und von der Gefahr, daß diese von den Pflegemüttern gegen ihre eigenen Kinder ausgetauscht werden.

Dieffenbach (1838) berichtet über die Pariser Verhältnisse:

„Die Kinder, deren sich die Eltern auf Kosten des Staates entledigen, werden vom ersten Augenblick der Geburt bis zum zweiten Jahr in das Findelhaus aufgenommen. Es ist den unnatürlichen Eltern zu leicht gemacht, die Bande des Blutes zu zerreißen und den nackten Säugling, mit einer Art Hundezeichen versehen, als einzige zärtliche Mitgift in die Welt zu stoßen, indem sie ihn wie ein Postpaket in die vor dem Findelhaus angebrachte Büchse stecken, von wo ihn dann die frommen Schwestern empfangen und in ihren Armen erwärmen. Aller der in diesem Hause gespendeten Freigebigkeit, der unermüdeten Pflege, des Reichtums der Wäsche, der Trefflichkeit der Lagerstätte, der höchsten Reinlichkeit der Zimmer, der sorgfältigen Lüftung, der vortrefflichen ärztlichen Leitung, der gesunden Lage des Hauses ungeachtet, hat man hier wie in allen Findelhäusern die traurige Erfahrung gemacht, daß die Sterblichkeit der Kinder verhältnismäßig größer ist als dort, wo keine solchen Häuser existieren."

Die Überführung aufs Land „geschieht in großen, Landkutschen ähnlichen Wagen, in denen sich außer den Sitzen für die Ammen zwölf kleine, von der Decke herabhängende Hängematten befinden... Die Wagen, welche ich sah, waren roh und schlecht gearbeitet, welche mehr zum Transport von Sand und Steinen als zu dem gedachten edlen Zwecke bestimmt zu sein schienen... Die Abfahrt eines solchen kleinen geräderten Sklavenschiffes kann die Seele nur mit düsterer Schwermut erfüllen... (Abb. 52, 53 S. 204).

Diese französische Findelwirtschaft wiederholt sich gewissermaßen auch im Familienleben wieder. Verheiratete, im Glück und im Wohlstande sich befindend, geben ihre neugeborenen Kinder aus dem Hause. Diese abscheuliche Sitte habe ich vor kurzem sehr allgemein angetroffen, und selbst Frauen aus höheren Ständen entblöden sich nicht ... zu versichern, daß das Kind es besser bei ihrer guten Amme, Hebamme, Bedienten- oder Kutscherfrau, die schon alle ihre älteren Kinder groß gezogen, als im eigenen Hause habe...

In vornehmen Familien sehen wir ... das der Füße und Sprache mächtige Kind als Fremdling in das väterliche Haus zurückkehren. Die nachfolgende Periode seines Lebens bringt es daheim zu, um Artigkeiten und Sitten zu lernen. Für beide Geschlechter kommt dann mit dem 9. oder 10. Jahre der Zeitpunkt, wo das im elterlichen Hause eben warm gewordene Kind zu höherer, feinerer, geselliger Ausbildung, das Mädchen in ein Kloster oder Pensionat, der Knabe in ein Institut oder École geschickt wird. Von hier aus tritt der letztere seinen bürgerlichen Beruf an, das Mädchen aber kehrt als fertige Person zur Madame la mère zurück."

Eine „Hundemarke", wie sie Dieffenbach erwähnt, spielt eine wichtige Rolle in einem berühmten Rechtsfall, über den uns Pitaval (1737) berichtet: Zwei Mütter waren am 14. 11. 1722 von einem Knaben entbunden worden und sandten ihre Neugeborenen mit der gleichen „Meneuse" zur Pflege an den gleichen Ort in der Normandie. Um ihr Kind zu kennzeichnen, hatte die eine Mutter auf der Wäscheausstattung ihres Kindes einen ledernen Buchstaben befestigt. Bald darauf wurde die zweite Mutter benachrichtigt, ihr Kind sei mit 17 Tagen gestorben. Sie erhielt dessen Wäscheausstattung zurück, die aber mit der „Hundemarke" der ersten Mutter versehen war, und glaubte daher nicht, daß ihr Kind gestorben war. Die erste Mutter verweigerte aber die Herausgabe des Kindes, das inzwischen in der Ferne von Pflegestelle zu Pflegestelle wanderte. Als es schließlich nach einigen Jahren zurückkehrte, verlangte die zweite Mutter laut schreiend ihr Kind zurück. Der Volk lief vor dem Hause zusammen, gab ihr recht und riet ihr, das Kind mit Gewalt wiederzuholen. Die anderen Eltern wurden durch diese Auftritte, die sich mehrmals vor ihrem Hause ereigneten, stark beunruhigt, ließen das Kind nicht mehr aus den Augen und forderten schließlich eine gerichtliche Entscheidung, ob die Kinder oder nur die Wäscheausstattungen verwechselt waren. Im Jahr 1727 wurde das Kind den Eltern zugesprochen, die es bisher betreut hatten.

An der gleichen Stelle berichtet Pitaval ohne nähere Angaben über eine absichtliche Vertauschung von Kindern: Eine Amme hatte ihr eigenes Kind gegen das von ihr betreute Kind eines reichen Adligen ausgewechselt und gestand ihr Vergehen auf dem Sterbebett, als beide Kinder bereits erwachsen waren. Die Erzählung klingt zwar wie ein Roman, sicherlich waren aber derartige Vertauschungen von Kindern durchaus möglich.

Wie man sich in dem Pariser Findelhaus 1823 vor dem Vertauschen der Kinder zu schützen suchte, berichtet Hasper (1823): Jedem Kind wird vor der Entlassung eine Schnur um den Hals befestigt, die nie wieder entfernt werden kann, ohne zerschnitten zu werden. Man zieht sie über den Hals und drückt einen Stempel mit dem Bild des Vincent de Paul und einer Nummer, die in die Bücher eingetragen wird, so darauf, daß die Schnur verkürzt wird und daher nicht mehr über den Kopf zurückzuziehen ist. Sie hat bei Knaben eine rote und bei Mädchen eine blaue Farbe.

Noch um die Mitte des 19. Jahrhunderts sandten die Findelhäuser in Frankreich und besonders in Paris die Findelkinder zur Ernährung und Pflege aufs Land, um sie dem Anstaltssterben zu entziehen. Soweit die Familien nicht reich genug waren, sich Ammen ins Haus zu nehmen, schickten sie gleichfalls gegen Bezahlung ihre jungen Kinder weit hinaus aufs Land zu Ammen, um sie dort aufziehen zu lassen. Nach einem Bericht Bertillons (1867) wurden jährlich 16000 Neugeborene, nach anderen bis zu 27000, fast die Hälfte aller Geborenen (Uffelmann), von Paris in die Provinz geschickt. So wurde das Familienleben empfindlich gestört. Aus dem Handel mit Säuglingen aber erblühte ein einträgliches Geschäft, von dem viele Menschen lebten. Die „Ammenindustrie" regelte – wie in London (S. 215) – durch Makler für Ammen und Säuglinge den Verkehr zwischen Paris und den Provinzen. Es bestand zwar eine Aufsicht zum Schutze der Kinder, Eltern und Ammen, doch hatten sich trotzdem grobe Mißbräuche eingestellt.

Gewiß erging es manchen Kindern auf dem Lande besser als in der Stadt; viele aber verdarben, wenn die Pflegeeltern eigennützig waren oder wenn die eigenen Eltern sich nicht um ihre Kinder in der Ferne kümmerten, höchstens ihre Pflegegelder bezahlten und damit ihre Pflichten für erfüllt hielten.

In Deutschland hat die französische Unsitte, die Kinder aufs Land zu schicken, immer wieder Befremden erregt. Ullersperger (1867) erklärt es für eine jammervolle Erfahrung, daß die mächtigste, ausgedehnteste und allgemeinste Ursache der übergroßen Säuglingssterblichkeit in Frankreich in dem Ammengewerbe besteht. Wasserfuhr schreibt (1869): „Sich in das Ammenvermittlungsgeschäft nach französischem Muster zu mischen ... kann nicht Aufgabe der deutschen Hygiene sein, schon aus dem Grunde nicht, weil dieselbe kein Interesse dabei haben kann, dem Ammenkinde die Mutterbrust zu entziehen, um letztere einem fremden Kinde zuzuwenden, also dem einen Kinde eine notwendige Gesundheitsbedingung zu nehmen, um sie einem andern zu geben. Ich glaube, daß über diese Auffassung unter den deutschen Ärzten keine wesentliche Meinungsverschiedenheit besteht."

Nach Brochard (um 1782), dessen Angaben von anderer Seite bestätigt, ja noch für zu gering gehalten wurden, starben von den Kindern in Ammenpflege über 70% während des 1. Lebensjahres. Trotz aller Vorschriften konnten die Eltern nichts Sicheres darüber erfahren, wie mit ihren Kindern umgegangen wurde. Manche Pflegemutter übernahm zwei, auch drei Kinder zum Stillen; in einer Ortschaft unweit Paris ist es sogar vorgekommen, daß bei einer Amme sieben Säuglinge angetroffen wurden, obwohl sie keine Milch in ihren Brüsten hatte und auch keine Kuh besaß, um die Kinder künstlich zu ernähren.

Allerdings trugen nicht immer die Ammen, sondern oft auch die Eltern, die ihre Kinder nicht richtig gepflegt hatten, an dem Tode der Kinder Schuld.

Nach Monot (1872) widmeten sich vor 35 Jahren vielleicht nur 2 oder 3 Frauen dem Ammengewerbe; jetzt tun dies nicht nur alle stillenden Frauen, schon die Mädchen begrüßen ihre Schwangerschaft freudig, nicht aus besonderer Liebe zu ihrem Kinde oder dessen Vater, sondern weil sie jetzt nach Paris fahren und dort als Ammen leben können. Auf dem Lande hält es eine niedergekommene Frau geradezu für eine Schande, wenn sie sich bald nicht als Amme vermietet. 1858–1864 sind in einem bestimmten Bezirk von 2365 neu entbundenen Frauen 1724, mehr als zwei Drittel, fortgegangen. Die anderen waren leider zum Stillen untauglich. A. Brochard (nach Ullersperger) berichtet von einem Arrondissement an der Loire, in dem das einzige Gewerbe der Frauen darin besteht, nach Paris zu fahren, um sich Neugeborene zum Stillen zu holen.

Monot (1872) beschreibt, in welchem Zustand die Kinder das Dorf erreichen: „In den ersten Lebenswochen verlieren diese armen kleinen Wesen ihr Leben. Zu früh nach der Geburt der mütterlichen Brust entfremdet, im Winter ohne die notwendigen Vorsichtsmaßnahmen mitgenommen, während ihrer langen Reise dem Unwetter ausgesetzt, mit Zuckerwasser oder narkotischen Getränken ernährt, kommen sie halbtot vor Frost und Hunger im Dorf an."

Neben der Frau, die in Reichtum und Müßiggang lebt, die wegen ihrer Vermögenslage eine Amme aufnehmen kann, um sich vom Stillen frei zu machen, gibt es die arme Mutter, die ohne Geld verurteilt ist, unaufhörlich zu arbeiten, um ihren täglichen Bedürfnissen zu genügen, die nach den gegenwärtigen Sitten gezwungen ist, ihr Kind zu verlassen, es fremden Händen anzuvertrauen, es aufs Land zu schicken... Das Kind ist nur ein Gegenstand der Gewinnsucht und der Spekulation..." „Es gibt eine Kinderträgerin („meneuse"), die den weisen Frauen von Paris wohl bekannt ist; handelt es sich darum, ein neugeborenes Kind verschwinden zu lassen, das später eine Quelle der Unruhe sein würde, wollen sich Eltern eines neugeborenen Kindes entledigen, das eine Last sein würde, so wendet man sich rasch an diese, von vornherein in der Gewißheit, daß das Kind, wenn es einmal Paris verlassen hat, niemals dorthin zurückkehren wird. Man glaube ja nicht, daß ich dem Leser etwas Unglaubliches zu glauben zumute. Vor 2 Jahren teilte ich der Polizeipräfektur Tatsachen mit. Ich gab Anschriften. Man schrieb mir, um von mir gewisse Angaben zu erfahren. Ich beeilte mich, sie in positiver, sehr klarer Form zu schicken. Ich hoffte, daß man schließlich zugreifen und der skandalösen Sitte einen Riegel vorschieben würde. Vergebliche Hoffnung, alles wurde erstickt. Mein Schreiben verstaubte in irgendeinem Aktenschrank, die Kinderträgerin wurde verschont."

Wenn Kuhmilch im Überfluß vorhanden war, wurde manchmal der Säugling zugunsten des Kalbes übergangen, das man im Stall ernährte. Ich bin oft Zeuge dieser unglaublichen, aber wahren Tatsachen gewesen (Monot).

Eine Folge dieses Ammendienstes ist die erschreckende Sterblichkeit der Ammenkinder, die nicht mehr die Brust erhalten können. Sie werden von ihren Müttern nach Paris mitgenommen, um als Beweis ihrer Stillfähigkeit zu dienen, und dann wieder zurückgesandt. Oft müssen sie bei schlechtem Wetter große Strecken zurücklegen. Dabei sind Betrügereien nicht selten, etwa derart, daß eine Amme, deren Kind kränklich ist, sich ein fremdes Kind borgt und als ihr eigenes vorzeigt.

Unter dem Ammendienst leidet die Sittlichkeit; denn wenn die verheirateten Frauen als Ammen fortziehen, sind ihre Männer viele Monate ohne die Frauen sich selbst überlassen. Viele nach Paris ausgewanderte Ammen bleiben überhaupt später als Bonnen, Kinderfrauen oder Wirtschafterinnen dort, werden ihrer Heimat mit der Zeit entfremdet oder bringen, wenn sie schließlich doch wieder zurückkehren, nicht gerade die besten Sitten nach Hause. Junge Landmädchen, die den Glanz der Pariser Toiletten und das neue, feine Wesen bewundern, suchen möglichst bald selbst schwanger zu werden, um dann als Ammen in das gleiche irdische Paradies einzugehen.

Achard (1841) erzählt, wie sich das arme Mädchen vom Lande, das zu Hause körperlich schwer arbeiten mußte, in dem Pariser Glanze benimmt, in den sein Schicksal es plötzlich versetzt hat. Anfangs geblendet durch all die Pracht wagt es kaum, sich der vielen schönen Dinge zu bedienen, die ihm zur Verfügung stehen, kaum die Möbel zu berühren, die seine Stube zieren. Schweigend und furchtsam schlägt es die Augen nieder, gehorcht bereitwillig und spendet verschwenderisch dem Säugling den Überfluß seiner Brust. Die Mutter aber beglückwünscht sich staunend dazu, gerade die Perle aller Ammen gefunden zu haben, einen wahren Engel. Aber das ändert sich rasch. Die Amme verwandelt sich in eine Tochter Evas: schließlich erkennt die Mutter mit Schrecken, daß auch dieser Engel tatsächlich ein böser, eigensinniger und verschlagener Teufel ist.

Die Wandlung beginnt unter den Dienstboten mit Rangstreitigkeiten. Da hat doch der Majordomus den Flügel eines Hühnchens verzehrt, den die Amme für sich beanspruchte. Sie schmollt einen Tag, zwei Tage und, wenn nötig, noch länger. Düsterer Ernst beschattet ihr Gesicht; ihre Haltung drückt den verächtlichen Zorn einer großen Dame aus, die von Lümmeln beleidigt ist. Sie vernachlässigt ihre Kleider, jämmerliche Seufzer entströmen ihrer Brust. Die arme, beunruhigte Mutter merkt dies bald und sucht das schreckliche Geheimnis zu erfahren, das ihr verborgen wird, um es recht wichtig zu machen. Endlich, nach tausend Umwegen, nach tausend jammervollen Lauten, enthüllt sich der Flügel des Hühnchens in seinem ganzen Schrecken, verziert mit kleinen Lügen, schmerzstillenden Schmähungen und widerlichen Verleumdungen, die den heillosen Urheber anschwärzen und die Amme als unschuldsvolle, verfolgte Taube erscheinen lassen. Armes Opfer einer höllischen Verschwörung, sie verwelkt wie eine Blume ohne Wasser! Man verweigert ihr das Nötigste, ausgerechnet ihr, die dem geliebten Kind ihr Herzblut opfert. Daß sie immer fetter geworden ist, daß ihr Hals vor Speck glänzt, daß sie sich ein Doppelkinn zugelegt hat, alles das sollte eigentlich ihr Klagelied schlagend widerlegen. Aber die Mutter sieht nur ihr Kind. Zu oft hat sie gehört, daß die Kinder nur bei Ammen gedeihen, deren Wohlsein durch nichts gestört wird. So zittert sie, ihr Kind bald dahinsiechen zu sehen. Siegt die Amme nicht, so schadet es dem Kind. Mit dieser Drohung setzt sie alles durch.

Anfangs hat sie noch selbst ihr Zimmer zurecht gemacht. Das verträgt sich nicht mit ihrem Beruf; ist sie doch als Amme, nicht als Dienstmädchen angestellt. Sie wird bedient. Das Kind soll täglich ins Freie. Die Amme ist aber zu faul, zu Fuß zu gehen. So ertrotzt sie sich das Recht, mit dem Kind im offenen Wagen der gnädigen Frau spazieren zu fahren. Bei jedem großen und kleinen Fest muß sie bedacht werden, selbst wenn das Kind seinen ersten Zahn bekommt, muß sie belohnt werden. Bald übersteigt der Wert ihrer Geschenke beträchtlich ihr Gehalt.

Nach schwachen Anfängen (Abb. 59) hält sie in den Tuilerien Hof; sie thront auf einer Bank oder auf zwei Stühlen, umgeben von ihren Vasallen. Die Zahl ihrer Anbeter schwillt und schrumpft mit der Zahl der Regimenter, die in Paris anwesend sind.

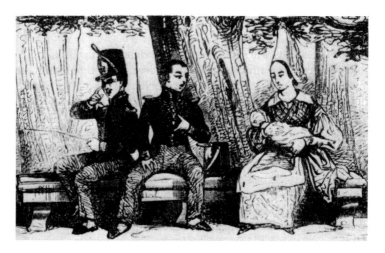

Abb. 59. Amme vom Lande in Paris (1841)

Eine entsprechende Schilderung stammt von dem Bürgermeister und Arzt Monot (1867), angeführt nach Marfan:

„Die Ammen werden bald träge, verschwenderisch und naschsüchtig; die einfachen Mahlzeiten und die schlechten Wohnungen auf dem Lande gefallen ihnen nicht mehr. Sie lassen sich gerne von ihren Dienstherren auffordern, als Pflegerin oder Kindsfrau zu bleiben und lassen ihren Mann in die Stadt kommen, wo er verlottert. Will er aber seiner Frau nicht folgen, so kehrt diese ungern und gezwungen mit haßerfülltem Herzen zurück und bringt in ihr Haus den Widerwillen gegen ihr jetziges Dasein, Verachtung für ihren Mann und Gleichgültigkeit gegen ihre eigenen Kinder, die sie ja kaum kennt. Sie hat nur eine Hoffnung: wieder Mutter zu werden, um eine neue Stelle antreten zu können. Manche Frauen kehren aus Paris so verkommen zurück, daß sie das ganze Dorf sittlich verderben. Andre sind bei ihrer Heimkehr schon wieder schwanger und glücklich, daß ein Besuch ihres Mannes in Paris, den sie veranlaßt haben, es ihnen ermöglicht, ihre Schwangerschaft ehelich zu machen."

Andere streuen Lues aus. Monot erwähnt eine Frau, die auf diese Weise zwei Gemeinden ansteckte. Die Ehemänner werden durch das ihnen in der Großstadt zufallende Geld geblendet, verlassen leichten Herzens das Feld oder die Werkstatt und ergeben sich dem Trunk oder der Verschwendung.

Gerne kehrt die Amme aus Paris mit mehreren Säuglingen zurück, die sie zur Pflege übernommen hat. Auch wenn kein Betrug beabsichtigt wird, können die Kinder unterwegs leicht einmal vertauscht werden:

„18 Jahre lang mit der Aufsicht über eine große Ammenvermittlung beauftragt, erlebte ich es wiederholt, daß bei der Ankunft oder Abreise eines Zuges die mit zwei oder drei Säuglingen versehenen Ammen tatsächlich Mühe hatten, die ihnen anvertrauten Kinder wiederzuerkennen, nachdem diese für kurze Zeit auf dem Tische oder den Bänken des Wartesaales gelegen hatten" (Napias nach Marfan).

Am liebsten behält die Amme das Pflegegeld aller Kinder für sich; geht dies aber nicht an, so überläßt sie ihren Nachbarinnen etwas Geld zur Mitarbeit. „Sie betreibt also mit diesen Pariser Kleinen eine Art Agentur- oder Kommissionsgeschäft." Nur ein Teil der Kinder wird gestillt, die anderen werden in nicht gerade zweckmäßiger Weise künstlich ernährt. Die Belange des Pflegekindes widersprechen oft denen des Ammenkindes. „Gewöhnlich nehmen die Ammen den Säugling an sich, versprechen dabei hoch und teuer, ihr eigenes Kind zu entwöhnen, und teilen dessenungeachtet, nach Hause zurückgekommen, ihre Milch unter beide Säuglinge. Selbstredend werden sie ihr eigenes Kind auf Kosten des ihnen anvertrauten keine Not leiden lassen, solange sie wissen, daß kein aufmerksames Auge darüber wacht" (Bouchut 1854). Dazu kommt die meist enge und schlecht gelüftete Wohnung dieser betriebsamen Frauen, denen die angenommenen Kinder nur zum Gelderwerb dienen. Viele Kinder erkranken und sterben. „Man bringt sie zu Grabe wie gestorbene kleine Tiere, und kein Mensch bekümmert sich um sie."

Manchmal bleibt das Pflegegeld aus, ohne daß das Schreiben und Mahnen beantwortet wird. Die Frau hat dann das kleine Geschöpf auf dem Halse und sucht sich nun auf alle mögliche Weise von ihm loszumachen. Wenn man solche Kinder auch nicht gerade tötet, so läßt man sie eben, mit wenigen ehrenvollen Ausnahmen, allmählich verkommen.

Allerdings gewinnen manche dieser Frauen ihr Pflegekind wirklich lieb; sie behalten und pflegen es mit großer Sorgfalt, obwohl es von seinen Eltern im Stich gelassen ist. Sie wollen es als eigen behalten und freuen sich auf den Augenblick, wo es ihnen in ihrer Wirtschaft ein wenig beistehen kann. Nun aber kommen plötzlich die Eltern und verlangen ihr Kind zurück. Es muß ihnen ausgeliefert werden. So entsteht ein großer Jammer, da das Kind nur an seinen Pflegeeltern hängt, während es die eigenen Eltern, denen es mit Widerwillen folgt, gar nicht kennt. Es ist rechtlich nicht möglich, das Kind für das unbezahlt gebliebene Pflegegeld als Pfand zurückzubehalten. Das Geld kann zwar eingeklagt werden, wird aber trotzdem meistens nicht ausgezahlt.

In einer großen Aussprache zu Paris „Über die Ammenindustrie in Frankreich", der die meisten vorstehenden Angaben nach dem Bericht eines ungenannten Verfassers (Journ. Kinderhk. 58, 234, 1872) entnommen sind, kommen schließlich alle zu dem Ergebnis, daß durch Regelung und Beaufsichtigung des Ammenwesens die Sterblichkeit der Säuglinge kaum zu verringern ist. Die Ursachen liegen in den gesellschaftlichen Verhältnissen, die sich durch keine Erlässe und durch keine kirchlichen Vorschriften ändern lassen. Wenn die Forderungen der Natur stark und anhaltend verletzt werden, tritt ein Schaden ein, der sich durch künstliche Abhilfe kaum vermindern läßt. Die Natur aber verlangt, daß die Säuglinge Muttermilch erhalten.

Zum Schutze der Wöchnerinnen und Kinder entstand schon 1784 eine Société maternelle; ihr folgen im 19. Jahrhundert weitere Gesellschaften. 1865 wird in Paris die Société protectrice de l'enfance gegründet, um die groben Mißstände im Ammenwesen zu beseitigen. Wurden doch bis dahin jährlich 16 000 Neugeborene in die Provinz ausgeführt. Im 1. Lebensjahre hatte eine besonders schlechte Gruppe von 3000 dieser Kinder eine Sterblichkeit von 50%, die anderen eine von 30%. Nicht ganz im Einklang hiermit steht allerdings die weitere Angabe, daß von den Kindern, die von den Eltern „zur Säugung" ausgeschickt wurden, 75% starben. In einem besonderen Beispiel sind von 21 Kindern 19 gestorben.

Nach Monot, der über ausgedehnte eigene Erfahrungen verfügt, beträgt die Sterblichkeit der aufs Land geschickten Kinder bei aktiver und ständiger Überwachung 12%, bei 3monatlicher und weniger aktiver Überwachung 26%, ohne Überwachung 71%.

Die neue Gesellschaft wendet sich dagegen, daß aus den Säuglingen ein „Handelsartikel" gemacht wird. Deshalb muß das Ammenwesen von Grund auf verbessert werden. Die Kinder der Armen und Reichen sollen in den Städten nicht mehr durch eine mörderische Sterblichkeit dezimiert und die Ammen, mit Umsicht gewählt, besser entschädigt und genährt werden, damit sie „mit mehr Würde die Stelle jener Mütter vertreten, welche die Notwendigkeit von ihrer Leibesfrucht getrennt hat". Den Müttern soll das Stillen zur Pflicht gemacht werden (Ullersperger). 1874 wird das Rousselsche Gesetz zum Schutze des frühesten Lebensalters erlassen.

Trotz der Beseitigung der Drehlade (1869) ist in Frankreich weiter eine geheime Abgabe der Kinder möglich. Das Seine-Département läßt nämlich 1887 in dem Aufnahmebureau des Hospizes de la Rue Demfert-Rochereau eine Bekanntmachung aufhängen, daß niemand, der ein Kind abliefern will, verpflichtet ist, die ihm vorgelegten Fragen zu beantworten. Damit ist man eigentlich wieder zum Grundsatz der Drehlade zurückgekehrt. Nach dem Gesetz von 1904 müssen die Kinder überall ohne Förmlichkeiten, ohne Nachforschungen, ohne Geburtszeugnis und mit der Bürgschaft strengster Verschwiegenheit aufgenommen werden. Allerdings wird die geheime Abgabe jetzt stets auf das Alter bis zu 7 Monaten begrenzt (W. Feld).

Im Jahre 1895 ergibt eine Aufstellung, die 1896 Kinder umfaßt, daß die Sterblichkeit der Säuglinge, die von ihrer eigenen Mutter gestillt werden, 15% beträgt, während von den Kindern, die bei Fernammen untergebracht sind, 71,5% sterben (Marfan).

Ganz ungewöhnlich hoch ist noch 1872 die Sterblichkeit der Findlinge in verschiedenen französischen Départements. Es starben im Département:

Unter-Loire	90,50%	Seine und Oise	69,23%
Unter-Seine	87,36%	Côte d'Or	66,46%
Eure	78,12%	Indre und Loire	62,16%
Cabrados	78,09%	Manche	58,66%
Aube	70,27%		

Die Sitte, elternlose Kinder in Form einer öffentlichen Versteigerung dem zuzuschlagen, der von der Gemeinde das niedrigste Kostgeld fordert, wird von dem Schweizer Dorfpfarrer Jeremias Gotthelf in der „Armennot" (1840) angeprangert.

„Da wurden Kinder förmlich ausgerufen wie unvernünftiges Vieh." „Wer will minder als 10 Taler für das Meitschi, es ist ein gewachsenes und ist brav gekleidet" usw. So mußte das

Kind sich ausrufen hören, wie es Batzen um Batzen hinuntergesteigert wurde, und mit jedem abgemärteten Batzen wurde ein ganzes Jahr lang seine Behandlung um so härter, das wußte es.

Man schlug sie den Mindestnehmenden zu, sehr oft, ohne daß man wußte, wer sie waren... Man schlug sie Leuten zu, welche nichts zu beißen, nichts zu brechen hatten, vielleicht nicht einmal ein Bett für das Kind; es mußte unter Hudeln auf dem Ofen schlafen, hungern... Es mußte oft das Essen betteln, mußte das Holz zusammenlesen im Walde, erhielt das Jahr durch kein einziges Kleidchen, sah die Schule nie, sah während seiner ganzen Jugendzeit die Kirche nie. Ja, sehr oft mußte das Kind stehlen... Niemand fragt ihm nach, niemand sieht darauf, wie es seine Sache hat...

Man verteilte sie an anderen Orten... unter Diebe und Trunkenbolde, unter Ruchlose und Gottlose. Wie übel der Ruf eines Hauses sein, wie zuchtlos es in demselben zugehen mochte, wie bekannt die Behandlung armer Kinder in diesem Hause war, wie manches Kind aus demselben verlauset, erlahmet, verkrüppelt kam, wie manches übel ausgefallen war, es wurden diesem Hause immer wieder Kinder zugeteilt... Es ließen sich eine Menge wirklich gräßlicher Geschichten erzählen über die Behandlung solcher Kinder, erzählen von Arm- und Beinzerschlagen, von Schändung von Mädchen und Knaben, von Anführen zum Diebstahl, von fürchterlichen Martern; wie man Kinder erlausen ließ und ihnen nur erlaubte, am Sonntag sich zu kämmen und zwar auf dem Misthaufen..., wie man arme Kinder erfrieren ließ, barfuß das Vieh weiden in Näße und hartem Reif, ihnen erst um Weihnachten Schuhe und Strümpfe anschaffte, daß sie für ihr Leben lang arbeitsunfähig wurden, wenn sie nicht schnell unter fürchterlichen Schmerzen starben; wie man armen Kindern Kleider, die sie von Paten erhielten, stahl und sie den eigenen reichen Söhnen anzog... wie man sogar Hexerei zu Hülfe rief, um arme brave Buben auszubeuten... Es läßt sich auch beifügen..., daß man den gleichen Leuten immer wieder Kinder zuteilte...

Am besten waren die daran, welche von Paten aufgenommen wurden. Wenn eine Bäuerin sagt: „Ich bin dem Gotte" (Patin), so hat dieses eine eigene Bedeutung in ihrem Munde. Es regt sich etwas Warmes in dem Herzen für das Kind; in die Behandlung kömmt bei der Bäurin etwas Mütterliches, beim Bauer etwas Väterliches, das gegen fremde Kinder nicht sichtbar wird."

Die frühere Polizeiassistentin Henriette Arendt (1913) weist unter Quellenangabe nach, daß 1902 und 1909 arme deutsche Kinder von deutschen Gemeinden öffentlich zur Pflege versteigert und an den Mindestfordernden abgegeben wurden.

An anderer Stelle der „Armennot" schreibt Gotthelf:

„Es haben viele solche Kinder bei sich, machen sie arbeiten von früh bis spät am schwersten Ort, senden sie äußerst selten zur Schule, kleiden sie auf das allerschlechteste, fluchen über jede Unterweisung, rechnen ihre Arbeit nichts, sondern nur die schlechten Kleider und das schlechte Essen, lassen es sich bezahlen, und das arme Kind soll später das schlechte Essen, die schlechten Kleider wiederzahlen, seine Arbeit aber muß es verlieren... Ist der Lohn endlich fällig, so prügelt man es, daß es aus dem Jahr läuft und seinen Lohn im Stich läßt, oder beizt ihm fremde Sachen in sein Tröglein, untersucht dasselbe vor Zeugen, jagt es als Schelm fort... Alle die, welche so handeln – und ich kenne sie, könnte sie beim Namen nennen – werden die erbittertsten Feinde sein eines Unternehmens, wodurch diese armen, heillos mißbrauchten Kinder aus ihren verruchten Händen sollen gerissen werden."

In Deutschland herrschten noch zu Anfang dieses Jahrhunderts schwere Mißstände bei der Vermittlung von Adoptionen. Arendt berichtet, daß um 1910 Eltern oder uneheliche Mütter oft ihre Kinder in den Zeitungen zum Verkauf anboten. So erschien 1910 folgende Anzeige in einer Stuttgarter Zeitung:

„Osterfreude. Welche wohlhabende kinderlose Herrschaft wäre geneigt, ein Kind für ihr eigenes anzunehmen? Dasselbe ist ein netter, gesunder und zarter Knabe, $1/2$ Jahr alt." Auf Anfrage wurden 8000 M. verlangt.

In einer Berliner Morgenzeitung fanden sich folgende Anzeigen:

„Besseres, goldblondgelocktes, süßes Mädchen mit entsprechender Entschädigung zu vergeben."

„400 M. demjenigen, der mir Kind mit Abfindung von 4000 M. nachweist."

„Suche zu adoptieren zu meinem 6jährigen Töchterchen ein Kind besserer Herkunft, wenn mir als Fabrikant... ein Kapital von 50000 M. leihweise oder amortisierbar überlassen wird."

Es entstanden sogar „Adoptionszentralen", die in den Zeitungen für sich warben, kostenlose Vermittlung und Schutz vor Ausbeutung versprachen, dann aber doch „Erkundigungsgebühren" und eine Beteiligung an der Abfindungssumme verlangten. Wandten sich arme Dienstmädchen dorthin, so erfuhren sie, daß diese „Caritaszentralen", wie sie sich nannten, nur für Kinder bemittelter Eltern sorgten. So erschien z. B. folgende Anzeige (1910):

„Bildhübscher Knabe, hoher discreter Herkunft, drei Jahre alt, an Kindesstatt zu vergeben. Erziehungsbeitrag 2500 M. Adoptionszentrale..."

Diese Zentrale behauptete, sie habe 1908 etwa 260 Kinder untergebracht. In einer Berliner Zentrale hing ein Schild: „400 Kinder umgesetzt in kurzer Zeit." In einem ihrer Schreiben stand: „In letzter Stunde eingegangen: 2 Jahre altes Mädchen mit 3000 M. Erziehungsbeitrag." Das Geschäft warb also bereits in einer Form, die etwa beim Pferdehandel üblich ist.

Oft erschienen Anzeigen, um von den Anfragenden „Erkundigungsgebühren" ohne Gegenleistungen zu erschwindeln.

In Berlin übernahm eine Frau nacheinander drei Kinder mit Abfindungen von 3000, 3500 und 4000 M. und brachte sie in das Pariser Findelhaus (Arendt).

Um die Bekämpfung des Adoptionsschwindels haben sich Vereine große Verdienst erworben. Sie richteten ihrerseits Adoptionszentralen ein, die in enger Verbindung mit der Berufsvormundschaft arbeiteten (Friedberger-Polligkeit). Später wurde die Adoptionsvermittlung eine Aufgabe der neu entstehenden Jugendämter.

Schrifttum Seite 418

Kinderkrankenhäuser

Bis zum Ende des 18. Jahrhunderts werden kranke, anstaltsbedürftige Kinder in den Krankenhäusern stets mit Erwachsenen zusammen untergebracht. Wie damals die Verhältnisse gewesen sind, geht aus einer Denkschrift der Pariser Akademie der Wissenschaften hervor, die 1785 auf Befehl Ludwigs des XVI. über die notwendig gewordene Umgestaltung des Hôtel Dieu zu berichten hatte: In je einem Krankenzimmer sind bis zu 100 Kranke zusammengedrängt. Es kommt vor, daß sich in einem großen Bette 8–9 Kinder zugleich befinden oder Erwachsene mit Kindern im gleichen Bett zusammenliegen. Ansteckende Krankheiten wie Masern,

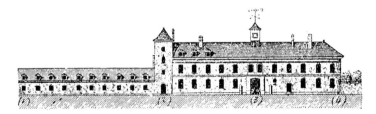

Abb. 60. Das erste Kinderkrankenhaus: das Hôpital des enfants malades in Paris, gegründet 1802

Blattern und Ruhr werden nicht abgesondert. Der Bericht fordert für jeden Kranken ein Bett und Trennung der Kinder von den Erwachsenen.

Auf einen Konzilbeschluß hin entsteht im Jahre 1802 in Paris als erstes Kinderkrankenhaus überhaupt das Hôpital des enfants malades (Abb. 60), indem das Mädchenwaisenhaus Maison de l'enfant Jésus mit 300 Betten für kranke Kinder im Alter von 2–15 Jahren ausgestattet wird. Hier werden die Kinder vereinigt, die bis dahin in den verschiedenen Krankenhäusern gelegen haben.

In dieser Anstalt und in dem Findelhause ist der Grund zu der Kinderheilkunde unserer Zeit gelegt worden. Hier entwickelt sich zum ersten Male eine wissenschaftliche Lehre von den Kinderkrankheiten, die sich auf Anstaltsbeobachtungen und pathologisch-anatomische Befunde stützt. Hier strömen Jahrzehnte hindurch aus dem In- und Auslande Ärzte zusammen, um sich in der neuen Wissenschaft auszubilden. Ihre Reiseberichte geben ein anschauliches Bild von dem Bau, den Einrichtungen, dem Betrieb und den ärztlichen Leitern dieses ersten Kinderkrankenhauses und der Findelanstalt.

Joseph Frank hat das neue Kinderkrankenhaus 1803 besucht: „In diesem Spital werden arme, kranke Kinder vom 18. Monat an, bis zu 15 Jahren aufgenommen, wenn sie nicht mit Skrofeln und Hautausschlägen behaftet sind, in welchem Fall man sie nach dem Hôpital Saint Louis bringt. Die Anzahl der Kranken ist in diesem Spital 300; die Reinlichkeit mittelmäßig. Die erkrankten Waisenkinder werden ebenfalls hierher gebracht..."

„Der Zustand der Kinder, die sich im Findelhaus befinden, ist, obwohl überall ziemliche Reinlichkeit herrscht, schreckbar. Das Local ist viel zu klein für ihre Anzahl, daher liegen die armen Kreaturen auf Tischen, Stühlen, Fensterbrettern, manchmal zu neun auf einer Matratze herum. Dabei fehlt es an allem. Wenigstens klagen die Aufwärterinnen über Mangel an Holz und Nahrungsmitteln. Daß bei einer solchen Lage der Dinge viele Krankheiten entstehen und die Sterblichkeit außerordentlich sein müsse, läßt sich leicht voraussehn" (Joseph Frank).

„Es war ein schmerzlicher Eindruck eigener Art, den diese armen Geschöpfe auf mich machten. Ich dachte mir die Freude, mit der meine Kinder entgegengenommen wurden, und sah diese hier von ihren Angehörigen verstoßen! Die mehrsten Kinder waren sehr klein, fast alle wimmerten, mehrere hatten Zuckungen; ein paar schliefen, aber unruhig, denn um sie schrie alles." Wir hören von einem gerade eingelieferten, fast sterbenden Kinde, das dem Bürgermeister zu zeigen ist. Nach langem Überlegen, ob es die Reise aushalten kann, wird sie doch beschlossen. Man flößt dem Kinde etwas Wein mit Zucker und Wasser ein und gibt ihm noch ein Fläschchen mit auf die Reise. „Die zwei Wärterinnen, welche die Kinder einwickelten, behagten mir nicht, sie ließen den Kopf derselben, wenn sie sie auf dem Schoße hatten, herabhängen und schienen ihr Geschäft überhaupt nicht con amore zu treiben. Um einen Tisch saßen fünf andre Wärterinnen, die die Kinder fütterten; in einen Topf mit warmem Wasser ward Milch gestellt und erwärmt, und dann von dieser Milch nebst Wasser und Zucker etwas in ein kleines Glas getan, worin man einen länglichen Schwamm steckte, den man den Kindern in den Mund gab. (warum man die so einfache Methode, den Kindern mit einem Teelöffel ihre Nahrung einzuflößen, nicht einführen mag, die doch so viele Vorzüge hat?)." Die Ammen waren in guten Zimmern untergebracht, hielten sich aber sehr unsauber. Die Ammenkinder sehen alle gut aus. „Die Kinder des Hauses sind fast ohne alle Ausnahme äußerst schwächlich und elend, von altem, häßlichem Ansehen. Die mehrsten hatten Schwämmchen, mehrere Augenentzündungen usw. Die roten Flecke, womit viele im Gesicht übersäet waren, wurden den häufigen Wanzen zugeschrieben" (Rudolphi 1804).

Im Jahre 1813 berichtet A. F. Schweigger über das Pariser Kinderkrankenhaus: „Die Kinder sind gut verpflegt; die Geschlechter sind wie in den übrigen Spitälern getrennt. Scrophulöse, an Kopfgrind Leidende, Fieberkranke, mit äußeren Schäden Behaftete und Rekonvaleszenten sind sowohl untereinander je nach dem Grad der Krankheit, als auch von den übrigen geschieden. Minder sorgfältig sind akute und chronische Kranke gesondert. Die Säle sind reinlich, aber zum Teil zu niedrig, von 10–12 Betten, einige auch zu 40. An jedem Bett ist außer einer kurzen Krankheitsgeschichte bemerkt, ob das Kind die Blattern gehabt hat oder schon vacciniert wurde, um, wenn beides nicht der Fall war, letzteres vor der Entlassung des Kindes noch tun zu können. Das Haus selbst hat einen schönen Garten und überhaupt eine angenehme und gesunde Lage. Man beschäftigt sich gegenwärtig mit einer Einrichtung für ansteckende Krankheiten. Kinder unter 2 Jahren werden durch die unentgeltlichen Konsultationen der Spitalärzte oder im Falle sie von den Eltern verlassen werden, im Findelhaus versorgt."

Die Bedeutung dieser Anstalt, des älteren Hôpital des enfants trouvés und des Hôpital Necker ergibt sich aus einer Darstellung Försters (1862), der ich im wesentlichen folge:

Aus den genannten Anstalten geht in den ersten Jahrzehnten des 19. Jahrhunderts eine Reihe ausgezeichneter Arbeiten hervor (Billard, Blache, Valleix,

Legendre, Trousseau, Roger, Guersant, Vater und Sohn, oft auch Guersent geschrieben, Rilliet, Barthez u.a.). Pathologisch-anatomisch ergibt sich, daß die Krankheiten der Kinder weit mehr, als man bisher geglaubt hatte, mit greifbaren Störungen einhergehen. Kinder und Erwachsene unterscheiden sich in ihren Krankheiten nicht so sehr, wie bisher angenommen wurde, sondern sind sich in ihrer Pathologie gleich. Ein großer Teil der Fälle, die man in Deutschland als kindliches Reizfieber bezeichnet hatte, gehört zur Lungenentzündung. Der Typhus erweist sich als häufige Kinderkrankheit. Die Skrofulose des Kindesalters rückt der Tuberkulose näher. Die Tuberkulose, die man bis dahin im Kleinkindesalter für selten gehalten hat, wird als häufig erkannt. Man sieht ein, daß sie in ihren klinischen Erscheinungen, ihrem Verlauf, ihren Zwischenfällen, ihrer Ätiologie, ihrer Häufigkeit und in der anzuwendenden Behandlung altersgebunden ist. Diese Unterschiede berechtigen dazu, die Kinderheilkunde als eine Sonderwissenschaft zu betrachten. Damit erhält die Bezeichnung „Kinderkrankheit" einen anderen Inhalt: Hatte man früher darunter die allein im Kindesalter vorkommenden Krankheiten zu verstehen, so dehnt sich jetzt der Begriff auf alle Krankheiten aus, die beim Kinde vorkommen.

Allerdings schreibt Formey noch 1811: „Unter dem Namen Kinderkrankheiten muß man nur solche pathologischen Zustände begreifen, welche in der eigentümlichen physischen Beschaffenheit der Kinder begründet sind, durch die Bedingungen, wodurch sich der gesamte Organismus in dieser Lebensperiode unterscheidet, und in den Erwachsenen, wo jene Bedingungen aufhören, nicht mehr erfolgen." Deshalb müssen z.B. Krätze, Lungenentzündung, intermittierendes Fieber und manche andere Krankheiten ausscheiden.

So groß dieser sich allmählich anbahnende Fortschritt ist, gibt es doch lange Zeit eine Fülle ernster Schwierigkeiten zu überwinden. 1817 berichtet J.Fr.Osiander über seine Reise nach Paris, wo er das große Kinderhospital, dessen gute Einrichtungen er ausdrücklich anerkennt, ein Vierteljahr besucht hat. Er weist auf die beinahe unüberwindlichen Mißstände hin, die das Zusammenleben vieler kranker Kinder und der Mangel elterlicher Sorgfalt den ärztlichen Bemühungen entgegensetzen. „Wie viele Kinder sah ich in dieses Hospital eintreten und in kurzer Zeit, von den herrschenden Masern, dem Stickhusten usw. befallen, ein Opfer der Anstalt werden, die ihnen Hilfe und Rettung bringen sollte." So beglückwünscht Osiander die Wiener Stadtarmen dazu, daß ihre Kinder kein Hospital auszufüllen bestimmt sind; denn Kinderhospitäler und Findelhäuser seien gewöhnlich nur dem Scheine nach öffentliche Wohltätigkeitsanstalten.

Mit Jadelot, dem ersten Leiter des Kinderkrankenhauses, ist J.L.Casper (1822) nicht recht zufrieden. Sein Krankenbesuch ist nicht belehrend genug. „Zum Teil wird der kräftige, jugendliche Mann durch seine natürliche Lebendigkeit fortgerissen, zum Teil hat ihn eben jene Routine abgestumpft, weshalb er sich auch meist, statt die bei Kinderkrankheiten so dreifach notwendige Sorgfalt auf die Diagnose zu verwenden, mit einigen Blicken und äußerlichen Untersuchungen begnügt."

Im Jahre 1829 arbeitet Ph.A.Pieper aus Paderborn ein halbes Jahr lang in dem Hospice des enfants trouvés in Paris unter Baron und in dem Hôpital des enfants malades unter Jadelot und Guersant. 1831 hat er Einrichtungen und Betrieb dieser beiden Anstalten, die damals einzig in ihrer Art waren, anschaulich beschrieben und die Lehren Barons und Guersants wiedergegeben. An der Anstalt Barons hatte 1826–1828 Billard gearbeitet, der 1828 sein berühmtes Buch (S. 265) veröffentlicht hat. 1836 verfügt das Kinderkrankenhaus über 550, das Findelhaus über 258 Betten (Mühry).

J. Fr. Baron (1782–1849) und L. B. Guersant (1777–1848) waren Anhänger von Fr. Broussais (1772–1838), der in einseitiger Weise die Gastroenteritis in den Vordergrund stellte, indem er so ziemlich alle akuten Krankheiten darin aufgehen ließ. Pieper lehnte diese Lehre ab.

Günstiger als die Ausländer urteilt Ratier über Baron, unter dessen Augen seine Schrift 1830 in Paris erschien: Das Findelhaus wird ziemlich selten von Lernbegierigen besucht, und doch ist es die einzige Stelle, wo man lernen kann, die Krankheiten der Neugeborenen zu erkennen und zu behandeln. Man findet in den Lehrstunden des Chefarztes Dr. Baron wertvollen Unterricht. Baron, ein echter Lehrer und ehrenhafter Charakter, verdient den höchsten Rang unter den Anstaltsärzten... Er beginnt seinen Dienst täglich morgens um $^{1}/_{2}$8 Uhr. Zuerst zeigt man ihm die Kinder, die aus der Krippe in die Krankenabteilung verlegt werden, die er später besucht. Dann untersucht er die Säuglinge, die in die Außenpflege gehen, und die Ammen, die sich melden. Viele junge Ärzte haben aus den Büchern gelernt, an welchen Eigenschaften man eine gute Amme erkennt. Aber wenn vor ihren Augen viele Frauen vorüberziehen, die sich zum Stillen entschließen, dann gewöhnen sie sich zu vergleichen. Die eine, die man nach der allgemeinen Regel zurückweisen sollte, wird eine ausgezeichnete Amme werden, während eine jüngere und frischere, die besser aussieht, nur eine sehr mäßige Amme wird. Später geht Baron in das Amphitheater der (pathologischen) Anatomie, wo die leider sehr häufigen Sektionen in genauester Weise ausgeführt werden (nach Dupoux, S. 287).

Die Säuglingsheilkunde ist wenig vorwärts gekommen: „Der rasche Verlauf der Krankheiten, die Schwierigkeit, ihren Sitz nachzuweisen, erklären die geringen Fortschritte. Man hat sich nur wenig damit beschäftigt. Die Semiotik müßte mehr leisten als bei den Erwachsenen, deren Sprache wertvolle Aufklärungen gibt, liegt aber bis jetzt noch immer in tiefem Dunkel. Baron hat uns mehrere Säuglinge genannt, deren Lungenentzündung er erkannt und geheilt hat, während die vorhergehenden Ärzte die Krankheit nicht kannten und die kleinen Kranken einem sicheren Tod überlassen hatten. In einem anderen Fall erkannte dieser Praktiker eine Magenerweichung, die später bei der Sektion bestätigt wurde, und verhinderte die Anwendung eines Brechmittels; dieses hätte den Tod an der Krankheit beschleunigt, die leider unheilbar ist. Wenigstens sollte man sie nicht verschlimmern. Um diese schädlichen und verhängnisvollen Irrtümer zu vermeiden, untersucht Baron mit vorbildlicher peinlicher Genauigkeit die kranken Säuglinge. Man muß den Säugling nackend ausziehen, um seine Gestalt und seine Hautfarbe zu sehen, seine Temperatur und seine Festigkeit (Turgor) zu erkennen. Er perkutiert und auskultiert, beachtet das Geschrei, dessen Abstufungen ein geübtes Ohr unterscheidet, tastet den Bauch ab und sieht sich die Stühle an; dann untersucht er die Mundhöhle und den Schlund und fühlt schließlich den Puls. Auf diese Weise kommt

Baron meistens zu einer sehr genauen Diagnose, wovon wir mehrmals Zeuge gewesen sind (Ratier 1830 nach Dupoux, S. 288).

Das Findelhaus besaß nach Pieper als „Krippe" einen langen, sehr eleganten Saal, mit etwa 80 Betten, wohin die Kinder – meist Neugeborene – gleich nach ihrer Aufnahme gebracht wurden. Erwiesen sie sich bei der ärztlichen Untersuchung, die Baron selbst vornahm, als gesund, so wurden sie einer von außerhalb stammenden Amme übergeben und aufs Land gebracht. Waren sie krank, so kamen sie auf die stets überfüllte „Infirmerie", wo sie fast immer starben. Pieper beschreibt sie als

„Kinder mit abgemagerten Körperchen, mit Gesichtszügen eines Alten, knöchernen Händen und Füßen, welkem, farblosem Fleische. Kurz, wer kleine Gespenster malen will, kann hier nach Lust und Geschmack die Originale wählen."

In den Pariser Entbindungsanstalten brauchte die Mutter, wenn sie die Anstalt wieder verließ, ihr Kind nicht mitzunehmen. „Das Kind, welches von der Mutter zurückgelassen wird, ohne daß sie nach der Regel ihr Unvermögen, dasselbe bei sich zu behalten, bewiesen hätte, wird als verlassen betrachtet" (Joseph Frank 1803).

Nach J. Fr. Osiander (1813) befinden sich ständig 50 Ammen im Findelhaus, damit die Findlinge versorgt werden, bis sie aufs Land kommen. Die Ammen stammen größten Teils aus der Entbindungsanstalt. Im Findelhaus bewohnen sie zwei Galerien in der Nähe der Krippe. Jede Galerie besteht aus einem langen, schmalen Gang, zu dessen beiden Seiten 27 kleine Stübchen angebracht sind. In jedem wohnt eine Amme mit zwei Kindern, entweder mit ihrem eigenen und einem fremden oder einem fremden oder zwei fremden. Alle essen in einem besonderen Speisesaal; wer zwei Kinder stillt, erhält etwas mehr Nahrung und Wein als die anderen. Das Bild in den engen Räumen ist keineswegs erfreulich; so gesund die Kinder in der Krippe aussehen, so verkümmert und leidend erscheinen die den Ammen anvertrauten. Osiander fand die Luft außerordentlich verdorben, die Wände trieften von Wasser. Unter den Kindern herrschten Augenentzündungen, Aphthen, Krämpfe und Katarrhe, viele starben daran.

Heyfelder (1825) beschreibt ausführlich die Zellgewebsverhärtung (das Sklerem) der Neugeborenen. Während seines 18 monatlichen Aufenthaltes in Paris hatte er reiche Gelegenheit, dieses Krankheitsbild im Findelhaus zu beobachten, das jährlich 400–500 Kinder an dieser Krankheit verlor. Um 1816 waren jährlich 600 von 6000 Neuaufnahmen daran gestorben.

Bei ihrer Verlegung auf die Infirmerie wurden die Kinder von der Brust abgesetzt und mit Milch ernährt, die mehr oder weniger mit Wasser verdünnt und mit Zucker versetzt war. Die Anstalt besaß selbst Kühe, so daß die Milch immer frisch war. Häufig wurde die Milch durch Abkochungen von Althaea, Gerste mit Zucker oder Brotwasser ersetzt. Etwas ältere Kinder erhielten statt dessen einen Milchbrei mit Weißbrot. Die Kinder wurden damals noch nicht gewogen. Ihre Körperwärme bestimmte man höchstens durch Auflegen der Hand.

Baron und Guersant bedienten sich bereits der Perkussion und Auskultation. Die Perkussion, von Auenbrugger (1722–1809) in Wien 1761 angegeben, wurde zunächst wenig bekannt, aber seit 1819 durch Laënnec (1781–1826) in Paris verbreitet und durch die Auskultation ergänzt.

„Ich habe mich zu sehr von dem großen Nutzen der Perkussion überzeugt, als daß ich hier nicht daran erinnern müßte, dieses Mittel ja bei Kindern nicht zu vernachlässigen"... Die Auskultation bleibt „ein großes Hilfsmittel bei manchen Krankheiten der Kinder, freilich nicht bei allen, die Diagnose zu berichtigen".

Wie nötig diese Mahnung Piepers gewesen ist, geht daraus hervor, daß in der allgemeinen Anleitung zum Kinderkrankenexamen von Löbisch (Wien 1832) Auskultation und Perkussion unerwähnt bleiben. Dagegen empfiehlt Heyfelder, der $1^{1}/_{2}$ Jahre in Paris war und dort gleichfalls an dem Findelhause arbeitete, 1825 das Hörrohr zur Untersuchung des Herzschlags beim Neugeborenen. Die Perkussion läßt er unerwähnt.

Baron untersuchte den Puls bei Kindern unter einem Jahr überhaupt nicht, worin ihm Pieper unbedingt recht gibt.

Reinlichkeit und Ordnung herrschten in beiden Anstalten. Guersant trug bei der Visite einen weißen Oberrock und eine weiße Schürze. „Jedes Kind wurde auf den Rücken gelegt, erst leise, dann stärker befühlt, bis es gerne über Schmerzen im Leibe klagte. So wurde gar nicht selten die Diagnose ‚Enteritis' oder ‚Gastroenteritis' an den Haaren herbeigezogen." Unter 100 Kranken waren kaum 10, bei denen die Enteritis gefehlt hätte. Dies waren dann meistens Rachitiker. Im übrigen wurde jedes hervorstechende Symptom als eigene Krankheit bewertet, ohne daß die Gruppe der einzelnen Krankheiten jemals zusammenfloß. So reichte die Tafel, auf der sie aufgeschrieben wurden, oft kaum aus, um sie alle, beginnend mit der Gastroenteritis, aufzunehmen. Immerhin wurde diese Krankheit nach Pieper von den Deutschen ebensooft übersehen, wie ihr Nachweis von Guersant übertrieben wurde. Die Stühle wurden stets genau untersucht, da Schleimbeimengungen als Zeichen einer Gastroenteritis galten. Gegenüber der Untersuchung des Bauches und der Brust trat die des Schädels ganz in den Hintergrund. So wurde auch bei den Sektionen der Schädel fast nie geöffnet.

Bei jeder Krankheit verordneten Baron und Guersant eins von drei Mitteln: Abkochungen von Malvenblättern, von Althaea-Wurzeln oder Malzabkochungen mit Zucker. Ob Milch zugesetzt wurde, ist nicht klar ersichtlich. Klistiere wurden häufig gegeben; sie dienten auch zur Ernährung. Dagegen wurde das Blut – ganz im Gegensatz zu Broussais – nur selten entzogen. Kalomel, das in Deutschland noch lange beliebt war, wurde von Guersant nur selten verordnet.

Die Visiten Barons spielten sich rasch ab. In einer Viertelstunde untersuchte er 15–20 Neuaufgenommene; für die etwa 30 kranken Kinder der Infirmerie brauchte er nicht länger. Er hatte sich die Kinder kaum angesehen, wenn er seine schematischen Diagnosen und Verordnungen diktierte. Während dieser Tätigkeit wurde er wiederholt von der begleitenden Nonne darauf aufmerksam gemacht, daß das betreffende Kind bereits gestorben war. (Pieper) Der Schwede Fr. Th. Berg hat das gleiche erlebt.

Nach Cless (1839) hat sich Guersant einen großen Ruf als Kinderarzt erworben, allerdings nur wenig veröffentlicht. „Schon im Äußeren des Mannes liegt etwas Einnehmendes, ein geistreicher Zug belebt sein Gesicht, und mit seinen kleinen Patienten weiß er vortrefflich umzugehen." Es fanden sich einige Interne des Hauses, sehr tüchtige junge Männer, die „mir nebst andern Fremden privatim in dem Hospitale einen praktischen Kurs über Krankheiten hielten, der für uns des Lehrreichen und Interessanten viel darbot".

Entsetzt ist Cless darüber, daß Kranke mit Pocken, Scharlach und Masern nicht abgesondert werden, vielmehr werden sie „wie es sich gerade trifft, unter die anderen Kinder hineingelegt und die natürliche Folge davon ist, daß circa die Hälfte sämtlicher akuter Exantheme durch Ansteckung im Haus selbst erzeugte Fälle sind. Dies ist um so gewissenloser, als die alljährliche Erfahrung dafür spricht, daß constant die Mortalität der im Spital erst angesteckten die der andern überwiegt, eine Erfahrung, welche die Ärzte des Hauses ohne Rückhalt mitteilen". Räumlich wäre die Absonderung durchaus möglich.

„Bei den Findelkindern versuchte Baron zu zeigen, daß ihm die Auskultation nicht unbekannt war, indem er die Säuglinge aufhob und an sein Ohr hielt; was er aber durch ihre Wickeltücher hindurch hören konnte, blieb unsrer Einbildungskraft überlassen."

Nach Cless (1839) hat Baron trotz seines reichen Krankengutes, das man „vergebens auf der ganzen Welt suchen würde, noch nie ein Resultat seiner Forschungen und Erfahrungen bekannt gemacht, und gibt auch mündlich, selbst gegen seine Internen, deren gutem Willen das meiste überlassen ist, so wenig von sich, daß er mir wie ein großer Registraturkasten vorkam, in welchem die zahllosen Aktenstöße hinter Schloß und Riegel liegen. Bei seiner Visite selbst aber, wo er die armen Würmlein mit seiner plumpen Hand und unzarten Manier traktiert und mit derber Stimme seine ewig gleiche Ordination herausstößt, geht es so maschinenmäßig her, daß man schon dadurch den Glauben an den Mann verliert". Allerdings läßt ihn eine gewisse Routine erkennen, „ob ein Kind krank oder gesund ist, ob es sterben oder genesen wird: so viel lernt am Ende jede alte Kinderwärterin in einem Spital".

Nach der Visite Barons wurden die Sektionen besprochen, die der Assistent bei jedem gestorbenen Kinde vorzunehmen hatte. Sie dienten vor allem dem Nachweis der Gastroenteritis, von deren Vorhandensein sich aber Pieper oft nicht überzeugen konnte.

Guersant erschien Pieper scharfsinnig, leicht beweglich und mit einer blühenden Phantasie begabt, so daß er leicht das sah, was er zu sehen wünschte. Baron dagegen war oberflächlicher und sah vieles nicht, was Guersant zu finden wußte; dafür war er ruhiger bei seinen Untersuchungen, so daß dem, was er als wahr erkannte, leichter zu trauen war.

Nach Hasper (1823) arbeiteten im Findelhaus 24 soeurs hospitalières mit einer soeur supérieure aus einem religiösen Orden. Sie besorgen die Wartung und Pflege der Kranken bei Tag und Nacht, das ganze Hauswesen, was Heizung, Wäsche, Essen und Trinken usw. angeht. „Sie tun mit unermüdetem Eifer, mit einer Ordnungsliebe und einem Sinn für Reinlichkeit, die überall herrscht, mehr für die Wohlfahrt der neugeborenen kranken Kinder als vielleicht die Ärzte selbst zu leisten imstande sind." Außerdem sind noch berceuses (Wiegerinnen) und 30 Ammen tätig.

Auch Ratier (1830) lobt den Eifer der Schwestern und ihrer Helferinnen, meint aber, die Krankenstuben sollten ein wenig mehr gelüftet werden. Der Gestank der Stühle so vieler Säuglinge ist manchmal schwer zu ertragen. Sprengen oder Aufstellen von Gefäßen mit Chlorwasser würde Abhilfe schaffen. Außerdem besitzen die Nonnen ein an sich löbliches, in der Anwendung aber stark übertriebenes Schamgefühl: Sie entkleiden die Säuglinge nur ungern für die ärztliche Untersuchung. Indessen hat Baron – im Gegensatz zu seinen Vorgängern – darauf bestanden, daß die Säuglinge bei ihrer Ankunft in der Krankenabteilung nackend untersucht werden.

W. Horn, der die Anstalten Barons und Guersants um die gleiche Zeit wie Pieper, nur flüchtiger, besuchte, hat Einrichtungen und Betrieb gleichfalls ausführlich beschrieben. Er erlebte bei Guersant eine Epidemie von eitriger Konjunktivitis, offenbar gonorrhoischen Ursprungs, die rasch eine große Zahl Kinder jeden Alters ergriff, ohne daß man ihr zu steuern wußte.

Vorher, im Jahre 1823, hatte dort Hasper gleichfalls eine derartige Epidemie gesehen: „Es ist eine eigene Infirmerie (Krankenabteilung) für kranke Kinder in diesem Hospital, wo zwei getrennte Säle im 2. Stock dazu eingerichtet sind, doch liegen hier die Kinder so nahe beisammen, daß es wohl nicht so selten vorfallen mag, daß ein Kind mit einer purulenten Augenentzündung das danebenliegende ansteckt, was in einer Nacht bisweilen sehr um sich greift. Man sieht daher, daß oft die ganze Infirmerie an Ophthalmia purulenta leidet, selbst wenn einige Kinder anfangs davon befreit waren. Ein Unterlaufen der Augenlider mit Blut .., zeigt einen schnell erfolgenden Tod an."

Hasper berichtet weiter, daß „die syphilitischen Kinder eine sehr unglückliche Lage haben, indem die soeurs hospitalières, den Vorschriften ihres Ordens gemäß, sich mit syphilitischen Kranken nicht befassen dürfen, die Ammen aber natürlich diesen Kindern die Brust nicht reichen mögen; daher man ... besonders Ziegen und Kühe wie in dem Hospital des enfants malades hält, um wenigstens diesen Mangel der Muttermilch durch andere Milch zu ersetzen".

Aus Horns Beschreibung des Findelhauses sei folgende Stelle wiedergegeben:

„Die Lingerie (Wäschekammer) ist bewunderungswürdig schön, Küche u.s.w. vortrefflich, die kleine Apotheke allerliebst, die Spaziergänge in dem großen Garten mit englischen Anlagen vortrefflich, die Ökonomie sehr ausgebreitet, da man Milchkühe, Pferde u.s.w. hält. Eine Erwähnung verdienen noch die Wagen, in welchen die Kinder aufs Land gefahren werden. Sie sind in Deutschland schon bekannt; es können 12 Ammen darin sitzen, 6 auf jeder Seite. In der Mitte des Wagens an der Decke sind zwei eiserne Haken, woran 12 Hängematten mit eisernen Gurten befestigt werden. In jedem liegt ein Kind, welches zum Halten weder der Amme zur Last fällt, noch durch das Stoßen des Wagens leidet." (s. auch S. 204).

Als wichtigste Werke gingen aus diesen Anstalten hervor: Ch. Billard (1800 bis 1832): Traité des maladies des enfants nouveau-nés et à la mamelle, Paris 1828; E. Bouchut: Traité pratique des maladies des nouveau-nés et des enfants à la mamelle. Paris 1845. 2. Aufl. 1852; R. Barthez (1811–1891) und F. Rilliet (1814 bis 1861): Traité clinique et pratique des maladies des enfants, Paris 1843. Diese drei Werke wurden ins Deutsche übersetzt.

Gestützt auf das große Krankengut des Pariser Findelhauses stellt Billard zahlreiche klinische Bilder im Zusammenhang mit den Sektionsbefunden dar. Klinischer Blick, große Erfahrung und ausgezeichnete Darstellungsgabe heben sein Werk deutlich aus dem zeitgenössischen Schrifttum heraus und setzen es an den Beginn der wissenschaftlichen Kinderheilkunde. Der Fortschritt wird klar, wenn man Billard mit Rosen vergleicht. Billards Verdienst wird dadurch kaum verringert, daß seine pathologisch-anatomischen Befunde heute anders gedeutet werden (S. 490). In der Diphtheriefrage hat er sich gegen Bretonneau gewandt, der die Zusammengehörigkeit von Rachen- und Kehlkopfdiphtherie erkannt hatte; auch die von Bretonneau empfohlene Tracheotomie hat er verworfen.

Das Pariser Waisenhaus in der Rue St. Victor beherbergte, als es 1803 von Joseph Frank besucht wurde, etwa 1000 Knaben, die mit 4–12 Jahren aufgenommen wurden. „Sie erhielten während der Revolution den Namen „Zöglinge des Vaterlandes". Die nemlichen Menschen, welche diesen Kindern einen so vielversprechenden und hohen Namen beilegten, ließen das Haus, das sie bewohnen, so zu Grunde gehen, daß es an verschiedenen Stellen mit dem Einsturz drohet; – sie vernachlässigten ihre Kleidung dermaßen, daß sie noch jetzt, wo man doch anfängt für sie zu sorgen, wie die Betteljungen aussehen. Doch soll der größte Theil unter ihnen sonntags gut gekleidet seyn. So wie man für das Äußere sorgte, so sorgt man für das Innere. Es ist kaum ein Jahr, daß man diesen Kindern die ersten Grundsätze der Religion beibringt und sie in die Kirche führet. Die Immoralität stieg dabei, wie leicht vorauszusehen war, auf den höchsten Gipfel. Die Kleinen machten Komplotte unter sich, die manchmal die blutigsten Zwecke hatten. Man brauchte die Kinder auf dem National-Theater, welches erst seit kurzem abgestellt worden ist. Alle Laster hatten unter ihnen ebenfalls ihr Haupt empor gehoben". Viele Kinder litten an Skorbut.

„Das weibliche Waisenhaus (Rue du Faubourg St. Antoin) enthält über 150 Kinder. Das dazu bestimmte Gebäude ist prächtig, und mit einem schönen, großen Garten versehen. Die Mädchen sehen gut aus, und sind fröhlich. Doch sind sie schlecht gekleidet und schmutzig. Sie werden in der Religion, im Lesen, Schreiben, Rechnen, und in den gewöhnlichen weiblichen Arbeiten unterrichtet."

Barthez und Rilliet bringen auf Grund großer, eigener Erfahrungen eine eingehende Beschreibung der Kinderkrankheiten jenseits der Säuglingszeit. Ihr Werk ist lange maßgebend geblieben.

P. L. B. Guersant-Sohn (1800–1869), seit 1832 Chirurg im Pariser Kinderhospital, ist durch seine Operationen sehr bekannt gewesen. Im Journal für Kinderkrankheiten finden sich fortlaufend Berichte über seine Erfahrungen, Erfolge und Mißerfolge, vor allem bei Blasensteinen (S. 614) und bei Fremdkörpern in den Luftwegen (S. 615).

1853 entsteht in Paris das Hôpital Sainte Eugénie mit 405 Betten auf Anregung der Kaiserin. Das Hôpital des enfants malades hatte sich trotz seiner 698 Betten als zu klein erwiesen.

„Wer heute das Hospice des enfantes trouvés betritt, für den gibt es keinen sichereren und besseren Führer als Billard, und er wird alles bis aufs kleinste hinaus noch gerade so antreffen, wie jener (Frühverstorbene) vor 11 Jahren es beschrieben hat, mit dem reinen, scharfen, umsichtigen Auge eines wahren Beobachters und mit dem klaren unbefangenen Geist eines wissenschaftlichen Denkers. Es kommt einem vor, als hätte dieser Mann durch seine Schöpfung den Krankensälen und dem Amphitheater des Spitals das Siegel aufgedrückt, das sie seit dem unangetastet bewahrt haben. Leider ist sein Geist daraus gewichen..." (Cless 1839).

In Deutschland errichtete 1793 der praktische Arzt Dr. Fr. Zirtzow das „Institut für arme kranke Kinder zu Breslau", eine poliklinische Anstalt, von der aus auch Hausbesuche gemacht wurden. Die Kinder litten hauptsächlich an Wechselfieber und Pocken. Die Diagnose „Zahnkrankheiten" wird von Zirtzow abgelehnt. Wie lange seine Anstalt bestanden hat, ist nicht bekannt (Rauchfuß).

Als erste deutsche Universitäts-Kinderklinik und damit als erstes deutsches Kinderkrankenhaus überhaupt wird 1829 in der Berliner Charité eine Abteilung mit 30–45 Betten für die Aufnahme kranker Kinder begründet (Dost). Die beiden ersten Leiter, St. Fr. Barez (1790–1856) aus Berlin und H. F. L. Ebert (1814 bis 1872) aus Berlin, haben allerdings nichts Bleibendes im Schrifttum hinterlassen. Bekanntgeblieben ist dagegen der dritte Leiter Eduard Henoch (1820–1910) aus Berlin. Dieser habilitiert sich 1850 für innere Medizin und begründet 1860 eine eigene Poliklinik für kranke Kinder. 1865 scheidet er aus politischen Gründen aus der Lehrtätigkeit aus, leitet dann aber nach Eberts Tode von 1872–1893 die Berliner Universitäts-Kinderklinik. Er übersetzt die Pathologie und Therapie der Kinderkrankheiten des Engländers Christian West 1864 (5. Aufl. 1872) und gibt 1881 selbst ein vielgelesenes und noch heute lesenswertes Lehrbuch der Kinderkrankheiten heraus.

Im Jahre 1843 wird in Berlin, Wilhelmstraße 133, ein weiteres Kinderkrankenhaus unter Barez eröffnet, zunächst mit 3 Betten; diese werden aber rasch vermehrt. Im Jahre 1849 besitzt die Anstalt, die inzwischen nach der Pionierstraße verlegt ist und die Bezeichnung Elisabeth-Kinderhospital erhalten hat, 61 Betten. 1844 wird in der Blumenstraße die Luisen-Kinderheilanstalt mit 6 Betten eröffnet. Von den zahlreichen späteren Neugründungen seien hier noch das 1890 eröffnete Kaiser- und Kaiserin-Friedrich-Kinderkrankenhaus in der Reinickendorfer Straße (erster Direktor: A. Baginski) und das 1906 beschlossene, 1909 eröffnete Kaiserin-Auguste-Viktoria-Haus, Reichsanstalt zur Bekämpfung der Säuglings- und Kleinkindersterblichkeit (erster Direktor: A. Keller) genannt. Trotzdem gab es um 1900 in den allgemeinen Krankenhäusern der Städte vielfach noch keine Säuglingsabteilungen; vielmehr lagen die Säuglinge auf den Frauenabteilungen zwischen den Frauen und wurden von den Leichtkranken gepflegt. In Anstalten, die Säuglinge ohne ihre Mutter aufnahmen, „erreicht die Sterblichkeit meistens annähernd 100% (J. G. Rey, Aachen).

In Wien wurde als erste Poliklinik auf deutschem Sprachgebiet das „erste öffentliche Kinderkranken-Institut" 1787 von dem Arzt Josef Johann Mastalier (Mastalierz, Mastalíř 1757–1793) zur unentgeltlichen Behandlung armer, kranker Kinder gegründet. Er verfaßte eine Bittschrift, in der er darlegte, wie er sein Institut zu führen gedachte, das Öffentlichkeitsrecht für sie und eine Geldunterstützung beantragte. Das amtliche Gutachten von 1792 hierüber hat Gickelhorn (1960) veröffentlicht:

Es heißt darin: M. führt an, „daß die Waisen und andere arme Kinder, wenigstens die kleinen, als die Säuglinge, und jene, die noch nicht das 3. oder 4. Jahr erreicht haben, im Erkrankungsfall weder in den Spitälern wohl untergebracht – noch auch zu Hause aus Mängel sämtlicher Bedürfnisse ihrer Eltern oder Versorger auf eine zweckmäßige Art verpflegt werden können, wonach sich ergäbe, daß viele Tausende derselben teils vor der Zeit dahingerafft, teils so verwahrlost würden, daß sie für ihr ganzes Leben siech bleibe und folglich ihren Eltern und dem Staate zur Last fallen müßten. Um nun zur Verminderung dieses Übels nach Kräften beizutragen, habe er sich entschlossen, sich vorzüglich auf die Kinderkrankheiten zu verlegen und eine Kuranstalt für selbe zu unternehmen, die er bereits durch 5 Jahre unentgeltlich führe und durch die milden Beiträge einiger Menschenfreunde aufrecht erhalte".

Weiter wird mitgeteilt, daß Mastalier bereits seit 3 Jahren an einer Schule unentgeltlich Unterricht über die physische Erziehung und Pflege der Kinder erteile. Mit Rücksicht auf die Eigenart der Kinderkrankheiten und die hohe Kindersterblichkeit in den großen Städten wird eine Geldunterstützung Mastaliers befürwortet.

Nach dem Tode Mastaliers übernimmt Leopold K. Gölis (1765–1827) die ärztliche Leitung der Anstalt, die bisher aus gesammelten Beiträgen erhalten wurde, und erhebt sie zu einem öffentlichen Institut. Er selbst arbeitet unentgeltlich. Er veröffentlicht 1811 „Vorschläge zur Verbesserung der körperlichen Erziehung" und 1815–1818 „Praktische Abhandlungen über die vorzüglicheren Krankheiten des kindlichen Alters", die sich hauptsächlich mit der „hitzigen Gehirnhöhlenwassersucht" und dem chronischen Hydrozephalus beschäftigen.

Th. M. Brosius, der 1816/17 ein Jahr lang unter Gölis arbeitete, hat den Betrieb an dessen Anstalt näher beschrieben: Sprechstunde wurde täglich von 14–16 Uhr, sonntags von 11–12 Uhr für 40–60 und mehr Kinder abgehalten. In dem Ordinationszimmer befanden sich der Direktor mit seinen beiden Assistenten, 6–8 junge Ärzte als Zuhörer und die Kranken, die aus dem daneben liegenden Wartezimmer aufgerufen wurden. Das Zimmer war so voll, daß Gölis nur wenig Bewegungsfreiheit hatte. Die kranken Kinder wurden eingetragen und nach Stellen der Diagnose mit Rezept und diätetischen Vorschriften entlassen. Eine eigentliche Lehrtätigkeit konnte Gölis aus Zeitmangel nicht entfalten. „Nur sparsam fallen hier die Goldkörner."

Im 2. Bande seiner Abhandlungen (1818) gibt Gölis eine Übersicht über die Häufigkeit von 137 Diagnosen, die an seiner Poliklinik in mehr als 88 000 Einzelfällen gestellt wurden. Darunter werden als häufigere Krankheiten aufgeführt: Abweichen, Abzehrung, Anschoppung der Eingeweide, Ansprung (Vierziger), Bauchfieber, falsche und wahre Blattern, brandige und häutige Bräune, allgemeine Drüsenkrankheit, wäßrige Durchfälle, englische Krankheit, Entzündungsfieber, Entzündungen der Augen, des Halses, der Lungen und des Rippenfelles, kaltes Fieber, schleichendes Fieber, Masern, Flußfieber, hitzige Gehirnwassersucht, verschiedene Geschwülste und Geschwüre, Katarrhfieber (Husten), Cholera, Koliken, Kopfausschlag, Krampfhusten, Kuhpocken, Mundschwämmchen, Nervenfieber, Reißen (Bauchgrimmen), Ruhr, Scharlach, Schleimfieber, Würmer und Zahnfieber.

Viele dieser Diagnosen werden heute nicht mehr gestellt, weil sie nur ein einzelnes Krankheitszeichen, nicht aber das Wesen der Krankheit erfassen. Die Kinderheilkunde hatte damals den Standpunkt der zeitgenössischen inneren Medizin übernommen, wie er von Kußmaul und Hasse beschrieben wird:

„Zur Kontrolle der ärztlichen, am Krankenbette gestellten Diagnosen dienten die Sektionen noch wenig, weil die Diagnosen bis dahin nur symptomatisch gewesen waren. Man entnahm sie nur dem Symptomenbild am Lebenden und sprach von Wassersucht, Gelbsucht, Blausucht, hitzigem Fieber, Schlagfluß, Brechdurchfall usw. wie von wesentlichen Krankheiten, während diese Zustände und Vorgänge nichts als die äußeren Erscheinungen innerer physiologischer Geschehnisse und anatomischer Veränderungen sind. Deckte nun nach dem Tode das Messer den Sitz des Leidens und die Natur der krankhaften Veränderungen auf, so lief der Arzt keine Gefahr, durch den Leichenbefund bloßgestellt zu werden. Hatte er z.B. Wassersucht diagnostiziert, so brauchte diese Diagnose keine Bestätigung, sie war unter allen Umständen richtig, die Sektion zeigte nur noch weiter, von wo die Wassersucht ihren Ausgang genommen hatte. Es gereichte sogar dem Arzte jetzt zur Rechtfertigung und den Angehörigen des Verstorbenen zur Beruhigung, wenn, wie so oft, bald das Herz, bald die Leber, bald die beiden Nieren so übel zugerichtet befunden wurden, daß auch der Laie einsehen mußte, unter solchen Umständen sei eine längere Erhaltung des Kranken am Leben oder gar eine Rettung ein Ding der Unmöglichkeit gewesen (Kußmaul)."

„Die Krankheitsfälle werden nach dem damaligen Stande der Pathologie und Therapie diagnostiziert und kuriert. Febris inflammatoria, rheumatica, gastrica, katarrhalis, nervosa, mit den nach diesem Schema natürlich häufigsten Verbindungen untereinander, waren als essentielle Fieber die Grundlage der Diagnose. Diese Fieber konnten sich durch salutare Krisen zum Guten entscheiden oder zu pseudokritischen Localleiden umgestalten. So entstanden aus der Inflammatoria die Lungen-, Brustfell- u.a. Entzündungen, aus der Catarrhalis die Bronchitiden, aus der Gastrica die Biliosa, Septica, aus der Rheumatica der Gelenkrheumatismus, und so ging es in infinitum mit Komplikationen, Wendungen, Übergängen und Versetzungen der kritischen Stoffe, die sehr willkürlich angenommenen Ursachen zugeschrieben wurden, weiter und weiter. Konnten die ‚normalen' Krisen nicht zustande gebracht werden, so mußte entweder der Tod eintreten oder das Leiden chronisch werden, zu Entartung führen u.s.f. Diesen Grundansichten entsprach die Therapie, welche je nachdem Blutentziehungen, Schwitzen, Expectorantien, Reizmittel, Narkotica, Gegenreize usw. verlangte. Für die eigentlich chronischen Krankheiten ließ sich ein ähnliches Schema nicht aufstellen. Dieselben wurden in schönen lateinischen Worten sehr zurückhaltend und dunkel besprochen und symptomatisch behandelt" (nach K.E.Hasse über die Leipziger Innere Klinik unter Clarus um 1830).

Zu dieser Zeit kamen die Diagnosen in völlig anderer Weise zustande, als wir heute gewohnt sind. So machte Dr. Ernst Ludwig Heim (1747–1834), „der alte Heim", ein stadtbekannter, bei Arm und Reich hochangesehener Arzt in Berlin, vormittags 50, nachmittags 20 Krankenbesuche. Von morgens 5 Uhr an fanden sich bei ihm außerdem arme Kranke ein, die er kostenlos beriet. Im August 1802 besuchten ihn nach seinen Aufzeichnungen 975 Kranke. Viel Zeit für die Diagnose blieb ihm also nicht.

„Was ihn ferner als Arzt vor allem auszeichnete, war die Unbefangenheit und Schärfe der Beobachtung, die daraus hervorgehende Sicherheit in der Erkenntnis und Beurteilung der Krankheiten, und die in der Medizin unerläßliche Skepsis... Sein bestes ärztliches Wissen war aber seine Diagnostik, das schnelle Finden der Hauptsache, mit verhältnismäßig geringen Mitteln. Ein scharfes Fixieren des neuen Kranken, ein sorgfältiges, bedachtsames, stilles Würdigen der der Beobachtung sich darbietenden Persönlichkeit desselben, ein paar den Ausschlag gebende Fragen daneben, und er wußte, was hier überhaupt zu wissen und zu wissen nötig war. Bei seiner Beobachtungsgabe waren oft nur einige wenige Fragen ihm genügender als stundenlanges Examinieren mancher Ärzte. Immer waren ihm die objektiven Daten viel entscheidender für die Erkenntnis als die subjektiven. Was er selbst sinnlich wahrnahm und oft gleich bei der ersten persönlichen Berührung mit dem Kranken fand, war ihm viel wichtiger als breite und oft ermüdende Schilderungen und Beschreibungen der Kranken, ja nicht selten ihrer bisherigen Ärzte" (Keßler).

Heim legte großen Wert auf Sektionen: „Wenn Berlins Einwohner das Öffnen ihrer Toten eher als die Bewohner anderer großer Städte gestatten, so verdanken wir dies Heims Einflusse, dem der Wunsch, den Verstorbenen nach dem Tode öffnen zu wollen, selten versagt blieb" (Keßler).

Die Leitung des Wiener Kinder-Kranken-Institutes wird 1830 von J.C.Löbisch übernommen, der sich 1828 für Frauen- und Kinderkrankheiten habilitiert hatte. Er veröffentlicht 1851 – also lange vor Preyer – ein Buch über die Seele des Kindes. Die Anstalt wird später A.Politzer, M.Kassowitz (1842–1913) und C.Hochsinger, der ihre Geschichte beschrieben hat, unterstellt. 1938 wird sie nach 151jährigem Bestehen geschlossen.

Eine zweite Poliklinik in Wien wird 1844 von Hügel auf der Wieden 481, eine dritte von Mükisch 1855 zu Mariahilf gegründet.

L.W.Mauthner (1805–1858), ursprünglich Militärarzt, eröffnet 1837 in Wien aus eigenen Mitteln ein Kinderkrankenhaus mit 12 Betten. Von einem Assistenten unterstützt, macht er täglich zweimal Visite. Der Assistent hat die Krankengeschichten zu führen und die Apotheke zu besorgen. Er wird jährlich gewechselt, um möglichst vielen jungen Ärzten die Ausbildung zu ermöglichen. Nachmittags von 3–5 Uhr wird eine ambulatorische Beratung abgehalten, die sich bald eines großen Besuches erfreut. Sektionen werden häufig ausgeführt. Oft kommen in- und ausländische Ärzte. Mit dem Krankenhause wird eine Schule für Kinderpflegerinnen verbunden.

1848 entsteht aus dieser Anstalt das Annenspital, das zunächst 120 Kranke aufnehmen kann. Mit ihnen verbunden ist ein kleines Sommerspital in Baden bei Wien für die unentgeltliche Aufnahme von 12 skrofulösen Kindern. 1851 wird Mauthner zum ao. Professor ernannt und seine Anstalt der Universität angegliedert. Wie das Innere der Mauthnerschen Anstalt 1856 aussah, geht aus Abb. 61 hervor: In einem langen, schmalen, einfenstrigen Zimmer stehen an den Seiten je 6 Kinderbetten. Die Ärzte tragen Straßenkleidung.

Eine bedeutende Persönlichkeit ist Mauthners Nachfolger Franz Mayr (1814–1863), der in der Glanzzeit der jüngeren Wiener Schule (Skoda, Rokitansky) die Kinderheilkunde würdig vertritt. Als armer Leute Kind ist er zu Uderns im Zillertal (Tirol) geboren, verliert seine Eltern früh und muß eine harte Jugend durchmachen. In Wien erwirbt er 1843 den medizinischen Doktorgrad. Nach wiederholten vergeblichen Bemühungen wird er 1845 im St. Josephs-Kinderspital als Sekundärarzt angestellt und schon im nächsten Jahre mit der Leitung beauftragt. Diese Anstalt war im Jahre 1842 auf dem Schaumburger Grunde errichtet worden. Sie besitzt im ganzen 60 Betten für arme Kinder zwischen dem 1. bis 12.Jahre, die unentgeltlich verpflegt werden.

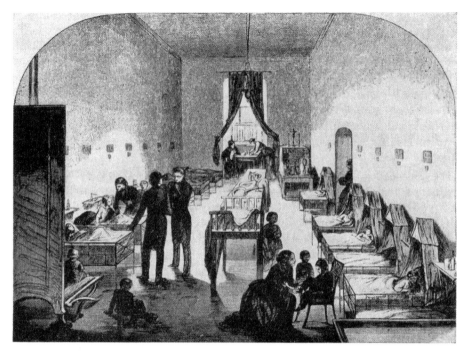

Abb. 61. Saal im Kinderspital zu Wien 1856

Nach dem Tode Mauthners übernimmt Mayr 1858 die Leitung des St. Annen-Kinderspitals und wird zum Professor der Kinderheilkunde ernannt. Aus seinen zahlreichen Arbeiten seien die Darstellungen des Scharlachs und der Masern in Virchows Handbuch der speziellen Pathologie und Therapie hervorgehoben. Seine große Leistung aber bildet die Untersuchung und Semiotik des kranken Kindes, die seit 1858 fortlaufend in dem von ihm mitbegründeten Jahrbuch für Kinderheilkunde (Wien) erscheint. Sein früher Tod verhindert ihn am Abschluß dieses Werkes.

Gleichzeitig wirkt in Wien als Primarius an der k.-k. Findelanstalt Alois Bednar (1816–1889). Er veröffentlicht zwei wichtige Werke: 1. Krankheiten der Säuglinge und Neugeborenen vom klinischen und pathologisch-anatomischen Standpunkt. Wien 1850–1853. Hier werden die später nach ihm benannten Aphthen der Mundhöhle zum ersten Male beschrieben (I, 105). Bednar kennt bereits die klinisch wichtige Atemstörung bei dem später als Toxikose bezeichneten Krankheitsbilde: „Die Respirationsbewegung bleibt unverändert, oder sie wird bei längerer Dauer der Diarrhoe tief und sublim, indem die Brustwand bedeutend gehoben wird, im Gegensatz zu der normalen abdominellen Respirationsbewegung der Säuglinge" (I, 12). 2. Lehrbuch der Kinderkrankheiten. Wien 1856. Bednar schildert hier auf Seite 551 als erster die später nach Parrot (1871/72) benannte Lähmung der Glieder bei angeborener Lues:

„Als eine besondere Erscheinung im Verlaufe dieser Krankheit muß die Paresis der Extremitäten erwähnt werden. Denn man findet sehr häufig alle Extremitäten oder häufiger nur die Arme mit schlaffen Muskeln und sehr träger spontaner Bewegung, so daß oft die Arme gleichsam paralysiert daliegen, und nur die Finger sich spontan bewegen, dabei sind häufig die Schultern in die Höhe gehoben, der Kopf nach rückwärts gezogen und das Kind äußert durch sein Geschrei bei der Bewegung des Halses und der Extremitäten einen bedeutenden Schmerz."

Der Eindruck Kußmauls, der 1847 Bednars Anstalt besuchte, ist Seite 229 wiedergegeben.

Allmählich entstehen in weiteren Städten Kinderkrankenhäuser. So wird in Dresden 1834 eine poliklinisch arbeitende Kinderheilstätte mit einigen klinischen Betten vorbereitet und 1840 eröffnet. Im Würzburger Juliusspital wird gleichfalls 1840 eine kleine Kinderabteilung errichtet (Ströder).

1842 gründet Kratzmann in Prag ein Kinderspital mit 9 Betten. Es wird 1844 von Löscher übernommen und zum Franz-Joseph-Hospital ausgebaut. In Stuttgart entsteht eine Kinderheilanstalt mit 10 Betten in 4 Zimmern; die Belegungszahl vergrößert sich rasch. Weitere Neugründungen erfolgen 1843 in Hamburg: Kinderspital zu St. Georg im Amalienstift; 1844 in Graz: Kinderspital; 1845 in Frankfurt a.M.: Kinderkrankenhaus, durch Christ gestiftet, mit 52 Betten; 1846 in München: Kinderspital, durch Hauner gegründet, mit 12 Betten; 1846 in Kassel durch Kolbe und Schotten gegründet; 1847 in Bremen; 1846 in Brünn; etwa zur gleichen Zeit in Ludwigsburg, 1851 in Stettin durch Steffen sen. und 1852 in Lübeck. Die Mittel zur Errichtung und zum Betrieb dieser Anstalten wurden wohl alle durch Stiftungen aufgebracht. Wie Heubner in seiner Lebenschronik berichtet, kamen die Gelder für das Leipziger Kinderkrankenhaus (jetzt die Universitäts-Kinderklinik), dessen Grundstein 1889 gelegt wurde, durch Sammlungen zusammen.

Bei seiner Rundreise durch die Kinderkrankenhäuser Mittel-Europas im Jahre 1886 war Eröss erstaunt, wie wenig von ihnen durch den Staat unterstützt wurden. Die meisten wurden durch Stiftungen begründet und erhalten. Die Begründer hatten im wahren Sinne des Wortes zu betteln, um die nötigen Gelder für ein ärmliches Kinderkrankenhaus zusammenzutragen. „Kann es wohl einen schärferen Kontrast und ein dunkleres Rätsel geben als den Umstand, daß der Staat den Menschen eben in jenem Alter und unter solchen Verhältnissen am wenigsten schützt, da er des Schutzes am meisten bedarf. Die Besichtigung der Anstalten steigert unsere Huldigung für deren Schöpfer und unsere Indignation für die Gleichgültigkeit der Staaten."

Heute besitzt jede größere deutsche Stadt ein eigenes Kinderkrankenhaus. Kleinere Städte richten zum mindesten eine Kinderabteilung in dem allgemeinen Krankenhause ein.

Im Auslande hat sich die Entwicklung nach dem Vorbilde Frankreichs ähnlich gestaltet.

In London gründet G. Armstrong schon 1769 ein Dispensary für kranke Kinder als Poliklinik. Ein Kinderkrankenhaus zu errichten, hält er für undurchführbar.

„Denn wollte man ein krankes Kind seinen Eltern oder der Wärterin wegnehmen, so würde man es in die sehnsuchtsvollste Bekümmernis versetzen. Sollte aber jedes Kind seine eigene

Wärterin haben, was für ein ungeheuer großes Hospital wäre dazu nicht erfordert, eine solche Menge zu beherbergen? Da ferner in dem Fall alle Krankenzimmer mit Kindern sowohl als Erwachsenen zu sehr angefüllt wären, würde dadurch die Luft nicht sehr bald vergiftet werden? Würden überdies nicht die Mütter oder Wärterinnen, wenn ihrer eine so große Anzahl beisammen wären, beständig miteinander Zwist und Streitigkeiten haben? Und stören die Kinder nicht selbst durch Schreien einander die Ruhe? Würde nicht, wenn auch nur einige wenige Kinder in einem Saale Erbrechen und Durchfälle bekämen – Zufälle, denen sie leicht unterworfen sind – dadurch die Luft des Zimmers in kurzer Zeit so sehr vergiftet werden, daß wahrscheinlich auch die übrigen Kinder angesteckt würden?"

Armstrongs Anstalt geht nach seinem Tode wieder ein.

Im Jahre 1816 entsteht in London die Royal Infirmary for Children, eine poliklinische Anstalt, die nicht wieder eingeht. Als erstes englisches Kinderkrankenhaus begründet Ch. West in London das Great Ormondstreet Hospital for sick children, das 1852 mit 10 Betten errichtet wird und 1866 über 75 Betten verfügt. Bis dahin mußten die Kinder in die allgemeinen Krankenhäuser aufgenommen werden, was zu vielen Übelständen führte. Befanden sich doch in den öffentlichen Krankenhäusern nur 3,5% Kinder unter 10 Jahren, während unter den 50 000 Gestorbenen des Jahres 1846 etwa 1500 Kinder bis zu 2 Jahren und 21 000 noch nicht 10 Jahre alt waren. Ch. Dickens begrüßt die Gründung in seiner Zeitschrift Household Words (1852) mit einem unterstützenden Aufsatz „Drooping Buds" (Welkende Blüten):

Während schon in vielen Städten des Auslandes Kinderkrankenhäuser errichtet sind, gibt es bisher in ganz England noch kein einziges. Dabei ist von allen Särgen, die in London hergestellt werden, mehr als ein Drittel für kleine Kinder bestimmt. Um diese Kindersterblichkeit zu vermindern, reicht es nicht aus, daß der kluge Arzt, der bei Erwachsenen erfolgreich ist, seine Pläne ein wenig ändert, indem er die Kinder mit etwas erniedrigten Mengen von Arzneien behandelt. Einige Krankheiten kommen nämlich nur bei Kindern vor. Andere, an denen auch Erwachsene erkranken, treten bei Kindern in einer Form auf, die so weit abweicht, wie sich ein Kind vom Erwachsenen unterscheidet. Der Arzt kommt zu uns, wenn wir krank sind, und fragt uns nach diesem oder jenem Krankheitszeichen. Auf unsere Antworten begründet er zum großen Teil seine Meinung. Das Kind kann nur weinen. Es wird durch seine Krankheit zum Schweigen gebracht. Wenn es antwortet, hat es keine Erfahrung und antwortet ungenau. Alle Veränderungen im Laufe einer Kinderkrankheit gehen rasch vor sich, so rasch, daß ein Kind mit akuter Krankheit wenigstens alle 5–6 Stunden durch seinen ärztlichen Helfer gesehen werden sollte. Dieser kennt den raschen Verlauf. Er weiß, wie schnell sich das Gleichgewicht zwischen Leben und Tod verschiebt. Er mag in Paris oder Wien gewesen sein, in einem Kinderkrankenhaus gelernt haben und aus seiner Erfahrung wissen, wie man ein Kind gesund an seine Mutterbrust zurückgibt. Aber nicht alle englischen Studenten können deshalb ins Ausland gehen. So müssen fortwährend Kinder sterben, die eine bessere Kenntnis retten würde. Oft können die Ärzte nicht mehr tun, als das Unglück der Eltern mitempfinden, die Zunge des kranken Kindes besehen, seinen Puls fühlen, Pulver schicken und den Kopf schütteln.

Die Engländerin Florence Nightingale (1820–1910), berühmt durch ihre Pflege der Verwundeten während des Krimkrieges (1853–1856), hat im Jahre 1863 die Frage der Kinderspitäler besprochen. Ihre Bemerkungen zeigen, welche Schwierigkeiten sich bei der Pflege der Kinder in Krankenhäusern zu einer Zeit ergaben, als es noch keine ausgebildeten Säuglingsschwestern gab: „Unter Kindern kann keine öffentliche Meinung sein, sie können keine Beschwerde führen, und selbst, wenn sie es thun, so ist es immer nicht weise von Doktoren oder Besuchern gehandelt, wenn sie für die Kinder gegen die Pflegerinnen Partei ergreifen, welche ja immer mit den Kindern zusammen sind und für sie eine Autorität sein sollen. Die Pflegerinnen werden ihre Rache an den Kindern nehmen, sie können kaum anders thun. Denn die Kinder dürfen niemals Autorität über sie erlangen. Ferner verlangt fast jedes kranke Kind eine Pflegerin für sich allein. Wo Erwachsene mit ihnen zusammen in einer Anstalt sind, wird oft die Frau im nächsten Bett, sofern die Patienten zweckmäßig vertheilt sind, die beste Beschützerin und Pflegerin des Kindes. Es ist eine Sache allgemeiner Krankenhauserfahrung, daß dieses Durcheinandermischen verschiedener Lebensalter wesentlich ist. Der beste religiöse Orden für die Krankenpflege giebt keine Garantie gegen, aufs mildeste ausgedrückt, Gleichgültigkeit der Pflegerinnen, da bei gewissen ‚religiösen' Leuten die stille Idee herrscht, daß es für die Kinder besser ist, zu sterben, als zu leben (s. S. 235). In der That wird ihnen oft mehr Zärtlichkeit von den gewöhnlichsten Krankenwärterinnen erwiesen. Man muß bei kranken Kindern nicht nur gewissenhaft und geduldig sein, sondern einen wirklichen Beruf und Vorliebe für eine solche Beschäftigung haben, ein Gefühl, als ob die eigene Glückseligkeit mit der Genesung eines Kindes verbunden ist. Nur so kann das Gemüt der beständigen Unruhe, der üblen Laune und dem Unverstand der Kinder, die jede Minute etwas verlangen, auf die Dauer Stand halten. Selbst unter Müttern, wie viel weniger unter Nonnen, ist ein solches Gefühl der Teilnahme für fremde kranke Kinder nur selten vorhanden. Es kann übrigens sowohl bei jungen Mädchen, wie bei alten Jungfern da sein, und wo es ist, da muß man die Pflegerinnen für Kinder suchen. Pflicht und Gewissen müssen dann das ihrige thun, wo natürliche Gefühle nicht immer allein den Mühen und Sorgen gewachsen sind. Ehe man ein Kinderspital anlegt, muß man wissen, ob dafür solche Pflegerinnen zu haben sind? Die Idee vieler (sowohl von Ärzten wie anderen Personen) geht dahin, daß ein Kinderspital ein Ort ist, wo Kinder aufgenommen und entweder gesund gemacht werden, oder sobald als möglich sterben und begraben werden. Sicherlich ist das nicht der Sinn eines solchen Hospitals."

Die Spielplätze sollen vier Abteilungen enthalten: 1. für Knaben, 2. für Knaben mit Hautkrankheiten, 3. für Mädchen, 4. für Mädchen mit Hautkrankheiten. Damals war die Scrofulose unter den Kindern weit verbreitet (S. 526).

Nightingale teilt den Plan des Kinderhospitals in Lissabon mit. Für heutige Anschauungen auffällig ist es, daß die Kinder in 4 Sälen zu je 32 Betten lagen, Einzelzimmer für ansteckende Krankheiten aber vollkommen fehlten.

Nicht jede Tracht paßt für eine Pflegerin. Krinolinen sind höchst feuergefährlich. „Ich wünschte, das statistische Amt teilte genau die Zahl der Frauen mit, die durch diese abwegige und schreckliche Sitte verbrannt wurden... Eine ehrbare ältere Frau, die sich, in eine Krinoline gekleidet, vorwärts bückt, zeigt dem Kranken, der im Zimmer liegt, mehr von ihrem Körper als ein Opentänzer auf der Bühne. Aber niemand wird ihr diese unangenehme Wahrheit sagen" (Nightingale 1860).

In dem Kinderkrankenhaus der Great Ormondstreet London, arbeiteten zeitweise Hutchinson, Th. Barlow und Still. J. Hutchinson (1828–1913) war 1859–1883 Chirurg am London Hospital. In der Kinderheilkunde ist er durch die „Hutchinsonsche Trias" (S. 592) bekanntgeblieben. Th. Barlow (1845–1945) beschrieb 1883 die später nach Möller und ihm benannte Kinderkrankheit (S. 503). Über Th. Barlow beklagte sich einmal die Mutter eines kranken Kindes: Sie ziehe einen anderen Doktor vor, der kaum auf das Kind geblickt und schon eine Behandlung angeordnet habe, während Barlow über eine halbe Stunde zur Untersuchung gebraucht habe und selbst dann nicht ganz sicher gewesen sei, worum es sich handelte (J. of. Pediatries 50, 773 [1957]).

Nach G. Fr. Still (1868–1941) wird die Stillsche Krankheit benannt, die er 1897 als eine besondere Form chronischer Gelenkkrankheit bei Kindern (mit Milzvergrößerung und Schwellung der Lymphdrüsen) beschrieb. Von ihm stammt außerdem eine Geschichte der Kinderheilkunde (1931).

Als zweite Anstalt folgt das Evelina-Hospital. In Manchester wird 1829 als poliklinische Anstalt eine Armenapotheke (Dispensary for Children) gegründet. Hieraus entwickelt sich 1856 eine klinische Anstalt mit zunächst 6 und 1859 mit 25 Betten. Diese Anstalt wird später stark erweitert. Außerdem wird 1856 in der gleichen Stadt das Clinical Hospital and Dispensary for Children mit 46 Betten eröffnet. Das Royal Edinburgh Hospital for Sick Children wurde 1860 mit zunächst 12 Betten gegründet.

Im damaligen Petersburg wird als erstes russisches Kinderkrankenhaus im Jahre 1834 durch die Bemühungen Friedeburgs das Nicolai-Kinderhospital mit zunächst 60, bald darauf 100 Betten gegründet. Zwischen 1840–1850 entsteht ein Kinderhospital in Moskau, zwischen 1850–1860 das Kinderhospital des Prinzen Peter von Oldenburg wieder in Petersburg.

Die anderen europäischen Großstädte folgen bald. 1839 eröffnet A. Schöpf, der sich später Merei nannte, im damaligen Pesth das Kleinkinderspital, später Stefani-Kinderspital genannt, mit 12 Betten. Er war einer der ersten, der bei Operationen an Kindern die neu-entdeckte Äther-Narkose anwandte (Berndorfer). Als Merei nach den politischen Ereignissen von 1848/49 flüchten muß, fällt die Leitung der Anstalt an Johann Bock, später Bokay genannt (1822–1884). Ihm folgt in der Anstaltsleitung sein gleichnamiger Sohn (1858–1937), Mitherausgeber des Jahrbuchs für Kinderheilkunde.

Als erste schwedische Kinderklinik wurde im Jahre 1845 die pädiatrische Klinik des Karolinischen Institutes zu Stockholm unter der Leitung von Fr. Th. Berg (1806–1887) eröffnet, dieser wird zum Professor ernannt. Von Anfang an steht hier die Kinderheilkunde den übrigen Fächern in Unterricht und Prüfungsordnung gleich.

In einer Denkschrift hatten die Professoren des Karolinischen Institutes 1842 die beträchtlichen Unterschiede zwischen den Krankheiten der Kinder und denen der Erwachsenen hervorgehoben und eine Kinderklinik gefordert, wo die Kinderheilkunde am Bette gelehrt wurde (Lichtenstein 1945). Schreibt doch Berg, der die Staatsprüfung 1830 bestand, in seinen Erinnerungen: „Die Medizin-Studenten hatten nicht das geringste Verlangen nach praktischer Medizin, Krankenhäuser wurden überhaupt nicht besucht."

Die neue Kinderklinik wurde im Allmänna Barnhuset (S. 209) eröffnet, dessen Leiter Berg seit 1842 war. Er hatte keinen leichten Stand. „Der Enthusiasmus und die Energie, mit der Berg die Aufgabe angriff, den ärztlichen Dienst im Barnhuset völlig umzustellen und der sture Widerstand der Mehrzahl der Direktoren gegen seine einschneidenden Neuerungen ließen eine ernste Reibung entstehen, die niemals völlig beseitigt wurde, solange Berg dort tätig war" (Fr. Berg 1945).

Berg trat bereits 1855 zurück, um sich statistischen Arbeiten zu widmen. Wie er in seiner Lebensgeschichte schreibt, bestimmt ihn dazu der Tod des Erbprinzen, den er vergeblich behandelt hatte. „Ich kam mit bitterster Pein und Scham nach Hause wegen der Unfähigkeit von mir und der ärztlichen Kunst. Mit immer wachsender und unwiderstehlicher Kraft entstand in mir der Gedanke, daß ich die Arbeit in einem Beruf aufgeben sollte, in dem ich so bitter enttäuscht war... Meine ganze ärztliche Laufbahn und besonders der Abschnitt, der der Kinderheilkunde gewidmet war, ließen mich ständig bezweifeln, daß die ärztliche Kunst imstande war, bei der Behandlung der Krankheit wirksam einzugreifen. Statt dessen sollte die Vorbeugung ins Auge gefaßt werden."

Nach Baumann (1955) hat sich die Schweizer Kinderheilkunde in folgender Weise entwickelt:

Das erste und älteste Kinderspital der Schweiz entstand als „Hospice de l'Enfance" in Lausanne 1861 mit 30 Betten. Diesen Anstalten folgten viele andere, die zum größten Teile aus Stiftungen entstanden sind und noch jetzt daraus unterhalten werden. Die Universität Basel wurde 1460 gegründet, die Kinderheilkunde seit Mitte des 19. Jahrhunderts gelehrt. 1862 wurde ein Kinderspital mit 42 Betten gestiftet. Dieses Haus ist zur Universitäts-Kinderklinik geworden. Es wurde 1928–1954 durch einen Neubau mit 350 Betten ersetzt. In Bern, dessen Universität 1834 neu entstand, wurde 1862 das Jennerspital mit 12 Betten gestiftet. Hieraus entwickelte sich die Universitäts-Kinderklinik. Zürich, dessen Universität aus dem Jahre 1833 stammt, erhielt 1874 durch Stiftungen ein Kinderspital mit 42 Betten, das später stark erweitert wurde. Lausanne bekam 1888 eine medizinische Fakultät und 1916 eine von Anfang an staatliche Kinderklinik mit 85 Betten. In Genf wurde die Universität 1874 gegründet; 1910 richtete der Staat einen Teil der alten Frauenklinik als Kinderklinik mit 60 Betten her.

Die erste dänische Kinderklinik wurde 1850 in Kopenhagen in der Rigsgade mit zunächst 12 Betten eröffnet; sie stand unter der Leitung von H. C. Saxtorph, der gleichzeitig Frauen- und Kinderheilkunde lehrte.

Das erste Kinderkrankenhaus der USA wurde 1855 in Philadelphia errichtet. Es besaß anfangs 12 Betten für Kinder im Alter bis zu 12 Jahren, die nicht an ansteckenden Krankheiten litten. Weitere Kinderkrankenhäuser folgten in Boston 1869 mit 20 Betten, in Washington und New York 1870, in Albany, San Francisco und Toronto (Canada) 1875, Detroit 1877 und St. Louis 1879.

Das kgl. Kinderkrankenhaus in Sydney stammt aus dem Jahre 1880 (Radbill).

An weiteren Kinderkrankenhäusern werden gegründet: Zwischen 1840–1850 in Turin zwei Anstalten, zwischen 1850–1860 Anstalten in Basel, Kristiania (Oslo), Liverpool und Stockholm, zwischen 1860–1870 in Bern und Lissabon, zwischen 1870–1876 in Hottingen bei Zürich, Belfort, Dublin, Rom und Moskau. Viele der erwähnten Krankenhäuser sind mit Polikliniken verbunden. Die große Zahl der später entstandenen Anstalten kann hier nicht mehr im einzelnen aufgeführt werden.

Lange Zeit wird die Gefährdung der Kinder durch ansteckende Krankheiten in den Anstalten ungenügend berücksichtigt. Macht doch Rauchfuß 1877 dem Pariser Hôpital des enfants malades den Vorwurf, daß es keine Einrichtungen besitzt, ansteckende Kranke abzusondern, sondern diese mitten unter die anderen legen muß; so breiten sich immer wieder schwere und verhängnisvolle Hausendemien aus.

Bei seiner Rundreise durch die mitteleuropäischen Kinderkrankenhäuser empfand es Eröss (1886) als besonderen Mangel, daß vielfach die Kinder mit ansteckenden Krankheiten nicht abgesondert wurden, und dadurch jede ansteckende Krankheit durchzumachen hatten, was eine harte Probe für ihre Lebensfähigkeit bedeutete. Dieser Zustand galt als selbstverständlich und unabänderlich. So lagen in dem Saal eines derartigen Kinderkrankenhauses 20 Kinder mit inneren Krankheiten und Skrofulose. Aus diesem Saal führte eine Tür in ein kleineres Zimmer mit 3 Pocken-kranken Kindern. Dahinter lag ein drittes Zimmer, wo Kinder mit Masern und Keuchhusten auf die entsprechenden Ansteckungen warteten. „Ein derartiger Leichtsinn, ja diese Sünde empört auch das ruhigste Blut und zieht die furchtbarste Anklage auf das Haupt derer, die an der Spitze der Anstalt stehen." Oft ist das Ambulatorium den Krankenräumen nahe. „Es wird ganz dem Belieben der zur Ordination gebrachten Infektionskrankheiten überlassen, auch die nachbarlichen Krankenzimmer zu besuchen." Sektionen sind äußerst selten, Sektionsräume fehlen, selbst in der Bibliothek werden die Leichen aufbewahrt und seziert. Die ärztliche Versorgung erwies sich oft als schlecht. „Ich fand sieben Kinderspitäler, in welchen die Ärzte nur zu gewissen Stunden verkehren, außer dieser Zeit ist die ganze Anstalt dem Wartepersonal überantwortet." Die meisten Kinderkrankenhäuser werden von fachkundigen, gewissenhaften Ordensschwestern versorgt, doch werden ihnen Dinge anvertraut, die nur der Arzt besorgen dürfte. Krankengeschichten werden meist überhaupt nicht geführt. Die Ausbildung der jüngeren Ärzte in Kinderheilkunde läßt noch viel zu wünschen übrig. „So kann es geschehen, daß der Arzt den ersten fachgemäßen Unterricht in der Kinderpflege von seiner Schwiegermutter erhält."

Um Übertragungen innerhalb des Krankenzimmers zu vermeiden, führt J.J. Grancher 1889/90 die „medizinische Antisepsis" ein. Er geht davon aus, daß die zu bekämpfenden Krankheitskeime dem Kranken anhaften, seine gesamte Körperoberfläche, seine Kleider und sein Bett bedecken, aber nicht in der Luft um ihn herumschweben. Dementsprechend erfolge die Ansteckung nicht auf dem Luftwege, sondern nur durch mittelbare oder unmittelbare Berührung. Um sie zu verhüten, umgibt er den Kranken mit Boxen, nämlich durchsichtigen Wandschirmen aus Metallnetzen – Glas wird dazu erst später benutzt – und entkeimt alles, was mit dem Kranken in Berührung gekommen war. Arzt und Pflegerin waschen sich nach jedem Krankenbesuch die Hände in Sublimat und wechseln die Oberkleidung.

Dagegen werden nach A. Lesage die Infektionen durch den Luftzug übertragen: Nach oben offene Boxen, deren Türen für gewöhnlich geschlossen sind, halten Krankheiten wie Masern und Scharlach, aber nicht Windpocken und echte Pocken zurück.

Verheerend wirkte früher in den Entbindungsanstalten und Findelhäusern die gonorrhoische Augenbindehautentzündung der Neugeborenen und Säuglinge (S. 592). Sie hat vielen Kindern das Leben oder die Sehkraft gekostet. Neben den Pocken bildete sie die häufigste Ursache der Blindheit. Die Einträufelung einer Argentum-nitricum Lösung nach Credé (1881) in die Augenbindehäute gleich nach der Geburt hat die Seuche zum Verschwinden gebracht (s. S. 597).

Im Jahre 1878 beschreibt G. Ritter von Rittershain die Dermatitis exfoliativa, die in der Prager Findelanstalt zeitweise recht häufig auftritt.

Sind die Säuglinge schon in den Findelanstalten und Waisenhäusern nicht zum Gedeihen zu bringen, so liegen die Verhältnisse in den Krankenanstalten noch ungünstiger. Ammen gibt es dort zunächst überhaupt nicht. Heubner berichtet, daß er in Berlin das schwere Mißfallen des einen Charité-Direktors erregte, als er an der Universitäts-Kinderklinik die erste Amme einstellte. Damals nehmen viele Kinderkrankenhäuser Säuglinge überhaupt nicht auf. In das St. Josephs-Kinderspital in Wien dürfen Säuglinge nur ausnahmsweise aufgenommen werden, wenn sie an keiner ansteckenden Krankheit leiden und die Mütter sich verpflichten, täglich dreimal zum Stillen in die Anstalt zu kommen. Czerny erwähnt einen Anschlag, der sich Ende der 80iger Jahre des vorigen Jahrhunderts am Eingang des Kaiser-Franz-Joseph-Spitals in Prag befand: „Säuglinge dürfen nur ausnahmsweise mit besonderer Bewilligung des Direktors aufgenommen werden." Eine entsprechende, allerdings überholte Bestimmung hat es noch 1909 in der Heidelberger Universitäts-Kinderklinik gegeben (Feer). Im Jahre 1903 hat H. Neumann in Berlin die Behandlung kranker Säuglinge in allgemeinen Krankenhäusern für aussichtslos erklärt. Es gäbe selbst Universitäts-Kinderkliniken, die es nicht wagten, kranke Säuglinge aufzunehmen. Die Sterblichkeit betrage bis 49%.

In der Kinderklinik der Charité, Berlin, unter Henoch starben nach dessen Angaben (1881, S. 2) in den vier Jahren 1874–1878 1526 von 2227 Kindern unter 2 Jahren (etwa 70%) und 277 von 1577 Kindern über 2 Jahren (etwa 19%). Von 1384 Kindern bis zum Alter von 6 Monaten sind 1117 (etwa 80%) gestorben.

Diese Zahlen werden durch eine Statistik in den Charité-Annalen (17, 106, 1892) bestätigt. Im Rechnungsjahr 1890/91 sind in der Berliner Univ.-Kinderklinik, die damals noch Henoch unterstand, 174 von 176 Kindern mit der Krankheit „Atrophia infantum bzw. Debilitas vitae" gestorben. Die beiden übrigen Kinder wurden nicht etwa geheilt, sondern blieben am Schluß des Jahres noch im Bestand.

Finkelstein (1898) sieht 1894–1895 an der gleichen Anstalt etwa 70% der eingelieferten Kinder zugrunde gehen. Er kann die übrigen nur dadurch vor dem Tod bewahren, daß er sie möglichst bald den Angehörigen zurückgibt. Noch 1898 meint er, die Sterblichkeit in den Säuglingskrankenhäusern werde selbst unter den besten Bedingungen nur ausnahmsweise einmal unter 40% sinken.

Die Ungunst der äußeren Lebensverhältnisse in den armen Volksschichten bringen nach Henoch (1881, 1903 S. 3) zahlreiche verderbliche Einflüsse mit sich: „Die verdorbene Luft enger, überfüllter Wohnräume, die ... dem kindlichen Magen widerstrebende Ernährungsweise, der Einfluß der Kälte, des Hungers, die mangelnde Pflege der Mutter, ... alle diese Momente wirken zusammen, ... jene jammervollen Krankheitsbilder zu schaffen, die uns in den Sprechstunden der

Armenärzte, in den Polikliniken, in den Kinderstationen der Krankenhäuser entgegenstarren. Viele dieser unglücklichen Geschöpfe ... fallen schon in den ersten Tagen nach der Geburt als Opfer angeborener Lebensschwäche; viele andere gehen an ererbter Syphilis zu Grunde; die meisten werden atrophisch, durch anhaltende Diarrhoe heruntergebracht oder durch ... käsige Degeneration und allgemeine Tuberkulose decimirt. Ein großer Teil dieser Kinder ist unehelich geboren, und nicht wenige Mütter überweisen, wie ich aus eigener Erfahrung versichern kann, das ihnen lästig gewordene dem Krankenhaus, nicht, um es geheilt wiederzusehen, sondern in der leider gerechtfertigten Hoffnung, auf immer von ihm befreit zu werden. Von den in meine Abteilung aufgenommenen Kindern dieser Art starb ein großer Teil noch am Tage der Aufnahme. Diesen sozialen Mißständen gegenüber bleiben unsere ärztlichen Bemühungen nur allzu häufig machtlos."

In den 50 Kinderkrankenhäusern, die Eröss (1886) besuchte, wurden meistens die Kinder unter einem Jahre abgewiesen, weil keine Muttermilch zur Verfügung stand. An einigen Orten suchte man sich zu helfen, indem man den kranken Säugling mit seiner Mutter oder Amme aufnahm. So betrachtet Eröss die Krankenhauspflege der Säuglinge als eine bisher kaum begonnene Aufgabe; nur die Findelhäuser bildeten eine Ausnahme.

Das Isabellen-Kinderspital in Linz, das 1886 eröffnet wurde, hatte nach seinen Satzungen nicht die Verpflichtung, Kinder unter 2 Jahren aufzunehmen. Diese Aufnahmebestimmung wurde erst um 1916 geändert (Reiss 1958).

Über die Zustände in der Berliner Universitäts-Kinderklinik bei seiner Amtsübernahme 1894 berichtet O. Heubner:

„Sie (die Klinik) war in einem Seitenflügel des alten Charité-Krankenhauses in aneinanderstoßenden, nur auf einer Seite mit Fenstern versehenen, halbdunklen Sälen und einigen kleinen Zimmern untergebracht; die Säuglinge lagen zusammengepfercht in einem kaum lüftbaren Durchgangszimmer. Vom ersten Stock, wo diese Räume sich befanden, führte eine innere Treppe nach dem Zimmer zur ebenen Erde, das das Auditorium vorstellte, und wo die Zuhörer bei gedrängt vollem Raume auch die genannte Treppe benutzen mußten, wo sie wie auf einer Hühnerstiege saßen. Das Pflegepersonal bestand aus Wörther Diakonissen, guten, willigen, immer dienstbereiten Mädchen, die aber von Krankenhaushygiene und Säuglingspflege noch wenig klare Begriffe hatten... Mein Vorgänger Henoch hatte mir geraten, die Säuglingsabteilung ganz eingehen zu lassen, da sie nur dazu führte, die Klinik zu diskreditieren."

Diese Angaben werden durch Finkelstein ergänzt: 1865/96 „befand sich die Säuglingsabteilung mit 11 Betten, einer Couveuse und einer Wärmewanne in einem kleinen, schlecht ventilierbaren Durchgangsraum, ohne Wasserleitung, mit ungenügenden Waschvorrichtungen unter der Obhut einer Tag- und einer Nachtschwester".

Hierzu nimmt A. Epstein (1900) Stellung: So unerfreulich diese Ergebnisse (in der Berliner Universitäts-Kinderklinik) sind, sie sind noch immer nicht die schlechtesten. In anderen Säuglingspflegestätten mit künstlicher Ernährung, die nicht in der Lage sind, ihre Sterblichkeit durch Abschieben der Kinder an die Angehörigen und verpflichteten Gemeinden oder durch Entlassung in Außenpflege zu verbessern, können, wie mir durch Zufall oder Nachfrage bekannt ist, auch 100% sterben. Septische und pyämische Erkrankungen, Erysipel, infektiöse Bronchitis, schwere Mundkrankheiten usw. reiben einen großen Teil der Pfleglinge auf. Anfangs befriedigend gedeihende Kinder verfallen über kurz oder lang der Kachexie und gehen atrophisch oder nach Einschleppung von Masern, Windpocken oder Influenza rasch zugrunde. Besonders sind es aber akut oder chronisch verlaufende Magendarmkrankheiten, die die größten Opfer fordern.

Anstalten, die ihre Pfleglinge an der Mutter- oder Ammenbrust ernähren, haben natürlich ungleich bessere Ergebnisse. Sobald aber ihre Anzahl eine gewisse Grenze übersteigt, treten auch bei natürlicher Ernährung schwere, oft tödliche Gastroenteritiden auf (A. Epstein, s. S. 230).

Heubner ist dem Rate Henochs nicht gefolgt, sondern hat den Kampf gegen die Anstaltssterblichkeit der Säuglinge entschlossen und erfolgreich aufgenommen. indem er die Mängel in der Pflege, Ernährung und Infektionsverhütung erkannte und abzustellen suchte. Er änderte den ganzen Krankenhausbetrieb. 1897 teilte er vorübergehend die Pflege der Säuglinge derart, daß die eine Schwester nur mit der oberen, die andere nur mit der unteren Körperhälfte zu tun hatte. Schließlich setzte er den Neubau der Berliner Universitätskinderklinik durch, der 1903 eingeweiht wurde.

Über die Waisensäuglinge Berlins berichten Finkelstein und Ballin 1904: Man hat die merkwürdige Erfahrung gemacht, daß fast durchgängig, aller pflegerischen Erfahrung zum Trotz, der Aufenthalt in geschlossener Anstalt gemeinschaftlich mit zahlreichen anderen Kindern an sich genügt, um das Gedeihen in bedenklicher Weise in Frage zu stellen. Die Sterblichkeit in solchen Anstalten kann mit 60, 70, 80 und mehr Prozent weit über das hinausgehen, was nach dem Kräftezustand bei der Aufnahme zu erwarten war. Auch völlig gesund Eingelieferte erscheinen bei längerem Aufenthalt ernstlich bedroht.

In der Kleinkinderabteilung des städtischen Waisenhauses beobachteten Finkelstein und Ballin im ersten Halbjahr ihrer Tätigkeit zahlreiche, kettenförmig sich aneinanderreihende Dickdarmkatarrhe, die mit Fieber und schleimig-eitrigem Durchfall, oft auch mit Lungenentzündung, einhergingen. Sie schädigten eine nicht ganz kleine Schar von Kindern schwer oder verliefen auch tödlich. Diese Krankheit sollte seit Jahr und Tag in den Räumen erbeingesessen sein. Zu ihrem Verschwinden genügten reichliche Versorgung der Zimmer mit fließendem Wasser und Waschgelegenheiten, Ölanstrich der Wand, Linoleumbelag des Bodens und Ersatz der Holzbetten durch eiserne.

Kinderheilstätten schließlich sollen dazu dienen, schwächliche oder chronisch kranke Kinder in klimatisch begünstigten Gegenden zu kräftigen und zu heilen. Die erste derartige Heilstätte ist das 1796 in Margate in England gegründete Seehospiz. Es bleibt mehrere Jahrzehnte hindurch das einzige in seiner Art. In Deutschland errichtet der Arzt August Hermann Werner 1841 die erste deutsche Kinderheilanstalt in Ludwigsburg, 1854 die erste Kinderheilstätte für gliederkranke Kinder in Wildbad und 1861 die Solbadeanstalt, die erste deutsche Kinderheilstätte für schwächliche, namentlich skrofulöse und tuberkulosegefährdete Kinder. Diese Einrichtungen haben sich dann rasch weiterverbreitet (Münsterberg).

1846 schickte der Verwaltungsrat der Hospitäler von Paris 10 Knaben und 10 Mädchen zur Kur an die See nach St. Malo. Auf Grund der guten Ergebnisse gründete Davenne eine entsprechende Anstalt in Berck sur Mer dicht am Meeresstrand zur dauernden Aufnahme der Kinder. Schon seit langer Zeit schickten die Krankenhäuser Londons skrofulöse Kinder an die See nach Margate in ein Krankenhaus, das nur zu deren Aufnahme diente. Dieses „Margate sea-bathing Infirmery" besaß 1867 250 Betten.

Bereits 1793 fragte Lichtenberg: „Warum hat Deutschland noch kein öffentliches Seebad?" Er hatte diese Einrichtung in England kennengelernt. Vor der Haifischgefahr an Deutschlands Küsten kann er die Öffentlichkeit beruhigen:

> „Vor dem Schicksal des Jonas wird nicht leicht jemand im Ernste bange sein, der das Lokale dieser Örter kennt. Die Fische, die einen Propheten fressen könnten, sind da so selten als die Propheten. Eher könnte man die dortigen Fische vor den Badegästen warnen. Seit jeher sind zwar die Fische dort, zumal von Fremden, mit großer Prädilektion gespeiset worden, es ist mir aber nicht bekannt, daß je einer von ihnen das Kompliment erwidert hätte."

1849 empfiehlt A. Heymann in Trient Seebäder zur Behandlung gewisser Kinderkrankheiten, wie Entzündungen, Nervenleiden, Dyspepsie, Chlorose, Skrofulose, Impetigo, Keuchhusten, Asthma, Krämpfe und schwere Zahnung. Rachitis werde allerdings nachteilig beeinflußt. Dagegen rühmt Fr. Lieboldt (1850) das Seebad in Travemünde, das viel von Frauen und Kindern benutzt wird, gerade zur Behandlung der Rachitis. In der zweiten Hälfte des 19. Jahrhunderts hat sich dann der Besuch der Seebäder durch Kinder und Erwachsene immer weiter verbreitet. Vor allem ist es die Bevölkerung der Städte, die sich in den Ferien an der See erholt. Unter der Führung von Bennecke in Marburg wurden an den deutschen Seeküsten Kinderheilstätten gegründet; diese vermehrten sich rasch.

Die erste Walderholungsstätte für Kinder wird 1902 durch das Rote Kreuz in Berlin errichtet. Hier werden die Kinder nur tagsüber betreut (Münsterberg).

Moritz Schreber, Direktor der orthopädischen und heilgymnastischen Anstalt in Leipzig (1808–1861), veröffentlichte viele allgemeinverständliche Schriften über die Gesundheitslehre und Erziehung im Kindesalter. So empfahl er, die Kinder von der Neugeborenenzeit an zu jeder Jahreszeit möglichst viel ins Freie zu bringen, um sie dort reine Luft genießen zu lassen, und erklärte Sonnenbäder für nützlich (S. 507).

Nach dem Tode Schrebers rief (1863/64) sein Freund, der Leipziger Bürgerschuldirektor Dr. phil. E. I. Hauschild zur Stiftung eines Vereins auf, der einen Spielplatz erwerben, eine Bücherei für Schüler, Lehrer und Eltern errichten und eine Zeitung begründen sollte. Der neue Verein erhielt die Bezeichnung Schreberverein „zum ehrenden Gedächtnis des trefflichen ärztlichen Pädagogen, des Mannes, aus dessen trefflichen Schriften man sich bisher hauptsächlich gestärkt und erquickt hat und in dessen Geiste voll und ganz das Unternehmen steht". Hauschild ging es darum, den Übelstand zu beseitigen, daß „die bedauernswerten Kinder der inneren Stadt mit ihren Spielen auf das unerquickliche und gefahrenbringende Straßenpflaster, auf kleine, feuchte Höfe, auf winzige Gärten angewiesen" sind. So erwarb er zunächst einen Spielplatz für Kinder. Erst 1868 schlug man vor, einen Teil des Platzes und das anliegende Gelände mit Beeten auszustatten. Dann umhegte man das Kinderspielfeld mit Hecken, versah die Beete mit Zäunen, errichtete Lauben und legte Brunnen an. Wo später Schrebervereine gegründet wurden, galt als das Wichtigste: Das erste die Spielwiese, das zweite ein Garten!

Dieser Grundgedanke wurde später zum Teil verwässert, diente aber auch zum Anlaß für den Wandel im Städtebau, für die Gartenstadtbewegung, die „grüne Stadt", die Freiluftschulen und viele verwandte Bestrebungen. So wird das Gedankengut Schrebers, von Hauschild verwirklicht, zum Helfer und Förderer der Kinder (Kilian und Uibe 1958, Kilian 1960).

Der Reichsverband der Kleingartenvereine Deutschlands umfaßte im Jahre 1931 bereits 430 000 Kleingartenbesitzer.

Schrifttum Seite 418

Unterricht und Forschung

In Österreich hat Mauthner im Jahre 1858 beantragt, „daß Pädiatrik als spezieller Zweig der practischen Medicin in dem Entwurf zu den rigorosen Prüfungen genannt werde". Im Jahre 1899 wurde die Kinderheilkunde zum Prüffach erhoben (Lesky 1961).

An den deutschen Universitäten ist der Unterricht in Kinderheilkunde bedeutend langsamer als im Ausland in Gang gekommen. Bieten doch in Frankreich, Österreich, Rußland und Schweden die Findelanstalten mit ihrem großen Bestand an Säuglingen reiche Gelegenheit für Forschung und Unterricht. Sie lenken von vornherein die Aufmerksamkeit auf das schwierigste Gebiet der Kinderheilkunde, nämlich die Säuglingsheilkunde, und veranlassen vielfach die Errichtung von Kinderkrankenhäusern für alle Altersstufen.

In Deutschland hat es dagegen nur wenige kleine Findelanstalten gegeben, von denen eine solche Wirkung nicht ausgehen konnte. Auch die Eröffnung der Kinderabteilung an der Berliner Charité 1829 hatte keine Folgen, weil es hier – im Gegensatz zum Auslande – an führenden Persönlichkeiten fehlte, die imstande gewesen wären, in der Kinderheilkunde die wissenschaftliche Forschung in Gang zu bringen, eine Schule zu begründen und die Augen der Öffentlichkeit auf sich und ihr Fach zu lenken. Nach Hügel werden 1849 nur in München und im damaligen Königsberg Vorlesungen über Kinderkrankheiten abgehalten. Berlin scheidet aus, weil die Kinderklinik nach dem Rücktritt von Barez 1847 durch einen praktischen Arzt geleitet wird.

Der erste, der den bestehenden Zustand als einen Mangel empfindet und eindringlich Abhilfe fordert, ist August Steffen (1825–1910) gewesen. Er war zu seiner Zeit ein bekannter, angesehener Kinderarzt, der selbst niemals Universitätslehrer gewesen ist, sondern von 1853–1894 in dem damaligen Stettin die von seinem Vater 1851 errichtete Kinderheilanstalt geleitet hat. Er begründet 1868 die pädiatrische Sektion der Naturforscherversammlung, 1883 die „Gesellschaft für Kinderheilkunde" (S. 292) und wird 1868 Mitherausgeber des neuen, in Leipzig erscheinenden Jahrbuchs für Kinderheilkunde, der ersten Fachzeitschrift, die sich bis in unsere Zeit erhalten hat. Im gleichen Jahr eröffnet er, wohl als erster in Deutschland, klinische Ferienkurse in Kinderheilkunde für ältere Studenten und jüngere Ärzte.

Auf der ersten Seite des neuen Jahrbuches (1868) berichtet Steffen, in welcher Weise damals die Kinderheilkunde an den deutschen Universitäten vertreten wird. Eine besondere ordentliche Professur für Kinderheilkunde besitzt nur eine deutsche Universität, nämlich Würzburg (Rinecker, s. S. 294). An vielen kleineren Hochschulen ist die Kinderheilkunde dem Geburtshelfer zugewiesen. Universitäts-Kinderkliniken besitzen nur Berlin, Leipzig, Wien, Prag, München und Würzburg. Nur in Berlin und Würzburg bilden sie einen wesentlichen Bestandteil der Universität, während sie an den anderen Orten größtenteils mit Hilfe nichtöffentlicher Mittel gestiftet und unterhalten werden. In Berlin bildet die Kinderklinik eine Abteilung der Charité, in Würzburg des Julius-Spitals. Mit Ausnahme von München ist jede dieser Kinderkliniken mit einer Poliklinik verbunden. In München ist die Kinderpoliklinik von der Klinik getrennt und einer anderen Leitung unterstellt. An den 14 übrigen Universitäten gibt es keine Kinderkliniken. An einzelnen Hochschulen haben deshalb Universitätslehrer nichtöffentliche Polikliniken gestiftet und machen sie für den Unterricht nutzbar. Jedenfalls ist es unter diesen Umständen mit der kinderärztlichen Ausbildung der zukünftigen Ärzte schlecht bestellt.

Über die Widerstände, die sich dem Streben der Kinderheilkunde nach Selbständigkeit entgegenstellen, schreibt Steffen:

„Vielseitig hört man auf den Universitäten das Studium der Kinderkrankheiten überflüssig nennen. Man meint mit Physiologie und Pathologie der Erwachsenen die ausreichende Grundlage zu haben, auf welcher sich in der Praxis die Einsicht in die analogen Prozesse des kindlichen Alters aufbauen lasse; und was gar die Therapie betrifft, glaubt man mit der nötigen Verkleinerung der Dosen der Arzneimittel alles tun zu können, was nötig ist. Daß bei solchen Auffassungen von keiner Seite her ein reger Trieb vorhanden ist, Kinderkliniken zu gründen, ist selbstverständlich."

Um die Kinderheilkunde wirklich selbständig werden zu lassen, fordert Steffen eigene Kinderkliniken und Polikliniken, Unterricht durch eigene Fachvertreter und Erhebung der Kinderheilkunde zum Prüfungsfach in der staatlichen Prüfung. Eine entsprechende Denkschrift wird von ihm 1874 den medizinischen Fakultäten der preußischen Universitäten vorgelegt. Ihre Antwort erkennt wohl die Wichtigkeit der Kinderheilkunde an, lehnt aber ihre Selbständigkeit ab. Besondere Kliniken und Professoren seien unnötig; in kleineren Städten würden dadurch die anderen Kliniken benachteiligt.

Damit war die weitere Entwicklung zunächst gehemmt.

Nach von Dusch (1879) bestanden Lehraufträge für Kinderheilkunde in Würzburg (von Rinecker), in Berlin (Henoch), in Jena (Fürbringer), in Straßburg (Kohts). Vorträge über Kinderkrankheiten ohne Lehrauftrag wurden gehalten in Greifswald (Krabler), in Erlangen (Penzholdt), in Breslau (Soltmann), in Halle (Pott), in Bonn (Obernier und Rühle), in Leipzig (Hennig und Fürst), in Rostock (Uffelmann), in Königsberg (Bohn), in Marburg (von Heusinger), in Tübingen (Jürgensen), in Gießen (Birnbaum), in Heidelberg (von Dusch). Keine Vorträge über Kinderheilkunde wurden in Kiel und Freiburg gehalten. In der Schweiz lehrten die Kinderheilkunde O. Wyss in Zürich, R. Demme in Bern und Hagenbach in Basel.

Die krankhaften Prozesse im Kindesalter sind ihrem Wesen nach dieselben wie beim Erwachsenen, allein der Boden, auf dem sie vor sich gehen, ist erheblich anders, weil sie sich nicht an einem in ruhigem labilen Zustande befindlichen, sondern in raschem Wechsel und Wachstum begriffenen Organismus abspielen, weil der ganze Stoffumsatz und die physiologische Tätigkeit und Bedeutung einzelner Organe für das Ganze wesentlich anders ist als später. Die erheblichen anatomischen Unterschiede zwischen Kind und Erwachsenem beziehen sich auch auf den feineren Aufbau der Gewebe und Organe. Die Erforschung dieses Gebietes ist für die Kinderpathologie höchst wichtig. Die dem Kinde eigentümliche allgemeine Krankheitsanlage tritt um so mehr hervor, je jünger es ist. Im 1. Lebensjahre tut es den größten Schritt in seiner Gesamtentwicklung. Deshalb lassen sich die am Erwachsenen gewonnenen pathologischen Erfahrungen nicht ohne weiteres auf das Kind übertragen. Einzelne Krankheiten kommen sogar überhaupt nur im Kindesalter vor. Krankheitszeichen, Verlauf, Prognose und Behandlung sind anders als beim Erwachsenen und müssen besonders erlernt werden. Deshalb müssen Physiologie, Pathologie und Hygiene des Kindesalters nicht nur geduldet werden, sondern sind zu Pflichtfächern zu erheben (von Dusch). 1890 beklagt Henoch die untergeordnete Stellung, die die Kinderheilkunde in Deutschland im Vergleich zu Frankreich einnimmt. Die Prüfungsordnung von 1901 ist ein Fortschritt, da sie verlangt, daß der Kandidat ein halbes Jahr die Kinderklinik oder Poliklinik besucht. Wo an der Universität die Gelegenheit fehlt, soll ein größeres Krankenhaus dafür eintreten.

Im Winter 1901/02 besitzen 4 von 20 deutschen Universitäten, nämlich Erlangen, Jena, Marburg und Tübingen weder Kinderkliniken oder -Polikliniken, noch werden an ihnen Vorlesungen über Kinderheilkunde abgehalten. An sechs Universitäten (Bonn, Gießen, Göttingen, Halle, Kiel und Rostock) gibt es wohl derartige Vorlesungen, es fehlt aber an Kliniken oder Polikliniken. Eine Kinderklinik besitzen damals nur 8 Universitäten: Berlin, Breslau, Freiburg, Greifswald, Heidelberg, Leipzig, München und Straßburg (Krabler).

So kann Heubner 1903 darauf hinweisen, daß der Kandidat aus Mangel an geeigneten Anstalten gar nicht in der Lage ist, der Prüfungsordnung zu genügen. Er verlangt die Ausgestaltung des Unterrichts an den Universitäten. An manchen Stellen kommt es dadurch zu einem Übergang, daß der Fachvertreter der Kinderheilkunde in der Staatsprüfung als Vertreter der inneren Medizin prüft. Eine durchgreifende Besserung aber tritt nicht ein.

In aller Öffentlichkeit lenkt Heubner deshalb 1911 auf dem 3. Internationalen Kongreß für Säuglingsschutz in Berlin die Aufmerksamkeit auf die Rückständigkeit der deutschen Universitäten und verlangt Abhilfe.

„3 von den 20 Hochschulen haben noch nicht einmal einen pädiatrischen Lehrer. Die in Betracht kommenden 17 Universitäten sind für den Unterricht in der Säuglingskunde zur größeren Hälfte noch ungenügend ausgestattet. Säuglingsbetten stehen an 4 Universitäten dem Lehrer zu Gebote, während noch 5 pädiatrische Lehrer über kein einziges Säuglingsbett zu verfügen haben. Hier muß der gesamte Unterricht in der Säuglingskunde im Ambulatorium sich abspielen."

Schweden und Norwegen, Österreich-Ungarn, Frankreich und die Schweiz haben die Forderungen, um die in Deutschland noch immer gekämpft wird, längst erfüllt.

Neue Vorstöße macht die Gesellschaft für Kinderheilkunde 1910 und 1917 mit Denkschriften an den Reichskanzler, in denen immer wieder auf das Mißverhältnis der mächtig aufblühenden Kinderheilkunde zu ihrer Vertretung an den deutschen Universitäten hingewiesen wird. So ist die Entwicklung nicht mehr aufzuhalten:

Am 8. Mai 1918 beschließt der Bundesrat, dem Drängen nachzugeben, indem er in die Prüfungsordnung einen § 33a mit folgendem Wortlaut einschiebt:

„In dem 3. Teile der medizinischen Prüfung hat der Kandidat in einem besonderen Termin in der Kinderabteilung eines größeren Krankenhauses oder in einer Universitätskinderklinik in Gegenwart eines Vertreters der Kinderheilkunde einen Kranken zu untersuchen, den Befund und den Heilplan kurz niederzuschreiben und sodann mündlich darzutun, daß er in der Kinderheilkunde die für einen praktischen Arzt erforderlichen Kenntnisse besitzt."

Damit ist das Ziel, das Steffen seit 1868 angestrebt hatte, nach gerade 50 Jahren erreicht. Es dauert nun nicht mehr lange, bis an allen deutschen Universitäten Kinderkliniken errichtet und mit Fachvertretern besetzt sind, die zu ordentlichen Professoren ernannt werden.

In Deutschland, in dem es lange keine eigentliche kinderärztliche Schule gab, sind die Lehrstühle der Kinderheilkunde anfangs oft mit früheren Internisten besetzt worden. Ist doch die Kinderheilkunde letzten Endes innere Medizin, angewandt auf das Kindesalter. Vielfach wird zunächst überhaupt die Kinderheilkunde von den Vertretern der inneren Medizin im Nebenamte gelehrt. Ursprünglich für innere Medizin haben sich habilitiert E. Henoch (1820–1910) in Berlin und dessen Nachfolger O. Heubner (1843–1926), weiter Erich Peiper (1856–1938) in Greifswald, H. Falkenheim (geboren 1856) im damaligen Königsberg und H. Vogt (1874–1963) in Münster. O. Soltmann habilitierte sich 1877 im damaligen Breslau für innere Medizin und Kinderheilkunde zugleich. Fr. Ganghofner (1844–1918) habilitierte sich 1876 in Prag für innere Medizin, wurde dort 1887 ao. Professor für Pädiatrie und 1888 Vorstand der Medizinischen Poliklinik. R. Jaksch-Wartenhorst (1855–1947) hatte sich 1883 in Wien für innere Medizin habilitiert, wurde 1887 als ao. Professor für Kinderheilkunde nach Graz und 1889 als ordentlicher Professor und Vorstand der 2. Medizinischen Klinik nach Prag berufen. Nach ihm wird die Anaemia pseudoleukaemica infantum benannt (1889). Fr. Jamin (1872–1951) wurde in Erlangen 1906 zum Professor der klinischen Propädeutik und Geschichte der Medizin, 1907 zum ordentlichen Professor der Medizinischen Poliklinik, zum Direktor der Universitäts-Kinderklinik und des Pharmakologischen Institutes ernannt, eine Vielseitigkeit, die an von Rinecker (S. 294) heranreicht.

Bei seiner Antrittsvorlesung in Berlin 1894 bezeichnete Heubner es als eine glückliche Wendung, daß die Kinderheilkunde aufhörte, ein Stiefkind der Geburtshilfe zu sein, und in die Hände des inneren Klinikers überging. „Theoretisch kann jeder innere Kliniker wohl auch Pädiatrie lehren, aber praktisch nicht ohne weiteres. Kranke Kinder sind eben andere Objekte als kranke Erwachsene... Ich habe mich während der ersten 10 Jahre meiner Assistenten- und Dozentenlaufbahn lediglich mit interner Medizin beschäftigt... Gelegenheit, kranke Kinder in ausgedehnterer Weise zu beobachten, erlangte ich erst ... 1876 mit der Leitung der Distriktspoliklinik in Leipzig... Da kam ich – als armenärztlicher Professor – mit einem Male in eine große Kinderpraxis, und hatte darüber die Studierenden zu belehren... Damals wurde mir klar, einerseits, daß der interne Mediziner doch nicht eo ipso Lehrer der Kinderheilkunde sein kann, andererseits aber auch, welche reizvolle Aufgabe vor mir lag."

Das Zurückbleiben der Kinderheilkunde in Deutschland und ihre Überflügelung durch das Ausland bringen es mit sich, daß um die Jahrhundertwende mehrfach Vertreter der Kinderheilkunde aus dem Auslande auf deutsche Lehrstühle berufen werden, so A. Czerny 1894 von Prag nach dem damaligen Breslau, Pfaundler 1906 von Graz nach München, E. Feer 1907 von Basel nach Heidelberg und Cl. von Pirquet 1910 von Wien über Baltimore nach Breslau. Jetzt aber entsteht in Deutschland eine lebhafte Lehre und Forschung mit dem Ergebnis, daß nun viele Ausländer zu ihrer kinderärztlichen Ausbildung hierher kommen.

Der erste, der in Deutschland eine eigentliche kinderärztliche Schule begründete, war Otto Heubner (1843–1926) aus Mühltroff im sächsischen Vogtland. Er war Assistent an der Inneren Klinik Wunderlichs in Leipzig, wo er sich 1868 für innere Medizin habilitierte. 1876 erhielt er die Leitung der Distriktspoliklinik, eine Tätigkeit, bei der er sich ausgiebig mit Kindern zu beschäftigen hatte. 1891 wurde ihm als ordentlichem Honorarprofessor der neu errichtete Lehrstuhl für Kinderheilkunde übertragen, nachdem er mit nicht öffentlichen Mitteln ein Kinderkrankenhaus errichtet hatte. 1894–1913 leitete er die Universitäts-Kinderklinik in Berlin. Bei seiner Berufung hatte ihm der weitblickende Ministerialdirektor Friedrich Althoff, Personalreferent im preußischen Kultusministerium, die ordentliche Professur für Kinderheilkunde – die erste in Deutschland – versprochen, ohne die medizinische Fakultät vorher zu befragen. Ihr Einspruch wurde von ihm „zu den Akten geschrieben".

Über Heubners Berliner Tätigkeit liegen zwei Berichte vor:

„Ich sehe ihn noch deutlich vor Augen, damals noch in der Blüte der Jahre, in seiner Frische und Lebendigkeit. Temperamentvoll, wie er war, wirkte er in seiner Rede packend auf seine Hörer und wußte den Lehrstoff ganz besonders interessant lebhaft zu gestalten. Er war der geborene Kinderarzt, der auch die schwierigsten Kleinen zu nehmen wußte und sie immer für sich gewann in seiner freundlichen, gemütlichen sächsischen Sprechweise, sei es durch Streicheln des Kindes, durch Vorzeigen der Tick-Tack oder sonstige Beruhigungsmethoden. Sein Kolleg war witzig und geistreich pointiert... Einen Unterschied zwischen den Kindern der Armen und Reichen machte er nicht. So war Heubner ein allgemein beliebter Lehrer, der einen mit seinem Temperament immer wachhielt und mitriß. Man hatte viel von diesem erfahrenen Kenner der Kinder und Praktiker." (Bochalli 1950).

„Die Vorlesungen dieses körperlich kleinen, in seiner Lebhaftigkeit fesselnden Mannes waren nicht nur durch ihren wissenschaftlichen Ernst, sondern auch durch die warmherzige ärztliche Art seines Umganges mit den kleinen Patienten für jeden angehenden Arzt ein Erlebnis von nachhaltiger Wirkung. Man sah das Vertrauen der Mütter zu diesem großen Arzt augenblicklich entstehen, wenn er mit seinem sächselnden „Nu-ja-doch, nu-ja-doch" jeden schreienden Säugling zur Ruhe brachte. Auch mit den älteren Knaben und Mädchen kam er sofort auf vertraulichen Fuß, denn er ging gewöhnlich mit den Worten auf sie zu: „Wie heißt du denn? Ich heiße Otto!" Sein feiner Humor war unerschöpflich in solchen der Kinderseele angepaßten Anknüpfungen. Die reiche Zahl der Krankheitsfälle, die er in seinen Vorlesungen vorstellte und bis ins einzelne eingehend besprach, einschließlich der Behandlung, brachte uns allen in einem Semester eine solche Fülle an Erkenntnissen und Erfahrungen in der Kinderheilkunde, daß man als Student das beglückende Gefühl haben konnte, in diesem Fach theoretisch und praktisch eine gute Grundlage zu besitzen...

Seine Vorlesungen über „Pädiatrische Pathologie" waren nach Sprache und Inhalt klassisch und ein geistiges Erlebnis für die Studenten" (Fr Munk 1956).

Heubner führt den „aseptischen Pflegedienst" bei Anstaltssäuglingen ein (1897, S. 279), beschäftigt sich viel mit pathologisch-anatomischen Fragen und mit Infektionskrankheiten, macht im Anschluß an Herter die schwere Verdauungsinsuffizienz, heute Coeliakie genannt, in Deutschland bekannt und weist bei epidemischer Meningitis die Meningokokken im Liquor nach. Der Begriff des Energiequotienten wird von ihm in die Säuglingsheilkunde eingeführt. Sein Lehrbuch der Kinderheilkunde (1.Aufl. 1905/06, 3.Aufl. 1911) faßt das Wissen seiner Zeit in hervorragender Weise zusammen.

„Heubner schrieb nicht aus zusammengesuchter Literatur, sondern aus eigener Erfahrung. Dies gibt seinem Lehrbuch einen dauernden Wert, es bleibt ein wertvolles Nachschlagewerk. Besonders die Kapitel über die Infektionskrankheiten bieten selbst dem erfahrenen Kinderarzt viel Interessantes" (Czerny 1939).

Heubners Nachfolger auf dem Berliner Lehrstuhl Adalbert Czerny (1863 bis 1941), geboren in Szczakowa (Galizien), einer Pilsener Familie entstammend, ist die bedeutendste Persönlichkeit unter den deutschen Kinderärzten gewesen. Er erwarb sich seine kinderärztliche Ausbildung im Prager Findelhaus unter A.Epstein. Auf Vorschlag Heubners berief ihn Althoff 1894 als ao. Professor nach Breslau.

Czerny hatte gerade vorher einen Ruf nach Innsbruck erhalten. So erschien ihm das kleine Kinderspital in Breslau als unannehmbar. Er fuhr nach Berlin, um Althoff seinen Entschluß mitzuteilen. Dieser zeigte sich glänzend über die Forderungen der Zeit unterrichtet und begrüßte ihn mit den Worten, daß die Ärzte Deutschlands vor allem etwas von den Krankheiten des Säuglings und Kleinkindes lernen müßten. Da Czerny nach seiner Ausbildung in einer Findelanstalt besondere Kenntnisse auf diesem Gebiet aufzuweisen habe, müsse er der richtige Lehrer für Deutschland sein. Czerny forderte: Erstens eine Klinik aus staatlichen Mitteln, vollständig gleichberechtigt den übrigen Kliniken, zweitens pflichtmäßigen Besuch der Vorlesungen für alle Studenten und drittens Kinderheilkunde als Prüfungsfach. Trotz aller Bedenken wegen der Zustimmung des Finanzministeriums entschloß sich Althoff, auf Czernys Wünsche einzugehen, hatte aber später große Schwierigkeiten, den Bau der Kinderklinik durchzusetzen (Czerny 1939). In seinem Abschiedsgesuch vom 5.12.1895 schrieb Althoff: „Den letzten Stoß hat mir die neuerdings erfolgte Ablehnung der Kinderklinik in Breslau gegeben" (Sachse 1928). Althoff ist nicht zurückgetreten, die Klinik ist nach einigen Jahren gebaut worden.

Die „Breslauer Schule" wurde rasch bekannt. 1906 erhielt Czerny seine Ernennung zum ordentlichen Professor, 1910 übernahm er, gleichfalls als ordentlicher Professor, die Universitäts-Kinderklinik in Straßburg, 1913–1932 leitete er die Berliner Universitäts-Kinderklinik und nach seiner Versetzung in den Ruhestand 1934–1936 die Kinderklinik der Medizinischen Akademie in Düsseldorf.

Czerny besaß eine überaus feine Beobachtungsgabe, ja diese war eine der wesentlichen Grundlagen seiner großen Leistungen (Kleinschmidt 1959). Er hat mit seinen vielen Schülern die verschiedensten Gebiete der Kinderheilkunde, besonders die Physiologie und Pathologie der Ernährung und des Stoffwechsels im Säuglingsalter, bearbeitet. Sein mit A.Keller verfaßtes Handbuch der Ernährungslehre (1901–1917, 2.Aufl. 1925–1928) wird noch lange maßgebend bleiben. Sein überragender klinischer Blick befähigte ihn, damals weit verbreitete Krankheitsbilder zum ersten Male als solche zu erkennen und zu beschreiben, so den Milch- und Mehlnährschaden, die Toxikose und die alimentäre Anämie, die er – lange vor Minot und Murphy – mit Leber behandelte. Die Bezeichnung „Ernährungsstörung" stammt von ihm. Sehr bekannt geworden ist seine Beschreibung der exsudativen Diathese. Die Erkenntnis, daß die Skrofulose in der Tuberkulose eines exsudativen Kindes besteht, hat sich allgemein durchgesetzt. Von seinen Mitarbeitern wurde die „Epituberkulose" (1919, 1920, s. S. 603) beschrieben. Gemeinsam mit Kleinschmidt gab er die Buttermehlnahrung an [Jb. Kinderhk. 81 (1918): 1]. Auch die Erkennung der Niemann-Pickschen Krankheit geht letzten Endes auf ihn zurück [Jb. Kinderhk. 79 (1914): 1]. Frühzeitig erkannte er in den bedingten Reflexen, mit denen er durch seinen Mitarbeiter N. Krasnogorski, einen Schüler Pawlows, bekannt wurde, die Grundlage der ersten Erziehung [Straßb. med. Z. 7 (1910): 230]. Sein Werk „Der Arzt als Erzieher des Kindes" (1908) lenkte die allgemeine Aufmerksamkeit auf dieses wichtige Gebiet.

Bei der Auswahl der Kinder für seine Vorlesungen (Abb. 62) war Czerny sehr anspruchsvoll. Gerne ging er von einem bestimmten Krankheitszeichen aus; so verlangte er etwa ein Kind mit Durchfall, mit Keuchhustenanfällen, die er zeigen konnte, oder mit sichtbarer Magenperistaltik bei Pylorospasmus. War ein solches Kind – wie so oft – gerade jetzt in der ganzen Klinik nicht aufzutreiben, so wurde er sehr ungehalten. Wenn aber die Vorlesung begann, hatte er seinen Ärger überwunden und gab sich seiner Aufgabe so sehr hin, daß er regelmäßig die Zeit vergaß. Zwar hing eine große elektrische Uhr gerade vor seinen Augen, zwar hatte ihn der Diener zu erinnern, wenn die Stunde abgelaufen war – nichts half. Immer wieder redete er weit über seine Zeit hinaus.

Czerny sprach eigentlich nicht so sehr über Krankheiten wie über wissenschaftliche Fragen, die er, überlegen und gedankenvoll, von hoher Warte in vollendeter Form darstellte. Im ganzen genommen, waren seine Vorlesungen für die Assistenten sehr lehrreich und anregend, selbst wenn man sie oft gehört hatte; für viele Studenten waren sie aber wohl doch zu hoch.

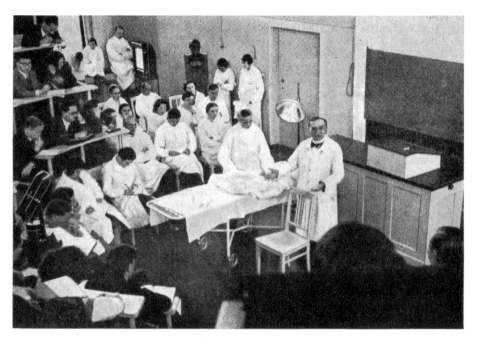

Abb. 62. Vorlesung bei Czerny um 1926

Sie enthielten vornehmlich Dinge, die in keinem Lehrbuch standen; das Lehrbuchmäßige zu bringen, blieb den Mitarbeitern überlassen.

Sich vorzubereiten hatte Czerny nicht nötig. So erschien einmal ein Kind, das den Hörsaal betreten sollte, in der offenen Tür. Sobald es den ungewöhnlichen Raum mit den vielen Menschen erblickte, machte es kehrt und verschwand. Czerny aber, der eigentlich etwas ganz anderes vorhatte, sprach eine Stunde lang über „die Angst im Leben des Kindes".

Die Visiten mußten während der letzten Jahre im Hörsaal stattfinden, weil die Krankenzimmer die Zahl der Teilnehmer nicht mehr faßten. Waren doch meist 30–40 Ärzte anwesend; von ihnen entstammte mehr als die Hälfte dem Auslande. Auch bei dieser Gelegenheit sprach Czerny – ohne jemals auf die Zeit zu achten – gerne über die verschiedensten wissenschaftlichen Fragen, denen er auf Grund seiner überragenden klinischen Erfahrung, seines umfassenden Überblickes und seiner Kenntnisse der geschichtlichen Entwicklung immer wieder neue, oft überraschende Seiten abgewann. Bei der Aussprache durfte ein jeder mitreden. Wenn sie zu versanden drohte, so liebte er es, sie dadurch zu beleben, daß er mit gewagten Behauptungen den Widerspruch herausforderte. Dies war nicht ungefährlich; denn so wurden ihm gelegentlich Ansichten zugeschrieben, die er gar nicht ernstlich vertrat. Wer Anregungen für wissenschaftliche Arbeiten suchte, konnte sie hier in reichem Maße finden. Ein Ausländer, der immer eifrig mitgeschrieben hatte, ließ einmal in deutscher Sprache ein Buch über Erziehung erscheinen. Es enthielt ausschließlich Gedanken, die Czerny im Hörsaal geäußert hatte. Er war sogar bereit gewesen, das Vorwort zu schreiben, da ihm der Inhalt aus naheliegenden Gründen gefallen hatte.

Mit dem Namen Czernys eng verknüpft ist der Name seines Mitarbeiters und Freundes Arthur Keller (1868–1934). Dieser trat 1896 in die Klinik Czernys in Breslau ein und habilitierte sich dort 1904 für Kinderheilkunde. Dann übernahm er das Städtische Kinderkrankenhaus in Magdeburg und wurde 1908 Direktor des neu gegründeten Kaiserin-Auguste-Victoria-Hauses in Berlin. Infolge von Meinungsverschiedenheiten mit dem Kuratorium trat er bald zurück und blieb als Kinderarzt in Berlin. In seinen letzten Jahren war er Oberschularzt. Er hat die „Monatsschrift für Kinderheilkunde" begründet und bis zu seinem Tode herausgegeben. Mit ihm zusammen verfaßte Czerny sein Handbuch.

Der Nachfolger Czernys in Berlin war Georg Bessau (1884–1944). Er erwarb sich eine bakteriologische Ausbildung bei R. Pfeiffer in Breslau und habilitierte sich 1915 für Kinderheilkunde. 1920 wurde er ao. Professor in Marburg, 1922 ordentlicher Professor in Leipzig und 1932 Leiter der Berliner Universitäts-Kinderklinik.

Er arbeitete über die Immunbiologie der Tuberkulose, über die Ernährung und Ernährungsstörungen des Säuglings und führte die Plasmabehandlung der Toxikose und den Trockenreisschleim ein. In jahrzehntelanger Arbeit schuf er für den Säugling eine Nahrung, die, wie die Muttermilch, im Darme eine Bifidumflora bewirkt (S. 516).

Wie bereits beschrieben, war in Wien die Kinderheilkunde früher als in Deutschland zu Ansehen gelangt. Nachfolger von Franz Mayr (S. 269) wurde sein Schüler H. Widerhofer aus Weyer in Oberösterreich (1832–1909); sein Hauptwerk bilden die Krankheiten des Magens und Darms im Gerhardtschen Handbuch (1878), wobei Kundrat den pathologisch-anatomischen Teil übernommen hatte.

Als sein Nachfolger wurde 1902 Theodor Escherich aus Ansbach (1857–1911) nach Wien berufen. Ein Schüler C. Gerhardts, H. Widerhofers und H. von Rankes, wurde er 1890 ao. Professor in Graz und 1902 Vorstand der Wiener Universitäts-Kinderklinik. Er ist der Entdecker des Bact. coli commune und des Bact. lactis aerogenes. Gemeinsam mit Wagner von Jauregg führte er die ersten galvanischen Untersuchungen an Säuglingen durch und erkannte den Zusammenhang der Tetanie des Säuglings mit der des Erwachsenen. Er beschrieb erneut das Bild der Colizystitis, jetzt meist als Pyurie bezeichnet.

Sein Nachfolger in Wien, Clemens von Pirquet (1874–1929) aus Hirschstetten bei Aspern, Niederösterreich, war Assistent Escherichs in Wien, wo er sich 1908 für Kinderheilkunde habilitierte. Im gleichen Jahre wurde er Ordinarius an der John Hopkins Universität in Baltimore, 1910 in Breslau und 1911 in Wien.

Im Anschluß an seine Untersuchungen über die Pockenschutzimpfung schuf er den Begriff der Allergie, der sich für viele Gebiete der Medizin als fruchtbar erwiesen hat (1906). Die von ihm erfundene Tuberkulinreaktion hat seinen Namen unsterblich gemacht (1907). Er schuf ein neues Ernährungssystem, das Nemsystem (Nahrungs-Einheit Milch). Als Grundlage diente das Quadrat der Sitzhöhe des Kindes, das ungefähr der Ernährungsfläche des Darmes entspricht. Das Nemsystem, dem Pirquet viel Arbeit gewidmet hat, vermochte sich nicht durchzusetzen. Er gründete die österreichische Gesellschaft für Volksgesundheit und wurde an die Spitze des Völkerbundkomitees für Säuglingsfürsorge berufen.

Nachfolger von Pirquets auf dem Wiener Lehrstuhl wurde Franz Hamburger (1874–1954), dem wir viele Arbeiten und zusammenfassende Werke über Diphtherie, Kindertuberkulose, Neurosen des Kindesalters (1939) und ein Lehrbuch der Kinderheilkunde verdanken. In Wien arbeitete 1909 L. Jehle über die lordotische Albuminurie; C. Leiner beschrieb 1907 die Erythrodermia desquamativa und, gemeinsam mit H. Lehndorff, 1922 das Erythema annulare rheumaticum als Exanthem der Endokarditis.

August von Reuß (1879–1954) wurde von Escherich als Leiter der Neugeborenen-Abteilung in der Wiener Entbindungsanstalt Schautas eingesetzt. Diese Abteilung war damit die erste, die einen Kinderarzt als Leiter erhielt. Sein Buch „Die Krankheiten der Neugeborenen" (1914) machte ihn sehr bekannt. Als Nachfolger Hamburgers wurde er 1949 Leiter der Wiener Univ. Kinderklinik.

Im damaligen Breslau geht die Kinderheilkunde auf O. Soltmann (1844–1912) aus Berlin zurück. Dieser ließ sich in Breslau 1872 als Kinderarzt nieder, wurde 1876 zum Direktor des Wilhelm-Augusta-Hospitals ernannt und habilitierte sich 1877 für innere Medizin und Kinderheilkunde. 1894 übernahm er als Nachfolger Heubners den Lehrstuhl in Leipzig.

Im Anschluß an die Entdeckung der Großhirnrindenzentren durch Fritsch und Hitzig (1870) fand Soltmann bei neugeborenen Säugetieren diese Zentren für den elektrischen Strom zunächst unerregbar und schloß, daß sie auch beim menschlichen Säugling arbeitsunfähig sind und die subkortikalen Zentren noch nicht zu hemmen vermögen. Wurde auch gegen seinen Versuch, hiermit die Krampfbereitschaft des Säuglings zu erklären, manches eingewandt, so bleibt doch sein Nachweis anerkannt, daß beim Neugeborenen eine Großhirntätigkeit noch fehlt. Die Erregbarkeit der peripheren Nerven gegenüber dem elektrischen Strom ist, wie er nachwies, um so geringer, je jünger das Kind ist.

Meinhard von Pfaundler (1872–1947) aus Innsbruck war Schüler Escherichs in Graz, wo er sich 1900 habilitierte und 1902 Vorstand der Universitäts-Kinderklinik wurde. 1906 erhielt er den Münchener Lehrstuhl für Kinderheilkunde.

Er hat eine große Schule gegründet und mit seinen Mitarbeitern kein Gebiet der Kinderheilkunde unbearbeitet gelassen. Von ihm selbst stammen unter vielen anderen die Forschungen über das Fassungsvermögen des Säuglingsmagens, über die Lumbalpunktion, die Diathesen in der Kinderheilkunde und ihre Erbpathologie. Großes mathematisches Wissen verraten seine Körpermaßstudien an Kindern (Berlin 1916), wofür er als erster den Heubnerpreis erhielt, und seine umfangreichen, durch den Krieg unvollendet gebliebenen Studien über Frühtod, Geschlechtsverhältnis und Selektion. Gemeinsam mit A. Schloßmann gab er das „Handbuch der Kinderheilkunde" heraus (Leipzig 1906, 4. Aufl. 1931, Erg.-Bd. 1941).

Großes Ansehen genoß Heinrich Finkelstein (1865–1942) aus Leipzig. Er arbeitete 1894–1901 an der Berliner Universitäts-Kinderklinik unter Heubner, habilitierte sich 1899, wurde 1901 Oberarzt am Berliner Kinderasyl und städtischen Waisenhause, schließlich Direktor des Städtischen Kaiser- und Kaiserin-Friedrich-Kinderkrankenhauses in der Reinickendorfer Straße. Er mußte Deutschland nach 1933 verlassen und starb 1942 in Santiago in Chile.

Er arbeitete besonders über die Ernährungsstörungen und die Hautkrankheiten des Säuglingsalters. Ein großer Erfolg wurde die Eiweißmilch, die er zusammen mit L. F. Meyer bekanntgab (1910). Eine andere Gruppe von Arbeiten beschäftigte sich mit dem alimentären Fieber. Sein Lehrbuch der Säuglingskrankheiten, Berlin 1905–1912 (4. Auflage, Amsterdam 1938), ist ein grundlegendes, auf großer eigener Erfahrung beruhendes Werk, daß das gesamte Wissen übersichtlich zusammenfaßt (S. 494).

Als die wissenschaftliche Forschung in der Kinderheilkunde einsetzte, haben zwei Männer Hervorragendes geleistet, die niemals einer Universität angehört haben: W. Camerer und Ph. Biedert.

Wilhelm Camerer (1842–1910) aus Stuttgart bestimmte den Stoffwechsel seiner eigenen 5 Kinder 12 Jahre lang, wobei jedes Kind alle 2 Jahre 6mal je 4 Tage lang untersucht wurde. So entstand sein grundlegendes Werk: Der Stoffwechsel des Kindes, Tübingen 1894. Weiter ermittelte er die chemische Zusammensetzung der Frauenmilch und – in 17 Arbeiten – das Verhalten des Harnstickstoffes. Als erster hat er die chemische Zusammensetzung des menschlichen Neugeborenen (an 5 Leichen) bestimmt. So konnte er die erste richtige Stoffwechselbilanz des Säuglings nach Wasser, Asche und Elementen der organischen Substanz aufstellen. Weiter arbeitete er über Sinnesphysiologie (z. B. Raumsinn der Haut bei Kindern) und philosophische Fragen.

Camerer hat die chemischen Arbeiten, die zu ihrer Zeit in der wissenschaftlichen Welt nicht ihresgleichen besaßen, bei sich zu Hause in Urach ausgeführt, wo er sich als praktischer Arzt und Physikus seinen Lebensunterhalt verdiente. Bei der ersten Verteilung des Nobelpreises kam er in engste Wahl.

Philipp Biedert (1847–1916) aus Niederflörsheim bei Worms wurde 1877 Oberarzt am Bürgerspital in Hagenau, wo er von 1878 an auch als Kreisphysikus tätig war. 1903–1907 war er Chef des Medizinalwesens in Elsaß-Lothringen. Er hat die Forschung sehr angeregt, allerdings auch viel Widerspruch erfahren. Seine Annahme, die schlechte Verdaulichkeit der Kuhmilch für den Säugling beruhe auf unverdaut im Stuhl erscheinenden Kaseinbröckeln, hat sich nicht bestätigt. Sein „Ramogen", eine fettangereicherte Milch, war noch lange nach seinem Tode im Handel. Mit seiner Schrift: „Die Versuchsanstalt für Ernährung eine wissenschaftliche, staatliche und humanitäre Notwendigkeit", München 1899, wurde er der geistige Urheber des Kaiserin-Auguste-Victoria-Hauses in Berlin, ohne allerdings die Leitung zu erhalten. Er verfaßte Lehrbücher über die Kinderkrankheiten (1887) und die Säuglingsernährung (1880). Seine Vielseitigkeit wird heute nicht mehr erreicht: Er war ein guter Arzt innerer Krankheiten, machte Staroperationen, exstirpierte den Uterus durch die Vagina, trepanierte bei Mittelohrleiden, stellte mühsame chemische Untersuchungen an und fand immer noch Zeit, seinen eigenen Neigungen zu leben (Gorgen).

Der Begründer der Deutschen Gesellschaft für Kinderheilkunde ist A. Steffen (S. 282) gewesen. 1868 hatte er auf der 42. Naturforscherversammlung die Sektion für Kinderheilkunde ins Leben gerufen. „Die Gründung war keine so ganz einfache Sache, denn sie wurde damals von seiten der Abteilung für innere Medizin keineswegs mit freundlichen Augen angesehen", so schreibt H. von Ranke, der 1907 einen Überblick über diese Tagungen gegeben hat. Die Internisten wünschten damals eine Verschmelzung der Abteilungen für Kinderheilkunde und für innere Medizin. Es kam so weit, daß 1875 auf Betreiben eines Berliner Internisten in dem amtlichen Bericht der deutschen Naturforscher und Ärzte die Abteilung für Kinderheilkunde überhaupt nicht erwähnt wurde. Eröss berichtet 1886: „In einer Anstalt war ich selbst Ohrenzeuge, wie der berühmte Professor der internen Medizin während einer lebhaften Debatte der Kinderheilkunde alle Existenzberechtigung absprach und sich vor der Argumentation des bescheidenen Dozentis Paediatriae selbst dann nicht beugte, als dieser bemerkte, er höre einen Mann sich über die Kinderheilkunde äußern, der seine Kinder stets von Spezialisten dieses Faches behandeln lasse." Bei ihrem Ringen um Selbständigkeit erfreute sich die Kinderheilkunde der Unterstützung des Internisten C. Gerhardt. Dieser hatte auf der Versammlung der Gesellschaft für Heilkunde in Berlin 1879 die Aufgaben und Ziele der Kinderheilkunde klar umrissen und die Meinung ausgesprochen, daß es einem Zweige der Heilkunde mit so großen Aufgaben nicht schwerfallen sollte, seinen Leistungen entsprechende Anerkennung der Ebenbürtigkeit zu ernten. Wesentlich unterstützte er dieses Bestreben nach Selbständigkeit durch Herausgabe des großen Handbuches der Kinderkrankheiten, das 1877 zu erscheinen begann. Andere Internisten waren allerdings mit diesem Streben der Kinderheilkunde nach Selbständigkeit so wenig einverstanden, daß Soltmann noch 1909 unser Fach als „Stiefkind der inneren Medizin" bezeichnen konnte.

Über diese Widerstände hinweg erreichte Steffen 1883, daß sich aus der Abteilung für Kinderheilkunde der Naturforscherversammlung die Gesellschaft für Kinderheilkunde entwickelte.

„Es gelang ihm dabei, die damals tonangebenden Männer auch persönlich einander nahe zu bringen, so daß, wie einer seines Kreises, Soltmann, sich kürzlich äußerte, viele von ihnen in Freundschaft fürs Leben verbunden blieben. Wer in jener Zeit ... den Verhandlungen beiwohnte, dem bot sich ein friedliches und freundliches Bild: das Zusammenarbeiten und das Zusammenleben einer Schar von Männern, die fast sämtlich mit dem vertraulichen „Du" sich begrüßten. Und den Mittelpunkt bildete immer der kleine Mann mit dem ruhigen, ein wenig sarkastischen Blick und der hohen, scharfen und klaren Stimme, der 17 Jahre lang Vorsitzender der neuen Gesellschaft war" (Heubner und Escherich in ihrem Nachruf auf Steffen).

Die Satzung des Jahres 1883 beginnt mit den Worten: „Zweck der Gesellschaft ist die Förderung der Arbeit und Interessen auf dem Gebiet der Kinderheilkunde und der nähere Verkehr der Kinderärzte untereinander." Getreu dieser Überlieferung hat sich die Gesellschaft entwickelt, wenn sich auch das äußere Bild durch ihr rasches Wachstum wandeln mußte. Zählte sie doch bei ihrer Begründung 1883 nur 97 Mitglieder; diese Zahl stieg 1908 auf 283, 1931 auf 836, 1953 auf 1188 und bis zum Jahre 1964 auf 2513 Mitglieder. In zunehmender Zahl traten auch Ausländer der Gesellschaft bei.

In Friedenszeiten fanden die Tagungen jedes Jahr statt, wobei die Stätte der Zusammenkunft wechselte, und nahmen schon äußerlich einen glanzvollen Verlauf. Da Forschungen und praktisch wichtige Fragen zur Sprache kommen, werden sie von Wissenschaftlern und praktischen Kinderärzten gern besucht und dienen dem Meinungsaustausch. Überhaupt fördern sie die gegenseitige Bekanntschaft und erwecken in den Teilnehmern das Gefühl der Zusammengehörigkeit.

Auf der ersten Tagung im Jahre 1883 erstatten Demme, Weigert und Biedert Berichte über Tuberkulose, wobei die ein Jahr zuvor erfolgte Entdeckung der Tuberkelbazillen für die Kinderheilkunde nutzbar gemacht wird. Seitdem ist alles, was für das Fach wichtig ist, auf diesen Tagungen besprochen worden.

Im In- und Auslande werden zahlreiche Stellen der Forschung und Lehre, sowie Gesellschaften und Zeitschriften begründet. Mehrfach konnten internationale Kongresse für Kinderheilkunde stattfinden, die letzten in New York (1946), Zürich (1950), Havanna (1953), Kopenhagen (1956), Montreal 1959 und Lissabon (1962).

An Handbüchern der Kinderheilkunde erscheinen in Deutschland das Werk von C. Gerhardt, Tübingen 1877–1896, und das Werk von M. v. Pfaundler und A. Schloßmann, Leipzig 1906, 4. Aufl. Berlin 1931, Erg.-Bd. Berlin 1942; in USA I. A. Abt: Pediatrics, Philadelphia und London 1923; in Frankreich J. J. Grancher, J. Comby und A. B. Marfan: Traité des maladies de l'enfance. Paris 1897, 2. Aufl. 1904/05; P. Nobécourt und L. Babonneix: Traité de Médecine des Enfants, Paris 1934, und in Italien G. Frontali: Manuale di Pediatria, Turin 1936.

Während im In- und Auslande die Kinderheilkunde aufblühte, hatten die Kinderärzte Deutschlands noch immer große Schwierigkeiten zu überwinden. Bei der Zulassung zur kassenärztlichen Tätigkeit versuchte man, sie auf Konsiliartätigkeit zu beschränken und legte ihnen auch sonst Hindernisse in den Weg. Noch im Jahre 1929 verlangte der Gutachterausschuß des deutschen Ärztevereinsbundes, daß Kinderärzte nur dann Stellen als Schul-, Fürsorge- und Impfärzte erhalten, wenn sich keine praktischen Ärzte beworben haben [Verh. dtsch. Ges. Kinderhk. 41 (1930): X].

Ende 1930 gibt es in Deutschland unter der Gesamtzahl von 50 000 Ärzten

1230 Kinderärzte. Von insgesamt 2925 Ärztinnen sind 267 Kinderärztinnen. Von den weiblichen Fachärzten sind es fast die Hälfte.

Ehe es Kinderärzte im heutigen Sinne gab, erfüllte ein jeder, der sich mit Kinderkrankheiten beschäftigte, zugleich noch andere Aufgaben.

Die Vielseitigkeit Jīvakas, des ersten Kinderarztes, wurde bereits beschrieben (S. 66).

An der Universität Basel promoviert Theodor Zwinger (1658–1724) 1680 mit einer Dissertation „De paidatrophia" und wirkt nacheinander als Professor der Eloquenz (Reden Ciceros, Grammatik und Wortschatz), der Physik, der Anatomie und Botanik und schließlich der praktischen Medizin. Als Professor der Physik hatte er Naturgeschichte in weitestem Sinne zu lehren: Chemie (mit praktischen Übungen), Zoologie, Mineralogie, Metaphysik, Kosmologie und Astronomie. Das teure Gerät für seine beliebten physikalischen „Collegia experimentalia" mußte er sich auf eigene Kosten beschaffen (Buess, Portmann und Mölling). 1722 ist seine „Paedojatreja practica" (S. 142) erschienen; ihr ist ein Arzneibuch angehängt, das sich nicht auf Kinderkrankheiten beschränkt. Unter den weiteren Werken Zwingers findet sich z. B. ein lateinisch-deutsches und deutsch-lateinisches Wörterbuch (1700). Die Kaiserliche Gesellschaft der Naturforscher (Leopoldina) pflegte damals ihren Mitgliedern einen ehrenden Beinamen zu verleihen. Zwinger ist als „Aristoteles" aufgenommen worden. C. Streckeisen in Basel (1811–1868) war für Chirurgie, Augen-Ohren-Krankheiten, Arzneimittellehre, Pastoral-Medizin und Pädiatrie habilitiert.

Karl von Linné (1707–1778), als Botaniker berühmt, und Rosen von Rosenstein (1706–1773), Leibarzt des Königs von Schweden, beide in Upsala, haben neben der Kinderheilkunde noch wichtige weitere Gebiete der Medizin gelehrt (S. 151).

Adolf Henke (1775–1843), der ein Handbuch der Kinderkrankheiten verfaßte, war Direktor des medizinisch-klinischen Institutes in Erlangen. Sein Hauptarbeitsgebiet war die gerichtliche Medizin. Der berühmte Chr. W. Hufeland (1762 bis 1836), kgl. Leibarzt und Direktor des Collegium med. chir., hat mehrere Schriften über Kinderkrankheiten verfaßt. Nach A. Steffen bestand im Jahre 1868 ein Ordinariat für Kinderheilkunde in Würzburg. Der Inhaber dieses Lehrstuhles, Fr. von Rinecker (1811–1883), ist von einer selbst für die damalige Zeit erstaunlichen Vielseitigkeit gewesen. Vertrat er doch gleichzeitig oder nacheinander in Würzburg Arzneimittellehre, Poliklinik, Kinderheilkunde, Mikroskopie, Experimentalphysiologie, Psychiatrie und Haut- und Geschlechtskrankheiten. Die Vielseitigkeit Biederts (1847–1916, S. 291) und Jamins (1872–1951, S. 285) wurde schon hervorgehoben. Erich Peiper (1856–1938) hat sich in Greifswald für innere Medizin habilitiert, wurde 1908 Direktor der Kinderklinik, mußte aber Jahrzehnte hindurch nebenher die Vorlesungen über Haut- und Geschlechtskrankheiten als einziger Vertreter dieses Faches abhalten.

Die Bezeichnungen „Kinderheilkunde" und „Kinderarzt" hat es schon im alten Indien (S. 67) gegeben, wo um das Jahr 500 v. Chr. der berühmte Kinderarzt Jīvaka wirkte. Die Ägypter, Griechen und Römer haben diese Bezeichnungen nicht gekannt.

Zuerst in Deutschland spricht, soweit ich feststellen konnte, der Augustinermönch Abraham a Santa Clara (1644–1709) von „Kinderartzt und Ärtztin" (S. 161). Es hat aber noch lange gedauert, bis sich diese Bezeichnungen in Deutschland verbreiteten, ein Ausdruck dafür, wie langsam sich hier die Kinderheilkunde als Sonderfach durchsetzte.

Die Bezeichnungen „Kinderarzt" und „Kinderheilkunde" finden sich bei J. P. Frank 2, 274, Anmerkung (1780). In der Zusammenstellung des kinderärztlichen Schrifttums von F. L. Meißner (1850) erscheint die Bezeichnung „Kinderarzt" als Buchtitel zwischen 1717 (Goldhammer) und 1845 im ganzen 13mal, davon 6mal im 18. Jahrhundert. Der erste namentlich genannte „Kinderarzt" ist, soweit ich feststellen konnte, W. Cadogan, „Kinderarzt am Findelhause in London" 1782. Dagegen hat 1907 der ärztliche Kreisverein von Offenbach-Stadt die Bezeichnung Kinderarzt, Spezialarzt für Kinderkrankheiten usw., für „nicht der Würde des ärztlichen Standes entsprechend" erklärt (Salge). Die Bezeichnung „Schularzt" findet sich zum ersten Male bei O. Schraube 1859.

Den Ausdruck „Kinderheilkunde" habe ich zwischen 1780 (Frank) und 1858 nur bei Ph. A. Pieper (1831) nachweisen können. Es erscheint wohl eine große Anzahl von Lehr- und Handbüchern „der Kinderkrankheiten", dazwischen auch eine „Pädiatrik" von J. Feiler (1814), wie schon Th. Zwinger 1722 in Basel eine (lateinische) „Paedojatreja" geschrieben hatte, aber selbst das 1877 von dem Internisten C. Gerhardt herausgegebene „Handbuch der Kinderkrankheiten" vermeidet noch die Bezeichnung: Kinderheilkunde. Die erste, längere Zeit (1843–1872) bestehende Fachzeitschrift ist das „Journal für Kinderkrankheiten". 1858 aber erscheint in Wien das „Jahrbuch für Kinderheilkunde", das zwar bald wieder eingeht, aber 1868 von der in Leipzig erscheinenden gleichnamigen Zeitschrift abgelöst wird, die bis in unsere Zeit hineinreicht. Diese dürfte wesentlich dazu beigetragen haben, daß sich die Bezeichnung „Kinderheilkunde" durchgesetzt hat.

Schrifttum Seite 418

Das Kind in der Gesellschaft II

Säuglings- und Kinderschutz

> „Das Jahrhundert des Kindes"
> Titel eines Buches der Schwedin Ellen Key.
> 1900 veröffentlicht.

Der erste, der das Fehlen einer staatlichen Sorge für Mutter und Kind als Mangel empfand und Abhilfe forderte, ist Johann Peter Frank aus der Gegend von Zweibrücken (1745–1821). Eindringlich beschreibt er (1790) die Not der armen Landbevölkerung in Westdeutschland und Oberitalien:

Auf einen ausgemergelten Boden gesät, hat die Frucht kaum die ersten Säfte durch die lebenspendenden Wurzeln des Mutterkuchens gesogen, so wird sie schon, schwach wie sie ist, erschüttert und abgerissen, weil man dem schlecht ernährten Körper der Mutter unbillige Arbeiten aufbürdet; oder betrogen um die notwendige Nahrung, welkt sie unter Jammern und Seufzen der Mutter dahin, bevor sie überhaupt reif werden kann. Wie oft sehen wir nicht Schwangere zu Arbeiten gezwungen, die weit ihre Kräfte überschreiten, nur aus der schrecklichen Notwendigkeit, ihre Familie zu erhalten! Den Leib zur Erde gebückt, graben sie mit aller Kraft den Boden, heben Gräben aus, dreschen unter den glühenden Strahlen der Mittagssonne Getreide und werden durch gewaltige Lasten, mit denen sie Arme und Kopf beladen, zu Boden gedrückt.

Wie oft sehen wir sie nicht bei der Arbeit auf den Reisfeldern, im sumpfigen Wasser bis zu den Knien eingetaucht, mit gebeugtem Körper gleichsam kriechend das Unkraut aus der Erde und – welch Jammer – nur allzu oft auf diese Weise ihre eigene Frucht aus der Gebärmutter reißen!

Durch die Leibeigenschaft sind die Männer gezwungen, den Herren Dienst zu leisten und daher die Besorgung der Äcker und Wiesen – in jenen Gegenden nur allzu schwer und häufig – den Frauen bis in die letzten Monate der Schwangerschaft zu überlassen. Während man die schwangeren Haustiere schont, muß das schwangere menschliche Weib entweder unbarmherzig Hungers sterben oder den fruchtbaren Leib unter das Sklavenjoch beugen. Erschöpft durch Mangel an Nahrung und durch unbillige Arbeit macht sich die Gebärende sich an die große Arbeit. In den Händen einer betrunkenen oder unwissenden Hebamme findet sie keinen Rat. An einem oft bitter kalten und kaum geschützten Ort, ja zwischen dem Vieh, muß sie gebären.

Vielfältige Gefahren stehen der Wöchnerin bevor, wenn man nicht besser für sie sorgt. Der Geburt folgen oft: Retention der Nachgeburt, kühner Versuch der Hebamme, sie gewaltsam herauszuholen, Atonie des Fruchtträgers, Blutstürze, Ohnmachten und Kindbettfieber. Wie oft läßt zu frühes Aufstehen, um die Hausarbeiten zu verrichten, einen Vorfall der Scheide oder der Gebärmutter zurück.

Eingefallen sind die Brüste, der Lebensquell vertrocknet, erschöpft die Milchgänge! So muß die Mutter bald ihrem Kind derbere Speisen zubereiten. Zu einem Brei aus Milch und Weizenmehl nehmen die deutschen Frauen ihre Zuflucht, die italienischen zu einer weit zäheren, aus Wasser und feinem Mehl von türkischem Weizen bereiteten Masse. So kann sich dieser unverdauliche Nahrungsstoff nur in einen zähen, gärenden und sauren Leim verwandeln. Sein dauernder Genuß verursacht Blähungen, aufgetriebenen Leib, Bauchgrimmen, Würmer, Verstopfung der Mesenterialdrüsen, Atrophie, Rachitis, Wassersucht, Krämpfe und oft den Tod.

Ergänzt werden diese Angaben durch Joseph Frank, den Sohn J. P. Franks (1797): Überflüssig wäre es, die armselige Lage der Schwangeren, Wöchnerinnen und zarten Kinder zu schildern; „nur dieses muß ich noch anführen: daß weil beinahe keine Wöchnerin in der Stadt, außer unter dem niederen Volk, dem Säuglingsgeschäft sich unterzieht, ein großer Teil der in der benachbarten Gegend wohnenden Bäuerinnen, aus Gewinnsucht oder durch eine Notwendigkeit gezwungen, deren Brüste wegen Mangel an guter Nahrung welk sind, oft zu ihrem eigenen, wenn sie es nicht ganz der mütterlichen Brust entreißen, noch ein fremdes Kind zur Säugung annehmen".

So fordert J. P. Frank (1784) eine Schwangerenfürsorge, nämlich Befreiung der Schwangeren von körperlicher Arbeit. Wenn im Winter der Landmann „hinter dem Ofen müßig auf seiner Haut liegt, da sieht man oft sein hochschwangeres Weib ... das nötige Wasser tragen, das Holz in die Küche schleppen, die Öfen einfeuern – weil diese Stände überhaupt ihre Weiber als ihre ersten Mägde betrachten und behandeln". Wer hochschwangere Frauen zum Dreschen heranzieht, sollte bestraft werden. „In den Badischen Ländern ist eine Stute in den letzten 6 Wochen ihrer Tragzeit und 6 Wochen nach dem Fohlen frohnfrei... Warum ist es nicht auch der Bauer überall, wenn sein Weib auf dem Ziel geht? ... eben dann, wenn er den ganzen Tag auswärts für andere arbeiten muß, so liegt jener alle Last allein auf dem Halse." Allerdings kann es den Bauern „nie begreiflich gemacht werden, daß eine schwangere Frau während ihrem gesegneten Stande doppelt Rücksicht und Gefälligkeit mit Recht zu fordern habe ... bei der rauheren Klasse von Menschen, besonders bei dem Bauernstande, sollte das den Männern zugelassene Recht, ihr Weib mit Schlägen zu züchtigen, während Schwangerschaft gänzlich aufhören, und die, so sich hierwider vergessen, scharf bestrafet werden: Weil dabei allemal auch die Leibesfrucht unschuldiger Weise mißhandelt wird, und die Schwangere nun nicht mehr das Weib des einzelnen Bürgers, sondern die Hoffnung des Staates ist". Allerdings, wenn die Unbiegsamkeit eines Weibes die Geduld eines Sokrates übermeistern kann, sind gewisse Ausnahmen erlaubt. Ähnlich verlangt Colland (1800) in Wien: „Man sollte eine strenge Strafe für denjenigen bestimmen, der, wenn er auch der Mann wäre, eine Schwangere schlägt."

In jüngstvergangener Zeit wurde der „Schulmedizin" vorgeworfen, sie sei volksfremd geworden. Indem sie fernliegende wissenschaftliche Ziele verfolge, vernachlässige sie die natürlichen Heilverfahren und habe so das Vertrauen des Volkes verloren. Zu dem entgegengesetzten Urteil muß ein jeder kommen, der sich mit dem Wesen des Säuglingsschutzes vertraut macht, Mütterberatungen aufsucht, deren Hauptaufgabe in der Erziehung der Mütter zum Stillen, also zur natürlichen Ernährung, besteht, und den Verlauf der Säuglingssterblichkeit seit der Jahrhundertwende verfolgt.

Im erfolgreichen Kampf gegen die Säuglings- und Kindersterblichkeit wirkten viele Maßnahmen und Einrichtungen zusammen: Die Errichtung von Kinderkliniken und Kinderkrankenhäusern, die Entwicklung der Lehre und Forschung an den Hochschulen, die Ausbildung von Kinderärzten und Kinderkrankenschwestern, der Unterricht von Hebammen, Frauen und Mädchen in der Säuglingspflege, die Einrichtung der Säuglingsfürsorgestellen (Mütterberatungen), Säuglings-, Kinder- und Durchgangsheime, Kindertagesstätten (Krippen für Säuglinge und Krabbelkinder), Kindergärten für Kleinkinder, Horte für Schulkinder und Tagesheime, soziale Fürsorge für die Schwangeren, für die Mütter im Wochenbett und während der Stillzeit durch die Sozialversicherung (Wochengeld, Stillgeld), Einrichtung der Berufsvormundschaft, gesetzliche Regelung des Pflegekinderwesens (Reichsgesetz für Jugendwohlfahrt vom 9. Juli 1922) und des Kinderschutzes (Kinderschutzgesetz vom 30. März 1903), staatliche Aufsicht über die Seuchenabwehr, Impfungen, Tuberkulosefürsorge und Milchhygiene.

Der Kinderschutz ist zunächst aus wohltätigen, also nichtöffentlichen Bestrebungen hervorgegangen und erst später zur öffentlichen Einrichtung geworden oder der öffentlichen Aufsicht unterstellt worden. J. P. Frank hat die medizinische Soziologie zu einer Wissenschaft gemacht und die Notwendigkeit einer staatlichen Fürsorge für das Kindesalter erkannt. Ihr hat er von seinem achtbändigen „System der medizinischen Polizey" (1779–1819) den zweiten Band gewidmet, der 1780 erschienen ist.

Er behandelt darin die Verwahrung der ersten Kindheit vor besonderen Unglücksfällen und vor wichtigen, eine gesunde Bildung hemmenden Fehlern der allgemeinen Erziehungsart, die mütterliche Pflicht des Selbststillens und ihren Einfluß auf das Wohl des Staates, die Bestellung des Ammenwesens und die erste Verpflegung mutterlos zu erziehender Kinder, die Findlings- und Waisenhäuser, die Nachteile einer zu frühen und ernsten Anspannung der jugendlichen Seelen- und Leibeskräfte (S. 370), Schulen und Unterricht der Jugend mit Rücksicht auf das Wohl der Kinder und des Staates, die Gymnastik und deren Vorteile bei der öffentlichen Erziehung.

So hat Frank mit erstaunlichem Weitblick viele Gebiete der Jugendpflege zusammengefaßt und die Pflichten des Staates auf diesem Gebiete einleuchtend klargelegt. Von seiner Schreibweise sei folgende Probe gegeben:

2. Abt., 2. Abschnitt § 1: „Die Ernährung der Neugeborenen ist für den Staat keine gleichgültige Sache; denn sie hat auf den Tod und auf das Leben der Kinder den offenbarsten Einfluß. Wenn man sieht, daß wegen täglichen Fehlern in dieser Sache über ein Drittel von Menschen zugrunde geht, so fällt, wie ich mir vorstelle, die Frage weithin weg: ob sich auch wohl

die Vorsteher des gemeinen Wesens so weit herablassen mögen, um sich mit dergleichen Gegenständen abzugeben?"

§ 2. „Die natürlichste Nahrung für den neugeborenen Menschen ist die Muttermilch..."

Es dauert lange, bis die staatliche Fürsorge für Säuglinge in Gang kommt. Die Anstaltsversorgung scheitert lange Zeit an den genannten Schwierigkeiten. Man errichtet daher Krippen (früher auch Säuglingsbewahranstalten genannt) und Kindergärten (früher auch Kleinkinderbewahranstalten oder Kleinkinderschulen genannt), um die Kinder tagsüber zu versorgen, während die Mutter arbeitet. Die erste Krippe wird 1802 von der Fürstin Pauline zur Lippe in Detmold ins Leben gerufen. Seinen eigentlichen Aufschwung nimmt das Krippenwesen aber erst von Frankreich aus, wo die erste Krippe durch den Juristen Firmian Marbeau in Paris 1844 eröffnet wird. Die Krippen nehmen Kinder von der 3. Woche bis zum 3. Lebensjahre auf.

Ursprünglich dürfen nur arme, eheliche Kinder in die Krippen aufgenommen werden. „Kinder, deren Mütter einen unmoralischen Wandel führen, werden nicht aufgenommen, damit die Krippe nicht die Sünde befördere, doch steht sie auch dem Kinde der Gefallenen offen, welche reuig naht; denn der zuerst in der Krippe lag, ist ja gekommen, um die Sünder zu suchen und selig zu machen. Insofern hat die Krippe einen unermeßlichen Einfluß auf die sittliche Hebung des Volkes, sie ist ein Lohn für züchtigen Wandel, sie ist eine Beschützerin der Familie. Die Krippe erzieht das Kind und mit ihm zugleich die Mutter und Familie, indem sie zunächst und vor allem einen gesitteten Wandel gebietet" (Ratzinger 1868). Auch Salviati (1852) hat gerade derartige Bestimmungen als sehr empfehlenswert bezeichnet. Der Gedanke, daß die Sorge für uneheliche Kinder die Unzucht fördere, hat noch lange dem Schutz dieser Kinder im Wege gestanden.

Nach Salviati gibt es 1851 in Paris 15, in Wien 8, in England 4, in Dänemark 1 und in Deutschland (Dresden) 1 Krippe. In Berlin entsteht 1852 die erste Säuglingsbewahranstalt (Krippe). Dort können arme, brave Mütter ihre Kinder unterbringen und so außerhalb des Hauses arbeiten, ohne das Familienband zu zerreißen. Die Aufnahme unehelicher Kinder ist also ausgeschlossen. Die Anstalt wird peinlich sauber gehalten und täglich von einem Arzt besucht.

Dr. med. Max Taube (1851—1915) hatte 1882 in Leipzig die Stellung des Ziehkinderarztes übernommen. Damals war die Sorge für die unehelichen Kinder, deren sich E. A. Löffler (1838 s. S. 541) angenommen hatte, schlecht geregelt, ihre Sterblichkeit hoch:

Die mangelhafte Aufsicht führte zu groben Mißständen: „Öfters ist die Aufnahme (als Pflegekind) mehr als Leichtsinn. Eine Frau z. B. saß in der Pferdebahn einer anderen mit einem Kinde im Arm gegenüber. Sie kommen in Unterhaltung, schließlich bittet die erstere, ihr uneheliches Kind in Ziehe zu nehmen. Bei der Anmeldung frage ich nach den Personalien, sie sind ihr gänzlich unbekannt, trotzdem konnte sie sich nicht von dem Kinde trennen und teilte ihr geringes Einkommen mit ihm."

Viele Mütter unehelicher Kinder waren wirtschaftlich nicht imstande, für sie zu sorgen, trotzdem wurde das Ziehgeld nur für 23 von 159 Kindern von den Vätern bezahlt, bei 15 Kindern bezahlten es beide Eltern. Dabei waren (in einer anderen Zusammenstellung) nur 14 von 237 Vätern wirklich zahlungsunfähig. „Die unehelichen, von mittellosen Müttern geborenen Kinder sind bei Leuten untergebracht, welche sie trotz öfters mangelnden Ziehgeldes gut verpflegen, während die zahlungsfähigen Väter sich von ihrer Pflicht befreien." – Damals wurde in Deutschland in 20 Jahren etwa eine Million Kinder unehelich geboren.

Ehe es der Mutter gelang, einen Vormund zu finden, war oft der Vater verschwunden oder das Kind gestorben. „Weinend erbat sich vor einigen Wochen ein dreißigjähriges Dienstmädchen Rat, welches sich und ihr Kind durch Nachtarbeit in einer Buchdruckerei ernährte, auf welche Weise sie den Vater, welcher ihr die Ehe versprochen, belangen könnte, sie kannte absolut niemanden, den sie als Vormund wählen konnte".

1883 errichtete Taube für die Überwachung der unehelichen Säuglinge eine „staatliche Fürsorgezentrale", im Sinne unsrer Zeit eine Mütterberatung. Er hat sie wöchentlich von 15–19 Uhr mit 2 Assistenten und 32 besoldeten Aufsichtsdamen abgehalten.

Im Jahre 1886 wurde auf Veranlassung Taubes ein Stadtrat zum Generalvormund sämtlicher unehelicher Kinder verpflichtet, die in Leipzig bei fremden Familien gegen Ziehgeld untergebracht waren oder noch in Pflege kommen sollten. Er hatte es natürlich leichter als die Mütter, die Väter zu ihrer Unterhaltspflicht heranzuziehen. Dieses Verfahren senkte deutlich die Sterblichkeit der unehelichen Kinder.

Später wurde der Generalvormund durch den Amtsvormund ersetzt. In der DDR hat das Gesetz über den Mutter- und Kinderschutz und die Rechte der Frau (1950) die Mutter zum Vormund ihres nichtehelichen Kindes gemacht. Die Kreisreferate Jugendhilfe/Heimerziehung regeln die Ansprüche gegen den Vater.

Taube macht sich bereits die Belehrung der Mütter und Pflegemütter in der Kinderpflege zur Aufgabe. Großen Erfolg erzielt der Geburtshelfer R. Budin in Paris, der 1892 eine „Consultation des nourrissons des accoucheurs" einrichtet, um die große Sterblichkeit der Säuglinge nach der Entlassung aus seiner Entbindungsanstalt zu verringern. Er erreicht, daß 94% der von ihm betreuten Kinder gestillt werden, hiervon 70% bis zu 7–8 Monaten ohne zusätzliche künstliche Ernährung. Die Wirkung auf die Sterblichkeit ist überzeugend: Während 1892–1898 in Paris 17,8% der Säuglinge gestorben waren, verliert Budin nur 4,6% der von ihm überwachten Kinder.

Budin selbst ruft noch zwei weitere Beratungen in Paris ins Leben, die den gleichen Erfolg erzielen. Sein Beispiel wird von anderen befolgt, so daß Paris 1905 bereits 25 derartige Einrichtungen aufweist.

Eine Karte, die Trumpp (1907) wiedergibt, enthält die damals vorhandenen deutschen Säuglingsfürsorgestellen mit den Jahreszahlen ihrer Errichtung. Hiernach entstanden die ersten nach Leipzig 1883, u.a. in Hamburg 1889, Aachen 1894, Dresden 1898, Heidelberg, Danzig und Frankfurt 1902, München 1903 und Berlin 1905. Sie breiten sich rasch aus, so daß es in Deutschland 1907 bereits 75 und 1910 fast 200 solcher Stellen gibt.

Lange Zeit herrschte in den Anstalten, in denen Kinder untergebracht waren, ein Mangel an brauchbaren Pflegekräften. Fl. Nightingale (1863) schlug deshalb vor, ältere, genesende oder leicht erkrankte Mädchen zur Pflege mit heranzuziehen oder die Kinder in den Sälen der Erwachsenen, besonders der Frauen zu pflegen (S. 273). Dort werde sich immer eine Frau finden, die sich der Kinder annähme. Nach Rauchfuß (1881) ist dieses Verfahren in den Anstalten Englands ein verbreiteter Notbehelf. Rauchfuß und Nightingale äußern aber doch gewisse Bedenken, weil die Gespräche und Handlungen der Erwachsenen oft für die Kinder ungeeignet sind.

Als Heubner 1894 die Leitung der Berliner Univ.-Kinderklinik übernahm, war er mit den Pflegekräften nicht einverstanden (S. 278).

Das erste „Säuglingsheim", das Säuglings- und Kinderschwestern ausbildet, wird 1897 in Dresden errichtet und von A. Schloßmann geleitet. Bald entstehen in vielen anderen Städten ähnliche Heime. Die staatliche Anerkennung der Säuglingspflegeschulen und die staatliche Prüfung der Säuglingsschwestern wird 1917 eingeführt. Die Bestimmung über Dauer und Inhalt des Unterrichtes haben sich wiederholt geändert. Diese Schulen dienen nicht nur der beruflichen Ausbildung der Schülerinnen, sondern sind darüber hinaus geeignet, Kenntnisse der Säuglingspflege in weite Kreise zu verbreiten.

Als Hauptstelle wird 1909 die Vereinigung für Säuglingsschutz errichtet mit der Aufgabe, die im deutschen Reich bestehenden Verbände zusammenzufassen, Landeszweigstellen zu gründen und die deutsche Säuglingsfürsorge gegenüber dem Auslande zu vertreten. Geschäftsstelle wird das Kaiserin-Auguste-Victoria-Haus in Berlin, Zeitschrift die 1909 ins Leben gerufene „Zeitschrift für Säuglingsschutz".

Der 1. Internationale Kongreß für Säuglingsschutz (Gouttes de lait) tagt in Paris 1905, der 2. in Brüssel.

Goutte de Lait hieß ursprünglich die vom Kinderarzt G. Variot 1892 begründete Milchabgabestelle, in der die Mutter einwandfreie Milch und zugleich ärztliche Belehrung erhielt. Der Name wurde dann allgemein für ähnliche Einrichtungen verwandt.

Von besonderer Bedeutung wird der 3. Internationale Kongreß für Säuglingsschutz, der 1911 in Berlin tagt (S. 284).

Am 17. Mai 1923 wird von der internationalen Vereinigung für Kinderhilfe die „Genfer Erklärung der Kinderrechte" veröffentlicht:

„1. Jedem Kind soll die Möglichkeit regelrechter körperlicher und geistiger Entwicklung geboten werden.

2. In Zeiten wirtschaftlicher Not geht das Kind, auf dem die Zukunft der Menschheit ruht, dem Erwachsenen vor.

3. Dem Kind soll ohne jegliche Rücksicht auf Rasse, Staatsangehörigkeit und Bekenntnis geholfen werden.

4. Das hungernde Kind soll gespeist, das kranke gepflegt, das zurückgebliebene hilfreich angespornt werden, das verirrte, das verlassene, die Waisen behütet und unterstützt werden.

5. Die Arbeit des Kindes soll gegen jede Ausbeutung geschützt werden.

6. Das Kind soll in die Lage versetzt werden, später seinen Unterhalt selbst verdienen zu können.

7. Das Kind soll in der Anschauung erzogen werden, daß es seine besten Kräfte dem Dienste seiner Mitmenschen zu widmen hat und daß es seinerseits das allgemeine Erbgut zu bereichern hat, das für das künftige Geschlecht die Grundlage des Daseins bedeutet" (nach Rehm).

Artikel 39 der Verfassung der Deutschen Demokratischen Republik (1949) lautet:

„Jedem Kind muß die Möglichkeit zur allseitigen Entfaltung seiner körperlichen, geistigen und sittlichen Kräfte gegeben werden. Der Bildungsgang der Jugend darf nicht abhängig sein von der sozialen und wirtschaftlichen Lage des Elternhauses. Vielmehr ist Kindern, die durch soziale Verhältnisse benachteiligt sind, besondere Aufmerksamkeit zuzuwenden."

In der Sowjetunion gelten ähnliche Bestimmungen.

Schrifttum Seite 418

Erziehung

'Ο μὴ δαρεῖς ἄνϑρωπος οὐ παιδεύεται.
(Der nicht geschundene Mensch wird nicht erzogen.)
Menander (342–290 v.Chr.)

Maxima debetur puero reverentia.
(Dem Kinde gebührt die größte Ehrfurcht.)
Juvenal (58–138 n.Chr.) Satiren 14, 47.

Amor magister optimus est.
(Liebe ist der beste Lehrer.)
Plinius d.Jüng. (62–113 n.Chr.) Ep. 4, 16.

Fragen der Erziehung werden nur hier behandelt, soweit in ihnen ärztliche Gedanken zum Ausdruck kommen.

Schon die alten Griechen wußten, wie groß der Einfluß der Erziehung auf den Gesundheitszustand des Kindes ist (S. 46). Erziehungslehren, die sich mit ärztlichen Fragen beschäftigen, stammen von Plato, Plutarch und Avicenna (S. 79), der die griechische Überlieferung weiterführt. Das deutsche „Regiment der jungen Kinder" von Metlinger (1473) enthält in seinem vierten und letzten Teil unter Hinweis auf Aristoteles und Avicenna Ratschläge über die Erziehung. Seitdem beschäftigen sich immer wieder Erzieher mit ärztlichen und Ärzte mit erzieherischen Fragen.

Eine wichtige Rolle in der Erziehung hat einst die Prügelstrafe gespielt. Wer sie beurteilen will, muß davon ausgehen, daß früher auch Erwachsene in der Familie, in den Klöstern, beim Militär und im Strafvollzug geschlagen wurden. Kriemhilde wird im Nibelungenlied von Siegfried „zerblouwen" „zerbläuet" (XV, 903). Der heilige Bernardino von Siena (1380–1444) rät zur Vorsicht (s. S. 111). Mit Prügel bekehrte die spanische Inquisition die Ketzer, mit Auspeitschung bedrohte der protestantische Erzbischof von Upsala die Gläubigen, die nicht die Kirche besuchten (von Brakken, S. 81), mit Auspeitschung wurden auch die unehelichen Mütter bestraft (Chodowiecki 1783, Abb. 56, S. 234). Wo die Prügelstrafe der Erwachsenen üblich war, fand man sich auch mit der Züchtigung in der Schule ab, ja sie wurde stellenweise geradezu als ein Teil des Unterrichtes angesehen.

Die Frage nach dem Züchtigungsrecht der Erzieher ist bis in unsere Zeit hinein immer wieder entgegengesetzt beantwortet worden. Es wäre leicht, eine große Zahl von Zeugnissen dafür zu erbringen, daß in vergangenen Zeiten die Kinder von ihren Lehrern – oft barbarisch – verprügelt wurden. Sie sollten dadurch für irgendwelche Untaten bestraft werden; sie sollten aber auch aus Angst vor Strafe oder gar während der Bestrafung besser aufpassen und lernen. Auf der anderen Seite sind immer wieder Stimmen laut geworden, die sich gegen die übliche Züchtigung wandten und verlangten, daß sie überhaupt eingestellt oder stark eingeschränkt würde.

Im Mittelalter waren die Klöster fast die einzigen Bildungsstätten. Nach Benedicts Ordensregel, die Bonifatius allen seinen Stiftungen vorschrieb, wurden schon kleine Kinder ins Kloster aufgenommen. Die Pueri oblati, die Gott geopferten Knaben, verblieben vom Tage ihres Eintritts an ständig im Kloster. Gewöhnlich übergab man sie im 7. Lebensjahr, aber auch Fünfjährige und noch Jüngere wurden aufgenommen. Die als Mönche gekleideten Knaben der inneren Schule galten als wirkliche Mitglieder der geistlichen Genossenschaft und mußten sich in allen Stücken nach der Ordensregel richten (Specht).

Nicht selten wurden die Kinder nur deshalb dem Kloster übergeben, weil sich die Eltern ihrer entledigen wollten. Daß man auf diese Weise gerne mißgestaltete Kinder los wurde, haben (S. 178) Ulrich von Zell (1093), Pitaval (1742) und Specht (1885 S. 156) beschrieben. Schon der oströmische Kaiser Majorian mußte im Jahre 458 verbieten, daß Eltern sich ihrer überzähligen Töchter dadurch entledigten, daß sie sie zum Eintritt in ein Kloster zwangen (Durant VI. 858).

Aus dem 9. Jahrhundert hat sich eine Formel erhalten, die der Vater bei der Übergabe seines Sohnes zu sprechen hatte:

„Ich will diesen unsern Sohn namens N., der die Opfergabe und die Bitturkunde um Aufnahme in der Hand hält und dessen Hand in die Altarpalla gewickelt ist, im Namen der Heiligen, deren Reliquien hier sind, und im Beisein des Abtes vor Zeugen hiermit übergeben, daß er der Regel gemäß hierbleibe. Er darf also von diesem Tage an seinen Nacken nicht mehr dem Joche der Regel entziehen, er erkenne vielmehr, daß er treu die Vorschriften dieser Regel beachten und Gott dem Herrn freudigen Herzens Kriegsdienste leisten muß. Und damit diese Übergabe unerschütterlich bleibe, verspreche ich unter einem Eid vor Gott und seinen Engeln, daß ich ihm niemals weder selbst, noch durch eine Mittelsperson, noch auf irgendeine Weise durch mein Vermögen irgendeine Gelegenheit zum Austritt geben werde. Und damit dies mein Ansuchen fest bestehen bleibe, habe ich es durch eigenhändige Unterzeichnung bestätigt" (J. Bühler).

Der Benediktinerorden hielt die Gelübde der Eltern, die ihre Kinder geopfert hatten, für unwiderruflich; der heilige Bernhard, neuere Orden und päpstliche Erlasse von 1179 ließen einen Widerspruch zu, wenn der Dargebrachte 14 Jahre alt, nach anderen Bestimmungen volljährig geworden war (Durant IV, 574, 837). Wie weit allerdings diese Bestimmungen wirksam wurden, steht dahin.

Über Karl den Großen (Regierung 768–814) berichtet Einhard: „Die Erziehung seiner Kinder richtete er so ein, daß Söhne und Töchter in den Wissenschaften unterrichtet wurden, auf deren Erlernung auch er selbst seinen Fleiß verwandte. Dann mußten die Söhne, sobald es nur das Alter erlaubte, nach der Sitte der Franken reiten, sich in den Waffen und auf der Jagd üben, die Töchter aber sich mit Wollenarbeit abgeben und mit Spinnrocken und Spindel beschäftigen, damit sie sich nicht an Müßiggang gewöhnten, und er ließ sie arbeiten zu jeder guten Zucht."

Karl der Große erließ an alle Bischöfe Frankreichs eine Anleitung zum Unterricht in den Geisteswissenschaften. Jede Kathedrale und jedes Kloster sollten Schulen gründen, in denen Geistliche und Laien das Lesen und Schreiben erlernen konnten. Die Leiter der Schulen sollten „dafür sorgen, daß kein Unterschied zwischen Knechten und Freien gemacht werde, so daß alle kommen und auf der gleichen Bank Grammatik, Musik und Arithmetik lernen können". Ein Kapitulare von 805 sorgte für die musikalische Ausbildung, ein anderes wandte sich gegen den medizinischen Aberglauben. So entstanden viele Kathedralen- und Klosterschulen in Westdeutschland und Frankreich. Theodulf, Bischof von Orléans, richtete in allen Gemeinden seiner Diözese Schulen ein, nahm alle Kinder in ihnen auf und untersagte den Priestern, Gebühren zu erheben. Dies ist das erste Beispiel eines freien und allgemeinen Unterrichtes in der Geschichte (Durant IV, 504).

Die Klosterschüler wurden peinlich überwacht und von ihren Kustoden niemals allein gelassen, damit sie sich keinen Augenblick gehen ließen; denn das Benehmen unterlag damals strengen Regeln, von denen kein Gebildeter abweichen durfte. Für das Stehen und Gehen, die Haltung des Körpers, die Lage und Bewegung der Arme und Hände, für das Tragen der Kleider, das Sprechen und Blicken, den Gesichtsausdruck, kurz, für jede Gebärde galten die genauesten Vorschriften. Besondere Aufseher, die Circulatoren, meist ältere Mönche, machten Tag und Nacht die Runde um nachzusehen, ob jedermann seine Pflicht tat.

Die Kathedralschulen unterstanden einem Domherrn, die Lehrer waren Kleriker der unteren Stände. Der Lehrplan begann mit dem Trivium: Grammatik (worunter man damals die Kunst zu schreiben verstand), Rhetorik und Logik; danach kam das Quadrivium: Arithmetik, Geometrie, Musik und Astronomie (Durant IV, 973).

An den vorgeschriebenen Stundengebeten, die an Werktagen um 2 Uhr nachts, an Festtagen noch früher begannen und im Laufe des Tages fünfmal wiederholt wurden, nahmen auch die Klosterschüler teil. Im ganzen dauerte das Chorgebet etwa vier Stunden, Unterricht und Lernen etwa sechs Stunden, die Erholung einige Viertelstunden täglich. Nur während dieser Zeit durfte in den Cluniacenser-Klöstern gesprochen werden, aber auch jetzt durfte kein Wort der Knaben dem Lehrer entgehen. Von der Außenwelt waren sie ganz abgeschlossen, den Eltern wurde es nur selten erlaubt, mit ihren Kindern in engerer Verbindung zu bleiben. Kein Mönch durfte einen Knaben ansprechen oder unberufen die Schule betreten. Kein Knabe durfte von jemand anderem als seinem Vorgesetzten etwas annehmen (Specht).

Walafried Strabo (806–849), Abt von Reichenau, schreibt über sein Klosterleben:

„Ich war völlig unwissend und staunte sehr, als ich die großen Klostergebäude sah, in denen ich von nun an wohnen durfte; ich war sehr erfreut, die Menge von Kameraden und Spielgenossen zu sehen, die mich freundlich begrüßten. Übrigens habe auch ich ihnen manche Freude gemacht, indem mir alles neu und ungewohnt vorkam, weswegen ich oft linkisch und ungeschickt oder zur Unzeit nachahmte, was ich andere tun sah.

Aber schon nach wenigen Tagen fand ich mich besser zurecht; kaum hatte ich es gelernt, mich in die gemeinsame Ordnung zu fügen, da überwies mich der Scholastikus Grimwald einem der Meister, bei dem ich Lesen lernen sollte. Ich war da nicht allein, sondern es waren noch mehrere Knaben meines Alters bei ihm, vornehmeren und geringeren Standes, die aber alle schon weiter vorgerückt waren als ich. Die gütige Nachhilfe meines Lehrers und der Ehrgeiz trieben mich an, mich dieser Tätigkeit eifrig hinzugeben. Nach einigen Wochen hatte ich es soweit gebracht, daß ich das, was man mir auf meine Wachstafel schrieb, und das lateinische Buch, das ich erhalten hatte, einigermaßen geläufig lesen konnte. Darauf bekam ich ein deutsches Büchlein, das mich zwar beim Lesen mehr Mühe kostete, mir dafür aber eine herzliche Freude machte; denn wenn ich etwas gelesen hatte, dann verstand ich es auch. Das war bei dem Lateinischen nicht der Fall gewesen, so daß ich mich anfangs sehr wunderte, wie man lesen und zugleich das Gelesene verstehen konnte.

Im Herbst zur Zeit der Obstlese, war mehrere Tage keine Schule; wir fuhren mit unseren Lehrern nach Herzenslust einige Tage auf dem See herum oder sammelten Äpfel unter den reich beladenen Bäumen, die das Kloster umgaben. Als diese Freudentage vorüber waren, mußte ich anfangen, die Buchstaben, die ich nun kennen und verbinden gelernt hatte, auf meiner Wachstafel nachzuzeichnen, eine Arbeit, die mir nicht recht zusagen wollte. In meiner Langenweile verfiel ich auf manche anderen Dinge und neckte meine Kameraden, was mir Verweise und manchmal auch Schläge zuzog. Indessen lernte ich die Schreibkunst den Winter hindurch; im Frühjahr 816 kam ich zum Lehrer der Grammatik...

Nebenbei fand ich noch Zeit, allerlei Possen zu treiben und meine Kameraden zu stören. Ich wußte nämlich, daß mich der Schüler, der uns lehrte, nicht schlagen durfte und zu sehr liebte, um mich am Ende der Schulstunde dem Lehrer anzuzeigen. Zuweilen aber trieb ich die Sache doch zu weit, so daß es die anderen merkten, die im Saal die zweite und dritte Grammatik lernten. Sie lachten und machten so ihren Lehrer aufmerksam. Das erste Mal kam ich mit einem scharfen ernsten Blick davon; das zweite Mal trat er zu mir und fragte, ob ich denn gar so vergeßlich sei, oder drohte mit erhobenem Zeigefinger. Wenn aber alles nicht half, ließ er mir einen Teil meines Mittagessens zurückbehalten oder nahm die Rute von der Wand...

Nicht alle Mitschüler traten (nach der Prüfung im Jahre 819) mit uns in die Rhetorik über. Manche junge Adlige gingen nach Hause oder wurden von ihren Eltern abgeholt, um als Knappen die ritterlichen Künste zu lernen, zu denen es in der Klosterschule keine Anleitung gab.

...Abt Tatto war von Karl dem Großen wiederholt aufgefordert worden, der deutschen Sprache an der Klosterschule mehr Geltung zu verschaffen. So leitete uns Tatto an, deutsche Wörterbücher, Übersetzungen und Reden anzufertigen. Diese gelangen mehreren von uns sogar besser als die lateinischen. Nur mit der Rechtschreibung kamen wir nicht zustande, weil sich viele deutsche Worte nicht mit lateinischen Buchstaben ausdrücken lassen und jeder von uns nach seiner Heimat eine eigene Aussprache und Schreibweise besaß. Deswegen gelang uns in deutscher Sprache weit besser einen freien Vortrag zu halten, als eine Übersetzung oder einen Aufsatz zu schreiben."

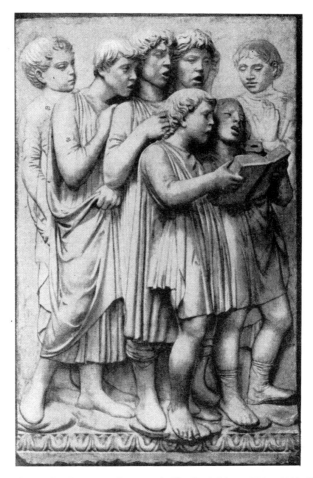

Abb. 63. Sängerknaben, von Lucca della Robbia (1399–1482). Florenz

In dem Gesprächbüchlein des angelsächsischen Benediktiners und späteren Erzbischofs Aelfrik (gestorben 1005) findet sich ein Gespräch zwischen einem Lehrer und einem Schüler, in dem das Klosterleben recht anschaulich beschrieben wird:

„Lehrer: Junge, was hast du heute alles getan?
Schüler: Viel. Nachts, als ich das Zeichen hörte, stand ich auf, ging in die Kirche und sang mit den Brüdern die Nokturn. Dann sangen wir das officium de omnibus sanctis und die Matutin (laudes), später die Prim, die sieben Psalmen mit den Litaneien und die erste Messe. Danach sangen wir die Terz und feierten die erste Messe vom Tage. Nachher sangen wir die Sext, darauf tranken, aßen und schliefen wir und standen wieder auf, um die Non zu singen. Jetzt sind wir bei dir, gespannt, was du uns sagen wirst.
Lehrer: Wann werdet ihr die Vesper und das Kompletorium singen?

Schüler: Wenn es Zeit ist.
Lehrer: Hast du heute Schläge bekommen?
Schüler: Nein, ich bin sehr aufmerksam gewesen.
Lehrer: Wie war es mit deinen Kameraden?
Schüler: Was fragst du mich darüber. Ich darf nicht aus der Schule schwatzen. Ein jeder weiß es, ob er Schläge erhielt oder nicht.
Lehrer: Was ißt du täglich?
Schüler: Ich esse noch Fleisch, weil ich ein Junge bin, der unter der Rute steht.
Lehrer: Was ißt du außerdem?
Schüler: Gemüse, Eier, Fische, Käse, Butter, Bohnen und überhaupt alles Reine mit Danksagung.
Lehrer: Du bist sehr gefräßig, wenn du alles ißt, was man dir vorsetzt.
Schüler: Nein, so gierig bin ich nicht, daß ich alle Arten von Speisen bei einer Mahlzeit essen würde.
Lehrer: Wie dann?
Schüler: Einmal esse ich von der einen Speise, ein anderes Mal von einer anderen, immer mäßig, wie es sich für einen Mönch gehört, nie mit Gier; denn ich bin kein Schlemmer.
Lehrer: Was trinkst du?
Schüler: Bier, wenn ich es habe, und Wasser, wenn ich kein Bier habe.
Lehrer: Trinkst du nicht Wein?
Schüler: Ich bin nicht so reich, daß ich mir Wein kaufen könnte, außerdem ist Wein kein Getränk für Jungens oder Dumme, sondern für Greise und Kluge.
Lehrer: Wo schläfst du?
Schüler: Im Dormitorium mit den Brüdern.
Lehrer: Wer weckt dich zu den Nokturnen?
Schüler: Höre ich selbst das Zeichen, so stehe ich auf; sonst weckt mich der Lehrer mit der Rute."

Daß die Klosterschüler viel geschlagen wurden, war selbstverständlich (Abb.65). Die Klosterlehrer hatten mit der lateinischen Grammatik von den römischen Schulmeistern auch den Stock und die Rute übernommen. Wie im Altertum war auch im Mittelalter der Stock das Abzeichen des Lehrers. Dieser schritt mit ihm in der Hand bei festlichen Aufzügen der Schar seiner Zöglinge voran. Zwischen den Kindern vornehmer oder unfreier Eltern wurde kein Unterschied gemacht, auch Fürstensöhne wurden geschlagen. In manchen Klöstern gab es zu bestimmten Zeiten eine Art Generalabrechnung für alle begangenen Sünden in einem bestimmten Zeitraum, aber nicht wegen irgendwelcher bestimmter Vergehen.

Über eine solche Bestrafung, die der Klosterschule von St. Gallen im Jahre 937 schweren Schaden brachte, berichtet Ekkehardt IV: Oft wurden Schüler, die sich an Festtagen schlecht benommen hatten, am folgenden Tage gezüchtigt. „Dieses Mal hatten sie am zweiten Wochentag durch Fürbitte Aufschub erhalten. Aber am dritten Wochentag rufen die Strafvollzieher dem Schulmeister ihre Schuld wieder ins Gedächtnis; sie erhalten Befehl, sich auszuziehen. Einer, der gezüchtigt werden soll, wird in das oberste Stockwerk des Hauses geschickt, um die dort aufbewahrten Ruten zu holen. Aber dieser riß, um sich und die Genossen zu befreien, rasch aus einem kleinen Ofen ein brennendes Stück Holz und steckte es zwischen die nächsten dürren Dachhölzer, wobei er noch, soweit er Zeit hatte, das Feuer anblies. Als ihm aber die Strafvollzieher zuriefen, warum er zögere, rief er laut zurück, das Haus brenne. Nachdem die Feuergluten die dürren Holzziegel erfaßt

Wer jemandt hie der gern wett lernen Dütsch schriben und läsen
uß dem aller kürtzisten grundt den jeman erdencken kan Do durch
ein jeder der vor nit ein büchstaben kan der mag kürtzlich und bald
begriffen ein grundt do durch er mag von jm selbs lernen sin schuld
uff schribē und läsen und wer es nit gelernen kan so ungeschickt
werr Den will ich um nut und vergeben gelert haben und gantz nut
von jm zū lon nemen es sig wer es well burger oder hantwercks ge
sellen frouwen und junckfrouwen wer sin bedarff der kum har jn der
wirt drüwlich gelert um ein zimlichen lon. Aber die junge knabē
und meitlin noch den konualten wie gewonheit ist · 1 5 1 6 .

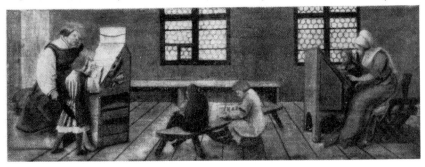

Abb. 64. Aushängeschild eines Lehrers, von Hans Holbein d. J. 1506 (Basel).
Der Lehrer hält die Rute in der Hand, seine Frau, die auch unterrichtet, umarmt das Kind

hatten, stand, begünstigt durch den Nordwind, bald das ganze Gebäude in Flammen." Das Klostergebäude brannte nieder.

Das Siegel der Schule von Höxter (1356) stellt einen Lehrer dar, der die Rute über einem knienden Knaben schwingt (Boesch). Hans Holbein der Jüngere hat das Aushängeschild eines Lehrers gemalt (Abb. 64). Das gleichfalls von ihm stammende Bild eines prügelnden Lehrers (Abb. 65) findet sich in dem Lateinischen Werk „Lob und Dummheit" (1515) des Erasmus von Rotterdam. Hier wird von den prügelnden Schultyrannen gesprochen, die mit hungerndem Magen und schäbigem Rock in der Schulstube sitzen, der Tretmühle und Folterkammer, taub vor Geschrei, schwindsüchtig von Stickluft und Gestank, und die törichterweise glauben, die Kinder zu bessern, „so sie die Armseligen mit Stock, Rute und Riemen geißeln und hauen" (Alt, 1960).

Auch in den Abbildungen 66, 67 und 78 wird der Lehrer mit Rute oder Stock dargestellt. Der ursprüngliche Zweck des großen Schülerausflugs, der später Vacatum genannt wurde, war das Einsammeln grüner Ruten für den Schulbedarf (Baginsky 1, 8). Die Züchtigung war für den Unterricht ebenso unentbehrlich wie die Hölle für die Religion (Durant IV, 973).

In der inneren Klosterschule legte der Hauptlehrer die Rute fast nie aus der Hand. Mit ihr weckte er die Knaben nachts zur Mette, tags zu ihren Arbeiten. Manche Schulordnungen suchten die Schüler vor übertriebenen Mißhandlungen zu schützen.

Die Nonnen nahmen Kinder in Pflege und unterwiesen sie im Lesen und Schreiben, in der Gesundheitspflege und in den häuslichen Künsten. Jahrhundertelang waren sie die einzige Quelle der höheren Bildung, die den jungen Mädchen offenstand (Durant IV, 860).

Auch in den Mädchenschulen wurde viel geschlagen. Als die heilige Adelheid († 1004) einer im Chor falsch singenden Nonne eine Ohrfeige gegeben hatte, war diese von Stund an für ihr ganzes Leben mit einer entzückenden Klarheit der Stimme begabt (Specht).

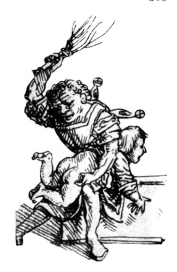

Abb. 65
Hans Holbein d. J. 1515.
Strafender Lehrer

Die alten deutschen Rechtsbücher haben die Prügelstrafe der Kinder genau geregelt. So heißt es in dem Sachsenspiegel des Eike von Repgow (um 1230), 2. Buch, Art. 65:

§ 2. „Slêt aber ein man ein kind tôt, her sall sîn volle weregelt gebn. Schilt aber ein man ein kint oder roufet erz oder slêt ez mit besemen durch sîne missetât, her blîbet es âne wandel, tar erz geweren uffen heilgen, daz erz durch anders nicht geslagen habe, den durch sîne missetât."

Des Schwabenspiegels Landrechtsbuch (2. Hälfte des 13. Jahrhunderts) bestimmt Kap. 158:

„Slehet ein man sin lerkint (Schulkind, Lehrling) mit ruten oder mit der hant âne blutrunsen, da tut er wider nieman an. Und maachet er ez blutrünsic ze der nasen, ern büezet aber niht. Machet er ez anderwa blutrünsic, âne daz mit ruten geschiht, so muz er ez büezen den friunden und dem rihter. Und sleht er ez ze tode, man rihtet über in ... Nieman sol sînem lerkinde mêr slege tun dann zwelfe, und alle âne gevaerde."

Nur eine Stimme aus dieser Zeit ist mir bekannt, die sich gegen die so weitverbreitete Prügelstrafe der Kinder gerichtet hat. Walther von der Vogelweide (etwa 1160–1230) hat gedichtet:

Nieman kan beherten (dauerhaft machen)
kindes zuht mit gerten:
den man z'êren bringen mac,
dêm ist éin wort als ein slac.

Im Laufe der Jahrhunderte wandelte sich das Bildungsziel der Schulen mit der Gesellschaft. Das Mittelalter pflegte Künste und Wissenschaften nur im Dienste der Kirche. Hauptaufgabe der Klosterschulen war die Ausbildung der Geistlichen. Mit der Entwicklung der Ritterschaft und dem Wachstum der Städte erfaßte der Drang nach Bildung weitere Kreise. Bald gab es Ständeschulen für den geistlichen, den ritterlichen und den bürgerlichen Stand, alle von Geistlichen geleitet. Ziel der Gelehrsamkeit war die Verherrlichung der Kirche und der Religion; dagegen war der Gedanke einer Allgemeinbildung des ganzen Volkes dem Altertum und dem Mittelalter fremd. Erst nachdem Johann Gutenberg um 1450 den Druck erfunden hatte, lohnte es sich für alle, lesen und schreiben zu lernen. Vorher waren dem Volk keine Bücher zugängig.

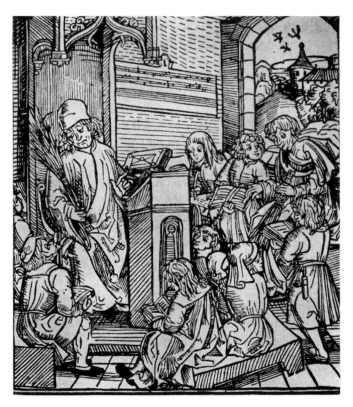

Abb. 66. Schulunterricht 1500 von Cato. Der Lehrer hat die Rute in der Hand.
Die Kinder sitzen und stehen ungeordnet; sie haben keine Schreibtische

Der Humanismus legte den Hauptwert der Erziehung auf die rhetorisch-literarische, nicht auf die sittliche Ausbildung (Abb. 66 und 67). Der berühmte Humanist Erasmus von Rotterdam (1467–1536) veröffentlichte 1530 seine Schrift „De civilitate morum puerilium" (Über das anständige Benehmen der Knaben). Dieses Werk verbreitete sich rasch und war lange für die Erziehung maßgebend. Es handelt von dem gesitteten Äußeren, wobei alle Körperteile nacheinander besprochen werden, von der Kleidung, von dem Benehmen während der Messe, bei Tisch, im Verkehr, beim Spiel und im Schlafzimmer. Erasmus, der selbst kränklich war, betont wiederholt die Wichtigkeit seiner Lehren für die Gesundheit.

Als Beispiel sei folgendes wiedergegeben: Mit dem Hut oder dem Rock sich zu schnäuzen ist bäurisch, mit dem Arm oder Ellbogen Sitte der Wurstmacher, und viel artiger ist es auch nicht, dies mit der Hand zu tun. Am besten nimmt man den Schmutz mit einem Tüchlein auf, und zwar, wenn Höherstehende zugegen sind, mit etwas abgewandtem Körper. Muß man in Gegenwart anderer niesen, so hat man wie beim Nasenputzen den Körper abzuwenden. Sobald der Anfall nachgelassen hat, macht man vor dem Mund das Zeichen des Kreuzes, lüftet den Hut zu denen, die Glück gewünscht haben oder hätten wünschen müssen (denn beim Niesen und Gähnen kann man nichts hören) und bedankt sich. Schallendes Gelächter ist für kein Alter ziemlich. Auch paßt es sich nicht, beim Lachen zu wiehern oder den Mund weit aufzureißen und die Zähne zu zeigen. Beim Husten und Ausspucken hat man sich abzuwenden, damit man keinem ins Gesicht hustet oder spuckt. Den Auswurf soll man in einem Tuch aufnehmen oder, wenn er auf die Erde gefallen ist, gleich mit dem Fuße zerreiben, damit er keinen Ekel erregt. Aus Gesundheitsrücksichten soll man nicht Harn, Stuhl oder, wie die Vorschrift lautet, durch Zusammenkneifen der Gesäßbacken die Darmgase zurückhalten. Die Gesundheit geht noch über den Anstand. Hat sich aber jemand wider Willen übel benommen, so soll er husten, um dadurch das Geräusch unkenntlich zu machen.

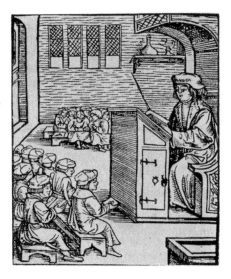

Abb. 67. Schulstube 1524. Der Lehrer hat den Stock in der Hand, die Kinder sitzen in Bankreihen ohne Schreibtische

Mißstände, die an Plutarch (S. 49) erinnern, beschreibt Erasmus in seiner Declamatio de pueris ad virtutem ac literas: „Wenn einer völlig untauglich ist, weil er träge, faul, albern, ja wüst ist: so wird ihm der Knabe zur Erziehung übergegben; das Geschäft, das den größten Meister fordert, überträgt man dem niedrigsten Dienstboten! ... der Reitknecht wird besser bezahlt als der Lehrer des Sohnes...

Wie mag es den Knaben spanisch vorkommen, die kaum vier Jahre alt, in eine Schule geschickt werden, der ein ungebildeter, bäurischer, unsittlicher Lehrer vorsteht, bei dem es im Oberstübchen nicht ganz richtig ist, der mondsüchtig, mit der fallenden Sucht behaftet ist oder gar mit der Seuche, die man gallische Krankheit nennt! Denn heute sehen wir niemand so verworfen, so unbrauchbar, so unbedeutend, den das gemeine Volk nicht zur Leitung einer Schule für tauglich hielte. Und wie fühlen sie sich, wenn sie das Schulcepter haben... Man möchte es nicht eine Schule, sondern eine Folterstube nennen, so schallt es von Ruten- und Stockschlägen; außer Geschrei und Schluchzen und grausamen Drohungen wird nichts gehört." (nach K. Fischer I., 20).

In seiner Schrift „Notwendigkeit einer frühzeitigen Unterweisung der Knaben" (1529) berichtet Erasmus über schwere Mißhandlungen von Knaben durch ihre Erzieher.

„Niemand quält die Knaben grausamer, als wer ihnen nichts beizubringen weiß. Was sollen sie denn auch in den Schulen treiben, wenn sie nicht den Tag mit Prügeln und Schelten hinbringen? Ich kannte einen Geistlichen persönlich, dem keine Härte gegen die Schüler genügte, obwohl er Lehrer hatte, die tüchtig prügelten. Dies, so meinte er, sei allein imstande, den Starrsinn zu brechen und die jugendliche Leichtfertigkeit zu zügeln. Niemals saß er mit seiner Schülerschar zu Tische, ohne daß nach der Mahlzeit einer angeschleppt wurde, um durchgepeitscht zu werden; nicht selten ließ er seine Wut an Unschuldigen aus, nur um sie an Schläge zu gewöhnen." Im Anschluß hieran beschreibt Erasmus eine Reihe schwerster Mißhandlungen im einzelnen.

Auch Luther hat sich über seine Schulzeit bitter beklagt: „da wir immer gemartert sind über den Kasualibus und Temporalibus, da wir nichts denn eitel nichts gelernt haben durch so viel Stäupen, Zittern, Angst und Jammern" (nach Steinhausen).

Die Bedeutung der Naturwissenschaften für den Unterricht begründet Erasmus in seiner Schrift „Über die Methode des Studiums "(1511):

„Man muß in den verschiedenen Zweigen der Naturwissenschaften gut Bescheid wissen, weil die Dichter aus ihnen Beispiele, Beiwörter, Vergleiche, Bilder, Metaphern und andre rhetorische Figuren zu entlehnen pflegen."

Nach dem spanischen Humanisten Johann Ludwig Vives (1492–1538) sei die Ernährung mäßig, geschehe zu bestimmter Tageszeit und sei der betreffenden Konstitution angepaßt, damit sich nicht schlechte Säfte im Körper ansammeln. Blutarme müssen Flüssigkeiten genießen, Verschleimte Erwärmtes und Ausdörrendes, Melancholiker, was ihrem Temperament entgegen ist und ihren Geist leichter und heiterer macht. Man gestatte diesen, mehr Wein zu trinken. Den feineren Geistern sind fettere Speisen für die Gesundheit zuträglich; sie sollen dazu dienen, die Urteilskraft im Zaume zu halten, damit sie nicht einmal überschnappen, eine Gefahr, der feinere Geister stets ausgesetzt sind. (Über den Unterricht der Wissenschaften. 1531.)

In seiner „Erziehung der Christin" (1523) forder Vives: Entziehe deinem Kinde die Rute nicht. Wenn du es schlägst, wird es daran nicht sterben. Du schlägst es mit der Rute und rettest seine Seele vor der Hölle.

Die „Disciplina scholastica" von Frankfurt/M. VI (1599) fordert: „Diejenige so anders denn latine, oder etwas vngebührliches oder Gotteslästerlichs reden, sollen je nach Gelegenheit der Vbertrettung (jedoch mit guter Bescheidenheit) gezüchtigt werden."

„Es sollen auch vnsere Schüler / sich einer erbarn / züchtigen und ehrlichen Kleidung gebrauchen / vnd insonderheit keinem erlaubt seyn / Dolchen in die Schul zu tragen."

Die Humanisten verlangten, daß ihre Schüler auch unter sich nur lateinisch sprachen. Es sind einige Sammlungen lateinischer Schülergespräche überliefert worden, die als Beispiele gedacht waren. Da sie in einzigartiger Weise ein lebendiges Bild des Schülerlebens wiedergeben, folgen hier zwei gekürzte Proben.

Paulus Niavis (um 1489) teilt das nachstehende Schülergespräch mit:

Hortena kommt zu spät in die Schule, ist aber wie gewöhnlich gleich mit Entschuldigungen bei der Hand: Die Mutter hat vergessen, ihn zu wecken. Seine Aufgaben kann er auch nicht. Das kommt daher, daß er den ganzen Abend für die Gäste des Vaters, der eine Wirtschaft besitzt, Bier holen mußte. Weiter hat er am Abend die Vesper geschwänzt. Der Vater hat ihn deshalb auch entschuldigen wollen. Seinen Beitrag für Holz und Licht hat er auch noch nicht bezahlt. Augenblicklich haben die Eltern kein Geld; wenn aber die Wirtschaft flott geht, will der Vater alles nachholen; vielleicht versucht er, auf der Leipziger Messe ein Geschäft zu machen. Schließlich hat Hortena gestern bei Arnolds Garten den Lehrer und einen Presbyter nicht gegrüßt. Er kann aber hoch und heilig versichern, daß er beide nicht gesehen hat.

Von dem Spanier Vives (1492–1538) stammt das

Aufstehen am Morgen (1538)

(Magd Beatrix, Schüler Emanuel und Eusebius)

Beatrix: Jungens, wollt ihr heute denn gar nicht wach werden?
Eusebius: Ich hab' die Augen noch immer so voll Sand!
Beatrix: Das kenn ich schon, das sagst du jeden Morgen. Ich will die Fensterläden öffnen, damit euch der helle Morgen in die Augen scheint. Aufstehen! Aufstehen!
Eusebius: So früh schon?
Beatrix: Es ist ja gleich Mittag. Willst du ein neues Hemd, Emanuel?
Emanuel: Heute nicht, dies hier ist noch rein genug. Morgen ziehe ich ein frisches an. Gib mir die Lederriemen!
Beatrix: Die sind zerrissen, nimm die seidenen.
Emanuel: Gib mir die Schuhe.
Beatrix: Die hohen oder die ausgeschnittenen?
Emanuel: Die hohen; draußen ist es so dreckig.
Beatrix: Das ist recht; denn an den offenen ist der Riemen zerrissen und der Ring verlorengegangen.
Emanuel: Bitte, zieh mir die Schuhe an.
Beatrix: Tu das doch selbst.
Emanuel: Ich kann mich nicht so bücken.
Beatrix: Du bist doch kein Schwertschlucker. Gestern hast du den Stift der Gürtelschnalle verloren.
Emanuel: Ich konnte sie nicht anders loskriegen. Nun wollen wir aber endlich raus.
Beatrix: Was? Ohne euch zu waschen?
Emanuel: Das ist ja schrecklich! Ich bin doch keine Braut.
Beatrix: Eusebius, hol eine Schüssel und einen Krug. Halte ihn hoch, gieße nicht zu rasch. Wasch den Schmutz ab, spül dir den Mund und gurgele, reib die Augen ordentlich ab, auch die Halsdrüsen, nimm das Handtuch und trockne dich ab. Ewiger Gott, an alles muß man dich erinnern. Kannst du denn nichts von selber tun?
Emanuel: Heute bist du aber wirklich schlechter Laune.
Beatrix: Und du bist ein artiger, netter Junge. Komm her, küsse mich und bete. Nimm dich aber in acht, daß du nicht beim Beten an andere Dinge denkst. Einen Augenblick noch. Hänge dies Schnupftuch an den Gürtel, damit du dir die Nase wischen kannst.

Auch in den Schülergesprächen wird viel geprügelt.

In seiner Schrift „Über den Unterricht in den Wissenschaften" (1531) empfiehlt Vives zu schlagen, wenn Drohungen nichts nützen, doch so, daß der zarte Körper nur Schmerzen fühlt, aber nicht einen dauernden Schaden davon trägt. Körperübungen sollen die Knaben oft ausführen. Alle Spiele müssen unter den Augen älterer Leute vor sich gehen: sie sollen den Körper erfrischen, aber nicht wild machen.

In seinem Buche über „die Erziehung der Christin" (1523) beschreibt Vives die Ernährung: Die Jungfrau soll stets bedenken, daß unsre Stammutter wegen der Speise aus dem Paradiese vertrieben wurde. Ihre Kost sei daher leicht, einfach und nicht erhitzend; deshalb vermeide sie nicht nur das Fleisch, sondern auch das Gemüse. Ihr Getränk sei klares Wasser; verträgt der Magen das Wasser nicht, so darf man etwas Wein oder Bier erlauben.

Vives fordert 1531 in seiner genannten Schrift eine auf die Notwendigkeit des Lebens zugeschnittene Erziehung, die Körper und Geist ertüchtigt und die Frömmigkeit pflegt und erhält. Der Schüler muß die Schule „gleich einem heiligen Tempel" betreten, der Unterricht soll aus ihm einen tüchtigen und sittlich hochstehenden Staatsbürger machen. Die Unterrichtsfächer hätten alle Gebiete zu berücksichtigen; auf ihre gegenseitige Durchdringung sei, wie es der Praxis des wirklichen Lebens entspricht, besonderes Augenmerk zu richten. Aus der Praxis lasse sich mehr lernen als aus Theorien. Die Schüler sollen mit der Anatomie und Physiologie des menschlichen Körpers bekanntgemacht werden und mit Bauern, Jägern, Schäfern, Gärtnern und Angehörigen anderer Berufe ins Gespräch kommen, um von ihnen zu lernen; eine solche Blütenlese von Kenntnissen sei bedeutend nützlicher als das scholastische Geplapper, das jeden Wissenszweig im Namen der Logik verdorben habe. „Vives war mit seinen Ansichten seiner Zeit so weit voraus, daß sie ihn ignorierte" (Durant VI, 799).

Die Kirche hatte die körperliche Ausbildung völlig vernachlässigt. Dies haben die Humanisten gründlich geändert.

Der berühmteste Erzieher zur Zeit der Renaissance ist Vittorino de Feltre (1378–1446) gewesen. Der Markgraf von Mantua vertraute ihm seine vier Söhne und eine Tochter an. Vittorino war ein Gelehrter, aber zugleich auch ein guter Fechter und Reiter und so abgehärtet, daß er Sommer und Winter die gleiche Kleidung trug.

In seiner halbklösterlichen Schule verlangte er regelmäßige Andachtsübungen. Gottloses, obszönes und vulgäres Sprechen war verboten, Lügen ein schweres Verbrechen. Die Schüler übten sich im Laufen, Springen, Reiten, Fechten und im militärischen Drill. Sie lernten, körperliche Anstrengungen klaglos zu ertragen. Im Gegensatz zu den Anschauungen des Mittelalters war Vittorino mit den Griechen der Meinung, daß die körperliche Tüchtigkeit zur Vollendung der Persönlichkeit gehört. Die Schüler wurden außerdem in Malerei und Musik, Mathematik, Latein und Griechisch unterrichtet. „Er strebte danach, in seinen Schülern die Tugenden eines christlichen Gemütes mit der Klarheit und Schärfe eines heidnischen Intellektes und dem ästhetischen Feingefühl des Renaissancegeistes zu vereinigen."

Von weither kamen die Väter und bestürmten den Markgrafen mit der Bitte, ihren Söhnen die Aufnahme in die „Prinzenschule" zu gestatten. Die begabtesten Schüler durften mit ihrem Meister unter einem Dach wohnen. Dieser bestand darauf, daß bedürftige, aber fähige Bewerber ebenfalls aufgenommen wurden und brachte den Markgrafen dazu, sechzig arme Schüler auf seine Kosten unterrichten zu lassen. Reichte das Geld nicht, so steuerte Vittorino aus seinen eigenen beschränkten Mitteln bei. Als er starb, reichte seine Hinterlassenschaft nicht aus, das Begräbnis zu bezahlen (Durant V).

Martin Luther (1483–1546) hat die Wichtigkeit guter Erziehung klar erkannt. Er verlangt: „Man soll nicht allein der Jugend gerne dienen, sondern sie auch nicht ärgern, weder mit Worten noch mit Werken, sondern zum Besseren ziehen, daß sie lernen beten, züchtig, gehorsam, mäßig, treu, still und wahrhaft sein, nicht fluchen, nicht schelten und in Worten und Gebärden fein tugendlich sich halten." Was wir heute als Schulwissen bezeichnen, ist ihm nicht so wichtig: „Darum siehe zu, daß du deine Kinder vor allem lässest unterrichten in geistlichen Dingen, daß du sie Gott ergebest, denn weltlichen Geschäften" (Schmidt 3, 24).

In seinen Tischreden (Weimar Nr. 3566 B) hat sich Luther ausführlich über die Erziehung ausgesprochen: „Wenn Kinder böse sind, Schaden und Schalkheit anrichten, so soll man sie drum strafen, sonderlich wenn sie tauschen und stehlen lernen; jedoch muß man in der Strafe auch eine Maße halten; denn was Knabenstreiche seyn wie Kirschen, Äpfel, Birn, Nüsse, so muß man nicht also strafen, als wenn sie Geld, Rock und Kasten wollten angreifen; da ist denn Zeit ernstlich zu strafen. Meine Eltern haben mich gar hart gehalten, daß ich auch drüber gar schüchtern wurde. Die Mutter stäupte mich einmal um einer geringen Nuß willen, daß das Blut hernach floß, und ihr Ernst und gestreng Leben, das sie mit mir führten, das verursachte mich, daß ich darnach in ein Kloster lief und ein Mönch wurde; aber sie meineten es herzlich gut. Man muß also strafen, daß der Apfel bei der Ruthen sey.

Es ist eine böse Ding, wenn um der harten Strafe willen Kinder den Eltern gram werden oder Schüler ihren Praeceptoribus feind sind. Dann viel ungeschickter Schulmeister feine Ingenia, mit ihrem Poltern, Stürmen, Streichen und Schlagen verderben, wenn sie mit Kindern anders nicht denn gleich als ein Henker oder Stockmeister mit einem Diebe umgehen... Ich bin einmal für Mittage in der Schule funfzehn Male nacheinander gestrichen worden. Man muß Kinder stäuben und strafen, aber gleichwohl soll man sie auch lieb haben."

Wie Luther selbst seinen Sohn zu erziehen suchte, zeigt sein Brief vom 19. Juni 1530.

„Meinen herztlieben Son Hensichen Luther zu Wittenberg. ... Ich sehe gern, daß du wol lernest und vleissig bettest. Thue also, mein Son, und fhare fort. Wenn ich heim kome, so wil ich dir ein schon Jarmarkt mitbringen. Ich weis ein hubschen, schonen Garten. Da gehen viel Kinder jnnen, haben guldene Rocklin an und lesen schon Öpffel unter den Beumen und Birnen, Kirschen spilling (gelbe Pflaumen) und pflaumen, singen, springen und sind frohlich. Haben auch schon kleine Pferdlin mit gulden zeumen und silberne Setteln. Da fragt ich den Mann, des der Garten ist, wes die Kinder weren? Da sprach er: Es sind die Kinder, die gern beten, lernen und from sein. Da sprach ich: Lieber Man, ich habe auch einen Son, heisst Hensichen Luther. Mocht er nicht auch in den Garten komen?... Da sprach der Man: Wenn Er gern bettet und from ist, so soll er auch in den Garten komen. ..."

Luther hatte 1542 das Unglück, seine vierzehnjährige Tochter Magdalena zu verlieren: Da seine Tochter noch sehr krank lag, sprach er, Doctor Martinus: „Ich habe sie sehr lieb, aber lieber Gott, da es dein Wille ist, daß du sie dahin nehmen willst, so will ich sie gerne bei dir wissen." Und da sie also im Bette lag, sprach er zu ihr: „Magdalenchen, mein Töchterlein, du bliebest gerne hier bei deinem Vater, und ziehest auch gerne zu jenem Vater!" Sprach sie: „Ja, herzer Vater, wie Gott will." Da sagte der Vater: „Du liebes Töchterlin, der Geist ist willig, aber das Fleisch ist schwach!" Und wandte sich herum und sprach: „Ich habe sie so sehr lieb; ist das Fleisch stark, was wird denn der Geist sein?" und unter anderm sagt er: „Gott hat in tausend Jahren keinem Bischof so große Gnaden gegeben als mir, denn Gottes Gnaden soll man sich rühmen. Ich bin zornig auf mich selbst, daß ich mich ihrer nicht von Herzen freuen kann, wie wohl ich unterweils unserm Herr Gott ein Liedlein sing und dank ihm ein wenig dafür!"... Da nun Magdalenchen in Zügen lag und jetzt sterben wollte, fiel der Vater vom Bette auf seine Knie, weinte bitterlich und betete, daß sie Gott wolle erlösen. Da verschied sie und entschlief in Vaters Händen. (Tischreden 5, 190).

Die Reformation führt wieder ein religiöses, aber andersartiges Bildungsziel ein, als es bis dahin die Kirche verfolgte. Sie hebt die Klöster auf, weil nicht der Asket, sondern der gläubige, aber werktätige Christ vor Gott am besten bestehen soll.

Vor den neuen Bildungszielen der Reformation versagen die vorhandenen Schulen und Hochschulen. Die Zahl der Lehrer und Schüler geht in bedrohlicher Weise zurück, die Schulen verfallen. Martin Luther erkennt die Gefahr und setzt seine überragende Persönlichkeit erfolgreich für die Bildung eines neuen Schulwesens ein. 1530 schreibt er: „Eine Predigt, daß man Kinder zur Schule halten solle." Hierin fordert er bereits den allgemeinen Schulzwang: „Ich halte aber, daß auch die Obrigkeit hier schuldig sei, die Untertanen zu zwingen, ihre Kinder zur Schule zu halten." So entstehen viele neue Schulen.

In einer Flugschrift der Reformationszeit „Bundesgenossen" fordert Johann Eberlin von Günsburg (1521): „Alle Kinder, Mädchen und Knaben, soll man im 3. Jahr ihres Alters zur Schule tun, bis sie 8 Jahre alt werden... So ein Kind 8 Jahre alt ist, muß man es zu einem Handwerk tun oder aber länger studieren lassen" (XI. Bundesgenosse). Die Anfänge des eigentlichen Volksschulwesens reichen in die zweite Hälfte des 16. Jahrhunderts; zu dieser Zeit erläßt der Staat die ersten Schulordnungen für die schon länger bestehenden deutschen Schulen.

Im 16. Jahrhundert, während man sich so eifrig um die Erziehung der Jugend bemüht, kam an den Fürstenhöfen eine besondere Einrichtung auf, die der Prügelknaben: Adelige Knaben, die zusammen mit den Fürstenkindern erzogen wurden, mußten deren Strafen auf sich nehmen (Münch).

Der berühmteste Erziehungslehrer seiner Zeit, vielleicht aller Zeiten, ist Johann Amos Comenius (1592–1670). Seine geschichtliche Bedeutung für die Erziehungslehre besteht darin, daß er den Anschauungsunterricht einführt. Er bespricht in seinen Werken wiederholt ärztliche Fragen. So schreibt er 1628 in der „Mütterschule" (Schola materni gremii, Cap. 5):

„Nach der Geburt wird das Kind sehr vorsichtig abgewaschen und gesäubert; dann wird das zarte und schwache Knäblein mit angewärmten und weichen Binden umwickelt. Die Eltern werden sich um geeignete Nahrung kümmern. Hierbei ist vor allem dafür zu sorgen, daß die Mutter selbst stillt und nicht ihr eigenes Fleisch zurückstößt. Das Stillen durch eine fremde Amme widerspricht Gott und der Natur, ist dem Kinde schädlich, selbst den Müttern gefährlich, sehr unehrenhaft und des stärksten Tadels würdig. Eine Mutter darf nicht stillen, wenn sie an einer ansteckenden Krankheit leidet oder wenn sie unsittlich lebt. Geliebte Eltern, wenn ihr als weise gelten wollt, so verschont eure Kinder mit Arzneimitteln wie mit Giften, wenn es nicht unbedingt nötig ist, ebenso mit Getränken und Speisen, die von Natur brennen und scharf sind, wie viel Pfeffer und Salz. Nach der Entwöhnung gibt man Brot, Butter, dicken Brei, etwas Öl, Wasser und dünnes Bier. Wickeln und Wiegen werden empfohlen. Ein frohes Gemüt ist halbe Gesundheit." Die Eltern sollen deshalb dafür sorgen, daß die Kinder sich altersgemäß vergnügen.

Cap. 6 zeigt eingehend, wie der Verstand der jungen Kinder durch ihre Mütter und Wärterinnen zu entwickeln ist. Astronomie z. B. lernt das Kind im 2. oder 3. Lebensjahr durch den Anblick von Sonne, Mond und Sternen.

Im ganzen soll die Mütterschule zeigen, wie fromme Eltern ihre Kinder in den ersten sechs Lebensjahren vernünftig, Gott zu Ehren und den Kindern zur Seligkeit aufziehen. Eine solche Mütterschule ist möglich, weil das Kind schon vor dem Schulalter einfache Dinge lernen kann, und weil die beste Lehrerin die Mutter ist.

In seiner Didactica magna (1628) spricht Comenius (Cap. 15) über die Grundlagen eines langen Lebens: Bei mäßiger Ernährung, körperlicher Übung und Benutzung der natürlichen Hilfsmittel müssen Leben und Gesundheit lange erhalten bleiben, wenn nicht durch höhere Gewalt eine Ausnahme herbeigeführt wird.

Nach Cap. 28 soll man den Kindern ein „Libellus imaginum", also ein Bilderbüchlein, in die Hand geben.

Comenius tritt bereits für eine Art Einheitsschule ein (Cap. 9 und 10). Damals besuchten die Kinder, die nicht studieren sollten, die Volksschule, die anderen die Lateinschule. Hiergegen wendet sich Comenius, indem er den gleichen Schulbesuch für die Kinder der Armen und Reichen, der Vornehmen und Niederen, der Knaben und Mädchen in allen großen und kleinen Städten, in den Dörfern und einzelnen Häusern verlangt. Auf den Schulen ist allen alles zu lehren. Die Volksschule soll vom 6.–12. Lebensjahre dauern, vier Schulstunden täglich genügen. Für die später sich anschließende Lateinschule genügen 6 Jahre mit gleichfalls 4 Unterrichtsstunden täglich.

Die staatlich eingerichtete Volksschule geht in Deutschland auf den Herzog Ernst von Gotha (1601–1675) zurück, der 1642, also noch während des 30jährigen Krieges, in seinem Lande einen „Schulmethodus" mit genauen Vorschriften für den Unterricht einführt und auch für dessen Befolgung sorgt. Vom vollendeten 5. Lebensjahre an besteht Schulzwang. Das Land Gotha wird bald berühmt, weil seine Bauern klüger sind als anderswo die Edelleute.

Im 10. Cap. verbietet der Schulmethodus den Kindern das Steinwerfen, Schleudern sowie das kalte Baden und Schwimmen in fließenden Wassern und Teichen, „welches nicht allein der Gesundheit schädlich, sondern auch oftmals Lebensgefahr mit sich ziehet." (Schorn 1907.)

Die Kinder aber werden weiter verprügelt. 1540 heißt es in einer Schrift (mitgeteilt von E. Reicke):

„Da kriegt der Schulmeister seine Henkersrute aus einem Eimer voll Wasser, hauet, peitschet und tummelt den armen Schelm auf Posteriori herum, daß er schreit, daß man's über das dritte Haus hören möchte, hört auch nicht auf, bis daß dicke Schwülste auflaufen und das Blut den Beinen herunterläuft. Teils Schulmeister sind so böse Teufel, daß sie Draht in die Rute flechten oder kehren die Rute um und brauchen das dicke Ende. Auch pflegen sie der Kinder Haare um den Bakel zu wickeln und sie also zu zerren und zu raufen, daß es einen Stein der Erde erbarmen möchte." „Ich habe es wohl gesehen, daß die Kinder zu Krüppeln geschlagen werden oder sonst in schwere Krankheit gefallen", schreibt ein anderer 1564. Manche Knaben wuchsen nicht recht, selbst bei guter Kost, weil sie ewig geprügelt wurden und selbst daheim stets in Angst schwebten. Wiederholt mußte den Lehrern verboten werden, die Knaben bis aufs Blut zu stäupen, mit Füßen zu treten, bei den Ohren und Haaren aufzuheben oder mit den Schlüsseln, dem Stock oder Buch ins Gesicht zu schlagen.

Aus der gleichen Zeit stammt eine aztekische Bilderhandschrift über Kindererziehung, die in Mexiko im Auftrag eines spanischen Vizekönigs entstand, im Stile ihrer Zeichnungen aber ganz unberührt von spanischen Einflüssen geblieben ist. Sie lag im Jahre 1549 fertig vor. Da heißt es z. B.: „Die Eltern straften ihre Söhne (und Töchter) im Alter von 8 Jahren, indem sie Agave-Spitzen vor ihnen niederlegten, um ihnen Furcht und Schrecken einzujagen; wenn sie nachlässig wären und ihren Eltern nicht gehorchten, dann sollten sie mit diesen Spitzen gestochen werden." Zu einem anderen Bild wird gesagt: „Hier wird klar gemacht, wie die Eltern ihre Söhne (und Töchter) im Alter von 10 Jahren straften, indem sie ihnen Stockhiebe gaben und noch anderes androhten" (Plischke).

Michael de Montaigne (1533–1592) hat im 25. Kapitel seiner Essays die Kinderzucht behandelt. Er ist überhaupt gegen die Schulen eingestellt:

„Man komme nur in die Klassen beim Verhören der Aufgaben. Da hört man nichts als Schreien der Kinder unter Schlägen und sieht nichts als zorntrunkene Lehrer. Eine vortreffliche Art, den zarten und furchtsamen Seelen der Kinder Lust und Lernen zu machen, sie mit fürchterlicher Kupfernase dazu anzuleiten, die Hände bewaffnet mit der gottlosen, abscheulichen Rute!... Viel anständiger wäre es, die Klassen mit Blättern und Blüten zu bestreuen als mit den Fasern blutiger Birken."

„Es ist kein Wunder, wenn nach heutiger Gewohnheit gewisse Erzieher, die eine ganze Herde Kinder von so verschiedenen Geistesfähigkeiten und Gemütsarten in ein und dieselbe Lehre nehmen und nach einem Plan unterrichten, unter dem ganzen Haufen kaum zwei oder drei finden, die noch einigermaßen gute Früchte ihrer Zucht bringen."

Es empfiehlt sich auch nicht, ein Kind im Schoße seiner Familie zu erziehen, weil Eltern zu weichherzig und nachgiebig sind. So ist die Erziehung durch einen guten, sorgfältig auszuwählenden Hauslehrer (Hofmeister) das richtige. Montaignes Lehre eignet sich also nur für Familien, die sich eine so kostspielige Erziehung leisten können.

Leibesübungen, Laufen, Musizieren, Tanzen, Reiten, Fechten und Jagen haben einen großen Teil des Unterrichtes auszumachen. Abhärtung gegen Schweiß, Kälte, Wind, Sonne und Zufälligkeiten ist vonnöten; zu vermeiden aber ist Verzärtelung in Kleidung, Essen, Trinken und Schlafen.

Angeborene Neigungen sollen von der Erziehung unterstützt und bestärkt werden. Ändern lassen sie sich selten.

Die Erziehung soll den Zögling urteilsfähig machen; das ist wichtiger als das Wissen einzelner Tatsachen. „Man muß Hunger und Liebe zum Wissen erregen, sonst erzieht man nur bücherbepackte Esel. Unter Peitschenhieben füllt man ihnen die Tasche mit Wissenschaft und ermahnt sie, nichts zu verlieren."

Montaignes Erziehungslehre wurde von H. Friedrich (1955) in folgender Weise zusammengefaßt: Das Verhalten des Erziehers sei wie das eines Freundes und Helfers. Es bestehe im Beobachten und Abhorchen der Einzelnatur des Zöglings, um die Hemmnisse zu beseitigen. Die Richtlinien, nach denen ein Mensch erzogen werden kann, liegen in ihm selbst. Ihn zu sich selbst zu bringen, ist der einzige Sinn der Erziehung, eine Norm für alle gibt es nicht.

In dem umfangreichen Werke des H. Guarinonius (1610) findet sich ein Abschnitt:

„Vom tyrannischen Greuel vieler Schul- und Zuchtmeistern gegen den Kindern. Viel Kinder bei guter Kost nicht wachsen, weil sie von Schul aus den Schmerzen von groben Streichen daheim stets empfinden und auf künftige wiederum Sorg und Furcht haben, also niemals fröhlich und sich von Herzen ergötzen mögen...

allda ich von dergleichen einem mit einer Geissel, so drei lederne dicke schneidende Riemen gehabt ... wohl über 50mal im 7. und 8. Jahr meiner Kindheit dermaßen gegeisselt worden, daß mir tiefe Löcher in das Fleisch gehauen und außer meinem Hemd, zerhauenem Fleisch und unterloffenem Blut ein Zelter worden und ineinander gebacken, daß ich noch gehen noch sitzen können, welche Zeichen und Masen ich noch heut an meinem Leib trage."

An anderer Stelle: „Haben acht die Schulmeister, damit sie nach der Schulzeit, wenn die liebe Jugend zur Winterzeit hinaus, sie wie ehisten auf ein halbes stündlein all Fenster und Tür eröffnen, ehe sie wieder in die Schule kommen, damit nicht der vielfältigen Jugend Dampf zerfaule und sie vergifte, wie fast in allen teutschen Schulen gemein, daß man die Fenster und Türen fleißig zuhalte, und alles auf das Holz sparen und gesondt verlieren angesehen. Und derhalben sich die Eltern nicht verwundern sollen, wenn ihre lieben Kinder bisweilen bleich und krank aus der Schule heimkommen, ist mehrer Male der ungeheure Schulgestank daran schuld.

Es sind etliche Pedelle so stinkfaul, daß sie kaum mit Lust die Schultür öffnen ... geschweige denn daß sie die Schule öfters im Jahre auskehren oder aussäubern, wie denn oft auf den Bänken der Staub fingerdick und Kericht und Kot haufenweise aufzufinden."

Ähnlich wie Comenius kümmert sich der englische Philosoph John Locke (1632–1704), der auch Medizin studiert und ärztliche Tätigkeit ausgeübt hat, in seinen „Gedanken über die Erziehung der Kinder" (1693) um die Gesundheit des Körpers. Er beginnt sein Werk mit den Worten Juvenals: „Mens sana in corpore sano". An Nahrung sollen die Kinder reichlich Brot, Milch, Milchsuppe, Gerstenschleim, Haferbrei und viele andere Dinge erhalten, möglichst ohne Zucker und Gewürze. Fleisch dagegen ist in den ersten 2–3 Jahren zu vermeiden. Verboten werden Melonen, Pfirsiche, Trauben und die meisten Arten von Pflaumen, erlaubt sind Erd-, Johannis- und Stachelbeeren, Äpfel und Birnen. Als Getränk kommt nur leichtes Bier in Frage, niemals ein starkes Getränk. Für regelmäßigen Stuhlgang ist zu sorgen. Man soll früh aufstehen und früh schlafen gehen, viel in die frische Luft kommen, für körperliche Bewegung und Schlaf sorgen, einfach essen, keine zu warme oder zu enge Kleidung tragen, Kopf und Füße kühl halten und die Füße an kaltes Wasser gewöhnen.

„Jedermanns natürliche Anlage soll so weit gefördert werden, als es möglich ist; aber der Versuch, ihm eine einzupflanzen, wird sich nur als vergebene Mühe erweisen" (§ 66, 3).

Obwohl Locke den Unterricht in den verschiedenen Wissenschaften genau beschreibt, schätzt er Kenntnisse weniger hoch als Tugend und Weisheit.

Schlagen ist das Schlimmste und daher letzte Mittel, das man erst anwenden darf, nachdem alle anderen vergeblich waren (§ 84).

Eine holländische Schulstube aus dem 17. Jahrhundert zeigt Abbildung 68. Aus der gleichen Zeit stammt Abbildung 69, auf der einem Kinde das Rauchen beigebracht wird.

Solange es noch keinen gesetzlichen Schulzwang gab, war der Schulbesuch höchst unregelmäßig. Aus den von H. Becker mitgeteilten Klagen der Lehrer (Zerbster Landschulen um die Mitte des 17. Jahrhunderts) geht hervor, daß den Sommer über fast gar keine Kinder kamen. Sie verschwitzten daher den Sommer über, was ihnen im Winter „eingebläuet" wurde. Im Sommer wird das Kind zu Hause beschäftigt: „Da muß ein Kind das andere verwahren, ein anderes muß bei Sommertagen das Vieh hüten, suchen oder nachtreiben, ein anderes, das ein wenig fortkann, muß pflügen lernen... Überdies kommt dazu die große Armut, daß

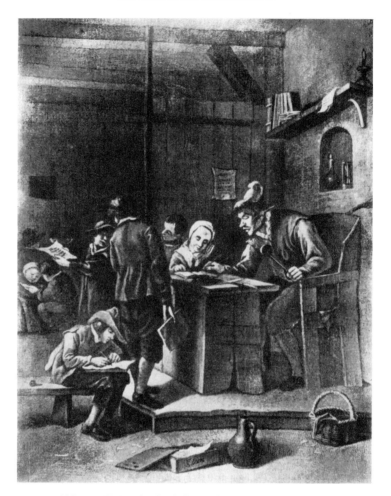

Abb. 68. Holländische Schulstube im 17. Jahrhundert.
Stich von van der Meer nach J. Steen

Mancher bei Wintertagen nicht ein Paar Schuhzeugen, auch wohl nicht ein Büchlein bezahlen kann."

Ein Lehrer Hennig in Roßlau klagt: „Den vergangenen kalten Winter Anno 1657 von Martini bis Ostern habe ich ganz allein mit meinen selbsteigenen Händen 24 Fuder Holz anschaffen müssen, wenn ich nicht habe erfrieren wollen sammt den wenigen Kindern in der Schule. Wenn ich habe einen Tag oder drei zugebracht mit Holzanschaffen, ist wieder acht Tage Schule gehalten worden; dann ist das Holz wieder alle worden und habe alsdann wieder ausgemußt."

Die Chronik des ostpreußischen Kirchspiels Hohenfürst (zweite Hälfte des 17. Jahrhunderts) beschreibt ein Schulhaus, wie es damals üblich war: „Es ist eine niedrige Hütte, mit Stroh und Moos bedeckt. Die Wände bieten eine Musterkarte von allen möglichen Bauarten:

morsches Fachwerk, einzelne Fächer mit Brettern zugenagelt, andere mit Lehmstaketen ausgefüllt. Der Hausflur ist mit Steinen gepflastert. Links führt eine schlechte Tür in die Gaststube, denn der Lehrer ist zugleich Gastwirt. Die Gaststube ist ebenfalls gepflastert, die Fenster sind scheibenlos, der große Ziegelofen kann daher seinen Zweck nicht erfüllen. Im Winter sitzen die Gäste in der Schulstube. Diese ist ein niedriger, schwarz geräucherter Raum mit einem Tisch und einer Bank, der Fußboden ist voller Löcher. Die Stube ist zu-

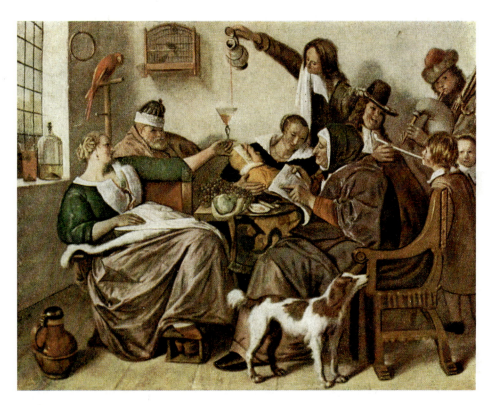

Abb. 69. Kind lernt rauchen. Nach J. Steen (um 1626–1679)

gleich die Wohnung für die Lehrerfamilie. Die kleinsten Kinder des Schulmeisters haben sich um den Ofen gedrängt, das jüngste ist eben zur Ruhe gebracht worden. Aus dem Dorf erscheinen einige Knaben und Mädchen zum Unterricht, nicht viele, die wenigen Plätze werden nicht einmal besetzt. Nach dem Morgensegen setzt sich der Lehrer die Brille auf, nicht zum Lesen, sondern zum Einfädeln; während er näht, wird buchstabiert, schon den dritten Winter. Da tritt ein fremder Mann ein und wünscht einen Krug gewärmten Bieres. Stumm und staunend sehen die Kinder den Fremden an; ihr Staunen wächst, als der Mann durch das Bier beredt wird und von einer ostpreußischen Hexe erzählt, die nun bald verbrannt werden würde. Er hat auch in dem Lehrer einen gläubigen Zuhörer. Kaum ist er fortgegangen, so kommt ein Bote und fragt nach dem Kleidungsstück. Eine Bauersfrau holt eine Stärkung für ihren kranken Mann und erzählt dabei umständlich die Geschichte der Krankheit. So wird der Unterricht oft gestört, der wirtschaftenden Frau und des Geschreies der Kleinen des Lehrers nicht zu gedenken." (nach K. Fischer, S. 186).

Die Begründer des Pietismus sind Ph. J. Spener (1635–1705) aus Rappoltsweiler, gestorben als Propst in Berlin, und Aug. Herm. Francke (1663–1713) aus Lübeck, der in Halle die Waisenanstalten und die mit ihr verbundenen Erziehungsanstalten ins Leben rief. Das Bildungsziel des Pietismus ist der sittlichtüchtige, gläubige Christ, der auch in weltlichen Dingen genügend Bescheid weiß, um seine wirtschaftliche Lage zu heben. Die Schulen des Pietismus wollen zu Zucht, Sittsamkeit, Pflichttreue und Fleiß führen.

Der Unterricht soll, wie das ganze Leben, für Lehrer und Schüler eine Arbeit zur Ehre Gottes sein (Moog). So werden täglich 7 Schulstunden gegeben, darunter 3–4 Religionsstunden. Es gibt keine freien Nachmittage und keinen Urlaub. Selbst sonntags erhalten die Kinder vor und nach dem Gottesdienst Schulunterricht. „Das Spielen, es sei, womit es will, ist den Kindern in allen Schulen zu verbieten, auf evangelische Weise also, daß man ihnen dessen Eitelkeit und Torheit vorstelle, und wie dadurch ihre Gemüter von Gott und zu ihrem ewigen Seelenschaden zerstreut würden." Die Rute ist nicht entbehrlich, die Bestrafung muß aber mit „herzlichem Mitleiden" erfolgen.

Der Augustinermönch Abraham a Santa Clara in Wien (1644–1709) ist in seinen Predigten gleichfalls für die körperliche Züchtigung der Kinder eingetreten: „Wenn man aber die Ruten spart, so kommt Schand und Schad über die Kinder. Nero wäre kein solcher Bösewicht geworden, wenn ihn seine Mutter Agrippina schärfer gehalten."

Im Jahre 1739 gibt der Pastor Martin Hensell in 4 Schulpredigten Anweisungen zum besonderen Gebrauch für Küster und Dorfschulmeister. Die dritte Predigt handelt von der väterlichen Züchtigung der Kinder zu Hause und in der Schule. Zugrunde gelegt werden Bibelsprüche wie 1. Mose 8, 21. „Das Dichten des menschlichen Herzens ist böse von Jugend auf." Sirach 30, 1: „Wer sein Kind lieb hat, der hält es stets unter der Rute, daß er hernach Freude an ihm erlebe." Sprüche 13, 24: „Wer seiner Rute schonet, der hasset seinen Sohn; wer ihn aber lieb hat, der züchtiget ihn bald." So kommt denn der Pastor zu der Forderung: „Beuge ihm den Hals, weil er noch jung ist; bläue ihm den Rücken, weil er noch klein ist." Womit sollen die Kinder gezüchtigt werden? „Nach Anweisung der Hl. Schrift und der gesunden Vernunft, mit Ruten und Stecken... Vielleicht hat es die göttliche Vorsehung in unseren Landen mit Fleiß also gefüget, daß es so vieles Gebüsche bey uns giebet, damit wir der Straf-Instrumente wegen bey der unbändigen Jugend ja keinen Mangel hätten." Die Züchtigung soll vor sich gehen „mit gelassenem Hertzen und liebreichen Händen".

Wie anders klingt doch der Vorschlag Vandermondes (1756)! Man sollte Gymnasien bauen, ähnlich denen der alten Griechen, und zwar für jedes Alter. Die Brustkinder, die durch ihre Erzieher in diese Akademien gebracht würden, könnten dort reine Luft atmen. Wenn sich ihre schwachen Augen dem Lichte öffneten, so würden sie angenehmes erblicken und so ihren Geist festigen (Mercier, S. 86).

K. Fr. v. Klöden, geb. 1786, schreibt über seinen Unterricht in Preußisch-Friedland: Die Schule schien noch aus dem Anfang des 17. Jahrhunderts zu stammen, weil sie das Gepräge ihres Ursprungs aus der Kirche noch nicht verloren hatte. Der gesamte Unterricht bezog sich auf Religion und Kirche und gewann dadurch allerdings eine seltene Einheit. Sogar der einzige Gebrauch von der Schreibkunst bestand in dem Anschreiben von Kirchenliedern. Nur das Rechnen war fremdartig. An Stelle des lebendigen Geistes war der Buchstabe getreten. Man hielt alles Äußere in gewohnter Form fest und wußte sich viel damit; aber das Innere war hohl und leer; ein toter Mechanismus herrschte; die Schule ging von selber. Daß es außer dem religiösen Wissen auch noch ein anderes gäbe, davon erfuhren wir nichts. Wir wußten nicht, daß es eine deutsche oder fremde Sprachlehre gab; Geschichte, außer der biblischen, Geographie, Naturgeschichte usw. waren uns bedeutungslose Worte. An manchen Tagen war es kaum nötig, ein Wort zu sprechen. Mit Kopfnicken und Winken konnte fast alles abgemacht werden. Und dennoch wurde in der Schule manches Gute gelernt und geleistet, und sie stand in gutem Ruf. Soviel Elastizität besitzt der Menschengeist, soviel vermag eine gute Zucht.

Das gleiche Bild ergibt sich in Paris zur Zeit der französischen Revolution. Die älteren Findelkinder sollten Lesen, Schreiben und Religion lernen. Ein Kritiker meinte damals, zum Schaden der anderen Fächer wäre zu viel Religion getrieben worden, nämlich 12 Jahre hindurch täglich fünf Stunden (Dupoux, S. 85).

Ähnlich berichtet der Schweizer Dorfpfarrer Jeremias Gotthelf in seinem Bauernspiegel (1837): „Das waren noch die guten alten Zeiten, wo man in der Schule Religion lernte und nur Religion, und man vor lauter Religion den Wald nicht sah, wo man die Kinder mit dem Heidelberger und der Rute einbalsamierte... Ach ja, das waren gottselige Zeiten, wo die Alten mit der Rute zur Schule prügelten, mit der Rute der Schulmeister empfing, wo man Hexen hatt statt Engel, in der Nacht vor Gespenstern bebte und vor dem Teufel zehnmal mehr Respekt hatte als vor Gott."

Der Großvater väterlicherseits von Klödens hielt es „für nöthig, den Knaben dann und wann streng zu züchtigen, weil die Bibel sagt: Wer sein Kind lieb hat, der züchtigt es, und wenn er übler Laune war, erzog er sein Kind, wie er sagte, in der Zucht und Ermahnung des Herrn, und prügelte es durch."

Über den Pastor und Magister Johann Ludwig Heim, Vater von Ernst Ludwig Heim (1747–1834) erfahren wir: „Wenn er etwas verlegt hatte und nicht sogleich wieder auffinden konnte, so wurde vorausgesetzt, die Söhne hätten den vermißten Gegenstand in Händen gehabt und verschleppt. Daher wurde mit dem ältesten begonnen und so abwärts bis zum jüngsten ein jeder ohne Erbarmen geschlagen, um den Schuldigen zum Geständnis zu bringen. So hatte eines Tages wegen der vermißten Brille der strenge Zuchtmeister die sämtlichen Knaben schon hart gestraft und, da dies Mittel nicht zum Zwecke führte, den älteren zum zweiten Male ergriffen, als die weiche, von den Leiden der Kinder tiefbewegte Mutter sich ehrerbietig dem Eheherrn mit den Worten naht: ‚Herr Magister, sollte nicht Ihre Brille durch die Tasche etwa in das Futter hinabgerutscht sein?' – Schüchtern berührt die liebende Mutter die Beinkleider des Vaters, wo sie ihre Vermuthung bestätigt findet" (Kessler).

Es ist daher nicht so unberechtigt, was Jean Paul (Richter) 1795 im „Quintus Fixlein" schreibt: „Wenn überhaupt ein Schullehrer vermögend ist, seine Scholaren auszuwichsen, so kann er im Ganzen genug, und ich tadle es, daß die Oberexaminationskommission keinen Schulmann vor ihren Augen einige oder mehrere junge Leute aus seiner Klasse zur Probe prügeln läßt, um zu sehen, was an ihm ist."

Der schwäbische Lehrer Joh. Jac. Häberle (18. Jahrhundert) hinterließ ein Verzeichnis der Strafen während seiner 52jährigen Dienstzeit: 925 527 Stockschläge, 124 010 Rutenhiebe, 20 989 Klapse mit dem Lineal, 14 715 Handschmisse, 10 235 Maulschellen, 7905 Ohrfeigen, 2 115 860 Kopfnüsse, 22 763 Notabenes mit Bibel, Katechismus, Gesangbuch usw.; 717mal ließ er Knaben auf Erbsen knien, 613mal auf einem dreieckigen Holz, 5000mal mußten Knaben auf dem Esel reiten usw. (Boesch).

Man vergleiche hiermit den Spruch Walthers von der Vogelweide ein halbes Jahrtausend zuvor (S. 309).

In der ersten Hälfte des 18. Jahrhunderts nimmt das Volksschulwesen in Preußen einen großen Aufschwung und wird zugleich für viele andere Staaten vorbildlich. Am 28. September 1717 wird für alle Kinder vom 5.–12. Lebensjahr die allgemeine Schulpflicht angeordnet, doch wird diese Verfügung erst allmählich im Laufe des Jahrhunderts durchgeführt, nachdem die dafür nötigen Schulen entstanden sind. Der Pietismus richtet die Volksschulen religiös-kirchlich aus, macht aus der deutschen Armenschule – die Bürger schicken ihre Kinder in die Lateinschule – eine Volksschule und sorgt für Fachausbildung der Lehrer.

Schwer aber blieb das Schicksal der Lehrer. Ihre Bezahlung war so gering, daß sie nebenher noch einen anderen Beruf ausüben mußten, um leben zu können. Mitte des 17. Jahrhunderts arbeiteten von den Küstern der Landschulen 5 als Schneider, 1 als Schuhmacher, 1 als Schuhflicker, 2 als Tuchmacher, 1 als Wollspinner, 1 als Strumpfknitter und 2 als Böttcher (Becker). Nach einer preuß. Verfügung von 1722 sollten nur Schneider, Leineweber, Schmiede, Rademacher und Zimmerleute zum Schulamte zugelassen werden (Reicke).

Dieser Erlaß ist ein Beweis der Fürsorge für die Schulen, wenn man in Betracht zieht, daß die Dorfschulen des Fürstentums Ratzeburg nur von Bierfiedlern, Branntweinschenken, Höckern und Tagelöhnerfrauen gehalten werden. In manchem Dorfe Holsteins war das Schulhaus die einzige Branntweinschenke (K. Fischer, S. 229 und 233).

Beweglich sind die Klagen des schlecht bezahlten und wenig geachteten Lehrers. So heißt es in einer Grabrede aus dem Jahre 1710 unter vielem anderen: „Hat jemand sich an seinem Landesfürsten oder am gemeinen Wesen dergestalt versündigt, daß ihm der strenge Richter verdiente Leib- und Lebensstrafe zuerkennen sollte: den darf man nicht erst auf den Bau setzen oder in einem Zuchthaus raspeln heißen. Man braucht ihn nicht auf die Galeere zu schmieden oder in einem Bergwerk arbeiten zu lassen, daß ihm das Blut unter den Nägeln hervordringet: Nein! Informet pueros! Man stecke ihn nur in die Schule und lasse ihn etliche Jahre unter den unbändigen Knaben schwitzen, er soll mürbe werden, besser als wenn er mit der strengsten und härtesten Leibesstrafe wäre eingekerkert worden... Der stete Ungehorsam, Bosheit, Halsstarrigkeit, Mutwillen, Dummheit der ungezogenen unartigen Jugend sind lauter scharfe Dornen und Spitzen, welche täglich seine Geduld durchbohren... Die Gesundheit des Leibes muß er in stetem Eifer, Verdruß, Dampf, Staub und Stank notwendig zusetzen und hat wenig Zeit, derselben bisweilen zu pflegen... Bei ungesundem Leib muß notwendig das Gemüt leiden... Seine Lebensart verursachet ihm Hectica, Hypochondrie, Melancholie und dergleichen unheilbare Krankheiten, die machen ihn unvergnügt und verursachen oder vermehren die obberührten jedermann verhaßten Klagen." (K. Fischer, S. 244).

1738 wurde bestimmt, daß auf dem platten Lande außer Küstern und Schulmeistern kein Schneider zu dulden sei (Reicke). Friedrich d. Gr., meinte allerdings daß die „Schneiders schlechte Schulmeister Seindt". Die sächsischen Schulmeister hatten einen guten Ruf und wurden deshalb auch in Preußen gesucht, aber gelegentlich wegen ihres „widrigen Accents" abgelehnt (Reicke).

1779 befahl Friedrich d. Gr., wenn unter den Invaliden solche gefunden würden, die lesen, schreiben und rechnen könnten und sich sonst zu Schulmeistern auf dem Lande schickten, solche besonders in den Orten, wo die Schullehrer salarieren, employiert werden sollten:

„Darum müssen sich die Schulmeister Mühe geben, daß die Leute attachement zur Religion behalten, und sie so weit bringen, daß sie nicht stehlen und nicht morden. Diebereien werden indessen nicht aufhören; das liegt in des Menschen Natur... Sonsten ist es auf dem platten Lande genug, wenn sie ein bischen lesen und schreiben lernen. Wissen sie aber zuviel, so laufen sie in die Städte und wolen Secritairs und sowas werden; deshalb muß man auf dem platten Lande den Unterricht der jungen Leute so einrichten, das sie das notwendige, was ihrem Wissen nötig ist, lernen, aber auch in der Art, daß die Leute nicht aus den Dörfern weglaufen, sondern hübsch dableiben" (Strack).

J. B. Basedow (1724–1790) aus Hamburg ist der Begründer des Philanthropinismus. Er will die Kinder nach den Gesetzen der Natur und den Regeln der Vernunft erziehen, so daß alle ihre Anlagen, Kräfte und Fähigkeiten entwickelt werden. An die Stelle des christlichen Dogmas tritt die christliche Sittenlehre. Aus

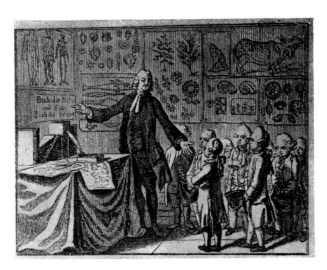

Abb. 70. Chodowiecki, Stich zu Basedows Elementarwerk: „Der Unterricht der Kinder um Gottes willen, teils durch das Buch der Natur, teil durch das Buch der Religion" (1774)

dem mühseligen und beschwerlichen Lernen soll ein Spiel gemacht werden. Verständnisloses Auswendiglernen und körperliche Züchtigung werden wesentlich eingeschränkt. Hauptziel der Erziehung ist „die Kinder zu einem gemeinnützigen, patriotischen und glückseligen Leben vorzubereiten". Nicht der Unterricht, sondern die Erziehung ist die Hauptsache (Abb. 70).

Basedows Gedanken erregen in ganz Europa großen Beifall. Er findet in- und ausländische Gönner, die ihm das Geld zur Errichtung einer Musteranstalt des Philanthropinismus in Dessau geben (1774). Er macht sich aber durch sein selbstbewußtes, widerspruchsvolles und rücksichtsloses Benehmen – Goethe hat es in „Dichtung und Wahrheit" vortrefflich geschildert – Feinde selbst unter seinen nächsten Mitarbeitern und zieht sich 1778 von seiner Anstalt zurück; diese geht 1793 ein. Basedow versuchte, den 12jährigen Chr. W. Hufeland (1762–1836), der von einem Hofmeister erzogen wird, als Zögling für seine Anstalt zu gewinnen.

„Aber der weise Vater blieb fest, wofür ich ihm noch im Grabe danke... denn wahrscheinlich würde nichts aus mir geworden sein, wenigstens kein Gelehrter, wie die Resultate jenes Instituts nachher bewiesen haben."

Herder urteilt über Basedow: „Ich möchte ihm keine Kälber zu erziehen geben, geschweige denn einen Menschen" (K. Schmidt 3, 352).

Aus seiner Tochter Emilie hat Basedow ein „Wunderkind" gemacht. Das 6jährige Kind wird in Leipzig einigen Gelehrten vorgestellt. Diese sprechen mit ihm eine Stunde lang abwechselnd deutsch, französisch, lateinisch und dänisch. Emilie liest und erklärt eine kleine französische Erzählung und eine willkürlich ausgewählte lateinische Fabel. Basedow meint allerdings später, er habe den Unterricht Emiliens vielleicht zum größten Nachteil des Kindes zu sehr beschleunigen müssen, um die Welt von den Vorzügen seines Verfahrens zu überzeugen.

Nach dem 30jährigen Kriege wurden französische Sprache, französische Sitten und Unsitten von den gebildeten Deutschen willig aufgenommen und bewundert. Die Erziehung kannte kein höheres Ziel als die Nachahmung französischen Wesens. Allerdings hat es auch nicht an Abwehr gefehlt. Predigt doch der Augustinermönch Abraham a Santa Clara (1644–1709):

„Da müssen sie schon französisch plappern wie die Papperln (Papageien), schreien oui, oui, oui gleich wie die Schwein."

Als Probe eines standesgemäßen Gesprächs hören wir 1715 folgendes:

„Pater: Ma fille, parle donc, wünsche deiner Mama einen guten Morgen.
Filia: Erfreue mich von kindlichem Hertzen, daß der höchste GOTT der Mama eine geruhige Nacht, sanften Schlaff verliehen, und dann endlich mit gutem Contento ziemlich späth in guter Disposition hat lassen aufstehen; meinerseits hoffe capabel zu seyn, der Mama viele pläsierliche Dienste zu erweisen" (Amaranthes).

Ähnlich mögen die drei Knaben auf dem Stiche Chodowieckis (Abb. 71) zu ihren Eltern sprechen.

„Und wenn sie auch aufgeputzt sind wie Pfauen und Daherrauschen wie Mühlenräder, halbwelschen mit „Merci!" und „S'il vous plait", wenn sie auch Schnäuzchen tragen und Stiefelchen, schön gewixt, man sieht doch das Tier, das seine Hörner aus ihren Augen streckt, auf hundert Schritt in ihnen" (Gotthelf 1840).

Nach H. Taine war in Frankreich bis zur französischen Revolution der Tanzmeister der wichtigste Erziehungslehrer; hatte man ihn, so konnte man alles andere entbehren. Die Eltern machten aus ihren Kindern reizende Puppen, die ihre Aufgaben öffentlich hersagen, in Theaterstücken spielen und Geistesblitze sprühen.

Sie verstehen es, Artigkeiten auszusprechen, witzige Antworten zu geben, galant oder gefühlvoll zu sein. Der kleine Herzog von Angoulême empfängt, ein Buch in der Hand, einen Besucher und sagt zu ihm: „Ich lese gerade Plutarch und seine berühmten Lebensbeschreibungen. Sie konnten nicht gelegener kommen."

Der Stich von Baquoy und Patas (1777) „Die kleinen Paten" (Abb. 72) zeigt das Ziel der Erziehung: wie Erwachsene sollen die beiden Kinder Paten

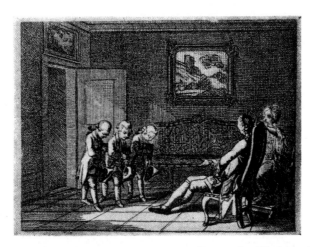

Abb. 71. Chodowiecki, 1774. „Es gibt aber Eltern, die von den Kindern eine so sklavische Ehrerbietung und so viele Rücksichten und Aufopferungen fordern, daß durch den Zwang und den gewaltigen Abstand, der hieraus entsteht, alle Herzensergießung wegfällt, so daß den Kindern die Stunden, welche sie an der Seite ihrer Eltern hinbringen müssen, fürchterlich und langweilig vorkommen." (Adolph Freiherr von Knigge, Über den Umgang mit Menschen 1792)

stehen, wie Erwachsene sind sie gekleidet und wie Erwachsene treten sie auf. Ganz Dame schwebt das Mädchen an der Hand ihres Kavaliers die Treppe hinunter, um den Wagen zu besteigen. Welch ein Gegensatz zu der Lehre Rousseaus im Emil (1762): „Die Natur will, daß die Kinder Kinder sind, ehe sie zu vernünftigen Wesen heranreifen" (S. 331).

In der vorrevolutionären Zeit spielen in Frankreich die Kinder, wie es dem Stande ihrer Eltern entspricht (Mercier, S. 116): Die Kinder des Adels reiten, fechten, schwimmen, tanzen oder beschäftigen sich mit geistigen Übungen wie Kartenspiel, Musik und Theater. Bei den Bauern jagen die Kinder sich oder vergnügen sich mit Flötenspielen, Bogenschießen und Windmühlenspiel. Die Kinder der Bürger spielen seltener, weil man fürchtet, für sie könnte die Luft zu scharf, die Übung zu heftig sein. Aber bei den Kindern der Kleinbürger findet man körperliche Spiele, wie Laufen, Haschen, Räuber und Gendarmen, Kreisel- und Ballspiel.

Auch in Deutschland wurde bald das französische Lebensziel, der vollkommene Hofmann, durch die Erziehung erstrebt. Hierzu mußte man ein „galanter" und

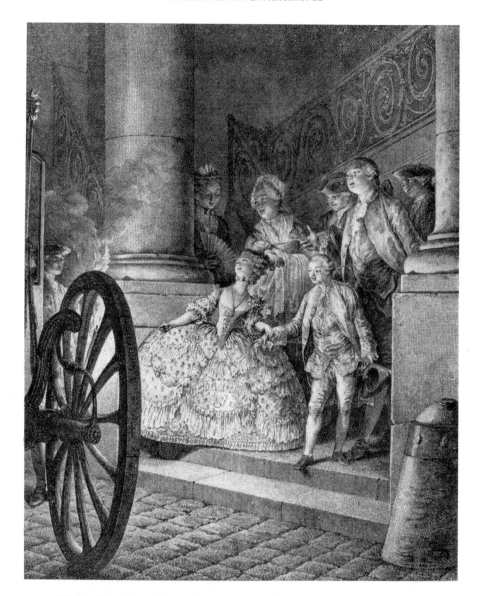

Abb. 72. Die kleinen Paten. Radierung von Baquoy und F. Patas 1777.
Wie Erwachsene sind die Kinder gekleidet, wie Erwachsene treten sie auf

„politischer" Mensch werden. Galant war, wer eine gewisse Vollkommenheit in der Conduite, in der neuen französischen Lebensart, gewonnen hatte, angenehm konversieren und in allen modischen Kenntnissen und Fähigkeiten paradieren konnte. Politisch hieß der kluge Weltmann, der seine Fortune zu machen verstand und

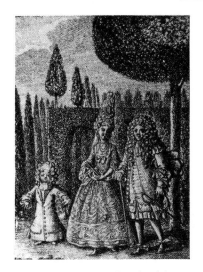

Abb. 73. Chodowiecki: Entartete Kunst

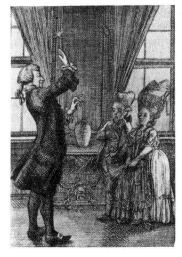

Abb. 74. Chodowiecki: Der Unterricht. Natürliche und affektierte Handlungen des Lebens, 1779

dabei eine unglaubliche Anpassungsfähigkeit und ungeheure Servilität Höheren gegenüber besaß (Steinhausen).

Scharf gegen die französische Erziehung hat sich der Kinderarzt Mauthner (1853, S.211) in Wien ausgesprochen: Die Mutter überlasse die Erziehung nie der Kinderfrau allein, und nehme nicht zu früh eine Bonne oder Gouvernante ins Haus. Diese ersten Erzieher unserer Kinder taugen leider jetzt so selten etwas, daß ich wohl begreife, warum Jean Paul vorzieht, die kleinen Mädchen von alten gutmütigen Invaliden erziehen zu lassen. „Unter allen Übeln für die Erziehung unserer Kinder kenne ich nichts Giftigeres, keinen ungesunderen Mißpöckel, keinen mehr zehrenden pädagogischen Bandwurm als eine Hausfranzösin."

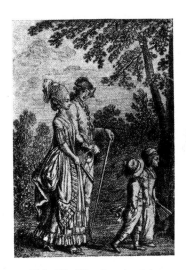

Abb. 75. Chodowiecki: Der Spaziergang. Natürliche und affektierte Handlungen des Lebens. 1779

Die drei Stiche Chodowieckis (Abb. 73 und 74 im Gegensatz zu Abb. 75) beweisen, daß man das neue französische Wesen nicht widerspruchslos aufnahm, sondern es – ähnlich wie Abraham a Santa Clara – lächerlich machte.

Die Kleidung solcher Kinder konnte nicht billig sein. Den Notschrei einer Mutter gibt Justus Möser (1775) wieder:

„Ich kann versichern, daß ich Tag und Nacht darauf bedacht bin, alles so mäßig einzurichten, wie es irgend möglich ist... Vor einigen Tagen mußte ich die Älteste in eine feierliche Gesellschaft schicken: sogleich mußten 18 Ellen Blonden, 6 Ellen große beauté zu Manchetten geholet werden. Da sollten schottische Ohrringe, italienische Blumen, englische Hänschen, Fechtel à la Peruvienne und Schönpflästergen à la Condadamine sein. Der Friseur rief um Eau de Pourceaugnac und um Puder von St. Malo. Das Mädchen schimpfte auf die Nadeln, die Porteurs auf das lange Zaudern und der Laquais auf das unendliche Laufen. Kurz, die ganze Haushaltung war in Aufruhr, und meine arme Tasche war dergestalt à la Grecque frisiert, daß wir die ganze Woche Wassersuppe essen mußten."

Demgegenüber sei auf B. Chr. Faust (1765, Abb. 76) hingewiesen.

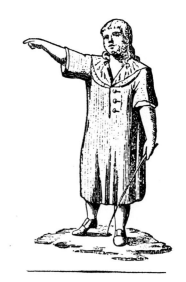

Abb 76. „Wie vorstehendes Kind gekleidet ist, so sollten alle Kinder, sowohl männlichen, als weiblichen Geschlechts, vom Anfang des dritten bis zum Ende des siebenten oder achten Jahres gekleidet werden." B. Chr. Faust 1794

Der Professor der Physik in Göttingen G. C. Lichtenberg (1742–1799) hat dem erzieherischen Eifer seiner Zeit manchen Ausspruch gewidmet. Folgendes sei aus einer größeren Sammlung hervorgehoben:

„Es war ein vortrefflicher Junge; als er kaum 6 Jahre alt war, konnte er schon das Vaterunser rückwärts herbeten.
Ich fürchte, unsre allzu sorgfältige Erziehung liefert uns Zwergobst.
Bewahre Gott, daß der Mensch, dessen Lehrmeisterin die ganze Natur ist, ein Wachsklumpen werden soll, worin ein Professor sein erhabenes Bildnis abdruckt.
Die Muttermilch für den Leib macht die Natur; für den Geist wollen unsre Pädagogen sie machen."

Der letzte Satz Lichtenbergs erinnert an eine Stelle in Rousseaus Emil: „Hebammen modeln den Kopf der Kinder äußerlich, Philosophen innerlich; die Karaiben haben es besser als wir!"

Lichtenbergs Amtsgenosse in Göttingen, der Professor der Mathematik und Naturwissenschaften Abraham G. Kästner (1719–1800), ein gefürchteter Spruchdichter, schreibt:

„Dem Kinde bot die Hand zu meiner Zeit der Mann,
Da streckte sich das Kind und wuchs zu ihm hinan.
Jetzt kauern hin zum lieben Kindlein die pädagogischen Männlein."

In seinem Erziehungsbuch Levana (1805/6) schrieb Jean Paul: „Himmel, warum find' ich in Erziehungsbüchern stets etwas Gutes, und an Erziehern selten dergleichen?"

In einer späteren Zeit (1867) beschreibt Ch. Dickens einen Philosophen als Erzieher: Eine Gesellschaft Gelehrter versammelte sich im Hause eines hervorragenden Philosophen, um seine Ansicht über die Erziehung des Kindes und die erste geistige Entwicklung zu vernehmen. Während er eine schöne und einleuchtende Rede hielt, erbaute sein kleiner Sohn die versammelten Weisen dadurch, daß er bis zu den Ellbogen in einer bereitstehenden Apfeltorte wühlte, sein Haar mit Sirup einsalbte, sich mit seiner Gabel kämmte und mit seinem Löffel bürstete.

In der zweiten Hälfte des 18. Jahrhunderts wird der in Deutschland herrschende Pietismus durch die Aufklärung abgelöst, die aus dem Westen kommt und weite Kreise der Gebildeten in ihren Bann zieht. Sie will alle Menschen, gleichgültig, welchem Stande sie angehören, zum wahren Menschentum erziehen, auf das ein jeder Anspruch hat.

Geistig vorbereitet wird die französische Revolution durch J. J. Rousseau (1712–1778) aus Genf und seinen Gegner Voltaire, die beide die Revolution nicht mehr erlebt haben. Rousseau steht unter dem Einfluß Montaignes und Lockes; sein Erziehungsroman „Emil" wird 1762, im Jahre des Erscheinens, auf Parlamentsbeschluß öffentlich zu Paris von Henkershand verbrannt. In dem Verdammungsurteil des Erzbischofs von Paris heißt es, Rousseau habe sich der ersten Lebenszeit bemächtigt, um das Reich der Irreligion zu begründen.

Rousseau beginnt seinen „Emil" mit den Worten: „Alles ist gut, wie es hervorgeht aus den Händen des Urhebers aller Dinge; alles entartet unter den Händen des Menschen". Der Erzieher soll die Eigenart eines jeden Kindes achten, damit sich die Anlagen ohne Zwang entwickeln können. Dazu muß er die Natur beobachten und dem Wege folgen, den sie vorschreibt. Deshalb soll auch die Mutter selbst ihr Kind stillen. Dann wird dieses seine Mutter lieben, ehe es weiß, daß es damit seine Pflicht erfüllt.

Eine bleibende Wirkung ist Rousseau mit seinem Eintreten für das Selbststillen der Mütter nicht beschieden gewesen: „Die Weiber schmeichelten sich, nachdem J. J. Rousseau die Natur zur Mode gemacht hatte, durch Säugen zu interessieren und Mutterliebe wird zur Mode und Koketterie. Dieses dauerte nicht lange; sie gaben das Selbststillen als einen Mißbrauch wieder auf, und selten hat jetzt ein junges Weib noch Milch" (Archenholz nach Ullersperger, 1867). Scharf wendet sich Rousseau gegen das zu seiner Zeit und noch späterhin lange Zeit gebräuchliche enge Wickeln, das den Kindern jede Bewegungsfreiheit raubt.

Die Natur härtet die Kinder ab und lehrt sie zur rechten Zeit, was Mühe und Schmerz ist. Der Durchbruch der Zähne bringt Fieber; Koliken führen zu Krämpfen; Husten erstickt die Kinder. So bedeutet das erste Lebensjahr Krankheit und Gefahr; stirbt doch die Hälfte der Geborenen vor dem achten Lebensjahr. Deshalb sind die Kinder gegen die Unbilden der Jahreszeiten, gegen Hunger, Durst und Müdigkeit abzuhärten. Das Ziel der Erziehung ist der Naturmensch. Die Erziehung darf daher nicht in die Natur des Kindes eingreifen, sondern soll dafür sorgen, daß dieses sich frei und ungestört entwickeln kann. „Die Natur will, daß die Kinder Kinder seien, ehe sie zu vernünftigen Wesen heranreifen." „Man sucht stets den Mann in dem Kinde und erwägt nicht, was das Kind ist, ehe es ein Mann wird."

Mit diesen Worten spricht Rousseau als erster eine Erkenntnis aus, die später die Grundlage der Kinderheilkunde und der Jugendrechtspflege (S. 345) bildet.

Wie die Mutter die einzig richtige Amme ist, so ist der Vater der einzig richtige Lehrer. Wer seine Vaterpflichten nicht erfüllt, hat auch nicht das Recht, Vater zu werden. „Leser, ihr könnt es mir glauben. Einem jeden, der ein Innerstes hat und so heilige Pflichten vernachlässigt, sage ich voraus, daß er über seinen Fehler lange Zeit bittere Tränen vergießen und niemals getröstet sein wird." Hiermit bekennt Rousseau eigene Schuld. Er hatte seine eigenen fünf Kinder aus ungesetzlicher Verbindung gleich nach der Geburt durch die Hebamme dem Findelhaus überliefert. In seinen Bekenntnissen (1776) entschuldigt er allerdings sein Verhalten damit, daß er nicht imstande gewesen wäre, seine Kinder selbst zu erziehen. „Dieses Auskunftsmittel (die Einlieferung ins Findelhaus) schien mir so gut, so vernünftig, so gesetzmäßig, daß es nur aus Rücksicht für die Mutter geschah, wenn ich mich dessen nicht offen rühmte."

Ähnlich wie Rousseau hatte schon vorher der Maler und Dichter Salvator Rosa (1615–1673) gehandelt: Er schickte 1651 einen Sohn und 1653 eine Tochter wider den Willen ihrer unehelichen Mutter ins römische Waisenhaus und entschuldigte sich in einem Brief: „Per colpa di quella Fortuna che forsamente vuol cosi" (Chledowski 1929).

Rousseau läßt Emil, wie es Montaigne und Locke verlangen, durch einen Hofmeister erziehen, und zwar etwa 25 Jahre lang, obwohl er grundsätzlich die Familienerziehung als natürlich anerkennt. Die Erziehung, wie er sie wünscht, ist natürlich nur reichen Familien von hohem Stand möglich.

So will der allmächtige Geh. Kabinettsminister Dänemarks Graf Joh. Friedr. Struensee, früher kgl. Leibarzt, geboren 1737 in Halle, hingerichtet 1772, den dänischen Kronprinzen Friedrich, geboren 1768, im Sinne Rousseaus erziehen. Er berichtet darüber 1772 in seiner Verteidigungsschrift:

Der Kronprinz bekam nur simple Nahrungsmittel, Früchte, Brot, Wasser, Reis, Milch, in den letzten Zeiten Kartoffeln, alles kalt. Er wurde anfangs 2–3 mal, später täglich kalt gebadet. In den letzten beiden Wintern hielt er sich in einem kalten Zimmer auf. Es war ihm alles erlaubt, was er durch eigene Kraft erhalten und ausführen konnte. Er spielte alleine mit seinen Kameraden, ohne daß ein Unterschied zwischen ihnen gemacht wurde. Beim Essen und Auskleiden halfen sie sich gegenseitig. Sie kletterten, zerbrachen und machten, was sie wollten, nur entfernte man, womit sie sich Schaden tun konnten. Sie blieben meist allein im Dunkeln; hatten sie sich beschädigt, so beklagte man sie nicht. Sie vertrugen sich untereinander selbst, wenn sie uneins wurden. Den Bedienten war verboten, mit ihnen zu sprechen und zu spielen. Die einzige Strafe des Kronprinzen bestand darin, daß er kein Frühstück erhielt und allein gelassen wurde, wenn er unartig war (J.M. Wehner).

Joh. Heinrich Pestalozzi (1746–1827) aus Zürich hat zunächst stark unter dem Einfluß Rousseaus gestanden, ist aber dann seinen eigenen Weg gegangen. Ziel der Erziehung ist ihm die allgemeine Volksbildung, und zwar will er gerade die armen, elenden, verwahrlosten und verstockten Kinder aus den unteren Volksschichten heben und zu einem menschenwürdigen Dasein führen; denn selbst der Verkommenste ist fähig, zu den Höhen des Menschentums zu gelangen. Was für Aufgaben Pestalozzi sich gestellt hat, sei an einem Beispiel gezeigt. Die Regierung beauftragt ihn 1798, eine Anstalt für elternlose Kinder einzurichten. Er begründet sie in Stans für 80 Kinder im Alter von 5–10 Jahren. Über den Zustand seiner Zöglinge schreibt er:

„Viele traten mit eingewurzelter Krätze ein, daß sie kaum gehen konnten, viele mit aufgebrochenen Köpfen, viele mit Hudeln, die mit Ungeziefer beladen waren, viele hager, wie ausgezehrte Gerippe, gelb, grinsend, mit Augen voll Angst und Stirnen voll Runzeln des Mißtrauens und der Sorge, einige voll kühner Frechheit des Bettelns, des Heuchelns und aller Falschheit gewöhnt, andere vom Elend erdrückt, duldsam, aber mißtrauisch, lieblos und furchtsam... Ich war von Morgen bis Abend soviel als allein in ihrer Mitte. Alles, was ihnen an Leib und Seele Gutes geschah, ging aus meiner Hand. Jede Hilfe, jede Handbietung in der Not, jede Lehre, die sie erhielten, ging unmittelbar von mir aus. Meine Hand lag in ihrer Hand, mein Aug' ruhte auf ihrem Aug'. Meine Tränen flossen mit den ihrigen, und mein Lächeln begleitete das ihrige. Sie waren außer der Welt, sie waren außer Stans, sie waren bei mir und ich bei ihnen. Ihre Suppe war die meinige, ihr Trank war der meinige. Ich hatte nichts, ich hatte keine Haushaltung, keine Freunde, keine Dienste um mich, ich hatte nur sie." (Briefe an einen Freund über den Aufenthalt in Stans.)

Die Arbeit an solchen Kindern gibt ihm die Erkenntnis, daß jedes von ihnen den Keim zum Menschentum besitzt. In seinem Innern schlummern die Grundkräfte der Bildung und harren nur der Erweckung, um dann „ursprünglich" hervorzubrechen, sich unter weiser Pflege zu entfalten und sich selbständig von Stufe zu Stufe emporzuentwickeln (Rehm).

Nach Pestalozzi ist die Erziehung zum Menschen „ein Recht aller Menschen, auch der niedersten". So wird er zum Gründer der neuzeitlichen Jugendfürsorge.

Haus und Familie sind die erste Bildungsstätte der Menschheit. Das „Heil der Wohnstube", nämlich die Verbindung der sittlichen und geistigen Bildung mit der Arbeitserziehung, soll auch in der Schule erstrebt werden. Die Wohnstube soll zur Schule werden, weil hier allein die Kräfte wirksam werden, durch die im Menschen Menschlichkeit entsteht. So beschreibt Pestalozzi (1807) das Verhältnis zwischen Mutter und Kind:

„Es bedarf; die Mutter hat, was es bedarf; sie gibt ihm, was es bedarf; sie ist ihm seine Welt, es erkennt diese nur durch sie, und diese befriedigt es nur durch sie. Es hungert, sie stillt seinen Hunger; es ist ihm jetzt wohl. Die Stelle, auf der es liegt, ist ihm nicht behaglich, sie nimmt es auf ihre Arme; es ist ihm wohl. Wohl sein und bei der Mutter sein, verwebt sich ihm in einem und demselben Begriffe." (Über die Idee der Elementarbildung § 249.)

Dem Verhältnis zwischen Mutter und Kind sind die Briefe über die Erziehung kleiner Kinder gewidmet (1827). „Mutterliebe ist die Hauptkraft, Zuneigung die ursprüngliche Triebfeder in der frühen Entwicklung."

Wie Comenius erblickt Pestalozzi in der Anschauung das wichtigste Lehrmittel des Unterrichts. „Die Anschauung der Natur ist das eigentliche wahre Fundament des menschlichen Unterrichtes, weil sie das einzige Fundament der menschlichen Erkenntnis ist" (Denkschrift von 1800).

Pestalozzi soll die Schiefertafel und den Griffel in den Schreibunterricht eingeführt haben, doch werden beide auch schon von S. Heinicke (1783) empfohlen.

Die Anstalten, die Pestalozzi ins Leben ruft, scheitern alle an seiner Unfähigkeit, den praktischen Aufgaben des Lebens gerecht zu werden. Und doch übt seine überragende Persönlichkeit großen Einfluß auf Zeitgenossen und Nachwelt aus.

Sein Wissen vom Kinde, seine Kinderliebe, seine Uneigennützigkeit und sein Erziehungsverfahren begeistern seine Mitarbeiter. Die preußische Regierung schickt ihm zahlreiche Lehrer zu mehrjähriger Ausbildung. So erneuert sich das preußische Volksschulwesen rasch im Sinne Pestalozzis, wird allerdings schließlich der eigenen Regierung verdächtig, die in der besseren Volksbildung einen Anreiz zum Umsturz befürchtet.

Blochmann (1846), der in der Schule von Yverdün, der letzten von Pestalozzi geleiteten Anstalt, von 1809–1817 als Lehrer tätig war, berichtet (gekürzt): Als ich in die Anstalt trat, war die Zahl der Zöglinge auf 160 gestiegen, die der Erwachsenen, welche die Methode studierten, auf 32, und die der im Schlosse wohnenden Lehrer auf 15. In der Tat, ein großartiges, erziehendes Leben, täglich noch vermehrt durch die zahllosen Fremden. Es war für den Lehrer manchmal zum Verzweifeln, wenn in den Sommermonaten eine Schar dieser Zugvögel zur Tür hinaus war, eine zweite, ja in einer Stunde wohl drei bis vier in die Klasse eintreten zu sehen, welche jede gerne ein Zeichen und Wunder Pestalozzischer Methode geschaut hätte. Die Räume des Schlosses waren düster, nur notdürftig für das Unentbehrlichste eingerichtet. In jedem der zwei großen, teilweise nicht einmal gedielten Schlafsäle schliefen über 60 Zöglinge und 6 Lehrer, außerdem gab es im alten Schlosse wohl große Eßsäle und Lehrsäle, aber außer Pestalozzis und seiner Gattin beengtem Gemache nicht ein gemütliches Zimmer. Die Wohnstube, die doch sonst für Pestalozzi der ideale Mittelpunkt aller gedeihlichen Jugendbildung war, fehlte ganz, und die kleinen sechs- bis achtjährigen Kindlein irrten oft verscheucht und heimatlos umher. Wir Lehrer suchten Zufluchtsstätte in irgendeinem von Tauben oder Dohlen bewohnten Raume. Aber welchen trüben Eindruck auch die inneren Räume machten, das muntere und lebenskräftige Treiben seiner Bewohner, das heitere, ja begeisterte Ziel, ließ denselben bald verschwinden; trat man die Stufen des alten Schlosses hinunter, so ward man von der schönsten Natur empfangen.

In der Verteilung und Einteilung der Stunden herrschte viel Willkür und Unordnung, da es an einem durchgreifenden Leiter und Überwacher des Ganzen fehlte. Pestalozzi „besaß trotz seiner großen, die ganze Menschheit umfassenden Ideale nicht Fähigkeit und Geschick, auch nur die kleinste Dorfschule zu regieren". Jeder verfuhr nach Gutdünken und Willkür. Ich war jahrelang Lehrer, ohne daß mich jemand nach dem Gange gefragt hätte. Jeder einzelne ging seinen Gang. In Mißgriffen, in töriechtem Wohlgefallen Pestalozzis an der einseitigen, aber recht in die Augen fallenden Kraft und Fertigkeit lag eine wesentliche Ursache großer Übel und Mißverhältnisse.

Über die Persönlichkeit Pestalozzis urteilt Blochmann: Ich lege gern mit so vielen das dankbare Geständnis ab, daß die Jahre dort zu den schönsten und gewinnreichsten meines Lebens gehörten. Ich habe wenige Menschen kennengelernt, aus deren Lebensmitte ein so reicher Strom der Liebe floß als aus seinem Herzen. Der Drang seiner Liebe zog ihn mit einer nie gestillten Glut zu den Hütten der Armen im Volke, zu den Bedrängten und Unterdrückten. Mit der Aufopferungskraft seiner Liebe verband er die höchste Uneigennützigkeit, Anspruchslosigkeit, Bescheidenheit und Demut. Seine Tätigkeit, sein Fleiß waren außerordentlich. Mit seltenen Ausnahmen war er jeden Morgen um 2 Uhr wach und begann seine schriftstellerischen Arbeiten. Den Tag über war er viel mit Fremden beschäftigt. „Er war die belebende Seele seines ganzes Hauses, alle durchdringend mit der Tiefe seines Geistes, mit der Reinheit seines Willens und der Stärke seiner Liebe."

Pestalozzi gesteht im Jahre 1809 Carl Ritter: „Ich kann nicht rechnen, nicht schreiben, verstehe keine Grammatik, keine Wissenschaft, der geringste meiner Zöglinge weiß mehr als ich; ich bin nur der Wecker der Anstalt." Ritter fügt hinzu: Er versteht die Kunst durchaus nicht, ein so großes Ganzes zu dirigieren und zusammen zu halten, dennoch besteht es. Er ist der sorgenloseste Mensch, der sein ganzes Vermögen aufopferte, der noch jetzt den Wert des Geldes nicht kennt, der weder Buch noch Rechnung zu führen weiß, wie ein Kind alles hingibt. Er hat keine verständliche Sprache, spricht weder rein deutsch noch französisch, und dennoch ist er die Seele der Gesellschaft.

Über Pestalozzis Wirkung berichtet sein Landsmann Gotthelf (1840): „Von Erziehung tönte die Welt wider. Daß an einer guten Erziehung alles hänge, sagte man sich von Haus zu Haus, von Ohr zu Ohr; man war noch einmal so eifrig dran, die Kinder Welsch lernen zu lassen und Klavier klimpern, Visiten machen, Tee servieren, mit Manier parlieren, Gedichte hersagen mit eingelernten zärtlichen Gebärden – und Unverschämte gaben solches Zeug für pestalozzische Eingebung aus! Und der arme große Mann mußte sich wegdrängen lassen aus seinem Tempel; seine Güte beherrschte seine Idee nicht. Während er eine unaussprechliche Gewalt hatte über kindliche Herzen, wurde ein unaussprechlich Spiel mit ihm getrieben, und wie düstere, dunkle Schatten warfen sich seine Jünger über seinen Namen. Er sollte ein vornehmer Pädagog werden vornehmer Kinder, die gut zahlten, und er hing mit ganzer Seele an armen Kindern. ... Er wurde begraben, aber seine Idee nicht mit ihm."

Mit der Erziehung beschäftigt sich der Arzt B. Chr. Faust in seinem vielgelesenen „Gesundheitskatechismus zum Gebrauche in den Schulen und beym häuslichen Unterricht" (1795). Das Büchlein spricht eingehend von der Wartung, Ernährung, Erziehung und Kleidung der Kinder.

„Von einer vernünftigen Erziehung hängt zum großen Teil die Gesundheit, die Stärke und das Wohlsein im ganzen übrigen Leben ab... Je vollkommener der Körper ist, desto vollkommener können die Seelenkräfte werden, und desto mehr kann der Mensch seine und seiner Nebenmenschen Glückseligkeit und das gemeine Wohl befördern... Die Seele muß viele Jahre, die ganze Kindheit hindurch, sich üben, um den so vielfach zusammengesetzten Körper recht geschickt gebrauchen zu lernen... Die Kinder in Gesellschaft mit ihres Gleichen lernen sich einander kennen, messen, verstehen, helfen und lieben; und sie legen dadurch den Grund zur Eintracht und zum Frieden, zur Liebe und Freundschaft, zur Menschlichkeit und zum Glücke des Lebens... Die geschäftige, frohe Selbsttätigkeit in der Kindheit macht den Menschen für sein ganzes Leben tätig, fleißig, geschickt, erfinderisch und arbeitsam... In freier Luft und an bestimmten Plätzen sollten die Kinder täglich zusammen kommen und in öffentlicher Gesellschaft leben und spielen." Bleiben sie dagegen viel in den Stuben sitzen, so werden sie gewöhnlich träge, faul, ungeschickt und unverständig; sie lernen nicht, sich und anderen zu helfen.

I. Kant ist in seiner „Pädagogik" (1803) auf die Erziehung näher eingegangen: Die Nahrung, die die Natur dem Kinde bestimmt hat, ist die Muttermilch. Am zuträglichsten ist es, wenn die Mutter selbst säugt. Wenn die Muttermilch aufhört, hat man es seit einiger Zeit mit allerlei Breien versucht. Man soll das Kind aber nicht von Anfang an damit ernähren, Wein, Gewürz, Salz, überhaupt Pikantes, ist nicht zu geben.

Kinder sind nicht warm zu halten, weil ihr Blut wärmer ist als das der Erwachsenen. Das Windeln, das Einwickeln der Kinder wie Mumien, das Wiegen ist zu verwerfen, das Schreien aber heilsam.

In den ersten Monaten sind die Kinder noch nicht imstande, etwas Glänzendes mit den Augen zu verfolgen.

Für das Gehenlernen sind Leitband, Gängelwagen und Butzmützen (Fallhüte) abzulehnen. „Es ist doch auffallend, daß man die Kinder das Gehen lehren will, als wenn irgendein Mensch aus Mangel des Unterrichtes nicht hätte gehen können." Am besten läßt man sie auf der Erde herumkriechen, bis sie nach und nach von selbst anfangen zu gehen. Ein hartes Lager ist viel gesünder als ein weiches.

An Spielen empfiehlt Kant das Springen, Heben, Tragen, die Schleuder, das Werfen, das Ringen, den Wettlauf, das Ballspiel, das Blindekuhspiel, den Gebrauch lärmender Instrumente wie Trompeten und Trommeln, die Schaukel und den Papierdrachen.

Die Mütter verziehen ihre Kinder mehr als die Väter. Und doch lieben die Kinder, besonders die Söhne, ihre Väter mehr. „Dies kömmt wohl daher, die Mütter lassen sie gar nicht herumspringen ... aus Furcht, daß sie Schaden nehmen möchten. Der Vater, der sie schilt, auch wohl schlägt, wenn sie ungezogen gewesen sind, führt sie dagegen auch bisweilen ins Feld, und läßt sie da recht jungenmäßig herumlaufen, spielen und fröhlich sein."

Der Taubstummenlehrer S. Heinicke (1727—1790), der in Eppendorf bei Hamburg Dorfschulmeister gewesen ist, beschreibt 1783 die Schulnot seiner Zeit:

„Stellet euch niedrige, vor hundert Jahren aus Lehm, Stroh und Holz gebaute, aber nun schon durchlöcherte, ungedielte, finstre und vorne beschmierte, geflickte und gestützte, feuchte und enge Schulhäuser mit halb zerbrochenen und verfaulten Thüren, Tischen, Bänken, Fenstern, Pfosten, Balken und Decken vor, worin in mancher Schulstube wohl hundert und darüber, die Hälfte aber mit Lumpen bedeckte, an und auf einander gedrängte, mit Grind, Ungeziefer und anderen Unflätereyen, Husten, Schnupfen und allerley Krankheiten geplagte, kleine, elende und jämmerliche menschliche Geschöpfe, wie in einem Pöckel sitzen; wovon die meisten eben so leere Magen als Köpfe haben, die nun für Furcht und für Warten, zwischen Angst und Bangen, in einem faulenden gräßlichen Gestanke, schon wie halb todt, an die Staupe denken, welche sie heute durch einen Mann treffen wird, den sie als einen Popanz, und ärger als den bösen Feind hassen und fürchten, und die mit Schmerzen auf den Glockenschlag hoffen, der ihre Erlösung verkündigt: – So habt ihr nur eine kleine schwache Skizze von dem Elende, worinn diese unglücklichen zarten Kinder in manchen Schulen schmachten und seufzen, und die doch gleichwohl nichts dabey lernen, ob sie schon deswegen da sind. Ich übertreibe hier nichts; und verschweige noch sehr viele ekelhafte und abscheuliche Umstände."

Dem entspricht der Bericht über den Stand der niederen Schulen, den M. B. Snethlage, Gymnasialdirektor in Hamm, 1798 erstattete:

„Zuerst fallen uns die Schulzimmer auf; sie sind überall für die Anzahl der Kinder zu niedrig und zu eng. Eine stinkende, mephitische Luft, die höchstens durch ein kleines Fenster erneuert wird, erfüllt das ganze Zimmer und setzt die Kinder in eine Art von Apathie, die alle Kräfte des Körpers und der Seele lähmt. Ein Fremder, der von außen hereintritt, glaubt auf der Stelle eine Ohnmacht zu bekommen. In dieser verpesteten Luft... müssen die armen Geschöpfe 5–6 Stunden verbringen... Dies ist eine getreue Darstellung der Einrichtung unserer niederen Schulen nicht nur in Westphalen, nein in ganz Deutschland und in ganz Europa."

... „Die in den meisten Schulen eingeführte Disziplin gründet sich außer den gewöhnlichen Ohrfeigen auf die Allgewalt des Stockes oder auch, je nach dem der Scharfsinn des Lehrer in Erfindung schmerzhafter Strafen geübt ist, auf andere sinnreiche Mittel, den armen Kindern das Leben zur Qual zu machen, z. E. auf Erbsen neben einem warmen Ofen knien oder dergleichen eines Unmenschen würdige Martern...

Der ganze Religionsunterricht schränkt sich bloß auf das unverständige Lernen und ebenso unverständliche Hersagen des Catechismus ein; es sei denn, daß man hierher das Lesen in der Bibel ohne alle Auswahl und Rücksicht auf den Inhalt sowie das lange Gebete rechnen wollte, welches gewöhnlich beim Anfang und am Ende der Schule ohne die geringste Aufmerksamkeit und mit der größten Eile schnatternd daher gesagt wird." (nach Hoppe 1958).

Die Landschule (Gebäude mit Schulstube und Abtritt, Lehrer und Lehrerausbildung, Schüler, Unterricht usw.) wird von J. G. Krünitz 1793 umfassend beschrieben.

Er begründet seine vielen gut durchdachten Verbesserungvorschläge in folgender Weise:

„Man scheint sich jetzt immer mehr davon zu überzeugen, daß dem Landvolke ein gewisser, seinen Umständen und Verhältnissen angemessener Grad von Geistes Bildung ebenso notwendig und nützlich sei als jedem anderen Stand. Bisher nahm man auf die geistigen Bedürfnisse dieser so zahlreichen und wohltätigen Menschen-Classe im allgemeinen wenig oder gar keine Rücksicht; man glaubte, sie bedürfe zu ihren sauren Berufs Geschäften und zu ihren mechanischen Hand Arbeiten keines besonderes gebildeten Verstandes; man hielt den Landmann nicht ungern, vielleicht hier und da absichtlich, in seiner alten Roheit und Unwissenheit zurück, weil man fürchtete, er möchte, wenn man ihm den verbesserten Schulunterricht oder auch eine andere Gelegenheit verschaffte, seinen Verstand mehr als bisher auszubilden, zu klug, zu gelehrt und sein Gefühl zu geschärft, zu verfeinert werden... er möchte zu seiner eigenen nicht geringen Unzufriedenheit auffallende Mißverhältnisse in der menschlichen Gesellschaft bemerken, wo er nur ... aufs Wort gehorchen sollte."

„Die Schulmeister auf den Dörfern haben oft kaum das Brot und müssen das elendeste Leben führen. Ist es ein Wunder, wenn sich zu Schulämtern nur solche Menschen melden, die nichts gelernt haben und alsdann nur froh sind, wenn sie ein solches Amt erhalten und dabei doch wenigstens das Leben, sei es kümmerlich und elend, als es wolle, hinschleppen können? ... Bisher war und ist der Schulmeister auf dem Dorfe fast der verächtlichste Mensch."

„Noch weit größer und schädlicher ist unstreitig in unseren Dorfschulen dieser Fehler, daß Jahr aus, Jahr ein und Woche zu Woche beinahe gar nichts andres als Religion gelehrt wird, wofern ich den äußerst schlechten Unterricht mit diesem würdigen Namen Religion belegen darf."

„Es gibt Schul-Lehrer, oder, wie man sie eigentlich nennen sollte, Unmenschen, welche die Schul-Kinder an den Ohren reißen, in den Backen kneipen oder an der Nase schnellen, so daß das Blut darnach fließt; und andere, die sie bei den Haaren zerren, sie stoßen und treten, oder sonst auf eine henkermäßige Weise behandeln. Man sollte diese Leute aus einem Amte entfernen, wo sie so viel Unheil anrichten, und sie zu Bettelvögten oder Totengräbern machen.

Stock und Ruthe dürfen nicht, wie gewöhnlich, die Meubles der Schule sein, sondern sollen, wenn sie gebraucht werden müssen, mit einem gewissen Ernst und Feierlichkeit in die Schule getragen werden. Dies muß aber selten ... geschehen. Der Lehrer muß es sich merken lassen, daß er ungerne straft..." (Krünitz, S. 771).

Zahlreiche ähnliche Darstellungen aus dem 18. Jahrhundert werden von Heinz Lange (1932) angeführt. Er beschreibt die Schule dieser Zeit:

„Schreiender Gesang, singendes Lesen, Geleier des Auswendiggelernten, Murmeln der Stillbeschäftigten und Geschrei des Schmerzes wegen bereits empfangener Züchtigung oder Seufzer der Angst wegen gedrohter und noch bevorstehender Strafe, das sind die mannigfaltigen und gemischten Töne, die jedem Vorübergehenden aufs deutlichste anzeigen: hier ist die Schule! – Dies alles heißt alsdann, die Jugend in Gottesfurcht unterrichten."

Der berühmte Insektenforscher J. H. Fabre (1823–1915) beschreibt seine Schulzeit in einem weltentlegenen französischen Dörfchen: „Welchen Namen soll ich dem Zimmer geben, wo ich das Alphabet lernen sollte? Es findet sich einfach kein richtiger Ausdruck dafür, denn der Raum diente allen möglichen Zwecken. Er war gleichzeitig Schulzimmer, Küche, Schlafraum, Eßzimmer und manchmal auch Hühner- und Schweinestall. Damals dachte man noch nicht an Schulpaläste; eine mehr als bescheidene Unterkunft genügte vollständig." Oft kamen die Schweine, eins nach dem andern hereingelaufen, angelockt von dem dampfenden Kartoffelbrei. Dann bekamen wir Besuch von der Glucke, die uns ihre Küchlein vorführte. Wir hatten Abwechslung genug!

Die Haupttätigkeit des Lehrers bestand im Schneiden der Federn. Er war ein ausgezeichneter Mann, dem es nur an etwas fehlte, um ein guter Lehrer zu sein, nämlich an der Zeit. Er widmete uns nur die kurze Muße, die ihm seine zahlreichen Verpflichtungen ließen. War er doch der Verwalter eines auswärtigen Besitzers. Er überwachte das Einbringen des Heus, das Abschlagen der Nüsse, das Pflücken der Äpfel und die Haferernte. Bei schönem Wetter halfen wir ihm. Unser Lehrer war auch Barbier. Mit leichter Hand rasierte er die Notabeln des Dorfes, den Bürgermeister, den Pfarrer und den Notar. Er war Glöckner und Vorsänger in der Kirche. Er zog schließlich die Dorfuhr auf und stellte sie – nach der Sonne.

Aus dem Fuldaer Bezirk lautet ein Urteil über die Schulhäuser um 1780: „Die Nebenschulen haben zum Teil gar keine ständigen Schulhäuser; Man führt die Kinder wochenweise von einem Haus zum anderen. Bei den Pfarreien stecken sie zum Teil in finstern Winkeln, gleich Gefängnissen, Wohnungen der Dürftigkeit und Freistätten der Bettelei; zum Teil sind sie nicht gut eingerichtet, und es fehlt an den nötigsten Gerätschaften. Hier ist die Schulbank zu klein und faßt die Kinder nicht, oder wird vom Hausgeräte des Lehrers, der sie zugleich zur Wohnstube macht, versperrt. Dort unterbrechen die häuslichen Geschäfte der Frau, der Kinder, der Dienstpersonen, auch oft das Vieh, Hunde und Katzen den Unterricht oder ziehen wenigstens die Aufmerksamkeit der Schüler auf sich." (K. Fischer I, 343).

Nichts Besseres besagt die Einleitung zu einer Bauordnung aus dem Würzburgischen des Jahres 1781: „So eng, niedrig, finster, dumpfig und an innerer Einrichtung verwahrlost sind manche Schulzimmer, daß es uns unbegreiflich ist, wie Väter und Mütter ohne Ahnung vieler hieraus auf die Gesundheit entstehenden traurigen Zufällen ihre eigenen Kinder... mit der täglichen Gefahr zu ersticken oder angesteckt zu werden, in so unbequemen Behältnissen haben einsperren lassen, wie denn die gemeiniglichen unter Schulkindern im Herbst oder Frühjahr ausbrechenden bösen Seuchen daher rühren mögen" (K. Fischer I, 342).

Hierzu paßt Knigges Beschreibung einer Schule (1782): „In derselben werden 300 Knaben zusammengearbeitet. Gerne nähme der liebe Mann auch tausend auf, wenn es möglich wäre, sie in das Zimmer zu stopfen, denn dies Zimmer ist so klein, daß die Kinder ihre Arme kaum von dem Leibe bringen können.

... Die entsetzlichen Ausdünstungen der also eingepfropften Kinder machen denn fast in jeder Stunde den einen oder anderen ohnmächtig; er wird sodann in die Höhe gehoben und wandert aus einer Hand in die andere bis zu der Tür. Auch verliert jeder Junge, der vier Wochen diese Mördergrube besucht, seine gesunde Farbe...

Er lehrt die Knaben wie Papageien, Dinge auswendig zu lernen, womit sie bei ihren Eltern zur Ehre des gelieferten Unterrichtes paradieren, aber wobei sie nichts denken können. Diese Kenntnisse werden ihnen vermittels einer großen Peitsche beigebracht, welche Herr Eyermann so zu dirigieren weiß, daß er jeden auch noch so entfernten Schüler auf den rechten Fleck trifft."

In einer Schilderung des Schulwesens aus dem Jahre 1804 heißt es: „Alles, was sich nur einigermaßen aufmerksamen Beobachtern in den meisten Landschulen darstellt, ist unbeschreiblich elend, widersinnig, verderblich in seinem Einfluß auf die Erziehung der Jugend. Elende, enge, niedrige Schulzimmer, denn nicht selten ist das Haus des Schulmeisters das schlechteste im Dorfe, eine verdorbene, verpestete Luft, der höchste Grad der Unreinlichkeit, der nicht selten dadurch, daß die Schulstube zugleich Wohnzimmer, Werkstätte und Stall für das Federvieh ist, herbeigeführt wird. – Unwissende, ungesittete, unreinliche Schulmeister, welche die Schule als einen notwendigen Nebenbehelf, die Betreibung ihres Handwerkes als die Hauptsache betrachten, und dieses leider nur zu oft tun müssen, wenn sie nicht hungern wollen" (K. Fischer II, 15).

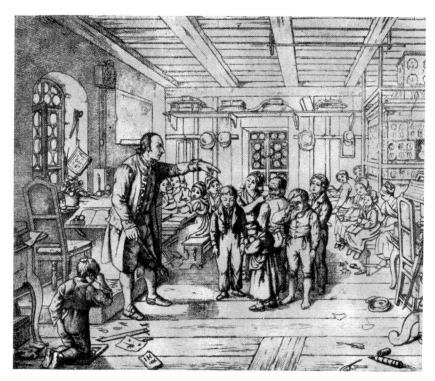

Abb. 77. Ludwig Richter 1836: Das Innere einer Dorfschule

Anstelle dieser armseligen Hütten, die man Schulhäuser nannte, bemühte man sich um würdigere Gebäude für Schüler und Lehrer. So beschreibt der Oberbaukommissarius Borkack in Göttingen in seinem „Entwurf einer Anweisung für Landbaukunst" 1792 das damalige Ideal eines Schulhauses: „In gut angelegten Schulhäusern findet man im unteren Stockwerke auf der einen Seite den Hausflur, eine Wohnstube und Kammer für den Schulmeister und hinter diesen beiden Zimmern die Schulstube; auf der anderen Seite eine Küche und Speisekammer und Stallung für ein paar Kühe. Im zweiten Stock ist über der unteren Wohnung Stube und Kammer für einen Adjuncten, über der Schlafstube eine Vorratskammer und über der Küche und dem Kuhstall ein Futterboden" (K. Fischer II, 81).

Strack schildert den Zustand der preußischen Schulen um 1798:

„In sehr vielen Wohnhäusern war nur eine einzige Stube; in derselben wohnte der Schulmeister mit seiner Familie und seinen Hühnern; in derselben trieb er seine Schneiderei und Weberei u. dgl. und in derselben mußte er unter dem Lärm und Schmutz seiner Haushaltung 50–60 Kinder unterrichten, die teilweise unter den Tischen und Bänken Platz zu nehmen genötigt waren. An manchen Orten waren Hirten und Nachtwächter im Besitze des Schulamtes." In einem Bericht von 1799 heißt es: „Schulhalter, die kein Gewerbe betreiben, können nicht ohne zu betteln bestehen".

Aus neuerer Zeit erwähnenswert ist der amtliche Bericht einer britischen Erziehungsbehörde (etwa um 1900): „Der Inspektor kommt in eine Schule, wo geprügelt wird und trotzdem die Wände beschmiert und vielerlei Zeichen der Zügellosigkeit festzustellen sind. Er weist den Leiter auf eine benachbarte Schule hin, in der grundsätzlich nicht geschlagen wird und doch die beste Zucht herrscht. Der Leiter antwortet: „Ja, das sind andere Schüler, da braucht man solche Mittel nicht. Aber diese Rangen hier!" Der Inspektor veranlaßt einen Austausch. Der prügelnde Leiter wird auf ein Jahr in die benachbarte Schule versetzt, während deren Leiter die verprügelte Schule übernimmt. Nach einem Jahr ist die Musterschule auf den Stand der anderen gesunken, während sich die unordentliche unter der neuen Leitung bereits in wenigen Wochen vollständig verändert hat" (N. Wolffheim 1956).

Im Jahre 1836 hat Ludwig Richter in unübertrefflicher Weise gezeichnet, wie ein Schulzimmer damals aussah und wie es darin zuging (Abb. 77).

1838 veröffentlicht Jeremias Gotthelf die „Leiden und Freuden eines Schulmeisters" – mehr Leiden als Freuden. Das größte Leiden war bitterste Armut. „Der Bauer lasse den Schulmeister verreblen (verkommen) am Leibe und der Schulmeister des Bauern Kinder am Geist; der Bauer behaupte, der Schulmeister verdiene nicht mehr, und daran habe er recht, und der Schulmeister sage, für solchen Lohn lehre er noch lange gut genug, und darin habe er recht, denn eine solche Lehre verdiene eigentlich gar nichts."

Gotthelf (1838) gibt die nachstehende Inschrift über der Tür eines Schulhauses wieder:

> „Allhier erzieht man die Jugend
> Zu jeder Wissenschaft und Tugend;
> Auch bearbeitet man unartigen Kindern
> Den widerspenstigen Hintern
> Und zieht daraus zur Not
> Sein tägliches, kärgliches Brot".

Eine Schweizer Schulstube aus dem Jahre 1896 zeigt Abbildung 78.

Die Kleinkinderfürsorge steht heute neben der Säuglingsfürsorge, ist aber älter als diese. Sie wird bereits von Plato im 7. Buch der „Gesetze" beschrieben:

> „Für Kinder dieses Alters gibt es einige von Natur sich darbietende Spiele, die sie, wenn sie zusammenkommen, fast von selbst erfinden. Solche Kinder vom vierten bis zum sechsten Jahre müssen sich aber bereits nach Stadtvierteln bei allen den Viertelsgenossen gemeinsamen Tempeln zusammenfinden. Die Wärterinnen müssen auf Kinder dieses Alters achten, ob sie sich anständig betragen oder ungezogen sind."

Die erste „Warteschule" für noch nicht schulfähige Kinder wird von dem Pastor Friedrich Oberlin in Steintal im Elsaß 1769 eingerichtet und bis zu seinem Tode 1826 unterhalten. Die Kinder werden darin auf streng religiöser Grundlage erzogen. 1780 hat Pestalozzi eine ähnliche Einrichtung beschrieben:

> „Er träumte sich, wie leicht es ihm in kurzer Zeit werden müsse, in Bonnal neben der Schule ein Kinderhaus zu eröffnen, darin arme Mütter ihre noch nicht schulpflichtigen Kinder hineinbringen und den Tag über darin besorgen lassen können. Eine solche Not- und Hilfskinderschule für die armen Leute, die wegen ihres Tagelohnes oder wegen ihres Frondienstes den Tag über ihre Wohnung verschließen müssen, würde kaum den zehnten Teil so viel

Erziehung   341

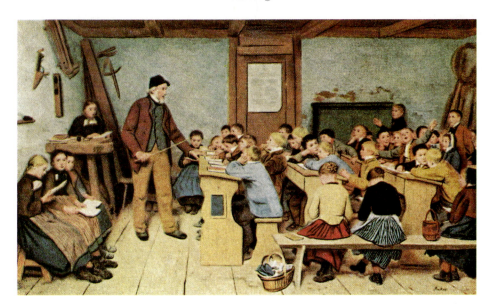

Abb. 78. Die Dorfschule, von Albert Anker, Schweiz, um 1896. Der Lehrer ist auch als
Tischler tätig, sein Handwerkszeug hängt an der Wand

kosten, als ein mit einigen Pferden wohl bestellter herrschaftlicher Stall und kaum so viel als
eine gutbesetzte Jagdmeute selbst eines haararmen Edelmannes kostet." (In Lienhard und
Gertrud.)

Der Schöpfer des deutschen Diakoniewesens, Pastor Th. Fliedner (1800–1864)
übernimmt in seiner Diakonissenanstalt in Kaiserswerth auch die Kleinkinderfürsorge und führt 1836 ein Seminar für Kinderschwestern ein.

„Es finden sich in allen, sowohl größeren als auch kleineren Städten eine im
Verhältnis der Einwohnerzahl überraschende Menge von Kindern armer Eltern,
welche in den Jahren, ehe sie zur Schule kommen und oft bis zum achten, neunten
Jahre den Tag über ganz unbeaufsichtigt sich selbst überlassen bleiben, vielen körperlichen Gefahren und besonders dem Einflusse alles Bösen hingegeben sind...
Solche sich umhertreibende, häufig heimlich bettelnde, ganz unbeaufsichtigte kleinere Kinder zu sammeln, sie den Tag über zu beaufsichtigen, sie zugleich in den
ersten Vorkenntnissen zu unterrichten ... ihnen Liebe zur Beschäftigung, Ordnung
und Reinlichkeit einzuflößen ... ist für den Kreis ihrer Wirksamkeit der Zweck der
zu Stralsund ... bestehenden Klein-Kinder-Schule" (1835 nach Alt, S. 215).

„Der Vater geht an seine Arbeit, in die Werkstatt, auf das Feld, in die Fabrik,
dem mühseligen Broterwerb nach. Die Mutter kann auch nicht den ganzen Tag im
Haus bleiben. Sie muß zuweilen sogar schon morgens früh weg, um durch Waschen,
Feldarbeit und Tagelohn dem Vater mit verdienen zu helfen, weil der Erwerb des
einen Teils bei weitem nicht ausreicht für Nahrung und Kleidung der Familie.
Man denke hierbei nicht bloß an die Armen in Fabrikstädten, sondern hauptsächlich auch an Arme auf dem Lande, in den Dörfern, die oft noch weniger zurecht-

kommen können als die Städter, denen eher die milde Hand der Wohlhabenden hilft. Wo bleiben die kleinen Kinder während der Abwesenheit ihrer Eltern? Sind keine Großeltern oder sonst müßige Personen zur Aufsicht da, so werden die Kleinen an oder in der Wiege angebunden, wenigstens in die finstere, schmutzige Stube eingesperrt. Die Fenster werden zugebunden, die Stubentür wird zugeknebelt; alles ist so fest verwahrt, daß nichts Fremdes hineinkann. Dort sitzt, liegt, kauert das junge Menschenkind in seinem Gefängnis wie ein Tier in seinem Käfig – es weint, schreit vor Hunger, vor Langerweile oder vor Schmerzen – kein Mensch hört es...

Dieses Unheil trifft die Kinder vieler armer Eltern desto härter, je jünger sie sind. Insbesondere trifft es die Kinder der Witwen, die den ganzen Tag arbeiten müssen." (Fölsing und C.F. Lauckhardt, 1848, nach Alt, S.169.)

Ähnliche Zustände beschreibt Fr. Sass (1846) für Berlin:

„Unseren Fabrikarbeitern geht es in keiner Hinsicht besser als den Gesellen, häufig noch schlimmer... Das Familienleben ist auch hier unter dieser Klasse unserer Einwohner im vollendetsten Grade zerstört. Nicht nur der Familienvater ist den ganzen Tag vom Hause entfernt, ohne sich der Beaufsichtigung der Kinder und der Leitung des Hauswesens widmen zu können, sondern häufig ist auch die Mutter ihrerseits ebensolange täglich in derselben oder in einer anderen Fabrik beschäftigt. Bis man die Kinder bei irgendeiner Arbeit verwenden kann, bleiben sie ohne alle Aufsicht. Berlin hat unter seinen 66 000 schulpflichtigen Kindern 29 000, welche in vollkommenster Unwissenheit und Verwahrlosung dahinleben. Nicht einmal zu einem gemeinsamen Mittagessen versammelt die Fabrikarbeiterfamilie sich... Die armselige, elendige Wohnung dient häufig nur zum gemeinsamen Ausschlafen der abendlichen Ausschweifung."

Um den weit verbreiteten Mißständen abzuhelfen, wurden nach dem Vorbilde des Engländers S. Wilderspin (1821) in Deutschland die Kinderschulen oder – für die gleichen Aufgaben – die Kleinkinderbewahranstalten gegründet.

Friedrich Fröbel (1782–1852) aus Oberweißbach in Thüringen, ein Schüler Pestalozzis, hat durch Lehre und Tat große Wirkung ausgeübt. In seiner Lehre hat er vieles vorweggenommen, was erst später von der Wissenschaft anerkannt ist. So deutet er in seinem Hauptwerk „Die Menschenerziehung" (1826) bereits das biogenetische Grundgesetz an:

„Wohl soll jedes folgende Menschengeschlecht und jeder folgende Mensch die ganze gesamte frühere Entwicklung und Ausbildung des Menschengeschlechtes in sich durchlaufen, und er durchläuft sie, sonst verstände er die Vorwelt und Mitwelt nicht..."

Wie Rousseau (S.333) hat auch Fröbel die Eigenart des Kindesalters erkannt:

„Das Kind, der Knabe, der Mensch überhaupt soll kein anderes Streben haben, als auf jeder Stufe ganz das zu sein, was diese Stufe fordert; dann wird jede folgende Stufe wie ein neuer Schuß aus einer gesunden Knospe hervorschießen, und er wird auch auf jeder folgenden Stufe bei gleichem Streben bis zur Vollendung wieder das werden, was diese Stufe fordert; denn nur die genügende Entwicklung des Menschen in und auf jeder vorhergehenden früheren (Stufe) bewirkt, erzeugt eine genügende vollendete Entwicklung jeder folgenden Stufe" (s. bei Spranger, S.94).

Das Wort „Kindergarten" findet sich zuerst bei Jean Paul (1802) im „Titan" (1.Bd., 5.Zykl.). Aber erst Fröbel hat daraus den Begriff gemacht, den wir ihm heute beilegen. Fröbel eröffnete 1839 in Blankenburg in Thüringen eine „Spiel-

und Beschäftigungsanstalt", an der 40–50 Kinder aller Stände im Alter von einem Jahr bis sechs, ja elf Jahren nachmittags von 3–4³/₄ Uhr teilnehmen. Er nennt sie den „deutschen Kindergarten" und sieht in ihr den Keim des „Allgemeinen deutschen Kindergartens" (1840), einer Aktiengesellschaft zur Heranbildung von Kinderpflegerinnen, die den Gedanken der Kindererziehung in seinem Sinne über ganz Deutschland verbreiten sollen. Die Gründung mißlingt, aber die nach Fröbels Vorbild errichteten Spielanstalten übernehmen mehr und mehr, seit 1843/44 ganz allgemein die Bezeichnung „Kindergarten" (Prüfer).

Der Erzieher Friedrich Adolph Diesterweg besuchte 1849 Fröbel in Lichtenstein und berichtete darüber:

„Ich fand den Mann in einer kleinen Talvertiefung in der Nähe seiner Wohnung, mitten unter 30–40 Bauernkindern, welche sich, geführt und geleitet von 8–10 erwachsenen Frauenzimmern, spielend und singend in Kreisen umherbewegten. Ich war im „Kindergarten". Friedrich Fröbel, ein Greis von fast 70 Jahren, aber noch in jugendlicher Frische, gab die Spiele an und spielte mit. Die Kinder, meist in schlechter Kleidung, zum Teil zerlumpt und unvollständig, barfuß und ohne Kopfbedeckung (ein Bild der Ärmlichkeit der Dorfbewohner), Knaben und Mädchen von 2–8 und 10 Jahren, spielten Spiele, die ich nachher unter den üblichen Namen des „Taubenhäuschens", der „Fischlein" und der „Stampfmühle" näher kennenlernte. Entsprechende Liedchen begleiteten die muntere Tätigkeit der Kinder, deren Haltung den besten Eindruck machte und auf deren Gesichtern kindliche Freude zu lesen war. Nach etwa einer Stunde endigte das Spiel, die Kinder stellten sich paarweise zusammen, die „Kindergärtnerinnen" nahmen die kleineren Kinder bei der Hand, und ein Schlußlied, von allen gesungen, begleitete den heiteren Zug nach dem Dorfe zurück. – Von dieser Stunde an besuchte ich Friedrich Fröbel täglich, ich nahm teil an dem Unterrichte, den er den zehn jungen Damen, die sich zu „Kindergärtnerinnen" ausbilden wollten, morgens von 9–11 Uhr erteilte, gesellte mich zu ihnen bei ihren Wanderungen über Berg und Tal und erfreute mich der besonderen Mitteilungen des Vorstehers." (Gedenkschrift)

Georg Ebers berichtet über Fröbel: „Seine Macht über das Herz des Kindes war unbegrenzt. Mit wenigen Worten konnte er schon den scheuesten Knaben, den er an sich zu ziehen wünschte, völlig gewinnen, und so kam es, daß man ihn, wenn er nur wenige Wochen unter uns geweilt hatte, nie über den Hof gehen sah, ohne eine Schar von kleinen Zöglingen, die sich ihm an die Rockschöße gehängt hatten und ihm Hände und Arme umklammerten. Gewöhnlich war es ihnen darum zu tun, ihn zum Erzählen zu bewegen, und wenn er sich dazu herbeiließ, strömten auch ältere herbei, und sie wurden niemals enttäuscht."

Da sich Fröbels Grundsätze angeblich gegen Staat und Religion richteten, sind seine Kindergärten in vielen Staaten verboten worden. Ein preußischer Ministerialerlaß spricht im Jahre 1851 von dem Fröbelschen System, „das auf Heranbildung der Jugend zum Atheismus berechnet ist. Schulen usw., welche nach Fröbelschen oder ähnlichen Grundsätzen errichtet werden, können daher nicht geduldet werden" (nach Prüfer).

Nachdem das Verbot 1862 wieder aufgehoben ist, verbreiten sich die Kindergärten schnell. Während sie aber vor dem Verbot unter der Aufsicht der örtlichen

Schulbehörde standen, bleiben sie hinterher ohne staatliche Aufsicht; dagegen werden z. B. in Frankreich die Bewahranstalten für Kleinkinder eng an die Volksschulen angeschlossen. Erst allmählich erkennt man in Deutschland die Kindergärten als Vorstufe der Schulen an, doch lehnt es 1920 der Ausschuß der Reichsschulkonferenz ab, den Kindergarten so wie die Volksschule zu einer allgemein verbindlichen Einrichtung zu machen. Er diene nur dazu, die häusliche Erziehung, wo sie versage, zu ergänzen. Grundsätzlich besitze die Familie das Recht und die Pflicht, das Kleinkind zu erziehen. Dies entspricht dem Bestreben Fröbels, der in seinem Kindergarten Männer und Frauen zu Vätern und Müttern oder Gehilfen von Müttern erziehen will. „In der häuslichen Kinderstube ist der eigentliche Kindergarten, wo Mutterliebe und Kindersinn zu einem Einzigen erblühen" (Fröbel nach Kiene).

Im Kindergarten spielt nicht jedes einzelne Kind, was es gerade möchte, vielmehr werden Zeit und Art des Spieles, alle einzeln oder alle gemeinsam, von der Kindergärtnerin bestimmt. So wird das Kind im Spiel zum Glied einer höheren Gemeinschaft, so wird der Kindergarten zu einer Vorstufe der Schule.

Fröbel führt die „6 Spielgaben für die erste Kindheit" ein, darunter verschiedenfarbige Bälle, Kugeln, Würfel, Walzen u. a. Seine Bewegungsspiele sollen im Freien ausgeführt werden. „Der Kindergarten fordert notwendig einen Garten", um das Kind durch Gartenarbeit der Natur nahezubringen. Grundsätze der Fröbelschen Erziehung sind heute auch außerhalb der eigentlichen Kindergärten in den deutschen Kinderstuben anzutreffen. Der preußische Staat erkennt 1911 die Ausbildung der Kindergärtnerinnen an, 1928 verlängert er die Ausbildungszeit von $1^1/_2$ auf 2 Jahre.

Neue Anregung für die Gemeinschaftserziehung der Kleinkinder bringt die italienische Ärztin Maria Montessori (1870–1952). Als Assistenzärztin einer psychiatrischen Klinik lernt sie die Verfahren von Itard und Séguin (S. 358) zur Erziehung Schwachsinniger kennen und findet, daß sie auf allgemeinen Erziehungsgrundsätzen beruhen, die auch beim gesunden Kinde anwendbar sind. Aus der Experimental-Psychologie, die sie darauf studiert, gewinnt sie weitere Verfahren für die Beschäftigung des Kleinkindes, z. B. die abgestuften Reizversuche für Übungszwecke. 1907 eröffnet sie die erste Kleinkinderschule (Casa dei bambini). Später überträgt sie ihre Grundsätze auf die Schulerziehung, die sie entsprechend umgestaltet.

Alle Stühle, Tische, Kleiderhaken usw. sind dem Körperbau des Kindes anzupassen. Alles, was vorhanden ist, steht dem Kinde zur Verfügung. Die dargebotenen Gegenstände bieten den Sinnen des Kindes Nahrung, dienen der Bildung des Verstandes und geben Gelegenheit zu Muskelübungen. Die Gegenstände dürfen nur so benutzt werden, wie es Montessori bestimmt hat. Die Kinder sollen voneinander lernen, während die Lehrerin, obwohl ihr wichtige Aufgaben zufallen, im Hintergrunde bleibt.

Die Phantasie des Kindes ist nur ein unerfreuliches und möglichst zu unterdrückendes Erbteil ungesitteter Vorfahren. Deshalb sind Bilderbücher, Märchen, Reigen- und Darstellungsspiele ausgeschlossen; sie erschweren es nur, das Kind zur Erkenntnis der Wirklichkeit anzuleiten.

Die Lehren von Maria Montessori wurden in Deutschland zurückhaltend aufgenommen (Hecker und Muchow). Das Kind hat „selbst den von Jahr zu Jahr stärker werdenden Trieb, von dieser seiner Welt aus die ‚Wirklichkeit', die für die Erwachsenen gilt, zu erobern ...". Fröbels „Gaben" besitzen eben die Eigenschaften, zugleich der einen und der anderen Welt gerecht zu werden: sie belehren unabsichtlich und unmerklich über das Gesetz der Dinge, das auch im Spiel nicht völlig abzuändern ist. Hingegen erwächst das „Material" der Frau Montessori viel weniger als Fröbels Gaben aus der natürlichen Lebenslage des Kindes. Bei Fröbel wird die Arbeit des Kindes zum Spiel. Montessori kennt kein Spielzeug; ihr „Material" erzieht zur Arbeit. Das deutsche Kind strebt dahin, aus dieser Arbeit zum Spiel überzugehen (Kiene 1953).

Der Irrenarzt Heinrich Hoffmann (1809–1894) zeichnet und dichtet den Struwwelpeter (1845) für seinen Sohn, ohne an eine Veröffentlichung zu denken. Der Druck erfolgt erst später auf das Drängen anderer. Das Buch ist auch für den Kinderarzt belehrend, weil er darin manche Nöte des Kindesalters beschrieben findet (Haare- und Nägelschneiden, Daumenlutschen, mit dem Feuer spielen usw.). Daß uns heute die Bilder unkünstlerisch vorkommen, die Tracht altmodisch und unkleidsam erscheint, hat die Kinder nicht gestört, da sie einen anderen Maßstab anlegen. Größer ist der künstlerische Wert von „Max und Moritz", dem Vorbilde aller bösen Buben, des Malers und Dichters Wilhelm Busch (1832–1908).

Die Hausmärchen (1812–1814) der Brüder Jakob und Wilhelm Grimm lenken die Aufmerksamkeit auf die Märchen der Kultur- und Naturvölker.

Schrifttum Seite 418

Rechtspflege

Der Wandel in den Grundanschauungen der Erziehungslehre verändert auch die Stellung der Rechtspflege gegenüber den kindlichen oder jugendlichen Rechtsbrechern (s. Rehm).

J. Grimm (Rechtsaltertümer) bringt eine Reihe von Beispielen dafür, wie bei den alten Deutschen die Rechtsfähigkeit durch das Alter bestimmt wurde. Mit ihm steigt das Wergeld (Buße für Totschlag). Das Delbrücker Landrecht macht Rechtsvorteile von dem Alter des Kindes abhängig, in dem es eine brennende Lampe auszublasen vermag. Das ist etwa das 3.–4. Lebensjahr. Eine der Mündigkeit vorausgehende Zurechnungsfähigkeit fällt in das 7. Jahr. In den Urkunden sind dies die Jahre der Unterscheidung, der Einsicht (anni discretionis, anni intelligibiles). Nach dem Frostedingsgesetz (3, 55) muß der Vater alle Handlungen des Kindes bis zu dessen 8. Jahre verantworten; vom 8. Jahr an nimmt und büßt der Knabe halbes Recht. Für Kinder unter 7 Jahren gibt es in der Volkssage eine „Intelligenzprüfung": Es wird ihnen ein Apfel und ein Geldstück vorgehalten. Greifen sie nach dem Apfel, so kann ihnen ihre Tat nicht angerechnet werden.

Die alten deutschen Rechtsbücher enthalten Angaben über die Strafbarkeit im Kindesalter.

„Nich ein kint en mac binnen sînen jâren nich tú, das ez sîn lîb mite verwirke. Slêt ez einen man oder belemet (verletzt mit bleibender Lähmung), sîn vormunde sol ez bezzern mit jenes weregelde, ab ez ûf in volbrâcht wirt" (Sachsenspiegel, 2. Buch, 65. Art.). „Hat daz kint manslaht (Menschentötung) getan oder wunden, man sol im da wider niht tun; wan ein kint, daz under vierzehn jaren ist, daz enmac noch sinen lip noch sines libes ein teil niht verwürken. Ein kint, daz siben iar alt ist, sleht daz oder stichet ez einen zu tode; daz verwürket weder sinen lip noch sines libes ein teil noch sin gut noch sines vaters gut niht da mit" (Schwabenspiegel, Kap. 151, § 2).

Am Ausgange des Mittelalters schädigen Bettelei – durch die große Not und das wahllose, kirchlich gebotene Almosengeben begünstigt – Müßiggang und Verbrechertum das Gemeinwesen so sehr, daß Abhilfe nötig wird. Man bringt deshalb die verwahrlosten Kinder in Waisen- und Zuchthäusern unter. So wird 1595 das Amsterdamer „Zuchthaus für die zuchtlose Jugend" errichtet.

Joachim Friedrich, Kurfürst von Brandenburg (1598–1608), hatte in Berlin ein „Zuchthauss erbaut, da etwan mutwillige Leute oder Kinder, die auf der Strassen das Volk mit Betteln molestierten und doch gesund waren ... daß sie dahin zur Arbeit geordnet sollten werden" (A. Schulz).

In Pforzheim stand 1718–1804 das Tollhaus im Rahmen einer Anstalt die anfänglich aus Zucht-, Arbeits-, Waisen-, Siechen-, Toll- und Krankenhaus bestanden hatte. Allmählich bröckelte ein Teil nach dem anderen ab.

Der Gesundheitszustand der Waisenkinder war nicht übermäßig schlecht. Häufig erwähnt werden angeschwollene Halsdrüsen, chronische Augenleiden und Skrofulose. In Seuchenzeiten wurde allerdings das Waisenhaus schwer betroffen, da die Kinder in den Schlafsälen des Waisenhauses und des neuen Zuchthausgebäudes zu dreien in einem Bette lagen.

Täglich sollten die Kinder unter Aufsicht spielen, außerdem sonntags und einmal in der Woche an Stelle der Fabrikarbeit je zwei Stunden in Reih und Glied spazieren geführt werden; später wurden dafür Mittwoch und Sonntag als freie Nachmittage verwandt. Dem Schulmeister wurde verboten, die Kinder zu ohrfeigen. Die älteren Mädchen erhielten während ihrer Regel Krankenkost (Stemmer).

In Frankfurt (Main) waren Waisen- und Zuchthaus gleichfalls eng miteinander verbunden.

Nach Amaranthes (1715) wurden arme Waisenmädchen im Zuchthause erzogen. „Zuchthaus-Mägdlein seynd arme Kinder weiblichen Geschlechtes, so wegen ihres Armuths- oder Waisen-Standes in dem Zuchthause erzogen und zu allerhand Wissenschaften und Künsten angehalten werden." Die Aufsicht über sie führte die Zuchthaus-Mutter. Im Zuchthause brachten mit Erlaubnis der Behörde Eltern ihre Töchter unter, die ihnen Anlaß zur Unzufriedenheit gegeben hatten. Es war ein Besserungsort für junge Leute, die ihrer Familie zur Last wurden.

1794 fordert Wagnitz, daß man Kinder selbst da nicht in Zuchthäuser einsperre, wo sie von einem angestellten Prediger belehrt und unterrichtet werden; es genüge auch nicht, besondere Kinderabteilungen bei den Zuchthäusern einzurichten, das sei nur ein notdürftiger Behelf. Der Staat müsse vorbeugend bei den Einrichtungen des Armenwesens eingreifen (nach Klumke).

Abb. 79 zeigt, wie Mütter und Kinder 1811 im Zuchthaus zu London untergebracht waren.

In Paris besucht W. Horn (2, 740, 1831–33) zwei Anstalten für Knaben und

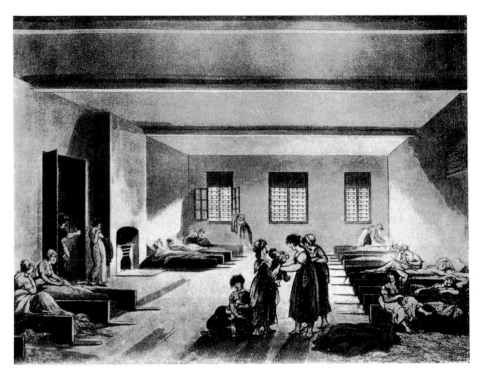

Abb. 79. Mütter und Kinder im Zuchthaus zu London. 1811

Mädchen, die straffällig geworden und deshalb ins Gefängnis gekommen waren, sich hier aber gut aufgeführt hatten. Zur Belohnung waren sie wieder frei gekommen, genossen in diesen Anstalten einen geregelten Schulunterricht und wurden in Handarbeiten oder einem Handwerk ausgebildet.

„Gesetzt aber, ein Knabe führt sich im Gefängnisse nicht gut auf, er sitzt seine Zeit ab, und wird wieder frei: wie nun? Kein Mensch bekümmert sich um ihn, und wenn er keine Angehörigen hat, so ist er in hundert Fällen verloren... Ließen sich nicht junge Verbrecher gleich absondern, und das Werk der Besserung beginnen?"

Waisen und Verwahrloste werden in den Anfängen der Jugendfürsorge in gleicher Weise behandelt; später sondert man sie voneinander ab, indem für die Verwahrlosten eigene Besserungsanstalten errichtet werden. „An die Stelle der Unterdrückung trat die Vorbeugung, man suchte es gar nicht mehr bis zur Straftat kommen zu lassen" (Rehm). Strafrecht und Erziehung blieben aber miteinander verbunden.

Das Allgemeine Landrecht für die preußischen Staaten (Ausgabe 1817) mildert zwar Strafart und Strafmaß der Unmündigen, erklärt sie aber immer noch für straffähig, indem es bestimmt: „Unmündige (Kinder unter 14 Jahren) und schwachsinnige Personen können zwar zur Verhütung fernerer Vergehen gezüchtiget, niemals aber nach der Strenge der Gesetze bestraft werden" (II, Tit. 20, 1, § 17).

Im Anschluß an Rousseau, der das Kind als ein Wesen eigener Art und nicht als einen nur verkleinerten Erwachsenen betrachtet (S. 331), verlangt das französische Strafgesetz von 1791 für die Beurteilung der Straftaten Jugendlicher die „erforderliche Einsicht" in die Strafbarkeit der Handlung, eine Anschauung, die in das preußische Strafgesetzbuch erst 1851 und in das deutsche Strafgesetz 1870 übergeht. Daß unter dem 12. Lebensjahr die erforderliche Einsicht besteht, wird überhaupt verneint. Immerhin verurteilt im Jahre 1856 der Schwurgerichtshof für die kurhessische Provinz Fulda einen Jungen von 10 Jahren und 5 Monaten wegen „Verwandtenmordes" unter strafmildernder Berücksichtigung seiner Jugend zu einer zwölfjährigen Zwangsarbeitshausstrafe. Nach dem in Kurhessen damals noch geltenden gemeinen deutschen Recht wird strafrechtliche, aber gemilderte Zurechnungsfähigkeit angenommen, wenn der jugendliche Verbrecher über sieben Jahre alt ist und mit Unterscheidungsvermögen gehandelt hat. Der Junge hatte auf einer 14tägigen Bettelreise seine 4jährige skrofulöse Schwester, die er auf dem Rücken tragen mußte, in einen Fluß geworfen, so daß sie ertrank. Zur Verbüßung seiner Strafe, die „hinter der Eisen- sowie der Zuchthausstrafe zurücksteht, aber härter ist als einfaches Gefängnis", wurde er der Knabenabteilung einer Strafanstalt übergeben. Bei seinem Eintritt „stand er auf der niedrigsten Stufe der intellektuellen und religiösen Bildung" und machte einen völlig verwahrlosten Eindruck. Nach zwei Jahren hatten sich seine Geisteskräfte bei guten Anlagen sehr entwickelt. (Der neue Pitaval. 3. Folge 4. Teil, S. 280, 2. Aufl. Leipzig 1871.)

1834 besuchte der alte Heim das Zuchthaus in Spandau, um zwei junge Brandstifterinnen von 14 und 16 Jahren kennenzulernen, die zu lebenslänglicher Zuchthausstrafe verurteilt waren. „Beide haben einen tiefen Eindruck auf mich gemacht und ich möchte fast der Meinung sein, daß diese Kinder zu hart bestraft worden." (Keßler.) Im gleichen Jahre traf Ch. Dickens in einem Londoner Gefängnis einen Jungen von noch nicht 14 Jahren, der wegen Straßenraub und Raubmord hingerichtet werden sollte. Unter dem Einfluß der Psychiatrie wird später erkannt, daß die Zurechnungsfähigkeit des beschuldigten Jugendlichen nur auf Grund eingehender Erforschung seiner gesamten Geistestätigkeit zu beurteilen ist.

Grausamkeiten des Strafvollzuges an Kindern beschreibt der englische Schriftsteller Oscar Wilde (1856–1900), der 1895 zu zwei Jahren Zuchthaus verurteilt wurde. Martin, Wärter am Gefängnis von Reading, wurde von der Aufsichtsbehörde entlassen, weil er einem gefangenen Kinde Kuchen geschenkt hatte. Nach Wilde leiden die Kinder im Gefängnis entsetzlich unter Angst und Hunger. „Es ist schrecklich, wie Kinder gegenwärtig behandelt werden, hauptsächlich von Leuten, die sich nicht auf die besondere Psychologie des Kindesalters verstehen." Wildes Brief über den „Fall des Wärters Martin" erregt in der Öffentlichkeit großes Aufsehen und trägt zur Besserung der Verhältnisse bei.

In der Strafrechtswissenschaft weicht allmählich der Vergeltungsgedanke dem Bestreben, durch Erziehung zu bessern. Es ist nicht Aufgabe des Staates, Kindern gegenüber Vergeltung zu üben. Gerade wie eine Mutter oder ein Vater soll auch der Staat durch seine richterliche Tätigkeit versuchen, den Keim zu asozialem Verhalten zu unterdrücken und die Kinder zu brauchbaren Gliedern der Gesellschaft zu machen (Ruscheweyh). So entsteht, zuerst in USA, die Jugendgerichtsbewegung.

„Das liebevolle Eingehen auf den Erziehungsnotstand des Jugendlichen, von dem sein Rechtsbruch nur ein Beweis ist, die Aufklärung des Grundübels, der Ursache der Gefährdung, sie sind das einzige Mittel, den sittlichen Verfall des Jugendlichen aufzuhalten und wirksam zu bekämpfen. Der Schwerpunkt des Gesamtverfahrens liegt in der Tätigkeit der Erzieher außerhalb der Gerichte" (Rehm).

Der Erziehungsgedanke verwandelt das Jugendstrafrecht in die Jugendfürsorge, wobei der Straf- und Vormundschaftsrichter zum Jugendrichter wird. So kommt es zu den Begriffen der Bewährungsfrist und der Schutzaufsicht.

Das Jugendgerichtsgesetz von 1923 legt die Stellung des Jugendgerichtes fest. Die Strafmündigkeit wird von 12 Jahren auf das vollendete 14. Jahr hinaufgesetzt. Während bis zu diesem Alter völlige Strafunfähigkeit besteht, ist der Jugendliche vom vollendeten 14. bis zum vollendeten 18. Lebensjahr nur bedingt strafmündig.

Der sowjetische Pädagoge Makarenko übernimmt 1920 die Einrichtung und Verwaltung einer Kolonie straffälliger Jugendlicher. Bis 1935 arbeitet er in der Gorkij-Kolonie, dann in der Dsershinskij-Kommune. Seine Erziehungsgrundsätze sind in seinen Schriften „Der Weg ins Leben" und den „Vorträgen über Kindererziehung" enthalten. Makarenko ist ein scharfer Gegner körperlicher Strafen.

Schrifttum Seite 418

Schule und Hygiene

Es hat lange gedauert, bis die Forderungen von Comenius (1592–1670) auch nur annähernd erfüllt wurden:

„Die Schule sei an einem ruhigen, von Lärm und Zerstreuung zurückgezogenen Orte gelegen. Die Schule selbst soll sein ein angenehmer Ort, der von innen und außen den Augen Anlockendes darbietet. Im Innern sei sie ein helles, sauberes, allenthalben mit Bildern geschmücktes Gemach... Außerhalb soll sich aber bei der Schule ein freier Platz zum Spazierengehen und Spielen befinden (denn das ist der Jugend durchaus nicht zu versagen) und außerdem ein Garten (Versuchsgarten), in dem die Schüler bisweilen belassen und wo sie angehalten werden, ihre Augen an dem Anblick der Bäume, Blumen und Kräuter zu weiden; wenn die Sache so angerichtet ist, so werden die Schüler wahrscheinlich mit nicht geringerer Lust zur Schule gehen als sonst zu den Jahrmärkten, wo sie immer etwas Neues zu sehen und zu hören hoffen." (Nach B. Hahn.)

Im Laufe des 19. Jahrhunderts wird die Bedeutung der Schulen immer besser erkannt und dementsprechend die längst angeordnete allgemeine Schulpflicht zunehmend durchgeführt. Vielfach besuchen die Kinder noch Privatschulen mit mehr oder weniger ausgebildeten Lehrkräften. Die Behörden errichten eigene Schulen und beaufsichtigen die anderen. Die Ausbildung der Lehrer wird wesentlich verbessert. Allmählich entsteht eine eigene Wissenschaft, die Schulhygiene, die sich für einen gesundheitlich einwandfreien Unterricht einsetzt. An dieser Entwicklung haben viele Ärzte mitgewirkt.

Schon J.P. Frank (1780) hat sich mit Fragen der Schulhygiene beschäftigt. Er warnt vor zu früher Anspannung der Jugend; wurden doch an manchen Orten die Kinder bereits mit 4 Jahren zur Schule geschickt. Er verlangt ein geräumiges Schulhaus; das Schulzimmer soll hell und gut zu lüften sein. Er empfiehlt Spiel- und Ruhetage und verwirft zu harte Strafen.

Goethe nennt die gelehrten Jünglinge seiner Zeit kurzsichtig, blaß, mit eingefallener Brust, jung ohne Jugend. Von gesunden Sinnen und Freude am Sinnlichen ist bei ihnen keine Spur; Jugendgefühl und Jugendlust sind bei ihnen ausgetrieben, und zwar unwiederbringlich; denn wenn einer in seinem zwanzigsten Jahre nicht jung ist, wie soll er es in seinem vierzigsten sein? (nach Baginsky 1, 23).

Im Jahre 1788 wird die Reifeprüfung („Abiturientenexamen") eingeführt, 1816 erhalten alle Schulen, an denen diese Prüfung stattfindet, die Bezeichnung „Gymnasium".

Als sich nach den Befreiungskriegen in der Jugend eine Gärung bemerkbar macht, sucht die Regierung entgegenzuwirken, indem sie das Turnen verbietet (S. 356) und für Schüler eine elfstündige Arbeitszeit einführt.

Aufsehen erregt es, als sich 1836 der Medizinalrat Lorinser in Oppeln gegen diese Überbürdung der Jugend wendet: Die Schule vernachlässige über der geistigen Ausbildung die körperliche. „Immer häufiger und lauter werden die Klagen, daß in den Gymnasien die Ausbildung des Geistes zu der des Körpers sich nicht im rechten Verhältnis befindet." „Man kann den Jüngling nicht den ganzen Tag am Arbeitstisch festhalten, ohne ihn zum Schwächling zu erziehen und mit siechem Körper von der Schule zu schicken." Kräftige und blühende Knaben welken oft nach einigen Jahren dahin wie Gewächse, denen Licht und Nahrung entzogen werden; am deutlichsten erscheint das sieche Gepräge in den höheren Klassen; Bilder der Gesundheit werden immer seltener gefunden; ein bleiches Antlitz, ein mattes Auge, ein träges Wesen, Verstimmung und altkluge Mienen haben bei vielen die Frische, das Feuer und die Unbefangenheit verdrängt. Lorinsers Schrift hat eine weitgehende Wirkung, indem sie eine Pressefehde hervorruft und auch die Regierung zur Stellungnahme zwingt.

In den folgenden Jahrzehnten wird die Schule immer wieder von Ärzten angegriffen. Nach Fr.J. Behrend (1845) sind in den meisten Schulen die Schulzimmer viel zu niedrig, aber mit Kindern überfüllt. „Die Behörde behandelt diesen Gegenstand mit ungemeiner Nachlässigkeit, und der Eigennutz vieler Schulhalter ...sucht so viel wie möglich zu sparen, benutzt alle, auch die schlechtesten Räume... und zwängt in die Zimmer, ohne Rücksicht auf deren Höhe, so viel Kinder, so viel nur irgend nebeneinander gedrängt Platz haben." Die Kinder geraten in Schweiß und befinden sich bald wie in einem Dunstbade. Die Fenster triefen von den abgesetzten, erkalteten Wasserdünsten, Fußboden und Wände, Tische und Bänke sind feucht. Manche Schulzimmer sind selbst an lichten, besonders aber an trüben Tagen in wahrer Dämmerung begraben, weil sie nur wenige oder zu kleine Fenster haben. Die Kinder müssen bisweilen enge finstere Gänge durch Küchen, Alkoven, über schmutzige Höfe sich durchwinden, bisweilen schmale, den Hühnerstiegen ähnliche Treppen hinaufklettern, um zu ihrer

Schulstube zu gelangen. Nicht selten liegt diese in einem feuchten Winkel des Gebäudes, in feuchten Höfen oder auf sumpfigem Boden."

Der Gerichtsarzt J. Miller (1852) nennt die Schulen „Verbildungsanstalten des jugendlichen Körpers sowohl als seines Geistes, Mördergruben seiner Gesundheit; alte halbverfaulte Holz- oder Lehmhütten mit licht- oder luftkargen Zimmern, die nicht selten noch in Winkeln liegen, wohin das ganze Jahr hindurch kein milder, erwärmender Sonnenstrahl dringt, oder die von Pfützen, Viehställen und hohen Düngerhaufen eingerahmt sind, daß die Atmosphäre der äußeren Luft schlechter ist als der in den engen, niederen und feuchten Schulstuben monatelang eingesperrte mephitische Dunst". Miller beschreibt eingehend, wie ein gesundes Schulhaus beschaffen sein muß. Die gleiche Aufgabe hat sich Hornemann in Kopenhagen (1867) gestellt, der überdies Schulärzte und fortlaufende Krankengeschichten der Schulkinder verlangt.

Die Ausführungen Drachmanns in Kopenhagen (1867) über die Mädchenschulen dürften auch für viele Knabenschulen gegolten haben: Der Luftraum ist nicht nach der Anzahl der Kinder berechnet, sondern wie bei den Sklaven- und Auswandererschiffen nur dazu bestimmt, die möglichst größte Anzahl in den möglichst kleinen Räumen aufzunehmen. Der Sitzplatz des Kindes ist eine Bank oder ein Schemel ohne Rückenlehne. In keiner unserer Schulen findet sich ein freier, offener Platz, auf welchem sich die Kinder Bewegung machen können. Die Kinder müssen also ununterbrochen in derselben Luft und demselben Raume bleiben.

„Es ist ein trauriges Los, über welches sich manche Eltern zu beklagen haben, daß, nachdem sie der Schule ein in aller Hinsicht gesundes und kräftig entwickeltes, wohlgenährtes, lebensfrohes und wohlgebildetes Mädchen übergeben hatten, nach einigen Jahren dasselbe Mädchen vollständig geändert sich gezeigt habe, daß es schwächlich, kränklich, mager, bleich, mürrisch, unzufrieden, reizbar geworden sei, daß es bei der geringsten Anstrengung Herzklopfen und Atmungsbeschwerden bekomme, an Kopfschmerz, Appetitlosigkeit und anderen Verdauungsbeschwerden, an Bleichsucht, mangelhafter körperlicher Entwicklung im ganzen und oft an einer beginnenden oder bereits ausgebildeten Deformität leidet." Dieser Mißstand hat sich so verbreitet, daß fast ein jedes Kind betroffen ist.

Die Orthopäden machen auf die Notwendigkeit zweckmäßiger Schulbänke aufmerksam:

„Jeder von uns erinnert sich aus seiner Kindheit des langen Sitzens auf unzweckmäßigen Bänken entweder ohne oder mit einem zu weit hervorstehenden Rücken, entweder zu hoch oder zu niedrig, zu schmal oder zu breit, so daß man nur imstande war, seine Arbeiten zu machen, indem man den Rücken unverhältnismäßig krümmte, und zwar nicht ohne große Beschwerde und Plage. Und diese Weise zu arbeiten und zu sitzen dauerte nicht etwa 1, 2 oder 3, sondern wenigstens 5–6 Stunden jeden Tag ununterbrochen fort" (J. Wildberg 1862).

Virchow (1869) nennt als Schulkrankheiten: Augenübel, besonders Kurzsichtigkeit, Kongestionen des Blutes zum Kopf (Kopfweh, Nasenbluten, Kropf), Verkrümmungen der Wirbelsäule, Lungenschwindsucht, Erkrankungen der Verdauungs- und Geschlechtsorgane, ansteckende Krankheiten und Verletzungen. „Es ist eine ganz unerläßliche Forderung, daß die öffentliche Gesundheitspflege in den Schulen mit allem Zubehör in die Hand sachverständiger Ärzte gelegt werde."

Nach von der Goltz (1874) werden noch in hunderten von preußischen Schulen 150 und mehr Kinder von einem einzigen Lehrer unterrichtet; viele Schulgebäude fassen nur die Hälfte der zu ihnen gehörigen Kinder. Zahlreiche Dörfer sind so weit von den Schulen entfernt, daß der Schulbesuch während eines großen Teiles des Jahres völlig ausgeschlossen ist. Deshalb bleiben in Preußen Tausende von Kindern nur deshalb ohne regelmäßigen Unterricht, weil sie dazu nicht genügend Gelegenheit haben.

Die Anfänge der Realschule reichen in das 18. Jahrhundert hinein. Im 19. Jahrhundert setzen sich die Realschulen gegen erhebliche Widerstände allmählich durch; denn der Aufschwung der Technik in der 2. Hälfte des vorigen Jahrhunderts zwingt dazu, die Jugend, die sich später mit den neuen Aufgaben zu beschäftigen hat, mit naturwissenschaftlichen, technischen und neusprachlichen Kenntnissen besser auszurüsten, als es die humanistischen Schulen imstande sind.

Der Mädchenunterricht ist bis zum 19. Jahrhundert stark vernachlässigt worden. In der 2. Hälfte dieses Jahrhunderts setzt eine Bewegung ein, die mit staatlicher Hilfe den Unterricht fortlaufend verbessert. Aber erst im 20. Jahrhundert erkennt man die Notwendigkeit, das weibliche Geschlecht dem männlichen im Unterricht gleichzustellen.

Große Verdienste um das Schulgesundheitswesen erwirbt sich der Augenarzt H. Cohn (1838–1906), der seit 1880 die Einstellung von Schulärzten fordert. Das erste Handbuch der Schulhygiene stammt von A. Baginsky (1876).

Hygienische Überwachung der Schule wird 1874 in Brüssel, 1879 in Paris, 1882 in Antwerpen und 1888 in Moskau angeordnet. 1887 führt Ungarn Schulärzte für die höheren Schulen ein. 1893 werden in Frankreich die Armenärzte mit der Beaufsichtigung aller öffentlichen Schulen betraut. In Deutschland werden die ersten Schulärzte 1891 in Leipzig eingesetzt; 1893 folgen Dresden und andere sächsische Städte, 1897 Nürnberg (Münsterberg).

1897 überträgt die Stadtverwaltung Wiesbadens die Aufsicht über die Volksschulen einzelnen praktischen Ärzten. Dem Vorgehen Wiesbadens folgen, durch die Empfehlung des preußischen Kultusministeriums bewogen, viele weitere Städte, so daß es 1913 über 300 Städte mit mehr als 1500 Schulärzten gibt. Den ersten hauptamtlichen Schularzt hat Mannheim 1904 eingestellt (H. Selter). Der deutsche Verein für Schulgesundheitspflege hat seine 1. Jahresversammlung 1900 in Aachen abgehalten.

Schrifttum Seite 418

Leibesübungen

Die Griechen benutzten die Leibesübungen – das Wort Gymnastik ist griechischen Ursprungs – zur Erziehung und Körperbildung. Die olympischen Spiele einigen das politisch zerrissene Volk zu friedlichem Wettkampf. Die christliche Kirche verbietet dann die Wettkämpfe, mit denen die heidnischen Feste gefeiert wurden. In den Klosterschulen wird nur der Geist, nicht der Körper gebildet. Der Ritterstand dagegen sorgt neben den Turnieren auch für eine allgemeine Leibeserziehung; er kennt außer den 7 „Behendigkeiten" (Reiten, Schwimmen, Speerwerfen, Klettern, Stechen, Fechten und Tanzen) noch Ringen, Weitspringen, Steinstoßen, Wand- und Flachlaufen.

Die Humanisten haben sich neben der geistigen Erziehung auch um die Körperpflege bemüht (S. 314).

Der Humanist Joachim Camerius der Ältere (1500–1574) beschreibt in einem lateinischen Schülergespräch Spiele der Schüler, die heute noch in ganz ähnlicher Weise gespielt werden:

> Der Lehrer hat für die nötige körperliche Bewegung vor dem Essen zu sorgen. Es gibt dafür eine ganze Reihe von Spielen. Man ergreift ausgespannte Seile oder eine im Balken eingelassene Stange und hält sich möglichst lange daran fest. – Man versucht, an einem herabhängenden Seile, das man mit den Füßen umklammert, mit den Händen emporzuklettern. – Einer stellt sich in die Mitte und streckt seine Arme auseinander oder preßt sie gegen die Brust. Ein anderer muß sie mit Gewalt beugen oder strecken. – Der eine umfaßt den anderen; dieser muß sich frei machen. – Der eine muß den anderen über einen Strick ziehen. – Es wird „Caesus musculus" (Blindekuh) gespielt, indem der eine in der Mitte mit verbundenen Augen die umstehenden und ihn zerrenden Genossen zu greifen sucht. – Es hält einer die Hände auf dem Rücken zusammen; ein anderer kniet hinein, und der erste trägt ihn zu einem bestimmten Ziele. – Ein anderes Mal wird mit Knickern gespielt, indem der eine entweder die Kugeln des anderen zu treffen oder seine eigenen in Grübchen zu treiben sucht. – Bei dem Spiele „diffugium" bleibt einer mit geschlossenen Augen an einem bestimmten Orte stehen, bis die anderen sich versteckt haben. Nachdem er dreimal „ich komme" gerufen hat, darf er die Augen öffnen und muß nun die anderen suchen. Sieht er einen, so läuft er auf seinen Platz zurück, ruft „Gefunden" und gibt an, wo und wen. An dem anderen ist dann die Reihe des Suchens. Glückt es aber einem der Versteckten, unbemerkt oder im Laufe vorher an den Ausgangsort des Suchenden zu gelangen, so hat dieser noch einmal seine Rolle zu übernehmen.

Martin Duncanus (1552) schildert die Verabredung der Knaben zum Schlittschuhlaufen (glibberen, slibberen, glyen, labi per glaciem, lubricum agitare cursum).

Streng verboten war das für ungemein gefährlich geltende Baden im Freien. Wer dies Verbot übertrat, wurde unnachsichtlich verprügelt. Ausführlich berichtet hierüber Paulus Niavis (1494). Nach Winnsannus (um 1544) ist einmal in Breslau ein Schüler bei dem verbotenen Bade in der Oder ertrunken. Der Leichnam wurde in die Schule gebracht und von dem Lehrer dermaßen geschlagen, daß er vor Schmerz beinahe wieder hätte aufleben müssen (Bömer).

Die Schulgesetze der Lateinschule zu Mansfeld bestimmen um 1580:

> „Das Schwimmen und Baden in kaltem Wasser, im Winter das Werfen mit Schneeballen und jenes unnatürliche, geradezu närrische Hin- und Herlaufen auf Eisflächen wird verboten" (Mitt. Ges. Dtsch. Erzieh. u. Schulgesch. 1, 236 [1891]).

Der Reformator Huldreich Zwingli (1484–1531) empfiehlt 1526 in seinem „Lehrbüchlein, wie man die Jugend in guten Sitten und christlicher Zucht erziehen und lehren soll" Wettlaufen, Springen, Steinstoßen Fechten und Ringen.

Fortschritte in der Bewertung der Leibesübungen machte aber erst das 18. Jahrhundert. In Schnepfental gründet Chr. Gotthilf Salzmann 1784 eine philanthropinistische Erziehungsanstalt. Mit Begeisterung entledigt er sich hier mit seinen Kindern der Perücke und des Zopfes. Unter Salzmann beginnt J. Chr. Fr. Guts-Muths (1759–1839) eine planmäßige, körperliche Erziehung mit täglichen Leibesübungen, wobei er bewußt an die „sehr vergessene und noch in Andeutungen vorhandene" griechische Gymnastik anknüpft. GutsMuths versteht hierunter nicht nur die Leibesübungen, sondern auch das große Gebiet der Gesundheitspflege.

In seinem Werk „Gymnastik für die Jugend" (1793) finden sich viele damals neue Gedanken, von denen hier einige Proben folgen:

„So sinkt der junge Weltbürger vom Mutterleibe in warme Bäder, in Federbetten. Man behandelt ihn als einen Todkranken; soll er da nicht von seiner Gesundheit verlieren? Arzneien vergesellschaften sich dann natürlich schon mit der Muttermilch. Seine kleinen Glieder werden geformt; man verderbt sie ihm oft genug, um sie ihm nicht zu verderben; sein ganzer kleiner Leib liegt, der kühleren Luft beraubt, in einem Dunstkreis seiner eigenen Atmosphäre."

„Unsere Schulen beschäftigen sich mit der Bildung des Körpers beynahe im geringsten nicht. Ihr Plan bringt es nicht mit sich. Aber das ist eben unverzeihlich, daß er es nicht mit sich bringt."

„Es sieht bäurisch aus, ein Paar volle rote Backen zu haben. Sollte man es wohl glauben, daß viele Eltern ihre Kinder inne halten, damit Luft und Sonne nicht ihre Haut verfärben. Besonders gilt dies vom weiblichen Geschlecht"[1].

Der Engländer H. C. Robinson hat Schnepfental im Jahre 1804 besucht und darüber berichtet: „Dieser Salzmann hat sich allgemein bekannt gemacht durch die sehr genaue und sorgfältige Aufmerksamkeit, die er dem gymnastischen Teile der Erziehung zugewendet hat. ... Ich sah, daß die Knaben gesund, fröhlich und mutig waren und Salzmann schien die Lösung der schwierigen Aufgabe... geglückt zu sein, nämlich Freiheit zu gestatten und Zügellosigkeit niederzuhalten. Die Knaben bekommen unter keiner Bedingung Schläge, das ist ein Fundamental-Gesetz. Ein anderes ist das: ihnen in allem, was nicht offenbar gefährlich ist, Freiheit zu gewähren. Sie botanisieren und lernen Naturgeschichte und machen mit ihren Lehrern weite Ausflüge zu Fuß über die Berge. Sie erklettern Bäume, springen über Hecken, schwimmen, laufen Schlittschuh usw.; genug, soweit es allgemeine Ausbildung der Tätigkeitskräfte betrifft, ist vieles zu loben. Aber ich besorge, daß gediegene Kenntnisse vernachlässigt werden. Auch ist das Institut nicht ohne das Streben, Aufsehen zu machen, ja sogar nicht ohne das, was wie Marktschreierei aussieht."

1802 verlangte Faust: „Kinderstuben sollen immer helles Licht und reine Luft haben und ordentlich und reinlich sein; denn in solchen Stuben können Kinder recht gedeihen und gesunde, starke, fröhliche Menschen werden" (s. auch S. 506). Luft- und Sonnenbäder für das Kind forderte Jean Paul (Richter) 1805/06 in seinem Erziehungsbuch Levana: Die Mütter glauben, ein dreißig Minuten lang ins offene Fenster gestelltes Kind hole aus der Stadt, die selbst nur ein größeres Zimmer ist und für die Stubenluft nur Gassenluft gewährt, schon so viel ätherischen Atem, als es nötig hat, $23^1/_2$ Stunden von Grubenluft abzuschlämmen und zu seihen. Bei Kindern wäre noch mehr das Ziel einer gesunden Erziehung zu erreichen, wenn man die Kleidung zuweilen ganz wegwürfe. „Ich meine, warum macht man sich und noch mehr den Kindern nicht das Vergnügen, daß sie halbe Tage bei milder Luft und Sonnenschein wie Adam nackt in ihrem Paradies der Unschuld spielen dürfen?... Man schaue doch nur, wie leicht, behend und erquickt ein entkleidetes Kind sich fühlt, Luft durchschwimmend und trinkend, Muskeln und Adern frei bewegend und vor der Sonne als eine Frucht reifend, der man die Blätter weggebrochen." Das gleiche verlangt der Russe I. P. Kamenski (1812): „Eltern! Seht ihr nicht, daß eure Kinder im Winter blutarm und schlapp sind und im Sommer

---

[1] Noch um 1900 hatte die „höhere Tochter" – so hieß die Schülerin der „höheren Töchterschule" – ihren „Teint" mit Schleier und Sonnenschirm gegen die Sonne zu verteidigen.

rote Backen bekommen und lebhaft werden? Laßt ihnen deshalb die Freiheit, den wohltuenden Einfluß des Lichtes zu genießen... Achtet auf eure Wohnung und auf die Kinderzimmer; sorgt dafür, daß diese nach Süden gehn und große Fenster haben, die den Sonnenstrahlen Zutritt gewähren... Ihr dürft den Kindern nicht verwehren, mehrere Stunden täglich in reiner Luft zu verbringen. Leider bestimmt man für Kinder oft dunkle, von den Ausdünstungen schmutziger Wäsche und unsauberer Sachen angefüllte Zimmer."

Ähnliche Übelstände bekämpft Florence Nightingale (1861): In London kommen viele Kinder auch wohlhabender Eltern trotz aller Pflege und Kosten nicht zum Gedeihen. Solange sie auf dem Lande leben, blühen sie auf; in der Stadt werden sie unglaublich rasch zarte Treibhauspflanzen, für deren Leben die Eltern zittern, wenn sie nur eine Stunde der frischen Luft oder der Kälte ausgesetzt werden. Grund hierfür ist das übertriebene, künstliche Treibhausleben ohne frische Luft und freie Bewegung nach Herzenslust, mit Zwang und Einschränkung auf Schritt und Tritt, mit veränderter Kost, das Leben in schlecht gebauten, schlecht gelüfteten und schlecht gewärmten Häusern. Oft vernichtet das Stadtleben in einem Monat den Erfolg eines Aufenthaltes von 6 Monaten auf dem Lande.

Die Londoner Häuser lassen sich nicht genügend durchlüften. In ihnen müssen die Kinder 99 von 100 Stunden verbringen. „Wenn sie ausgehen, so führt man sie, wie man die Hunde an der Koppel leitet..." Da gibt es kein Laufen, kein Lachen und keine gesunden roten Backen, ja in manchen Fällen werden die kränklichen Kinder in einen geschlossenen Wagen gepackt, um eine eingebildete „Lüftung" wie eine Arznei zu sich zu nehmen. Dann wieder jene überlieferte Furcht vor dem „Nordostwind", der Dreiviertel des Kompasses umgreift. Die Kinder schlafen in der Nacht- oder Kinderstube, von denen die eine dumpfer ist als die andere. „Sie tun alles auf Befehl, alles auf Regeln, und so werden sie zu blassen, leblosen Schemen ohne Kraft und Saft. Auf dem Lande genießen sie mit Vergnügen Fleisch, Gemüse, Mehlspeisen, Milch, Obst und Hausbrot, in der Stadt Butterbrot, Tee, Backwerk und gelegentlich Orangen. Ist es verwunderlich, wenn sie unter solchen Bedingungen verkommen?"

Gebt ihnen luftige, sonnige Schulstuben, kühle Schlafzimmer, mehr Natur, viel Bewegung im Freien bei Wind und Wetter, viel Zeit zum eigenen Spiel, mehr Freiheit und weniger Unterricht, bessere Kost und weniger Arznei – dann werden sie auch in der Londoner Luft besser gedeihen.

GutsMuths bedauert, daß die Erzieher Theologie statt Biologie studieren. Er begegnet sich darin mit einem Gedanken seines Zeitgenossen Lichtenberg:

„Es ist in der Tat ein sehr blindes und unsern aufgeklärten Zeiten sehr unanständiges Vorurteil, daß wir die Geographie und die römische Historie eher lernen als die Physiologie und Anatomie, ja die heidnische Fabellehre eher als diese für Menschen beinah so unentbehrliche Wissenschaft, daß sie nächst der Religion sollte getrieben werden."

J. H. Pestalozzi (1746–1827) pflegt die Gymnastik nach GutsMuths und gestaltet sie 1807 nach seinen Elementargrundsätzen um. Er hat das Verdienst, sich um die Leibesübungen der breiten Volksmasse bemüht zu haben, ist aber mit seinem Verfahren nicht durchgedrungen. Er weiß bereits:

Gut geleitete Turnübungen machen die Kinder heiter und gesund und erwecken Einigkeit, und brüderliches Gefühl. Natürliche und nachhaltige Folgen des Turnens sind: „Fleiß, Offenheit und Freimütigkeit des Charakters, persönlicher Mut und männliche Haltung beim Ertragen von Schmerzen." (Briefe über die Erziehung kleiner Kinder, 1827).

Der Pietismus ist lange gegen die Leibesübungen gewesen. So schreibt 1732 der Hofprediger von Lobenstein Fr. E. Collin:

„Es bringen Eltern ihre Kinder um gerade Glieder und Gesundheit, wenn sie ihnen gestatten, des Winters auf dem Eise herumzurutschen oder des Sommers in Flüssen und Bächen zu baden. O wie manches Kind hat ein Bein gebrochen, einen gefährlichen Fall gethan; oder wohl gar das Leben im Wasser lassen müssen! warum läßt GOTT solche Exempel geschehen? Gewiß aus keiner andern Ursach, als daß er sein Mißfallen an solcher Verwegenheit bezeuge, und zugleich andre Eltern zu besserer Aufsicht erwecken möge."

Fortschritte werden nur langsam gegen mannigfache Widerstände erzielt. So sind im Halleschen Waisenhaus, das unter dem Einfluß des Pietismus (S. 322) stand, erst 1802 Baden und Schlittschuhlaufen erlaubt worden (Heman). In das Stuttgarter Waisenhaus führt der Pfarrer Riecke zwischen 1803–1811 Reiftreiben, Kegeln, Ballspiel, Eisschleifen, Schlittenfahren und gymnastische Übungen nach GutsMuths ein. Er läßt sich auch nicht beirren, als man das Stelzenlaufen sündhaft nennt (Lempp).

Der „Turnvater" Friedrich Ludwig Jahn (1778–1852) aus Lanz in der Prignitz hat Pestalozzis Anregungen als „bloße Rührkunst" und „Spiegelfechterei" abgetan. Er eröffnet 1811 einen Turnplatz und führt in diesem Jahre das Wort „Turnen", aus ahd. turnen = wenden, ein. Er schreibt 1810 die Schrift „Deutsches Volkstum" und 1816 zusammen mit Eiselen die „Deutsche Turnkunst". 1819 wird Jahn verhaftet, die inzwischen entstandenen Turnplätze werden geschlossen. 1820 wird das Turnen überhaupt verboten und mit Strafe belegt. Jahn selbst erhält 1824 zwei Jahre Festung; er wird zwar 1825 freigesprochen, aber auch später überwacht und bedrückt.

Im Jahre 1818 schreibt der Schriftsteller Friedrich Gentz, die „rechte Hand Metternichs" in einem Briefe: „So wie jetzt kann es doch nicht bleiben. Fürs erste muß das Turnen wieder aus der Welt; dieses sehe ich wie eine Art von Eiterbeule an, die geradezu weggeschafft werden muß, ehe man zur gründlichen Kur schreitet."

Die „Turnsperre" dauert bis 1842. In diesem Jahre werden von der preußischen Regierung „die Leibesübungen als ein notwendiger und unentbehrlicher Bestandteil der männlichen Erziehung förmlich anerkannt und in den Kreis der Volks-Erziehungsmittel aufgenommen".

Es ist bemerkenswert, daß diese Verfügung nur vom männlichen Geschlecht spricht. Für junge Mädchen galten kräftige Bewegungen als unpassend. Einsichtige Ärzte haben diesen Mißstand erkannt:

E. Barlow (1836): „Die Knaben haben freie und zweckmäßige Bewegung bei ihren unbeschränkten jugendlichen Spielen... Wie günstig wäre es für die Gesundheit der Mädchen, wenn sie nur einen Teil dieser Freiheit hätten. Allein es ist ganz anders. Selbst bei den günstigeren Umständen des Landlebens sind sie in ihrer Bewegung zu sehr beschränkt. Ihre Kleidung schon paßt nicht dazu, und die Meinung, kräftige Bewegungen seien unschicklich, ist eine unübersteigliche Schranke. In ihrem Alter ist der tägliche abgemessene Spaziergang eine ganz unzureichende Bewegung... Wenn dies bei den Landbewohnerinnen der Fall ist, wieviel gilt es von den großen schwächlichen Mädchen der Stadt, und besonders den in Pensionen aufwachsenden. Die Einrichtungen dieser Anstalten verlangen eine durchgreifende Revison; bis dies geschieht, werden die bleichen Gesichter, die schattenähnlichen Gestalten und kränklichen Konstitutionen unser Mitgefühl fortwährend in höchstem Maße in Anspruch nehmen."

A. Kussmaul (1822–1902): „Am schlechtesten war für die weibliche Jugend gesorgt; man bannte sie in das Haus, ließ sie kaum ihre Muskeln durch Turnen, gymnastische Spiele, Schwimmen, Schlittschuhlaufen und dgl. üben, nur sehr allmählich wurde... das Vorurteil überwunden: dergleichen Übungen schicke sich nicht für das weibliche Geschlecht. Die Bleichsucht war deshalb viel häufiger."

Erst seit dem 20. Jahrhundert hat sich auch das weibliche Geschlecht ernstlich mit den Leibesübungen befaßt. (Über die Kleidung der Mädchen S. 496, 497.)

Ziel des Schulturnens ist ursprünglich das Erlernen und Beherrschen von Körperübungen; später gilt es auch der Förderung der Persönlichkeit und der Charakterentwicklung. Im 20. Jahrhundert hat es sich zunehmend mit dem Sport vermischt.

Schrifttum Seite 418

Sondererziehung

Von besonderer Bedeutung ist die Mitwirkung des Arztes bei der Erziehung der Kinder, die durch angeborene oder erworbene Mängel körperlich oder geistig behindert sind – gefordert wurde sie schon von Vives (1524 s. S. 395). Die Erkenntnis, daß man auch solche Kinder zu mehr oder weniger erwerbsfähigen Menschen erziehen kann, ist erst eine Errungenschaft der Neuzeit. Früher fielen sie im besten Falle der Wohltätigkeit anheim. Heute ist man bestrebt, sie unter Ausnutzung ihrer noch vorhandenen Fähigkeiten nach Möglichkeit wirtschaftlich selbständig werden zu lassen, indem man sie zu einer Lebensweise und Arbeit erzieht, die ihrer verminderten Leistungsfähigkeit entspricht.

Schwachsinnige

Schon J. A. Comenius (1592–1670) weist in seiner „Didactica magna" Kap. VII, 7 (1628), darauf hin, „daß es notwendig ist, den Schwachsinnigen zur Bekämpfung ihres Stumpfsinnes eine Unterweisung zu geben".

Erfolg hat Comenius nicht gehabt, vielmehr glaubt man noch im 18. Jahrhundert, schwachsinnige Kinder seien wie erwachsene Geisteskranke vom bösen Geiste besessen. Als einzig wirksam gilt der Exorzismus, die Austreibung des bösen Geistes unter Anrufung Gottes. Schwachsinnige Kinder werden als bildungsunfähig angesehen. Der „Trottel" treibt sich auf Straßen und Plätzen als Ziel rohester Späße umher. Schwachsinnige werden oft mit Verbrechern zusammen eingesperrt, wenn sich die Angehörigen nicht mehr zu helfen wissen oder die öffentliche Sicherheit gefährdet ist (Th. Heller).

In verschiedener Weise setzen in den einzelnen Ländern heilpädagogische Bestrebungen ein. 1836 errichtet der Arzt J. Guggenbühl (1816–1863) auf dem

Abendberge bei Interlaken eine Anstalt für schwachsinnige Kinder. Er wird bald berühmt. Viele Besucher, die sich von der Bildungsfähigkeit Schwachsinniger überzeugen, setzen sich in ihrem Lande für eigene Anstalten ein. In seiner Begeisterung aber hat Guggenbühl die Grenzen des Erreichbaren überschätzt und zuviel versprochen, so daß er seine Anhänger enttäuschen muß und schließlich als Scharlatan gilt. Seine Gönner fallen von ihm ab und seine Anstalt muß wieder geschlossen werden. Immerhin hat er bewiesen, daß auch das schwachsinnige Kind erziehbar ist.

In Deutschland hat schon J. P. Frank (1780) die Erziehung und Bildung schwachsinniger Kinder gefordert. 1816 errichtet der Lehrer G. Guggenmoos in Salzburg eine Privatanstalt für Schwerhörige, Sprachgestörte, Taubstumme und Schwachsinnige. Da er nicht genügend unterstützt wird, muß seine Anstalt 1835 wieder eingehen. In der Mitte des Jahrhunderts aber entstehen neue Anstalten, die von Geistlichen, Ärzten oder Lehrern für die Aufnahme bildungsfähiger und nichtbildungsfähiger Schwachsinniger gegründet werden und ein besseres Schicksal haben.

Die älteste Hilfsschule Deutschlands wird 1859 durch den Rektor Haupt in Halle a. d. S. als „Nachhilfsschule" eröffnet. Es folgen 1860 Chemnitz und 1867 Dresden. 1865 befragt der Rat von Leipzig die Versammlung deutscher Naturforscher und Ärzte in Hannover über die Erziehung der Schwachsinnigen. Obwohl diese zustimmt, wird in Leipzig erst 1881 eine Schwachsinnigenklasse eröffnet. Hindernd steht zunächst im Wege, daß die Behörden erwarten, man könne durch den Unterricht aus Schwachsinnigen und Schwachbefähigten vollwertige Kinder machen. Erst allmählich setzen sich richtigere Anschauungen durch, so daß sich die Hilfsschulen rasch vermehren. 1910/11 gibt es in Deutschland etwa 400 Hilfsschulen mit 1125 Klassen, in denen gegen 25000 geistig zurückgebliebene Kinder unterrichtet werden (F. A. Schmidt).

In Frankreich gehen die heilpädagogischen Bestrebungen von dem Arzte der Taubstummenanstalt J. M. G. Itard (1775–1838) in Paris aus. 1801 wird in den Wäldern Südfrankreichs ein verirrter Schwachsinniger aufgefunden, der Wilde von Aveyron, den man zunächst für einen „homo sapiens ferus" hält. Itard bemüht sich 6 Jahre lang um seine Erziehung und erregt trotz bescheidener Erfolge größtes Aufsehen. So kommt es, daß sich die französische Psychiatrie der Erforschung des jugendlichen Schwachsinnes zuwendet. Bekannt wird der Pädagoge E. Séguin (1812–1880), der hervorragende Erfolge hat, obwohl er im Schwachsinn vor allem eine Willensschwäche erblickt. Er ist erfinderisch in Mitteln, die Trägheit der Kinder zu überwinden.

Schrifttum Seite 418

Taubstumme

Die Erziehung der Taubstummen wird schon im 16. und 17. Jahrhundert angestrebt.

Der spanische Benediktinermönch Pedro Ponce de Leon (1520–1588) unterrichtet die Taubstummen; er lehrt sie schreiben und lesen, indem er einzelne Worte an die Tafel schreibt und die Gegenstände zeigt, die durch die Worte bezeichnet werden. Dann macht er die Mundstellung vor, die das Aussprechen der einzelnen Buchstaben bedingt, und lehrt so, Gesprochenes vom Munde abzulesen und selbst artikulierend zu sprechen.

Johann Conrad Amman aus Schaffhausen (geb. 1669) legt den größten Wert darauf, seine Zöglinge die Lautsprache lernen zu lassen. Um sie im Ablesen und Nachahmen der den einzelnen Lauten entsprechenden Mundstellungen zu unterstützen, läßt er sie, während er die Mundstellung zeigt und die Laute ausspricht, ihre Finger auf seinen Kehlkopf legen. So kann er ihnen die feinen Unterschiede in den Schwingungen des Kehlkopfes durch den Tastsinn begreiflich machen (Politzer).

Der französische Abbé Michel de l'Epée (1712–1789) eröffnet nach Vorversuchen seine Anstalt für Taubstumme 1771 in Paris. Er erfindet für die Taubstummen eine Gebärdensprache und lehrt sie im Anschluß daran die Schriftsprache.

„Der Errichter und Vorsteher der ersten (Taubstummenanstalt) ist der ehrwürdige Abbé l'Epée. Seine erste Beschreibung hiervon erschien in den Siebziger Jahren... Über alle Vorstellung geht es, mit welcher Fertigkeit diese armen unglücklichen Geschöpfe sich miteinander durch Zeichen besprechen, das ihnen gleichfalls durch Zeichen Dictierte schreiben und Definitionen selbst von abstrakten Begriffen geben, so daß es unbegreiflich ist, wie ihnen eine solche Menge Begriffe beigebracht werden konnte. Mit je porte fängt gemeiniglich dieser würdige Greis seinen Unterricht an und nimmt ein Buch, das er weiter trägt, unter seinen Arm; hierauf gibt er dies Buch seinem Schüler und bezeichnet hierdurch die zweite Person; endlich gibt er es einem dritten, il porte... Das Verdienst dieses Mannes war in Paris wenig geachtet und wäre ganz in Vergessenheit geraten, wenn nicht Kaiser Joseph einmal seinen Unterricht besucht und den König und die Stadt auf das Verdienstvolle dieses Biedermannes aufmerksam gemacht hätte." (J. Ch. G. Schaeffer.)

Im Jahre 1803 hat Joseph Frank einer Vorstellung in dieser Anstalt beigewohnt: „Der Direktor des Instituts, der Nachfolger des berühmten Abbé de l'Epée, Mr. Abbé Sicard, stand auf einer kleinen Bühne, und deklamierte die höchst metaphysischen Grundsätze, nach welchen er die Taubstummen unterrichtete, vor. Ein Zögling (Mr. Massieux), der schon seit vielen Jahren den Unterricht des Hrn. Sicard genießt und voller Fähigkeiten zu seyn scheint, gab allerdings Beweise von ungewöhnlichen Einsichten, sowohl in der Sprachkenntnis, als in der Metaphysik; von den gewöhnlichen und Vorbereitungskenntnissen gar nicht zu sprechen. Dessen besondere Stärke schien indessen die Mimik zu seyn. Ein Theatertänzer könnte ihn kaum an Lebhaftigkeit und Eleganz der Gebärden übertreffen. Der größte Teil der Versammlung war durch diese Gattung Pas de deux in Erstaunen gesetzt, – als Hr. Abbé Sicard ein zweites Wunderwerk mit der ihm eigenen Beredsamkeit ankündigte, nämlich einen Taubstummen, der laut lese. Nun war der Verwunderung keine Ende, und diese hörte selbst dann nicht auf, als der Junge einige Zeilen ziemlich unverständlich herabgelesen hatte". Nach der Vorstellung machte Frank den Abbé Sicard darauf aufmerksam, daß die meisten Taubstummen in der Wiener Anstalt unter May auf eine sehr verständliche Art sprechen. Sicard erwiderte ihm, daß er selbst viel auf das Sprechen halte, er könne es aber nicht einführen, weil es ihm an Lehrern fehle. In der Pariser Anstalt mit ihren 100 Zöglingen müßte man wenigstens 5 Lehrer haben.

Über die Leipziger Anstalt berichtet Joseph Frank 1803: Sie „wird von Madame Heinicke dirigirt. Die Zöglinge, 17 an der Zahl, sprechen wohl, aber nicht zum Besten. Einige sehen es am Munde ab, was ihre Bekannten sprechen. Daß der Unterricht in der

Religion, im Lesen, Schreiben und Rechnen nicht verabsäumt wird, versteht sich von selbsten".

Frank hat auch die Taubstummenanstalten in Kiel, Prag und Berlin besucht. Die Kieler Anstalt z. B. enthält nur 16 Zöglinge. Diese sprechen beinahe alle und verstehen das Gespräch der Personen, mit denen sie gewöhnlich umgehen. Nur unter sich sprechen sie durch Zeichen. Der Direktor prüfte die meisten in Gegenwart Franks. „Ich hatte dabei Gelegenheit mich zu überzeugen, daß sie bei der Erlernung ihrer Sprache nicht die übrigen nöthigen Kenntnisse versäumt hatten. Sie sind nämlich in der Religion, im Lesen, Schreiben und Rechnen unterrichtet. Die Mädchen erlernen zugleich die weiblichen Arbeiten u. dgl."

Dieses „französische" oder „Zeichenverfahren" ist heute nach langen Kämpfen größtenteils aufgegeben zugunsten des „deutschen" oder „Artikulationsverfahrens", das von dem Lehrer Samuel Heinicke (1727–1790) stammt. Angeregt durch die Schrift des Arztes Amman in Schaffhausen „Surdus loquens" (1692) macht Heinicke als Lehrer in Hamburg-Eppendorf seine ersten Versuche, woraufhin ihn ein Geistlicher von der Kanzel herab wegen des frevelhaften Eingriffes in Gottes Ratschluß angreift (Hanselmann). Nach Leipzig berufen, gründet er hier 1778 die erste Taubstummenanstalt Deutschlands. Sie besteht noch heute. Er lehrt die Taubstummen, die Laute vom Munde abzulesen und nachzusprechen, und „entstummt" so die Tauben.

E. Meissner aus Teplitz vergleicht 1819 die Berliner mit der Pariser Taubstummenanstalt: „Alles hat bei einer sogenannten Séance der Taubstummen zu Paris ein theatralisches Aussehen. Auf einem erhöhten Teil des Saales wie auf einer Bühne befindet sich Sicard unter seinen Schülern; dieser, den die Franzosen selbst für un peu charlatan erklären, trägt nun in seiner mit Witzelei verbrämten Rede erst die Entstehung, dann die Theorie der Kunst, Taubstumme zu unterrichten, vor. Daß die Franzosen hier als Erfinder und alleinige Vervollkommener angegeben werden, versteht sich von selbst. Nach mehreren Versuchen mit den Kindern, tritt nun der beste Zögling Massieu, der auch Schriftsteller ist, auf. Die den Taubstummen eigene Lebendigkeit der Mimik ist in ihm aufs Höchste gesteigert... Sicard beschloß dann das Ganze mit dem, was er le triomph de son art nannte, er zeigte nämlich, daß die Gebärdensprache als die den Taubstummen natürliche unter ihnen aufs höchste ausgebildet sei... Er ließ daher von einem der Anwesenden eine Stelle im Racine aufschlagen, und ein Zögling diktierte einem zweiten an der Tafel bloß durch Pantomime Wort für Wort den Traum der Athalie.

In der weit bescheideneren Taubstummenanstalt zu Berlin werden keine solchen Sitzungen gehalten... Man sieht zuerst die Kinder der dritten Klasse, mit denen der Unterricht beginnt. Ein junger sehr bescheidener Mann ... entwickelte mir mit vieler Klarheit die Methode des ersten Unterrichtes; an mit der Feder gezeichneten Gegenständen lernen die Kinder zuerst die Namen; die Art, wie ihnen das Schreiben gelehrt wird, ist sehr einfach und zweckmäßig, denn ich sah ein vor 3 Wochen erst aufgenommenes Kind schon sehr leserlich Worte schreiben... Die Schüler der zweiten Klasse sprachen einsilbige Worte schon sehr gut aus... Der Direktor bewies mir sodann, daß unter seinen Zöglingen der ersten Klasse die Sprache durch natürliche Zeichen ebenso ausgebildet als unter denen Sicards war. Indem er die Fragen, die ich tat, mündlich dem einen wiederholte, überlieferte sie dieser Silbe für Silbe bloß durch Gebärdensprache einem zweiten, der sie an die Tafel schrieb. „Die anspruchslose Berliner Anstalt übertrifft die Pariser an Leistungen, aber nicht an Glanz."

Im Jahre 1902 gibt es in Deutschland 90 Taubstummenanstalten mit 671 Klassen und 739 Lehrkräften. Unterrichtet werden 3583 Knaben und 2959 Mädchen (F. A. Schmidt).

Schrifttum Seite 418

Blinde

Während früher fast 50% der Insassen einer Blindenanstalt als Neugeborene durch gonorrhoische Blennorrhöe (S. 592) erblindet waren, ist diese Zahl jetzt auf 5% gesunken. Früher litten ganze Dörfer an Trachom, von den Schulkindern waren bis zu 80% trachomatös; heute ist die Seuche bei uns fast ganz ausgestorben (Jess).

Bis zum 18. Jahrhundert sind die Blinden auf Almosen angewiesen. Dann setzt sich allmählich die Erkenntnis durch, daß es Aufgabe der staatlichen Fürsorge sein muß, die Blinden dahin zu erziehen, daß sie sich selber durch geeignete Arbeit ihren Unterhalt erwerben.

Die erste Blindenanstalt wird 1786 in Paris von Valentin Haüy (1745–1822) gegründet.

Als Joseph Frank 1803 Paris besuchte, leitete Haüy nicht mehr die öffentliche Blindenanstalt, sondern eine Privatanstalt. In einer öffentlichen Sitzung zeigte er seine Erfolge. Er hatte nach von Halem (1791) „ganz den Ton der Zuversicht und die Miene eines Zahnarztes". Joseph Frank berichtet:

„Die Sitzung fing mit einer Symfonie an, die ganz gut zusammenklang, was mich bei der Fermate, wo natürlich die Spieler den Direktor nicht sehen konnten, wunderte. Während der Symfonie bemerkte man mehrere Blinde, welche Handarbeiten verfertigten, als Peitschen, seidene Schnüre, Körbe u. dgl. – Nachher erschien ein Blinder, welchem jemand aus der Versammlung eine Sentenz aufgab, die er, wie jeder Setzer in einer Buchdruckerei thun würde, setzte. Darauf wurde ein zweiter Blinder hereingerufen, welcher das betastete, was der andere gesetzt hatte, und es herunterlas. Als dies geschehen war, wurde das Gesetzte gedruckt. Hierauf erfolgte eine Arie, welche ein Blinder ganz mittelmäßig sang. Nach dieser zeigte Hr. Haüy einige Bücher, die er für die Blinden verfertigt hatte. Sie sind von feinem Pappendeckel mit erhabenen Buchstaben (bas relief). Mehrere Blinde lasen mit großer Fertigkeit mit den Fingern. Auf die nemliche Art sind die Musik Noten verfertigt, und so werden sie auch gelesen. Es wurde abermals musiziert. Darauf zeigten einige Blinde, daß sie auch selbst schreiben können." Sie bedienten sich dabei besonderer Hilfsmittel.

Im Jahre 1825 war die königliche Anstalt für junge Blinde, und zwar für 60 Knaben und 30 Mädchen eingerichtet. Die Schüler mußten bei ihrer Aufnahme 10–14 Jahre alt sein und besuchten die Anstalt auf Kosten des Staates acht Jahre. Nach gehörig erworbenen Kenntnissen verließen sie die Knaben, während die Mädchen, wenn sie dafür geeignet waren und sonst keine Unterkunft fanden, als Lehrerinnen in der Anstalt blieben. Unterrichtet wurde in Lesen, Schreiben, Geographie, Mathematik, Grammatik und Musik. Außerdem lernten die Blinden nützliche Beschäftigungen wie Drucken, Mattenflechten, Weben, Stricken, Spinnen, Klöppeln, Sticken. . (J.H. Kopp.)

1806 entsteht die erste deutsche Blindenanstalt in Berlin, 1809 die sächsische Blindenanstalt in Dresden.

Die Bemühungen um eine Blindenschrift reichen bis in das 17. Jahrhundert zurück. Haüy erkennt, daß der Finger gewissermaßen das Auge des Blinden ist, und läßt besondere erhabene Drucktypen in Kursivform herstellen, um eine einheitliche Lese- und Schreibform zu gewinnen. Die heute gebräuchliche Schrift stammt von Louis Braille (1809–1852), der selbst blind war. Er geht davon aus, daß der einzelne geprägte Punkt für den Finger des Blinden das einfachste Gebilde ist.

1928 gibt es in Deutschland 25 Blindenanstalten mit 2490 Insassen, dazu die Taubstummenblindenanstalt in Nowawes.

Schrifttum Seite 418

Krüppel

Im Altertum und im Mittelalter gelten im allgemeinen die Krüppel nur als lästige Mißgeburten, vielleicht gar als Strafe Gottes für die Sünden der Eltern. Im besten Falle dienen sie als Hofnarren, ernten aber sonst Hohn und Spott. Nur ausnahmsweise nimmt man sich ihrer an. So gründen Joticus 330 in Konstantinopel ein Heim für Verstümmelte und Luitgard, Markgräfin von Baden, 1322 in Pforzheim ein Spital für Sieche. Wie man lebensuntüchtige Kinder an die Klöster loszuwerden suchte, hat Ulrich von Zell († 1093) beschrieben (S. 178).

Bereits in den Schriften des Hippokrates wird die Behandlung des Klumpfußes, der angeborenen Hüftgelenksverrenkung und der Verbiegung der Wirbelsäule beschrieben (Valentin). Vom Mittelalter bis tief in die Neuzeit hinein haben geschickte Handwerker, z.B. Waffenschmiede, orthopädische Geräte hergestellt (Matzen).

Das erste Buch, das der Orthopädie gewidmet ist, veröffentlicht Nicholas Andry aus Lyon (1658–1742) in Brüssel 1743 unter dem Titel: „L'Orthopédie ou l'art de prévenir et corriger dans les enfants les difformités du corps". Von Andry stammt die Bezeichnung „Orthopädie": „Ich habe es aus zwei griechischen Wörtern gebildet, nämlich aus ὄρθος = gerade, ohne Deformität, und παιδίον = Kind. Ich habe diese beiden Wörter zu Orthopädie zusammengefaßt, um in einer Bezeichnung meine Absicht auszudrücken, die verschiedenen Mittel zu lehren, um den Deformitäten des Körpers zuvorzukommen oder sie zu verbessern."

Die klare und eingehende Darstellung wird durch viele eingestreute Anekdoten belebt. Künstlerische Kupferstiche schmücken das Buch; Abbildung 80 ist zum Sinnbild der Orthopädie geworden.

Andrys Ratschläge richten sich an Eltern und Erzieher. Das erste wissenschaftliche Lehrbuch für den Gebrauch der Ärzte verfaßte der ordentliche Professor der Geburtshilfe in Leipzig Johann Christian Gottfried Jörg (1779–1856): „Über die Verkrümmungen des menschlichen Körpers und eine rationelle und sichere Heilung derselben" Leipzig 1810 und 1816. In diesem Werke sind die wesentlichen Erkrankungen und Deformitäten zusammengefaßt. In der Einleitung schrieb

Jörg: „Kein Gebrechen des menschlichen Körpers ist wohl von den Ärzten so sehr vernachlässigt worden als die mannigfachen Verkrümmungen, welchen der Mensch so häufig ausgesetzt ist. Ohne Zweifel sind dies diejenigen Leiden, von welchen die allgemeine Medizin noch am wenigsten zu sagen weiß und welchen bis jetzt die Scharfrichter und Hirten noch immer eher gewachsen sind als die Ärzte und Chirurgen."[1] Jörg hat auch eine Arbeit über den Klumpfuß sowie ein Handbuch der Kinderkrankheiten (S. 159) verfaßt.

Die erste orthopädische Heilanstalt überhaupt wurde 1778 von Jean-André Venel (1741–1791) in Orb, Kanton Waadt, hauptsächlich für Kinder errichtet, um sie im eigenen Haus mit Schienen und anderen Hilfsmitteln zu versehen und während ihrer langjährigen Krankheit zu unterrichten und zu erziehen. Diese Anstalt hat in der ersten Hälfte des 19. Jahrhunderts viele Nachfolger gefunden. Großen Ruf erlangte das erste deutsche orthopädische Institut, das Johann Georg Heine (1770 bis 1838) in Würzburg 1816 errichtet hat. Ursprünglich Messerschmied, wurde er 1802 Instrumentenmacher der Universität, 1824 Demonstrator der orthopädischen Maschinenlehre und Assessor der Medizinischen Fakultät. Auf Veranlassung Goethes ernannte ihn 1823 die Universität Jena zum Ehrendoktor. Sein Bemühen um andere Gebiete der Medizin führte zu Mißerfolgen. Sein Neffe, Dr. med. Jacob Heine (1800–1879) eröffnete 1829 in Cannstadt bei Stuttgart eine orthopädische Anstalt. Von ihm stammt eine frühe Beschreibung der Poliomyelitis (S. 577).

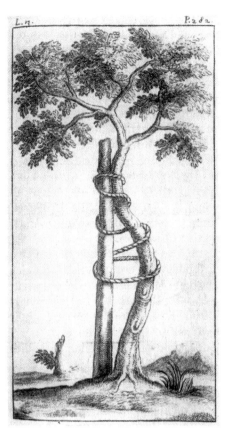

Abb. 80. Nicholas Andry 1743.
Sinnbild der Orthopädie

Die ersten orthopädischen Anstalten behandelten hauptsächlich Wirbelsäulenverkrümmungen und Klumpfuß, später auch Schiefhals und andere dauernde Muskelverkürzungen. Die Behandlung der angeborenen Hüftgelenksverrenkung blieb lange in den Anfängen stecken (Valentin).

Ernst August Carus (1797–1834) eröffnete 1829 auf der Schloßstraße in Leipzig das erste Leipziger orthopädische Institut, aus dem sich im Laufe von über einem

---

[1] Nach Fr. Löffler (1955). In der mir vorliegenden Ausgabe von 1810 findet sich diese Stelle nicht wörtlich.

Jahrhundert die heutige Orthopädische Univ.-Klinik entwickelt hat. Keine andere orthopädische Klinik Deutschlands besitzt eine so lange und ununterbrochene Überlieferung (Löffler 1955).

Einen Wendepunkt in der Krüppelhilfe stellte die 1832 in München von Johann Nepomuk von Kurz errichtete, 1844 verstaatliche bayrische Staatsanstalt für Erziehung und Bildung krüppelhafter Kinder dar. 1840 entstand die Gustav-Werner-Stiftung in Reutlingen, 1841 die A.H. Werner'sche Kinderheilanstalt in Ludwigsburg und 1845 die Paulinenhilfe für Verkrüppelte in Stuttgart.

Das Ausland, besonders Schweden, Norwegen und Dänemark, baut die Krüppelfürsorge in den nächsten Jahrzehnten nachhaltig aus. Dieses Beispiel wirkt wieder auf Deutschland zurück, wo 1886 das Oberlinhaus in Nowawes bei Potsdam, 1889 die Anstalt Cracau bei Magdeburg und 1892 das Annastift in Hannover von der evangelischen Kirche, die Hüfferstiftung in Münster und die Gründungen des Josephvereins in Bigge-Aachen-Burtscheid von der katholischen Kirche errichtet werden (Machol).

Anfangs sucht man hauptsächlich die unheilbaren Krüppel zu erziehen. Mit dem Aufblühen der Orthopädie bietet sich dann die Möglichkeit, viele Krüppel durch geeignete Maßnahmen ganz oder teilweise zu „entkrüppeln". 1906 findet auf Veranlassung Biesalskis in Deutschland eine Krüppelzählung statt. Sie ergibt etwa 100 000 Krüppelkinder unter 15 Jahren. 1909 wird die deutsche Vereinigung für Krüppelfürsorge gegründet.

1910 findet in Berlin der 1. deutsche Krüppelfürsorgekongreß statt. Biesalski hält hier den Hauptvortrag und stellt den Willen zur Hilfe und die Hilfe selbst als die „Urelemente" der Krüppelfürsorge heraus. Dabei dürfe die Hilfe nicht als ein Almosen gegeben oder angesehen werden, sondern als Mittel zur Überbrückung eines vorübergehenden Schwächezustandes und um die Freude am Leben und die Leistungsfähigkeit zur Arbeit zu wecken. Er setzt schon damals auseinander, daß „organisches und verständnisvolles Ineinanderarbeiten von Klinik, Schule und Handwerkslehre möglichst unter einem Dach das Wesen und ein Grundelement moderner Krüppelfürsorge sei. Modern, d.h. nicht im Geist vergangener Zeiten, wo es nur Bettelsuppen gab". Er nennt die Krüppelfürsorge mit Recht „wohl das komplizierteste Gebilde sozialer Hilfe". Er sagt: „Was wir auch an Verordnungen und Gesetzesvorschlägen bekommen werden, es wird das immer wirkungslos bleiben, wenn nicht dahinter blutwarme Persönlichkeiten stehen, die diese Verordnungen sinngemäß und mit warmem Herzen ins Leben umzusetzen vermögen" (G.Hohmann). Gewiß, diese Worte gelten nicht nur für das Bereich der Orthopädie! „Ein unversorgter Krüppel kostet der Öffentlichkeit eine bestimmte Summe, die er, erwerbsfähig gemacht, selbst verdient" (Biesalski). Aus dieser Erkenntnis entwickelt sich die moderne Krüppelfürsorge durch die gemeinsamen ärztlichen und sozialen Bestrebungen; sie führt zur Gründung vieler neuer Anstalten.

1920 wird das preußische Krüppelfürsorgegesetz erlassen. Es bestimmt die Meldepflicht der Krüppel und das Arbeitsgebiet ihrer Fürsorge, zu der auch die Herstellung der Erwerbsfähigkeit gehört.

Schrifttum Seite 418

Kinderehen

Bei den Griechen setzte Lykurgos für die Männer das 37. Jahr als Heiratsalter fest, während Plato für die Heirat beim Manne das 30. und bei der Frau das 20. Jahr verlangte. Nach Aristoteles (Politik 7, 16) sind in allen Staaten, wo die Kinder sehr jung verheiratet werden, die Menschen klein und am Leibe verkümmert. Auch leiden die zu jungen Mütter bei den Geburten und gehen in größerer Zahl zugrunde. Darum sollen Mädchen erst mit etwa 18 Jahren, Männer mit etwa 37 Jahren heiraten dürfen. Die Römer dagegen verheirateten das Mädchen schon zwischen dem 13. und 16. Jahre (Ploß-Bartels 1, 538). Wie Caesar und Tacitus übereinstimmend bezeugen, haben die Germanen erst spät geheiratet.

„Wer seine Keuschheit am längsten bewahrt, erntet das größte Lob; denn sie fördert nach ihrer Ansicht das Wachstum und stählt die Kräfte und Muskeln. Im Alter unter 20 Jahren mit einem Weibe Umgang gehabt zu haben, gilt mit für die größte Schande" (Cäsar, Gallischer Krieg VI, 21). „Spät erfahren junge Männer die Lust; daher ihre unerschöpfliche Kraft. Auch die Mädchen werden nicht gedrängt; in gleicher Jugend, von ähnlicher Gestalt, ebenbürtig an Kraft und Gesundheit, geben sie sich dem Gemahl, und von der Stärke der Eltern zeugen die Kinder" (Tacitus, Germania Kap. 20).

Wie sehr das Heiratsalter in Deutschland während des Mittelalters geändert war, geht schon aus der Fecunda Ratis hervor, die 1023 Egbert von Lüttich gedichtet hat:

v. 1161   Olim ter annis, nunc denis nubitur annis.
(Einst wurde mit dreimal zehn Jahren, jetzt wird mit 10 Jahren geheiratet).

Diese Angabe ist nur wenig übertrieben: Heiratete doch Adelheid den Kaiser Otto I. in ihrem 16. Lebensjahr. Ihr Sohn Luitolf erhielt 939 die noch kleine und unmündige Tochter Hermanns von Schwaben zur Frau. Markgraf Sigfred vermählte sich mit einem 13jährigen Mädchen. Godila, die Gemahlin des Markgrafen Liuthar, hatte erst 12 Sommer erlebt, als sie heimgeführt wurde (Sass). Kaiser Heinrich IV. war im Alter von 5 Jahren mit Bertha von Turin verlobt worden, die ebenfalls noch ein Kind war; 1066 feierte er, noch nicht 16jährig, mit ihr Hochzeit (Kunze). Kaiser Rudolf von Habsburg heiratete mit 66 Jahren die vierzehnjährige Isabella von Burgund (G. Freytag).

Nach dem langobardischen, friesischen, sächsischen und kanonischen Rechte des Mittelalters durften die Mädchen mit 12, die Knaben mit 14 Jahren heiraten (Ploß-Bartels 1, 539). Entsprechend heißt es im Schwabenspiegel (2. Hälfte des 13. Jahrhunderts) Kap. 48: „Der Jüngling kann mit 14 Jahren ohne seines Vaters Willen heiraten. Die Jungfrau kann mit 12 Jahren wider den Willen ihres Vaters und ihrer Freunde einen Ehemann nehmen."

Für das Gudrunlied (13. Jahrhundert) gilt das gleiche Heiratsalter:

v. 199   Innerhalb zwölf Jahren   die herrliche Maid
          War schön ausser Massen   ihr Ruhm erscholl so weit,
          Fürsten reich und edel   trugen nichts im Sinne,
          Als wie sie werben wollten um des wilden Hagens Tochter Minne.

Bei den Nordgermanen herrschte dieselbe Sitte. Nach Strasser galt der Wikingerjunge der Frühzeit mit 12 Jahren als mündig, erst um das Jahr 1000 mit 15 Jahren, in Island mit 16 Jahren. Der 15jährige Skyld kämpfte mit einem Alemannenherzog um die sächsische Häuptlingstochter Alvid. König Olaf von Schweden (995–1030), später der Heilige genannt, ging mit 12 Jahren auf eine mehrjährige Kriegsfahrt (Snorris Königsbuch).

Nach Koebner wurden in der Zeit von 1400–1520 Knaben von 15–19 Jahren mit Mädchen von 13–15 Jahren verheiratet. Manche Mädchen waren erst 12 Jahre alt. Von den zahlreichen Töchtern des Markgrafen Albrecht Achilles von Brandenburg erreichte kaum eine das 6. Lebensjahr, ohne verlobt zu sein. Eine von ihnen heiratete im 14., eine andere im 15. Jahr. Eine weitere, die im 10. Jahre geheiratet hatte, war im 12. bereits Witwe (Boesch).

Nach Ploß-Renz (II, 706) waren in England während des 16. Jahrhunderts Kinderehen an der Tagesordnung. Als jüngstes Brautpaar wurden ein Mädchen von 2 Jahren und ein Knabe von 3 Jahren auf den Armen der Verwandten miteinander verheiratet. Aus den meisten Kinderehen wurden später richtige Ehen. In Shakespeares Romeo und Julia (I, 3) schwört die Amme bei ihrer Jungfernschaft „im zwölften Jahr". Julia selbst ist nach der gleichen Stelle „noch nicht vierzehn". Angesehene Frauen Veronas sind in diesem Alter bereits Mütter.

Der Tiroler Guarinonius hat 1610 die weitverbreitete Sitte kräftig getadelt:

„Weg, weg mit denen auch gemeinen Leuten, die sogar die kleinen Kinder in der Wiege verheiraten und ehe sie kaum getauft und kaum noch das erste Mal Milch gesogen, sie schon mit der Frau Venus versehn... Derhalben ziemt es sich, daß man die Mägdlein erst zu 18 Jahren verheurate. Die Mannsbilder aber erst um das 37. Jahr."

Das gemeine Recht in Preußen bestimmte das 12. Jahr als noch zulässiges Heiratsalter für Mädchen, während im Deutschen Reich nach dem BGB das niedrigste Heiratsalter für Frauen auf 16 und für Männer auf 21 Jahre festgesetzt ist.

Die Mutter Napoléons I. Letizia Ramolino war bei ihrer Heirat noch nicht ganz 13 Jahre alt (Bainville). Napoléon I. verschob in Frankreich das Heiratsalter der Mädchen von 13 auf 15, das der jungen Männer von 15 auf 18 Jahre (Ploß-Bartels I, 539).

Entsprechend den Anschauungen, die uns heute so fremd erscheinen, liebten und heirateten die Mädchen in Deutschland noch Ende des 18. Jahrhunderts bedeutend früher als es heute für wünschenswert gilt: Luise Millerin in Schillers Kabale und Liebe (IV, 7) ist „sechzehn gewesen", Gretchen im Faust „über vierzehn Jahr". Nach Faust II wird die viel umworbene Helena zum erstenmal als „ein zehnjähriges schlankes Reh" entführt. Novalis (1772–1801) liebte die kaum 13jährige Sophie von Kühn. Als diese mit 15 Jahren starb, ließ sie den Dichter in tiefer Verzweiflung zurück. Die leidenschaftliche Liebe E. T. A. Hoffmanns galt seiner vierzehnjährigen Gesangsschülerin Julia Mark (1810).

In dem Gedicht Chr. F. Gellerts (1715–1769) „Das junge Mädchen" wendet sich ein Vater gegen die Heiratsabsichten seiner Tochter, weil sie doch erst vierzehn Jahre alt ist, wird aber von ihr berichtigt: „Vierzehn Jahr' und sieben Wochen".

Nach Ploß-Bartels (I, 537) erweist sich bei einem Vergleich der verschiedenen

Völker das Heiratsalter der Mädchen im allgemeinen um so niedriger, je tiefer die Stufe der gesellschaftlichen Kultur ist, auf der sich das betreffende Volk befindet. So bringen Ploß-Bartels eine Fülle von Beispielen für ein niedriges Heiratsalter der Mädchen bei den verschiedensten Völkern aller Erdteile; z.B. sah Schomburgk in Britisch-Guyana oft Mütter, die kaum 11 oder 12 Jahre waren und doch schon Kinder von 1–2 Jahren besaßen. Er fand eine 13jährige, die schon zwei Kinder hatte.

Wir begrüßen es, daß wir Deutsche im Wandel der Zeiten von selbst wieder zu dem Heiratsalter zurückgekehrt sind, das bei unseren Vorfahren zu den Zeiten Caesars und Tacitus' herrschte. Der weibliche Körper soll reif sein, ehe er das Kind austrägt. Auch geistig soll die Frau bei ihrer Heirat reif sein, damit sie die Bedeutung der Ehe erfassen kann. Sie muß sich Wissen und Erfahrung erworben haben, um den Anforderungen zu genügen, die heute das Berufs- und Bildungsleben an jeden einzelnen stellt.

Schrifttum Seite 418

Kinderarbeit

Daß die Kinder im Haushalt nach ihren Kräften mithelfen, ist selbstverständlich. In der Landwirtschaft werden sie von jeher gern zum Viehhüten herangezogen.

In vergangenen Zeiten ist die Kinderarbeit zu gewerblichen Zwecken weit verbreitet gewesen. Sie hat zu schweren Mißständen geführt, weil Kinder wirtschaftlich, körperlich und geistig schwächer und daher leichter auszubeuten sind. Überdies führt die Kinderarbeit rascher gesundheitliche Schäden herbei, weil der kindliche Körper weniger widerstandsfähig ist. Die Kinderarbeit ist trotzdem wegen ihrer Billigkeit begehrt gewesen, können doch in der Fabrik viele Aufgaben, die keine besonderen körperlichen oder geistigen Kräfte erfordern, von Kindern ebensogut wie von Erwachsenen bewältigt werden.

Wieweit die Kinderarbeit früher verbreitet gewesen ist und welchen Umfang die noch zu schildernden Mißstände gehabt haben, läßt sich heute nicht mehr erkennen.

Schon Aristoteles (7, 17) warnt vor der Kinderarbeit: Im Alter „bis zu 5 Jahren ist es nicht gut, die Kinder schon zu förmlichem Lernen oder zu harter Arbeit anzuhalten, damit nicht das Wachstum leidet; sie müssen aber so viel Bewegung haben, als nötig ist, damit sie nicht träge werden. Diese Bewegung muß man ihnen durch Beschäftigung, vor allem aber durch Spiele verschaffen".

Nach Tacitus, Germania (Kap. 25), besorgen die Frauen und Kinder die Geschäfte des Herrenhauses.

Nach den alten Weistümern haben die Eltern rechtlichen Anspruch auf die Dienste ihrer Kinder. So bestimmt das Weistum von Tresdorf und Sebarn:

Der Untertanen Kinder sind schuldig, bei den Eltern so lange zu verbleiben, als den Eltern gefällig und tunlich. Die Kinder sollen ihnen mit Rat und Tat getreulich an die Hand gehen und die Hauswirtschaft unverdrossen verrichten helfen. Ungehorsame Kinder werden bestraft (Fehr, S. 90). Die körperliche Arbeitskraft gilt mit dem 7. Lebensjahr als entwickelt. In diesem Alter konnte sich das Bauernkind bereits selbständig ernähren. Daher erlosch nach verschiedenen Weistümern die Unterhaltspflicht gegenüber armen, elternlosen Kindern mit dem 7. Jahr, nach anderen Weistümern allerdings erst mit 12 oder 14 Jahren (Fehr).

In einer Nürnberger Polizeiverordnung aus dem Jahre 1478 heißt es:

„Item den betlern, die da kinder, der eins über acht jahr alt und ungebrechentlich ist, bey in haben, wirdet zu beteln nicht erlaubt, nachdem und dieselben ir brot wol verdienen mügen" (Baader).

Der Schweizer Thomas Platter (1499–1582) berichtet in seiner Lebensgeschichte, daß er als armer, elternloser Knabe mit 6 Jahren den ganzen Tag im Gebirge hüten mußte, wobei er wiederholt in ernste Lebensgefahr geriet. Ein ganz ähnlicher Bericht stammt von Ulrich Bräker (1735–1798), dem „armen Mann in Tockenburg".

1840 werden die Verhältnisse von dem Schweizer Pfarrer und Schriftsteller Gotthelf scharf getadelt: „Es ist das Lehrbubenhaben an sehr vielen Orten durchaus nichts anderes als ein verfluchtes Ausnutzen armer Kinder, als ein Diebstahl an ihrer Zeit, an ihrem Gelde, oft an ihrer Gesundheit. Man sollte öffentlich die Meister zeichnen, welche ob armen Kindern reich werden; und wiederum sollten sich andere recht eigentlich dem Erziehen von Lehrlingen widmen."

1523 veröffentliche Vives seine Schrift über „die Erziehung der Christin": Auf der Grundlage der Religion soll die Frau zur Sittlichkeit und zu dem Beruf der Gattin, Mutter und Hausfrau erzogen werden. Spielen darf sie nur mit Mädchen. Puppen befördern Eitelkeit und Putzsucht, statt dessen spielt sie mit kleinen Haus- und Küchengeräten. Auch die Mädchen müssen wissenschaftlich gebildet werden. Hauptsächlich sollen sie in der Religion, der Muttersprache und im Lateinischen unterrichtet werden. Nie darf ein Mädchen Liebesabenteuer lesen. Tänze und Maskenscherze werden verworfen. Sittenreinheit ist die wichtigste Tugend. Das bewährte Schutzmittel für alle Gefahren der Mädchen bildet das Gebet.

„Wenn das junge Mädchen mit ihren Gebeten fertig ist, muß sie sogleich daran gehen, Wolle zu spinnen und zu weben, so daß unter Arbeit nie die Tage lang werden; so will es der hl. Hieronimus... Was kann die Jungfrau beim Würfelspiel lernen und denken? Sie wird zerstreut und habsüchtig werden, wozu sie ohnehin von Natur neigt." Vives wurde auf diese Schrift hin zum Lehrer der Prinzessin Maria, später Königin von England, ernannt.

Bartholomeus Sastrow aus Greifswald (1520–1603) erzählt:

„Meine Mutter hielt ihre Töchter von Jugend auf zu der ihnen gebührenden häuslichen Arbeit an. Gertrud, die von ihrem fünften Jahr an beim Rocken saß und spann, ... hörte einst, wie mein Bruder von dem Reichstag erzählte. Da fing das Mägdlein beim Rocken gar herzzerbrechend zu seufzen an und sagte in großer Wehmut: „Ach du lieber Gott, daß sie doch auch endlich verordnen möchten, daß solche kleinen Mädchen nicht spinnen dürften."

Das englische Lehrlingsgesetz von 1562 bestimmt, daß alle Personen zwischen 12 und 60 Jahren, die kein Vermögen von mindestens 200 M. oder keine sichere Jahresrente von wenigstens 200 M. besitzen, von der Behörde zum Dienste in der Landwirtschaft oder, wenn sie in einem Gewerbe aufgezogen sind, in dem betreffenden Gewerbe zu arbeiten gezwungen werden können (Aschrott).

„In einer Jungfrau Hand gehören diese zwei Stücke: ein Gebetbuch und eine Spindel" (Moscherosch 1643 nach K. Schmidt 3, 291).

Ernst Ludwig Heim (1747–1834) erzählt aus seiner Jugend: „Alles Brennholz mußten wir klein sägen und spalten. Im Garten mußten wir graben und begießen, wozu das Wasser aus einem tiefen Brunnen im Hofe herauszuwinden war. Hopfen- und Bohnenstangen mußten wir im Wald hauen und nach Hause tragen, unter welcher Last ich zuweilen meinen Geist hätte aufgeben mögen. Alles Obst im Garten und im Felde mußten wir abnehmen und heimschaffen, auch Eicheln und Bucheckern im Walde sammeln. Beim Bierbrauen, welches der Vater selbst verrichtete, mußten wir Wasser tragen und ihm behülflich sein, was eine sauere Arbeit war. Das Heu zu mähen war zwar nicht eigentlich unser Geschäft, wir thaten es aber oft freiwillig. Dagegen lag uns das Wenden auf der Wiese ob, sowie die Hülfe auf dem Heuboden beim Abladen und Eintreten. Auch mußten wir den Schnittern und Mähern das Essen zutragen. Für die Gänse mußten wir Futter im Troge stoßen, auch wohl die Schweine füttern und selbst Mist aufladen helfen. Im Winter mußten wir stundenlang dreschen und am Abend Äpfel schälen, dann jeden Apfel in seine fünf Theile brechen und diese zum Trocknen auf Fäden ziehen" (Kessler).

K. Fr. von Klöden, geb. 1786 in Berlin, berichtet über seinen Großvater mütterlicherseits:

„Besonders verpönt war es im Hause des Großvaters, unbeschäftigt zu sitzen, und bis zur greisen Großmutter hinauf ... wurde streng darauf gehalten, sich zu beschäftigen, Müßiggang sei aller Laster Anfang. Als einst meine Mutter, noch als kleines Mädchen, nur einige Minuten still saß, rief ihre Großmutter ihr zu: ‚Aber Mädchen, Du thust ja nichts!' Auf ihre Antwort: ‚Ich habe nichts zu thun', antwortete die Großmutter ärgerlich: ‚Ach was! Wenn ein Mädchen nicht weiß, was sie thun soll, schneidet sie sich ein Loch in die Schürze und flickt es wieder zu...' Von der frühesten Jugend an mußte meine Mutter wie angefesselt sitzen und stricken oder in der Wirtschaft helfen und ihre Brüder abwarten. Bei alle dem fehlte es nie an Vorwürfen und Schlägen."

Dieser Vorstellung entspricht Abb. 81.

Die aztekische Bilderhandschrift über die Erziehung der Kinder von 1549 (S. 317) berichtet ganz ähnlich: „Die Mütter übten ihre Töchter (im Alter von 7 Jahren) im Spinnen und gaben ihnen gute Ratschläge, auf daß sie sich immer mit etwas beschäftigten, die Zeit nützlich anwandten und jeden Müßiggang vermieden." Im Alter von 14 Jahren mußten die Knaben in die Lagunen zum Fischfang fahren, die Mädchen hatten alle Arten von Kleidern zu weben (Plischke).

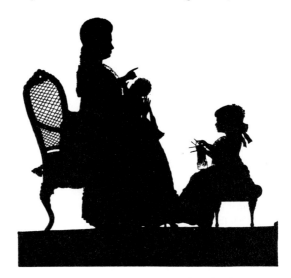

Abb. 81. 5jähriges Kind beim Strickenlernen. Göttingen 1788

Es liegen nur wenige Angaben vor, aus denen hervorgeht, daß zur Zeit der mittelalterlichen Zunftverfassung Kinder in übertriebener Weise zur gewerblichen Tätigkeit herangezogen wurden.

Immerhin schreibt Gruting 1660:

„Vor dem sechsten oder siebenden Jahre soll man sie nicht zu harter Arbeit gewehnen / denn sie können daher nicht wachsen / sondern bleiben klein als Zwerge." Wörtlich den gleichen Satz bringen 1665 Colerus (2, 354) und 1722 Kräutermann.

Nach dem Franzosen S.A.D.Tissot (1763) besteht ein wichtiges Übel darin, daß von den Bauern die Kinder allzu frühzeitig zur Arbeit angehalten werden. In einem Alter, in dem sie sich nur mit Spielen beschäftigen sollten, werden sie zu schwerer Arbeit genötigt. Sie entkräften sich vorzeitig und erreichen niemals ihre eigentliche Stärke.

Das gleiche gilt für die Landbevölkerung in der Umgebung Pavias: „Kaum hat der unglückliche Knabe das siebente Jahr erreicht, so werden ihm schon schwere Arbeiten aufgeladen" (Joseph Frank 1797).

In Holland, wo sich das Fabrikwesen früh entwickelt hat, wird die gewerbsmäßige Kinderarbeit schon im 17. Jahrhundert häufig. Als dann weitere Fabriken entstehen, die mit Dampfmaschinen betrieben werden, nimmt die regelmäßige, harte und andauernde Tagesarbeit der Kinder stark zu, da schon die billigen kindlichen Körperkräfte zur Bedienung der Maschinen ausreichen. So drohen die jugendlichen Arbeiter die erwachsenen zu verdrängen, ja die Kinder werden zu Ernährern ihrer Eltern (Stieda).

Begünstigt wird diese Entwicklung dadurch, daß die wissenschaftliche Volkswirtschaft um die Wende des 18. und 19. Jahrhunderts lehrt, der Staat dürfe in das freie Kräftespiel des Wirtschaftslebens nicht eingreifen. Was aber dabei herauskommt, wenn sich der Staat nicht um die Gestaltung der Arbeitsverhältnisse kümmert, zeigen die Zustände, die sich damals in England herausbilden. Nachdem dort, gegen Ende des 18. Jahrhunderts, Fabriken und Bergwerke entstanden sind, erniedrigt man möglichst den Arbeitslohn, um den Verkaufspreis der erzeugten Waren herabsetzen zu können, und zieht die billigsten Kräfte – Kinder und Frauen – in steigendem Maße zur Arbeit heran.

Einem Kind wird sogar eine wichtige Erfindung zugeschrieben: „Bei den ersten Dampfmaschinen war ein Knabe fortwährend damit beschäftigt, die Verbindung zwischen dem Kessel und dem Zylinder abwechselnd, wie der Stempel hinauf- und hinunterging, zu öffnen und zu schließen. Einer dieser Knaben, der mit seinen Kameraden spielen wollte, bemerkte: Wenn er eine Schnur von dem Griff des Ventils, das diese Verbindung öffnete, an einem anderen Teil der Maschine befestigte, so öffnete und schloß sich das Ventil ohne jedes Zutun und ließ ihm Zeit, sich mit seinem Spielkameraden zu belustigen. Eine der bedeutendsten Verbesserungen dieser Maschine seit ihrer Erfindung war so die Entdeckung eines Knaben, der sich die Arbeit sparen wollte." Dieser Bericht ist vielleicht keine Legende; denn er findet sich in dem berühmten Werk von Adam Smith: „Der Reichtum der Nationen" (1775). Adam Smith (1723–1790) war ein Zeitgenosse von James Watt (1736–1819), dem Erfinder der Dampfmaschine.

Für die Kinder war lange Stunden dauernde, fortlaufende Arbeit, wahrscheinlich oft über die Kräfte, das gewöhnliche Los. Kinder von 4 oder 5 Jahren sollten in der Heimarbeit oder auf dem Lande mithelfen. Aber ihr Los wurde dadurch gemildert, daß die meisten Eltern ihre eigenen Kinder beschäftigten.

Die allgemeine Beschäftigung ganzer Horden von Kindern begann mit der Zeit der Arkwright Spinnmaschinen. Sie erforderten Wasserkraft als Antrieb. So mußten Fabriken neben Strömen errichtet werden, oft weit entfernt von Städten oder Dörfern. Dabei erforderten die Maschinen zu ihrer Bedienung wenig Geschicklichkeit.

So sah man sich nach Kindern um. Ein glänzender Gedanke wurde verwirklicht: Die Arbeitgeber besorgten sich Lehrlinge aus London. Dort war die Versorgung der Armen auf einem Tiefstand angelangt; nur wenige arme Säuglinge überlebten ihr erstes Lebensjahr. Die Armenaufseher strebten danach, sich von den Überlebenden zu befreien. Der Gedanke war anziehend, hundert oder mehr von ihnen loszuwerden; denn niemand kümmerte sich darum, ob sie lebten oder starben. Der Unternehmer ernährte und kleidete seine „Lehrlinge" und war sogar bereit, auf 20 seiner Sklaven einen Idioten zu nehmen. Wenn sie nicht in der Fabrik lebten, wurden sie in Häusern untergebracht, die nahebei gebaut wurden. Eine Modellmühle bei Manchester ließ ihre Kinder 74 Stunden in der Woche arbeiten, die Mehrheit 15 Stunden täglich. Viele Fabriken arbeiteten Tag und Nacht. Die Kinder besetzten die Betten, von denen sich die Nachtarbeiter gerade erhoben hatten.

In einer bestimmten Fabrik dauerte die Arbeitszeit von 5 Uhr morgens bis 8 Uhr abends. Mit Ausnahme einer halben Stunde für Frühstück und Abendbrot arbeiteten die Kinder die ganze Zeit ohne Unterbrechung, durften aber nachmittags etwas während der Arbeit essen. Es gab keine Sitze in der Fabrik. Sonntags reinigten immer einige von 6 Uhr morgens bis nachmittags die Maschinen. Die Unbeschäftigten sollten in die 3 Meilen entfernte Kirche gehen, doch war dies unbeliebt. Vor dem Abendessen lagen die Kinder oft auf dem Fußboden der Fabrik und schliefen. Die Betten waren dürftig und schmutzig. Niemals kam jemand von London, um nach den Kindern zu sehen (Waters).

Im Jahre 1828 erschienen die Erinnerungen Robert Bliscoes. Als Waisenknabe war er 1799 mit 7 Jahren aus dem St. Pancras Armenhaus von den Kirchen-Ältesten und Aufsehern der Gemeinde mit vielen Leidensgenossen in eine Baumwollspinnerei geschickt worden. Dort mußte er bei unsäglichem Schmutz und ungenügender Ernährung hart arbeiten. Von den Aufsehern wurde er heftig geschlagen, verflucht und verhöhnt, bis sein Leib ihm nur noch eine Last und sein Körper mit Beulen und Striemen bedeckt war. Erfüllte nicht ein jedes Kind seine Aufgabe, so wurde der Aufseher entlassen, im anderen Falle belohnt. Die Lehrlinge waren ständig vom Hunger geplagt, so daß die mutigsten sich nachts aus dem Hause schlichen und die Felder plünderten. Nach 3 Jahren forderte eine Mutter die Kirchengemeinde zu einer Besichtigung auf. Darauf wurden viele Mißstände beseitigt.

Bliscoe aber kam nach kurzer Zeit in eine andere Spinnerei, wo die Verhältnisse noch schlimmer waren. Er fand seine Gefährten in jammervollem Zustand vor; ihre Körper waren mit Striemen, blutunterlaufenen Stellen und Wunden bedeckt und oft schwer verlaust. Statt Seife wurde etwas Mehl geliefert, das aber meistens aus Hunger aufgegessen wurde. Die Lebensmittel waren schlecht, die Küche noch schlechter. Stinkender Schinken, mit ungeschälten Steckrüben gekocht, bildete die Sonntagsmahlzeit. Viele Lehrlinge mußten Fleisch, Brei und Suppe ohne Löffel und Messer essen. Die Mittagspause dauerte 40 Minuten, diente aber zur Hälfte zum Reinigen der Maschinen. Fiel sie ganz aus, so wurde 16 Stunden durchgearbeitet.

Ein Aufseher war besonders gewalttätig. Mit jedem Puff, mit jeder Ohrfeige schlug er Bliscoe zu Boden. Er und andere pflegten ihm Walzen an den Kopf zu werfen. Sie fanden großes Gefallen daran, die Lehrlinge an den Ohren hochzuziehen, zu schütteln und mit aller Kraft auf den Fußboden zu schmettern. Lange bevor eine Wunde geheilt war, kam eine neue hinzu.

Die Lehrlinge waren so hungrig, daß sie den Schweinen das Futter zu stehlen suchten. Als einer von ihnen plötzlich gestorben war, kämpften sie miteinander um das frei gewordene Mittagessen. Fluchtverdächtige mußten um ihre Handgelenke eiserne Ketten tragen.

Durch die große Unsauberkeit begünstigt, brach eine Seuche aus, die vielen das Leben kostete. Um Aufsehen zu vermeiden, wurden die Toten auf verschiedene Kirchhöfe verteilt. Als Ersatz mußte häufig Nachschub von Kirchspielkindern angefordert werden.

1802 hatte das Parlament ein Lehrlingsgesetz erlassen, das die schlimmsten Mißstände beseitigen sollte. Bliscoe und seine Genossen erfuhren nichts davon und erhielten keine Erleichterung. Eine Beschwerde Bliscoes bei dem zuständigen Friedensrichter, dem er seinen striemenbedeckten Körper entblößte, hatte zur Folge, daß er mit einer Pferdepeitsche schwer mißhandelt wurde. Niemand nahm sich der Kinder an.

Der Bericht Bliscoes wurde nach seiner Veröffentlichung von zwei früheren Leidensgenossen bestätigt.

Überhaupt brachte das Lehrlingsgesetz von 1802 keine Besserung. Aus dem Bericht eines Prüfungsausschusses von 1833 geht hervor, daß die Kinder selten mit 5, häufig aber mit 6, sehr oft mit 7, meist mit 8–9 Jahren zu arbeiten beginnen, daß ihre tägliche Arbeitszeit oft 14–16 Stunden dauert (außer der Freizeit zu den Mahlzeiten) und daß sie oft geschlagen werden (Fr. Engels). In einem Fall muß ein 10jähriger Knabe von 5 Uhr morgens bis 11 Uhr abends, also 18 Stunden, arbeiten (Dibelius).

An sich ist die Arbeit nicht schwer. Aber das Kind muß zwischen den Spinnrahmen hin- und hergehen. Der tägliche Weg, der auf diese Weise in Hitze, Lärm und schlechter Luft zurückzulegen ist, wird auf 32–40 km berechnet, wozu vielleicht noch 10 km für den Hin- und Rückweg zwischen Heim und Werk kommen. Zur Hauptmahlzeit wird, wenn es gut geht, eine Pause von 40 Minuten bewilligt; aber das Essen wird in den Arbeitssälen bei 17–20° R eingenommen, so daß alle Speisen gewöhnlich von einer dicken Staubschicht bedeckt sind. Oft müssen während der Mittagspause die Maschinen gereinigt werden (Dibelius).

Dem entspricht ein Bericht Sombarts: In den Fabriken und Manufakturen beginnen Kinder gelegentlich schon mit 3–4 Jahren zu arbeiten. Beinahe überall sind sie ebensolange wie die Erwachsenen tätig, manchmal 16, selbst 18 Stunden. Meistens sind die Arbeitsstellen, was Abzugsgräben, Lüftung und gehörige Wärmeregelung angeht, höchst schlecht bestellt. Auf Reinlichkeit wird wenig oder gar nicht geachtet.

Die Handweber konnten nicht ohne die Arbeit ihrer Kinder auskommen. Die Gemeindeunterstützung wurde denen verweigert, die über 6 Jahre alte Kinder besaßen, weil diese in der Fabrik arbeiten konnten. Viele gingen schon mit 5 oder 4 Jahren dorthin. Die Kleinsten mußten unter die Maschinen kriechen, um den Abfall an Baumwolle zu sammeln. Nach einer Messung legte ein Kind in 12 Stunden einen Weg von 20 (englischen) Meilen zurück. Sitze gab es nicht (Waters).

Nach einem amtlichen Bericht von 1843 arbeiten in dem Maschinenspitzengewerbe 4jährige Kinder täglich 12, und 6jährige täglich 15 Stunden. Es wird sogar die regelmäßige Beschäftigung eines 2jährigen Kindes nachgewiesen. Ebenso sind in der Strumpfwirkerei und Kattundruckerei 5- und selbst 4jährige Kinder zu finden. In dem Papiergewerbe ist das jüngste Kind 9 Jahre alt (s. Held, S. 631).

Nur mit Gewalt konnten die Kinder zu solcher Arbeit gezwungen werden. Es ist schwer zu verstehen, daß sie sie aushielten. Taten sie dies nicht, so taumelten sie in die Maschine. Glücklich, wer nicht wieder erwachte. Sicherlich waren die Eltern ebenso zu tadeln wie die Unternehmer; unzweifelhaft waren sie brutal und hart. Andere Eltern brachten ihre Kinder zur Fabrik mit brechendem Herzen in dem Bewußtsein, daß sie sonst verhungern müßten (Waters).

Schwer mißbraucht wird die kindliche Arbeitskraft im Schornsteinfegergewerbe. Ein amtlicher Bericht von 1788 (s. Held, S. 429) weist nach, daß 4jährige Kinder durch enge, geheizte Schornsteine hinaufgeprügelt werden. Man leiht sie aus, wäscht sie nie und vernachlässigt sie entsetzlich. Daraufhin verbietet ein Gesetz, Kinder unter 8 Jahren als Schornsteinfegerlehrlinge anzunehmen oder Kinder zu verleihen, und begrenzt ihre Arbeitszeit. Trotzdem ist dieser Mißstand 1817 noch nicht beseitigt: 4jährige Kinder werden durch angezündetes Stroh und Nadelstiche die engen Schornsteine hinaufgetrieben. Arme Eltern verkaufen ihre Kinder für diesen Zweck, auch gestohlene werden dazu verwandt. Unter dieser Tätigkeit entwickeln sich „eigentümliche Krebskrankheiten". Hier ist also der Schornsteinfegerkrebs zur Berufskrankheit junger Kinder geworden.

The Liverpool Mercury berichtet am 19. Juli 1816:

„Brutaler Angriff. – Schornsteinfegen. Kürzlich wurde William Moles in Hicks-Hall verhört. Unsere Leser werden sich erinnern, daß der Gefangene ein Schornsteinfegermeister war. Die Gerichtsverhandlung fand in Old Bailey statt, und zwar lautete die Anklage auf Mord, weil er durch brutale Behandlung den Tod seines Lehrlings John Hewlings verschuldet hatte, eines Kindes von 5 oder 6 Jahren. Er wurde zwar von dieser Schuld freigesprochen, es blieb aber eine Anklage wegen seines Angriffs auf das Kind.

Nachdem der Gerichtshof die Beweise zusammengefaßt hatte, erkannte er auf schuldig. Der Gerichtshof berücksichtigte ernst die Schwere der Schuld des Angeklagten und verurteilte ihn zu 2 Jahren Gefängnis" (Waters).

Im 3. Kapitel des „Oliver Twist" (1837/38) beschreibt Dickens, wie es gerade noch verhindert wird, daß ein Waisenjunge einem Schornsteinfeger in die Lehre gegeben wird. Bei dieser Gelegenheit kommt es zu dem nachstehenden Gespräch:

„Früher sind Jungens in den Schornsteinen erstickt worden", sagte ein anderer Herr. „Das kommt daher, daß sie das Stroh befeuchteten, ehe sie es in den Kamin steckten, um sie wieder herunterzuholen", sagte Gamfield, „während Rauch nichts nutzt, um einen Jungen wieder herunterkommen zu lassen, denn es macht ihn schläfrig, und das hat er gern. Jungens sind sehr widerspenstig und faul. Da gibt es nichts wie eine schöne heiße Flamme, um sie in einem Rutsch wieder herunterkommen zu lassen. Es ist auch menschlich; röstet man ihre Füße, während sie im Kamin stecken, so haben sie es sehr eilig, sich wieder herauszuwinden."

Wie ernst die Angelegenheit noch im Jahre 1852 zu nehmen war, geht aus einem Briefe Ch. Darwins hervor:

„S. hat in der letzten Zeit wegen der skandalösen Verletzungen der Gesetze, die das Bekriechen der Schornsteine durch Kinder verbieten, ... eine kleine Gesellschaft gegründet, um die Verletzer des Gesetzes gesetzlich zu belangen ... aber die brutalen Shropshire-Herren sind so schwer zu bewegen wie Steine. Das Gesetz scheint außerhalb Londons ganz allgemein verletzt zu werden. Es macht einen schaudern, wenn man sich vorstellt, daß die eigenen Kinder im Alter von 7 Jahren gezwungen werden, einen Schornstein hinaufzukriechen – von den dabei entstehenden abscheulichen Geschwüren an den Beinen und der gänzlich moralischen Erniedrigung gar nicht zu sprechen."

Es kommt vor, daß die Kinder in den Bergwerken schon mit 4 Jahren zu arbeiten beginnen; das gewöhnliche Alter beim Arbeitsbeginn ist aber das 8.–9. Lebensjahr. Ein großer Teil dieser Bergwerksarbeiter ist noch nicht 13 Jahre alt; ein noch größerer steht zwischen dem 13.–18. Lebensjahr. Die Art der Beschäftigung, die den jüngsten Kindern zufällt, etwa das Türhüten auf den Strecken (Abb. 82), macht

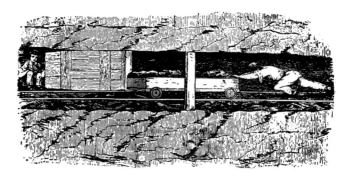

Abb. 82. In schottischen Bergwerken hocken kleine Kinder täglich 12–14 Stunden in einem Nebenstollen, um die dort befindlichen Wettertüren für jeden Wagen zu öffnen und zu schließen. Um 1840

es nötig, daß sie in die Grube kommen, sobald die Arbeit beginnt, und die Grube erst bei Feierabend verlassen. Sie sind während ihrer Arbeit gewöhnlich im Dunkeln und ganz allein wie in Einzelhaft, wenn nicht gerade Kohlenkarren vorüberfahren. Anderswo sind die Kinder, solange sie sich in der Grube befinden, überhaupt im Finstern. Während des Winters vergehen Wochen, in denen sie das Tageslicht nur an arbeitsfreien Tagen oder an Sonntagen erblicken. Die harte Arbeit des Ziehens und Schiebens der Kohlenkasten (Abb. 82 und 83) beginnt mit dem

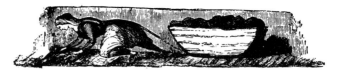

Abb. 83. Um 1840 ziehen Mädchen in schottischen Bergwerken die mit Kohlen gefüllten Kästen mit einem Riemen vorwärts, der um Leib und Schultern gelegt ist

6. Lebensjahr. Sie erfordert alle Kräfte des Kindes. Ist die Arbeit in vollem Gange, so dauert die tägliche Arbeitszeit für Kinder 11, öfters 12, an einigen Stellen 13 und an einer 14 Stunden (Sombart) (Abb. 84).

1842 sagte ein Mädchen vor dem Ausschuß zur Untersuchung der Kinderarbeit aus: „Ich bin Trapper im Gamber Pit. Ich gehe um halb vier oder vier Uhr und komme um halb sechs wieder. Ich gehe niemals schlafen. Manchmal singe ich, wenn ich Licht habe, aber niemals im Dunkeln. Ich wage dann nicht zu singen" (Waters).

Der gleiche Ausschuß beschreibt das Los der Lader: Die Kinder füllten die Loren mit der gewonnenen Kohle und stießen diese zum Fuße des Schachtes. In manchen Bergwerken waren sie an die Lore durch einen Gürtel mit einer Kette gebunden, die zwischen ihren Beinen hindurchlief, und krochen, indem sie die Lore zogen. Wir hören, daß manche Kinder unter 6–7 Jahren in dieser Weise beschäftigt wurden. Einige dieser Durchlässe waren nur 18 Zoll hoch (Waters).

Es ist verständlich, daß bei Kindern, die in dieser Weise beansprucht werden, von einer Schulbildung nicht die Rede sein kann, selbst wenn sie eine Sonntagsschule besuchen. Ein Bericht von 1843 kommt zu dem Ergebnis, daß sehr viele Kinder, die 5–9 Jahre lang regelmäßig die Sonntagsschule besucht hatten, nicht imstande sind, ein leichtes Buch zu lesen oder ein gewöhnliches Wort zu buchstabieren. „Die größere Masse der Kinder war über alle weltlichen und religiösen Fragen im Zustand völligster Unwissenheit" (s. Held, S. 750).

Der Schriftsteller Charles Dickens (1812 bis 1870) wird als 10jähriger Knabe von seinen Eltern in ein schmutziges Wichsegeschäft gesteckt, wo er von früh bis spät Flaschen und Korken mit kaltem Wasser auszuspülen und die gereinigten zuzubinden und mit Schildern zu bekleben hat. Ein Bild dieser Zustände hat er in seinem Roman „David Copperfield" gegeben.

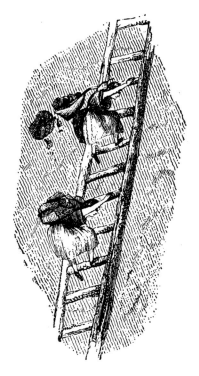

Abb. 84
Hohe Holzleitern in schottischen Bergwerken, auf denen 12jährige Mädchen $1\frac{1}{4}$ Zentner Kohlen 12–14 Stunden täglich tragen müssen. Um 1840

Vor einem Ausschuß des Oberhauses berichtet ein Arzt 1818/19, daß von 824 fast durchweg minderjährigen Arbeitern nur 183 als gesund zu bezeichnen sind. Lungenkrankheiten, Skrofeln, Verkrümmungen der Beine und des Rückgrates sind die Regel (Dibelius).

Schwere Mißstände durch die Fabrikarbeit der Mütter beschreibt Ch. Dickens (1851): Die Kosten ihrer Familie treiben die Mutter in die Fabrik und führen zur Beschäftigung einer unwissenden, mietbaren Amme, die ihren Hungerlohn mit möglichst wenig Arbeit verdienen will und deshalb im Laden Godfreys Cordial kauft. Mit dieser Mischung geht sie zu ihrem Schutzbefohlenen, betäubt ihn und gewinnt so Ruhe und Frieden. Allmählich findet sie, daß das Cordial nicht mehr genügend wirkt, daß es nicht stark genug ist. So fügt sie der Arznei etwas Opium hinzu, und jetzt wird ihr Schützling fast so ruhig wie der Tod. Sie vergrößert daher ihre Tätigkeit, „sorgt" vielleicht für 8–9 Säuglinge und wird ein guter Kunde des benachbarten Drogenhändlers. Für diesen handelt es sich dabei um ein gutes Geschäft. Verkauften doch in Preston in einer Woche 21 Handlungen 68 Pfund

Narkotika, fast alle für Kinder. Man kauft diesen „Muttertrost" wie anderen Haushaltsbedarf.

Dickens führt ein ärztliches Gutachten an: Als Folge wird das Kind träge und magert zu einem Skelett mit dickem Bauch ab. Wenn die Kinder es überleben, so bleiben sie oft für ihr ganzes Leben schwächlich und verkümmert.

Um diese Gefahren zu verhüten, empfiehlt Dickens die Einführung von Krippen nach dem Vorbilde Marbeaus (S. 299).

Viele Mütter waren früher als Arbeiterinnen vom Ende der Kindheit bis zu ihrer Heirat täglich von morgens bis abends in der Fabrik beschäftigt und hatten daher kaum Gelegenheit, den Haushalt zu erlernen. Sie sind daher nicht imstande, eine auch nur kleine Wirtschaft zu besorgen und die Kinder zu erziehen. Die Folge davon sind Zank und Streit mit dem Ehemann, der seinen unbehaglichen Herd verläßt, und Vernachlässigung der Kinder. Die Unwissenheit der Frauen, die selbst eine einfache Mahlzeit nicht kochen können, wird bei Erkrankungen gefährlich. Die Frauen erweisen sich als ungeschickt und kopflos und erschweren dadurch bei ernsten Krankheiten der Kinder die Heilung (Whitehead 1859 in Manchester).

Werktätige Mütter werden durch ihre Arbeit an der Pflege ihrer Kinder verhindert: Von den Neugeborenen sterben in den Fabrikgegenden bis zu 40% vor Vollendung des 1. Lebensjahres. Die Arbeiterinnen, schon von der Arbeit aufs äußerste erschöpft, können ihre Kinder nicht genügend stillen, und selbst wenn sie es vermocht hätten, läßt ihnen die Fabrikarbeit dafür keine Zeit. Unbekannt mit den Forderungen der Säuglingspflege geben sie den Kindern unverträgliche Nahrung. Zahlreiche Magendarmstörungen sind die Folge. Um die schreienden Kinder zu beruhigen, greift man zu Opiaten oder Alkohol. So kann sich der Widerspruch ereignen, daß in einer Zeit allgemeiner Arbeitslosigkeit und Not, als durch den amerikanischen Bürgerkrieg die Baumwollzufuhren unterbrochen werden, die Kindersterblichkeit abnimmt. Der Stillstand der Arbeit hat die Mütter vorübergehend ihren Kindern wiedergegeben (Herkner).

Als diese Mißstände bekannt werden und den Unwillen der Öffentlichkeit erregen, setzen sich die Arbeitgeber zur Wehr. Ein Unternehmer behauptet 1830, er habe noch nie so gutbezahlte, so gutgenährte und so wohlunterrichtete Kinder gesehen wie die Fabrikjugend von Bradford. Im Parlament meint Curven am 3. April 1816, es sei eine unerträgliche Beschränkung der Elternrechte, wenn der Staat jemanden hindern wolle, die Arbeitskraft seiner Kinder voll auszunutzen, und geradezu eine Beleidigung, wenn die Reformer den Eltern kein Urteil darüber erlauben wollten, wieviel Arbeit die Kinder zu leisten imstande seien (Dibelius).

Nach G. A. Lee müßte jedes Eingreifen des Staates verderbliches Unheil nach sich ziehen, jede Beschränkung der Arbeitszeit würde das britische Großgewerbe belasten und den fremden Wettbewerb stärken. Die einzig mögliche Lösung sei, nichts zu tun und zu hoffen, daß sich Arbeitgeber und Arbeitnehmer untereinander verständigen (Dibelius). In einem Blaubuche der englischen Regierung (1816) wird mitgeteilt, daß Englands aufblühende Webereien und Spinnereien vernichtet, seine Herrschaft auf dem Weltmarkt unbedingt untergraben würden, wenn man die Werkarbeit zehnjähriger Kinder und die Nachtarbeit Jugendlicher verböte. Zwölfstündige Arbeit in glühend heißen, ungelüfteten Räumen schädige kleine Kinder nicht, schütze sie vielmehr vor Verwahrlosung und erziehe sie zum Fleiß; Beschränkung der Kinderarbeit beeinträchtige die Freiheit wie den nationalen Wohlstand (Eccardus).

In den dreißiger und vierziger Jahren des 19. Jahrhunderts erscheinen ganze Bände amtlicher Berichte mit vielen Zeugnissen über die schrecklichen Bedingungen in den Fabriken und Bergwerken. Die Fabriken wurden beschrieben mit all ihrem Schmutz, Gestank und ihrer Muffigkeit, mit ihren zusammengedrängten Maschinen ohne Schutzvorrichtungen. Trotzdem behaupteten manche Ärzte, daß die Fabrikarbeit für die Kinder ein neuer Sport und wahrhaft wohltuend sei. Andre allerdings betonten, daß diese schwere Arbeit und die fast ununterbrochene Schinderei für die Kinder weitreichende Folgen haben würde. Unmittelbar ergaben sich Erschöpfung, Übermüdung und Schmerzen, später Verfall der Körperkräfte, Mißgestalt, Krankheit und Erziehungsmängel. Die schlechte Körperhaltung bewirkte Verkrüppelungen und Mißbildungen des Beckens, die die Geburten erschwerten. Ständiger Schlafmangel führte zu einem Reizzustand des Nervensystems, allgemeiner Erschöpfung, Trunksucht und geschlechtlichen Ausschweifungen.

Wegen ihrer Armut mußten die Mütter ihre Wohnungen vernachlässigen, um irgendwo etwas Geld zu verdienen. Kinder, die nach ihrer abwesenden Mutter schrien, wurden mit Arzneien beruhigt (S. 160) und nicht wenige starben an Pflegemangel. Den Kindern dienten hauptsächlich Brot und Abfälle zur Nahrung, oft blieben sie ohne Mittagessen. Die verschmutzten Wohnungen mit ihrem verunreinigten Wasser ohne ordentliche Aborte wurden zu Brutstätten ansteckender Krankheiten wie Cholera, Typhus und Pocken, von denen die Bevölkerung regelmäßig befallen wurde (S. und V. Leff 1962).

Das Verlangen der Arbeiter erzwingt die staatliche Aufsicht über die Kinderarbeit. Das Fabrikgesetz von 1834 verbietet die Arbeit von Kindern unter 9 Jahren und beschränkt die Arbeitszeit der Kinder von 9–13 Jahren auf 48 Stunden wöchentlich oder höchstens 9 Stunden täglich, die von Jugendlichen zwischen dem 14.–18. Lebensjahr auf 69 Stunden wöchentlich oder 12 Stunden täglich. Nachtarbeit wird für alle Arbeiter unter 18 Jahren überhaupt verboten (Fr. Engels).

Große Entrüstung in der Öffentlichkeit erregen die Berichte des englischen Ausschusses von 1842/43 über die beschriebene Kinderarbeit in den Bergwerken.

Aus dem Gedicht „The cry of the children" (Das Weinen der Kinder) von Elisabeth Barret Browning (1843) folgen einige Verse in Übersetzung:

> I. Hört ihr die Kinder weinen, meine Brüder,
> Ehe mit den Jahren der Kummer kommt?
> Sie lehnen ihre jungen Häupter gegen ihre Mütter,
> Aber selbst das kann ihre Tränen nicht stillen.
> Die jungen Lämmer blöken auf den Wiesen,
> Die jungen Vögel piepen in dem Nest,
> Die jungen Rehkälber spielen mit den Schatten,
> Die jungen Blumen blühen gegen den Westen, –
> Aber die jungen, jungen Kinder, meine Brüder,
> Sie weinen bitterlich,
> Sie weinen in der Freizeit der andern,
> Im Lande der Freien.

VI. Wir sind müde, sagen die Kinder,
   Und können nicht laufen und springen.
   Um Wiesen würden wir uns nur kümmern,
   Um niederzufallen und zu schlafen.
   Unsre Knie zittern heftig beim Bücken.
   Wir fallen aufs Gesicht, wollen wir gehen,
   Unter unsern schweren, sinkenden Lidern
   Erscheint die roteste Blume so bleich wie Schnee;
   Denn alle Tage tragen wir unsre ermüdende Bürde
   Durch die kohlschwarze Tiefe.
   Alle Tage drehen wir die eisernen Räder
   In den Fabriken rund herum, rund herum.

XII. Wohl mögen die Kinder vor euch weinen.
   Sie sind müde, ehe sie aufbrechen;
   Niemals haben sie den Sonnenschein gesehn oder den Glanz,
   Der stärker leuchtet als die Sonne.
   Sie kennen den Kummer des Menschen ohne seine Weisheit.
   Sie sinken in die Verzweiflung des Menschen ohne seine Ruhe,
   Sind Sklaven ohne die Freiheit im Christentum,
   Sind Märtyrer durch die Qual ohne die Palme ...
   Sind Waisen ohne die irdische oder himmlische Liebe.
   Laß sie weinen! Laß sie weinen!

C. G. Carus (1845) hält nach dem Besuch einer großen Knopffabrik in Birmingham die Kinderarbeit für ein unvermeidbares Übel: „Das Interessanteste für mich war hierbei, eigentlich zum ersten Male einen Blick zu tun in dies vielfach besprochene Elend der Fabrikarbeit der Kinder... Diese Menge von Kindern, obwohl ganz heitern Ansehens, aber eingeschlossen und bleich, sind in einem Alter der gedankenlosen mechanischen Arbeit – Tag für Tag immer dasselbe – anheimgegeben, in welchem der Mensch eigentlich nur seinem höheren geistigen und leiblichen Wachstum leben soll... kein Parlamentsbeschluß, so viel man sich mit Milderung des Geschicks dieser arbeitenden Kinder beschäftigt hat, ..., kann diesen Fluch lösen. Andernteils hat es wieder etwas Versöhnendes, wenn man das rastlose Aufkeimen der Menschensaat bedenkt, und die Beschränktheit der Mittel zu ihrer Erhaltung erwägt. Es erscheint dann wieder als eine Wohltat, daß die Tüchtigkeit des menschlichen Geistes Mittel gefunden hat, massenweise im Großen für Ernährung und Versorgung aller dieser Aufkeimenden zu wirken und mindestens ihnen die Existenz zu ermöglichen."

Schließlich wird die Beschäftigung unter Tage für Kinder vor dem 11. Lebensjahre überhaupt verboten

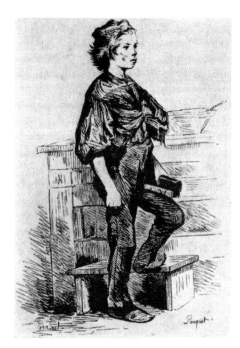

Abb. 85. Kind als Fabrikarbeiter 1841

(O. Richter). Nach Uffelmann waren 1875 in England 118 000 Kinder unter 13 Jahren in Fabriken und Werkstätten tätig.

In den Jahren 1907/08 berichtet die Sociale Praxis (**17**, 1186), daß sich in den Baumwollspinnereien Ägyptens dieselben Zustände eingestellt haben wie in England zu Anfang des 19. Jahrhunderts: Frauen und Kinder arbeiten täglich 15 bis 16 Stunden; auch zu Nachtschichten werden Kinder herangezogen. Die hygienischen Zustände in den Werken lassen viel zu wünschen übrig. Von den Besitzern der Baumwollspinnereien wird die Auffassung vertreten, daß die englisch-ägyptische Behörde nicht das Recht hat, Betriebe von Ausländern zu beaufsichtigen; denn die Besitzer der Baumwollspinnereien sind meist Ausländer.

Die sich ergänzenden Berichte von Villermé (1840) und Frémy (1841) über die Kinderarbeit in den französischen Spinnereien (Abb. 85—88) werden hier zusammengezogen: In Mühlhausen im Elsaß ist es erschütternd, Tausende von Kindern zu erblicken, wie sie frühmorgens zähneklappernd durch Regen und Dreck hinter ihrer Mutter herlaufen. Mager, blaß, lumpenbedeckt und barfuß strömen sie zur Arbeit. In der Hand, oder wenn es regnet, unter ihrer Kleidung, die durch das Öl des Webstuhls undurchdringlich geworden ist, tragen sie ein Stück Brot, ihre einzige Nahrung während des ganzen Tages.

In Roubaix arbeiten sie in einer Schwitzbude täglich $14^{1}/_{2}$ Stunden, d. h. 3 bis 4 Stunden länger als Zwangsarbeiter. Dabei wohnen sie oft in einer Entfernung von 2—3 Wegstunden. „Man sieht, wieviel Zeit ihnen für den Schlaf bleibt." Alle

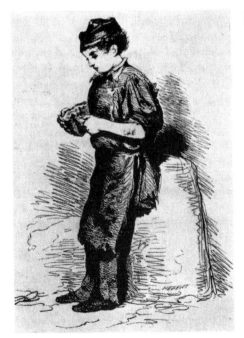 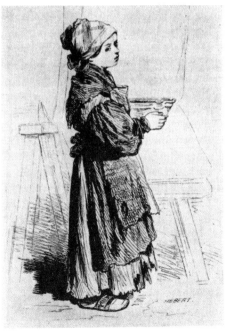

Abb. 86. Kind als Fabrikarbeiter 1841   Abb. 87. Kind als Fabrikarbeiter 1841

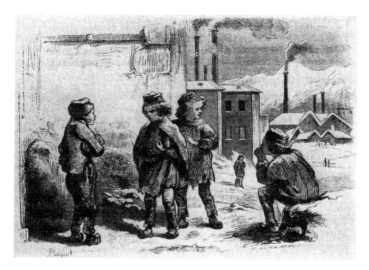

Abb. 88. Kinder als Fabrikarbeiter 1841

Kinder, selbst Sechsjährige, werden ebenso lange wie die Erwachsenen beschäftigt. In St. Maria aux Mines haben $4^1/_2$jährige Kinder die Einschläge abzuspulen. In St. Quentin sind die Arbeiter jeden Geschlechtes und Alters 13 Stunden tätig. Fast überall in Frankreich und Belgien ist die gleiche Arbeitszeit üblich, nur in einigen Schweizer Kantonen dauert sie kürzer.

Die Fabrikkinder verdienen durchschnittlich kaum 6–7 Sous täglich, knapp so viel, wie ihre Nahrung kostet. Taubstumme und schwachsinnige Kinder werden gleichfalls zur Arbeit herangezogen.

Man hat einige Abend- und Sonntagsschulen eingerichtet; wenn aber die Kinder durch eine 12–14stündige Arbeitszeit ermüdet sind, lernen sie nichts mehr. Viele können weder lesen noch schreiben.

In den feuchten und ungesunden Tälern, die St. Marie aux Mines umgeben und die Arbeiterfamilien beherbergen, ist der Kropf heimisch.

In Frankreich bestimmte 1841 ein Gesetz, daß Kinder von 8–12 Jahren höchstens 8 Stunden arbeiten dürfen. 1874 wurde die Altersgrenze auf 12 Jahre, 1936 auf 13 Jahre erhöht (Bourgeois-Pichat).

In USA steigt die Altersgrenze von 10 Jahren in der Mitte des 19. Jahrhunderts auf 15–16 Jahre heute (Bourgeois-Pichat).

In Deutschland entwickelt sich die Industrie und damit die Kinderarbeit in den Fabriken erst bedeutend später als in England. Man erkennt dies z. B. daran, daß Frank 1780 in seinem Abschnitt über die „zu frühe und ernste Anspannung der jugendlichen Seelen- und Leibeskräfte" die Arbeit im Großbetrieb nicht erwähnt, sondern nur auf die Beschäftigung von Kindern im Handwerk eingeht:

„Endlich muß ein Gesetz dafür wachen, daß nicht unbesonnene und hartherzige Eltern ihre noch zarten und halbgewachsenen Kinder zu sehr mühsamen und gefährlichen Handwerken zwingen, welche das Wachstum zurückhalten und die Gesundheit in ihrer ersten Anlage zerrütten... Wenn ich sehe, daß schon in dem zwölften Jahre ein nur halbgewachsener Knabe von seinen Eltern in allem Ernste zu Schmieden, Schlossern, Maurern, Zimmerleuten in die Lehre getan oder im Gegenteil, wie ein Sklave an die Ruderbank, als Schneider auf den eingeschnittenen Tische geheftet, um da den ganzen Tag mit gebücktem Haupte in einerlei Stellung erhalten zu werden usw., so ist es etwas leichtes um die Voraussagung, daß beide Kandidaten dereinst entweder als krüppelhafte oder schwache Bürger in der Republik figurieren werden."

Auch H. X. Boer, Wien 1813, kennt nur die Überanstrengung der Kinder zu Hause: „Diese kann man häufig bei Kindern armer Leute sehen, welche sie zu früh zu schweren Arbeiten anstrengen. Hinderung des Wachstums, Verunstaltung des Körpers und Brustkrankheiten sind oft die Folge davon. Beispiele von Verunstaltung haben wir häufig Gelegenheit zu bemerken, wenn z. B. 6–8jährige Kinder ihre kleinen Geschwister beständig herumtragen müssen, wodurch sie gewöhnlich höckerig werden."

Aber für noch weit schädlicher gilt Boer die zu frühe Anstrengung der Seelenkräfte. Mag sie nun bestehen „im Erlernen verschiedener Sprachen, im Umgang mit erwachsenen Personen, die allerhand Fragen auf Kosten des Verstandes an die Kleinen stellen oder mit welchen sie Gesellschaften, Schauspiele usw. besuchen, wodurch ihre Aufmerksamkeit auf verschiedene Gegenstände gerichtet wird". Diese Art der Überanstrengung sei „eine Mitursache der immer mehr übernehmenden hitzigen Gehirnwassersucht".

Sastrow berichtet 1546 über die Arbeit der Findelkinder in Rom (S. 189). Selbst für Pestalozzi ist es selbstverständlich gewesen, daß Waisenkinder in einer Anstalt ihren Unterhalt selbst verdienen können und sollen. So sind am Ende des 18. Jahrhunderts manche Waisenhäuser einfach Fabriken, in denen die Kinder neben ihrer Erwerbsarbeit etwas Unterricht erhalten (Klumker).

Der erste Waisenpfleger des Stuttgarter Waisenhauses, Haupt, hat 1712 zwei Reisen gemacht, um die entsprechenden Anstalten in Frankfurt, Nürnberg, Coburg, Halle und Leipzig zu besichtigen. Überall, außer in Halle, ist das Waisenhaus mit dem Arbeits- und Zuchthaus verbunden, überall wird auf die Arbeit der Insassen und ihren Ertrag der Hauptnachdruck gelegt, überall wirkt offenbar die Nachbarschaft des Zuchthauses verhängnisvoll auf die Behandlung der Waisen. In Leipzig verarbeiten die Waisen Wolle und weben Strümpfe, in Frankfurt stehen im Waisenhaus zwei Zeugmacherstühle, wo „die kleinsten Kinder Wolle zopfen, andere dieselbe kartätschen, die dritten spuhlen, wieder andere Strümpfe stricken" (Lempp).

In den nächsten Jahrzehnten haben sich die Verhältnisse kaum gebessert. 1771 berichtet z. B. J. A. Behrends über Frankfurt a. M.: „Die Waisenkinder leiden erstaunlich von der Krätze; wozu noch dies Gelegenheit gibt, daß die Knaben einen großen Teil des Tages in der Wolle arbeiten." Nach Knittel dauert bei diesen Kindern die Arbeitszeit acht und die Schulzeit vier Stunden, während die Pforzheimer Waisen nur eine Stunde lang unterrichtet werden. Vielfach werden die Waisenkinder wie in einem Gefängnis behandelt. Wird doch das Zuchthaus, das in Frankfurt a. M. im gleichen Gebäude wie das Waisenhaus untergebracht war, erst 1810 verlegt.

Großen Eindruck auf Haupt macht dagegen das Waisenhaus in Halle, das Aug. Herm. Francke (S. 322) errichtet hatte. Haupt versichert, „daß das ganze Werk und die trefflichen Anstalten des liebreichen Mannes, das ungemein gute Verständnis und die Harmonie der Mitarbeiter und Untergebenen ein mehreres zu bewundern als zu erzählen sei". Francke hatte nicht, wie sonst üblich, die Waisen mit Sträflingen zusammengesperrt, sondern ihre Erziehung gehoben, indem er das Waisenhaus mit einer Schule für bessergestellte Schüler verband. Auch hier befanden sich Erwerbseinrichtungen, aber eine „mildere Industrie" wie Druckerei, Buchhandlung und Apotheke (Lempp).

Im Darmstädter Waisenhaus, gegründet 1679, war die nachstehende Tagesordnung etwa 100 Jahre gültig: Aufstehen im Sommer um 5 (im Winter um 6) Uhr. Schulstunden von 6–8 (7–9) Uhr. Beschäftigung in der Waisenhausfabrik, hauptsächlich Wollspinnerei und Verlag, von 8–11 (9–12) Uhr, von 11–12 Uhr Freizeit, fiel im Winter fort, 12–1 Uhr Essenszeit. 1–3 Uhr Schule. 3 Uhr Nachmittagsbrot, anschließend Fabrikarbeit bis 6 Uhr. 6–7 Uhr Abendessen. 7–8 Uhr Freizeit. 8 Uhr zu Bett gehen. Übrigens war diese „Freizeit" von anderen Arbeiten ausgefüllt. Spiel und zwecklose Beschäftigung widersprachen der Lehre des Pietismus. Erst nach 1800 wurde die Einrichtung von Spielstunden erwogen, aber wieder fallen gelassen, da „Gesänge bei Beerdigungen" eingeführt wurden.

Die Kinderarbeit diente der wirtschaftlichen Erhaltung der Anstalt. Seit 1730 unterstanden die Kinder bei ihrer Arbeit dem Unternehmer und dem Spinnmeister, der zum Teil von der Anstalt und zum Teil von dem Unternehmer bezahlt wurde und daher scharf auf die Ausnutzung der Zeit und der Arbeitskräfte der Kinder bedacht war. Er machte daher oft mehr den Eindruck eines Zuchtmeisters als eines Waisenhausangestellten. Wie in Frankfurt (Main) war auch im Darmstädter Waisenhaus die Krätze unter den Waisenkindern sehr verbreitet (Gerlach).

Selbstverständlich ist für Hecker (1805) die Arbeit der Findelkinder:

„Daß der Staat von seinen Mitgliedern, die er sich auf öffentliche Kosten erhalten und erzogen hat, wieder den möglichsten Ersatz erwartet und fordert, ist billig und gerecht. Sobald also jene Kinder, die ohnehin zum niedrigsten, arbeitenden Stande in der Regel erzogen werden müssen, etwas durch Arbeiten zu erwerben fähig sind, wird es ihre Pflicht, durch ihre Kräfte die empfangenen Wohltaten möglichst zu vergelten. Aber das berechtigt die Versorgungsanstalt nicht, ihre Zöglinge, wie bisweilen geschehen sein soll, zu früh und zu solchen Arbeiten anzustrengen, die ihren Kräften nicht angemessen sind; nicht, sie den ganzen Tag zu sitzender Lebensart und zu immerwährender Beschäftigung in eingeschlossenen unreinlichen Zimmern anzuhalten; nicht, ihnen harte Dienste aufzuerlegen, die nur Erwachsenen zukommen u. s. f. Ein Findelhaus ist eine Anstalt der Humanität, nicht der Gerechtigkeit, die Laster und Verbrechen durch schwere Arbeiten strafen will!"

Im Pariser Findelhaus mußten die Kinder Strümpfe stricken. Sollten sie später außerhalb des Hauses arbeiten, so versagten sie. So heißt es in einem Bericht (um 1767?): „Obwohl sie in einem vernünftigen Alter stehen und robust erscheinen, werden sie von denen zurückgeschickt, denen man sie anvertraut hat. Die einen haben keinen Geschmack an der Arbeit und keine Liebe zu ihr, die anderen keine Kraft und keinen Mut. Diese Mängel kommen daher, daß sie seit dem Alter von 5–6 Jahren bis zum Alter von 15–16 Jahren – die ganze Zeit, die sie in dem Findelhaus zugebracht haben – nur mit Strümpfestricken beschäftigt wurden. Diese Arbeit kann sie nicht kräftigen oder mutig machen, ihnen weder Kraft noch Mut geben, sondern macht sie gleichgültig und unlustig" (Dupoux, S. 109).

Ähnlich beschreibt im Jahre 1783 Ch. G. Salzmann die Erziehung in einem deutschen Waisenhaus:

Ein Bauer beklagt sich darüber, wie sein Patenjunge dort erzogen wurde, und sagt unter vielem anderen: „Wenn er im Lande herumgestrichen wäre, so wüßte er doch wenigstens, was der Vollmond und das erste und letzte Viertel, was Roggen oder Weizen, Gerste oder Haber wäre; er weiß aber auf der Gottes Erden Welt von nichts als vom Wollrade und von der Krempel. Türen wollte ich mit ihm aufstoßen, so dumm ist er."

Das Innere des Waisenhauses wird in folgender Weise beschrieben: „Nie habe ich ein so anschauliches Gemälde von menschlichem Elende gehabt als in dieser Stube. Ein ganzes Herdchen Kinder, deren Versorger im Grabe moderten, aber hier sollen versorgt sein und doch so schlecht versorgt waren. Alle sahen sie bleich aus, hatten matte, viele triefende Augen, kein Zug von Munterkeit war an ihnen sichtbar, einige hatten verwachsene Füße, andre verwachsene Hände und alle starrten vor Krätze, die alles Mark auszusaugen schien. Die Stube war schwarz von Öldampf und an den Wänden flossen die Ausdünstungen herab, die diese Elenden von sich gaben. Sie waren auf ihre Arbeit so erpicht, daß unsre Gegenwart sie gar nicht störte. Und alle ihre Arbeit war Spinnen. Einige, besonders die Kleinen, spinnen sitzend, die andern stehend.... Unterdessen, daß andre Kinder springen, scherzen und lachen und in der Natur einen Schatz von Kenntnissen sich sammeln, sind diese Elenden an das Rad gefesselt."

Der Wollkämmerer sagte: „Ich liefere noch einmal so viel Garn als sonst. Die Herren Waisenväter sind auch recht wohl mit mir zufrieden."

Den Grund für den Fleiß der Kinder zeigte der Wollkämmerer, indem er eine Tür öffnete: „Fünf Kinder waren hier auf die Folter gespannt. Dreien waren die Arme ausgedehnt und die Hände an eine Stange gebunden, so daß sie in einer Stellung waren, die mit der Stellung des Gekreuzigten eine große Ähnlichkeit hat, und zwei Knaben lagen auf der Erde, so daß der vordere Teil des Körpers durch die bloßen Ellenbogen, der Kopf durch die Hände und der hintere Teil des Körpers durch die entblößten Knie unterbreitet wurde. Auf die entblößten Rücken war ein schweres Stück Holz gelegt." Die Kinder hatten das vorgeschriebene Gewicht von Wolle und Baumwolle nicht aufgesponnen.

Über die Arbeit der Kinder in dem Londoner Findelhaus berichtet Joseph Frank (1803): "Die kleinen Knaben stricken die Strümpfe für die Kinder im Hause. Die älteren arbeiten, je nachdem die Reihe an sie kömmt, im Garten, verrichten Hausdienste, u. dgl. – Ferner werden sie in Religion, Kirchengesang, Lesen, Schreiben und Rechnen unterrichtet. Man hatte das Wollespinnen eingeführt, aber wieder aufgehoben, weil die Knaben viel Zeit dadurch verloren, und so später in den Stand gesetzt wurden, in Condition außer dem Hause gegeben zu werden. Man muß nemlich wissen, daß die meisten unter ihnen im 12ten und 13ten Jahre in die Lehre gegeben werden... Die Mädchen bearbeiten nicht allein alle Leinwand, welcher die Anstalt bedarf; sondern auch diejenige, welche von außerhalb dahin in Arbeit gegeben wird. Ein Mädchen von 11–14 Jahren gewinnt jährlich gegen 12 Pfund Sterling."

Gleichfalls bei der Arbeit fand Joseph Frank die Findlinge im Pariser Findelhaus: „die ganz kleinen Kinder müssen Wolle zopfen. Ich sahe deren 400 an dieser Arbeit, wie die Häringe in der Tonne, in einem Zimmer zusammengepackt".

Andrée (1811) besuchte das Knaben- und Mädchen-Waisenhaus in Antwerpen: „Die Aufseherin führte mich durch ein Atelier, wo eine Menge Mädchen von verschiedenem Alter mit Sticken und Spitzenklöppeln beschäftigt war. Es bedarf wohl keiner besonderen Erwähnung, wie gesucht die Brüsseler Spitzen wegen ihrer Feinheit und Güte sind, daher Verdienst und Arbeit im Verhältnis zueinander hier immer sehr lohnend und reichlich sind. Ein Handelshaus steht mit der Anstalt in Accord, bestimmt die Preise der verfertigten Stücke und kauft alles auf... Die Knaben haben drei Ateliers für Schuster, Schneider und Tischler ... die Kinder schienen sich sehr wohl zu befinden, sahen munter und gesund aus."

Als bemerkenswert sei hier die „Instruktion des Waysenvaters" angeführt, die sich in den Schriften Albrecht von Hallers findet und für das neuerrichtete Waisenhaus in Bern 1755–1757 erlassen wurde; sie ist ernstlich bemüht, für das Wohl der Waisen zu sorgen:

„Er wird bei den Kindern seine Aufsicht unausgesetzt sein lassen... Auch bei den Vergnügungsstunden wird er gegenwärtig sein. ... Sonst wird er Güte und Ernst bei den Kindern vereinigen und zum Fleiße ermahnen, die Besseren durch allerlei Vorzug und kleine Belohnungen ermuntern, die Ungehorsamen und Nachlässigen zuerst liebreich ermahnen, bei erzeigter Notwendigkeit aber auch mit Ernst ... bestrafen.

Aus eben dieser Absicht soll der Waisenvater und seine Frau und Kinder mit den Waisen am nehmlichen Tisch speisen. Die nötig zur Reinlichkeit gehörige Leinewand wird den Kindern über den Tisch gereicht, und allemal für fünf zusammen die Suppe, das Zugemüse und das Fleisch in einer Schüssel aufgetragen werden.

Die Kinder werden im Sommer um 5, im Winter um 6 aufstehen, sich ordentlich und anständig ankleiden, den Mund spülen, sich kämmen und waschen, und alsdann wird er das Gebet mit ihnen verrichten.

Zur Ergetzlichkeit der Kinder soll ihnen allemal eine halbe Stunde vor der Mahlzeit, also von $1/2 11$–11, eine halbe Stunde nach derselben, also von 12–$1/2 1$ und eine Stunde abends nach 4, endlich auch nach dem Abendessen wieder eine Stunde freigelassen werden."

Die Hamburger Reform von 1788 sucht mit vielen gleichzeitigen und nachfolgenden Bestrebungen das ganze Armenwesen der Kinderpflege dienstbar zu machen. Große Mengen ausgehungerter, mit Schmutz bedeckter, müßig sich herumtreibender, meistens bettelnder Kinder armer Familien werden mit Wäsche, Kleidung und Holzschuhen versehen. Ihre Eltern werden unter Versagung von Almosen gezwungen, ihre Kinder besser zu halten und in die Spinnschulen zu schicken. Sie sollen dort durch den Unterricht im Spinnen an Arbeit und Ordnung gewöhnt werden, daneben aber den Eltern einen gewissen Verdienst heimbringen können. Mit dem neunten Jahre rücken die Kinder in die Industrieschulen auf, wo zum Spinnen noch andere Arbeiten hinzutreten. In diesen Schulen werden die Kinder täglich zwei Stunden in Lesen, Schreiben, Rechnen und Religion unterrichtet. So steht die Erziehung der Kinder noch immer zurück, während gleichzeitig ihre Arbeitskräfte zur Verminderung der Armenlasten dienen. Diese Hamburger Einrichtungen werden gegen Ende des 18. Jahrhunderts in Deutschland, England und Frankreich viel bewundert (Klumker).

Die gleichen ernsten Bemühungen um das Wohl dieser Waisen (damals 60 Knaben) bezeugt Rudolphi (1805): „Ein Teil der jüngeren Knaben sprang im Hofe und auf den Gängen mit Tonnenreifen munter umher; eine Menge saß in einem großen Zimmer nebeneinander, da es Erholungsstunde war, wie ich hinkam. Der eine hatte eine Sammlung von Petschaften, der andere von Insekten, der dritte von Mineralien vor sich, der vierte hatte sich eine Menge Landkarten, und nicht übel kopiert… In einem anderen Zimmer saß eine Partei französischer Knaben auf ähnliche Art beschäftigt; alle atmeten Lust und Freude, sicher der größte Lobspruch für das Institut. Die Schlafzimmer sind groß und geräumig, die kleinen schlafen zu zweien, welches freilich nicht gut ist, die größeren allein… Das Speisezimmer ist sehr gut und die Speiseordnung vorgeschrieben: ein Frühstück, ein Mittagessen (Fleisch, Suppe, Gemüse), zum Nachmittag Obst oder Milch, zum Abendessen Suppe und Gemüse. Das Nachmittagsbrot anzuschaffen, wird dem Verwalter sehr schwer, es könnten sich die Knaben auch immer stattdessen mit einem Stück Brot behelfen." Im Versammlungszimmer hängt das Bild von Hallers. Ein kleineres Waisenhaus für Mädchen wurde nicht besucht.

J. P. Frank (1790) tadelt die Kinderarbeit bei der Landbevölkerung: Kaum haben die Söhne der Armut das Knabenalter erreicht, so heißt man sie, gezwungen durch die Not der Eltern, sich an allzu harte Arbeiten zu machen und die Nahrungssäfte, die zur künftigen Entwicklung ihres Körpers bestimmt sind, in Schweißen auszudünsten. Davon rührt die Abnahme der Größe, der Ebenmäßigkeit, der natürlichen Vollkommenheit, davon die Verschlechterung der menschlichen Rasse, die man bei dieser Klasse von Bürgern ebenso wie bei ihren Haustieren beobachten kann, daß nämlich die Teile, die vorzeitig in harter Arbeit angespannt wurden, sehr klein bleiben und so der Körper um seine Wohlgestalt und natürliche Schönheit betrogen wird. Deshalb würde man dem Gesichtsausdruck und der Festigkeit der Glieder nach einen jungen Bauernburschen oft für einen erwachsenen Mann ansprechen, da er schon als Knabe zu Männerarbeit gezwungen wurde. Die grauenvolle Not beugt die Mädchen unter das gleiche Joch und schafft so die Voraussetzung für sehr schwere Entbindungen.

Für Krünitz (1794) sind Landindustrieschulen empfehlenswert: ihr Zweck ist „frühe Gewöhnung zur Arbeitsamkeit als allgemeine Menschenpflicht". Deshalb soll mit dem gewöhnlichen Schulunterricht der Arbeitsunterricht verbunden werden; hierzu dient im Sommer der Schulgarten. „Zur Winterzeit weiß ich nichts anderes vorzuschlagen als Flachs- und Baumwollspinnerei." Wollspinnerei sei zu ungesund.

Im ganzen dürfte die Fabrikarbeit der Kinder in Deutschland nicht so großen Umfang angenommen haben wie in England. Stellenweise ist es aber gleichfalls zu schweren Mißständen gekommen.

„Für die Zeit von 1820–1840 kann man für Preußen Kindersklaverei konstatieren" (Agahd). Es kommt deshalb zu einem langjährigen Kampf zwischen dem Kultusminister von Altenstein, der die Verhältnisse zu bessern sucht, und der Handelsabteilung des Ministeriums des Inneren; diese befürchtet, die Einschränkung der Kinderarbeit möchte Preußen, dessen Großindustrie sich gerade zu entwickeln beginnt, gegenüber England unterlegen machen.

1818 spricht die Regierung ihre Anerkennung einem Arbeitgeber aus, der in Düsseldorf für die Kinder seiner Fabrik eine Fabrikschule errichtet hat. Hinterher stellt sich aber heraus, daß in den beiden Spinnereien dieses Arbeitgebers Kinder vom 6. Jahre an arbeiten. Die Arbeitszeit am Tag dauert 13, die Nachtarbeit 11 Stunden. Die am Tage arbeitenden Kinder erhalten täglich eine Stunde Unterricht, die Nachtarbeiter werden nach ihrer Arbeit noch zwei Stunden unterrichtet (Anton).

Von Altenstein tadelt scharf „die unverantwortliche Mißhandlung unmündiger Kinder", obwohl ihm mitgeteilt wird, diese Nachtarbeiter unterscheiden sich von den bleichen Berlinern durch kräftiges und blühendes Aussehen.

Amtliche Berichte, die von Altenstein daraufhin einfordert, ergeben zum Teil sehr ungünstige Arbeitsbedingungen für die Kinder. So wird 1824 über Iserlohn berichtet: „Fast den ganzen Tag, oft bis spät in die Nacht, waren sie in dumpfe, enge Stuben und Werkstätten eingesperrt, wo sie, meist sitzend beschäftigt, besonders im Herbst und Winter verpestete Luft einatmeten... Sie hatten mehrmals im Laufe des Tages die härtesten Mißhandlungen zu erdulden. Ihre magere Kost beschränkte sich hauptsächlich auf Kartoffeln mit Salz und Wasser, Kartoffelkuchen, in Rüböl gebacken, und Cichorienbrühe; im Sommer stehlen sie unreifes Obst und Hülsenfrüchte dazu. Die Haupttendenz ihrer Erholung richtete sich auf Spiel, Tabak, Branntwein, Unzucht und Rauferei." Teilweise arbeiten die Kinder schon vom 6. Jahr an, und zwar von 6–20 Uhr, bei Bedarf auch nachts (Anton). In Iserlohn sind die „Kinder bei den verschiedensten Arbeiten blaß, fahl, abgemagert, aufgedunsen im Gesicht, mit Drüsenschwellungen, triefenden Augen, Kopfausschlägen und skrofulösen Zuständen aller Art behaftet... Im Kreise Geldern wurden Kinder schon vom 4. Jahre an zum Spinnen, im Bezirk Aachen sehr viele vom 6., in Kölln vom 5., in Koblenz vom 7. Jahre an verwendet. – Die Arbeitszeit betrug 14 Stunden, in den Nagelschmieden des Erfurter Bezirkes z. B. von früh 4 bis abends 6 Uhr" (Agahd).

In Iserlohn sind die Verhältnisse am schlechtesten, doch gibt es auch anderswo Mißstände genug. Wir hören des öfteren, daß Kinder 14 Stunden lang in Baumwollspinnereien und Tabakfabriken, 12 Stunden in Glasfabriken arbeiten. Nachtarbeit ist nicht selten. Die Liegnitzer Regierung warnt vor gesetzlichen Maßnahmen zugunsten der Glasarbeiter, weil die üblen Folgen dieses Berufes noch viel zerstörender auftreten würden, wenn die Gewöhnung an diesen Beruf nicht schon in früher Jugend beginne (Anton).

1839 verbietet Preußen die regelmäßige Arbeit von Kindern unter 9 Jahren in Berg-, Poch- und Hüttenwerken. Vor dem 16. Lebensjahr darf nicht über 10 Stunden täglich gearbeitet werden. Außerdem erfordert der Unterricht aber noch weitere 5 Stunden. Nacht- und Sonntagsarbeit werden untersagt (Anton). Entsprechende Bestimmungen erlassen Bayern und Baden 1840, Sachsen und Württemberg 1861 (von Landmann). Trotzdem ist im Tuchgewerbe Aachens, M. Gladbachs und Krefelds die Beschäftigung von Kindern zwischen 6–9 Jahren allgemein üblich, selbst die von fünfjährigen Kindern kommt vor. Die Kinder arbeiten stets in Reih und Glied mit den Erwachsenen, die eine Arbeitszeit von mindestens 12, gewöhnlich 14–15, oft 16–17 Stunden haben (Stieda).

Im Jahre 1840 hören wir von dem Fabrikanten Wieck (nach Kuczynski, S. 124): „Ein Weber ließ seinen 6jährigen Sohn von 5 Uhr früh bis 7 Uhr abends ununterbrochen spulen und treiben, darauf wurde er in die Abendschule geschickt, von wo er erst um 9 Uhr nach Hause kam und dann noch gezwungen war, seine Schulaufgaben zu erledigen. Schwarzer Rübenkaffee und Schwarzbrot, Kartoffeln und Salz waren seine Kost, und erlahmte seine Tätigkeit, so feuerte der Holzpantoffel seines Vaters ihn aufs neue an."

Aus dem Reisebericht des Geh. Reg. rates Keller über einen Besuch in der Rheinprovinz (1834) entnehme ich folgendes (nach Hoppe):

In Gladbach fiel die Spinnerei der Gebr. Busch auf, „die eher einer Mördergrube als einer Fabrik gleichsieht. Die Säle sind so niedrig, daß man unwillkürlich mit gebücktem Kopf durch sie hindurchschreitet, weil man besorgt, an die Decke zu stoßen ..., so überfüllt, daß man angsthaft seine Kleidungsstücke zu wahren hat, um nicht bei der geringsten peripherischen Bewegung hier ein Tuch, dort einen Rockzipfel der Maschine preiszugeben und von ihr zerfetzen zu lassen; die Luft in den Sälen und die Wände sind mit dem Schmutze des zu verarbeitenden Materials und mit faserigen Partikelchen des Stoffes ganz angefüllt; die Kinder dementsprechend wahre Gebilde des Jammers, hohläugig und bleich wie der Tod."

In Bonn besuchte er eine Fabrik: „Die Kinder sind täglich von 5 Uhr morgens bis 12 Uhr mittags, nachmittags von 1 Uhr bis zum späten Abend beschäftigt. Schulunterricht genießen sie gar nicht", „weder früher noch später. Ich fragte einzelne Kinder, die mir besonders offen und geweckt erschienen, nach einzelnen Gegenständen des täglichen Lebens und des gewöhnlichen Wissens. Allein sie waren entweder ganz leer und entblößt von Begriffen oder ganz roh im Ausdruck."

Der Polizeikommissar Huthsteiner berichtet 1847 an den Minister des Inneren: In Lennep verlassen die Kinder im Winter „noch lange vor Tagesanbruch die Schulen, nachdem sie eine Tasse schlechten Kaffee und ein Stück Brot genossen haben, führen in einem Gefäß ihr kärgliches, meist aus Kartoffeln bestehendes Mittagsbrot mit sich, haben das Gebirge hindurch durch Schmutz oder Schnee meistens bis über die Knöchel zu waten und kommen meistens durchnäßt in der Fabrik an, die sie erst am späten Abend wieder verlassen ... der Aufenthalt in der Fabrik selbst! Enge Räume, stets angefüllt mit verderblichem Wollstaube, erhöhter Temperatur, im Winter vermischt mit dem Qualm der Öllampen und dem Rauch des Brennmaterials."

Das kommunistische Manifest (Marx und Engels) verlangt 1848 die „Beseitigung der Fabrikarbeit der Kinder in ihrer heutigen Form".

In einem Bericht der Berliner Polizeibezirksärzte von 1852, herausgegeben von F.J. Behrend, wird die gewerbliche Kinderarbeit näher beschrieben. Die Kinder sind 12–16 Jahre alt. In den Webereien ist die Beschäftigung sehr einförmig; die Kinder bleiben während der ganzen Zeit (12–14 Stunden) in sitzender, etwas gebückter Stellung, bisweilen mit angestemmter Brust. In den Streichholzfabriken müssen sie während der ganzen Arbeitszeit phosphorhaltige Luft und wahrscheinlich auch schweflige Säure einatmen. In den Wollhaspeleien und der Baumwollgarnfabrik ist die Luft mit feinsten Fäserchen überfüllt. Die Arbeitszeit beträgt mindestens 12 Stunden mit Einschluß von $1^1/_2$ Stunden Essenszeit.

Der Bericht verlangt für die Kinder eine höchstens 10stündige Arbeitszeit, einschließlich $1^1/_2$ Stunden Essenszeit, und neben der bereits vorhandenen polizeilichen Aufsicht auch eine ärztliche Untersuchung.

1854 berichtet der Kinderarzt Mauthner in Wien über gesundheitsschädliche Einflüsse, denen ältere Kinder bei der Gewerbearbeit unterliegen. „In den Werkstätten armer Schneider verbreitet die Ausdünstung der darin zusammengehockt sitzenden Arbeiter und die Anhäufung alter Kleidungsstücke einen ganz charakteristischen üblen Geruch, der, da er Tag und Nacht von den ohnehin schwächlichen Kindern eingeatmet wird, beitragen mag zu der bei den armen Schneiderkindern so auffallend häufigen und bösartigen Rachitis und Skrofulose." Die Herstellung künstlicher Blumen fällt besonders in die Zeit des Karnevals. „In solchen Zeiten wird Tag und Nacht gearbeitet und groß und klein dabei auf eine ungewöhnlich anstrengende Weise in Anspruch genommen. Die Mädchen sind oft in kleinen, schlecht gelüfteten Zimmern zusammengedrängt, verfertigen daselbst bei einem kärglichen Lampenlicht feine, bunte, die Augen anstrengende Blumen und werden schlecht genährt und schlecht bezahlt." Bei der Gewerbearbeit in den großen Spinnereien leiden die Kinder durch die lange Dauer und die von der Maschine erzwungene Einförmigkeit und Schnelligkeit der Arbeit. Sie werden schlecht entlohnt und viel geschlagen. In den Seidenzeugfabriken dauert die im Stehen ausgeführte, sehr anstrengende und ermüdende Arbeit der Lehrjungen und -mädchen 10–12 Stunden mit einer freien Stunde zum Essen. In Baumwoll- und Schafwollwebereien arbeiten die Kinder sitzend 13–14 Stunden. In Druckfabriken werden 8–10jährige Kinder beschäftigt.

Ein 8jähriges Mädchen wurde, in Lumpen gehüllt, wegen Lungenentzündung aufgenommen. Es konnte nicht lesen oder schreiben und arbeitete seit einem Jahr in einer Druckfabrik, wo es um 6 Uhr eintraf und um 19 Uhr entlassen wurde. In der Zwischenzeit aß es nur Brot. Die Fabrik war $^3/_4$ Stunde von der Wohnung entfernt. Das Kind wurde kläglich bezahlt und oft geschlagen.

1853 wird durch Gesetz das Mindestalter für arbeitende Kinder von 9 auf 12 Jahre erhöht. Der Unterricht soll nach dem 12. Jahre nur drei statt fünf Stunden dauern. Diese sind von der 10stündigen Arbeitszeit abzuziehen, so daß während der Zeit der Schulpflicht nur 7 Stunden gearbeitet werden darf (Anton).

In Düsseldorf werden die Kinder früher als anderswo aus der Schule entlassen. Die Bezirksregierung hält dies für gerechtfertigt:

„Die ungewöhnlich frühzeitige Reife der in den rheinischen Fabrikorten aufgewachsenen Kinder läßt dieselben das ... zur Beendigung der Schulpflicht erforderliche Maß von Kenntnissen nicht, wie dies in den östlichen Provinzen die Regel bildet, erst nach Vollendung des 14., sondern durchschnittlich schon im 11. Lebensjahr und oft noch früher erreichen, so daß für die 11–14jährigen aus der Schule entlassenen und in der Fabrik gemäß der mangelhaften Gesetzesbestimmung nur 6 Stunden täglich beschäftigten Kinder eine zu lange, beim Mangel häuslicher Aufsicht und Unterweisung nur zu Müßiggang und Verwilderung führende Mußezeit eintritt."

Auf diesen Bericht hin tadelt das Ministerium scharf die frühzeitige Schulentlassung durch die Bezirksregierung in Düsseldorf, die unter dem Einfluß der Arbeitgeber steht (Anton).

Trotz dieser Bemühungen läßt die Ausführung des Gesetzes von 1853 im ganzen preußischen Staate während der fünfziger und sechziger Jahre noch viel zu wünschen übrig. 1872 berichtet Seiffardt: „Leider ist aber bisher in Preußen die Regierung dieser Pflicht (dem Mißbrauch der Kinderarbeit zu steuern) kaum anders als auf dem Papier nachgekommen" (Anton).

Immer wieder suchen sich die Arbeitgeber gegen die Eingriffe der Regierung zu wehren, wie aus einem Schreiben an das Ministerium des Inneren zu Dresden (anscheinend zwischen 1876 und 1879) hervorgeht:

„Es ist nachgewiesen und unsere Ärzte behaupten es mit voller Bestimmtheit, daß bei den in den Spinnereien beschäftigten Kindern verhältnismäßig weit weniger Krankheiten als bei den übrigen vorkommen." Unter Verweis auf englische Angaben heißt es, „daß diejenigen Kinder, welche die Bewegungen und praktischen Erfahrungen neben ihrem Schulunterricht haben, mehr lernen und intelligenter sind als diejenigen, die den ganzen Tag faul und geistig ermüdet auf der Schulbank sitzen... Die Behauptung, daß ein Mensch in dem fraglichen Lebensalter weder physisch hinreichend entwickelt sei, um die Arbeitsdauer, die ein erwachsener Mensch aushalten kann, ohne Schaden ertragen zu können, noch auch sich intellektuell genug entwickelt habe, um einer weiteren Entwicklung entbehren zu können, ist nicht nur ganz schief, sondern auch unwahr" (nach Hoppe).

Über den Widerstand, der dabei zu überwinden ist, betont der Kinderarzt Uffelmann (1881): „Man sagt freilich, die Industrie, richtiger die Konkurrenz, fordert die Verwendung der Kinderarbeit. Eine Forderung der Industrie darf aber erst in zweiter Linie, jedenfalls nicht vor jeder andern rangieren, welche das Wohl des Kindes, dessen ganze Zukunft im Auge hat." Uffelmann fordert das Verbot der Fabrikarbeit für Kinder unter 14 Jahren. Er berichtet über Knaben, die morgens von 6–8 Uhr Zeitungen oder Backwaren austragen, oft ganz durchnäßt und durchfroren in die Schule kommen, die sie von 8–12 und 2–4 Uhr besuchen. Mittags sind sie dann noch eine Stunde, nachmittags von 4–7$^{1}/_{2}$ Uhr in einem Betrieb tätig, so daß ihnen für häusliche Arbeiten und zur Erholung keine Zeit bleibt.

Gelegentlich wurden die Kinder sogar im Krankenhause gewerblich beschäftigt. Schreibt doch L. Schotten in seinem ärztlichen Bericht über das Kinderhospital zu Kassel 1846–1856: „Die Beschäftigungen der Kinder bestehen darin, daß die größeren Mädchen stricken und nähen, die Knaben Teppiche stricken, Litzen weben, die kleinen müssen Scharpie und Läppchen zupfen." Vom Spiel ist nicht die Rede. Ältere Kinder erhalten 2–3 Stunden Unterricht.

In der Schweiz liegen die Verhältnisse nicht besser. So bestimmt 1848 ein Gesetz der Glarner Landgemeinde über das Arbeiten an den Spinnmaschinen u.a.: „In den gewöhnlichen Betrieben sollten Personen unter 14 Jahren höchstens 14, ältere höchstens 15 Stunden beschäftigt werden." Dabei soll dieses Gesetz einen Schutz bedeuten. Ebenso steht es mit dem Regulativ für Zündhölzchen, das Bern 1865 erläßt: „Kinder unter 7 Jahren dürfen in den Fabriken nicht zur Arbeit verwendet werden" (Deutsch).

Besonders ungünstig haben es nach Uffelmann (1883) die Pflegekinder. Diese müssen schon früh schwere körperliche Arbeit verrichten. „Daß sie überhaupt zu Arbeiten herangezogen werden, ist ganz in der Ordnung, überdies für die Kinder sehr heilsam; die Kostmütter bzw. Kosteltern bringen ja auch die Hülfe der Kinder in Anrechnung, wenn sie den Kontrakt über die Pensionssumme abschließen." Einspruch ist nur zu erheben gegen die Ausbeutung der Pfleglinge. „Es ist unzulässig, daß man diese in allerfrühester Zeit, im Alter von 7–9 Jahren, anhaltend und mit schwerer Arbeit drückt."

Groß und schwer zu beseitigen sind die Mißstände bei der Heimarbeit der Kinder. Der nachstehende Bericht stammt von E. Sax (1888):

„Die Phosphorkrankheiten entstehen durch das Einatmen der Phosphordämpfe, z. T. auch durch die sonstige Einverleibung des Giftstoffes in den Körper... Betreten wir einmal die Werk- und Lebensstätte des hausindustriellen Zündhölzchenmachers! Indem wir die Tür öffnen und auf den Flur treten, dringt uns schon ein unerfreulicher Qualm der verschiedensten Gerüche entgegen! Von scharfen Gasen, die von den Schwefelpfannen aufsteigen, von Phosphordunst, der alle Räume durchsetzt, – und von Speisen, die für den Mittagstisch bereitet werden auf demselben Herde... Eine unatembare widerliche Stickluft umgibt uns, in der wir kaum einen Schritt vorwärts tun können, ohne ernstliche Übelkeiten zu verspüren... An einem Tisch und auf dem Boden sind viele Kinder mit dem Ausnehmen und Einfassen der Zündhölzchen in Patronen beschäftigt... Es sind auch fremde Kinder darunter von 8–9 Jahren, sie sind alle aus dem Ort und arbeiten im Geding; für 12 Schachteln zu 50 Patronen bekommen sie 10 Pfennige; in der Zeit von 2 Uhr nachmittags bis 8 Uhr abends können sie es auf 2 bis $2^1/_2$ Groschen bringen. Das Schicksal dieser Kleinen, aber auch der eigenen Kinder, ist besonders hart. Schon mit 6 Jahren und früher werden sie zur Arbeit herangebracht, von der sie fortan nicht mehr loskommen sollen. Daneben geht der Schulbesuch..., daß den abgerackerten Kleinen nicht viel beizubringen ist, läßt sich leicht denken. „Es sind welche dabei", sagte mir der Oberlehrer, „wenn sie eine halbe Stunde in der Schule sind, schlafen sie vor Müdigkeit ein, denn sie müssen schon vor Beginn des Unterrichtes zu Hause arbeiten."

Bei einer solchen Betriebsweise kann natürlich selbst von den allerprimitivsten Schutzmaßregeln keine Rede sein. Alles im Hause, Personen und Gegenstände, ist phosphorbeschmutzt; besonders der Fußboden, in den zahlreichen Ritzen und Dielen, birgt ein sich ewig erneuerndes Gemenge von abgefallenen Zündkappen, verschleuderten Zündhölzchen und anderem Schmutz."

So macht der Schutz der arbeitenden Kinder nur langsam tatsächliche Fortschritte. Im Jahre 1853 sind in Preußen noch etwa 8000 Kinder im Alter von 9 bis 12 Jahren und etwa 24000 im Alter von 12–14 Jahren beschäftigt, während die Zahl der gleichaltrigen Kinder im ganzen Lande etwa 2 Millionen beträgt. Dabei fehlt es allerdings an Unterlagen über die beträchtliche Zahl der Kinder, die in der Landwirtschaft, in der sehr verbreiteten Heimarbeit, beim Zeitungsaustragen usw. beschäftigt werden. Noch am 20./21. Januar 1899 berichtet ein Redner im Reichstag über die Ausbeutung von Kindern in der Hausindustrie: „In dem Reußer Oberland sind Kinder zwischen 5 und 6 Jahren für 10 Pfennig pro Stunde beschäftigt."

Nach den Vorschlägen der internationalen Arbeiterschutzkonferenz von 1890 wird das Zulassungsalter zur Fabrikarbeit auf das 12. Lebensjahr festgesetzt. Diese Bestimmung wird von allen Kulturländern eingeführt. Nach § 135 der Gewerbeordnung von 1900 dürfen Kinder unter 13 Jahren nicht in Fabriken beschäftigt werden. Die Arbeit von Kindern unter 14 Jahren darf die Dauer von 6 Stunden nicht überschreiten.

Genau geregelt wird die Kinderarbeit in gewerblichen Betrieben durch das Kinderschutzgesetz vom 30. März 1903. Für einige Gewerbe wird darin die Kinderarbeit überhaupt untersagt, in anderen auf die mindestens 12jährigen, nicht mehr volksschulpflichtigen fremden und die mindestens 10jährigen eigenen Kinder beschränkt. Die Nachtarbeit wird verboten und die Arbeitszeit beschränkt. Das Hausarbeitsgesetz vom 20. Dezember 1911 regelt die Arbeit der Kinder und Jugendlichen bei der Heimarbeit.

Die neuen Gesetze sind wohl imstande, die bestehenden Mißstände zu verringern, haben sie aber keineswegs abgeschafft, wie aus vielen Berichten hervorgeht, die von den verschiedensten Seiten kommen.

So berichtet der Rektor Hertel 1910 über Berlin: „Viele Kinder sind schon vor dem Beginn des Unterrichtes mit dem Austragen von Zeitungen, Milch und Backwaren beschäftigt. Abgehetzt und müde, oft auch hungrig, kommen sie dann zum Unterricht und vermögen demselben nur mit Mühe zu folgen. Andere Kinder sind am Nachmittage mit gewerblicher oder anderer Nebenarbeit beschäftigt, oft bis in die späte Abendstunde hinein."

Um die Kinder zu schützen, setzt die Regierung eigene Aufsichtsbeamte ein.

Aus dem Bericht des Fabrikinspektors Piper 1858 (nach Kuczynski): „Da die Revisionen oft wiederholt und dabei Übertretungen entdeckt wurden, so zeigten sich die Fabrikanten um so mehr gereizt, als es gelang, ihre Vorkehrungen zur Signalisierung der Ankunft des Revisionbeamten durch eigens angebrachte Schellenzüge, aufgestellte Posten u. dgl. zu entdecken und ihm auszuweichen. Aus einer Fabrik wurden, weil das Zeichen der Schelle verhindert worden war, sämtliche Arbeiter bei meinem Erscheinen zum Nachhausegehen entlassen, um die Revision zu vereiteln."

In einer amtlichen Untersuchung auf Beschluß des Bundesrates 1874 heißt es: „Nach Angabe eines Schuldirektors im Zwickauer Bezirk gibt es Fabriken, in denen ununterbrochen Kinder unter 12 Jahren, ja sogar 7–8jährige Kinder beschäftigt werden; wird von der Behörde oder von dem Fabrikinspektor die Fabrik revidiert, so werden die Kinder von einem Unterbeamten auf einen der oberen Böden geführt und zwischen Warenballen versteckt gehalten (Kuczynski, S. 227).

Schultze gibt 1912 den Bericht eines Aufsichtsbeamten aus der Webergegend in Schlesien wieder: „In einer Familie traf ich etwa 8 Kinder an, Zwillinge standen in den Betten und sahen dem klappernden Webstuhl zu. Das ganze machte trotz aller Ärmlichkeit einen sauberen Eindruck. Auf mein Vorhalten, daß eine Beschäftigung von Kindern vor dem Schulunterricht doch ein Unrecht gegen die Kinder und gesetzlich unzulässig wäre, antwortete die Mutter, daß es noch unrechter wäre, die Kinder hungrig und unsauber zur Schule zu schicken. Die Besorgung des kärglichen Frühstückes (schwere Töpfe) und der jüngeren Geschwister möchte sie nicht den älteren Geschwistern überlassen, und deshalb müßten diese dem Vater helfen oder am Webstuhl der Mutter arbeiten."

Zu dieser Zeit verdienten die Kinder in 10stündiger Arbeitszeit 30–40 Pfennige.

Das Kinderschutzgesetz erfaßt nicht die Landarbeit. So berichtet ein Lehrer in der Zeitschrift für Schulgesundheitspflege [20, (1907): 593] über die Verhältnisse auf dem Lande: 12–14jährige Hütejungen haben einen Schulunterricht von 6 bis $1/2$9 Uhr früh und verrichten dann von 9 Uhr an bis in die sinkende Nacht schwere Landarbeit. Ihr Tagelohn beträgt 10–20 Pfennige. Erwachsene und Kinder erhalten Schnaps aus der Brennerei. 1907/08 gibt die Soziale Praxis (17: 1162) den Bericht eines badischen Lehrers wieder: Von fast 100 Schülern eines größeren Landortes sind morgens aufgestanden: zwischen 2 und 3 Uhr 9 Schüler, zwischen 3 und 4 Uhr 32 Schüler, zwischen 4 und 5 Uhr 20 Schüler, nach 5 Uhr der Rest. Die Kinder werden vor der Schule mit landwirtschaftlichen Arbeiten beschäftigt.

Noch im Jahre 1921 sind die Verhältnisse nicht gebessert, wie aus einem Bericht von H. Gramm über die Verhältnisse in dem Dorfe Göritzheim, Kreis Rochlitz in Sachsen, hervorgeht:

„Die Fälle sind nicht vereinzelt, wo Leute ihre 12–14jährigen schulpflichtigen Buben und Mädel an Bauern vermieten. Dort sind sie in ‚Kost und Logis' und unterscheiden sich von dem übrigen Gesinde nur dadurch, daß sie vormittags 2–3 Stunden in der Schule sitzen, wo sie oft vor Müdigkeit einschlafen." In einer riesenhaften Grundherrschaft wurde eine „Arbeitskolonne von Schulbuben gebildet, die im Forst teils leichte, teils sehr schwere Arbeit gegen niedrigen Stundenlohn leisten, in den Ferien zwölf und mehr Stunden lang einschließlich der oft weiten Wege".

Beinahe vollkommen versagen nach D. Pfeiffer die Arbeitsverbote und Arbeiterschutzbestimmungen auf dem Gebiete der Heimarbeit. So werden nach den Berichten der Gewerbeaufsichtsbeamten verbotswidrig beschäftigt:

in München 1921 von	408 Kindern	360 Kinder	= 88%
in München 1922 von	486 Kindern	471 Kinder	= 97%
in Sachsen 1922 von	56 755 Kindern	16 634 Kinder	= 29%
in Sachsen 1925 von	37 192 Kindern	9 184 Kinder	= 24%

Weitere Mißstände schildert Jacoby-Oske: 1921 sind in Halle 11,98% aller Volksschüler erwerbstätig. Die Gewerbeaufsichtsbeamten berichten 1923/24 von 23 erwerbstätigen Kindern im Alter von 10–12 Jahren. Manche Kinder müssen des Nachts um $^{1}/_{2}2$ Uhr auf dem Markte Verkaufstische aufstellen, andere holen um 4 Uhr Waren aus der Markthalle usw. 431 Kinder tragen Tageszeitungen aus, ein Drittel von ihnen bereits vor dem Unterricht. Ohne den Schulunterricht sind viele über 36 Stunden wöchentlich tätig, manche bis zu 60 Stunden. Der äußerst geringe Lohn wird zum großen Teil für Süßigkeiten, Tabak, Alkohol und ähnliche Dinge verwendet. Die Schulleistungen sind bei arbeitenden Kindern durchschnittlich schlechter als bei nichterwerbstätigen. In Dortmund leiden nach ärztlicher Untersuchung die arbeitenden Kinder häufiger als die nichtarbeitenden an Schwächezuständen, Tuberkulose und Skrofulose.

Aus der Heimarbeitsausstellung von 1925 geht hervor, daß das Heimarbeitsgesetz nicht befolgt wird. Die Bezahlung ist äußerst niedrig.

„Bei der Herstellung von Metallwaren und elektrotechnischen Artikeln in Lüdenscheid Stadt und Land müssen die Kinder oft vom 4. und 5. Lebensjahre an mithelfen."

In der Deutschen Bundesrepublik wurde im Jahre 1960 das neue Jugendschutzgesetz nach harten Auseinandersetzungen zwischen Regierungsparteien und Opposition verabschiedet. Das Bundesarbeitsministerium wollte jede Beschäftigung von Kindern untersagen. Durchgesetzt wurde jedoch eine Bestimmung, nach der „Kinder über 12 Jahre gelegentlich mit leichten und für Kinder geeigneten Hilfeleistungen" beschäftigt werden dürfen. Für diese Regelung setzten sich die Vertreter der Landwirtschaft ein, die an größtem Mangel an Arbeitskräften leidet. Daß aber den Kindern zu viel zugemutet wird, geht aus der landwirtschaftlichen Unfallstatistik hervor: Von 1951–1958 verursachten Kinder unter 14 Jahren 21 000 Betriebsunfälle, 448 Kinder wurden getötet oder schwer verletzt. Die Beschäftigung von Kindern unter 12 Jahren wurde allgemein verboten. Nach Untersuchungen der Gewerkschaften, die dem Bundestag vorlagen, kamen Kinder in der Woche oft auf „Arbeitszeiten" (eingeschlossen Schule und Schulaufgaben) von 68 Stunden. „Das gilt nicht nur für die Landwirtschaft. Man weiß, daß Kinder sehr gern zum Austragen von Backwaren oder zum Kegelaufsetzen, in der Heimarbeit, ja sogar morgens in Großmarkthallen zum Sortieren von Gemüse herangezogen werden" (Polligkeit).

Für das Gebiet der Deutschen Demokratischen Republik wurde der Jugendschutz bereits durch die „Verordnung über den Jugendarbeitsschutz" vom 9. bis 13. Oktober 1947 im Rahmen des Befehls 234 der sowjetischen Besatzungsmacht geregelt. Danach ist die Beschäftigung von Kindern unter 14 Jahren überhaupt verboten. Die Arbeitszeit der Jugendlichen im Alter von 14–16 Jahren darf täglich 7 Stunden, wöchentlich 42 Stunden, und die der Jugendlichen im Alter von 16–18 Jahren täglich 7$^1/_2$ Stunden, wöchentlich 45 Stunden, nicht überschreiten. Sonn- und Feiertagsarbeit ist für Jugendliche verboten. Nach einer Betriebszugehörigkeit von mindestens 3 Monaten haben die Jugendlichen auf bezahlten Urlaub Anspruch, und zwar 14–16jährige auf 21 Tage, 16–18jährige mindestens auf 18 Tage Urlaub. Eine Aufsichtsbehörde überwacht die Durchführung dieser Bestimmungen. Artikel 18 der Verfassung der DDR (1949) enthält die Bestimmung „Kinderarbeit ist verboten".

So sind, geschichtlich gesehen, auf dem Gebiete des gesetzlichen Schutzes der Kinderarbeit Fortschritte gemacht worden. An die Stelle der rücksichtslosen Ausbeutung wehrloser Kinder durch den Arbeitgeber ist die staatliche Fürsorge getreten, die sich fortschreitend verbessert hat. **Notwendig ist es aber auch in Zukunft, die Durchführung der gesetzlichen Bestimmungen scharf zu überwachen.** Bewährt hat sich dabei die Mitarbeit der Schule; diese stellt Listen der gewerblich tätigen Kinder auf und übergibt sie der Gewerbeaufsicht.

Schrifttum Seite 418

Bettel und Armut

> „Es ist wohl der größten Not eine, daß alle Bettelei
> abgetan würde in der Christenheit."
> M. Luther, An den christlichen Adel deutscher Nation. 1520

Schon im alten Rom wurde der Bettel planmäßig aufgezogen. Wie bereits (S. 176) beschrieben, wurden die Findlinge zu Sklaven dessen, der sie aufnahm und aufzog. Um einen möglichst großen Nutzen aus ihnen zu ziehen, verkaufte man später die Jünglinge als Gladiatoren, die Mädchen als Prostituierte. Andere wurden absichtlich verstümmelt, um so für ihren Herrn zu betteln. Der Redner Seneca der Ältere berichtet um 48–51 n. Chr. darüber:

„Diesen Sklavenbesitzern zu Nutzen schwanken die Blinden, auf ihren Stab gestützt, einher; ihnen zum Vorteil zeigen andere ihre verstümmelten Arme, ihre verrenkten Knöchel, ihre zerschlagenen Schienbeine. Der Knochenbrecher haut dem einen den Arm ab, schwächt den andern, verdreht diesem, grausam und höhnisch zugleich, die Schulter, um ihn höckrig zu machen. Zählt er nun die tägliche Bettelbeute und findet sie ungenügend, so schilt er den Unglücklichen mit harten Worten: Viel zu wenig hast du gebracht! Her mit der Peitsche! Ja, jetzt kannst du heulen und bitten. Hättest du so mit den Vorübergehenden gesprochen, so würdest du mehr Gaben erhalten und könntest mir mehr abliefern."

Der Bettel war früher sehr weit verbreitet. Solange es keine geregelte Armenunterstützung gab, mußte der Arme, sobald er arbeitsunfähig wurde oder keine Arbeit finden konnte, in schwere Not geraten. Dann schützte ihn, wenn er ehrlich bleiben wollte, nur der Bettel vor dem Verhungern. Unter die Arbeitsunfähigen mischten sich aber viele, die recht wohl hätten arbeiten können, es aber vorzogen, vom Bettel zu leben. Sie schadeten den wirklich Bedürftigen; denn der Almosengeber konnte nicht erkennen, wer tatsächlich in Not war, sondern spendete, wenn sein Mitleid erregt wurde. So war der Erfolg des Bettlers nicht von seiner Bedürftigkeit abhängig, sondern von seiner Fähigkeit, den Fremden in aller Eile von seiner Notlage zu überzeugen und ihm so seine Taschen zu öffnen (Abb. 89).

Im Mittelalter bedeutete der Bettel eine schwere Plage für das Volk (Uhlhorn, Lallemand). Die Kirche gebot den Christen, den Armen zu helfen. Hatte doch Papst Gregor I., der Große (um 540–604), gelehrt: „Die Armen bilden einen Stand, der der Christenheit notwendig ist; deshalb sind sie nicht zu verachten, sondern als Patrone zu verehren. Der Christenheit würde etwas fehlen, wenn sie nicht da wären." Ohne die Armen hätte man nämlich keine Gelegenheit, sich durch Almosen Verdienst zu erwerben. Es ging also eigentlich um das eigene Seelenheil, nicht so sehr um das Wohl der Armen. So verteilte man – oft in großen Mengen – Nahrung, Kleidung, Schuhe usw. Es wurden Häuser für Kranke und Gebrechliche begründet. Viele arbeiteten mit großer Hingabe für die Elenden. Man gab aber, ohne die wirtschaftliche Lage der Bittenden zu prüfen. So ging mancher wirklich Bedürftige leer aus, während der unverschämte Bettler den Löwenanteil erhielt.

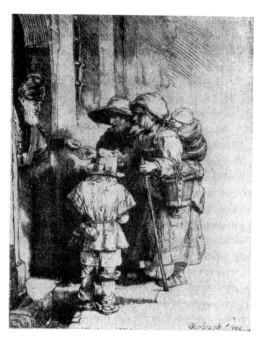

Abb. 89. Der Bettler an der Haustür.
Rembrandt 1648

Die wahllose Gabe von Almosen erstickte in weiten Kreisen der Bevölkerung das Gefühl der eigenen Verantwortlichkeit, und die Armut nahm zu (Aschrott). Fuller (1656) bezeichnete die kirchliche Armenpflege geradezu als mißverstandene Wohltätigkeit. Sie unterhält Menschen, die ihrer nicht bedürfen, und was noch schlimmer ist, sie nicht verdienen. Ja, die Klöster erhalten nur die Armen, die sie selbst geschaffen hatten; man kann beobachten, daß heute gerade die Plätze, an denen die großen Klöster liegen, voll armer Leute sind, als ob die Bettelei ihr unveräußerliches Erbteil wäre.

Die Zahl der arbeitsfähigen und doch müßig lebenden und bettelnden Menschen nahm so zu, daß schließlich selbst die reichen Mittel der Kirche versagten. Wenn nun die der Arbeit entwöhnten Bettler in ihrer Heimat nicht mehr genügend unterstützt wurden, schweiften sie im ganzen Lande bettelnd umher: aus dem Bettler wurde der Landstreicher, der die öffentliche Ordnung und Sicherheit, der Leben und Eigentum der Bürger gefährdete (Aschrott).

Deshalb erstrebte schon Luther eine geregelte Armenpflege: „So müßte dasein ein Verweser oder Vormund, der alle die Armen kennet, und was ihre Not wäre, dem Rat oder Vormund ansagte, oder wie das aufs beste möchte geordnet werden." Es sollten also die planlosen und oft zu reichlichen Almosen aufhören und die Armen nur mit dem Notwendigen versorgt, dafür aber alle wirklich Armen ausreichend bedacht werden. Ein Erfolg war Luther nicht beschieden.

In seiner Schrift über die Armenpflege (1526) fordert J. L. Vives die Erziehung und Ausbildung der armen Kinder. Nichts sei für sie gefährlicher, als wenn sie in bettelhaften, schmutzigen und unordentlichen Verhältnissen aufgezogen würden. Fähige und gut bezahlte Lehrer müßten für sie angestellt werden. In dieser Beziehung dürfte der Staat keine Kosten scheuen, da diese sich reichlich verzinsten. Die Kinder sollten fleißig Lesen, Schreiben und Religion lernen. Später müßten sie ein nützliches Handwerk erlernen; besser Veranlagte könnten zu tüchtigen Lehrern ausgebildet werden oder eine wissenschaftliche Laufbahn ergreifen. Die vernachlässigten Quartiere der Armen seien Brutstätten ansteckender Krankheiten und der Unsittlichkeit (Fr. Ehrle 1881).

Vives bekämpft das kirchliche Verfahren, Almosen zu geben, und verlangt die Zusammenarbeit der weltlichen Machthaber, um den Armen zu helfen. „Wie es für den Familienvater eine Schande ist, wenn in seinem behaglichen Heim jemand nackend oder zerlumpt herumlaufen muß, gerade so ungehörig ist es, wenn die Behörden einer Stadt es zulassen, daß Bürger Hunger oder Not leiden." Wer arbeiten könne, solle zur Arbeit gezwungen werden, und kein Arbeitsfähiger sollte betteln dürfen. Da aber viele arbeitsunfähig seien, müsse ihnen in städtischen Armenhäusern, Krankenhäusern und Bildungsanstalten eine Zuflucht geboten werden; Essen, ärztliche Fürsorge und Grundunterricht seien kostenlos zu gewähren. Völlig neu für diese Zeit ist es, daß Vives die Erziehung der armen, der tauben, der blinden und der kranken Kinder fordert (F. Watson 1922, Durant VI 1959).

Im 16. Jahrhundert war das Betteln ein Handwerk, um nicht zu sagen: eine Kunst. Die alten ausgelernten Bettler brachten den Jungen bei, wie sie am besten Mitleid erregen könnten. Die Kunst, Kinder vor Verwendung als Bettler zu verstümmeln, wurde in allen Ländern geübt; als Meister darin galten die Italiener. Mit großer Erfindungsgabe wußten sie Wunden und Geschwüre täuschend nachzuahmen, Augen zu entstellen, Hals und Glieder zu verdrehen, Höcker hervorzuzaubern und so eine Ungestalt entstehen zu lassen, die halb Abscheu, halb Mitleid erregte.

Während des 17. Jahrhunderts rechnete man in Paris auf etwa 200000 Einwohner 40000 Bettler. Ihr Unterkommen fanden sie im Cours de miracle, so genannt, weil sich hier alle Abende ein Wunder vollzog: Die Blinden sahen, die Tauben hörten und die Lahmen gingen.

Über den später heilig gesprochenen Vinzent de Paul, den Begründer der Pariser Findelanstalt (1576–1660), wird berichtet: Eines Abends fand er an den Mauern von Paris einen Bettler damit beschäftigt, die Glieder eines Kindes zu verstümmeln! „Barbar!", so rief er, „Ihr habt mich getäuscht. Von ferne hatte ich Euch für einen Menschen gehalten." Er entriß seinen Händen das Opfer.

Immer wieder versuchte man, die Bürger vor der Bettelplage zu schützen, indem man den Bettel gesetzlich verbot und dann förmlich Jagd auf die Bettler machte. Sie wurden zu Körperstrafen verurteilt, ausgepeitscht, an den Pranger gestellt, gebrandmarkt, auf die Galeeren geschickt, mit Zwangsarbeit bestraft, gehängt oder (unter der Regierung des englischen Königs Eduard VI.) als Sklaven verkauft. Lallemand, der die entsprechenden Bestimmungen im einzelnen anführt, berichtet immer wieder, wie vergeblich diese Bemühungen waren. Es half auch nichts, daß man den Zuzug fremder Bettler verbot und den Einheimischen nur mit behördlicher Erlaubnis zu betteln erlaubte. Selbst die Bestrafung der Almosengeber blieb wirkungslos.

Dabei war es widersinnig, auf der einen Seite das Almosengeben als ein Gott wohlgefälliges Werk zu bezeichnen und zu befördern, auf der andern Seite aber das Betteln als ein todeswürdiges Verbrechen zu betrachten (Aschrott).

Im 18. Jahrhundert gab es in allen Städten Europas Hunderte und Tausende, die geradezu vom Bettel lebten oder ihn wenigstens als bequeme Nebeneinnahme betrachteten. Manche Handwerker hüllten sich abends in Lumpen, um mit Weib und Kind die Stadt abzubetteln. Die Soldatenweiber und -kinder waren wegen des geringen Soldes zum Bettel geradezu gezwungen. Je mehr man gab, desto größer wurde die Zahl der Bettler. So zählte man in Köln auf 40 000 Einwohner 10 000 bis 11 000 Bettler, in Hamburg lebte der zehnte Teil der Einwohner von Almosen oder in Hospitälern. Auf dem Lande gingen die Bettler von Haus zu Haus; die Bauern gaben mehr aus Furcht vor Brandstiftung und Diebstahl als aus Mitleid (Uhlhorn).

Über die Armut der Landbevölkerung schreibt Krünitz (1779): „Die frühen Heiraten des Gesindes auf dem Lande sind eine Ursache der Entvölkerung... Diese Leute sind insgemein ganz arm und nackend und im Dienst bleiben sie so lange, bis sie sich Kleidung angeschafft haben. Kaum sind sie im Futter und in Kleidung, so heiraten sie ganz jung. Der Mangel an allem ist ihre Aussteuer; und Arbeit verstehen sie nicht. Hausgerät ist nicht da, noch weniger etwas zu leben, und so ist kaum die Flitterwoche vergangen, wenn sie sich schon, von allem entblößt, im Elend sehen. Sie bevölkern schon den Staat, allein wie? Diese Kinder des Elends sterben insgemein früh dahin aus Mangel des Notwendigen... Hier findet sich eine unbesonnene Wöchnerin, die auch nicht für einen Faden Kleidung für ihr Kind gesorgt hat. Die Hebamme muß sich gebrauchen lassen, einige Lumpen für den unglücklichen neu-angekommenen Gast zusammenzubetteln. Die Mutter hat insgemein nichts als Wasser, Brot und Branntwein. Aus dem Wasser und Brot wird ihre erste Suppe mit ein wenig Salz bereitet, und hat sie noch einige Groschen im Vermögen, so fettet sie dieses sogenannte Wasser-Warmbier mit einigen Tropfen Rüböl an. Die arme Kindbetterin tut starke Züge aus diesem Lethe, ihr Elend zu vergessen; und nun urteile man, welche widerlichen und dem Kinde schädlichen Bestandteile ihre Milch haben müsse. Der Mangel in Gesellschaft mit der Unbarmherzigkeit ihres Mannes treibt sie den zweiten, dritten, höchstens vierten Tag nicht allein aus dem Bette, sondern aus dem Hause an allerlei Arbeit, z.B. am Teich Kinderzeug zu waschen."

Nach dem Pitaval (3. Aufl. 4, 356) gibt es um 1820 in der Schweiz eine besondere Menschenklasse, die Heimatlosen. Sie sind Schweizer und gehören doch keinem Kanton an. Wo sie erscheinen, betrachtet man sie als eine Plage und sucht sie möglichst bald wieder loszuwerden. Auf Märkten und Dörfern treten sie als Zwirnmacher, Zundelkrämer, Keßler, Kachelgeschirrkrämer, Vogelträger, Weihwasserwedelverkäufer auf, aber ihr eigentliches Gewerbe ist Betteln und Stehlen.

Ihre Kinder werden durch Schläge und das Beispiel ihrer Eltern und Geschwister zum Lügen abgerichtet. Kaum daß sie gehen können, werden sie von den Eltern, die sich im Walde verbergen, an die Straße geschickt, um zu betteln. Sie müssen die kleinen Hände ausstrecken und rufen, sie hätten nicht Vater, nicht Mutter. Wenn sie etwas größer geworden sind, lehrt man sie falsche Angaben über ihre Herkunft und den schrecklichen Tod ihrer Eltern, um die Vorüberziehenden zu rühren und die Polizeidiener und Behörden zu täuschen. Zurückgekehrt in den Wald, in die Grube oder das Steingeklüft, wo die Ihrigen lagern und auf die Beute der Kleinen harren, hören sie Erzählungen von gelungenen Betrügereien und Diebstählen. Werden sie ergriffen, so kennt keines das andere. Ist der Vater nicht mitverhaftet, so ist er immer längst gestorben.

Welchen Gefahren bettelnde Kinder in England noch im 19. Jahrhundert ausgesetzt waren, geht aus einem berühmten Rechtsfall des neuen Pitaval (6, 296) hervor: Damals waren in England Sektionen menschlicher Leichen nicht erlaubt. Allenfalls durften Körper hingerichteter Verbrecher seziert werden. Da aber deren Zahl nicht ausreichte, verfiel man auf einen anderen Ausweg: Man stahl frischbeerdigte Leichen. Die Leichendiebe, die sogenannten Auferstehungsmänner (Resurrection men), gruben gewerbsmäßig mit List und Gewalt auf den Kirchhöfen die Leichen aus und verhandelten sie an die anatomischen Anstalten. Je frischer die Leichen, desto besser die Bezahlung. So kam W. Burke in Edinburgh auf den Gedanken, Menschen zu morden, um ihre frischen Leichen an die Anatomie zu verkaufen. Das Gerichtsverfahren und die öffentliche Hinrichtung im Jahre 1829 erregten großes Aufsehen. Der englische Wortschatz aber wurde um ein neues Wort bereichert: Burkieren = heimlich der Leiche wegen morden.

Auch in London ist burkiert worden. Ein kleiner Savoyarden-Knabe – sein Alter wird nicht angegeben – war von den Eltern nach England geschickt worden, um dort sein Glück zu machen. Nachdem er jahrelang in der Lehre eines Schornsteinfegers gearbeitet hatte, lief er seinem Lehrherrn fort und machte sich selbständig: Er kaufte sich von seinem kleinen Verdienst eine große Schüssel, einen Käfig, eine Schildkröte und weiße Mäuse. Indem er in London seine Tiere zeigte und dazu sang, verdiente er sich recht gut seinen Lebensunterhalt. Im Jahre 1831 war er plötzlich verschwunden. Auch mehrere andere Kinder, „die, von ihren Eltern verlassen, von der Bettelei oder von Diebereien lebten", kamen nicht wieder an die Orte, die sie gewöhnlich besuchten. Schließlich wurde die Leiche des Savoyarden in einem Krankenhaus entdeckt. Wiederauferstehungsmänner hatten sie, wie üblich, verkaufen wollen. Es stellte sich heraus, daß das Kind erstickt war. Die Wiederauferstehungsmänner wurden verhaftet, leugneten aber einen Mord; sie hätten die Leiche von einem Unbekannten gekauft. Da Burke noch in aller Gedächtnis war, wurde mit größtem Eifer weiter nachgeforscht. „Der kleine Savoyardenknabe war jetzt, nach seinem Tode, das adoptierte Kind des ganzen Londoner Volkes." Schließlich ergab sich, daß die Verhafteten den Knaben und andere Menschen in grausiger Weise erstickt hatten. Der öffentlichen Hinrichtung sollen 100 000 Menschen, meistens Frauen, beigewohnt haben. 200 Polizisten hatten Mühe, die Verbrecher vor der empörten Volksmenge zu schützen. (Neuer Pitaval 6, 296. Leipzig 1844.)

Das Bettelwesen in London wurde von W. Horn (1832) auf Grund eigener Anschauung geschildert:

"Das System des Bettelns ist in London wohl so ausgebildet wie nirgends... Die Straßen werden von ihnen (den Bettlern) in arme und reiche abgestellt, und ein schlechter Tag wird von ihnen der genannt, an dem sie nicht eine gewisse, oft bedeutende Summe erbettelt haben. Mit ihren Kindern machen die Bettler größte Spekulation, und ohne ein gewisses Geldstück dürfen diese nicht nach Hause zurückkehren. Auch werden viele Kinder von fremden Eltern gemietet, und viele große Entrepreneurs haben Tag für Tag ganze Compagnien; Individuen mit angeborenen Difformitäten werden bei dieser Gelegenheit natürlich teuer bezahlt. Ein altes Weib hielt sogar eine Schule, worin die Kinder in der street language unterrichtet wurden."

Der Arzt Th. J. Barnardo (1845–1905) gründete in London Heime, die noch heute bestehen und tags und nachts verlassene Kinder aufnehmen. Ihre Angaben werden nach der Aufnahme genau überprüft. Wer im Heime bleibt, wird dort für einen Beruf ausgebildet. Viele kommen zu Pflegeeltern. In den Heimen hat Barnardo zu seinen Lebzeiten 60 000 Kinder aus ihrem Elend erlöst. Wie er solche Kinder aufsuchte und fand, geht aus dem nachstehenden, stark gekürzten Bericht (nach Friz) hervor:

An einem kalten, dunklen Novembertage 1871 zog er los, begleitet von einem Knaben, der aus eigener trauriger Erfahrung mit allen Schlupfwinkeln der Gegend vertraut war und als Führer diente. Um 2 Uhr morgens erreichte er Hotwater-Court. In den jammervollen Häusern dieses elenden Hofes wurden Zimmer der denkbar schmutzigsten Art vermietet. In dem Winkel eines Ganges zwischen Treppe und Wand entdeckte der Führer einen Gegenstand, der aussah, wie ein Bündel schmutziger, alter Lumpen. Tatsächlich aber handelte es sich um einen Knaben von 11 oder höchstens 12 Jahren. Er besaß weder Schuhe noch Strümpfe und war kaum mit ein paar elenden, schmutzigen Lumpen bedeckt. Ein kleineres Lumpenbündel hinter ihm enthielt den 3 Jahre jüngeren Bruder. Beide Kinder standen allein und ohne Verwandte in der Welt. Sie hatten sich von Bettel und Küchenabfällen ernährt. Nachts krochen sie, wie eben jetzt, in einen engen Gang, in ein leeres, halbfertiges Haus, unter einen Karren oder ein Heubündel.

Eine Zeitlang suchte man die armen Kinder loszuwerden, indem man ihre Auswanderung in fremde Länder, besonders nach Canada, begünstigte. Es ergaben sich aber Schwierigkeiten wegen der Kostenfrage und der Überwachung in der Ferne (Aschrott).

Nach E. Schultze wurden in London mit Vorliebe ganz kleine Kinder gestohlen, um mit ihnen zu betteln; je schöner sie waren, desto besser. Namentlich in London ereignete sich dies oft. Glücklich die Eltern, denen es gelang, die Diebin als Bettlerin, das Kind auf dem Arm, in einem anderen Stadtteil wieder aufzufinden. Wurde die Bettlerin vor Gericht gestellt, so unterlag der Diebstahl des Kindes einer weit geringeren Strafe als der gleichzeitige Diebstahl seiner Kleidungsstücke. Auch hier hören wir, daß die Bettelkinder verstümmelt wurden, um Mitleid zu erregen.

Im Pitaval (3. Aufl., 3. Teil, S. 118, 1871) wird über einen Rechtsfall berichtet, der sich vor vielen Jahren in London ereignet hatte. Einem armen Maler war sein einziger Knabe gestohlen worden. Er hatte Zeit, Geld und Gesundheit darangesetzt, den Knaben wiederzuerhalten, aber nur erfahren können, daß er von einem ihm bekannten Seiltänzer geraubt war. Nach Jahren erblickt er in London auf dem Seil einen Knaben, den er sofort als seinen Sohn erkennt. Das Seil schwankt, der Knabe zittert, erreicht aber doch schließlich das Ende. Nun springt sein Herr auf das Seil. Da ergreift den Vater eine namenlose Wut. Er drängt sich wie ein Rasender durch die Volksmenge und holt den Seiltänzer mit Gewalt herunter. Dieser stürzt und zerschlägt sich auf dem Pflaster das Gehirn. Der Vater wurde als Mörder vor Gericht gestellt, von den Geschworenen aber freigesprochen.

Der Versuch, eine geregelte Armenpflege aufzubauen, ist in früheren Zeiten immer wieder gescheitert. So wurde 1788 in Hamburg eine allgemeine Armenanstalt errichtet. Jeder Arme sollte so viel, wie er konnte, erwerben. Um ihm Arbeit zu geben, wurden eigene Fabriken errichtet. Anfangs war der Erfolg glänzend, aber 1801 hatte die Armenanstalt schon 60 000 Mark Schulden; diese stiegen von Jahr zu Jahr weiter. Man unterschied nämlich arbeitsfähige und arbeitsunfähige Arme nicht genügend voneinander. Man gab denen, die schlecht verdienten, und drückte so den allgemeinen Lohn.

Wer heute arm ist und nachweist, daß er kein eigenes Einkommen besitzt, erhält vom Staat eine Rente, die ihm sein „Existenzminimum" gewährleistet, d.h. so hoch, richtiger: so niedrig ist, daß er gerade davon leben kann. Früher war dies völlig anders. Wer kein Einkommen besaß, hatte kein Recht auf eine Rente, sondern mußte sich selbst seinen Unterhalt beschaffen, indem er bettelte – was vielfach ungesetzlich war – oder indem er sich auf anderem ungesetzlichem Wege, etwa durch Diebstahl, Betrug oder Gewalt, die nötigen Mittel beschaffte. Die Besitzenden suchten sich vor Schaden zu schützen. Die „Armenverwesung" gab Geld, die private Wohltätigkeit griff ein, zumal das Almosengeben eine religiöse Pflicht war. Der Arme hatte aber kein gesetzliches Recht auf Unterstützung, sondern mußte selbst sehen, wie er durchkam. Sonst blieb ihm nichts übrig, als zu verhungern.

Wie die Armen lebten, ehe es eine Rente gab, beschreibt die bekannte Schriftstellerin Bettina von Arnim in ihrem Werke „Dies Buch gehört dem König", das 1843, also 5 Jahre vor Ausbruch der Revolution, erschienen ist. Gemeint ist der preußische König Friedrich Wilhelm IV., der zwar die Widmung angenommen hatte, dann aber mit den – reichlich wirren – Ausführungen nichts anzufangen wußte.

In dem Werk findet sich ein Bericht: „Erfahrungen eines Schweizers im Vogtlande", nämlich des Schweizer Studenten Heinrich Grunholzer, bei den besonders armen Webern im Norden Berlins. Leider werden die Kinder nur nebenher erwähnt. Es folgen einige Auszüge:

Der Vater webet das Zeug zu Bett und Hemden und Hosen und Jacke und wirket Strümpfe; doch hat er selber kein Hemd. Barfuß geht er und in Lumpen gehüllt. Die Kinder gehen nackt, sie wärmen sich einer am andern auf dem Lager von Stroh und zittern vor Frost. Die Mutter weift Spuhlen vom frühsten Tag zur sinkenden Nacht. Öl und Docht verzehrt ihr Fleiß, und erwirbt nicht so viel, daß sie die Kinder kann sättigen. Abgaben fordert der Staat vom Mann, und die Miete muß er bezahlen, sonst wirft ihn der Miethherr hinaus und die Polizei steckt ihn ein. Die Kinder verhungern und die Mutter verzweifelt. –

Sch. hatte soeben einen Schuh geflickt und gab ihn der Frau mit den Worten: „Trage ihn fort, laß Dir einen Sechser dafür geben und bring dem Kind ein Semmelbrod; es hungert." Die Frau kam mit leerer Hand zurück; das Mädchen, dem der Schuh gehörte, konnte nicht bezahlen. Das Kind weinte noch immer, und Vater und Mutter weinten mit. Ich half mit einigen Groschen aus der augenblicklichen Verlegenheit. Schnell sagte Sch. zu seiner Frau: „Nun geh, hole für 6 Pf. Brod, für 3 Pf. Kaffee und für 3 Pf. Holz; das Übrige lege in den Schrank, ich will es dem Inspektor bringen; vielleicht hält er die Klage noch zurück." Es war ihm ein Stein vom Herzen genommen... Bald war die Frau wieder zurück. Es wurde Feuer gemacht im Ofen und Brod vertheilt. Die Kinder warteten aber mit ihrem Theile nicht, bis der Kaffee fertig war. –

Sch. wird nicht unterstützt. Es heißt: man gebe den Leuten im Familienhause nicht gerne; es seien da so viele Arme, daß die Armendirektion derselben nicht mehr los würde, wenn sie einmal zu helfen anfinge.

Die neuere Armenpflege ist bestrebt, die Fürsorge für die Armen dem Zufall und der Willkür zu entheben und den Verwendungszweck der vorhandenen Mittel sicherzustellen. So konnte die Bettelplage stark eingeschränkt werden.

Schrifttum Seite 418

Sterblichkeit[1]

Johann Peter Süßmilch, der Begründer der medizinischen Statistik, konnte sich in seinem Werke „Die göttliche Ordnung in den Veränderungen des menschlichen Geschlechtes" (1765, 4. Aufl. 1775) nur auf Grundlagen stützen, die einen recht beschränkten Überblick gewährten. Überdies war er nicht Arzt, sondern Geistlicher. Daher schrieb er: „Die Erfahrung lehrt, daß der Schöpfer alles derart angeordnet hat, daß durch die Fruchtbarkeit und die Gesetze des Todes die Vermehrung, und zwar in solchem Grade erfolgen kann, daß die Welt allmählich und in allen Teilen und Ländern mit Menschen hat können angefüllt werden."

Die Erfolge, die von der Wissenschaft in der Verhütung und Behandlung der Kinderkrankheiten erzielt wurden, spiegeln sich deutlich in dem Sinken der Kindersterblichkeit wider. Es dürfte kaum einen anderen Zweig der gesamten Heilkunde geben, der so deutliche Erfolge aufzuweisen hat wie die Kinderheilkunde.

Drei Krankheitsgruppen sind es hauptsächlich, die das Leben des Menschen oft vorzeitig beenden, nämlich die bösartigen Geschwülste, die Infektionskrankheiten, besonders die Tuberkulose, und die Krankheiten der Säuglingszeit, vor allem die Ernährungsstörungen. Der Kampf gegen die bösartigen Geschwülste und die Infektionen hat gewiß erfreuliche Ergebnisse erzielt, doch ist es bisher keineswegs gelungen, diese Krankheiten auch nur annähernd zu beseitigen. Dagegen ist es geglückt, die Säuglingssterblichkeit (bisher mit Ausnahme der Neugeborenensterblichkeit) unter günstigen Bedingungen fast zum Verschwinden zu bringen.

Die Erhebungen sind in alten Zeiten nicht so zuverlässig wie heutzutage. Wir vermissen oft genaue Angaben darüber, wer die Zahlen gesammelt hat, auf welche Zeiträume oder Altersstufen sie sich beziehen, in welcher Weise sie zustande gekommen oder nach welchen Richtlinien sie gesichtet sind. Trotzdem gestatten sie, mit Vorsicht bewertet, manchen Einblick in die Verhältnisse vergangener Zeiten, der auf anderem Wege nicht zu gewinnen wäre.

Moehsen (1775) gibt die nachstehenden „Auszüge aus den Wochenlisten, betreffend die gewöhnlichsten Kinder- und andere Krankheiten, an welchen die meisten Menschen innerhalb 17 Jahren (1758–1774) in Berlin verstorben sind". Das Alter ist nicht angegeben.

---

[1] Für Durchsicht und Ergänzungen bin ich H. Gramm, Leipzig, zu Dank verpflichtet.

Totgeborene 3390, Jammer 11161, Zähne 5480, Ritteln 848, Masern 221, Brustkrankheiten 11570, Auszehrung 9147, Hitzig Fieber 4823, Schlagfluß 5773, Steckfluß 2228, Schwindsucht 1364, Wassersucht 1676, Geschwulst 2608.

Tabelle 7. Sterblichkeit in Berlin an Masern und an Pocken

	1758–1774 insgesamt	1758–1774 Jahresdurchschnitt	1946	1957[1] (Westberlin)
Gesamtbevölkerung	120 000 bis 138 000	—	3 187 000	2 224 900
Lebendgeborene	65 633	3 868	22 894	17 863
Maserntote	221	13	44	54
Pockentote	6 705	394	—	—

[1] Quellen für 1957:
Gesundheitswesen 1957 (Statist. Ergebnisse) Stat. d. BRD, Bd. 232, S. 94/95.
Die natürliche Bevölkerungs-Bewegung im Jahre 1957 Bd. 228, S. 27/31.

Nur mit großem Vorbehalt dürfen wir diese Angaben mit unseren heutigen Diagnosen vergleichen. Ein Versuch, die heutige Sterblichkeit an Masern und Pocken mit der früheren (nach Moehsen) in Beziehung zu setzen, ist in der nachstehenden Statistik unternommen. Ein Teil der zugrunde liegenden Zahlen entstammt der Schrift: „Berlin in Zahlen".

Zusammenhängende Ermittlungen, die aus früheren Jahrhunderten ohne Unterbrechung bis in unsere Zeit hineinreichen, gibt es kaum. Von Peller (1947) stammt eine Arbeit, die einen Vergleich unserer Zeit mit früheren Jahrhunderten ermöglicht. Er berechnete (aus Isenburgs „Stammtafeln zur Geschichte der euro-

Tabelle 8. Vergleich der Sterblichkeit früherer Jahrhunderte in den Herrscherhäusern mit der Sterblichkeit 1940 in USA (nach Peller)

	1480–1579	1780–1879	1940
Von männlichen Neugeborenen sterben vor dem 15. Lebensjahr	30%	17%	6%
Von männlichen Neugeborenen stirbt jeder 2., bevor er alt ist	25,0 Jahre	55,0 Jahre	68,0 Jahre
Die Lebenserwartung 15jähriger beträgt			
bei Knaben	31,5 Jahre	44,0 Jahre	52,0 Jahre
bei Mädchen	36,0 Jahre	46,0 Jahre	57,0 Jahre
Die Lebenserwartung 70jähriger beträgt			
bei Männern	4,7 Jahre	7,0 Jahre	9,4 Jahre
bei Frauen	6,8 Jahre	8,8 Jahre	10,5 Jahre

päischen Staaten", Stargardt, Berlin 1936/37) die Sterblichkeit in den Herrscherhäusern, also den gesellschaftlich am besten gestellten Familien von 1480–1579 und von 1780–1879, und stellte ihnen die Sterblichkeit weißer amerikanischer Familien im Jahre 1940 gegenüber. So kam er zu folgendem Ergebnis (Tab. 8).

Die Kindersterblichkeit ist also schon in diesen Kreisen in den vergangenen Jahrhunderten deutlich abgesunken.

Eine weitere Arbeit Pellers (1920) beschäftigt sich mit der Sterblichkeit in Wien um die Mitte des 18. Jahrhunderts. Während sich dort zwischen 1754 und 1857 die Altersgliederung der Bevölkerung kaum verändert, ergibt die Altersgliederung der Verstorbenen beträchtliche Unterschiede (Tab. 9).

Tabelle 9. Altersgliederung der Verstorbenen in Wien (nach Peller, ergänzt nach dem Statistischen Amt der Stadt Wien)

Von 100 Gestorbenen überhaupt in jedem Berichtszeitraum starben in den angegebenen Kinder- und Jugendjahren

Jahre	1752–1754		1855–1864	1900	1959[1]
	Absolute Zahl	in %	in %	in %	in %
0 bis unter 1	2291	40,4	} 48,2	30,0	2,44
1 bis unter 5	938	16,2		10,6	0,28
5 bis unter 10	282	4,8	3,0	2,0	0,15
10 bis unter 15	89	1,5	} 4,2	1,1	0,18
15 bis unter 20	77	1,3		2,5	0,49

[1] Diese außerordentliche Verminderung der kindlichen Anteile am Gesamtsterben geht zurück:
a) auf die gesunkene Sterblichkeit der Säuglinge und der anderen Kinder,
b) auf die heute viel stärkere Besetzung der höheren Altersklassen

Es ist also die Beteiligung der jüngeren Altersstufen an den Todesfällen zurückgegangen.

Tabelle 10. In Wien sterben von 1000 Lebendgeborenen 1752–1754
(Nach Peller)

Alter	Gestorben	In % der gesamten Säuglingssterblichkeit
nach der Taufe bis 1 Woche	75,25 ⎫	18,4 ⎫
8–14 Tage	44,6 ⎬ 161,4	10,9 ⎬ 39,7
15–21 Tage	28,6 ⎭	7,05 ⎭
22–28 Tage	13,0	3,4
29 Tage bis 8 Wochen	46,2	11,3
9 Wochen bis 3 Monate	47,4	11,6
3– 6 Monate	79,3	19,4
6– 9 Monate	48,7	11,9
9–11 Monate	22,1	9,4
	406,05	100,0

In Breslau kommen 1687–1691 auf 100 Geburten 25 Todesfälle, 1722 sogar 43 Todesfälle im Säulingsalter (Peller).
Angaben über die Neugeborenensterblichkeit enthält die Tabelle 10.

Tabelle 11. In Wien entfallen täglich Todesfälle von Säuglingen

Jahr	Juli/August	Restliche 10 Monate
1728	10,5	8,0
1729	10,4	8,3
1752	7,3	5,9
1753	9,3	5,7
1754	9,4	5,8
1755	10,6	6,2

Fast ein Fünftel aller verstorbenen Säuglinge steht also im Alter von 0–7 Tagen (Tab. 10), zwei Fünftel ist unter 4 Wochen alt (vgl. hierzu die Tab. 16 der Neugeborenensterblichkeit in Preußen S. 411).

Die Bindung der Säuglingssterblichkeit an die heiße Jahreszeit geht aus Tab. 11 hervor (Peller).

Schließlich sei im Anschluß an Peller die Sterblichkeit nach Altersklassen in Wien wiedergegeben. Wie Tab. 12 zeigt, ist die kindliche Sterblichkeit stark gesunken.

Tabelle 12. Sterblichkeit der Altersklassen in Wien
(nach Peller, ergänzt nach den Mitteilungen des Statistischen Amtes, Wien)

Altersklassen	Es starben auf 1000 Einwohner je Altersklasse		
	1752–1754	1900	1959
1 bis unter 15 Jahre[1]	32,6	11,8	0,8
15 bis unter 20 Jahre	4,5	5,1	1,1
20 bis unter 40 Jahre	7,4	8,1	1,4
40 bis unter 50 Jahre	14,1	15,1	3,5
50 Jahre und darüber	51,3	36,9	32,1

[1] Ohne Säuglingsjahr 0 bis unter 1

Aus vielen alten Angaben geht der Rückgang der Kindersterblichkeit hervor. So betrug die mittlere Lebenserwartung 1746 in Paris 23 Jahre und 6 Monate, in der Gegend von Laon 37 Jahre, in den Cevennen und im niederen Languédoc 41 Jahre (Deparcieux).

Nach Buffon (1773) stirbt ein Viertel der Menschen in den ersten 11 Monaten, ein Drittel in den ersten 23 Monaten, die Hälfte vor dem 8. Lebensjahr und zwei Drittel vor dem 30. Lebensjahr. Nach Krünitz (1786) stirbt mehr als ein Drittel der Neugeborenen in den ersten beiden Jahren. 1783 starben in Berlin 2681 Kinder (Alter nicht angegeben) und 2268 Erwachsene. Die Hälfte aller Neugeborenen stirbt nach Hufeland (1798) vor dem 3., nach Rousseau (Emil 1762) vor dem 8., nach Fleisch (1803) und Henke (1821) vor dem 10., nach Süßmilch (1765) vor dem 20. und nach Quételet (1832) vor dem 25. Lebensjahr.

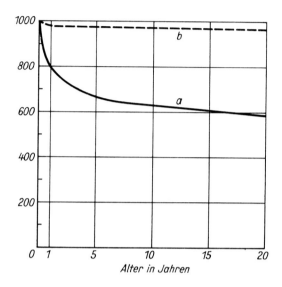

Abb. 90. Absterbeordnung von 1000 Lebendgeborenen bis zum 20. Lebensjahr in Schweden a) 1751–1755; b) 1951–1955. Mittlere Lebenserwartung a) 36,8 Jahre; b) 71,96 Jahre (Quellen siehe Seite 681)

Abbildung 90 vergleicht die Absterbeordnung von 1000 Lebendgeborenen bis zum 20. Lebensjahr in Schweden von 1751–1755 und von 1951–1955 miteinander. 1751–1755 lebten mit einem Jahr nur noch 800, mit 15 Jahren nur noch 600 Kinder, während sich in der neuen Zeit die Zahl der Überlebenden nur wenig vermindert hat. Welch ein Unterschied!

Es folgt eine ältere Absterbeordnung (Tab. 13), die ungefähr – genaue Angaben liegen nicht vor – aus dem Jahre 1841 stammt.

Aus Absterbeordnungen, die um 1841 in England aufgestellt wurden und auszugsweise in Underwoods Handbuch (siehe S. 155, Deutsche Ausgabe) mitgeteilt sind, ergab sich Folgendes (s. Tab. 13).

Die Sterbewahrscheinlichkeit ist also in den ersten zehn Lebensjahren erheblich gesunken.

Trotz allen Strebens ist es lange Zeit nicht geglückt, die hohe Säuglingssterblichkeit zu senken. Man hat deshalb geglaubt, sie sei ein Naturgesetz oder Gottes Wille. So pflegt man es nach P. Hood (1845) „als ein in der Natur begründetes Recht zu betrachten, daß die Mortalitätsverhältnisse im frühesten Säuglingsalter so sehr hoch sind". Hood wendet sich dagegen.

Abelin in Stockholm (1859) erklärt die hohe Säuglingssterblichkeit für vermeidbar. Allerdings, „wir sind verpflichtet, den unerforschlichen Ratschluß der Vorsehung zu ehren und

Tabelle 13. 100fache Sterbenswahrscheinlichkeiten für Lebendgeborene bzw. Überlebende um 1841 in

	England und Wales	Surrey	London	Liverpool	Deutsche Demokratische Republik 1956/57
im 1. Lebensjahr	14,63	12,23	16,27	25,29	4,59
2. Lebensjahr	6,17	4,21	9,51	15,76	0,37
3. bis 5. Lebensjahr	7,37 (2,46)	5,72 (1,91)	9,82 (3,27)	17,06 (5,69)	0,29 (0,097)
6. bis 10. Lebensjahr	4,84 (0,97)	4,77 (0,95)	4,99 (1,00)	7,64 (1,53)	0,28 (0,056)

Zahlen in Klammern – jährlich im ungewogenen Durchschnitt
Zum Vergleich sind die heutigen entsprechenden Ziffern der Deutschen Demokratischen Republik beigegeben.

dürften es wohl vergeblich versuchen, in die festgesetzte Naturordnung einzugreifen. Wir sind aber auch verpflichtet, so viel wir vermögen, zu ermitteln, ob die große Sterblichkeit ... nicht etwa ihren Grund in Umständen habe, welche derart sind, daß sie von den Menschen ausgerottet oder gemildert werden können, und darf man dann nicht für die von den Menschen aus Unkenntnis oder Gleichgültigkeit unterlassenen Pflichten oder die bisweilen von ihnen ergriffenen naturwidrigen Maßnahmen auf die göttliche Weltordnung bringen wollen."

Noch 1896 schreibt C. Gerhardt: „Wieweit sind wir noch davon entfernt, den schwarzen Fleck in der Statistik, die große Sterblichkeit des ersten Lebensjahres, zum Verschwinden zu bringen!" Die entscheidende Wende stand damals unmittelbar bevor, wie aus Tab. 14 hervorgeht.

Hiernach ist die Säuglingssterblichkeit in den einzelnen Staaten recht verschieden hoch, neigt aber nach 1900 überall deutlich zum Absinken. Am günstigsten liegen die Verhältnisse in den nordischen Staaten, wie das Beispiel Schwedens zeigt (s. auch Abb. 91 und Tab. 15, S. 410). In Preußen (Tab. 14) beträgt sie noch 1911–1915 ungefähr ebensoviel wie 100 Jahre vorher, geht dann aber rasch zurück. In Alt-Leipzig ist die Säuglingssterblichkeit von 1751–1900 deutlich gesunken, aber in den ersten 100 Jahren stärker als in den darauffolgenden 50 Jahren (Abb. 92). In Alt-Berlin (Abb. 93) ist sie 1905 noch etwas höher als 1820, sinkt aber von da an bis 1937 auf weniger als den dritten Teil. 1905 werden in Berlin die ersten städtischen Säuglingsfürsorgestellen (Mütterberatungen) eingerichtet.

Den ununterbrochenen Verlauf der Säuglingssterblichkeit in Schweden über 200 Jahre zeigt Abb. 91. Das schwedische statistische Amt, das älteste der Erde, wurde 1756 gegründet (Fr. Berg 1944). Schon im Jahre 1749 ergab die Bevölkerungsstatistik die klare Tatsache, daß die Säuglingssterblichkeit im ganzen Königreich erschreckend hoch war. Starb doch durchschnittlich jedes 5. Kind im 1. Lebensjahr. Diese auf statistischem Wege erworbene Erkenntnis verstärkte die Teilnahme für die Kinderpflege und ließ den Wunsch entstehen, die Lebens-

Tabelle 14
Nach F. Prinzing, Handbuch der Medizinischen Statistik, 2. Aufl. Jena 1931, S. 375. Demographic. Yearbook 1948, 1956, 1958, 1959, 1961. Population and Vital Statistics Reports, Ser. A, Bd. 11–13. Statistische Jahrbücher der DDR und BRD. Statistik der BRD Bd. 169 und 173

Berichts-raum	Von 100 Lebendgeborenen starben im 1. Lebensjahr							
	Deutschland[1]	Österreich	Niederlande	Frankreich	Schweden	England und Wales	Portugal	Jugoslawien
1801–1810	—	—	—	18,7	19,9	—		
1811–1820	16,9	—	—	17,8	18,4	—		
1821–1830	17,4	23,2	—	15,4	16,8	—		
1831–1840	18,3	24,9	—	17,5	16,7	—		
1841–1850	18,6	25,4	19,0	15,8	15,4	—		
1851–1860	19,7	24,9	19,8	17,3	14,6	15,4		
1861–1870	21,1	25,6	19,9	17,8	13,9	15,4		
1871–1880	23,4	25,7	20,4	17,2	13,0	14,9		
1881–1890	22,5	25,0	17,8	16,7	11,2	14,2		
1891–1900	21,7	23,6	15,8	16,4	10,2	15,3		
1901–1905	19,9	21,6	13,6	13,9	9,1	13,8		
1906–1910	17,4	20,2	11,4	12,6	7,8	11,7		
1911–1915	16,0	19,4	9,9	12,4	7,2	11,0		
1916–1920	14,5	17,7	8,2	12,1	6,6	9,8		
1921–1925	12,2	13,9	6,5	9,4	6,0	7,6		
1926–1928	9,6	12,4	5,6	9,0	6,0	6,8		
1929	9,6	11,3	5,9	9,5	5,9	7,4		
1930	8,5	10,4	5,1	7,8	5,4	6,0		
1931	8,3	10,3	5,0	7,6	5,7	6,6		
1932	7,9	10,6	4,6	7,6	5,1	6,5	14,7	16,7
1933	7,7	9,3	4,4	7,5	5,0	6,4	14,9	14,0
1934	6,9	9,2	4,3	6,9	4,7	5,9	14,4	15,0
1935	6,8	9,9	4,0	6,9	4,7	5,7	14,9	14,9
1936	6,6	9,3	3,9	6,7	4,3	5,9	14,0	13,7
1937	6,4	9,2	3,8	6,5	4,5	5,8	15,1	14,1
1938	6,0	8,0	3,7	6,6	4,2	5,2	13,7	14,0
1939	7,2	7,3	3,4	6,4	4,0	5,1	12,0	13,2
1940	6,4	7,4	3,9	9,1	3,9	5,7	12,6	
1941	6,4	7,0	4,4	7,3	3,7	6,0	15,1	
1942	6,8	7,4	4,0	7,1	2,9	5,0	13,1	
1943	7,2	7,9	4,0	7,5	2,9	4,9	13,3	
1944	—	8,8	4,6	7,8	3,1	4,5	12,2	
	DDR	BRD						
1945	—	—	16,2	8,0	10,8	3,0	4,7	11,5	
1946	13,1	9,1	8,1	3,9	6,7	2,6	4,1	11,9	
1947	11,4	8,5	7,8	3,4	6,6	2,5	4,2	10,8	
1948	8,9	6,8	7,6	2,9	5,6	2,3	3,5	10,0	
1949	7,8	5,9	7,5	2,7	6,0	2,3	3,3	11,5	10,2
1950	7,2	5,6	6,6	2,5	5,2	2,1	3,0	9,4	11,9
1951	6,4	5,3	6,1	2,5	5,1	2,2	3,0	8,9	14,0

[1] 1811–1870 nur Preußen
Ab 1945 DDR einschließlich Demokr. Sektor Berlin, BRD einschließlich West-Berlin

Tabelle 14 (Fortsetzung)

Berichts-raum	Von 100 Lebendgeborenen starben im 1. Lebensjahr								
	Deutschland		Österreich	Niederlande	Frankreich	Schweden	England und Wales	Portugal	Jugoslawien
	DDR	BRD							
1952	5,9	4,8	5,2	2,3	4,5	2,0	2,8	9,4	10,5
1953	5,4	4,6	5,0	2,2	4,2	1,9	2,7	9,6	11,6
1954	5,0	4,3	4,8	2,1	4,1	1,9	2,5	8,6	10,2
1955	4,9	4,2	4,6	2,0	3,9	1,7	2,5	9,0	11,3
1956	4,7	3,9	4,3	1,9	3,6	1,7	2,4	8,8	9,8
1957	4,5	3,6	4,4	1,7	3,4	1,7	2,3	8,8	10,2
1958	4,4	3,6	4,1	1,7	3,2	1,6	2,3	8,4	8,6
1959	4,1	3,4	4,0	1,68	3,0	1,63	2,2	8,9	9,1
1960	3,9	3,4	3,8	1,65	2,7	1,64	2,2	7,8	8,8
1961	3,3	3,2	3,3	1,54	2,6	1,55	2,1	—	—

bedingungen zu verbessern. Es wurde dabei auch deutlich, daß es nicht nur die Säuglinge der öffentlichen Anstalten waren, für die sich die Lebensaussichten schlecht gestalteten (Wallgren 1944).

Die höchste Sterblichkeit innerhalb der allgemeinen Bevölkerung, nicht innerhalb der Anstalten, fand ich in einigen Bezirken Bayerns, und zwar entfielen in

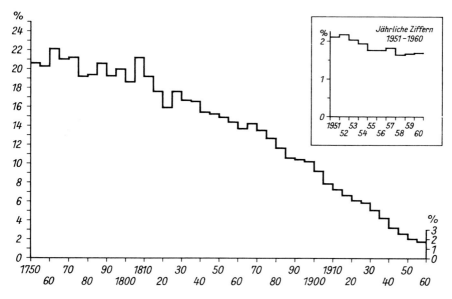

Abb. 91. Säuglingssterblichkeit in Schweden 1750–1960, ab 1950 jährliche Ziffern
Von 100 Lebendgeborenen starben im Durchschnitt von 5 Jahren

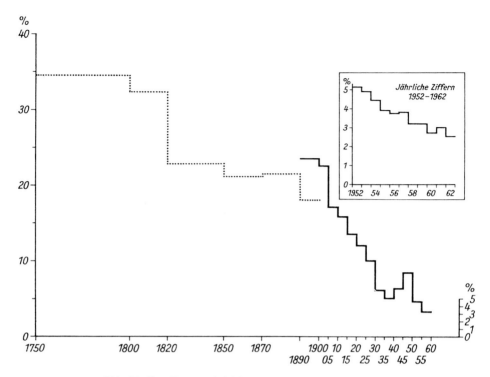

Abb. 92. Säuglingssterblichkeit in Leipzig von 1751–1959.
Von 100 Lebendgeborenen starben jährlich im Durchschnitt der angegebenen Zeiträume:
in Alt-Leipzig bis 1900
in Gesamt-Leipzig, ab 1900 nach Eingemeindungen

den Jahren 1867/68 und 1868/69 im Durchschnitt auf 100 Lebendgeborene im 1. Lebensjahr Gestorbene:

    I. Unteres Altmühl-, sodann Laber- und Ilmgebiet   53,8%
   II. Ein breiter, an die Voralpen sich anschließender Landstrich von der Iller bis in die Gegend des Inn; nördlich von der Linie Günzburg–Augsburg–Dachau–Ebersberg begrenzt mit Anschluß der Stadt München   60,3%
  III. Isoliert das Bezirksamt Landshut und die Stadt Freising   59,0%
                                                                                                                                                             (nach Majer)

Hierzu stimmt der Bericht G. Custers (1882):

„In der Dachauer Gegend ist das Stillen ganz unbekannt."

Aus der Schweiz berichtet der gleiche Verfasser über eine Säuglingssterblichkeit von 31% in Appenzell I. Rh. und 34% in Appenzell A. Rh., während sie in St. Gallen 29,3% und in Wallis nur 14,9% beträgt.

In München sterben 1874 von 7688 lebend geborenen Kindern im 1. Lebensjahr 3243 (41,2%), und zwar von 100 Brustkindern fast 15 und von 100 künstlich ernährten fast 85. Die geringste Sterblichkeit haben die ehelichen Kinder, die von ihrer Mutter gepflegt werden, dann kommen die außerehelichen Kinder in fremder

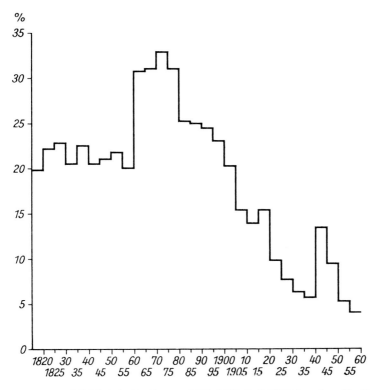

Abb. 93. Säuglingssterblichkeit in Berlin von 1820–1958. Seit 1930 Angaben für Groß-Berlin 1905 wurden die ersten Mütterberatungen eingerichtet

Pflege. Die größte Sterblichkeit weisen die ehelichen Kinder auf, die von den Großmüttern gepflegt werden, weil die Eltern außerhalb des Hauses arbeiten (Kerschensteiner).

Daß in den Findelanstalten die Sterblichkeit noch unvergleichlich höher gewesen ist, geht aus den mitgeteilten Zahlen hervor (S. 221 und 224). Nach Combe (1850) sind vor etwa 100 Jahren in den Armen- und Arbeitshäusern Londons von je 24 Kindern 23 im ersten Lebensjahre gestorben. In der ärmeren Bevölkerung Londons kam es oft vor, daß Mütter, die viele Kinder geboren hatten, nur eins, ja manchmal überhaupt keins aufziehen konnten (Journ. Kinderhk. 16, 91, 1851).

Die hohe Säuglingssterblichkeit ist der Öffentlichkeit seit langem bekannt. Im Jahre 1833 erläßt die Kaiserliche ökonomische Gesellschaft im damaligen Petersburg ein Preisausschreiben: Über die Ursachen der großen Sterblichkeit der Kinder in ihrem ersten Lebensjahr und die Mittel, diesem Übel vorzubeugen. Von den eingegangenen 84 Arbeiten werden 5 preisgekrönt, darunter die später in deutscher Sprache erschienenen Arbeiten von Rau, Lichtenstädt und Frohbeen. Allerdings ist die Gesellschaft nicht ganz zufrieden. Es ist ihrer Forderung nicht entsprochen, „daß die vorgeschlagenen Mittel für den Landmann leicht anwendbar

Tabelle 15. Sterblichkeit im Kindesalter in Schweden
(Nach Jundell, in A. Keller und Chr. Klumker, Säuglingsfürsorge und Kinderschutz 1
(1912): 750, Berlin, bis 1900. Ab 1901 nach Prinzing, Handbuch der medizinischen Statistik,
2. Aufl. Jena 1931; Ungern-Sternberg und Schubell, Grundriß der Bevölkerungswissenschaft, Stuttgart 1950; Demographic Yearbook Jahrgänge 1948, 1952, 1953, 1957, 1958, 1960, 1961; Jahrbuch der BRD 1962.)

Zeitraum	Allgemeine Geburtenziffer[1]	Sterbeziffer in $^0/_{00}$		
		0 bis unter 1 Jahr[2]	1 bis unter 3 Jahre[3]	3 bis unter 5 Jahre
1751–1760	36,09	205	51	27
1761–1770	34,44	216	52	28
1771–1780	33,06	202	61	33
1781–1790	32,08	200	56	30
1791–1800	33,41	196	46	22
1801–1810	30,89	199	50	24
1811–1820	33,37	183	51	19
1821–1830	34,64	167	37	16
1831–1840	31,47	167	34	15
1841–1850	31,10	153	32	15
1851–1860	32,79	146	37	21
1861–1870	31,41	139	40	21
1871–1880	30,48	130	33	17
1881–1890	29,06	110	29	15
1891–1900	27,14	102	23	11
1901–1910	25,8	85	16,3	6,9
1911–1920	23,5*	69	12,4	5,6
1921–1930	17,5	59	7,6	3,0
1931–1935	14,1	50	5,2	2,1
1936–1940	14,80	42	4,6	1,8
1941–1945	18,72	31	3,1	1,6
1946–1950	18,16	23,9	1,9	1,05
1951–1955	15,18	19,3	1,6	0,79
1956–1960	14,26	16,7	1,1	0,69

* Nur 1911–1914
[1] Lebendgeborene auf 1000 Einwohner und auf ein Jahr
[2] Gestorbene im 1. Lebensjahr auf 1000 Lebendgeborene und auf ein Jahr
[3] Bis 1900: Gestorbene auf 1000 Lebende der betreffenden Altersklasse und auf ein Jahr; von 1901 an: Sterbewahrscheinlichkeiten der betreffenden Altersklassen nach den Sterbetafeln

seien und die Sorge für deren Beobachtung den Gutsbesitzern, Verwaltern und Dorfältesten übertragen werden könne."

Im Jahre 1887 lenkt Boeckh wieder die allgemeine Aufmerksamkeit auf die Säuglingssterblichkeit. Er findet, daß von den künstlich ernährten Säuglingen 6mal, von den zugleich natürlich und künstlich ernährten 3,1mal so viele sterben wie von den natürlich ernährten. Kaum bei irgendeiner Todesursache stehen sich die Brustkinder schlechter als die künstlich ernährten. Diese haben die 6–7fache Sterblichkeit bei Lebensschwäche und Lungenschwindsucht, die 13fache bei Erschöpfung und Atrophie, die 17–18fache bei Verdauungskrankheiten, in den Sommermonaten sogar die 21fache.

Im Anschluß an Boeckh entwickelt sich dann allmählich der zielbewußte Kampf gegen die Säuglingssterblichkeit. Der hervorragende Erfolg, der damit erzielt wird, geht aus folgendem Beispiel hervor:

Während in Deutschland noch 1901 von 100 lebendgeborenen Neugeborenen 20,7 im 1. Lebensjahre sterben, sinkt die Sterblichkeit 1938 auf 6,0. Was dies bedeutet, zeigen die Grundzahlen: Im Jahre 1901 sterben von 2 032 313 Neugeborenen 420 223 während des 1. Lebensjahres, im Jahre 1938 von 1 348 543 nur 80 615. Hätte aber unter diesen Kindern noch die gleiche Sterblichkeit geherrscht wie 1901, dann wären in einem Jahre 188 532 Säuglinge mehr gestorben. So blieb durch den Rückgang der Säuglingssterblichkeit jährlich in Deutschland eine Zahl von Menschen erhalten, die der Bevölkerung einer Großstadt entspricht.

Der Kampf gegen Säuglingskrankheiten wirkt auf die Zusammensetzung der Bevölkerung ganz anders als etwa ein Kampf gegen Altersschwäche wirken könnte; denn Greise müssen auf jeden Fall sterben. Hieraus ergibt sich die bevorzugte Stellung der Kinderheilkunde: Gelingt es, einen Säugling am Leben zu erhalten, der sonst gestorben wäre, so beträgt dessen Lebenserwartung nach der allgemeinen deutschen Sterbetafel von 1932–1934 beim Knaben 64,43 und beim Mädchen 66,41 Jahre. Es liegt in der Natur der Sache, daß sich das Leben in höherem Alter nicht mehr in dieser Weise verlängern läßt.

Dem allgemeinen Rückgang der Säuglingssterblichkeit steht eine Zunahme der Neugeborenensterblichkeit gegenüber, wie zuerst Th. Hoffa (1914) gefunden hat: In Barmen nimmt die Sterblichkeit der ersten drei Lebenstage von 1876–1913 ständig zu, die der nächsten Tage ist immer die gleiche, vom 6.–15. Tage an ist sie deutlich vermindert. Hoffas Befunde werden später für alle Kulturländer bis 1935 bestätigt. Als Beispiel dient Tab. 16.

Tabelle 16. Früh- und Spätsterblichkeit im 1. Lebensjahr in Preußen und in der Deutschen Demokratischen Republik
(Nach B. de Rudder, In: Pfaundler-Schloßmann, Handbuch der Kinderheilkunde. 4. Aufl., 1,74. Berlin 1931; Statist. Jahrbuch der DDR 1962.)

Lebensabschnitt	Gestorbene je Lebensabschnitt auf 100 Lebendgeborene			Sterblichkeit 1960, wenn Ziffer von 1901 = 100
	Preußen		DDR	
	1901	1925	1960	
0 bis unter 4 Tage	1,97	2,34	1,45	74
4 bis unter 11 Tage	1,16	0,81	0,26	22
11 bis unter 29 Tage	2,81	1,19	0,35	12,5
29 Tage bis unter 4 Monate	4,41	1,99	0,99	22
4 bis unter 12 Monate	9,62	4,10	0,75	8
1. Lebensjahr	19,97	10,43	3,82	19

M. v. Pfaundler, der 1941/42 die Gründe für die Zunahme der Neugeborenensterblichkeit eingehend erforscht hat, nennt als wesentlich die Zunahme der Bevölkerungsgruppen, deren körperliche oder seelische Verfassung den Untergang des Kindes gleich nach der Geburt begünstigt, besonders auf dem Wege der schweren Geburt und der Frühgeburt. Der mangelnde Wille zum Kinde könne der Frucht oder dem Neugeborenen schon unmittelbar zum Verhängnis werden. Häufiger und wichtiger seien die mittelbaren Folgen des ungeregelten Geschlechtsverkehrs (außerehelische Zeugung, Hinausschieben der Erstgeburt und besonders Abtreibungsversuche und Abtreibungen).

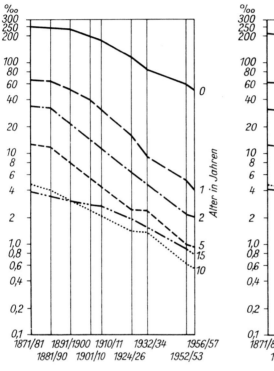

Abb. 94
Tausendfache Sterbenswahrscheinlichkeiten der Knaben im vollendeten Alter von ... Jahren. Ordinate logarithmisch

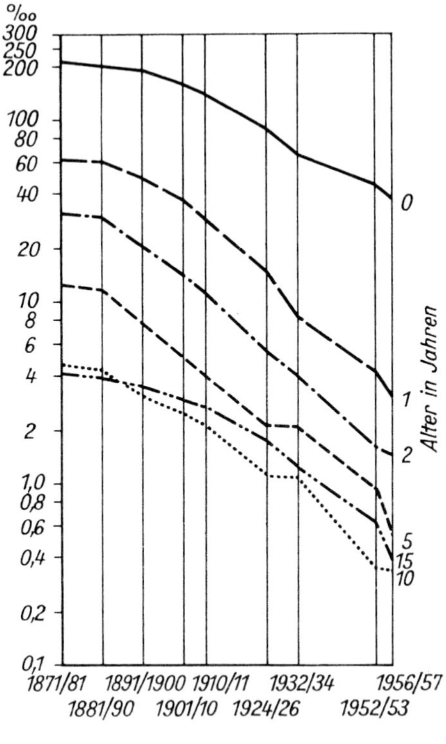

Abb. 95
Tausendfache Sterbenswahrscheinlichkeiten der Mädchen im vollendeten Alter von ... Jahren. Ordinate logarithmisch

1871–1954 Deutsches Reich; ab 1952 Deutsche Demokratische Republik

Dieser Zunahme der Neugeborenensterblichkeit ist in den Entbindungsanstalten ein erheblicher Rückgang vorausgegangen, wie Bednar (1850–1853) bezeugt. Das Verfahren von I. Semmelweis (1818–1865) verhütet mit dem Wochenbettfieber auch die damit verbundenen septischen Krankheiten der Neugeborenen. Wie die Verhältnisse vorher waren, geht aus der Beschreibung Kußmauls hervor (S. 229), der im Jahre 1847 die Wiener Findelanstalt besuchte.

Tabelle 17. Rückgang der Diphtherieletalität seit dem ausgehenden 19. Jahrhundert

Jahr	Sterbefälle auf 100 Erkrankungen im Jahr (von 1954 an nur Leipzig mit absoluten Erkrankungs- und Sterbezahlen)		
	Berlin	Hamburg	Leipzig
1875	—	18,0	—
1880	—	14,4	—
1885	26,3	16,1	—
1890	34,2	16,3	—
1895	16,9	8,6	—
1900	18,4	9,3	9,98
1905	17,6	6,5	11,31
1910	11,7	10,6	6,36
1915	9,5	10,1	9,79
1920	6,3	6,2	3,88
1922	8,2	6,7	5,28
1924	5,7	4,3	4,38
1926	7,0	4,0	3,22
1927	8,0	5,0	4,16
1928	7,0	6,0	5,19
1929	8,0	9,0	7,19
1930	7,0	8,0	7,28
1931	6,8	—	2,85
1932	7,5	—	4,88
1933	8,1	—	5,67
1934	8,2	—	3,03
1935	7,3	—	3,20
1936	5,9	—	4,74
1937	5,7	—	3,74
1938	4,6	—	3,06
1939	5,5	—	2,63
1940	8,1	—	3,54
1941	—	—	3,36
1942	—	—	4,40
1943	—	—	4,70
1944	—	—	4,80
1945	—	—	5,38
1946	5,8	—	3,48
1947	4,1	—	3,21
1948	2,5	—	1,91
1949	1,9	—	2,75
1950	2,0[1]	—	2,05
1951	1,9	—	0,71
1952	1,1	—	0,26
1953	1,8	—	0,00
			Grundzahlen der
			Erkran- Sterbe-
			kungen fälle
1954	—	—	45 2
1955	—	—	26 2
1956	—	—	3 0
1957	—	—	0 0
1958	—	—	1 0
1959	—	—	3 1

[1] Ab 1950 Demokr. Sektor Berlin. – Quellen s. Seite 415 unten.

Tabelle 18. Rückgang der Bösartigkeit des Scharlachs
(Nach B. de Rudder, Die akuten Zivilisationsseuchen, S. 122, Leipzig 1934 ergänzt durch „Berlin in Zahlen", Statist. Jahrbücher Berlin, Welt-Seuchen-Atlas II, Todesursachenstatistik des Stat. Amtes Leipzig, Demographic Yearbook 1951, 1952, 1954, 1957 und 1958.)

Jahr	Scharlachletalität in %			Scharlachtodesfälle auf 100 000 Einwohner			
	Leipzig	Berlin	Staat Hamburg	Deutschland	Berlin	England und Wales	Staat Illinois USA
1860							98,7
1870							85,1
1880			20,3		78,9		44,4
1885	13,5		7,5		31,6		23,2
1890	11,7		4,6		19,2		11,5
1900	30,2		3,2	23,2	32,9	12,0	13,3
1905	33,0		3,5	14,5	21,3	11,3	3,3
1910	7,4		2,4	10,96	18,9	6,6	10,1
						England und Wales	
1911	1,7		1,8	10,47			
1912	1,5		1,9	8,54			
1913	2,2		1,5	8,89			
1914	1,8		1,8	10,57			
1915	3,6	5,6	2,0	20,19	13,7	6,7	5,6
1916	2,9		1,6	10,50			
1917	3,9		1,2	4,86			
1918	2,5		2,0	3,50			
1919	1,9		1,5	4,40			
1920	2,5	3,9	1,2	3,16	3,1	3,8	5,6
1921	0,53		1,0	2,42			
1922	1,0	2,4	1,3	1,71	1,3	3,6	4,5
1923	0,36		1,2	1,42			
1924	1,2	1,7	1,0	1,20	1,3	2,3	2,9
1925	0,95		1,1	1,36			
1926	0,65	1,3	0,8	1,52		1,7	3,2
1927	0,46	1,4	0,7	2,09		1,5	2,3
1928	0,51	1,0	0,6	2,49	2,1		
1929	0,43	1,3	0,6	2,21	2,0		
1930	0,80	1,4	0,7	1,52	1,7		
1931	0,41	0,8	0,5	0,95	0,8		
1932	0,39	0,6	0,5	0,87	0,8		
1923	0,75	1,0	0,5	1,26	2,0		
1934	0,32	1,1	0,6	1,76	2,2		
1935	0,32	1,0	0,4	1,83	1,4		
1936	0,65	0,9		1,95	1,4		
1937	0,17	0,7		1,21	1,3		
1938	0,11	0,8		1,12	1,4		
1939	0,64			1,47			
1940	0,56			2,14			
1941	1,02		0,05	3,96			
1942	1,08			4,94			
1943	0,59						

Tabelle 18 (Fortsetzung)

Jahr	Scharlachletalität in %			Scharlachtodesfälle auf 100 000 Einwohner			
	Leipzig	Berlin	Staat Hamburg	Deutschland	Berlin	England und Wales	Staat Illinois USA
1944	1,06		0,05				
1945	1,58			BRD | DDR			USA alle Staaten
1946	2,28	1,5			1,7		
1947	1,02	1,1		0,4	0,6	0,1	0,1
1948	0,45	0,3	0,07	0,5	0,1	0,1	0,0
1949	0,24	0,3		0,5	0,3	0,2	0,3
1950	0,19	0,1[1]		0,48	0,4[1]	0,2	
1951	0,15	0,1		0,25	0,3		0,3
1952	0,06	0,0		0,20	0,0	0,1	0,2
1953	0,00	0,2		0,18	0,2	0,1	0,2
1954	0,05	0,1		0,14	0,2	0,1	0,2
1955	0,07	0,0		0,13	0,09	0,0	0,1	0,1
1956	0,00	0,0		0,09	0,08	0,0	0,1
1957	0,00	0,0		0,09	0,05	0,0	
1958	0,00	0,1			0,04	0,1	
1959	0,00	0,0				0,0	

[1] Ab 1950 Demokr. Sektor Berlin

Die Asepsis beseitigt ein gefürchtetes, meist tödlich verlaufendes Leiden der Neugeborenen, den Tetanus, im älteren Schrifttum als Kinnbackenkrampf, Mundklemme usw. bezeichnet. Die Krankheit trat in den geburtshilflichen Anstalten seuchenartig auf (S. 209).

Der Rückgang der Sterblichkeit seit dem Ende des vergangenen Jahrhunderts beschränkt sich nicht auf das erste Lebensjahr, in dem sie am größten gewesen ist, sondern hat auch die weiteren Kinderjahre erfaßt, wie aus Tabelle 12 und den Abbildungen 94 und 95 hervorgeht. Zum großen Teil liegt dies daran, daß die Infektionskrankheiten ungefährlicher geworden sind. Abbildung 96 zeigt, daß die Sterbefälle an Masern, Scharlach, Keuchhusten und Diphtherie, also an den wichtigsten Infektionskrankheiten des Kindesalters, in dem Zeitraum von 1875–1957 zurückgingen. Scharlach und Diphtherie haben im Laufe der Zeit ein stark wechselndes Bild gezeigt: auf Zeiten, in denen diese Krankheiten fast unbekannt waren, folgten andre, in denen sie stark um sich griffen und viele Opfer verlangten („Pathomorphose"). Beide Krankheiten sind jetzt so selten geworden, daß die Todesfälle sich kaum noch statistisch erfassen lassen (Abb. 96–98, Tabelle 17 und 18).

Aus Tabelle 17 geht hervor, wie sehr die Letalität der Diphtherie seit dem ausgehenden 19. Jahrhundert zurückgegangen ist. Die entscheidende Wendung ist nicht mit der Einführung des Diphtherieserums 1893 eingetreten; denn die Sterb-

---

Quellen zur Tabelle 17, Seite 413: Nach B. d. Rudder, Die akuten Zivilisationsseuchen (S. 119, Leipzig 1934), ergänzt durch „Berlin in Zahlen" und die Statistischen Jahrbücher Berlins sowie unveröffentlichte Unterlagen des Statistischen Amtes Leipzig.

lichkeit war schon vorher abgesunken. Besonders deutlich wird dies aus Abb. 97, auf der das Absinken der Diphtherie-Letalität schon in den achtziger Jahren abzulesen ist. Steigende Bedeutung besitzt in den letzten Jahrzehnten die aktive Immunisierung nach von Behring (1913), die mit fortschreitender Verbesserung der Impfstoffe immer wirksamer wurde und heute in großer Ausdehnung durchgeführt wird.

Den Rückgang der Bösartigkeit des Scharlachs zeigen Tabelle 18, Abbildung 97 (mit Tabelle) und Abbildung 98, auf denen der Verlauf der Letalität und der Sterblichkeit dargestellt ist.

Masern und Keuchhusten sind an sich nicht seltener geworden, sondern werden noch von vielen Kindern durchgemacht. Daß die Letalität und Mortalität an diesen Krankheiten trotzdem so stark gesunken ist (Abb. 96), liegt an den besseren gesundheitlichen Bedingungen für Kinder, vor allem an der besseren Ernährung und an dem Rückgang der Rachitis.

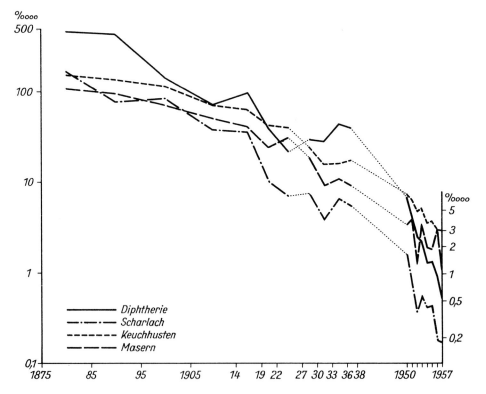

Abb. 96. Sterblichkeit an Infektionskrankheiten 1875–1957; Ordinate logarithmisch.
1875–1927 Preußen; 1928–1938 Deutsches Reich; 1950–1957 Bundesrepublik
Auf 100 000 Kinder (0/0000) von 0–15 Jahren kamen jährliche Todesfälle an Diphtherie,
Scharlach, Keuchhusten, Masern

Quellen: Prinzing, Handbuch der Medizinischen Statistik, 2. Aufl., S. 489, Reichsgesundheitsblatt 1930–1940, Statist. Jahrbuch d. Deutsch. Reiches 1938, Statist. Jahrbuch d. Bundesrepublik 1952–1959.

Sterblichkeit

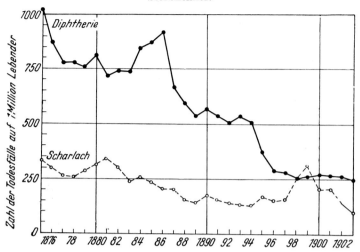

Abb. 97. Diphtherie- und Scharlachsterblichkeit in Belgien 1876–1903

Tabelle 19

	Todesfälle auf 1 Million Lebender											
	1948	1949	1950	1951	1952	1953	1954	1955	1956	1957	1958	1959
Diphtherie	17	13	7	6	3	3	3	3	2	5	5	4
Scharlach	4	1	2	1	3	2	2	1	1	1	0	1

Quellen: Demographic Yearbook 1951. S. 408; 1953, S. 237; 1957, S. 404; 1958, S. 302; 1959, S. 588; 1960, S. 562

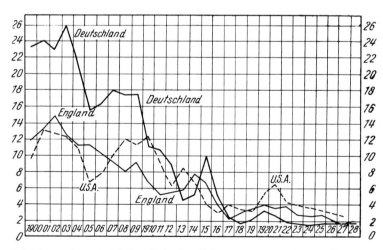

Abb. 98. Zahl der auf 100 000 Lebende in den Jahren 1900–1929 in verschiedenen Ländern gemeldeten Scharlachtodesfälle.
(Nach den epidemischen Monatsberichten der Hygiene-Sektion des Völkerbundes bei de Rudder, Die akuten Zivilisationsseuchen, S.123. Leipzig 1934)

Schrifttum

Abelin, H., Journ. Kinderkrankh. **43**, 159 (1864); **54**, 414 (1870).
Abraham a Santa Clara, Blütenlese aus seinen Werken. 5. und 6. Auflage, 1, 116. Freiburg i. Br. 1917.
Achard, A., in: Les Français, peints par eux mêmes. I, 293. Paris 1841.
Aelfrik, Gesprächbüchlein, nach F. A. Specht: Geschichte des Unterrichtswesens in Deutschland. S. 170. Stuttgart 1885.
Agahd, K., Kinderarbeit Jena 1902.
Alt, Robert, Kinderausbeutung und Fabrikschulen. Berlin 1958.
–, Bilderatlas zur Schul- und Erziehungsgeschichte. S. 278. Berlin 1960.
Altfridi vita sancti Liudgeri. Die Geschichtsquellen des Bistums Münster. Bd. 4. Herausg. W. Dickamp, Münster/Westf. 1881. Buch 1, Kap. 6 und 7.
Amaranthes, s. Alwin Schulz, Alltagsleben einer deutschen Frau zu Anfang des 18. Jahrhunderts. Leipzig 1890.
Angelis, Pietro de, Colonna di Studi storici sull' Ospedale di santo Spirito in Saxia e sugli Ospedali romani. Musica e Musicisti nell' Arcispedale di santo Spirito in Saxia. Rom 1950; L'Arcispedale di santo Spirito in Saxia nel Passato e nel Presente. Rom 1952.
Andrée, C. M., Neuester Zustand der vorzüglicheren Spitäler und Krankenanstalten des In- und Auslandes. Leipzig 1811. 2. Teil. S. 33, 50, 117, 120, 124.
Andry, Nicholas, L'Orthopédie ou l'art de prévenir ou corriger dans les enfants les difformités du corps. Bruxelles 1741.
Annales Floriacenses. Monum. Germ. Histor. 2, 255. Hannover 1825.
Anton, G. K., Geschichte der preußischen Fabrikgesetzgebung. In Staats- und Sozialwissenschaftliche Forschung **11**, H. 2. Leipzig 1891.
Arendt, Henriette, Kleine weiße Sklaven. Berlin 1913.
Aretino, P., s. C. von Chledowski: Rom. Die Menschen der Renaissance. München 1919. S. 434.
Aristoteles, Politik 7, 17. Übersetz. Philosophische Bibliothek Bd. 7, 3. Aufl. S. 278. Leipzig 1948.
Arnim, Bettina v.: Dies Buch gehört dem König (1843). Sämtliche Schriften. Bd. 10. Berlin 1853. S. 534.
Aschrott, P. F., Das englische Armenwesen. Staats- u. socialwissenschaftl. Forsch., Herausgegeben von Schmoller. 5. Bd., 4. H. Leipzig 1886.
Baader, H., Nürnberger Polizeiverordnungen aus dem 13.–15. Jahrhundert. Bibliothek des literar. Vereins Stuttgart. H. 63. Stuttgart 1861.
Baginsky, A., Handbuch der Schulhygiene. Stuttgart 1876.
–, In: Eulenburgs Realenzyklopädie der gesamten Heilkunde. 3. Aufl. 24, 232 (1900). Tetanus der Neugeborenen.
Bainville, J., Napoléon. München 1950. S. 3
Balk, Daniel G. (namenlos), Auszüge aus dem Tagebuch eines ausübenden Arztes. 1. Sammlg. S. 45. Berlin 1791.
Ballexserd, J., Dissertation sur l'éducation physique des enfants. S. 86. Paris 1762.
Barlow, E., In: Analekten über Kinderkrankheiten. 3. Bd., H. II, S. 3. Stuttgart 1836.
Barthez, E., und Fr. Rilliet, Handbuch der Kinderkrankheiten. Paris 1843. Übersetzung durch E. R. Hagen. 3 Bde. Leipzig 1855.
Basedow, J. B., Ausgewählte Schriften. Langensalza 1880.
Baumann, Th., Veska Z. (Organ d. Verbandes Schweizerischer Krankenanstalten). **17**, 291 (1955).
Becker, H., Mitt. Ges. Dtsch. Erzieh. u. Schulgeschichte **3**, 174 (1893).
Bednar, A., Die Krankheiten der Neugeborenen und Säuglinge. Wien 1850–1853.
–, Kinderdiätetik. Wien 1857.
–, Lehrbuch der Kinderkrankheiten. Wien 1856.
Behrend, Fr., Journ., Kinderkrankh. **4**, 27 (1845); Henkes Z. Staatsarzneikunde **32**, 339 (1852).

Behrend, J.A., Die Einwohner in Frankfurt am Mayn. Frankfurt a.M. 1771. S. 112.
Berg, Fr.Th., Journ. Kinderkrh. **22**, 36 und 53 (1854).
Berg, Fr., Acta paediatr. (Stockh.) **32**, 218 (1945).
Berlin in Zahlen, hrsg. vom Hauptamt für Statistik. Berlin 1946, 1947.
Bernasconi, A., Zur Geschichte der Maßnahmen in Basel zum Schutz der gefährdeten Kinder. Dr. Diss. Basel 1935.
Berndorfer, A., Zentralbl. Chirurgie **1957** I S. 1045.
Beumer, O., Zschr. Hyg. **3**, 242 (1888).
Beyerbach, J.C., Sammlung der Verordnungen der Reichstadt Frankfurt. Frankfurt/M, 1798. 1. Teil S. 4.
Biedert, Ph., Die Kinderernährung im Säuglingsalter. Stuttgart 1880; 5. Aufl., 1905.
–, Die diätetische Behandlung der Verdauungsstörungen. Stuttgart 1899; 2. Aufl. 1901.
–, Neubearbeitung des Vogelschen Lehrbuchs der Kinderkrankheiten. 8. Aufl. 1887; 12. Aufl. 1902.
Biesalski, K., Leitfaden der Krüppelfürsorge. Leipzig 1921.
–, Umfang und Art des jugendlichen Krüppeltums und der Krüppelfürsorge in Deutschland. Hamburg und Leipzig 1909.
Billard, C., Traité des Maladies des Enfants nouveaunés et à la mamelle. Paris 1828. Übersetzung. Weimar 1829; Leipzig 1829.
Bliscoe, R. s. Alt 1958. S. 89.
Blochmann, K.J., Heinrich Pestalozzi. Dresden o. J. (1846).
Bochalli, R., Die Berliner medizinische Schule vor 50 Jahren. 1950. S. 52.
Bock, J.A., Beschreibung der neuen Pariser Entbindungs- und Findelanstalt. Berlin 1804. S. 67, 73, 80.
Boeckh, Dtsch. Vjschr. öff. Gesdh. pfl. **20**, 455 (1888).
Boer, L.J., Abhandlungen und Versuche geburtshilflichen Inhalts... Wien 2. Bd. 1. Teil S. 61 (1802); 2. Teil S. 113. (1804).
Böhm, bei Wollheim, Caspers Z. gerichtl. u. öffentl. Med. **1**, 212 (1852).
Bömer, A., Die lateinischen Schulgespräche der Humanisten. Texte und Forschungen zur Geschichte der Erziehung. Berlin 1897 und 1899.
–, Neue Jb. f. Pädagogik **7**, 223 (1904).
Boesch, H., Kinderleben in der deutschen Vergangenheit. Leipzig 1900. S. 116.
Bollandus, J., Acta sanctorum. Vita Eradi episkopi. 8. Januar 1643. Stuttgart S. 536.
Bouchut, E., Handbuch der Kinderkrankheiten, übersetzt von E. Bischoff, Würzburg 1854. S. 39.
Bourgeois-Pichat, M., Courrier **2**, 447 (1952).
Bracken, H.v., Die Prügelstrafe in der Erziehung. Dresden 1926. S. 64.
Bräker, U., Der arme Mann in Tockenburg. Herausg. E. Bülow. Reclam, Leipzig o.J.
Browning, Elizabeth Barret, Poetical Works. 14. Aufl. London. 2, 148 (1886).
Brunner, C., und W. von Muralt, Aus den Briefen hervorragender Schweizer Ärzte des 17. Jahrhunderts. S. 304. Basel 1919.
Bühler, J., Klosterleben im deutschen Mittelalter. S. 99. Leipzig 1921.
Büffons sämtliche Werke. Übers. 4, 511. Köln 1840.
Burckhardt, J., Griechische Kulturgeschichte. Berlin u. Leipzig 1930. 2, 374.
Byron. Lord Byrons Werke, übersetzt von Gildemeister. 5. Aufl. Bd. 5. Berlin 1903.
Caesar, G.J., Der gallische Krieg. Herausg. C. Woyte. Reclam, Leipzig o.J.
Camerarius, Joachim der Ältere, bei Bömer, S. 220.
Camerer, W., Nachruf von O. Heubner. Jb. Kinderhk. **71**, 651 (1910).
–, Verzeichnis der wissenschaftlichen Arbeiten. Schriften und Nachruf. Mschr. Kinderhk. **9**, 1 (1910).
–, Der Stoffwechsel des Kindes. Tübingen 1894.
Carus, C.G., England und Schottland im Jahre 1844. Berlin 1845. 1, 341.
–, Analekten zur Naturwissenschaft und Heilkunde. Dresden 1829. S. 65.
Casper, J.L., Charakteristik der französischen Medizin. Leipzig 1822. S. 165, 506.
Cederschjöld, P.G., Z. Geburtskd. **10**, 345 (1841).

Chapin, H.D., J. amer. med. Assoc. **65**, 1:1 (1915).
Chateauneuf, M.B. de, Considérations sur les enfans trouvés. Paris 1824.
Chledowski, C. von, Neapolitanische Kulturbilder. XIV.–XVIII. Jahrhundert. Berlin 1918. S. 462; Rom. München 1929. S. 436.
Clar, Journ. Kinderkrh. **17**, 224 (1851).
Cless jun., Medizin. Annal. **5**, 33 (1839).
Code civil, s. Die Zivilgesetze der Gegenwart. Bd. 1. Herausgeber Heinzheimer, Wolff, Kaden, Merk. Berlin, Leipzig 1932, S. 95.
Cohn, H.L., s. F. Erismann, Z. Schulgesdh.wes. **19**, 829 (1906).
Colland, F., Untersuchung der Ursachen frühzeitig totgeborener und der großen Sterblichkeit neugeborener Kinder Wien 1800 S. 12, 33.
Collin, Fr.E., Christliche Gedanken von guter Kinderwelt. Halle 1732. S. 114.
Comenius, J.A., Opera didacta omnia. Amsterdam 1657.
Conrad, J., Jahrb. Nationalökon. u. Statistik **12**, 247 (1869).
Cooke, D.J., Der Kinder-Arzt. Yverdon 1776. S. 13.
Credé, C.S.F., Arch. Gynäk. **17**, 50 (1881); **18**, 367 (1881); **21**, 179 (1883).
Curátulo, E., Die Kunst der Juno Lucina in Rom. Berlin 1902. S. 173.
Custer, J., Die hohe Säuglingssterblichkeit im Kanton St. Gallen. St. Gallen 1882. S. 43.
Czerny, A., Der Arzt als Erzieher des Kindes. Leipzig und Wien 1908. 9. Aufl. Wien 1942.
–, Pädiatrie meiner Zeit. Berlin 1939.
–, Sammlung klinischer Vorträge über Kinderheilkunde. Leipzig 1942.
–, und A. Keller, Des Kindes Ernährung. Ernährungsstörungen und Ernährungstherapie. Leipzig und Wien 1906–1918; 2. Aufl. 1925–1928.
Darwin, Fr., Leben und Briefe Ch. Darwins. 1, 358. 2. Aufl. Stuttgart 1910.
Davidson, W.D., Pediatr. **43**, 74 (1953).
Deparcieux, A., Essai sur les probabilités de la durée de la vie humaine. Paris 1746. S. 70.
Deutsch, J., Die Kinderarbeit und ihre Bekämpfung. Zürich 1907.
Dibelius, W., Charles Dickens. S. 19. Leipzig und Wien 1926.
Dickens, Ch., Household Words, London 1, 549 (1850); 2, 108 (1851); 4, (1852). Leipzig (Tauchnitz) 19, 1 (1853); 23, 276 (1854). Oliver Twist (Tauchnitz) S. 13 u. 26 (1843).
–, Rede zum Nutzen des Hospitals für kranke Kinder, Great Ormondstr. (1867). J. Pediatrics. **49**, 607 (1956).
Dieffenbach, Caspers Wschr. ges. Heilkunde. S. 611. (1836).
Disziplina scholastica (1599): in Schulstuben in alter Zeit. Herausgegeber Stadtbibliothek. Frankfurt/M. 1939.
Doepp, Ph., Allgem. med. Zschr. Altenburg 1835. S. 428.
Dost, F.H., Geschichte der Univ.-Kinderklinik der Charité zu Berlin. Gießen 1960.
Dotti, G.A., bei Keller und Klumker 1, 441; Z. Säugl.schutz **4**, 183 (1912).
Drachmann, Journ. Kinderkrh. **50**, 16 (1868).
Dünner, J., Handbuch der Wohlfahrtspflege. 2. Aufl. Berlin 1929. S. 385.
Durant, W., Geschichte der Zivilisation. Bd. 1–5. Bern 1946–55.
Dupoux, A., Bull. d'inform. et de document. de l'assistance publique. Sept.–Okt. 1951.
–, Rev. de l'assistance publique. Mars–Avril 1952.
–, Sur les pas de Monsieur Vincent. Paris 1958.
Dusch, Th., Über Kinderheilkunde und deren Unterricht auf Universitäten. Akad. Rede, Heidelberg 1879.
Eberlin, Joh. von Günsburg, Ausgewählte Schriften Bd. 1, Halle (Saale) 1896, Bundesgenossen (1521). XI. Bundesgenosse. S. 127.
Ebers, Georg, Die Geschichte meines Lebens. Ges. Werke Bd. 25. Stuttgart, Leipzig, Berlin Wien o. J. (1900). S. 215.
Eccardus, Geschichte des niedrigen Volkes in Deutschland. Berlin und Stuttgart ohne Jahr. S. 781.
Egbert von Lüttich, Fecunda ratis. Herausg. E. Voigt, Halle (Saale) 1889.
Ehrle, F., Beiträge zur Geschichte und Reform der Armenpflege. Freiburg 1881.

Eike von Repgow, Sachsenspiegel. Dresdner Bilderhandschrift. Herausg. K. von Amira. Leipzig 1902–26.
–, Herausgeber H. Chr. Hirsch. Berlin und Leipzig 1936.
–, Inselbücherei Nr. 347. Leipzig.
Einhard, Quellen zur Karolingischen Reichsgeschichte. 1. Teil. Berlin 1956. S. 151.
Ekkehardt IV, Casus Sancti Galli. 2. Aufl. Leipzig 1925. Kap. 67 S. 117. Die Geschichtsschreiber der deutschen Vorzeit Bd. 38.
Engels, Fr., Die Lage der arbeitenden Klassen in England (1845). Wien 1932.
Epstein, A., Studien zur Frage der Findelanstalten in Böhmen. Prag 1882.
–, Handbuch der praktischen Medizin von W. Ebstein und J. Schwalbe. Stuttgart 1898. Bd. 2. S. 833, 847, 850.
–, Arch. Kinderhk. **5**, 292 (1884); Z. Säugl.fürs. **5**, 72 (1911).
Erasmus von Rotterdam, Über die Methode des Studiums (1511). Ausgewählte pädagogische Schriften des Desid. Erasmus. Freiburg (Br.) 1896. S. 79.
–, Colloquia familiaria. (1518, 1533).
–, De civilitate morum puerilium (1530).
Eröss, J., Arch. Kinderhk. **7**, 44 (1886).
Escherich, Th., Die Darmbakterien. Stuttgart 1886.
–, Jb. Kinderhk. **61**, 241 (1905); **25**, 170 (1908).
–, Tetanie des Kindesalters. Wien und Leipzig 1909.
Fabre, J. H., Aus der Naturwelt der Instinkte. Übers. Meisenheim/Glan. 1950. S. 342.
Faust, B. Chr., Gesundheitskatechismus zum Gebrauche in den Schulen und beym häuslichen Unterricht. Bückeburg 1794. 4. Aufl. 1795. 9. Aufl. 1802. Neudruck 1928, Dtsch. Hygiene Museum.
Feer, E., Verh. Ges. Kinderheilk. **26**, 248 (1909).
Feer, L., Ann. Musée Guimet **18**, Nr. 73. S. 271.
Fehr, H., Die Rechtsstellung der Frau und der Kinder in den Weistümern. Jena 1912.
Feld, W., Z. Armenwes. **15**, (1914) 1.
–, Findelfürsorge. In: Handwörterbuch der Staatswissenschaften von Elster, A. Weber und Fr. Wieser. 4. Aufl. 4, 174. Jena 1927.
Fielding, H., Tom Jones, die Geschichte eines Findlings. Berlin 1951. Übersetz. 1, 16.
Finkelstein, Z. Hyg. **28**, 125 (1898).
–, Lehrbuch der Säuglingskrankheiten. Berlin 1905–1912; 4. Aufl. Amsterdam 1938.
Fischer, K., Geschichte des deutschen Volksschullehrers. Hannover 1892. Bd. 1. S. 20, 186, 229, 293, 244.
Fleetwood, J., History of medicine in Ireland. Dublin 1951. S. 117 und 271.
Flugblatt, Augsburg 1622. Nach Eug. Diederichs, Deutsches Leben der Vergangenheit in Bildern. 2, 273. Jena 1908.
Formey, J. L. nach Fr. v. Mezler, Samml. auserles. Abh. über Kinderkrankheiten. 3. Aufl. Prag 1836. 1, 26.
Förster, Jb. Kinderhk. (Wien) **5**, 31 (1862).
Frank, Joseph, Heilart in der klinischen Lehranstalt von Pavia. S. 16 und 18. Wien 1797.
–, Reise nach Paris und London. 1, 71. Wien 1804.
Frank, J. P., System einer medizinischen Polizey. Bd. 2. Mannheim 1780.
–, Akademische Rede vom Volkselend als der Mutter der Krankheiten (Pavia 1790). Sudhoffs Klassiker der Medizin. Bd. 34. Leipzig 1960.
Frémy, M. A., Les Français peints par eux mêmes. Province. I, 257, Paris 1841.
Freytag, G., Bilder aus der deutschen Vergangenheit. 24. Aufl. (1900).
Friedeberg-Polligkeit, Das Reichsgesetz für Jugendwohlfahrt. Kommentar. 2. Aufl. Berlin 1930. S. 398.
Friedinger, C., Denkschrift über die Wiener Gebär- und Findelanstalt. Wien 1887.
Friedrich, H., Montaigne. Bern 1955.
Friz, Immanuel, Dr. Barnardo, der Vater der Niemandskinder. Basel 1949.
Fröbel, Fr., Die Menschenerziehung. Herausgegeben von H. Zimmermann (1826). Reclam, Leipzig. 1926. S. 45 und 66.

Fröbel, Fr., Friedrich Fröbel, ein Führer aus den Nöten der Gegenwart. Vorträge. Weimar 1932.

–, Gedenkschrift zum 100. Todestage von Fr. Fröbel. Berlin 1952. S. 147.

Frohbeen, E. Fr., Über die Ursachen der großen Sterblichkeit der Kinder in ihrem ersten Lebensjahr. Dorpat 1837.

Fuller, Church History. 2. Aufl. 1656 S. 298 nach Aschrott.

Gaebelkhovern, O., Arztneybuch. Frankfurt/Main 1610 (nach Püschel, Kinderärztl. Prax. **23,** 534 (1955)).

Gentz, Fr., nach T. Klein, 1848. München und Leipzig 1914. S. 17.

Gerhardt, C., Handbuch der Kinderkrankheiten. Nachtrag I, S. 422. Tübingen 1896.

Gerlach, J., Das Waisenhaus in Darmstadt 1697–1831. Manns Pädagog. Magazin H. 1213. Langensalza 1929.

Ghinopoulo, S., Z. Kinderhk. **45,** 501 (1928).

Gickelhorn, R., Neue österr. Z. f. Kinderhk. **5,** 1 (1960).

Gölis, L. A., Praktische Abhandlungen über die vorzüglicheren Krankheiten des kindlichen Alters. Wien 1815 und 1818; 2. Aufl. 1820. Darin: Geschichte des Wiener Kinderkranken-Instituts 1, 294.

Goethe, nach Baginsky, 1876. 1, 23; Dichtung und Wahrheit.

Göttisheim, Dtsch. Vjschr. öffentl. Gesd.pflege **11,** 408 (1879).

Goldhammer, J., Compendieuser Weiber- und Kinderarzt. Mühlhausen 1717.

Goltz, Th. von, Die ländliche Arbeiterfrage und ihre Lösung. S. 25, 30, 38. 2. Aufl. Danzig 1874.

Golz, P., Kinderärztl. Prax. **4,** 147 (1933).

Gothofredi, Codex Theodosianus cum Commentariis. Lugdani 1665. S. 257: De patribus qui filios distraxerunt. S. 445: De expositis.

Gotthelf, Jeremias, Ausgewählte Werke. Leipzig o. J. 1. Der Bauernspiegel. S. 101 (1837).

–, Leiden und Freuden eines Schulmeisters (1838). Zürich u. Leipzig o. J. II, 235.

–, Die Armennot (1840). Sämtliche Werke 15, 38. Erlenbach-Zürich 1925.

Gramm, H., Akad. Sociale Mschr. **5,** 79 (1921).

Grancher, J. J., Rev. Hyg. (Fr.) **11,** 204 (1889); **12,** 495 (1890); **22,** 840 (1900).

Great Ormondstreet: 100-Jahr-Feier. J. Amer. Med. Assoc. **149,** 387 (1952).

Grimm, J., Deutsche Rechtsaltertümer. 2. Ausg. Göttingen 1854. S. 411 und 461.

–, Weisthümer. 7 Bde. Göttingen 1840–78.

–, und W. Grimm, Deutsche Sagen. S. 349. Berlin 1816.

Grimm, W., Kleinere Schriften. Bd. 1. Berlin 1881.

Guarinonius, H., Die Greuel der Verwüstung des menschlichen Geschlechts. Ingolstadt 1610. S. 245 und 1124.

Gutsmuths, J. Chr. Fr., Gymnastik für die Jugend. 1793. Neudruck in den Quellenbüchern der Leibesübungen. Dresden ohne Jahr.

Hahn, Beate, Der Kindergarten ein Garten der Kinder. Zürich und Leipzig 1936.

Halem, G. A. von, Blicke über einen Teil Deutschlands, der Schweiz und Frankreichs. 2, 150. Hamburg 1791.

Haller, A. von, Sammlung kleiner Hallerischer Schriften. 2. Teil im Verlag Emanuel Hallers. 1772. Authentische Nachrichten über das neuerrichtete Waysenhaus in Bern 1755 bis 1757.

Hanselmann, H., Einführung in die Heilpädagogik. S. 70. Zürich 1953.

Hanway, J., nach Wickes.

Harris, W., nach Wickes.

Hasper, M., Hufelands Journ. d. prakt. Arzneihk. Bd. 56. Stck. 4. S. 53, 54, 58 (1823).

Hasse, K. E., Erinnerungen aus meinem Leben. S. 37. 2. Aufl. Leipzig 1902.

Hecker, A. Fr., Die Kunst unsere Kinder zu gesunden Staatsbürgern zu erziehen und ihre gewöhnlichen Krankheiten zu heilen. 31, 34. Erfurt 1805.

Hecker, H., und M. Muchow, Friedrich Fröbel und Maria Montessori. 2. Aufl. Leipzig 1931.

Hegel, C., Die Chroniken der oberrheinischen Städte, Straßburg. Bd. 2. Leipzig 1870.

Heinicke, S., Gesammelte Schriften. S. 335, 382. Herausgegeben von G. und P. Schumann. Leipzig 1912.

Held, A., Zwei Bücher zur sozialen Geschichte Englands. Leipzig 1881.
Heller, Th., Grundriß der Heilpädagogik. Leipzig 1904.
Hempel, H.-C., Dtsch. Gesdh.wes. **8,** 272 (1953).
Henoch, E., Lehrbuch der Kinderkrankheiten. Berlin 1881; 11. Aufl. 1903.
Hensell, M., Vier Schulpredigten. Züllichau 1739.
Herkner, H., Die Arbeiterfrage. 1, 43. Berlin und Leipzig 1921.
Hertel, Z. Schulgesdh.pfl. **23,** 736 (1910).
Heubner, O., Chronische Nephritis und Albuminurie im Kindesalter. Berlin 1887; Jb. Kinderhk. **43,** 1 (1896).
—, Säuglingsernährung und Säuglingsspitäler. Berlin 1897; Z. physik. u. diät. Ther. **5,** 1 (1901/02).
—, Lehrbuch der Kinderheilkunde. Leipzig 1903/1906; 3. Aufl. 1911.
Heyfelder, O., Beobachtungen über die Krankheiten der Neugeborenen nach eigenen Erfahrungen in den Hospitälern zu Paris. Leipzig 1825.
Heymann, A., Journ. Kinderkrkh. **12,** 35 (1849).
Hirsch, H.Ch., s. Sachsenspiegel, S. 71.
Hochsinger, C., In der Festschrift für M.Neuburger. Wien 1928. S. 172.
Hoffa, Th., Z. Säugl.schutz **6,** 429 (1914).
Hoffmann, H., In: Ebstein, Ärztememoiren aus vier Jahrhunderten. Berlin 1923. S. 269.
Hohmann, G., Das Werk Konrad Biesalskis. Dtsch. med. J. **6,** 651 (1955).
Hood, P., Journ. Kinderkrkh. **5,** 190 (1845).
Hoppe, R., Geschichte der Kinderarbeit in Deutschland 1750–1939. Bd. 2. Dokumente. Berlin 1958.
Horn, W., Reise durch Deutschland, Ungarn, Holland, Italien, Frankreich, Großbritannien und Irland in Rücksicht auf medizinische und naturwissenschaftliche Institute, Armenpflege usw. 3 Bde. Berlin 1831–1833.
Hornemann, Journ. Kinderkrkh. **48,** 246 (1867).
Hügel, Fr.S., Beschreibung sämtlicher Kinderheilanstalten. Wien 1849.
—, Über die socialen Humanitätsanstalten für die Kinder der niederen Volksklassen. Wien 1851.
—, Die Findelhäuser und das Findelhauswesen Europas. Wien 1863.
Hufeland, Chr.W., Bemerkungen über Blattern und verschiedene Kinderkrankheiten. Berlin 1798.
—, Guter Rat an Mütter über die wichtigsten Punkte der Erziehung. Basel und Leipzig 1836.
—, Erinnerungen. In: R.K.Goldschmidt-Jentner, Die Jugend großer Deutscher, von ihnen selbst erzählt. Leipzig 1941. S. 82.
Ihringer, S., Die Verdienste von Ch.M.Billard um die Entwicklung der Kinderheilkunde. Diss. Düsseldorf 1939.
Ingen, Ph. van, J. amer. med. Assoc. **64,** 1, 79 (1915).
Jacob, J., Ein arabischer Berichterstatter aus dem 10. oder 11. Jahrhundert über Fulda, Schleswig usw. 1890.
Jacoby-Oske, Kinderarbeit. In: Fr.Giese, Handwörterbuch der Arbeitswissenschaft. Halle 1930.
Jahn, Fr., Neues System der Kinderkrankheiten nach Brownischen Grundsätzen und Erfahrungen. Arnstadt 1803; 2. Aufl. 1807.
Jahn, Fr.L., und E.Eiselen, Die deutsche Turnkunst. (1816.) Neudruck Dresden 1927.
Jaschke, R.Th.v., Physiologie, Pflege und Ernährung des Neugeborenen. Wiesbaden 1917.
Jean Paul, Sämtliche Werke. Berlin 1826–37. 4, 108; **21,** 38; **37.** 2, 14 25.
Jess, A., Pro medico **22,** 77 (1953).
Jessipow, B.P., und N.K.Gontscharow, Pädagogik. Berlin und Leipzig 1949.
Jundell, J., bei: Keller und Klumker 1, 750.
—, Acta paediatr. (Stockh.). **32,** 232 (1945).
Kamenski, I.P., Kurzer Abriß über die Beobachtungen und Erfahrungen über die Schädlichkeit der Milchnahrung und den Nutzen der Brot-, Fleisch- und sonstigen Nahrung für Kinder. St.Petersburg 1805 (russ.), nach W.S.Wall, Pädiatrie (deutsch) **5,** 87 (1953).

Kant, I., Über Pädagogik. Königsberg 1803.
Keil, E. W., Deutsche Sitte und Sittlichkeit im 13. Jahrhundert. Dresden 1931. S. 118.
Keller, A., und Chr. J. Klumker, Säuglingsfürsorge und Kinderschutz. Handbuch. Berlin 1912.
Keller, A., Die Fürsorge für uneheliche Kinder. Ergebn. der Säuglingsfürsorge. H. 2, 85. Leipzig und Wien 1909.
Kerschensteiner, J., Jb. Kinderhk. **9**, 339 (1876).
Kessler, G. W., Der alte Heim. 2. Aufl. Leipzig 1846.
Key, Ellen, Das Jahrhundert des Kindes. Übersetz. Berlin 1902.
Kiene, M., Das Kind im Kindergarten. Freiburg i. Br. 1953. S. 185.
Kilian, C. W., Beitr. z. Orthopädie u. Traumat. **7**, 7 (1960).
–, und P. Uibe, Forsch. u. Fortschr. **32**, 335 (1958).
Kisch, H., Erlebtes und Erstrebtes. Stuttgart und Berlin 1914. S. 106.
Kleinschmidt, H., Berliner Medizinische. Sonderausgabe 22.5.1959.
Kloeden, K. Fr. von, Jugenderinnerungen. Leipzig 1874. S. 5 und 70.
Klumker, Chr. J., Z. Armenwes. **14**, 2 (1913).
Knigge, A., Über den Umgang mit Menschen (1788). 14. Aufl. Hannover 1794. 2. Teil. S. 22.
–, Der Roman meines Lebens. Riga 1783 (ohne Namen des Verfassers).
Knittel, Minna, Die Armenpflege zu Frankfurt/M. mit besonderer Berücksichtigung der Kinderpflege im 17. und 18. Jahrhundert. Dr.-Diss. Frankfurt a. M. 1913.
Koebner, R., Arch. Kulturgesch. **9**, 36 (1911).
Kopp, I. H., Ärztliche Bemerkungen, veranlaßt durch eine Reise in Deutschland und Frankreich. Frankfurt/M. 1825. S. 168.
Krabler, P., Arch. Kinderhk. **34**, 96 (1902).
Kriegk, G. L., Deutsches Bürgertum im Mittelalter. 1, 136. Frankfurt/M. 1868.
Krünitz, J. G., Ökonomisch-technologische Enzyklopädie, Berlin. Findelhaus **13**, 364 (1778). Landesschule **61**, 625 (1793). Gesinde **17**, 700 (1779). Kind **37**, 356 (1786). Landesindustrieschule **62**, 1 (1794).
Kuczynski, J., Geschichte der Kinderarbeit in Deutschland 1750–1939. Bd. 1. Berlin 1958.
Kunze, J., Zur Kenntnis des deutschen Privatlebens in der Zeit der salischen Kaiser. Berlin 1902.
Kußmaul, A., Jugenderinnerungen eines alten Arztes. 11.–13. Aufl., Stuttgart 1922. S. 168, 228 und 283.
Lallemand, L., Histoire des Enfants abandonnés. Paris 1885.
–, Histoire de la Charité. 1, 2, 79 Paris 1912.
Lammert, G., Geschichte der Seuchen-, Hungers- und Kriegsnot zur Zeit des 30jährigen Krieges. Wiesbaden 1890. S. 175.
Landmann, v., Arbeiterschutzgesetzgebung. Deutschland. Handwörterbuch der Staatswissenschaften. 3. Aufl. 1, 593. Jena 1909.
Landrecht, Allgemeines, für die preußischen Staaten. Teil 2, Titel 20, § 738. Berlin 1817.
Lange, Heinz, Theorie und Praxis der Erziehungsstrafen im 18. Jahrhundert. Hallische pädagog. Schriften H. 12. Osterwieck 1932. S. 33.
Lauer, G. A., Rusts Heilkunde **59**, H. 1. S. 8, 15, 26. (1842).
Leff, S., und V., Der Schulgesundheitsdienst. Eine Studie über die Entwicklung des britischen Schulgesundheitsdienstes. Übersetz. Berlin 1962. S. 28.
Leiner, C., Verh. dtsch. Ges. Kinderhk. **24** (1907): 129.
–, und H. Lehndorff, Z. Kinderhk. **32**, 46 (1922).
Leky, W. E. H., A history of England in the 18. century. 2, 219, 254 und 262. London 1878.
–, Sittengeschichte Europas von Augustus bis auf Karl den Großen. Übersetz. Leipzig und Heidelberg 1871. 2, 21.
Lempp, Ed., Geschichte des Stuttgarter Waisenhauses. Stuttgart 1910.
Lesage, A., Krankheiten des Säuglings. Übersetzung. Leipzig 1912.
–, Lehrbuch der Krankheiten des Säuglings. Übersetzung. Leipzig 1912.
–, und Thiercelin, Rev. mensuelle des mal. de l'enfance. 1894.

Lesky, E., Neue österreich. Z. Kinderheilk. **6,** 97 (1961).
Levin, S., Medical Proceedings (Johannesburg). **4,** 544 (1958).
Leyen, Fr. v.d., Das Märchen. Leipzig 1911. Wissenschaft und Kunst Nr. 96.
Lichtenberg, G.C., Tag und Dämmerung. 3. Aufl. Leipzig 1941 (Sammlung Dieterich Nr. 75).
Lichtenstädt, J.R., Über die Ursachen der großen Sterblichkeit der Kinder. St. Petersburg 1837.
Lichtenstein, A., Acta paediatr. **32,** 187 (1945).
Liebig, J. v., Suppe für Säuglinge. 1865; 2. Aufl. Braunschweig 1866.
Lieboldt, Fr., Journ. Kinderkrkh. **14,** 317 (1850).
Lloyd, J.H., Ann. med. hist. **10,** 133 (1928).
Locke, J., Gedanken über Erziehung (1699). Übersetzung 3. Aufl. Langensalza 1910.
Loder, E. von, Bemerkungen über ärztliche Verfassung und Unterricht in Italien während des Jahres 1811. Leipzig 1812.
Loeffler, Fr., Festschrift zur 25-Jahr-Feier der Orthopädischen Univ.-Klinik Leipzig. Berlin 1955.
Lorinser, K.I., Zum Schutze der Gesundheit in den Schulen (1836). Neudruck in den Quellenbüchern der Leibesübungen. Bd. 7, 103. Dresden 1933.
Luther, M., Werke 6, 450. Weimar 1888. An den christlichen Adel deutscher Nation... (1520).
–, Werke. Weimar. 15, 27 (1899); 30, 2 (1909): 508.
–, Briefwechsel Weimar **5,** 377 (1934) Tischreden. Weimar 1912–21.
Macaulay, Th.B., Die Geschichte Englands. Dtsch. Übersetz. 11, 34. Leipzig 1856.
Machol, A., Krüppelfürsorge. In: W. Krause und P. Selter, Die Gesundheitspflege des Kindes. Stuttgart 1914. S. 723.
Mai, Fr.A., in: A. Fischer, Studien zur Geschichte der Medizin, H. 16, Leipzig 1928. S. 91.
Majer, Journ. Kinderkrkh. **57,** 170 (1871).
Makarenko, A.S., Vorträge über Kindererziehung. Berlin und Leipzig 1949.
–, Der Weg ins Leben, ein pädagogisches Poem. Berlin 1950.
–, Ein Buch für Eltern. Berlin 1952.
Malthus, Th.R., Eine Abhandlung über das Bevölkerungsgesetz. (1798). Übersetzung. Jena 1905. S. 286.
Marfan, A.B., Handbuch der Säuglingsernährung. Übersetzung. Leipzig und Wien 1904.
Martin Duncanus, bei Bömer, S. 193.
Marx, K., und F. Engels, Manifest der kommunistischen Partei (1848). Berlin 1945.
Matzen, P.F., Lehrbuch der Orthopädie. Berlin 1959. S. 2.
Mauthner, L.W.: Kinderdiätetik. 2. Aufl. Wien 1853.
–, Journ. Kinderkrkh. **22,** 293 (1854).
–, Nachruf. Jb. Kinderhk. (Wien) **2,** 1 (1859).
–, Die Krankheiten des Gehirns und des Rückenmarks bei Kindern. Wien 1844.
Mayr, Fr., Nachruf. Jb. Kinderhk. (Wien) **6,** 57 (1863).
McEvoy, J.P., Readers Digest **5,** Jan.-Heft, 79 (1952).
Medin, O., Jb. Kinderhk. **74** (1911): 489.
Medizinische Jahrbücher des k. k. Österreich. Staates. I. Bd. II. Stück S. 111 (1811); II. Bd. II. Stück S. 17 u. 25; II. Bd. III. Stück S. 39. (1914). Wien.
Meißner, C.F., Hannöverisches Magazin **11,** 1329 (1773); **16,** 600 (1778).
Meissner, Eduard, Bemerkungen aus dem Taschenbuch eines Arztes... Halle 1819. S. 43.
Mercier, Roger, L'enfant dans la société du XVIIIe siècle (avant l'Emile). Université de Dakar. Publications de la Section de Langues et Littératures Nr. 6. Dakar 1961.
Mercurio, Scipio, s. Curátulo.
Merzbacher-Schiff, M., Z. Säugl.schutz **3,** 396 (1911).
Meyer-Delius, H., Die Säuglingssterblichkeit in Hamburg 1820–1950. 1952. (Nicht im Buchhandel).
Meyer, L.F., Über den Hospitalismus der Säuglinge. Berlin 1913. S. 1.

Mezler, Fr.J. v., Sammlung auserlesener Abhandl. über Kinderkrankheiten, 3. Aufl. Prag 1836.
Miller, J., Z. Staatsarzneikunde **32**, 275 (1852).
Miron, Ref. Schmidts Jb. **281**, 206 (1904).
Moehsen, Sammlung merkwürdiger Erfahrungen, die den Wert und großen Nutzen der Pockeninokulation näher bestimmen können. 2. und 3. Stück. Berlin und Leipzig 1775.
Mönchlein, Die Legende vom 12jährigen. Herausg. Th. Kirchhofer, Schaffhausen 1866.
Möser, Justus, Sämtliche Werke. Bd. 4. Patriotische Phantasien I. Berlin 1943. S. 28.
Monot, C., De la mortalité excessive des enfants. Paris 1872.
Montaigne, M. de, Ges. Schriften. Übersetzung München und Leipzig 1908. 1: 219.
Montessori, M., Selbsttätige Erziehung im frühen Kindesalter. Stuttgart 1913.
–, Mein Handbuch. Stuttgart 1928.
Moog, W., Geschichte der Pädagogik. 2 Bde. Osterwieck und Leipzig 1928 und 1933.
Mühry, A., Darstellung und Aussichten zur Vergleichung der Medizin.... S. 6. Hannover 1836.
Mükisch, St. A., Beyträge zur Kenntnis des kindlichen Organismus. Wien 1825. S. 150.
Müllerheim, R., Die Wochenstube in der Kunst. Stuttgart 1904. S. 216.
Münch, W., Mitt. Ges. dtsch. Erzieh. u. Schulgesch. **17**, 252 (1907).
Münsterberg, Kinderfürsorge. Im: Handwörterbuch der Staatswissenschaften. 3. Aufl.; 5, 824. Jena 1909.
Mummenhoff, E., Das Findel- und Waisenhaus zu Nürnberg. Nürnberg 1917.
Munk, Fr., Das Medizinische Berlin um die Jahrhundertwende. München, Berlin 1956. S. 57.
Naumann, J., Altgermanisches Frauenleben. Jena 1937. S. 3.
Nebert und E. W. Koch, Mschr. Kinderhk. **33**, 385 (1926).
Neuburger, M., Wien. klin. Wschr. **1942**. 1149.
Neumann, H., Dtsch. med. Wschr. **1903**, 542.
–, Die unehelichen Kinder in Berlin. Jena 1900.
Niavis, Paulus, bei Bömer, S. 45.
Nightingale, Fl., Notes on nursing. London. S. 27. 1860. Übersetzung: Die Pflege von Kranken und Gesunden. S. 211. Leipzig 1861. Bemerkungen über Hospitäler (1863). Übersetz. Memel 1866.
O'Brien, A. J., Folk-Lore (London) **19**, 261 (1908).
Oesterlen, Fr., Handbuch der medizinischen Statistik. Tübingen 1865. S. 153.
Osiander, Fr. B., Beobachtungen, Abhandlungen und Nachrichten, welche vorzüglich Krankheiten der Frauenzimmer und Kinder und die Entbindungswissenschaft betreffen. Tübingen 1787.
Osiander, J. Fr., Nachrichten von Wien über Gegenstände der Medizin, Chirurgie und Geburtshülfe. Tübingen 1817.
–, Neue Z. Geburtsk. **10**, 115 (1841).
–, Bemerkungen über die französische Geburtshilfe und die Maternité in Paris. S. 9 und 230. Hannover 1813
Otto von Bamberg, Bibliotheka rerum germanicarum. Herausg. Ph. Jaffé. Bd. 5. Monum. Bambergensia. Berlin 1869. Ebonis vita Ottonis Liber II, 5. S. 628. Herobaldi Dialogus II, 18. S. 762. Siehe auch Kunze, S. 11.
d'Outrepont, J. v., Neue Z. Geburtsk. **12**, 321 (1842).
Peiper, E., Zbl. klin. Med. **1887**, Nr. 42.
–, Dtsch. Arch. klin. Med. **47**, 183 (1891).
Peller, S., History Med. **21**, 51 (1947). Ref. Klin. Wschr. **1948**, 635.
–, Z. Hyg. **90**, 227 (1920).
Pestalozzi, J. H., Ausgewählte Werke. 4 Bde., 5. Aufl. 1906.
–, Über Gesetzgebung und Kindermord (1783). Leipzig 1910.
–, Über Körperbildung als Einleitung auf den Versuch einer Elementargymnastik in einer Reihenfolge körperlicher Übungen (1807). Neudruck. Dresden ohne Jahr.
–, Mutter und Kind. Eine Abhandlung in Briefen über die Erziehung kleiner Kinder (1827). Zürich und Leipzig 1925.

Pestalozzi, J. H., Briefe an einen Freund über den Aufenthalt in Stans. (1799). Wie Gertrud ihre Kinder lehrt. Berlin und Leipzig 1947. S. 6.
Pfaundler, M. v., Körpermaßstudien an Kindern. Berlin 1916.
–, Physiologie des Neugeborenen. München und Wiesbaden 1915; 2. Aufl. 1924.
–, Studien über Frühtod, Geschlechtsverhältnis und Selektion. Z. Kinderhk. Bde. **57, 60, 62, 63** und **64** (1935–1943).
–, Biologische Allgemeinprobleme der Medizin. Berlin und Heidelberg 1947.
–, und Schloßmann, Handbuch der Kinderheilkunde. Leipzig 1906. 4. Aufl. Berlin 1931. Ergänzung 1942.
Pfeiffer, D., Jb. Nationalökonomie u. Statistik **127**, 829 (1927).
Pfeiffer, L. In: Gerhardts Handbuch der Kinderkrankheiten. Tübingen 1877. 1, 529.
Pieper, Ph. A., Die Kinderpraxis im Findelhaus und in dem Hospital für kranke Kinder zu Paris. Göttingen 1831.
Pirquet, Cl. v., Die Serumkrankheit (mit B. Schick). Wien 1905.
–, Klinische Studien über Vaccination und vaccinale Allergie. Wien 1907.
–, Münch. med. Wschr. **1906**, 1457; Berl. klin. Wschr. **1907**, 1123.
–, Das Bild der Masern auf der äußeren Haut. Berlin 1913.
–, System der Ernährung. Wien 1917–1920.
–, Die Allergie des Lebensalters. Leipzig 1930.
–, Handbuch der Kindertuberkulose (mit Engel). 1930.
Pitaval, G., de, Causes célèbres et intéressantes avec les jugemans. 15, 328. A la Haie. 1742.
Pitaval, der neue, Herausgeber J. E. Hitzig und W. Häring. Leipzig. 1. Aufl. 1846. 2. Aufl. seit 1857. 3. Aufl. seit 1871.
Pitaval der Gegenwart. Herausgeber R. Frank, G. Roscher u. H. Schmidt. Leipzig, seit 1904.
Platon, Der Staat. Übersetz. von O. Apelt. Buch 5, S. 192. Leipzig 1923.
Platter, Th. und F., Zur Sittengeschichte des 16. Jahrhunderts. Herausg. H. Boos. Leipzig 1878.
Platz, W., Geschichte der Aussetzung. Stuttgart 1876. S. 9.
Plischke, H., Propyläen der Weltgeschichte. **4**, 525. Berlin 1952.
Ploss, H., und M. Bartels, Das Weib in der Natur- und Völkerkunde. 6. Aufl. Leipzig 1899.
–, und B. Renz, Das Kind in Brauch und Sitte der Völker. 3. Aufl. Leipzig 1911.
Politzer, A., Geschichte der Ohrenheilkunde. Stuttgart 1907. 1, 427.
Polligkeit, W., Nicht ganz fortschrittlich. Süddeutsche Zeitung. Nr. 128. (1960).
Poseidippos, Johannis Stobaei Florilegium. edid. A. Meineke. 3, 79. Leipzig 1856.
Prüfer, J., Friedrich Fröbel. 3. Aufl. Berlin 1927.
Prutz, H., Kulturgeschichte der Kreuzzüge. Berlin 1883. S. 237.
Quételet, A., Über den Menschen und die Entwicklung seiner Fähigkeiten. Übersetzung. Stuttgart 1838.
–, Anthropométrie. Bruxelles 1871.
Radbill, S. X., Amer. J. Dis. Childr. **90**, 411 (1955).
Rambach, J. J., Versuch einer physisch-medicinischen Beschreibung von Hamburg. Hamburg 1801. S. 266.
Ranke, v., Verh. Ges. Kinderhk. **24**, 1 (1907).
Ratzinger, G., Geschichte der kirchlichen Armenpflege. Freiburg (Br.) 1868. S. 371.
Rau, W., Worin ist die unnatürliche Sterblichkeit der Kinder in ihren ersten Lebensjahren begründet? Bern 1836.
Rauchfuß, C. In: Gerhardts Handbuch der Kinderkrankheiten. 2. Aufl. **1**, 2. S. 510 Tübingen 1881.
Raudnitz, W., Prager med. Wschr. **18**, 369 (1883).
Rechtsquellen von Basel. Basel 1856, 1, 111.
Recke, Elisa v. d., Reise durch Deutschland. Stuttgart 1883. S. 113.
Rehm, Max, Das Kind in der Gesellschaft. München 1925.
Reicke, E., Der Lehrer. Monogr. zur deutschen Kulturgeschichte. Leipzig 1901.
Reiss, Fr., Zschr. „Oberösterreich" **6**, 3/4. Linz 1958.

Reissig, C., Med. Klin. 1998, 887 u. 926.
Rey, J.G., Kinderärztl. Prax. 6, 356 (1935).
Richter, O., Arbeiterschutzgesetzgebung. Großbritannien. Handwörterbuch der Staatswissenschaft. 3.Aufl., 1, 647. Jena 1909.
Richthofen, K. v., Friesische Rechtsquellen. S. XII und XXXII. Berlin 1840.
Ritter v. Rittershain, G., Centralztg. Kinderhk. 2, 3 (1878); Arch. Kinderhk. 1, 53 (1880).
Ritter, C., Ein Lebensbild, 1, 196. Herausgeber: G.Kramer. Halle 1864. 1, 196.
Robinson, H.C., Ein Engländer über deutsches Geistesleben im ersten Drittel dieses Jahrhunderts. S. 289. Weimar 1871.
Rousseau, J.J., Emile oder über die Erziehung (1762). Übersetzung, 2.Aufl. Langensalza 1882.
–, Bekenntnisse (1776). Übersetzung. Leipzig und Wien ohne Jahr. 7.Buch 2: 89; 8.Buch 2: 105.
Rudolphi, K., A., Bemerkungen aus dem Gebiet der Naturgeschichte, Medizin und Tierarzneikunde. Teil 1, S.281. Teil 2, S.131. Berlin 1804/1805.
Ruland, L., Das Findelhaus, seine geschichtliche Entwicklung und sittliche Bedeutung. Veröff. Ver. Säugl. fürs., H. 9/10. Berlin 1913.
Ruscheweyh, H., Die Entwicklung des deutschen Jugendgerichts. In.-Diss. Hamburg 1918. S.56.
Sachse, A., Friedrich Althoff und sein Werk. Berlin 1928. S.52.
Sachsenspiegel, s. Eike von Repgow.
Salge, B., Z. Säugl. fürs. 1, 191 (1907).
Salzmann, Chr.G., Carl von Carlsberg oder über das menschliche Elend. Leipzig 1783. 1, 333.
Salviati, Carlo, Die Säuglingsbewahranstalten. Berlin 1852.
Sass, J., Zur Kultur- und Sittengeschichte der sächsischen Kaiserzeit. Berlin 1892.
Sass, Fr., in: Berliner Leben 1806–1847. Herausgeber: Ruth Köhler und W.Richter. Rütten u. Loening, Berlin 1954. S.310.
Sastrow, B., Ein deutscher Bürger des 16.Jahrhunderts. Selbstschilderung des Stralsunder Bürgermeisters B. Sastrow. Voigtländers Quellenbücher, Bd. 38, Leipzig ohne Jahr. S. 96.
Sauerbrei, Briefliche Mitteilung.
Sax, E., Die Hausindustrie in Thüringen. Jena. 1.Teil. Das Meininger Oberland (1882). 2.Aufl. (1885). S.41. 3.Teil. (1888) S.80.
Schäffer, Geschichte des Waisenhauses Frankfurt/M. nach Stricker, Frankfurt/M. 1847.
Schaeffer, J.Ch.G., Briefe aus einer Reise durch Frankreich, England usw. 1, 63 158. Regensburg 1794.
Schelbe, H., Mschr. Kinderhk. 8, 611 (1909).
Schiefner, A., Mémoirs de l'Académ. imp. des Sciences de St.Petersbourg. 7.Serie. Bd. 22. St.Petersburg 1876. S.17.
Schlieben, E., Mutterschaft und Gesellschaft. Osterwieck 1927.
Schmalz, E., Allgem. ärztl. Zeitung Altenburg. 1835 S. 1430.
Schmidt, F.A. In: W.Kruse und P.Selter, Die Gesundheitspflege des Kindes. Stuttgart 1914. S.566.
Schmidt, K., Die Geschichte der Pädagogik. Cöthen 1861.
Schorn, A., Geschichte der Pädagogik in Vorbildern und Bildern. S. 168. 24.Aufl. Leipzig 1907.
Schotten, L., Journ. Kinderkrkh. 28, 240 (1857).
Schraube, O., nach Fischer, Geschichte des deutschen Gesundheitswesens, Berlin 1933. 2, 545
Schreber, M., Schriftverzeichnis s. Kilian und Uibe.
–, Kallipädie oder Erziehung zur Schönheit. Leipzig 1858.
–, Das Buch der Erziehung an Leib und Seele. Leipzig 1882.
Schreiber, G., Mutter und Kind in der Kultur der Kirche. Freiburg (Br). 1918. S.109.

Schück, Die Behandlung verlassener Kinder im Altertum. Abh. schles. Ges. f. vaterländ. Cultur. Philosoph.-hist. Abt. H. II. Breslau 1862.
Schultze, Soc. Prax. **21,** 1056 (1912).
Schultze, E., Z. Kinderforsch. **27,** 274 (1922).
Schwabenspiegel. Herausgeber H.G.Gengler. 2.Aufl. Erlangen 1875.
Schweigger, A.Fr., Über Kranken- und Armenanstalten zu Paris. Leipzig 1813.
Schweizer Idioticon, **1,** 851. Frauenfeld 1887.
Selter, H. In: W.Kruse und P.Selter, Die Gesundheitspflege des Kindes. Stuttgart 1914. S.566.
Seneca, Über den Zorn. 1, 15. Philosoph. Schriften. Übersetz. 1, 17. Berlin 1927.
Seuse, H., Des Mystikers Seuse O. Pr. Deutsche Schriften. Herausg. N.Heller. Regensburg 1926. Darin: Seuses Leben 1.Teil, Kap. 38, S.109.
Sieverts, R., in 350 Jahre Jugendwohlfahrt in: Hamburg. Herausgeber Jugendwohlfahrt Hamburg 1955.
Silberschlag, C., Dtsch. Viertelj.schr. öfftl. Ges.pflge. **13,** 199 (1881).
Smith, Adam, Der Reichtum der Nationen (1775). Leipzig o.J. S.6.
Soltmann, O., Jb. Kinderhk. **9,** 106 (1876); **11,** 101 (1877); **12,** 1 (1878); **14,** 308 (1879). Bresl. ärztl. Zschr., **1883.** Nr. 10.
–, In: Gerhardts Handbuch der Kinderkrankheiten. 5, 1 (Tübingen 1880).
–, Verh. Ges. Kinderhk. **25,** 183 (1908).
Sombart, W., Arbeiter. In: A.Vierkandts Handwörterbuch der Soziologie. Stuttgart 1931.
Sonnenmayer, G.F.J., Die Augenkrankheit der Neugeborenen. Leipzig 1840. S.516.
Sophie, Herzogin, Memoiren, in den dtsch. Selbstzeugnissen. Bd. 6. Leipzig 1930.
Soranos, Gynäkologie, übers. von H.Lüneburg. München 1894. S.56.
Specht, Fr.A., Geschichte des Unterrichtswesens in Deutschland von den ältesten Zeiten bis zur Mitte des 13.Jahrhunderts. Stuttgart 1885. S.170.
Spranger, Ed., siehe H.Hecker und M.Muchow, S.18.
–, Kindergarten. S.97. 1918.
Steffen, A., Jb. Kinderhk. **1,** 1 (1868); **3,** 1 (1870); **22,** 295 (1885).
–, Nachruf von O.Heubner und Th.Escherich. Jb. Kinderhk. **71,** V (1910).
Steinbart, H., Dtsch. med. Wschr. **1955,** 872.
Steinert, Z. Kinderhk. **28,** 255 (1921).
Steinhausen, G., Mitt. Ges. Dtsch. Erzieh- u. Schulgesch. **4,** 209 (1894).
–, Geschichte der dtsch. Kultur. Leipzig und Wien **1904.** S.434.
Stemmer, W., Allg. Z. Psychiatr. **71,** 289 (1914).
Stetten-Aystetten, B. v., Einwirkung von Schallreizen auf die Milchsekretion von Kuh und Ziege. Diss. Halle 1924.
Still, G.Fr., Med. chir. Transact. **80,** 47 (1897).
Stolte, K., Mschr. Kinderhk. **62,** 1 (1934).
Storch, J. (Pelargius), Unterricht vor Heb-Ammen. Gotha 1748. Christliche Gebete und geistliche Betrachtungen... S.79, 85, 125, 136, 137, 141.
–, Theoretische und praktische Abhandlung von Kinderkrankheiten. Eisenach 1750/51. **4,** 385.
Strabo, Walafried, nach K.Schmidt und W.Lange, Geschichte der Pädagogik. 4.Aufl. Cöthen 1878. **2,** 197.
Strack, K., Geschichte des deutschen Volksschulwesens. Gütersloh 1876. S.184.
Strasser, K.Th., Die Nordgermanen. Hamburg 1933. S.56.
Stricker, W., Die Geschichte der Heilkunde... in der Stadt Frankfurt. Frankfurt/M. 1847.
Ströder, J., Münch. med. Wschr. **1963,** 353.
Sudhoff, K., Ärztliches aus griechischen Papyrusurkunden. Studien zur Geschichte der Medizin. H. 5/6. Leipzig 1909.
Süßmilch, J.P., Die göttliche Weltordnung in den Veränderungen des menschlichen Geschlechtes. 2, 311. Berlin 1765. 4.Aufl. 1775. 1, 6.
Sueton, Die 12 Cäsaren. Caligula 5. Übersetz. München und Leipzig 1912. S.264.

Swift, J., Prosaschriften Dtsch. Übersetz. 1, 323. Berlin 1929.
Sykes, W., Brit. med. J. 1904, 2, 352.
Tacitus, Germania. Übersetzt von P. Stefan. Leipzig o.J.
Taine, H., Die Entstehung des modernen Frankreichs. Übersetz. Bd. 1. Leipzig o.J.
Taube, M., Der Schutz der unehelichen Kinder in Leipzig. Leipzig 1893.
Terentius, Lustspiele. Übersetz. von J.J.C. Donner. 1, 69 und 270. Leipzig und Heidelberg 1864.
Tertullian, nach Schlieben, S. 97.
Tezner, O., Ann. paediatr. **186,** 189 (1956).
Thule, Altnordische Dichtung und Prosa. Bd. 1–24. Jena 1912–30.
Timerding, H., Die christliche Frühzeit Deutschlands in den Berichten über die Bekehrer. 1. Gruppe. Die irisch-fränkische Mission. Jena 1929. S. 188.
Tissot, S.A.D., Anleitung für das Landvolk in Absicht auf seine Gesundheit. Übersetzung. 2. Aufl., Zürich 1763. S. 423.
Trumpp, J., Verhandl. Ges. Kinderhk. **24,** 155, 161, 280. (1907).
Uffelmann, J., Handbuch der privaten und öffentlichen Hygiene des Kindes. Leipzig 1881. S. 485.
–, Dtsch. Vierteljahrsschr. öffentl. Ges. Pflege **15,** 1 (1883).
Uhlhorn, G., Die christliche Liebestätigkeit seit der Reformation. Stuttgart 1890.
Ullersperger, Journ. Kinderkrkh. **49,** 31 56 und 83 (1867).
Ulrich von Zell, nach G. Schreiber, S. 60.
Valentin, B. Geschichte der Orthopädie. Stuttgart 1962.
Varnhagen von Ense, K., Tagebücher. **2,** 50. Leipzig 1861.
Varrentrapp, G., Tagebuch einer medizinischen Reise nach England... Frankfurt/M. 1839, S. 218.
Verordnung über Jugendarbeitsschutz. Gesetze, Befehle, Verordnungen, Bekanntmachungen. Veröffentlicht durch die Landesregierung Sachsen. 3, 584 (1947).
Villermé, M., Tableau de l'état physique et moral des ouvriers. Bd. 2, S. 83, 84, 87 und 112. Paris 1840.
Virchow, R., Virchows Arch. **46,** 447 (1869).
Vives Ludovicus, Latinae linguae exercitatio (1538).
–, Die Dialoge des Johann Ludwig Vives. Deutsch von Jul. Broering. Oldenburg **1897.**
–, Pädagogische Schriften. Herausgeber: F. Kayser. Bibliothek d. kathol. Pädagogik. Bd. 8. Freiburg/Br. 1896. S. 183: Über den Unterricht in den Wissenschaften. S. 361: Die Erziehung der Christin.
Wallgren, A., Acta paediatr. (Stockh.) **32,** 201 (1945).
Wasserfuhr, H., Dtsch. Vjschr. öffentl. Gesd.pfl. **1,** 533 (1869).
Waters, Ch. W., An economic History of England. London 1925.
Watson, Foster: Luis Vives Ovferd 1922.
Wehner, Struensee. Hamburg 1938.
West, Ch., Journ. Kinderkrkh. **15,** 130 (1850) und **21,** 94 (1853).
Whitehead, J., Journ. Kinderkrkh. **34,** 55 (1860).
Wickes, J.J., Arch. Dis. Childr. **28,** 232 (1953).
Wildberg, Die Rückgratsverkrümmungen. Leipzig 1862. S. 46.
Wilde, Oscar, Werke in 2 Bänden. Übersetzung, 2, 655. Berlin (Knaur) ohne Jahr.
Wilson, J.L., Journ. Pediatrics **47,** 262 (1955).
Winnsannus, N., In: Bömer, S. 187.
Wolffheim, N., Prax. Kinderpsychol. **5,** 161 (1956).
Woolley, C.L., Vor 5000 Jahren. 15. Auflage. Stuttgart 1934. S. 65.
Worringer, W., Die altdeutsche Buchillustration. München u. Leipzig 1912. S. 35.
Zirtzow, R., s. Rauchfuß, In: Gerhardt, Handbuch d. Kinderkrkh. 2. Aufl. 1, 2. S. 655. Tübingen 1882.
Zwingli, H., Sämtliche Werke. 5, 427 Leipzig 1934.

Wissenschaftliche Lehre

Physiologie

Bereits die berühmte, vielbändige, allgemeine und besondere Naturgeschichte von G. L. L. Buffon (1707–1788) enthält in der „Naturgeschichte des Menschen" einen Abschnitt über die Kindheit, in dem die Eigenart des Kindesalters ausführlich beschrieben wird. Buffon bespricht auf Grund eigener Tierversuche das Einsetzen der Atmung nach der Geburt, die Entwicklung der Sinne und der kindlichen Sprache, tadelt das Wickeln und Wiegen der Säuglinge, rühmt die Muttermilch vor der Kuhmilch und warnt vor der Anhäufung von Kindern in Krankenanstalten.

Seine „öffentlichen Vorlesungen über Kinderkrankheiten" leitet H. X. Boer, Wien, 1813 mit einer Darstellung der Anatomie, Physiologie, Pathologie und Pharmakologie des Kindesalters ein.

Der Theologe Fr. Chr. Schwarz behandelt 1804 in seiner Erziehungslehre die Physiologie und Psychologie des Kindesalters, wobei er reiche eigene Erfahrung verwertet. Er macht auch Angaben über die Zunahme von Länge und Gewicht.

C. Billard (1828) leitet sein Buch über die Krankheiten der Neugeborenen und Säuglinge mit einer Darstellung der Physiologie dieses Lebensalters ein. Er beschreibt Haltung und Bewegungen, Hautfarbe, Nabelschnurvorfall, Abstoßen der Epidermis, Länge und Gewicht (S. 480), Schreien, Gesichtsausdruck und angeborene Schwäche.

Im 3. Bande der „Physiologie als Erfahrungswissenschaft" (2. Aufl. 1838) von K. Fr. Burdach (1776–1847) handelt das 7. Buch ausführlich auf fast 200 Seiten „vom unreifen Lebensalter". Mutterliebe bei Mensch und Tier, Bewegungen, Mienenspiel, Atmen, Saugen (in seiner Eigenart richtig erkannt), Wachstum, Entwicklung des Gehens und Sprechens, körperlicher und geistiger Unterschied der Geschlechter, Spiel und viele andere Eigentümlichkeiten werden mit einer Gründlichkeit und Sachkenntnis beschrieben, die viel spätere Forscher nicht mehr erreicht haben.

1867 stellt E. Allix die Physiologie der ersten Kindheit ausführlich dar. 1877 gibt K. Vierordt in Gerhardts Handbuch der Kinderkrankheiten eine zusammenfassende Beschreibung der Physiologie des Kindesalters. Seitdem ist es Sitte geworden, in den Lehr- und Handbüchern der Kinderheilkunde einleitend die Ernährungslehre oder die gesamte Physiologie des Kindesalters abzuhandeln, die in den Lehr- und Handbüchern der Physiologie zu kurz kommt.

In der speziellen Physiologie des Embryo von W. Preyer (1885) finden sich viele

Tierversuche über das Verhalten des Nervensystems. M. Minkowski (seit 1922) hat entsprechende Beobachtungen an menschlichen Feten angestellt.

Da es früher unmöglich war, Säuglinge in Anstalten aufzuziehen, stammen die ersten fortlaufenden Berichte von Forschern, die als Väter zu Hause ihre eigenen Kinder beobachteten. Den Anfang macht Dietrich Tiedemann 1787 mit seiner Arbeit über die „Seelenfähigkeit" bei Kindern. Den gleichen Weg beschreiten Fr. Chr. Schwarz (1804), Sigismund 1856, Ch. Darwin 1877 und L. Strümpell 1880. Pestalozzi hat über seinen Sohn Jaqueli (1770–1801) vom 27.1. bis 19.2.1774 ein Tagebuch geführt, das allerdings erst 1828 veröffentlicht wurde (Fritzsch).

Die Psychologie des Kindes wird zuerst von Posewitz 1795 behandelt, und zwar im Anschluß an Tiedemann. Eine weitere zusammenfassende Darstellung liefert 1826 der Leiter der Leipziger Entbindungsanstalt J. Chr. G. Jörg. Dieser kennt bereits – ebenso wie Magendie – die Geschmacksreaktionen des Neugeborenen, die dann 1859 von A. Kußmaul bei seinen Untersuchungen über das Seelenleben des Neugeborenen wieder entdeckt werden. Erziehungsfragen, Überanstrengung, Strafen usw. behandelt 1857 O. Heyfelder in seiner preisgekrönten Arbeit, in der er viele noch heute gültige Gedanken entwickelt. Genzmer erweitert 1873 in seiner Doktorarbeit die Befunde Kußmauls.

Weit über diese Arbeiten hinaus führt 1882 der Physiologe W. Preyer in seinem grundlegenden Werke: „Die Seele des Kindes". Hierin schildert er tagebuchartig die Entwicklung der Hirntätigkeit bei seinem Sohne während der ersten drei Lebensjahre. Preyer hat die Forschung sehr angeregt. In der Folgezeit erscheinen ähnliche Tagebücher, im Ausland zunächst mehr als bei uns.

O. Soltmann bemüht sich, die Tierversuche der Physiologen für die Kinderheilkunde nutzbar zu machen (S. 290). Die bedingten Reflexe werden von I. P. Pawlow (1849–1936) seit der Jahrhundertwende erforscht und von seinem Mitarbeiter Krasnogorski seit 1907 für das Kindesalter nutzbar gemacht. Czerny erkennt 1910 ihre Bedeutung für das Kind. In seinem Buche „Der Arzt als Erzieher des Kindes" (1908) weist er die Kinderärzte auf die Notwendigkeit hin, sich mit Erziehungsfragen zu beschäftigen.

Als erster stellt S. Canestrini (1913) auf einer Schreibtrommel Bewegungen des Säuglings fortlaufend dar. Er schreibt gleichzeitig die Atmung und den Hirnpuls, abgeleitet aus der großen Fontanelle.

In den nächsten Jahren erscheinen weitere Arbeiten, in denen die Ergebnisse der Physiologen an jungen oder enthirnten Tieren auf das Kind übertragen und eigene, für dieses Alter passende Untersuchungsverfahren ausgebildet werden.

Brauchbare Verfahren zur Intelligenzprüfung auf den verschiedenen Altersstufen werden (seit 1905) von A. Binet und Th. Simon ausgebildet und von O. Bobertag 1914 deutschen Verhältnissen angepaßt. 1912 führt W. Stern den Begriff des Intelligenzquotienten $IQ = \dfrac{\text{Intelligenzalter}}{\text{Lebensalter}}$ ein.

Schrifttum Seite 516

Ernährungslehre

„Die Tiere der Erde sollen zwar fruchtbar sein und sich mehren, aber nur in dem Maß, als sie zur Nahrung und zum Gebrauch des Herren der Welt und der Tiere nötig und dienlich sein würden" (Süßmilch 1775). „So wie sich die göttliche Fürsehung auf eine bewundernswürdige Weise über die ganze Schöpfung verbreitet und die einzelnen Teile zur Erhaltung des Ganzen harmonisch zu verbinden weiß, mit eben dieser Sorgfalt wies sie auch jedem Geschöpf die für seine Natur schickliche Nahrung an" (William Moss 1799).

Natürliche Ernährung

„Für jedes Geschöpf ist die Milch seiner eigenen Mutter am heilsamsten" (Plinius d. Ä. 28, 33). „Jedem Kinde gibt die eigene Mutter die Brust, und es wird nicht den Mägden und Ammen überlassen" (Tacitus, Germania).

„Am besten ist gleich wie für alle anderen Neugeborenen die Milch der eigenen Mutter, außer, wenn diese erkrankt ist" (Galen, Gesdh.lehre I, 7). Papst Gregor I., der Große, (590–604) empfahl den Müttern dringend, ihre Kinder selbst zu stillen (Durant IV, 875). „aber doch so solltu mercken das kein milch das kind mag stercken so wol als von der muotter sin als ich des underwiset bin" (Heinrich Lauffenberg 1429). „Die bekömmlichste Säugamme für ein gesundes Kind ist des Kindes eigene Mutter" (Metlinger 1473). „Wan ein fraw ir kind wil seugen –, so sagt gleich ir̄ vernunfft es ist guot, got hat es dir gebotten, du solt es speisenn und erneren, wan es ist dein kind" (Geiler von Kaisersberg 1445–1510). „Soviel die Mutter mag, soll sie ihr Kind selber säugen und es nicht einer andern Frau geben" (Eucharius Rösslin 1513). „Die Mutter nähre, wenn sie kann, die Kinder selbst und gehorche der Stimme der Natur" (Vives 1523). „Unmenschlich und widernatürlich ist es, einen Sohn zu empfangen und ohne zwingenden Grund von einer fremden Amme nähren zu lassen. Wer von einer fremden Amme genährt wird, liebt diese mehr als seine Mutter" (Omnibonus Ferrarius 1577) „Noch eins soltu auch mercken nu. Daß jm kein milch mehr sterck zufügt / Dann die es von der Mutter seugt" (Rueff, 1580). „Es soll ein jedere Mutter / so vil jmmer Menschlich vnd möglich / jhr Kind selber träncken / vnd denselbigen bey Leibe vnd Leben keine Amme halten." (Colerus 1665). Körperliches und geistiges Wohl sagen wir dem Säugling voraus, der von der eigenen Mutter gestillt wird (Linné 1752).

„Es ist ein seltsamer Einfall, wenn man das Säugen der Kinder schlechterdings abschaffen will. Es heißt ebensoviel, als täglich bei seinem Nachbar Wasser holen, wenn man selbst einen guten Brunnen im Hause hat, der überläuft" (Der Arzt. 1. Teil 2. Aufl. Hamburg 1760. S. 204).

„Eine gesunde Frau ist ihr Kind selbst zu stillen verpflichtet" (Pr. Landrecht 1794 Teil II, Titel 2, § 67).

„Es ist nicht genug, daß eine Mutter ihr Kind nach den Gesetzen der Natur hat gebären müssen; es ist auch Pflicht, dasselbe nach der Geburt noch naturgemäß zu ernähren. Auf dem natürlichen Wege giebt es dazu nur eine Art, nämlich das Stillen des Kindes an ihren Brüsten; und in Ermangelung dessen an dem Busen einer gesunden Amme" (Boer 1804).

Wenn eine Mutter nicht selbst stillen kann, wird sie am besten durch eine andere vertreten. So ist das Ammenwesen uralt. Den Babyloniern, alten Ägyptern, Persern, Griechen, Römern und alten Indern ist es in gleicher Weise bekannt.

Die Ansprüche der Griechen und alten Inder an eine gute Amme wurden bereits wiedergegeben (S. 32). Ähnlich soll nach Metlinger 1473 eine Amme 20 bis 25 Jahre und ihr eigenes Kind über 6 Wochen alt sein. Gut ist es, wenn sie schon 2–3 Kinder gesäugt hat. Sie soll gesund und wohlgestaltet sein, eine starke, weite, fleischartige, nicht hängende Brust besitzen, von löblichen Sitten und zum Kinde fleißig und sorgsam sein. Schwangerschaft der Stillenden ist dem Kinde schädlich.

Wie eine stillende Mutter im Sitzen ihr Kind halten muß, hat bereits der Holländer Pieter de Hoogh (1629–1677) gewußt (Titelbild): Um nicht zu ermüden, muß der Arm, der das Kind hält, auf dem Oberschenkel ruhen. Dies ist nur möglich, wenn die Mutter tiefer als sonst sitzt oder wenn der Fuß des stützenden Beines erhöht wird. Die zwanglose Haltung der Mutter und damit die ganze Harmonie des Bildes würde verschwinden, wenn man der Mutter die Stütze ihres linken Beines fortnähme.

Eine entsprechende Beschreibung stammt von Amaranthes (1715): Die Ammen haben ihren besonderen Sitz in der Wohnstube, das niedrige gepolsterte Ammen-Stühlgen, auf dem sitzend sie das Kind säugen, indem sie ihre Füße auf einen Fußschemel, die Ammen-Hütsche, setzen.

Die Erblichkeit des Stillvermögens betrachtet Storch bereits 1748 im Sinne Lamarcks (1744–1829): „So bezeuget auch die Erfahrung, daß die Untüchtigkeit zum Kinder-Stillen bey vielen, ja den meisten vornehmen Weibern, erblich fortgepflanzet ist: denn da das Säug-Ammen-halten, bey vornehmen Standes-Personen, vor undencklichen Jahren eine Gewohnheit gewesen, so sind die Brüste solcher Weiber durch die erbliche Fortpflanzung solchergestalt versiegt und unbrauchbar geworden, daß sie vor Kinder keine Nahrung geben (S. 136). An anderer Stelle (S. 125) spricht sich Storch (1748) aber doch besser über die adligen Mütter aus: „Ich weiß Fürstliche Personen, und habe adliche Frauen gekandt, die gewißlich zart waren, dennoch haben sie willig und freudig, ohne Klage und Überdruß, sich selbsten zu Ammen ihrer geliebten Kinder begeben; achten sich für allzu delicate dazu? Man versündiget sich an der Natur. Denn zu was Ende sind sie durch die Natur mit den mütterlichen Speise-Kammern versehen worden?"

Storch überlegt, wenn eine Mutter „zu Jachzorn, heftigem Erschrecken u. dgl. geneigt ist, dadurch sie ihrem Säugling leicht Krankheit oder gar den Tod zuziehen könnte: Ob es in solchem Falle nicht besser, das Kind an einer gesunden Amme, als an der Mutter selbst trinken lasse?"

Während sonst die Ärzte einstimmig für das Stillen durch die Mütter eintreten, erscheint in Leipzig 1755 eine Schrift von L. J. A. Harnisch: „Medizinische Gedanken von Säugung eines neugeborenen Kindes. Worinnen erwiesen wird: Daß es besser sey, ein Kind durch eine Säugamme als durch eine Mutter zu stillen." Harnisch geht davon aus, daß manches Kind dadurch gefährdet wird, daß seine Mutter es nicht stillen kann. Erhält es keine Amme, so wird es leicht sterben. Aus dieser Beobachtung zieht Harnisch die weitgehenden Schlüsse im Titel seiner Arbeit.

„Es wenden zwar einige ein, der allweise Schöpfer hätte den Müttern die Brüste geschaffen und ihnen darinnen Milch gegeben, nicht vor langer Weile, und daß man sie nur anschauen, sondern daß sie solche zum Säugen darreichen sollen." Aber diese Brüste sind eben nicht immer fähig dazu.

Nach der Bibel hat „Joas an einer Amme getrunken. War er nicht ein König, der gethan, was dem Herrn wohlgefallen hat? Wenn es also wider die göttliche Ordnung gewesen wäre, würden es diese alle auch wohl gewußt haben". „Wir lernen in der Historie, daß Cicero auch von einer Amme gestillet worden. Ist er nicht wohl geraten und ein kluger und gelehrter Burgermeister in Rom gewesen?" „Wir lesen zwar in einer heiligen Schrift von Mephiboseth seiner Amme, daß sie ihn fallen lassen und er daran hinkend worden, sie hat es aber nicht aus Vorsatz getan."

„Man wendet ein, Säugammen wären überhaupt lüderliche Weibspersonen und Huren, auch kriegten die Kinder garstige Krankheiten davon. Dies stimmt zwar, es gibt aber auch ehrliche Weiber, die ein Kind stillen. Wenn auch die Hurerei ein großes Laster ist, so können doch wohl die andern Laster fehlen. (Die betreffenden Weiber) können eine gesunde richtige Milch haben." „Wie viele Mütter gibt es nicht, die ärgere Huren sind als die Huren selber."

„Ob es gleich wahr ist, daß sie (die Ammen) ihre eigenen Kinder verschmachten, verderben und ihnen ihr Leben kaum lassen, um sie gerne los zu sein, so folgt doch nicht daraus, daß sie es an fremden Kindern tun müssen." „Will man einwenden, eine Amme koste viel Geld, so ist es mehr als wahr." Kranke Kinder kosten aber noch mehr.

Im Jahre 1752 urteilt Linné: „Wenn die Kinder der Adligen entarten, wenn die der Klügsten vertieren, wenn die der Kräftigsten schwach und zart bleiben, wenn so viele früh sterben, so verursachen nur zu oft Ammen alle diese Krankheiten."

Der Italiener Baldini (1786, nach Drake 1930) beschreibt die gefährlichen Folgen des Stillens von Kindern durch Ammen. Diese sind für die Säuglinge die Ursache von Krankheiten, deren Prinzip sie mit der Milch aufnehmen. Sie bekommen die Fehler der Ammen, werden gierig auf den Wein, mit Haut- und Geschlechtskrankheiten angesteckt und erkranken dadurch, daß sie schlechte Milch getrunken haben, leicht an Skorbut und Steinen. Viele anerkannte Ärzte haben beobachtet, daß durch das Ammenunwesen mehr Säuglinge sterben als an allen anderen Krankheiten. Von den Säuglingen, die den Ammen überlassen werden, stirbt wenigstens zwei Drittel, bei ihren Müttern weniger als ein Viertel.

So empfiehlt Baldini Milch von Kühen, Ziegen und Eseln, wenn die Mutter nicht stillen kann. Die Gefühle der Tiere sind beständiger und gesunder. Die beste Kuh ist schwarz und besitzt festes Fleisch, glänzende Augen und einen schnellen Gang.

Baldini gibt eine besondere Saugflasche bekannt.

Nach Frank (1780) ist Selbststillen für Mutter und Kind das Beste. Die Eigenschaften der Frauenmilch sind unersetzlich. Die Sterblichkeit der Ungestillten ist erhöht. Die damals verbreitete Ansicht, daß beim Stillen mit der Milch auch die Charaktereigenschaften der Stillenden auf das Kind übergehen, wird von Frank geteilt. So warnt er davor, sich einer boshaften oder lasterhaften Amme zu bedienen, widerspricht aber den Ärzten, die aus diesem Grunde das Selbststillen überhaupt abschaffen wollen: So lasterhaft ist das Frauengeschlecht denn doch nicht. Man müßte dann auch die Tiermilch verwerfen und z. B. fürchten, daß mit der Eselsmilch auch die Dummheit auf das Kind übergeht.

Frank: Nicht stillen können schwächliche, verhungerte, milcharme oder milchlose Mütter. Krankheiten wie Auszehrung, heftige Nervenzufälle, Fallendesucht oder höheres Alter der Mutter sprechen auch gegen das Stillen. Fehlen der Brustwarze oder Ablehnung der Brust durch das Kind machen es unmöglich. Aber nicht jede erkrankte Mutter soll ihren Säugling absetzen, vielmehr hat hierüber der Arzt nach reiflicher Überlegung zu entscheiden. Reicht die Nahrung in der Brust nicht aus, so kann man dem Kinde Kuhmilch mit

Reiswasser dazu geben (also eine Zwiemilchernährung durchführen). Sind die Kinder älter als ein halbes Jahr, so sind sie bei Krankheit der Mutter abzusetzen. Die Hebammen müssen über das Stillen belehrt werden, damit sie die Mütter beraten können.

Nach Eintritt der Regel kann die Milch dem Kinde schaden. Ehelicher Verkehr der Stillenden stiftet in der Regel keinen Schaden, sonst würden alle Säuglinge krank sein. In der ersten Zeit einer neuen Schwangerschaft kann weitergestillt werden, später nicht mehr. Entwöhnt werden soll nicht vor dem 8. Monat. Es ist eine Verordnung nötig, nach der eine Mutter sich strafbar macht, wenn sie ihr Kind ohne ärztliche Erlaubnis vorher von der Brust absetzt.

Entsprechende Anschauungen finden sich im Schrifttum dieser Zeit vielfach wieder. Hufeland (1795) betont, wie sichtbar das Kind an der Brust gedeiht, während die künstliche Nahrung das Kind schwach, dürftig und elend macht. Er führt dies auf die „Lebenskraft" der Milch zurück, die nach der Entleerung aus dem lebendigen Körper rasch verlorengehe. Henke schreibt (1821): „Es ist eine heilige, der Mutter ins Herz geschriebene Pflicht, ihr Kind selbst zu ernähren... Es bedarf keiner chemischen Analysen, um zu erweisen, daß keine Tiermilch so geschickt und passend zur Nahrung für das Kind sein könne als die menschliche Milch, die ja eigens für dasselbe von der Natur bestimmt, und in der Brust des ihm am nächsten verwandten Wesens, der Mutter, die es gebar, bereitet würde."

Nicht stillen dürfen Mütter nach Henke bei

1. Ansteckenden Krankheiten, z.B. Lustseuche, ansteckenden chronischen Hautkrankheiten, ausgedehnten Flechten usw.
2. Anlage zur Phthisis.
3. Ererbter Anlage und erst recht nach dem Ausbruch von Gicht, Krankheiten des lymphatischen Systems, Skropheln, Rachitis, Epilepsie usw.
4. Allgemeiner Körperschwäche, sensiblem Nervensystem.
5. Höherem Alter der Mutter.
6. Hitzigen Krankheiten der Mutter, z.B. Typhus.
7. Örtlichen Krankheiten der Brust.
8. „Endlich wird das Selbststillen ... unratsam bei Müttern aus den höheren Ständen, wenn die Verhältnisse ihres Standes und der Lebensart die Beobachtung der nötigen Diät und des erforderlichen Verhaltens unmöglich machen."

Eine ähnliche Einschränkung stammt von Storch (1750). Entsprechend schreibt Girtanner (1794): „Wenn die Mutter zart, krank oder schwächlich sei, wie die meisten Weiber in den höheren Ständen zu sein pflegen, so müsse sie eine gesunde Amme beschaffen."

Der Regimentsfeldscher Chr. L. Mursinna (1786) verlangt: „Die medizinische Polizei müßte dawider eifern und die Obrigkeit es nachträglich verbieten, daß ein Kind ohne den Erlaubnisschein eines Arztes länger als ein Jahr die Brust nehmen dürfte. Bemitteltere oder doch vornehme Weiber fehlen hierin zwar seltener, weil ihnen das Saugen der Kinder lästig ist... Die medizinische Polizei müßte durchaus und strenge darauf sehen, daß keine Mutter ihr Kind ohne hinlängliche anerkannte Ursachen einer Amme übergeben und so wider, wenn triftige Gegengründe wären, es selbst stillen dürfte. Schwindsüchtige, fallsüchtige, hysterische, gichtische, mit Skrofeln oder der venerischen Seuche behaftete Mütter müßten ihre Kinder nicht selbst stillen... Ja ich würde sogar darauf halten, daß alle boshafte, dem Sof oder andern großen Lastern ergebene Mütter ihre Kinder nicht selbst stillen." „Säuft die Mutter Wein oder Brantewein, und frißt unmäßig oder unverdauliche Speisen, so leidet der Säugling aus beiden Ursachen."

Aus Kurland berichtet Balk (1791): „Die wenigsten Mütter von Stande säugen ihre Kinder selbst, sondern überlassen dies Geschäft einer Amme... Es ist erwiesen, daß auch aus der rauhesten Landkost einer bäurischen Säug-Amme eine süße und leicht verdauliche Milch bereitet wird."

Nach Wallgren (1945) wurde im 18. Jahrhundert in Schweden ein Gesetz erlassen, nach dem eine Mutter zu bestrafen war, die ihr Kind nicht wenigstens 6 Monate gestillt hatte, wenn es infolgedessen starb.

Rousseau ist im „Emile" (1764) zwar sehr für das Selbststillen eingetreten, bespricht aber doch ausführlich die Ammenfrage. Er verlangt für das Neugeborene eine frisch entbundene Amme, deren Milch abführend wirke und daher die Entleerung des Mekoniums erleichtere. Über das Schicksal des Ammenkindes äußert er sich nicht. Er hat seine eigenen Kinder dem Findelhause übergeben (S. 332).

Im Jahre 1811 war es das Ziel vieler Frauen, Amme des Königs von Rom, des Sohnes Napoléons I, zu werden. Als die Schwangerschaft der Kaiserin Marie Luise bekannt wurde, ließen sich 1200 Frauen einschreiben, um die Stelle der Amme zu erlangen. Unter ihnen waren Frauen von Bankleuten, Anwälten, Kaufleuten usw. Ihre Zahl wurde bald auf 200, dann auf 50, 28, 12, 6 und schließlich auf 3 vermindert, von denen 2 bereit gehalten wurden, um die Stelle der wirklichen Amme im Falle einer Krankheit vertreten zu können. Dies wurde aber nicht nötig. Die letzten 28 Ammen wurden von einem Rate untersucht, der aus 5 Ärzten bestand.

Die schließlich auserwählte Amme war $23^1/_2$ Jahre alt; sie hatte, als sie zu stillen begann, vor $4^1/_2$ Monaten geboren. Der Prinz nahm die Brust sehr oft und nicht regelmäßig. Er trank wohl 15mal in der Nacht. Milch war im Überfluß vorhanden. Der Sohn der Amme trank noch 3 Monate lang mit dem Prinzen. Dieser begann erst im 11. Monat andere Speisen zu genießen. Er wurde entwöhnt, als er 14 Monate und 13 Tage alt war und schon 14 Zähne besaß (St. Engel).

Recht nachdenklich stimmt eine Bemerkung A. Vogels (1860) über das Bad der Amme: „Warme Bäder sind für Personen aus den unteren Ständen etwas so seltenes und ungewohntes, daß es nicht rathsam erscheint, einer nicht sehr reinlich aussehende Amme ein ganzes Bad nehmen zu lassen, man thut besser, ihr mehrmals die Woche eine kleine Wanne mit warmem Wasser und ein Stück Seife zu verabreichen, wodurch bei gutem Willen eine genügende Reinlichkeit erzielt werden kann."

Über Erfahrungen des öffentlichen Ammeninstitutes im Wiener Findelhaus bei der Ammenvermittlung berichtet Friedinger (1887):

„Die Anforderungen, welche bei einer solchen Gelegenheit an das Institut gestellt werden, gehen in das Unglaubliche. Nicht allein die Schönheit der Person, sondern auch die Nationalität und noch andre unwichtige Umstände sind bestimmend bei der Wahl. Auch das Gegenteil ist schon vorgekommen. Es wurde bisweilen die häßlichste Amme verlangt. Auch eine von Blatternnarben entstellte Amme wurde schon gewählt." Die Amme wird vorher ärztlich untersucht. „Zur Orientierung dient vor allem die Qualität des von der Amme genährten und rein gehaltenen Kindes. Das Kind muß wohlgenährt, in seinem Fleisch und Knochenbau fest, in seiner Hautfarbe frisch und in seinen Bewegungen lebhaft sein... Zunächst nach dem Kinde wird auf den Milchvorrat in den beiden Brüsten der Amme gesehen. Die Brustwarzen müssen gut entwickelt und leicht faßbar sein. Die sogenannte Wasserprobe, Nagelprobe und Kostprobe können erlassen werden. Eine reine, in allen Organen gesunde, sogenannte appetitliche Amme wird einer weniger reinen, weniger appetitlichen Amme ... vorgezogen. Auch ist Gemütsruhe und Unverdrossenheit in der Kinderpflege eine erwünschte Eigenschaft einer Amme."

Die Mütter „fehlen auch nicht selten aus übergroßer Sorge für das Kind, mitunter selbst in der Absicht, die theuer erkaufte Verwendung der Amme recht auszunützen. In ersterer Beziehung wird die Person zuweilen mit Nahrung überfüllt, an welche sie nicht gewohnt ist, die mehr dem verwöhnten Geschmacke der Dienstgeber als ihrem eigenen entspricht; – sie wird zu gar keiner Arbeit angehalten. – Damit man sie aber eben als Amme genügend verwerthe, darf sie sich auch vom Kinde, aus der Wochenstube, aus dem dunklen, vielleicht selbst übelriechenden, verhängten Gemache selbst Tag und Nacht über nicht wegrühren; es bleibt ihr die nöthige Bewegung, der Genuß frischer Luft versagt, und dennoch soll sie die Dutzende von Semmeln, das schwere Bier oder Wein und die reichliche Fleischkost wohl vertragen, die man ihr aufdrängt oder die sie in ihrer Gier selbst begehrt. Bei allem dem soll sie die Milch nicht verlieren!" (Ritter von Ritterhain 1878).

In Deutschland sind Fernammen niemals gebräuchlich gewesen. Ammen aber wurden in großer Zahl von den Findelhäusern in Wien und Prag, später von den Säuglingsheimen abgegeben. A. Epstein teilt 1911 mit, daß zu seiner Zeit das Prager Findelhaus etwa 5000 Ammen vermittelt hat.

Noch vor wenigen Jahrzehnten spielte die Ammenwahl eine wichtige Rolle im ärztlichen Schrifttum. Die alte Forderung, daß Mutter und Amme gleichzeitig niederkommen, wird von Czerny auf Grund seiner umfangreichen Findelhauserfahrungen abgelehnt.

Im Laufe des 19. Jahrhunderts geht mit der zunehmenden Industrialisierung das Selbststillen immer mehr zurück, obwohl die Ärzte ständig dafür eingetreten sind. Die Werbetätigkeit der Nährmittelfabriken, die ihre Erzeugnisse als vollwertigen Ersatz der Muttermilch anpreisen (S. 454), hat viel zum Zurückdrängen des Selbststillens beigetragen.

Der Pfarrer C. F. Rüdiger (Württemberg) bezeugt 1868: „So ist die Vorenthaltung der Muttermilch geradezu zu einer immer mehr überhand nehmenden förmlichen Unsitte geworden und die Reichung der Mutterbrust in Verachtung gekommen. Das Säugen eines Kindes wird als eine einer anständigen Frau unwürdige Function angesehen, die nur einer Zigeunerin und Kesslerin zukomme; eine Mutter wird als übertrieben faul verschrieen, wenn sie sich entschließt und Zeit nimmt, ihrem Kinde die Brust zu reichen, und darum macht sie es am Ende lieber wie die andern und läßt es bleiben."

„Selbststillen war in allen bürgerlichen Familien gewöhnlich. Wenn man heute noch zahlreiche Beispiele auf dem Lande findet, wo Kinder bis zum 2. Jahre an der Brust trinken, so ist doch diese Ehrenpflicht der Mütter vielfach vergessen worden. Die Milch einer schwanger gewordenen Amme wird gewöhnlich für schädlich gehalten, was wohl in der 2. Hälfte der Schwangerschaft der Fall ist; ebenso die Milch einer menstruierenden Frau. (Lammert 1869.)

Es gelingt erst den Säuglingsfürsorgestellen, die sich seit dem Anfang des 20. Jahrhunderts entwickeln und die natürliche Ernährung empfehlen, die Mütter wieder mehr zum Selbststillen zu bringen.

Dieser Entwicklung schadet 1900 die Aufsehen erregende Behauptung von Bunges, die Frauen seien infolge einer Alkoholvergiftung ihrer Vorfahren in zunehmendem Maße unfähig geworden, ihre Kinder zu stillen. Zum Beweis benutzt von Bunge Fragebogen, die er in großer Zahl versandt hat. Als befähigt zum Stillen sieht er nur Frauen an, die ihre Kinder 9 Monate lang ohne Zugabe von anderer Nahrung gestillt haben.

Was im ganzen zu leisten ist, zeigt ein Bericht Heubners (1911) über ein

Berliner Säuglingsheim für verlassene Mütter. Hier wurden nur solche Mütter aufgenommen, die sich verpflichtet hatten, ihr Kind mindestens 3 Monate voll zu stillen; die Nichtstillfähigen wurden natürlich nicht entlassen. Die Gegenleistung bestand in unentgeltlicher Verpflegung und Unterkunft. Unter diesen günstigen Bedingungen stillten von 575 Müttern 479 = 83,3% ihre Kinder drei Monate lang voll und hätten es auch noch länger tun können, obwohl es sich meist um recht heruntergekommene und schwache Frauen handelte.

Unter allen Umständen muß die Übertragung ansteckender Krankheiten, besonders der Lues und der Tuberkulose, zwischen Amme und Kind verhindert werden. Einen großen Fortschritt bedeuten deshalb die Wassermannsche Reaktion (1906) und das Röntgenverfahren (1895). Das Gesetz zur Bekämpfung der Geschlechtskrankheiten von 1927 enthält Bestimmungen zum Schutze von Amme und Säugling.

Da heute keine Ammen mehr in die Familien aufgenommen werden, sei hier die Ammennot früherer Zeiten beschrieben, s. auch Seite 92 und 242:

„Ganz gesunde und moralisch gute Ammen sind sehr rar. Man kommt in Gefahr, daß das Kind von einem venerischen Übel angesteckt wird; daß es plötzlich stirbt, wenn die Amme sich ärgert; daß die Amme das Kind verwechselt, wenn es aus dem Hause zum Erziehen gegeben wird; daß man viele Unlust von ihr hat, wenn man sie in das Haus nimmt, indem man ihr viele Unarten übersehen muß, wenn das Kind nicht darunter leiden soll, und endlich, daß manche Amme durch die ausgesuchten Speisen, welche sie bekommt, und durch das untätige Leben, welches sie Jahr und Tag führt, verdorben und zu ihrem künftigen Stand unnütz, träg und leckerhaft wird" (Fr. B. Osiander 1796, S. 487).

Selten findet sich eine Amme in den Familienkreis so hinein, wie es zu wünschen wäre. Überdies sind ihre Verhältnisse immer derart, daß sie dabei was zu verheimlichen hat... Man muß sich aber mit manchen Menschen abfinden wie mit einer Arznei, sie schmeckt nicht, aber sie nützt, und man kann sich das Unangenehme des Einnehmens erleichtern, wenn man sie nicht aufrüttelt (L. W. Mauthner 1853, S. 86).

„Bei unserer Bevölkerung sind mir die phlegmatischen und nachgiebigen Ammen immer die erwünschtesten, eine herrschsüchtige Person kann in einem Hause, wo mehrere Dienstboten sind, niemals Amme werden; denn sie wird, kaum angenommen, sogleich ihre Unentbehrlichkeit denselben fühlen lassen, und sie nach wenigen Tagen aus dem Hause zu treiben suchen. Der Schluß der ganzen Scene ist dann immer, daß die Friedensstörerin wieder entfernt wird, und der für Alles Rath wissende Hausarzt eine neue Amme herbeischaffen muß". ...

Und das Ammenkind? „Man komme einer Amme mit Theilnahme und freundlicher Ansprache entgegen, trotz ihres hohen Lohnes sind die armen Geschöpfe herzlich zu bedauern, die, freilich durch eigene Schuld, so weit gekommen sind, daß sie ihr eigenes Kind weggeben und ein fremdes dafür an die Brust nehmen; ein solcher Dienst ist, beim Lichte betrachtet, mit Geld überhaupt gar nicht zu bezahlen" (A. Vogel 1860).

„Der Familienrat entschließt sich zu dem immerhin schweren Schritte der Ammenwahl. Ich betone absichtlich: ‚zu dem schweren Schritte' – denn mit dem Eintritt der Amme in das Haus beginnt eine Reihe von Änderungen in dem Familienleben, im Hausstande. Es tritt ein Wesen in den Familienkreis ein, welches eine Zwiespältigkeit ganz eigener Art in sich trägt: die Amme ist auf der einen Seite die Retterin, die Erhalterin des teuren Neugeborenen, sie tritt an die Stelle der Mutter, übernimmt deren heiligste Pflicht und – damit naturgemäß ein Recht auf das Kind; auf der anderen Seite ist sie dem Kinde und dessen Angehörigen ein gemietetes, völlig fremdes Wesen, neu, weil plötzlich notwendig geworden, eingefügt in den engsten Verband, den die menschliche Gesellschaft kennt, in den Familienverband. Es entspringen aus diesen Kontrasten in der Stellung, welche die Säugamme in der Familie einnimmt, eine Menge von Unzukömmlichkeiten, Verdrießlichkeiten und Störungen im engen Kreise. Die Amme erkennt sich als unentbehrlich, und nimmt im Vollbewußtsein in dieser Eigenschaft Stellung zur Frau und zu den Dienstboten, kurz, sie beherrscht die Situation und steigt dabei von Forderung zu Forderung. Das alles ist noch gut, wenn nicht noch schlimmere Dinge kommen. Und doch – alle diese Opfer sind eine Amme wert, darüber kommt man in der Praxis nicht hinaus" (Kerschensteiner 1876).

Die häuslichen Aufgaben werden dadurch erschwert, daß zu den Hausangestellten plötzlich eine Frau mit zweifelhaften Sitten tritt; ihr werden trotzdem gewisse Vorrechte eingeräumt, die selbst den ältesten Dienern verweigert werden (Wickes). Routh (1863) war sehr abgeneigt, „unsre Haushaltungen mit dem Schauspiel des belohnten Lasters vertraut zu machen"; er fürchtete zum mindesten, die Hausangestellten „möchten durch diese gefallenen Frauen angesteckt werden".

So wichtig das Ammenwesen seiner Zeit gewesen ist, heute kommt ihm nur noch geschichtliche Bedeutung zu. Familienammen, wie sie früher gebräuchlich waren, gibt es seit Jahrzehnten nicht mehr. Ich habe seit 1919 nicht erlebt, daß sich jemand eine Amme ins Haus genommen hätte. Der Grund für diese völlige Umstellung liegt in der Entwicklung der Säuglingsheime und Kinderkrankenhäuser. Die Aufnahme einer Amme, die sich leicht unentbehrlich fühlt, belastet eine Familie erheblich, wobei die Geldfrage noch nicht am wichtigsten ist. Zweckmäßiger, billiger und bequemer ist es, den kranken Säugling einer Anstalt mit erfahrenen Ärzten und Schwestern anzuvertrauen, wo er Frauenmilch erhalten kann, ohne daß die Familie mit der Amme in unmittelbare Berührung kommt.

Einen Saugansatz für Brustkinder empfiehlt D. Sennert im Jahre 1666 (Practicae Liber IV Pars III. Sectio I, Caput XI):

Wenn die Fissuren der Brust nicht sogleich geheilt werden, die Mütter aber das Saugen wegen heftiger Schmerzen nicht ertragen können, und die Brüste nicht allzusehr mit Milch gefüllt sind und diese in ihnen nicht gerinnt, so kann es durch einen Kunstgriff erreicht werden, daß die Milch ohne Schmerzen gesogen wird. Es wird nämlich ein silberner oder zinnerner, oben durchbohrter Kelch hergestellt, der der Brust entspricht; er wird mit der Zitze einer Milchkuh überzogen und dem Kinde zum Saugen geboten. So berührt dieses nicht die wunde und schmerzende Brustwarze und saugt dennoch die Milch.

Ein „Saugglas" wird 1699 von J. Fr. Loew (Kap. I, S. 208) empfohlen, aber nicht näher beschrieben.

Wohl die älteste Milchpumpe wird im Jahre 1577 von Omnibonus Ferrarius beschrieben und abgebildet (Abb. 99). Es handelt sich um ein rundes Gefäß, dessen Öffnung der Brust aufgesetzt wird. Der Seitenwand dieses Gefäßes entspringt ein dünnes, starres Rohr, dessen äußere Öffnung von der Mutter mit ihrem Munde bedient wird. Indem sie abwechselnd saugt und nicht saugt, entleert sie die Brust. Das gleiche Gerät wird von dem französischen Chirurgen Ambroise Paré im Jahre 1559 empfohlen und abgebildet (Bild bei Hottinger 1957; s. auch Schadewaldt 1957). Eine in Kassel erfundene Milchpumpe wurde von G. W. Stein (1773) N. J. G. Stegmann (1774) und J. Chr. Breithaupt (1774) beschrieben. Der Erfinder Stein ging davon aus, „daß sich Kindbetterinnen zu diesem Ende entweder erwärmter kleiner irdener Flaschen oder flacher gläserner Gefäße bedienten, welche unter dem Namen Brustgläser nach Art der Schröpfköpfe gegen die Warze angesetzt wurden; oder man gebrauchte auf die nämliche Art und zu gleichem Endzweck wohl gar kleine Schröpfköpfe selbst"... Sie reichten aber nicht recht aus und dienten schließlich nur noch dazu, „daß die allzugangbare Milch sich nicht in die Hembde ergieße und durch die Nässe den Brüsten schade, sondern daß sie sich in diesen Gefäßen sammle". Um das Ansaugen mit dem Munde zu verbessern, dienten tabakspfeifenförmige Instrumente oder Schröpfköpfe und Brustgläser, die mit krummen Schnäbeln versehen waren. „Diese Art nützlicher Werkzeuge nun ist noch im Gebrauch und leistet durch den Vorschub einer gesunden Lunge wirklich nicht geringe Dienste... Jetzt aber vertritt eine künstliche Lunge die Stelle der

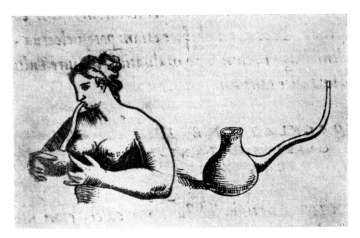

Abb. 99. Milchpumpe. Omnibonus Ferrarius 1577

natürlichen Lunge, und wir können auch nunmehr gar der jungen Hunde und der alten Weiber, deren sich die vornehmsten unter dem schönen Geschlecht zu diesem Vorhaben sonst nicht ohne großen Nutzen bedienten, füglich entbehren."

Brüning (1955) gibt das Bild eines runden, gläsernen „Brustschwammes" wieder, der früher von den Müttern unter dem Mieder und über der Brust so getragen wurde, daß die Brustwarze in eine passende Öffnung des Glases hineinragte. Auf diese Weise konnte austretende Milch in den gläsernen Behälter gelangen, ohne die Kleidung zu beschmutzen.

Für die Ernährung des Kindes beschreibt Brüning (1955) einen alten, spitz zulaufenden Zinnlöffel mit hohlem Stiel und schlitzförmiger Öffnung an der vorderen Spitze. An der flachen Oberseite des Löffels befindet sich eine Öffnung, die durch einen Scharnierdeckel verschließbar ist.

In den Anstalten scheut man sich, den Ammen fremde Kinder anzulegen, weil man die Übertragung von Infektionskrankheiten, besonders von Lues und Gonorrhoe, fürchtet. So ist der Nachweis Helbichs (1911) wichtig, daß man die Brust der Mutter durch künstliche Entleerung allein voll in Gang halten kann – nicht anders als beim Melken der Kuh.

Gedeiht das Kind bei einer Amme nicht, so rät Meissner 1844 zum Ammenwechsel; „denn das Kind scheint manchmal die Milch einer Amme nicht vertragen zu können, wenngleich der Grund davon sich nicht nachweisen läßt". Den gleichen Standpunkt vertreten Czerny und Keller (1925).

Eine neue Errungenschaft bilden die Frauenmilchsammelstellen. Erfolgreiche Versuche mit haltbar gemachter Frauenmilch stammen bereits von Mayerhofer und Pribram in Wien 1909 und von Talbot in Boston 1910. In größerem Umfange hat dann M. Kayser Frauenmilchsammelstellen eingerichtet, und zwar zunächst 1919–1922 in Magdeburg, seit 1925 in Erfurt. 1939 bestehen in Deutschland 15, 1953 sogar 60 Stellen.

Über die Zahl der Mahlzeiten, die das gesunde Brustkind erhalten soll, gingen die Meinungen früher auseinander. Buffon (1749) läßt die Neugeborenen am Tage zweistündlich saugen, während der Nacht jedes Mal, wenn sie erwachen (4, 119). Dagegen reicht es nach einem ungenannten englischen Arzt aus, ein Kind in 24 Stunden nur vier- bis fünfmal zwischen 6 und 22 Uhr anzulegen (Briefe eines Arztes 1768). Nach Natalis Guillot (Hospital Necker, Paris 1852) legt eine gute Amme ihr Kind selten weniger als 30mal in 24 Stunden an die Brust. Die täglich aufgenommenen Nahrungsmengen übersteigen oft 2 Liter und erreichen einmal als höchstes 3975 g. L. Besser (1853) verlangt dagegen, die Zahl der Mahlzeiten auf vier einzuschränken, um eine Überernährung zu vermeiden. Nach einer Zusammenstellung A. Kellers (1910) entsprach es den ärztlichen Vorschriften und Volkssitten in Frankreich, Italien, England und den von ihrer Kultur abhängigen Ländern, die Kinder in den ersten Wochen 8–10mal täglich anzulegen und dann allmählich die Nahrungspausen zu verlängern, bis etwa im 6. Monat die Zahl von sechs Mahlzeiten erreicht ist. Czerny (1893) ging von der Beobachtung gesunder Brustkinder aus, die so oft und so viel Nahrung erhielten, als sie zu verlangen schienen, und dabei dauernd gesund blieben. So kam er zu der Forderung, die Kinder nur 5mal in 24 Stunden anzulegen, wie es heute in Deutschland zur Regel geworden ist. Von ihr werden allerdings jetzt häufiger Ausnahmen gemacht, als es Czerny für richtig gehalten hat.

Ernste Schwierigkeiten entstanden, als man es nicht wagte, das Neugeborene durch seine Mutter stillen zu lassen. So schreibt Solingen (1693): „Dann die Milch die erste beyde Tage (Colostrum genandt) den Kindern einige Kranckheit in den Magen verursachet / welches vor tödtlich gehalten wird; Derohalben muß die Mutter sich in den ersten Tagen / oder so lange / biß sie gereiniget ist / von einer Fraue / oder von einem jungen Hund aussaugen lassen / und geben dem Kinde so lange eine Amme."

„Wenn ein Kind die ersten male an die Brust seiner Mutter gelegt wird, so soll vorher eine erwachsene Person an den Brüsten saugen, damit die Öffnungen der Milchgänge an der Warze desto leichter die Milch von sich geben und das Kind, welches daran noch nicht gewöhnt ist, nicht zu stark ziehen muß" (Thebesius 1759). F. R. Osiander (1796) empfiehlt, „die Milch durch ein Saugglas auszuziehen".

Brüning (1940) gibt einen Leipziger Brief aus dem Jahre 1850 wieder, in dem die Stillschwierigkeiten und ihre Überwindung näher beschrieben werden:

„Die Frau E. und die Hebamme, eine tüchtige und beherzte Frau, gaben sich alle Mühe, das Kind an die Brust zu bringen. Aber es konnte die Brust nicht fassen… Die Frau meines

Kollegen, die noch einen Knaben an der Brust hat, war so gütig, unserm Mädchen ihre Brust zu geben, damit sie die Arbeit, sich selbst ihre Nahrung zu holen, lerne. Sie sog tüchtig, und das schmeckte ihr gut. Nun legte Minna (die Mutter) es an, aber es packte wohl einmal zu, dann aber ließ es die Milchwarze bald wieder fahren. Auf Anordnung der Hebamme ließen wir eine Frau kommen, welche der Minna die Brust aussaugen sollte. Aber auch die war nicht imstande, die Warze emporzubringen. ... Sie tats früh noch einmal, dann aber übernahm die Frau E. dieselbe Arbeit. Auch zwei junge Hunde wurden ins Haus geschleppt, daß sie die Brust aussaugen sollten. Aber beide waren schon zu alt und hatten kleine Zähne, und dann darf das Anziehen der Mutterbrust durch Hunde nicht mehr geschehn. Am Abend holte die Frau E. das Kind einer armen Frau. Das sollte die Brust erst einmal nehmen, aber auch dies Kind konnte sie nicht fassen. ... Durch Milchglas und kleine irdene Tonpfeifen wurde die Milch der Mutter abgesogen, damit ihr die Brüste nicht schlimm würden. ... Endlich brachte die E. eine Warze aus Kuheuter, die, auf ein Hütchen von Zinn genäht, der Mutterwarze aufgesetzt wurde. Und siehe, das glückte vortrefflich! Das Mädchen sog durch diese Warze vom Kuheuter so fest und mächtig, daß es eine Lust war."

Künstliche Ernährung

Die künstliche Ernährung während des Altertums wurde an anderer Stelle (S. 34) näher beschrieben. Wie berichtet, hat man schon damals versucht, die Säuglinge unmittelbar an das Euter eines Milchtieres anzulegen. Dieser Versuch ist seitdem oft wiederholt worden.

So berichtet M. Montaigne (1533–1582): „Ich habe oft Gelegenheit, in den Dörfern zu beobachten, daß Frauen, die ihre Kinder nicht stillen können, Ziegen zu Hilfe nehmen. Die Tiere lassen sich leicht dazu abrichten, die Kinder zu säugen, sie erkennen ihre Stimme und kommen auf ihr Geschrei herbeigelaufen. Legt man ihnen einen fremden Säugling an, so wehren sie ihn ab, und ein gleiches tut das Kind einer fremden Ziege gegenüber. Ich sah am nächsten Tage ein Kind, dem man seine Ziege genommen hatte, und das sich an ein anderes Tier nicht gewöhnen konnte und wahrscheinlich Hungers starb" (nach Marfan, 1904, S. 379).

Nach Wickes (1953) sah die zweite Hälfte des 18. Jahrhunderts den wachsenden Gebrauch von Tiermilch zur Säuglingsernährung, obwohl sie natürlich schon vorher viel angewandt wurde, besonders von der ländlichen Bevölkerung. In Paris empfahl J. C. Dessartz (1760) Menschen-, Esel-, Ziegen-, Kuh- und Schafmilch. Alphons Le Roy glaubte an die Lebenskraft der Milch und ließ 1775 die Findlinge unmittelbar an Ziegen saugen. „Jede Ziege kommt zur Mahlzeit blökend in den Saal, sucht den Säugling auf, den sie zu versorgen hat, stößt die Decke mit den Hörnern fort und stellt sich breitbeinig über die Wiege, um das Kind zu säugen." Es gibt in der Milch, außer den verschiedenen Nährstoffen, ein unsichtbares Element, das Lebenselement selbst, ein leichtes Gas, das sich sofort verflüssigt, wenn die Milch in Berührung mit der Luft kommt. Deshalb ist es unmöglich, Säuglinge mit Milch aufzuziehen, die aus der Brust ausgedrückt wurde (s. auch Drake 1930).

Gegen die Verwendung der Ziegenmilch wird allerdings ein Einwand erhoben: „Wenn es jemals wahr gewesen ist, daß die Milch einer verliebten und üppigen Amme die Kinder wollüstig mache, so müßte dies unstreitig noch viel mehr von der Ziegenmilch zu befürchten sein, da diese Tiere einen so hohen Grad der Geilheit besitzen, daß man sie schon von weitem riechen kann" (Der Arzt, 1. Teil, 2. Aufl. Hamburg 1760. S. 329).

In dem „Großen Hospital" von Genua mit vielen Kindern und Erwachsenen erlebte W. Jansen (1794) eine besondere Form der Milchversorgung: „Als wir bei den Betten vorbeigingen, hörten wir auf einmal ein solches Getöse auf der Treppe, als ob 25 Personen gleichzeitig heraufkämen. Wir glaubten, es wäre der Arzt mit seinen Gehülfen. Aber wie erstaunten wir, als wir einen mit Milch beladenen Esel hereintraben sahen, der bis auf den 2. Stock klimmen mußte, und bei den Betten der Kranken vorbeigetrieben wurde, um ihnen die Milch zu verkaufen."

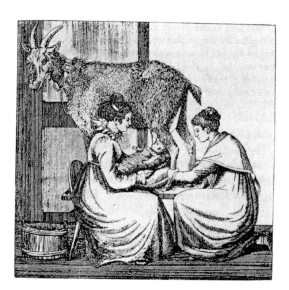

Abb. 100. Die Ziege als beste und billigste Saugamme, nach K. A. Zwierlein 1816

Im Jahre 1816 erscheint eine Schrift von Zwierlein „Die Ziege als beste und wohlfeilste Säugamme" (Abb. 100). Hier wird empfohlen, an Stelle der menschlichen Amme, die doch nur zu oft Unannehmlichkeiten bereitet, die Ziege zu verwenden, deren Vorzüge unbestreitbar seien. Zwierlein berichtet über eine Reihe von Kindern, die allein am Euter der Ziege oder in Zwiemilchernährung gesäugt wurden und dabei gediehen. Das Verfahren bringt aber, als es von anderen erprobt wird, Rückschläge, so daß es wieder vergessen wird. Später haben französische Forscher, wie Bouchard (1876), und Tarnier (1882), Ziegen und Eselinnen in gleicher Weise verwandt, doch erwies sich dieses Verfahren als zu umständlich und kostspielig. Parrot (1882) benutzte Eselsmilch zur Ernährung luischer Findlinge, die er wegen ihrer Krankheit nicht durch Ammen stillen lassen konnte. Die Säuglinge wurden unmittelbar an das Euter des Muttertieres angelegt. Der Eselsstall, der anfangs für 10, später für 20 Tiere eingerichtet war, befand sich gleich an der Abteilung luischer Säuglinge, so daß man die Säuglinge durch eine Falltür in den Stall tragen konnte (nach v. Bokay 1928). Marfan (1904) hat Kinder gesehen, die von Ziegen auf dem Lande unter denkbar besten Bedingungen aufgezogen wurden, aber blaß und gedunsen aussahen, einen schlaffen und aufgetriebenen Bauch und deutliche Zeichen von Rachitis aufwiesen. Schließlich berichtet Brüning (1908) über entsprechende Ziegenversuche, die aber abgebrochen wurden, weil sich das Verfahren als zu mühsam und zeitraubend erwies.

Die Geräte, die zur künstlichen Säuglingsernährung vom frühen Mittelalter bis zur Neuzeit benutzt wurden, sind von Brüning (1908), Drake (1930, 1956), Still (1931), Füngling (1949), Klebe und Schadewaldt (1955) abgebildet und ausführlich beschrieben worden.

In alten Zeiten sind die Säuglinge oft aus dem
Saughorn ernährt worden (Abb. 101). Zum ersten
Male erwähnt fand ich es in der Vita des heiligen
Liudger (744–809) in Friesland (S. 178). In den
deutschen, schwedischen und französischen Dich-
tungen des Mittelalters wird es wiederholt genannt
(S. 93 und 94). Der Schweizer Thomas Platter

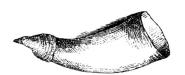

Abb. 101. Saughorn

(1499–1582) konnte, wie er in seiner Lebensgeschichte berichtet, nicht von seiner
Mutter gestillt werden:

„Han also durch ein hörenlin, wie im land der bruch ist, wen man die kind entwent,
miesse kiemilch-sugen, dan man gab den kinden nit zu essen, byss sy offt 4 oder 5 iar alt
werdent, sunder alein milch zu sugen."

Armstrong in London hat das Saughorn 1777 näher beschrieben, ohne davon
befriedigt zu sein:

„Das Saughorn ist ein schmales poliertes Kuhhorn, das 1¹/₂ Viertelpinte faßt. Das schmale
Ende ist durchlöchert und besitzt rundherum eine Kerbe für die Befestigung von zwei
kleinen Pergamentstücken, die wie die Fingerspitze eines Handschuhs gefaltet sind und so
aneinandergenäht sind, daß die in das Horn eingegossene Nahrung zwischen den Stichen
hindurchgesogen werden kann."

Nach dem Schweden Rosen von Rosenstein wurden 1764 überall in Ost-
bothnien die Säuglinge aus dem Saughorn (Biberon) ernährt. Im 19. Jahrhundert
war es in Finnland und Lappland gebräuchlich (Abelin 1864). Der Moskauer Arzt
Bojanus nennt 1879 das Saughorn „das schrecklichste Gerät, das menschliche
Brutalität jemals zum Unglück der Rasse ersonnen hat". Wie er berichtet, war es
bei der Bevölkerung von Nishni-Nowgorod besonders während der Sommerzeit,
wenn die Frauen auf dem Felde mitarbeiten mußten, weit verbreitet. Es bestand
aus einem Kuh- oder Ochsenhorn, an dessen abgeschnittenem Ende eine Kuhzitze
befestigt war. Nach monatelangem Gebrauch wurde diese Zitze zu einer ekelhaften,
fauligen Masse. Milch, die in das selten gesäuberte Horn eingefüllt wurde, säuerte
rasch. Man ließ die Kinder, um sie ruhig zu halten, ständig an dem Mundstück
saugen. So tranken sie die saure Milch oder „das septische Gift der zersetzten
Zitze". In Nishni-Nowgorod betrug die Säuglingssterblichkeit in den Jahren 1838
bis 1848 84,35%, was z. T. auf die Saughörner zurückgeführt wird (Pribilla 1956).
Über mehrere Saughörner berichtet Schadewaldt (1956).

Struve (1798) empfiehlt ein Saugfläschchen, auch Ludel oder Nudelbüchse ge-
nannt. Es soll nicht aus Zinn sein, darf auch keine zinnerne oder bleierne Schraube
haben; es soll vielmehr aus Glas bestehen, aber keinen allzu langen Hals besitzen.
Auf die Öffnung steckt man ein in Form einer Brustwarze geschnittenes Stück
Badeschwamm und bindet um den Hals des Fläschchens ein Stückchen feine
Leinwand oder Flor, damit das Kind den Schwamm nicht herausziehen kann.
Dem gleichen Zwecke dienen Saugkännchen und Saugflaschen aus Holz (Abb. 40,
S. 105, und Abb. 102) oder Zinn (Abb. 103) von den verschiedensten Formen mit
Trinkansätzen für den Säugling. Im allgemeinen werden die Holzflaschen im
17. Jahrhundert von den Zinnflaschen verdrängt, denen im 18. Jahrhundert die

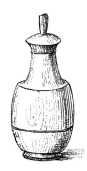

Abb. 102
Hölzerne
Saugflasche,
16. Jahrhundert

Glasflaschen folgen. Diese werden in den verschiedensten Formen angefertigt und stellen mit ihren kunstvollen Schliffen und Verzierungen geradezu Kunstwerke dar, sind allerdings wegen ihrer engen Hälse und scharfen Ecken kaum zu reinigen (Abb. 104 und 105). Die glattwandigen Glasflaschen mit Grammeinteilung sind erst im 20. Jahrhundert entstanden und haben schließlich alle anderen Formen verdrängt.

Weit verbreitet waren früher Milchflaschen mit Glasrohr oder Gummischlauch. Sie sind unzweckmäßig, weil sie sich schlecht reinigen lassen. Wie sie wirkten, beschreibt J.G. Rey (Aachen): Noch um 1900 war es selbst in Krankenhäusern üblich, Flasche und Gummischlauch stundenlang im Munde des Kindes liegen zu lassen, „wobei sich entsetzliche und für das Kind tödliche Grade von stinkender Fäulnis entwickelten... Man muß diese grauenerregenden Zustände gesehen und gerochen haben, um sich ein Bild von dem mörderischen Erfolg dieses Instrumentes machen zu können... Man brauchte nur durch ständiges Einlegen des langen Schlauches in den Mund das Kind zu beruhigen und zu andauerndem Saugen an der immer fauliger

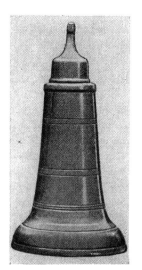

Abb. 103. Zinnludel

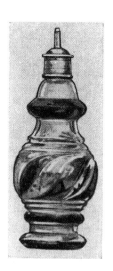

Abb. 104. Glasludel

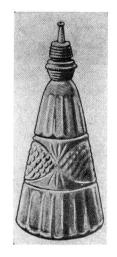

Abb. 105. Glasludel, innen kaum zu reinigen

werdenden Milchflasche zu veranlassen; der Erfolg war ein absolut sicherer; im Sommer Brechdurchfall – im Winter alimentäre Autointoxikation, Konvulsionen – Tod."

In Frankreich wurden die Milchflaschen mit Rohr oder Schlauch durch Gesetz vom 4.6.1910 verboten. Der Entwurf eines ähnlichen Gesetzes wurde im deutschen Reichstag am 30.11.1912 verhandelt. Bei dieser Gelegenheit machte der sozialdemokratische Abgeordnete Rühle auf die hohe Säuglingssterblichkeit aufmerksam und erhob heftige Vorwürfe gegen die Regierung, weil sie nicht genug zur Linderung der Not unternähme. In den Gutachten, die von der Regierung 1910 zur Beurteilung der Milchflaschen mit Rohr oder Schlauch eingefordert wurden, teilten die Kreisärzte schwere Mißstände mit: „Dort, wo es noch etwas vornehm zugehen soll, findet man noch eine richtige Saugflasche mit Glasrohr, dann fällt die Saugflasche fort und eine alte Bierflasche kommt an die Reihe. Dann zerbricht das Glasrohr, und ein gewöhnlicher schwarzer Gummischlauch muß jetzt den Dienst tun. Schließlich fehlt auch die Fasche; eine Tasse oder ein Topf mit Milch wird zwischen die Bettstücke eingeklemmt, da hinein ragt das eine Ende des schwarzen Gummischlauches oder irgendeines Rohrstückes, das andere Ende trägt den Sauger." „Die Gummischläuche nebst Steigrohr sind meist erheblich verschmutzt und immer mit einer käseartigen Masse belegt." Ein Arzt fand „in der aufgeschnittenen Gummiröhre Milch, Käse und Fliegenmaden." Infolge des Widerstandes der Hersteller sind diese Flaschen nicht wie in Frankreich gesetzlich verboten worden; sie sind trotzdem aus dem Handel verschwunden (M. Stürzbecher).

Als Mundstücke für die Saugflaschen dienten früher starre Ansätze aus Glas, Bein, Horn, Holz und anderen Stoffen. 14 verschiedene Abbildungen v. Pfaundlers (1916) zeigen, wie verschieden sie geformt waren.

Nach Wickes (1953) wurden künstliche Zitzen aus Gemsleder hergestellt. Man gebrauchte auch vorbereitete Kuhzitzen, die in Spiritus aufgehoben und so lange gebraucht wurden, bis sie faulten. Bull erwähnt 1848 beide Formen zum Gebrauch an einer graduierten Glasflasche, zieht aber eine mit Kork vor. Forsyth (1910) erwähnt, daß ihr Gebrauch noch in lebendiger Erinnerung stand.

Nach Drake (1948) und Levin (1958) wurde in USA 1845 ein Gummisauger patentiert, der von Elijah Pratt in New York hergestellt war. Vorher wurde, wie Drake angibt, der Gebrauch künstlicher weicher Brustwarzen nicht erwähnt. Der Patentanmelder schreibt: „Ich ziehe eine künstliche Brustwarze oder -scheide aus Gummi über die Saugflasche. Diese Scheide ersetzt wegen ihrer Gestalt und Nachgiebigkeit die natürliche Brustwarze besser als eine Röhre aus festem Stoff." Allerdings waren diese ersten Gummisauger nach Drummond (1940) oft zu unnachgiebig und wurden wegen ihres schlechten Geschmackes und Geruchs abgelehnt. Nach Jefferson (1954) galten einige Formen sogar für giftig.

Die neuen Gummisauger verbreiteten sich aber doch rasch. Um 1850 wurden sie in England von O'Connel bekannt gemacht, der damals in Bury in Lancashire lebte. Auf seine Veranlassung übernahm die Firma Maw's die Herstellung der Sauger (Levin 1958). Aus England wurden sie in Deutschland eingeführt, bis sie hier gleichfalls hergestellt wurden (Meyer-Delius). Da sie auskochbar und leicht zu reinigen sind, außerdem durch ihre elastischen Eigenschaften dem Säugling die Entleerung der Flasche erleichtern, haben sie die Sauger aus anderen Stoffen verdrängt. Leider sind noch immer unzweckmäßige Saugerformen aus Gummi weit verbreitet. Sie beruhen auf falschen Vorstellungen über den Saugvorgang und sind auf der Innenseite schwer zu reinigen (A. Peiper).

Das Vorkauen war schon in der Vorzeit (S. 6) und im Altertum (S. 35) gebräuchlich. Auch Avicenna hat es empfohlen (um 1000 n. Chr.), Bagellardi (1472) hat es erwähnt. Nach Buffon scheint es, als ob die Natur selbst diese Gewohnheit in den verschiedensten, weit voneinander entfernten Ländern eingeführt habe. Sie herrschte damals in Italien, in der Türkei, in fast allen asiatischen Provinzen, in Amerika, auf den Antillen und in Kanada. Buffon hält es für nötig, damit der Magen des Kindes den nötigen Speichel erhält.

Obwohl die Ärzte, z. B. Thebesius (1759), Faust (1795), Struve (1797) und Collender (1800), sich später gegen das Vorkauen gewandt haben, ist es noch heute in Deutschland wie im Auslande verbreitet, weil es sich um einen uralten Instinkt handelt, der in der Vorzeit, ehe es Gefäße, Löffel und Feuer gab, nötig gewesen ist (A. Peiper).

Milch und Mehle

> von milich muos und brie
> ist auch ein guote krie.
> (König vom Odenwald.
> 1. Hälfte des 14. Jahrhunderts. s. S. 94)

Der Prediger Berthold von Regensburg (1272) hat den Grundsatz aufgestellt: „Bringst du diu kint in die gewonheit der rehten maze, es ist iemer deste maeziger an essen und an trinken." Nach ihm aber werden gerade die Kinder der Reichen unmäßig ernährt und erreichen daher nicht das Alter der armen Kinder. „Da macht ihm die Schwester ein Müslein und streicht es ihm ein. Sein Magen ist klein und schier voll geworden. So pupelt es ihm wieder heraus. Da kommt dann die Muhme und tut ihm dasselbe. So kommt denn die Amme und spricht: O weh, mein Kind, du aßest heute noch nichts und sie streicht ihm wie die erste ein. So weint es, so zappelt es."

Entsprechend rät Faust (1795): Niemand „darf den Kindern Speisen heimlich zustecken oder außer der Zeit geben; sondern die Eltern allein müssen die Nahrung ihrer Kinder ordentlich und zur gesetzten Zeit besorgen."

„Die meisten Kinder sind freßsüchtig und überladen sich zuverlässig, wenn man ihnen auf einmal so viel gibt, als sie verlangen. Um sie nun nicht auf solche Weise zu verwahrlosen, muß man die erste Sorge daran wenden, daß man sie an eine gewisse Ordnung im Essen gewöhne... Nach einer Mühe von wenigen Wochen sind sie bereits so weit gebracht, daß sie um die gesetzten Stunden aufwachen und ihre Nahrung fordern... Gleich nach der Entwöhnung muß die beste Ordnung im Essen eingeführt werden; und dieses wird leicht sein, wenn man die Kinder oft speisen läßt und in den Zwischenzeiten unerbittlich ist. Sie können alle zwei Stunden eine mäßige Mahlzeit tun, die ihnen weniger schaden wird, als wenn sie seltener und mit Heißhunger oder auch viele kleinere Portionen, aber in allzu kurzen Zwischenzeiten genießen (Der Arzt. 8. Teil. Hamburg 1762. S. 167).

Es ist nicht leicht, ein klares Bild von den Milchmischungen zu entwerfen, die in alter Zeit zur Ernährung des Säuglings gebraucht wurden. Kann doch Ploß bereits 1853 nicht weniger als 68 verschiedene, von den besten Empfehlungen begleitete Vorschriften über die künstliche Ernährung des Säuglings zusammenstellen, so daß er mit Recht von einer „heillosen Verwirrung" gesprochen hat. Die

Schwierigkeiten werden noch dadurch vermehrt, daß die alten Angaben meist recht unvollständig sind. Die Frau aus dem Volke, die wir über die Ernährung ihres Kindes befragen, versteht unter „Mehlbrei" einen Halb- oder Vollmilchbrei oder einen milchlosen Brei und vergißt überdies, den ihr selbstverständlich erscheinenden Zuckerzusatz zu erwähnen. Ähnlich sind wir bei den Angaben aus alter Zeit oft darüber im unklaren, was eigentlich gemeint ist. Die Frage nach den benötigten Nahrungsmengen hat man erst seit dem Ende des 19. Jahrhunderts beachtet.

Will man die Säuglinge nicht mit reiner Vollmilch ernähren, so liegt es am nächsten, die Milch mit einer Abkochung von Kohlenhydraten zu vermischen. Hierzu dienen von alters her die Mehl-, Schleim-, Brot-, Zwieback- usw. -Abkochungen. Allerdings bestand gegen die „Mehlpäppelei" ein verbreitetes Vorurteil. Noch in neuerer Zeit glaubte man, das Mehl, das doch für den Erwachsenen so unentbehrlich ist, sei für den Säugling ungeeignet, ja schädlich, weil die Frauenmilch überhaupt keine Polysaccharide enthält. Aus Mangel an Speicheldiastase könne der Säugling das Mehl nicht verdauen. Es hat lange gedauert, bis dieses Vorurteil überwunden war.

Daß man den Säuglingen schon in alter Zeit hier und da mehlhaltige Nährmittel gegeben hat, ist anzunehmen, doch liegen darüber keine näheren Angaben vor. Nach Aetius (I Sermo III, 28), der die Kinder im 20. Monat entwöhnt, kann man zu dieser Zeit „unbesorgt" Nahrung geben, die aus Getreide hergestellt ist. Es scheint hiernach schon zu dieser Zeit (Anfang des 6. Jahrhunderts n. Chr.) ein gewisses Vorurteil gegen eine derartige Ernährung bestanden zu haben, wie es später immer wieder auftaucht.

Nach Mercurio (1595) ist es ein Mißbrauch, den Kindern vor dem Stillen auch bei reichlicher Milch Brot zu geben. Sie werden dadurch nur satt, so daß sie nicht mehr Milch, ihre eigentliche Nahrung, nehmen wollen. Im Magen verbindet sich das Brot mit der Milch zu einer Art Kleister und gibt so eine klebrige und dicke Nahrungsmasse ab, die, schwerer verdaulich als Milch, viel zu lange im Magen bleibt und heftige Blähungen bewirkt.

Gaebelkhovern (1610) empfiehlt schon für das Neugeborene „ein duennes Breylin / das doch gnug gesotten sey. Von schoenem weissem Meel soll man jhm die Brey machen. Dz thue zuvor in ein newen saubern Hafen / vnnd stelle in ein warmen Backofen / daß es fein duerr vnd hart wird. Stoß dann wider in eim Moerser klein / vnnd beutels. Die milch / damit man jhm den Brey macht / soll von einer Kuh seyn / die etwa vor VIII oder X Wochen ein Kalb hat gehabt. Darzu soll man allweg ein wenig frische Butter nemen / vnd im Brey sieden lassen."

Weitere Angaben habe ich erst im 18. Jahrhundert gefunden. Zwinger (1722) beschreibt verschiedene Säuglingsnahrungen, etwa weißes Weizenmehl, in Milch gekocht, oder zweimal gekochtes Brot mit Milch ohne oder mit Zucker, zu einem Brei gekocht. Er verwirft den von anderen geübten Zusatz von Wein, Bier oder viel Zucker. Im Anschluß an Ettmüller (1675) meint Kräutermann (1722), der Mehlbrei diene besser bei den Buchbindern zum Pappen als dazu, den zarten Kindern ihre Mägen zu beschweren.

Van Swieten (S. 135) hat 1765 nachstehende künstliche Ernährung empfohlen:

Wenn die Stillende stirbt oder die Milch von selbst ausgeht, bevor viele Zähne erschienen sind, dann muß Tiermilch gegeben werden, falls eine andere Amme nicht zur Verfügung steht. Wird Kuhmilch gegeben, so wird sie mit dem vierten Teil Wasser verdünnt. Zucker wird zugesetzt, damit die Milch durch ihre Süßigkeit der menschlichen Milch ähnlicher wird. Man pflegt diese Mischung in ein Zinngefäß zu gießen, dessen Schnabel, von einem weichen Leder bedeckt, die Brustwarze nachahmt und von mehreren Öffnungen durchbohrt ist, damit ihn der Säugling leicht annimmt. Wird mehr Wasser hinzugesetzt, so wird die Mischung getrunken. Bald werden dicke Breie gegeben. Man verfährt so, bis zahlreichere und festere Zähne erschienen sind. Diese zeigen an, daß etwas festere Nahrung gegeben werden darf. Von einem Zuckerzusatz zur Milch ist nichts Schlimmes zu befürchten. Die alten Ärzte haben schon den Neugeborenen Honig und Honigwein gegeben. Durch Zuckerzusatz gerinnt die Milch weniger stark. Ich habe mich manchmal über Ärzte gewundert, die ernstlich jeden Gebrauch von Zucker verboten, während sie am gleichen Tage aus Zucker bereiteten Syrup anordneten.

Armstrong (1777) empfiehlt als Säuglingsnahrung einen Brei aus Brotkrumen oder feingeriebenem Brot, süßem Wasser und frisch gemolkener Kuhmilch. Ganz ähnlich lautet der Vorschlag Girtanners (1794), der nur an Stelle des Brotes den Zwieback nennt. Nach ihm ist der Mehlbrei höchst schädlich, weil er dicke Bäuche und englische Krankheit bewirkt.

Für kleine Kinder schädlich sind nach Faust (1795): „Mehlbreie, Pfann- und Eierkuchen: zähe und fette Speisen. Sie verstopfen die Eingeweide; und durch diese unverdaulichen Speisen bekommen die Kinder dicke, harte Bäuche und verfallen in die Auszehrung. Nützlich sind dagegen: Reine, unvermischte und ungekochte Milch, nicht fette Breie von Gries, zerriebene Brotrinden oder Zwieback, die man mit bloßem Wasser oder mit Wasser und Milch kochen und oft frisch zubereiten muß."

Hufeland benutzt 1798 Schleime von Hafergrütze, Graupen, Reis und Althaea-Wurzel, bei größeren Kindern Mandelmilch, vorzüglich Salepschleim. Es wird allerdings aus seiner Beschreibung nicht klar, ob die von ihm gleichzeitig genannte Halbmilch mit Wasser den genannten Abkochungen zuzusetzen oder die Schleime allein zu geben waren. Einen Zuckerzusatz erwähnt er nur bei einer anderen Säuglingsnahrung: Wasser mit Eidotter. Besonders werden von ihm die „süßen Molken" (S. 466) gerühmt. 1836 rät er zu klein geriebenem Zwieback, altbackener Semmel oder feingeriebenem Grieß mit Halbmilch, zu einer dicken Suppe zusammengekocht. Mehlsuppen sollten überhaupt nicht gegeben werden, weil sie Schleim bilden und Gekröseverstopfungen und Würmer bewirken.

Groß bleibt die Abneigung gegen den Mehlbrei:

„Die kleisterartige Masse, welche aus rohem Mehl und Wasser oder Milch bereitet ist, dient eher Papier zusammenzukleben. Aus dem ungegohrenen Mehl entwickelt sich eine Menge Luft, die Mischung mit Wasser bringt es in eine äußerst schädliche, unvollkommene Gährung, der schwache Magen und Eingeweide wird mit diesem Teige verkleistert, so entsteht eine verderbliche Säure" (Struve, 1798).

Die Folgen sind nach dem gleichen Verfasser Auftreibung des Leibes, Schrumpfung des übrigen Körpers, Verstopfung, Erbrechen, grüne Stühle, Schwäche, Krämpfe, Würmer und Steinbildung. Underwood (1799) empfiehlt bei künstlich ernährten Säuglingen, die zu Durchfall neigen, Mehl, lange Zeit langsam gebacken, bis es sich in ein weiches, graues Pulver verwandelt, vermischt mit gekochter, abgeschäumter Kuhmilch. „Ich habe davon oft mehr gutes gesehn als von allen sonst empfohlenen adsorbierenden Arzneien und mehr Dank für diese Vorschrift erhalten als für ein ständig angewandtes Mittel! Bei künstlich ernährten Säuglingen mit wäßrigen Durchfällen ist die größte Aufmerksamkeit auf die Nahrung zu richten. Diese ist unbedingt zu ändern. Besonders ist ein Versuch mit Fleischbrühe zu machen." Derartige Bemerkungen sind in einer Zeit, die sonst überwiegend Wert auf Behandlung mit Arzneimitteln legte, nicht selbstverständlich.

Fleisch (1803) reicht dem Neugeborenen in den ersten 8 Tagen Hufelands süße Molken, dann mit dieser Molke vermischte Esels- oder Ziegenmilch, Eidotter in Wasser und Kalbfleischbrühe, später Suppen aus Zwieback und Reis (Kuhmilch?). Jahn (1807) gibt gleichfalls zuerst Molke, dann ein Drittel bis ein Viertel Milch mit Gersten- oder Reiswasser; mit fortschreitendem Wachstum wird der Milchgehalt im Verhältnis zum Wasser gesteigert. Außerdem empfiehlt er nach 8–14 Tagen einen Zwiebackbrei mit Wasser und Zucker (Milch?). Gölis (1811) kennt eine große Zahl von Nahrungsmitteln, die dem Säugling mit oder ohne Milch gereicht werden, so Fleischbrühe mit Zwieback, Reis oder Semmelrinde, Gerste, Sago und Eigelb, weiter Abkochungen aus geröstetem Reis oder aus Gerste, mit Zuckerkandl, Datteln, Zwieback versetzt, Kakao sowie Molke nach Hufeland. Am meisten rät er zu einer Abkochung aus getrockneten oder gerösteten Eicheln, die abwechselnd mit anderer Nahrung zu geben war.

Henke (1821) verordnet dem Neugeborenen Drittelmilch mit Wasser, Tee, Reis- oder Gerstenwasser und Zucker. Auch der Eichelkaffee nach Gölis sei brauchbar. Am besten aber sei ein Brei aus Milch, Wasser, Zwieback und Zucker, unbekömmlich und unverdaulich dagegen der Mehlbrei. Wendt (1822) empfiehlt Milch mit Wasser, Tee oder Hafergrütze, dann etwas Kalbfleisch- oder Hühnerbrühe, wohl auch etwas gestoßenen Zwieback. Jörg (1826) gibt dagegen unverdünnte Kuhmilch allein (ohne Zucker?). Allen Ersatzmitteln der Milch, wie sie etwa den obengenannten entsprechen, zieht er eine „künstliche Milch" aus Wasser mit eingequirltem Eidotter vor.

„Breien von Zwieback, von weißem Brot oder von Mehl in den ersten 4–6 Monaten des kindlichen Lebens muß ich ganz widerraten, indem sie dem zarten Darmcanale eines solchen Kindes noch zuviel Beschwerden erregen."

Das Verdünnen der Milch sei unzweckmäßig, ja nachteilig. Kamillen- und Fencheltee bilden ein zu starkes Reizmittel.

Jahn (1807), Henke (1821), Wendt (1822) und Jörg (1826) warnen fast mit den gleichen Worten vor Mehl, Brot und Kartoffeln auch bei älteren Kindern, weil dadurch Skrofulose und Rachitis gefördert würden. Nach Jörg (1826, S. 775) belästigen noch im 2. Jahr grünes Gemüse, Obst, Möhren, Bohnen usw. den Magen mit unverdaulichen Stoffen. Im 3. und 4. Jahr verderben viel Obst oder ähnliche Pflanzenspeisen die Verdauung und Assimilation. Fettiges Backwerk, kleistrige Mehlgerichte, schwarzes, saures Brot mit Butter und schlechter Kaffee begünstigen Skrofulose und Rachitis. Ähnliche Anschauungen werden noch lange vertreten. Baginsky und Bernhard (1899) nennen unter den Ursachen der Skrofulose eine reichliche Ernährung mit vegetabilischer Kost wie Kartoffeln, Mehl, Brot usw.

Nach Zweifel (1900) wird die Rachitis bei kleinen Kindern begünstigt, wenn diese in den ersten Monaten Mehl mit oder ohne Milch erhalten.

Nach Lammert (1869) ist es in Bayern Volksbrauch, mutterlose Kinder mit Nudeln und Milch, Zucker- oder Anis- und Fenchelwasser, mit einem Getränk aus geröstetem Reis oder Gerste, Zwieback, später mit Grieß, Graupenbrei, schließlich mit Fleischbrühe aufzuziehen. In Bauernfamilien erhalten die Kinder Mehlbrei (Mus) mit Löffeln oder Schnullern hineingestopft. Die Schnuller werden mit Semmelmehl und gestoßenem Zucker gefüllt und mit süßer Milch, wohl auch mit Branntwein befeuchtet.

Das Vorurteil gegen das Mehl entstand dadurch, daß zu jener Zeit der Mehlnährschaden weitverbreitet war. Dieser wurde aber erst von Czerny und Keller (1917) in der 1. Auflage ihres Handbuches als besonderes Krankheitsbild beschrieben und in seinem Wesen aufgeklärt. Von ihnen stammt auch die Bezeichnung Mehlnährschaden. Bis dahin bezog man die Schäden der einseitigen Mehlkost auf das Mehl statt auf den Mangel anderer lebensnotwendiger Nahrungsstoffe. Man lehnte wohl die „Mehlpäppelei" ab, unterschied aber nicht die milchlosen und milchhaltigen Mehlbreie voneinander.

Überblicken wir das Verfahren der künstlichen Säuglingsernährung zu Anfang des 19. Jahrhunderts, so gaben einzelne Ärzte neben manchem Beiwerk immerhin schon die gleiche Nahrung, die noch heute gebräuchlich ist: Drittel- oder Halbmilch mit Schleim und Zucker. Der Zuckerzusatz wurde von den alten Ärzten zwar oft nicht erwähnt, ist aber wahrscheinlich schon deshalb zu ergänzen, weil die Säuglinge ohne Zucker ihre Nahrung nicht nehmen und nicht gedeihen.

Über Ernährungsfehler beklagt sich Ph. K. Hartmann, Wien 1861: Dem Kinde „reicht man gleich in den ersten Tagen gleich nach der Geburt Brei von Mehl und Milch, Abkochungen von Schokolade oder Kakaobohnen, Kaffee mit Milch, Zuckerwasser oder Tee. Diese Kost wird ihm nicht von der Mutter, nein, von einer gefühllosen Kindermagd, nicht wenn es hungert, sondern wenn es dieser einfällt, entweder zu früh oder zu spät, schlecht bereitet, eiskalt oder brennend heiß, schon verdorben, versäuert, aus unreinen Geschirren, mit großen, an den Rändern schneidenden Löffeln, oft mit Unwillen und Zorn beigebracht... Ein Leinwandlappen wird mit Zucker und Zwieback gefüllt und in Wasser eingetaucht und dem Kinde Tag und Nacht in den Mund gestopft. Durch diese Behandlung soll die Mutterbrust ersetzt werden! Wenn man absichtlich ein Kind zugrunde richten wollte, so könnte man nicht zweckmäßiger zu Werke gehen."

Die nächsten Jahrzehnte haben die Säuglingsnahrung kaum verändert. Bednar (1856) verordnet Drittelmilch mit Wasser und Kandiszucker oder besser mit Milchzucker. Zusatz von Reis sei nicht nötig, aber nicht schädlich. Ähnlich geben Bouchut-Bischoff (1861) Drittelmilch mit Gerstenwasser, Haferschleim und Zucker, am besten Milchzucker. In Gerhardts Handbuch der Kinderkrankheiten hat A. Jacobi, New York (1877), die Ernährung behandelt. Er mischt die Milch mit Mehlsuppe, und zwar bevorzugt er bei Verstopfung Hafermehl und bei Neigung zu Durchfall Gerstenmehl, will aber die Mehle vermeiden, die vorzugsweise Stärkemehle enthalten wie Kartoffeln, Reis und Arrow-Root. Er zieht den Rohrzucker dem Milchzucker vor, weil dieser Durchfälle und Rachitis bewirke.

Im Jahre 1740 hat Kräutermann bereits etwas von Verdauungsfermenten gewußt. Er wendet sich gegen das Vorkauen der Kindernahrung: „Es ist zwar nicht zu leugnen, daß in dem Speichel eine sonderbare vis fermentativa oder gährende Kraft stecke, welche den Kindern nicht schädlich wäre, wenn sie von einem recht gesunden Menschen rühret."

Gegen die Verwendung des Mehles, das im Volke als Säuglingsnahrung üblich geblieben war, kämpfte später die Wissenschaft erneut an, weil man annahm, der Säugling besitze keine diastatischen Fermente im Mundspeichel.

Im Jahre 1826 hatte Jörg Neugeborenen die Fähigkeit, Speichel abzusondern, überhaupt abgesprochen. Nachdem Leuchs 1831 die Umwandlung der Stärke in Zucker durch den Mundspeichel entdeckt hatte, wies zwar Politzer 1858 bei Säuglingen von wenigen Wochen bis zu einigen Monaten im Mundspeichel eine Diastase nach, stand aber so sehr im Banne der geltenden Anschauungen, daß er trotzdem die Verdauung von Mehl beim jungen Säugling für unvollkommen erklärte. Selbst in fein verteiltem Zustande gereicht, entspreche es nicht der Leistungsfähigkeit der kindlichen Verdauung, sondern führe unausbleiblich Magendarmkatarrh, Magenerweiterung usw. herbei.

Spätere Untersuchungen der Speicheldiastase hatten zunächst stark widersprechende Ergebnisse: Ritter von Rittershain (1868 gelang es nicht, in den ersten sechs Lebenswochen eine Diastase im Mundspeichel nachzuweisen. Ebenso konnte Zweifel (1874) am Ende des 9. Schwangerschaftsmonats in wäßrigen Auszügen aus der Parotis nur Spuren von Diastase, in Auszügen aus der Submandibularis überhaupt kein derartiges Ferment nachweisen. Er warnte deshalb dringend davor, Neugeborenen stärkehaltige Nahrungsmittel zu geben. Noch 1900 lehnte er aus diesem Grunde Kindermehle für die ersten 3–4 Monate und bei schwächlichen Kindern auch für die spätere Zeit völlig ab.

In der amtlichen Anleitung zur zweckmäßigen Ernährung und Wartung der Haltekinder in Berlin (1879/80) des Generalberichtes über das Medizinal- und Sanitätswesen der Stadt Berlin wird geraten, die Milch mit Wasser und Zucker zu mischen. Gegen Ende des 1. Lebensjahres (also nicht vorher) darf neben der Milch eine Fleischbrühe mit etwas Grieß oder eine Suppe aus Milch und etwas Zwieback oder Milchbrot gegeben werden.

Dagegen haben Schiffer (1872), Korowin (1875) und Ibrahim (1908) im Mundspeichel der Säuglinge stets Diastase nachweisen können, ein Befund, der 1933 von Hensel mit neueren Verfahren schon bei unreifen Kindern bestätigt wird. Im Pankreasauszug hat Korowin (1875) die Diastase vermißt.

Aus den Untersuchungen Zweifels und Korowins – die anderen wurden auffallenderweise nicht beachtet – „hat die Kinderheilkunde den richtigen Schluß gezogen, für die Kinder der ersten Lebensjahre die Einführung stärkehaltiger Kohlenhydrate zu untersagen, da dieselben eben nicht verdaut werden können", so schreibt Schloßmann noch 1898. Er nennt diesen Satz ein unangefochtenes Gemeingut der wissenschaftlichen Pädiatrie. Tatsächlich sprechen sich Lehrbücher der Kinderheilkunde zu dieser Zeit (Henoch 1882, Unger 1901 und Marfan-Paris 1904) entschieden gegen die Gabe stärkehaltiger Nahrung im Säuglingsalter aus. Noch 1898 empfiehlt Steffen seine einseitige Kost aus Milch, Fleisch und Eigelb, in der bis zum Ende des 1. Lebensjahres Brot, Kartoffeln, Schleimsuppen und Süßigkeiten überhaupt fehlen (S. 471).

Während die Kinderheilkunde das Mehl in der Säuglingsnahrung ablehnt, verbreitet sich die Anwendung von aufgeschlossenem dextrinisiertem Mehl in Gestalt der Kindermehle, deren eigentlicher Urheber Justus von Liebig (1803–1873) gewesen ist. Dieser gibt 1865 eine „Suppe für Säuglinge" bekannt, die er ursprünglich für zwei seiner Enkel hergestellt hatte.

Er begründet ihre Zusammensetzung aus Milch, Weizenmehl, Malz und Kali in folgender Weise: Die Milch enthält zweierlei Stoffe, die zu verschiedenen Funktionen im Organismus dienen: Aus dem Käsestoff in der Milch entsteht der Hauptbestandteil des Blutes, aus diesem der Hauptbestandteil des Fleisches; Butter und Milchzucker der Milch dienen für mancherlei andere Zwecke im Körper und werden in letzter Form zur Erzeugung der animalischen Wärme verbraucht. Es läßt sich nun leicht eine Mischung von Milch und Mehl bereiten, die genau das gleiche Verhältnis von blut- und wärmeerzeugenden Nährstoffen wie die als Vorbild dienende Frauenmilch enthält (1:3,8), sie würde aber in anderer Beziehung die Frauenmilch nicht ersetzen können, da das Weizenmehl sauer reagiert und weniger Alkali enthält als die Frauenmilch und als zur normalen Blutbildung erforderlich ist. Auch wenn das Stärkemehl zur Nahrung des Kindes nicht ungeeignet ist, so wird doch durch dessen Überführung in Zucker in der Magenverdauung dem Organismus eine unnötige Arbeit auferlegt, die ihm erspart wird, wenn man vorher das Stärkemehl in die löslichen Formen des Zuckers und Dextrins überführt. Dies geschieht durch den Zusatz von Malzmehl. So beruht die Herstellung der Liebigschen Suppe darauf, daß die Milch mit einer Weizenmehlsuppe ergänzt wird, in der die Stärke durch Malz aufgeschlossen und ein Zusatz von Kali enthalten ist.

Die Liebigsche Suppe erregt schon wegen ihres Erfinders Aufsehen, wird einige Jahre hindurch viel angewandt, muß aber in der öffentlichen Gunst, wie Biedert schon 1877 feststellt, dem Nestleschen Kindermehl weichen. So ist sie ganz ungebräuchlich geworden, als Keller 1898 seine Malzsuppe für magendarmkranke Säuglinge angibt. Dabei handelt es sich um eine Drittelmilch, die mit Weizenmehl, Malzextrakt und Kal. carbon. erheblich angereichert ist. Nach Czerny-Keller (1. Aufl. 1, 31) liegt der wesentliche Fortschritt dieser Malzsuppe darin, daß sich für sie in klinischer und wissenschaftlicher Beziehung eine strenge Anzeige feststellen läßt: der Milchnährschaden.

Die Wirkung der Liebigschen Arbeit ist noch heute zu spüren; denn auf ihr fußen Kindermehle und Nährzucker (S. 460), die im Großbetrieb als Kindernährmittel hergestellt werden.

Die Kindermehle entstanden aus dem Bestreben, nach Liebigs Grundsätzen aus Kuhmilch und dextrinisiertem Weizenmehl eine der Muttermilch gleichwertige Nahrung zu gewinnen. Die wissenschaftliche Kinderheilkunde hat stets die Kindermehle abgelehnt, weil sie die Ernährung verteuern, ohne sie zu verbessern, und weil die Werbung von seiten der herstellenden Werke in marktschreierischer Weise vor sich ging. Gab es doch Erzeugnisse, die sich geradezu „Muttermilch" nannten. Gedruckte Gebrauchsanweisungen, die der Ware beilagen, sollten die Ernährung in gesunden und kranken Tagen regeln. Unter der gleichen Bezeichnung wurde ein in seiner Zusammensetzung wechselnder Inhalt verkauft.

„Die Zahl der ‚Nährpulver‘, welche das Eigentümliche haben, von Neugeborenen, Erwachsenen, Gesunden, Kranken und Genesenden mit gleichem Vorteil für den Verkäufer genommen werden zu können, ist Legion", schreibt Jacobi schon 1877.

Nach Klotz gibt es 1912 über 100 verschiedene Kindermehle; große Apotheken mit in- und ausländischer Kundschaft hatten oft bis zu 50 verschiedene Erzeugnisse auf Lager.

Trotz des erwähnten Einspruches der Wissenschaft hielt das Volk zäh an der Gabe von Mehl an die Säuglinge fest. Der Zustand, der sich dadurch ergab, wird durch einen Bericht Finkelsteins 1905 in der 1. Auflage seines Lehrbuches beleuchtet:

„In meiner waisenärztlichen Tätigkeit wird von den Kostfrauen zumeist angegeben, daß der Pflegling bis $1^1/_4$ und selbst $1^1/_2$ Jahren nur Milch (1—$1^1/_2$ l), Eier und Bouillon erhalten hat. Vegetabilien werden entweder wirklich nicht gegeben oder verheimlicht, da die Frauen gewöhnt sind, daß die Ärzte sie für unstatthaft erklären. Zweimal ist von beaufsichtigenden ‚Säuglingsärzten' der Antrag auf Konzessionsentziehung gestellt worden, weil die Pflegemutter betroffen wurde, als sie den nahezu einjährigen Kindern ein Löffelchen Kartoffelmus zur Mittagsmahlzeit gab: Wiederholt liefen Beschwerden ein über Frauen, die auf meine Anordnung Zusätze von Zwiebackmehl bei der Ernährung rachitischer Kinder verwendeten."

Die erste Bresche in die geltende Lehre von der Unverträglichkeit des Mehles im Säuglingsalter wird durch Heubner geschlagen. Dieser läßt 1891 in Leipzig durch die Apotheken eine sterilisierte Säuglingsnahrung vertreiben, in der die Kuhmilch zunächst noch ohne weitere Zusätze mit einer Milchzuckerlösung verdünnt ist. Das fehlende Fett sucht er später durch einen entsprechend größeren Zusatz von Milchzucker zu ersetzen. Es erweist sich aber als zweckmäßig, an Stelle des Milchzuckers den Soxhletschen Nährzucker zu verwenden, der 1893 in den Handel gekommen ist.

Im Jahre 1895 prüft Heubner mit seinem Mitarbeiter Carstens an jungen Säuglingen im Stoffwechselversuch die Verdaulichkeit der zugeführten Stärke und kann sie nur in ganz geringen Mengen im Stuhle wiederfinden; sie ist also verdaut worden. Heubner verwahrt sich noch ausdrücklich dagegen, daß er damit etwa eine neue Zeit der Mehlaufpäppelung herbeiführen möchte. Sehr wohl aber lasse sich das Mehl bei den Verdauungsstörungen der Säuglinge verwerten. Er habe mit der Mehlkost bei jungen, kranken Säuglingen, sogar bei Neugeborenen, gute Ergebnisse gehabt. Deshalb empfiehlt er, die Kuhmilch mit dünnen Mehlsuppen zu vermischen, weil diese Verdünnung besser vertragen wird als die Milchzuckerlösung. Am besten habe sich das Reismehl bewährt.

Diese neue Erkenntnis Heubners widerspricht so sehr den geltenden Anschauungen, daß sie sich zunächst nicht durchzusetzen vermag. Der scharfe Einspruch Schloßmanns (1898) wurde bereits angeführt (S. 453). Allenfalls dürfe man die Eiweißfäulnis im Darme vorübergehend mit Mehl bekämpfen:

„Hauptaufgabe jeder Therapie im Säuglingsalter bleibt stets, den Patienten möglichst rasch auf entsprechend verdünnte, überfettete oder gezuckerte Milch ohne jeden Mehlzusatz zurückzuführen."

Entsprechend verharren auch die Lehrbücher zunächst noch bei ihrer Ablehnung.

Heubner und Carstens hatten den Säuglingen im Stoffwechselversuch nur kurzfristig Mehl gegeben. 1905 aber ernährt Gregor, ein Mitarbeiter Czernys an der Breslauer Klinik, 90 Säuglinge viele Monate hindurch mit Kellerscher

Malzsuppe oder mit Zusätzen von Mehl- oder Schleimsuppen zur Milch, zum Mehl- oder Zwiebackbrei und beweist so die Brauchbarkeit und Unschädlichkeit des Mehles. Weder Anämie noch Muskelschwäche, Rachitis oder Tetanie sind die Folge. Zur Skrofulose neigen die Kinder unter dieser Ernährung nicht stärker als anders ernährte. Erst Gregors ausführliche, mit genauen Gewichtskurven belegte Arbeit vermag den Bann zu brechen und die Lehre von der Unverträglichkeit des Mehles im frühen Säuglingsalter zu beseitigen. Czerny-Keller, Heubner und Finkelstein empfehlen jetzt als Milchzusatz neben dem Zucker das „zweite Kohlenhydrat" (Mehl oder Schleim) und verbessern damit den Ernährungserfolg. Der Fortschritt ist so offensichtlich, daß jeder Widerspruch verstummt und Polysaccharide, obwohl sie der Milch fehlen, als unentbehrlicher Bestandteil der künstlichen Säuglingsnahrung allgemein anerkannt werden. Allerdings ist damit das Bestreben gescheitert, eine künstliche Nahrung zu schaffen, die chemisch der Frauenmilch nahesteht, wenn auch diese Bemühungen zunächst noch weiterlaufen (Schloß, Friedenthal). Die bald darauf eingeführte Buttermilch, die von ihr abgeleitete Eiweißmilch und die Milchsäurevollmilch werden gleichfalls mit Mehl versetzt. Ebenso benutzt Bessau 1938 zu seiner künstlichen Säuglingsnahrung, die die Bifidusflora im Dickdarm fördert, einen Zusatz von Mondamin.

Honig und Zucker

„ein Land, darinnen Milch und Honig fließt"
2. Moses 3, 8.

„Zucker ist ein angenehm und liebliches Saltz, welches einen löblichen Nahrungssaft generiret, und in moderater Quantität zugelassen, keinen Schaden bringet; doch kann auch leicht ein schädlicher Exceß damit passiren..." (Storch 4, 309, 1751).

Die erste Kunde vom Honig findet sich auf den ostspanischen Felsenbildern, die vielleicht vor 7000 Jahren entstanden sind: Zwei Honigsucher bedienen sich eines Seiles, um zum Schlupfwinkel wilder Bienen emporzusteigen. Der obere ist bereits mit dem Ausnehmen des Honigs beschäftigt, wird aber – nackend – von den Bienen angegriffen (Behn).

Ehe es Zucker gab, war der Honig als Nahrungsmittel oder Arznei wegen seines Wohlgeschmackes sehr beliebt. Deshalb spielte er in der Götterlehre eine große Rolle. Der Götter Speise und Trank, Nektar und Ambrosia, wird dem Honig gleichgesetzt. Nach einer Legende soll Dionysos den Genuß des Honigs erfunden haben (Roscher). Das Zeusknäblein auf Kreta wird mit Milch und Honig ernährt (Usener 4, 400). Wenn sich in alten griechischen Geheimdiensten der Eingeweihte die Hände mit Honig statt mit Wasser wusch, so deutete er damit an, das er sich künftig alles Schlechten, Schädlichen und Häßlichen zu enthalten habe (Roscher).

Schon die Neugeborenen erhielten vielfach als erste Nahrung Honig (Soranos, Oreibasios, Paulus von Ägina, Roelans von Mecheln). Nach altem Brauch durfte kein Neugeborenes getötet werden, nachdem es Honig erhalten hatte. Deshalb rettete ein Tropfen Honig der ausgesetzten Liafburg das Leben (S. 178).

Wohl im Anschluß an die alten Geheimlehren erhielt ehemals in der christlichen Kirche und noch heute bei den Kopten und Äthiopiern der Täufling, nachdem er das Taufbecken verlassen hatte, ein Gemisch von Milch und Honig (Usener 4, 400).

Im Jahre 1839 beschrieb Temme eine Volkssage aus der Altmark: „Sobald das Kind geboren ist, wird ihm Honig oder Zucker in den Mund gegeben, damit es künftig süß aus dem Munde riecht."

Usener (4, 415) erwähnt ein altes serbisches Volkslied: Zwei Schwestern wünschen sich ein Brüderchen; sie putzen eine schöne Puppe heraus und

"stecken (ihr) Honig in den Mund und Zucker:
Iß das doch und fange an zu sprechen."

Bei Kindern diente der Honig unmittelbar als Arznei oder zur Herstellung von Arzneien, so nach einer Zusammenstellung L. Ungers (1950) bei Aphthen, Verstopfung, Durchfall, Zahndurchbruch, Wurmkrankheiten, Gelbsucht, Husten, Epilepsie, Augentränen, Ohrenlaufen, Geschwüren im Gehörgang, Pocken, Malaria und als Abführmittel bei Diphtherie.

Zuckerrohr wurde zuerst in Indien angebaut. Etwa 300 n. Chr. gewann man dort festen Zucker, der neben Honig vielfach in den medizinischen Sanskritwerken empfohlen wird. So erwähnt ihn oft das Bower-Manuskript (4. Jahrhundert n. Chr.), das bereits (S. 17 der englischen Übersetzung) den „weißen Puderzucker" kennt. Caraka (S. 371) benutzt den Zucker häufig und hebt seine abführende Wirkung hervor. Suśruta (3, 453) schreibt: „Rohrzucker ist süß im Geschmack und in der Verdauung schwer, kühl, lindernd, Samen-erzeugend und diuretisch". Ähnlich heißt es bei Vāgbhata (S. 22): „Der Saft des Zuckerrohrs (iksurasa) ist schwer, ölig und nährend, erzeugt Schleim und Harn, stärkt die Potenz, ist kühlend, vernichtet die Blutgalle, wirkt süß auf Verdauung und Chylus und ist verflüssigend". Für Kinder wird der Zucker nicht besonders empfohlen. Das klassische Altertum kannte den Zucker noch nicht. In Deutschland erwähnt ihn etwa 1250–1260 Albertus Magnus von Bollstädt. Der Zucker wurde gern in den Apotheken verwandt, war aber sonst ein Gegenstand des Luxus. Im Anschluß an die Entdeckungen des Kolumbus entstanden im tropischen Amerika ausgedehnte Zuckerrohrplantagen. Im 17. und 18. Jahrhundert wurde der Zucker in steigenden Mengen nach Deutschland eingeführt, wo er auch als Arznei eine bedeutende Rolle spielte. Der seit 1650 ständig zunehmende Genuß von Kaffee, Tee und Schokolade trug erheblich zur Verbreitung des Zuckers bei.

„Wenn man Kühe mit Kartoffeln ohne Zucker gefüttert hat, so enthält die Milch dieser Tiere doch denselben Zuckergehalt wie andere Milch. Dies beweist, daß auch das animalische System dieses Salz zu erzeugen vermag." (William Moss 1799, Anmerk. des Übersetzers.)

Als im Jahre 1808 Napoléon I. das Festland gegen England absperrte, wurde auch im Pariser Findelhaus der Zucker knapp. Damals schlug der leitende Arzt des Findelhauses Professor Chaussier der Verwaltung vor, den Zucker bei der Ernährung der Säuglinge durch Salz zu ersetzen:

Es werden monatlich 20–25 kg Zucker verbraucht. Zweifellos ist der Zucker ein angenehmer, in gewissen Fällen nötiger Stoff; ist er aber nötig für Neugeborene, die noch keinen

Geschmack besitzen und sich noch nicht an ihn gewöhnt haben? Vor 500 Jahren war der Zucker in Europa kaum bekannt, er galt als Heilmittel oder Zeichen der Verschwendung, und doch sind die Säuglinge dieser vergangenen Jahrhunderte ebenso kräftig, ebenso stark und ebenso wohlgenährt gewesen wie heute.

Aus diesen und anderen Überlegungen schließe ich, daß Zucker nicht nötig ist, um Säuglinge aufzuziehen, daß er ungeeignet ist, sie zu ernähren. Das übliche Getränk für Säuglinge besteht aus reiner oder verdünnter Milch, der man etwas Salz zusetzt.

Man kocht Gerstengrütze oder Brotkrumen in Wasser mit zerkleinerten Lakritzen. Nachdem die Abkochung durchgeschlagen ist, fügt man etwas Orangenblütenwasser oder Anis hinzu und füllt (mit Wasser) auf das Doppelte auf, damit eine gesunde, leichte, dem Magen bekömmliche Nahrung entsteht. Man kann auch die Abkochungen aus Gerstengrütze oder Brotkrumen zur Verdünnung der Milch benutzen, die man den Säuglingen gibt. Für die älteren Kinder und für die Kinder, die Nudeln oder Brotsuppe erhalten, setzt man statt Zucker etwas Salz zu, ein Mittel zugleich, Darmwürmer zu vermeiden und zu entfernen.

Man hat hiergegen eingewandt, daß es sich um eine Neuerung handelt und daß man seit 18 Jahren den Säuglingen Zucker gibt. Mit besserer Begründung erwidere ich, daß der Gebrauch des Zuckers eine Neuerung darstellt, denn vor 20 Jahren gab man ihn den Säuglingen nicht.

So einverstanden die Verwaltung mit dieser Neuerung war, gab es doch viele Beschwerden. So heißt es in dem Schreiben eines Aufsehers: „Es wäre zweifellos besser, wenn der Zucker billiger wäre und die Säuglinge seine Süßigkeit genießen könnten; nachdem er abgesetzt wurde, ist keine Krankheit aufgetreten und die Sterblichkeit nicht gestiegen. Es handelt sich nur um Gerede der Pflegerinnen (wörtlich: der Wiegefrauen), die es bedauern, sich nicht mehr an dem gezuckerten Wasser oder Wein heimlich erquicken zu können und daher Lärm machen. Ich habe sie zusammengerufen und ihnen klar gemacht, daß die erste, die weiterhin den geringsten Einwand in dieser Sache macht, ohne Mitleid fortgejagd wird" (Dupoux S. 158).

Die Gewinnung des Rübenzuckers, von Achard, Berlin (1755–1821) in Gang gebracht, hatte anfangs erhebliche Schwierigkeiten zu überwinden (E. von Lippmann).

Schon Faust (1802) warnt: „Süßigkeiten sind nicht allein dem Körper ungesund, sondern die Kinder werden dadurch auch zur Leckerhaftigkeit verwöhnt; sie werden weichlich, empfindlich, eigensinnig, halsstarrig und selbstsüchtig. Alles soll ihnen süß sein und alles soll nach ihrem Kopfe gehn, und da in der Welt vieles sauer ist und vieles nicht nach ihrem Kopfe geht, so werden sie mißmutige, mißvergnügte, unglückliche Menschen."

Bei künstlicher Ernährung wird die Milchnahrung mit Zucker versetzt, schon weil der Säugling sie sonst nicht nehmen würde. Wenn die älteren Ärzte bei der Beschreibung ihres Vorgehens diesen Zuckerzusatz nicht erwähnen, so ist anzunehmen, daß sie ihn für selbstverständlich hielten. Zwinger (1722) allerdings erklärt den Zusatz von Zucker zur Säuglingsnahrung für schädlich. Angewandt wird gewöhnlich der Rohrzucker, der leicht erhältlich und billig ist, stark süßt und verhältnismäßig gut vertragen wird.

Wahrscheinlich hatte man schon längst bemerkt, daß in der Milch neben Butter und Käse noch ein dritter Hauptbestandteil enthalten ist, der beim Verkäsen in den Molken bleibt. Die Wissenschaft lernte diesen Stoff erst durch Bartoletus kennen, der 1633 die Gewinnung aus Molke beschrieb. Allerdings nannte er den Stoff nicht Milchzucker, sondern manna oder sal seri essentiale, also Eigensalz des Milchserums (Fleischmann).

Die Zeitschrift „Der Arzt" (5. Teil, S. 382) bezeichnet bereits im Jahre 1761 das „süße Salz" der Milch als Milchzucker und beschreibt seine Gewinnung aus süßen Molken durch Kristallisation.

C. W. Scheele hat den Stoff 1780 untersucht und als Zucker chemisch gekennzeichnet. Es lag nahe, diesen Zucker, eben weil er schon in der Milch enthalten ist, bei der künstlichen Nahrung des Säuglings zu verwerten, um sie möglichst der Frauenmilch anzugleichen. Dieser Versuch ist bis in die neueste Zeit immer wieder angestellt worden.

Als Zusatz zur Säuglingsnahrung wird der Milchzucker von Bednar (1856), Bouchut-Bischoff (1861) und Vogel (1871) empfohlen. Biedert (1874) reichert seine Rahmgemenge ursprünglich mit ihm an. Dagegen warnt Jacobi (1877) vor ihm, weil er Durchfälle und Rachitis veranlasse, und verwendet nur den Rohrzucker.

Nach Czerny war der damals hergestellte Milchzucker für den Menschen nicht genießbar. Erst 1893 kommt durch Soxhlet ein so reiner Milchzucker in den Handel, daß man ihn den Säuglingen unbedenklich geben kann. So verbreitet sich rasch die von Heubner und Hoffmann (1891, 1898, s. S. 455) angegebene Mischung von Milch und Milchzuckerlösung: Der Zusatz von Milchzucker soll dazu dienen, den Kaloriengehalt der Mischung trotz der Verdünnung mit Wasser möglichst dem der Frauenmilch zu nähern. Diese Nahrung ohne jeden Zusatz eines anderen Zuckers oder Kohlenhydrates wird von Czerny noch 1905 als die brauchbarste empfohlen. Czerny und Keller (1906, S. 534) sind sich allerdings darüber klar, daß Milchzucker weniger die Gewichtszunahme fördert als Rohrzucker und Maltose und daß er die Gärungsvorgänge im Darm steigert, wollen aber doch in Ermangelung eines ungefährlicheren und besseren Vorgehens dabei bleiben. Finkelstein (1905) spricht zwar von einer Minderwertigkeit dieses Zuckers, empfiehlt ihn aber trotzdem zur Ernährung des gesunden Kindes.

Im Jahre 1909 wendet sich Weigert gegen den Milchzucker, weil er die Gewichtszunahme nicht fördert und leicht zu Ernährungsstörungen führt. Trotzdem diese Arbeit zunächst starken Widerspruch erregt, ist seitdem der Milchzucker ungebräuchlich geblieben, obwohl die deutschen Milchzuckerhersteller 1909 eine Preisaufgabe ausschreiben: Welchen Wert hat der Milchzucker für die Ernährung des Säuglings?

Daß der Milchzucker im Säuglingsdarm das Wachstum des Bifidus fördert, ist seit Sittler (1908) bekannt.

Als sehr brauchbar erweist sich der Malzzucker, den Liebig (S. 454) im Jahre 1865 in die Säuglingsernährung einführt und den Keller (1898) aufs neue zur Behandlung des Milchnährschadens empfiehlt (S. 454). Reine Maltose ist wegen ihres Preises nicht anwendbar. So kommen die Nährzucker auf, die dadurch entstehen, daß Malzamylase auf Stärke einwirkt, bis ungefähr gleichviel Maltose und Dextrin gebildet sind. Der Nährzucker ist trotz seines Namens eigentlich kein Zucker, sondern ein Dextrin-Maltose-Gemisch. Ihm wird nachgerühmt, daß er von empfindlichen Kindern besser vertragen wird als Kochzucker. Deshalb wird jungen, empfindlichen und – als Zusatz zur Heilnahrung – ernährungsgestörten Säuglingen gern Nährzucker gegeben.

Der erste Nährzucker wird von Soxhlet 1901 in den Handel gebracht. Er erfreut sich bald großer Beliebtheit und hat manchen Nachfolger. Wegen der kaufmännischen Werbung, die mit seiner Verbreitung verbunden war, ist er von Czerny (1906, S. 533; 1939, S. 74) stets abgelehnt worden.

Traubenzucker kommt etwa 1932 als Zusatz zur Säuglingsnahrung in den Handel.

Das Sacharin, von Fahlberg 1879 entdeckt, wird von A. Keller 1898 für ernährungsgestörte Säuglinge, die noch keinen Zucker erhalten sollen, als Süßmittel empfohlen und wird seitdem allgemein für diesen Zweck gebraucht.

Konservenmilch und Dauernahrungen

Schon lange hat man versucht, die Milch durch Wasserentzug und Zusatz von Zucker oder Mehl haltbar und für den Säugling bekömmlich zu machen. Nach Drummond und Wilbraham (1939), von denen die nachstehenden Angaben stammen, mißglückte der Entzug von Wasser, so lange man die Milch über offenem Feuer erhitzte, weil diese dadurch braun wurde und hinterher schlecht schmeckte und roch. 1835 nahm der Engländer Newton ein Patent auf Milcheindickung durch indirektes Erhitzen mit Dampf und Beschleunigung der Verdampfung durch Einblasen eines Luftstroms in die Flüssigkeit. Auf diese Weise entstand eine „honig-ähnliche Masse", die sich in Töpfen gut hielt. Sieben Jahre später stellte der russische Chemiker Dichort Trockenmilch durch Verdampfung bei milder Hitze her. 1847 nahm Grimwade ein Patent auf evaporierte Milch; dabei bediente er sich eines unvollständigen Vakuums. Die kondensierte Milch wurde in Flaschen verkauft, die mit Wachskappen verschlossen waren. 1852 verkaufte Eduard Moore jährlich 50 000 Weißblechbüchsen mit $1/_2$ oder $1/_4$ l kondensierter Milch. 1855 nahm Grimwade ein Patent auf Trockenmilch. Um die Haltbarkeit der Milch in den Weißblechbüchsen zu verbessern, wurde schon von Newton, dem andere folgten, vor der Eindampfung Zucker hinzugesetzt. Nach Klebe und Schadewaldt (1955) lieferte Nestlé 1866 die erste für Säuglingsernährung brauchbare, gezuckerte, kondensierte Milch; 1874 brachte er sie in Metalldosen auf den Markt.

Es wurde bereits hervorgehoben, daß die Ernährung mit unverdünnter, zusatzfreier Vollmilch niemals im Volke üblich gewesen ist; die Wissenschaft aber hat sich mehrfach damit beschäftigt. 1826 ernährt Jörg die Säuglinge mit Vollmilch, ohne daß sich dieses Verfahren weiter verbreitet hätte. Um die Jahrhundertwende wird es in Frankreich von Budin (1892), Variot (1897) und Rothschild (1898) empfohlen, von A. B. Marfan (1904) aber abgelehnt. In Deutschland wird es von E. Schlesinger (1899), K. Oppenheimer (1901) und F. Dose (1915) angewandt, vermag sich aber ebensowenig durchzusetzen. Die Erfolge verbessern sich erst durch Zusätze von Kohlenhydraten. Während Czerny und Keller (1. Aufl. 1906, 1, 530) noch davor warnen, Neugeborene mit Vollmilch zu ernähren, gelingt B. Schick (1919) dieser Versuch, als er der Vollmilch 17% Rübenzucker zusetzt und mit dieser als „Dubo" bezeichneten Nahrung die Muttermilch ergänzt. Sehr verbreitet hat sich dann die von Marriott (1923) angegebene Milchsäurevollmilch mit 2% Mondamin und 5% Zucker, seit 1927 mit 10% Zucker. Auf ihr fußt H. Beumers Zitronensäurevollmilch (1937), die mit 2% Mondamin (oder Reismehl) und 5% Zucker versetzt wird.

Künstlich vorverdaute Milch ist mehrfach in der Säuglingsnahrung versucht worden, weil man den Säugling für unfähig hielt, Verdauungsfermente in genügender Menge zu bilden und weil das Kuhmilchkasein nach der lange Zeit gültigen Lehre Biederts für den Säugling als schwer verdaulich galt.

Als erster empfahl E. Pfeiffer (1881) peptonisierte Milch, die mit Pankreatin vorverdaut war. Backhaus brachte eine Milch in den Handel, in der durch Trypsin, Lab und Alkali der Gehalt an löslichem Eiweiß verdoppelt und das übrige Kasein ausgeschieden war. Als er 1905 in einem Vortrage auf der Tagung der Gesellschaft für Kinderheilkunde seine Milch empfahl, kam es zu einem bezeichnenden Zusammenstoß zwischen ihm und Schloßmann, der ihm sagte, die Möglichkeit einer wissenschaftlichen Aussprache beginne erst, wenn er nachgewiesen habe, daß er aus der Herstellung seiner Milch keinen Geldvorteil ziehe.

1897 haben Budin und Michel in Frankreich eine tryptisch vorverdaute Milch, 1900 hat von Dungern eine peptisch vorverdaute Milch angewandt. 1900 rät Budin, den unreifen Kindern Pepsin in die Nahrung zu geben. Siegert (1903/04) behandelt ernährungsgestörte Säuglinge mit gelabter Vollmilch und setzt der Nahrung zu Pankreasfermente, doch stößt sein Vorschlag auf den Widerspruch Philipps (Klinik Czerny).

Die Frage der Fermentmilch ist damit noch nicht erledigt. Als Bessau (1923) seine Versuche beginnt, eine neue Säuglingsnahrung zu schaffen, hat er gleichfalls peptisch vorverdaute Milch benutzt. Er findet schließlich, daß eine nur geringe Andauung des Eiweißes die Bifidus-Flora des Säuglingsdarmes begünstigt.

Homogenisierte Milch wird 1900 von Gamlin in Frankreich hergestellt. Dabei wird in besonderen Maschinen die Milch so fein zerstäubt, daß die Fettkügelchen noch feiner verteilt sind als in der Frauenmilch. Birk (1908) findet die homogenisierte Milch der gewöhnlichen nicht überlegen. Heute wird sie im Auslande viel angewandt.

Jahrzehnte hindurch wird die Säuglingsernährung durch die Lehre von der Schwerverdaulichkeit des Kuhmilcheiweißes beherrscht, die Biedert im Anschluß an seine Doktorarbeit 1869 entwickelt hat. Bei Zusatz von Magensaft gerinnt Kuhmilch in groben und Frauenmilch in feinen Gerinnseln. Die deshalb vermutete „Schwerverdaulichkeit des Kuhmilchkaseins", das in Kuhmilch in größeren Mengen enthalten ist als in Frauenmilch, bildet nach Biedert die Ursache dafür, daß der Säugling die Kuhmilch schlechter verträgt als die Frauenmilch. Deshalb erschien es nötig, die Kuhmilch – und damit das schädliche Kasein – bis zur Hälfte und mehr mit Wasser zu verdünnen, wodurch sich die Verdaulichkeit bessern soll. Da aber auf diese Weise der Nährwert der Nahrung entsprechend absinkt, muß der Zusatz von anderen Stoffen einen Ausgleich schaffen.

Biedert geht 1874 von seinem „natürlichen Rahmgemenge" aus, das aus süßem Rahm, Wasser und Milchzucker besteht und durch stufenweise gesteigerten Zusatz von Milch allmählich in seinem Eiweißgehalt auf den der Kuhmilch gebracht wird.

Hieraus entwickelt Biedert dann sein „künstliches Rahmgemenge" (Ramogen), das aus eingedicktem, mit Rohrzucker versetztem Rahm besteht, und mit Wasser verdünnt, der Milch zugesetzt wird. Er überträgt die Herstellung einem Großbetrieb, ohne für sich selbst einen Nutzen zu ziehen. Es ist bemerkenswert, daß sich das Ramogen – die erste fettangereicherte Säuglingsnahrung – über den Tod Biederts (1916) hinaus bis in unsere Tage erhalten hat. Bisher ist keinem ähnlichen Erzeugnis eine gleiche Lebensdauer beschieden gewesen.

Einen anderen Weg wählt Gaertner, dessen „Fettmilch" große Hoffnungen erweckt, als sie 1894 von Escherich auf der 66. Naturforscherversammlung empfohlen wird. Daß man die Milch verdünnen müsse, um den Gehalt an Kuhmilchkasein zu verringern, galt als selbstverständlich. Um nun trotzdem ihren Fettgehalt nicht zu verringern, ersinnt Gaertner ein Verfahren, um während des Zentrifugierens der zur Hälfte verdünnten Milch aus einer bestimmten Schicht in der Zentrifuge Milch mit dem Fettgehalt der Vollmilch zu entnehmen. Sie enthält die Hälfte des Kasein-, Zucker- und Salzgehaltes der Kuhmilch, unterscheidet sich also von der Frauenmilch durch ihren geringen Zuckergehalt, ein Mangel, der durch einen entsprechenden Zusatz von Milchzucker leicht auszugleichen ist. Marfan (1895) und Thiemich (1896) vermögen bei gesunden und kranken Säuglingen keinen Vorzug dieser Fettmilch nachzuweisen. Im Anschluß an derartige Mißerfolge kommen Czerny-Keller (1906, 1, 539) zu der Einsicht, daß es falsch ist, nach Verfahren zu suchen, um die Kuhmilch in ihrer Zusammensetzung der Frauenmilch möglichst anzugleichen.

Es hat lange gedauert, bis sich diese Erkenntnis allgemein durchgesetzt hat. Man bemüht sich vielmehr weiter, die Kuhmilch nicht nur in ihrem Gehalt an Eiweiß, Fett und Zucker, sondern auch in ihrem Salzgehalt möglichst der Frauenmilch anzupassen. Zu diesem Zwecke wird sie mit Wasser verdünnt, bis der Eiweißgehalt der Frauenmilch erreicht ist, und mit Milchfett, Milchzucker und -salzen in entsprechenden Mengen angereichert. So entsteht die Milch des Physiologen Friedenthal (1911) und, von ihr ausgehend, die molkenadaptierte Milch von E. Schloß (1912). Allerdings sieht sich Schloß, wie schon vorher Biedert, gezwungen, den Milchzucker durch andere Kohlenhydrate (Nährzucker, Mehl) zu ersetzen, so daß der Grundsatz der Annäherung an die Frauenmilch doch wieder durchbrochen wird. Die Tatsache, daß Eiweiß und Fett in der Frauenmilch chemisch anders zusammengesetzt sind als in der Kuhmilch, muß in diesem Zusammenhang ebenfalls unberücksichtigt bleiben.

Im Anschluß an Ritter von Rittershain (1863, S. 244), der die Säuglinge mit einer Mischung aus Sahne, Wasser und Milchzucker ernährte, und an Biedert, entwickelte L. E. Holt (1855–1924) in USA die Lehre von der Ernährung nach Prozenten (Percentage Feeding). Ausgehend von dem Prozentverhältnis in der Frauenmilch (1% Eiweiß, 3% Fett, 6% Milchzucker) suchte er eine Kuhmilch mit dem gleichen Prozentverhältnis zu schaffen, indem er verdünnte Vollmilch mit Sahne und Zucker versetzte. Eine Zeitlang führte er die Ernährungsstörungen des Säuglings auf Unverträglichkeit von Eiweiß, Fett oder Milchzucker zurück und suchte auszuprobieren, welches Prozentverhältnis den Bedürfnissen des Säuglings entsprach. Erbrach der Säugling, so hatte er zuviel Fett erhalten. Durchfall sprach dafür, daß seine Nahrung zuviel Zucker enthielt. Aus der Farbe und dem Aussehen der Stühle erkannte er, ob der Säugling zuviel Eiweiß bekommen hatte. Das ganze Verfahren war äußerst verwickelt, aber weit verbreitet und galt als „das amerikanische oder wissenschaftliche Verfahren". „Wir Studenten arbeiten schwer, um das Sesam zu meistern, das alle Türen öffnet, besonders weil wir in der Abschlußprüfung eine oder zwei Fragen darüber erwarten." S. 44). Unzweifelhaft war Holt bei seiner großen Erfahrung und Geschicklichkeit bei seinem Vorgehen erfolgreich. „Erfahrung ist bei einem solchen Verfahren viel wichtiger als das Verfahren selbst." (S. 47). Die Prozentverhältnisse verloren jeden praktischen Wert, als die Anreicherung mit Sahne durch ganz oder teilweise abgerahmte Milch als Grundlage ersetzt wurde; denn die Abänderungen bestanden schließlich nur aus verdünnter Milch und Zucker (Veeder).

Einen neuen Weg beschreiten Czerny und Kleinschmidt mit ihrer Buttermehlnahrung (1918). Es ist kein Zufall, daß diese fettangereicherte Milch zu einer Zeit geschaffen wurde, in der als Folge des ersten Weltkrieges die Ernährungslage stark verschlechtert und die Milch besonders fettarm geworden war. Die Einbrenne macht das zugesetzte Fett verträglicher. Czerny und Keller (1, 75) betonen, daß ein bestimmtes Eiweiß oder Fett nicht jedem anderen an Nährwert gleich ist, sondern daß Fett und Mehl in Form von Mehlschwitze auf das Kind anders wirken als die gleiche Menge Fett und Mehl in anderer Form.

Etwa 20 Jahre hat G. Bessau an einer Säuglingsmilch gearbeitet, die im Darm eine Bifidusflora hervorruft wie die Muttermilch. Als er 1944 stirbt, hat er seine Aufgabe grundsätzlich gelöst.

Heilnahrungen

Der Dauernahrung für den gesunden Säugling steht die Heilnahrung gegenüber, die der Behandlung ernährungsgestörter, vor allem durchfallskranker Kinder dient und nur vorübergehend angewandt wird. Den wichtigsten Fortschritt auf diesem Gebiete bringt die Einführung der Buttermilch in die wissenschaftliche Säuglingsheilkunde durch den Holländer Teixeira de Mattos im Jahre 1902.

Schon im alten Indien wurden viele Krankheiten mit Buttermilch behandelt. Sie diente, zusammen mit zahlreichen anderen Mitteln, auch zur Heilung des Durchfalls, wobei man sie zusammen mit Reisschleim gab. Ihre Verwendung bei Kindern wurde in diesem Zusammenhang nicht besonders hervorgehoben.

Im Bower-Manuskript (S. 117, Part II, 4. Kap. 416b und 417), das aus der 2. Hälfte des 4. Jahrhunderts n. Chr. stammt, heißt es: „Man bereite einen Trank aus Gurkensaat mit Rasot (Extract aus Berberis asiatica) und der Rinde von Vatsaka (Holorrhena antidysenterica) mit Buttermilch. Diese beiden Mischungen gelten als ausgezeichnete Adstringentien bei Erkrankungen an Durchfall".

Von Caraka werden (S. 1549) bei Durchfall empfohlen: „Gerstenschleim, Vilepi (Reisschleim), Kadayusha (Buttermilch, mit Gemüse und Gewürz gekocht) und gekochter Reis mit Fleischsaft, eins nach dem anderen".

Vāgbhata schreibt S. 378: „Je nach Bekömmlichkeit behandelt man ihn (den Durchfall) bald mit verdünnter Buttermilch, bald mit saurem Reisschleim, bald mit Reismehlbrühe oder einem Sättigungsmittel, bald mit Reisbranntwein oder Wein".

Im 28. Buch seiner Naturgeschichte hat Plinius d. Ä. (23–79 n. Chr.) die Gewinnung von Molken (Kap. 34) und von Butter, „der üppigsten Speise roher

Völker" beschrieben. Saure Milch gewinnt man, indem man etwas saure Milch zu roher schüttet. „Saure Milch ist dem Magen äußerst zuträglich."

Die älteste europäische Empfehlung der Buttermilch für Kinder habe ich bei Petrus Camper (1776) gefunden, nach dem sie bei den holländischen Bauern als gebräuchliche Kindernahrung benutzt wird. „Die Bauernweiber nähren ihre Kinder mit Buttermilch: ein einleuchtender Beweis, daß eine jede Nahrung, deren sich die Eltern bedienen, auch den Kindern zuträglich sey."

Rosen (1793, S. 134 und 147) behandelt den Durchfall u.a. auch mit Buttermilch, Struve (1797) schreibt dagegen: „Die Buttermilch ist von den Molken nicht sehr verschieden; sie bekommt in Fiebern sehr gut, nur darf kein Durchfall zugegen sein."

Nach Abelin (1864) ist es in einigen Gegenden Finnlands und Lapplands bei dem Landvolke Sitte, die Kinder mit saurer Milch zu ernähren.

Jedenfalls ist die Buttermilch als Säuglingsnahrung im holländischen Volke von jeher verbreitet gewesen. 1865 macht M. Ballot (Rotterdam) in einer niederländischen Zeitschrift auf sie aufmerksam. Er schreibt schon damals, es sei nicht mehr die Frage, ob die Buttermilch eine gute und zweckmäßige Säuglingsnahrung ist, sondern wie sich dies erklären läßt. Ein Erfolg ist ihm trotzdem nicht beschieden, vielmehr glaubt V. Holst (1869), sich gegen diese Arbeit aussprechen zu dürfen, ohne sie auch nur gelesen zu haben. Uffelmann (1881) warnt vor der Buttermilch, weil sie Milchsäure und zu wenig Fett enthält.

Mit Berufung auf Ballot empfahl L. de Jager, praktischer Arzt zu Stiens (Holland), 1895 und 1898 aufs neue die Buttermilch zur Behandlung von Verdauungsstörungen. Wahrscheinlich sei das Verfahren wieder aufgegeben, weil es nicht den theoretischen Anschauungen entsprach und nicht in Lehrbüchern und Kliniken gelehrt wurde. De Jager hatte es von seinem Vater übernommen und 10 Jahre lang mit überraschendem Erfolge angewandt. Ballot erhitzte 1 l Buttermilch nach Zusatz eines Eßlöffels Weizen- oder Reismehl auf offenem Feuer unter ständigem Rühren zum Sieden 10–15 min. Dann wurde Rohr- oder Milchzucker und nach Entfernen vom Feuer noch eine Messerspitze Butter zugesetzt. De Jager hielt den Zusatz von Reismehl für besser als den von Weizenmehl. „Obwohl Milchzucker theoretisch richtiger erscheint, so benutze ich, weil ich nie Nachteile davon gesehen habe, immer Rohrzucker zur Versüßung... Es darf nur ganz frische Buttermilch verwandt werden... Ich weiß, daß meine Anschauungen nicht allgemeinen Anklang finden werden. Doch habe ich die Hoffnung, daß... Kollegen die Methode versuchen werden."

Wie sehr diese neue Empfehlung der Buttermilch den damals geltenden Anschauungen widersprach, geht aus der Stellungnahme Zweifels (1900, S. 126) hervor:

„Daß unter Umständen ein Kind gedeihen kann, während ein anderes krank wird, soll später noch durch ein Beispiel illustriert werden. Aber eine solche Nahrung (Buttermilch), welche noch nie als rationell gegolten hat und einen Umsturz in die ganze Ernährungslehre tragen will, nach einigen Beobachtungen in der Praxis, die nie genau genug gemacht werden können, wenn sie nicht im eigenen Hause geschehn, öffentlich zu empfehlen, legt Zeugnis ab für einen Mut des Verfassers, welcher nirgends so schlecht angebracht ist als in der praktischen Medizin, weil hier die Mißerfolge einer verunglückten Spekulation ‚Leichen' heißen.

Und doch ist kein Vorschlag, der öffentlich angepriesen wird, paradox genug, daß er nicht Anhänger fände, weil die Neigung, im Gebiet der Therapie Neues zu finden, in unserer Zeit krankhaft groß ist."

Teixeira de Mattos, Rotterdam (1902), geht davon aus, daß in Holland die Ernährung der Säuglinge mit Buttermilch weit verbreitet ist. Er hatte sie, da er keine eigene Anstalt leitete, nur in poliklinischer und privatärztlicher Tätigkeit erproben können und war deshalb in seiner Veröffentlichung nicht imstande, genaue Angaben über die Mengen der verabreichten Nahrung und das Verhalten der Gewichtskurven zu machen. Vielmehr ließ er die Kinder nach Belieben trinken und beschränkte sich auf gelegentliche Wägungen in der Sprechstunde. Er versetzte die Buttermilch mit feinem Mehl und Rübenzucker, während er mit Milchzucker schlechte Ergebnisse hatte. Besonders betonte er, daß die verwendete Buttermilch einwandfrei beschaffen sein muß. Diese Notwendigkeit führte bald zur Herstellung einer Dauerbuttermilch im Großbetrieb, so der „Holländischen Säuglingsnahrung", die 1906 von H. Koeppe eingeführt wurde.

T. de Mattos schließt seine Arbeit mit folgenden Worten:

„Möge diese Arbeit nur Bescheidenes bringen, eine genaue und erweiterte Fragestellung ist mit Erfolg nur an Säuglingskliniken unter hervorragender Leitung möglich. Alle Befunde werden aber nur das bevorzugen können, was die Empirie entschieden hat."

Daß es dem Verfasser dieser klassischen Arbeit trotz des schroffen Gegensatzes zu den geltenden Anschauungen nicht so geht wie seinen Vorläufern, sondern ihm sofort ein durchschlagender Erfolg beschieden ist, hatte neben der unübertroffenen Brauchbarkeit der Buttermilch noch einen besonderen Grund: Bevor er seinen Aufsatz veröffentlicht, ist er nach Deutschland gereist, hat führende Kliniker wie Soltmann, Heubner und Schloßmann aufgesucht und sie an ihren eigenen Anstalten von der Brauchbarkeit der Buttermilch überzeugt. Deshalb wird diese Nahrung sofort allseitig anerkannt; sie hat die Verwendung der sauren Milch in der Säuglingsheilkunde eingeleitet.

So schreiben bereits 1904 Finkelstein und Ballin:

„Die Buttermilch leistet bei der Behandlung schwerer akuter Brechdurchfälle Vorzügliches, wie bei einer großen Zahl chronischer Ernährungsstörungen. Ganz besonders aber findet sie bei uns Anwendung bei verdauungsschwachen Neugeborenen und namentlich Frühgeborenen. Es ist sehr merkwürdig, daß gerade diese Kinder, für die nach der Theorie sowohl eiweißreiche Nahrung, wie auch Mehlzusatz schädlich sein soll, bei dieser vor dem Forum der Tradition polizeiwidrigen Komposition vorzüglich gedeihen. Mit keiner anderen Ernährung außer der Muttermilch haben wir Ähnliches erzielt."

Etwa zur Hälfte aus Buttermilch besteht die Eiweißmilch. Sie wird 1910 von Finkelstein und L. F. Meyer zur Behandlung von Säuglingen angegeben, die an einer mehr oder weniger schweren Ernährungsstörung mit Durchfall leiden. Ursprünglich schließt sich die Eiweißmilch an Molkenaustauschversuche L. F. Meyers an (1906):

Säuglingen, die sich in der Genesung nach einer akuten Ernährungsstörung befinden, werden verschieden zusammengesetzte Nahrungsgemische gereicht: Einerseits Frauenmilchmolke mit Kuhmilchfett und Kuhmilcheiweiß, andererseits Kuhmilchmolke mit Frauenmilchfett und Frauenmilcheiweiß. Erhalten die Kinder Frauenmilchmolke mit den Nährstoffen der

Kuhmilch, so nehmen sie zu; sie nehmen aber ab und erkranken zum Teil neuerdings schwer, wenn an die Stelle der Frauenmilchmolkennahrung die Kuhmilchmolkennahrung tritt. L. F. Meyer schließt daraus, daß der Unterschied in der Verträglichkeit von Frauenmilch und Kuhmilch nicht, wie Biedert angenommen hatte, in dem Kasein, sondern in der Molke zu suchen ist. Gegen die Versuchsanordnung werden Einwände erhoben. Nachprüfungen mit verbessertem Verfahren führen zu keinem eindeutigen Ergebnis (Czerny-Keller, 2. Aufl. 2, 900), so daß Finkelstein (2. Aufl. 1921, S. 203) zugibt, „daß mit dieser Methodik eine überzeugende Beweisführung nicht gelungen ist".

In der Eiweißmilch ist durch Molkenverdünnung der Gehalt an Salzen und Milchzucker erniedrigt und das Kasein angereichert. Außerdem wird ein leicht assimilierbares und deshalb schwer vergärendes Kohlenhydrat (Nährzucker) zugesetzt.

Der Gedankengang, dem die Einführung der Eiweißmilch zugrunde lag, war nach Finkelstein (1921, S. 315) folgender: Die Kuhmilchmolke begünstigt das Entstehen von Gärungen, und zwar um so mehr, je größer ihre Konzentration ist; ein höherer Kaseingehalt wirkt durch Anregung stärkerer Sekretion und Begünstigung alkalischer Reaktion gärungswidrig, wobei auch die Vermehrung des Kalkes eine Rolle spielt. So war zu erwarten, daß durch Herabsetzung des schädlichen Molkenanteils, wodurch sich gleichzeitig auch der Milchzuckergehalt erniedrigt, im Verein mit einer relativen Anreicherung des Kaseins die Toleranz für Kohlenhydrate und infolgedessen auch für Fett hebt und so die Besserung der Kranken erreicht wird.

Wieweit der wirkliche Vorgang bei der Heilung diesen Erwägungen entspricht, bleibt noch endgültig zu sichern (Finkelstein). Unabhängig davon war der Eiweißmilch ein großer Erfolg beschieden. Im Vertrauen auf sie wagte man es wieder, den ernährungsgestörten Säuglingen ausreichende Nahrungsmengen zu geben, während man sie vorher hatte hungern lassen.

Molken

molken dicke und dünne,
daß ist der kinder wünne.
(König vom Odenwald,
1. Hälfte des 14. Jahrhunderts, s. S. 94)

Wiederholt führt Rosen (1793) bei der Behandlung des Durchfalls die Molken als geeignetes Getränk an. Er läßt z. B. die Milch mit Wein oder Bier gerinnen und das Kind die Molken trinken. Bei einem Kinde heilte ein schlimmer Durchfall, als es Molken von saurer Milch und etwas Honig erhalten hatte.

Hufeland (1798, S. 314) hat dann die „süßen Molken", die mit Hilfe von getrocknetem Kalbsmagen hergestellt wurden, warm empfohlen. „Ich habe mit diesen Molken allein viele Kinder, die nicht gestillt wurden, ernährt und sie vortrefflich dabei befinden gesehn."

Struve (1798) berichtet das gleiche. Es ist kaum anzunehmen, daß die Kinder neben der Molke keine andere Nahrung erhalten haben.

Auf Empfehlung Hufelands sind die Molken in der nächsten Zeit viel angewandt worden. Nach Fleisch (1803, S. 152) sind sie das leichteste, feinste und der Natur angemessenste Nahrungsmittel, das sich für schwache und zarte Kinder finden läßt. Sie kommen fast ganz mit der ersten Muttermilch überein und sind daher den Säuglingen das zuträglichste. In den ersten Tagen werden sie unvermischt gegeben, später dienen sie zur Milchverdünnung. Von Jahn (1807) werden sie für diesen Zweck empfohlen. Gölis (1811) spricht ihnen den ersten Rang bei der künstlichen Ernährung zu, nennt sie aber auffallenderweise sehr kostspielig, so daß sie nur für Kinder vermögender Leute in Frage kämen.

Dagegen hält Henke (1821) die Molken zwar für unschädlich, aber doch für zu schwach nährend und für entbehrlich. Lutheritz (1823) will die Empfehlung Hufelands überhaupt nicht ernst nehmen. Es ist auffallend, daß Hufeland selbst 1836 in seinem „guten Rat an die Mütter" die Molken nicht mehr erwähnt. In den nächsten Jahrzehnten treten sie überhaupt zurück, doch nennt Ploß (1853) noch einige Ärzte, die den Neugeborenen süße Molken geben.

1899 hat dann Monti (1, 158) die Molke wieder eingeführt und – ohne den heute üblichen Mehlzusatz – zur Milchverdünnung benutzt; er ist dabei nicht anders vorgegangen, als die ihm wahrscheinlich unbekannten Ärzte hundert Jahre vorher. Wenn Moll 1919 die Molke unreifen Kindern als Zusatz zur Frauenmilch gibt, um ihren höheren Bedarf an anorganischen Stoffen zu decken, so nähert er sich wieder dem Vorgehen der alten Ärzte.

1906 wird die Molke (ohne Zusatz) von Salge bei der Behandlung akuter Ernährungsstörungen im Säuglingsalter angewandt, ein Verfahren, das Steinitz und Weigert (1913) durch Zugabe von Mondamin noch verbessern. Seitdem wurde die Molke bei plötzlich eintretenden Gewichtsstürzen im Verlaufe von Toxikosen gern gegeben.

Dieses Vorgehen steht in einem gewissen Gegensatz zu den Vorstellungen Finkelsteins über die schädliche Wirkung der Kuhmilchmolke bei akuten Ernährungsstörungen (s. auch S. 466). Es scheint allerdings, als ob Finkelstein 1938 seine Bedenken gegen die Molken aufgegeben hat; denn er nennt sie unter den Heilmitteln der akuten Durchfallkrankheiten.

Gemüse, Obst

Der Genuß von Gemüse und Obst war früher nicht so selbstverständlich wie heute. Nach Peter Camper (1762) schaden Gemüse und Obst wegen ihrer Säure. Brenner-Schaefer berichtet 1861, daß in der Oberpfalz Sauerkraut, „das einzige Gemüse, das der Bauer kennt", an besonderen Feier- und Festtagen gegessen wird. In Oldenburg galt nach Goldschmidt 1854 frisches Obst, auch wenn es ganz reif war, als sehr schädlich für ältere Kinder.

Die Vitaminforschung hat es mit sich gebracht, daß das Kind heute zeitiger Gemüse und Obst erhält, als es früher für erlaubt galt. Eine einheitliche Anschauung über die Frage, wann man damit zu beginnen hat, ist dem älteren Schrifttum nicht zu entnehmen.

Nach P. Camper (1777) ist in der Säuglingszeit jedes Obst (Äpfel, Birnen, Nüsse und Beeren) höchst schädlich. Es gibt keine schädlichere und nachteiligere Speise als Erdäpfel (Kartoffeln s. S. 158). Im ersten Lebensjahr will Girtanner (1794)

Obst überhaupt vermeiden. Ähnlich gibt Gölis (1811) Obst erst nach Durchbruch der ersten Milchzähne, also im Beginn des zweiten Lebensjahres.

Henke (1821) verordnet im zweiten Jahre leicht verdauliche, nichtblähende Gemüse, Wendt (1822) will in den ersten Jahren zu reichlichen Genuß von Hülsenfrüchten, Kartoffeln und rohem Obst vermeiden. Nach Meißner (1822) und Jörg (1826) dürfen kleine Kinder niemals Obst und grüne Pflanzenteile erhalten. Hufeland (1836) gibt dagegen schon nach sechs Monaten nichtblähende Gemüse (Karotten, Endivien, Spinat, Salat, gekochtes Obst). Sein Rat bleibt vereinzelt. Evansson und Maunsell (1838) sowie Bouchut (1862) wollen das Erscheinen der Zähne abwarten. Aus einem Bericht über die k.-k. Findelanstalt in Wien 1856 geht hervor, daß die Findelkinder erst nach dem dritten Lebensjahr Gemüse erhalten (Jb. Kinderheilk. 1, Kinderheilanstalten 6, Wien 1856).

Vom 2. Lebensjahr ab gibt Schreber (1861) etwas reifes Obst. Erbsen und Linsen – andere Gemüse werden nicht erwähnt – passen erst für den kräftigen Magen späterer Jahre.

Nach Vogel (1871) vertragen Kinder, die nicht zu Durchfall neigen, im zweiten Lebensjahr reifes Obst vortrefflich, doch machen ihnen gekochtes, grünes Wurzelgemüse und Hülsenfrüchte gewöhnlich Indigestion. Am Ende des dritten Jahres vertragen sie jedes Gemüse.

In Gerhardts Handbuch der Kinderkrankheiten hat A. Jacobi (New York) 1877 die Ernährung behandelt. Ich habe weder bei ihm noch an anderer Stelle dieses Handbuches etwas über die Gabe von Gemüse und Obst finden können. So werden auch in der „Anleitung zur zweckmäßigen Ernährung und Wartung der Haltekinder in Berlin" (1879/80), die allen Haltefrauen übergeben wurde, bei den Ernährungsvorschriften für die ersten beiden Lebensjahre Gemüse und Obst nicht erwähnt (Generalbericht über das Medizinal- und Sanitätswesen Berlins). Offenbar hat man dieser Frage damals wenig Bedeutung beigemessen.

In der Kost, die Ritter von Rittershain (1878) für das jüngere Kind empfiehlt, fehlt das Obst überhaupt. An Gemüse werden nur Erbsen und Linsen genannt; „zu Suppen (erst später zu Brei) verarbeitet und dabei selbstverständlich ihrer festen Hüllen beraubt, bilden sie ein nicht nur vortreffliches, seines Gehaltes an Phosphaten wegen wertvolles, sondern auch leicht verdauliches Nahrungsmittel."

Steffen (1898), nach dessen Ansicht die Rachitis durch Pflanzenkost begünstigt wird, gibt erst im zweiten Jahr etwas Kartoffelbrei und junges, grünes Gemüse (Spargel, Spinat, Blumenkohl), nach dem dritten Jahr darf leicht verdauliches Obst gereicht werden. Monti (1900) erlaubt mit $1^1/_2$–2 Jahren den Zusatz von Gemüse und im zweiten Jahr breiiges oder durchgeschlagenes Gemüse (Gelbrüben, Leguminosen, Kartoffeln, Spinat, gekochtes Obst). Heubner, der 1892 die Barlowsche Krankheit wieder beschrieben hat, rät 1903 in seinem Lehrbuch, im 10. oder 11. Monat oder auch früher ein wenig frischen Fruchtsaft (Apfelsinensaft), Apfelmus, Brühe von frisch gekochtem Obst, Kartoffelbrei, Mohrrüben oder Spinat zu geben. Marfan (1904) verordnet erst vom 15. Monat an Kartoffelbrei, dagegen Linsenbrei und durchgeschlagenes grünes Gemüse (Endivien, Spinat) erst gegen Ende des zweiten Jahres, gekochtes Obst, eingemachte Früchte vom 10.–18. Monat ab, rohes Obst nach dem zweiten Jahr. 1905 gibt Czerny gegen Ende des ersten Jahres, bei sehr starken Kindern vom 10. Monat ab, einige Teelöffel Gemüse (Spinat, durchgedrückte Karotten). Ähnlich lautet die Vorschrift Finkelsteins in der 1. Auflage seines Lehrbuches (1905): Am Schluße des ersten Jahres Suppen aus Kartoffeln, Leguminosen, Blumenkohl, Tapioka, ein bis zwei Eßlöffel Gemüsebrei (Kartoffeln, Mohrrüben, Spinat), Apfelmus, Fruchtsaft. Mit dem Einsetzen der Vitaminforschung werden Gemüse und Obst früher gegeben. So empfiehlt Finkelstein die oben beschriebene Kost in der 2. Auflage seines Lehrbuches 1921 schon für den 6. Monat.

Heute wird mit der pflanzlichen Beikost meist im zweiten Vierteljahr begonnen.

Da man sich scheute, Säuglingen Pflanzenkost zu geben, hat sich ihre Anwendung als Heilnahrung bei Durchfällen erst später durchsetzen können.

J. Nesterus empfiehlt 1666 bei roter Ruhr eine ganze Reihe von Früchten wie Heidelbeeren, Maulbeeren, Quitten, Schlehen, Hagebutten usw.

„Wilde oder Holtz Aepffel und Birn / sonderlich die gebackene / offt genossen / und die Suppe davon getruncken / ist der Bauren bestes Labsal / und stopffet mit Gewalt alle Bauchflüsse."

Fr. Hoffmann (1740) behandelt die Atrophie mit einer Speise aus Borsdorfer Äpfeln, Eigelb und Zucker.

Mandelmilch haben schon Metlinger (1457) bei Ruhr und Rosen (1793) bei Durchfall gegeben. Freilich ist nicht anzunehmen, daß die Kinder diese Nahrung als einzige erhalten haben. Um die letzte Jahrhundertwende kommt „Dr. Lahmanns vegetabilische Milch", eine Mandelmilch, in den Handel; sie wird auch als Säuglingsnahrung gebraucht (Finkelstein 1905, S. 89). Eine Mandelmilch-Molkenmischung, bestehend aus gleichen Teilen von Kalzium-Molke und Emulsio amygdalarum dulcium, empfiehlt Moll (1923) als Einstellungskost bei Durchfallstörungen. Bircher-Benner (1926) empfiehlt sogar die Mandelmilch als der Muttermilch gleichwertig. 1932 wird dann die Mandelmilch von R. Hess und E. Schiff zur milchfreien Ernährung von Ekzemkindern herangezogen; sie ist seitdem für diese Zwecke gebräuchlich.

Gelbe Rüben werden bereits 1801 von Hildenbrand als „ein neues Nahrungsmittel für Säuglinge" beschrieben:

„Die Frau eines kaiserlichen Offiziers wurde im letzten Türkenkriege in der türkischen Raya von einem Mädchen entbunden, welches sie – kränklicher Umstände halber – nicht selbst stillen konnte. Fruchtlos bemühte sie sich um eine Amme. Endlich aus Mitleid gab ihr eine wallachische Frau den freundschaftlichen Rat, wie sie ihr Kind ohne Brust und Muttermilch (beim Wasser, wie man zu sagen pflegt) gesund auferziehen könnte. Und zur Beteuerung führte sie ihre eigenen, auf diese Art erzogenen Kinder auf, wohlgemästete Jungen und Dirnen. Man pflegt nämlich dortzulande Säuglingen, die keine Brust haben können, Möhren (gelbe Rüben) einzig als Nahrung zu geben, klein gerieben, teils mit Wasser, teils auch manchmal mit Milch gekocht; und selbst Erwachsene essen diese letztere Speise häufig und muten ihr die Erzeugung jener körperlichen Stärke zu, die in diesem Lande allgemein ist. Die bekümmerte Frau befolgte diesen Rat und jedermann bewundert die Fülle und die Blüte ihrer nun 12jährigen, immer gesunden Tochter."

Unter den vielen Nahrungsmitteln, die Gölis (1811) als Säuglingsnahrung aufzählt, befindet sich ein Kaffee aus gelben Rüben, dessen Herstellung nicht näher beschrieben wird. Auch in der Folgezeit ist man wiederholt auf die Karotten oder gelben Rüben zurückgekommen. So hat Gumprecht (1849) den Karottensaft mit Wasserzwieback und Zucker (ohne Milch) als Ersatz der Muttermilch empfohlen, ein Vorschlag, den Bednar 1856 widerholt.

Nach Vogel (1860, S. 44) gibt es Kinder, „welche durchaus keine Kuhmilch vertragen. Diese können mit Carottenbrei oder Schleimsuppe oder Fleischbrühe mit Eigelb mehrere Monate lang bestehen, sie wachsen aber nur langsam und setzen bei dieser Kost nie gehörige Fettpolster an, von 4 zu 4 Wochen muß man deshalb immer wieder einen Versuch mit recht frischer, süßer Milch machen, oft gelingt die Resorption der Milch später, obwohl sie vorher durchaus nicht vertragen wurde". ...

„Sehr gerne trinken die Kinder auch aus den in neuester Zeit Mode gewordenen durchlöcherten Cautschoukkäppchen, welche sich besonders durch Reinlichkeit empfehlen."

1903 führt Méry (Paris) Gemüsesuppen bei der akuten Gastroenteritis der Säuglinge ein. Seitdem werden in Frankreich schwer ernährungsgestörte Säuglinge gern damit behandelt. Péhu (1908) nennt gesalzene Abkochungen verschiedener Arten von Gemüse, Kartoffeln, Karotten, Kohlrüben, trockenen Erbsen und Bohnen, die stundenlang in Wasser abgekocht sind; die Säuglinge erhalten das gesalzene Filtrat mit oder ohne Mehl oder Schleim. Comby (1928) beschreibt für den gleichen Zweck eine früher von ihm angewandte Abkochung von Korn, Perlgraupen, gestoßenem Mais, Erbsen, Linsen und Bohnen.

1908 empfiehlt Moro zur Behandlung ernährungsgestörter Säuglinge Karottenbrei in Fleischbrühe. Diese Nahrung, gewöhnlich ohne Fleischbrühe, wird jetzt viel angewandt.

In die Behandlung der Coeliakie werden 1924 von Sydney V. Haas, New York, mit gutem Erfolg die Bananen eingeführt. Er gibt den Kindern täglich 5–8, höchstens 16 reife Bananen und deckt ausschließlich mit ihnen den Kohlenhydratbedarf. Außerdem erhalten die Kinder Sauermilch.

Als erste Labung der Neugeborenen empfiehlt Bagellardi a Flumine 1472 gezuckerten, gekochten Apfel. Den Durchfall des Kindes behandelt schon Rösslin (1513, s. S. 108) mit Äpfeln. Rosen (1793) gibt dabei zwei oder drei auf Kohlen gebratene Äpfel, in die man Wachs gesteckt hatte, so daß es in die Äpfel einziehen konnte. Apfelnahrung bleibt aber ungebräuchlich, bis der Landarzt A. Heisler (1928) seine guten Erfahrungen mit reiner Apfelkost bei durchfallkranken Kindern bekanntgibt, eine Behandlung, die daraufhin 1929 durch Moro empfohlen und verbreitet wird.

Fleisch

Die Frage nach dem Wert des Fleischgenusses im Kindesalter ist im Laufe der Zeit sehr verschieden beantwortet worden.

Fleischbrühen werden schon für das Säuglingsalter von P. Camper (1777, S. 43) und Wertheimber (1860, S. 89) empfohlen.

Um den „Absichten der Natur zu entsprechen", haben manche, wie beim Gemüse, den Fleischgenuß vom Durchbruch der Zähne abhängig machen wollen. So erlaubt Archembault (1882) die ungeschmälerte Gabe von Fleisch erst, wenn das

Kind seine 20 Zähne besitzt. Steffen (1898) gestattet das Fleisch mit 9–10 Monaten, wenn etwa 6 Schneidezähne durchgebrochen sind, und Marfan (1904) mit 18–20 Monaten, wenn bis dahin 12 Zähne erschienen sind. Diese an sich schon recht widerspruchsvollen Angaben werden durch die Sitte des Vorkauens (S. 448) entwertet. Nach Oreibasios (3, 138) verordnete Mnesitheos von Athen vorgekautes Fleisch bald nach dem Erscheinen der Vorderzähne, während Rufus (Oreibasios 3, 188) zuerst gerade das Fleisch vermeiden will, weil der Magen es noch nicht verdauen könne.

W. Harris (1689) erklärt den frühzeitigen Fleischgenuß für sehr ungesund. Kräutermann (1722) warnt gleichfalls davor. Boissier de Sauvages in Montpellier (1760) will vom 4.–6. Jahre an ausgewählte Fleischarten geben, weil erst dann der Magen kräftig genug für ihre Verdauung ist. In London geben W. Cadogan (1768) mit 6–8 Monaten, wenn die ersten Zähne durchgebrochen sind, eine Fleischmahlzeit und Armstrong (1777) vom 7. Monat an Hühnerfleisch.

1845 empfiehlt J. Fr. Weisse die Behandlung von Durchfällen im Kindesalter mit rohem, fein zerkleinerten Rindfleisch. Dieses Verfahren verbreitet sich rasch und wird auch von Trousseau (1861) angewandt. Allerdings stellen sich danach nicht selten Bandwürmer ein.

Im Jahre 1856 verordnet Bednar das Fleisch vom 12.–15. Monat ab. Nach dem Philosophen Herbert Spencer (1861) sollen die Kinder von früh an reichlich Fleisch erhalten, weil dadurch ihre körperliche und geistige Leistungsfähigkeit verbessert wird. 1862 gibt Bouchut das Fleisch nicht vor Ende des ersten Jahres, 1871 Vogel im zweiten Jahr, 1877 hat Jacobi im Handbuch auch hierüber keine Angaben gemacht. Chr. Elliot (1882) gestattet mit zwei Jahren gewiegtes Fleisch. Kassowitz (1892) will den Fleischgenuß vor dem 18. Monat vermeiden, weil er Durchfall hervorrufe.

Liebig hatte den Wert einer Nahrung hauptsächlich auf ihren Eiweißgehalt bezogen. Auch als diese Annahme längst widerlegt war, hielt sich bei manchen Kinderärzten die Vorstellung von dem überragenden Wert eiweißhaltiger Nahrungsmittel. Zu welch einseitiger Ernährung man dabei gekommen ist, geht aus nachstehenden Ernährungsvorschriften Steffens (1898) hervor:

Tabelle 20

9–12 Monate	1 Jahr	2 Jahre	3 Jahre	4–7 Jahre
1½ l Milch	1¼ l Milch	1 l Milch	1 l Milch	1 l Milch
25 g Fleisch	50 g Fleisch	60 g Fleisch	75 g Fleisch	100 g Fleisch
10 g Belag	20 g Belag	40 g Belag	50 g Belag	50 g Belag
1 Eigelb	1 Ei	1 Ei	1 Ei	1 Ei
100 g Fleischbrühe	100 g Fleischbrühe	100 g Fleischbrühe mit 10 g Reis	125 g Suppe	150 g Gemüse
		50 g Spinat	100 g Gemüse	75 g Kartoffeln
		35 g Kartoffelbrei	50 g Kartoffelbrei	250 g Semmel
		50 g Semmel	125 g Semmel	
		10 g Butter	15 g Butter	30 g Butter

Dem Siechtum und der damit verbundenen Anämie suchte man durch „kräftige Kost" zu begegnen. So tadelt Dyes (1870), daß die kranken und schwachen Kinder wohlhabender Eltern gern Fleischextrakt, Fleischtee, rohes Fleisch, kräftige Fleischbrühe, Eier, Schinken, Schneckengallerte, Austern, Schokolade und Südweine erhielten.

An Fleisch gibt Steffen nur zartes Kalb-, Hühner- und Taubenfleisch, Fleischarten, die noch heute von vielen Ärzten für bekömmlicher gehalten werden als Rind- oder Schweinefleisch. Bis zum Ablauf des ersten Jahres sind alle anderen Speisen, besonders Brot, Kartoffeln, Schleimsuppen und Süßigkeiten, verboten.

In italienischen Seebädern erhielten skrofulöse und rachitische Kinder über 3 Jahre nach Uffelmann (1881): Morgens Milchkaffee mit Brot. Früh nach dem Bade: weiche Eier mit Brot. Mittags: Fleischsuppe, Fleisch, Wein, Brot. Nachmittags nach dem Bade: weiche Eier mit Brot. Abends: Braten, Wein, Brot. Gemüse, Kartoffeln oder Obst werden nicht erwähnt.

In seltsamem Gegensatz hierzu erklärt Gucciardello (1899) den verfrühten Genuß von Fleisch für eine der häufigsten Ursachen von Darmkatarrhen abgestillter Kinder. Für den Säugling sei es nahezu unverdaulich. Nach Marfan (1904) können Kinder selten vor $1^{1}/_{2}$ Jahren Fleisch gut verdauen. Lesage (1912, S. 217) will nicht vor dem 18. Monat Fleisch geben. Er ist fest davon überzeugt, daß die von einzelnen empfohlene Darreichung im Alter von 10 Monaten ein Fehler sei, der sich am Kinde schwer rächen könne. Reichliche Gabe führe zur Verstopfung oder Darmintoxikation.

1900 erhebt Czerny Einspruch gegen die einseitige „kräftige Kost" aus Milch, Fleisch und Eiern. Seitdem wird sie im deutschen Schrifttum nicht mehr vertreten.

Im Jahre 1925 empfehlen Czerny und Keller (I, 435) bei kranken Säuglingen Kalbsmilch (Thymus) oder Leberbrei. Schon lange vorher behandelt Czerny an seiner Klinik die alimentäre Anämie der Säuglinge mit Leber; diese wird 1926 von G. R. Minot und W. P. Murphy zur Heilung der perniziösen Anämie der Erwachsenen eingeführt.

Alkoholische Getränke

In früheren Zeiten galt es vielfach als gesundheitsschädlich, keine alkoholischen Getränke gewohnheitsmäßig zu sich zu nehmen. Über die Frage des Alkoholgenusses bei Kindern sind die Ansichten der Ärzte weit auseinandergegangen, die „stärkende Wirkung" des Weins hielt man für selbstverständlich.

Homer (Ilias 9, 485) beschreibt, wie Achilles als Kind von seinem Erzieher Phoinix Wein erhält (S. 43).

Hippokrates (Hyg. d. Lebensweise, Kap. 6, Fuchs 3, 373) gibt ganz kleinen Kindern gewässerten Wein, um sie vor Krämpfen zu schützen und zunehmen zu lassen. Nach Aristoteles (Über Politik IV (VII) Kap. 17, 1336a, S. 475; Über Schlaf und Wachen) darf man den Kindern unter keinen Umständen Wein geben, da er sie nur krank macht. Celsus (Buch 1, Kap. 3, § 9) erlaubt den Kindern den Wein nur in ziemlich verdünntem Zustande. Nach der Naturgeschichte der Tiere (VII, Kap. 11) begünstigt der Wein im Kindesalter die Entstehung von Krämpfen, und zwar Rotwein mehr als Weißwein, unverdünnter mehr als verdünnter. Soranos gibt den Säuglingen bei der Entwöhnung Brot, das in süßen Wein getaucht war. Galen (Gesdh.pflege 1 : 11) rät davon ab, den Kindern Wein zu geben, da er ihnen schade. Der Wein mache feucht und fülle im Kindesalter den Kopf mit Dämpfen. Nach Oreibasios (3, 323–403) wird kein verständiger Mensch Kindern den Weingenuß erlauben. Aetius (1. Sermo III, 28) gibt bei der Entwöhnung Brotkrumen, die in süßen Wein oder in Milch getaucht werden. Als Getränk ist verdünnter Wein zu reichen. Er warnt davor, älteren Kindern zu viel Wein zu geben.

Avicenna (Canon Liber I, Doctr. prima Cap. IV) verbietet den Weingenuß im Kindesalter überhaupt. Während Heinrich Lauffenberg (1429) dem Säugling schon Wein mit Wasser geben läßt, rät B. Metlinger (1473), den Kindern nach dem Entwöhnen (mit zwei Jahren) „einen wohl gewässerten Wein" zu geben, erlaubt aber an anderer Stelle den Wein bei Knaben erst im 14., bei Mädchen im 12. Jahre. Der Humanist Erasmus von Rotterdam schreibt 1530: Wein und Bier, das wie Wein berauscht, schaden der Gesundheit der Knaben und verderben ihre Sitten. „Wein und Bier sind den Knaben feindlich; denn sie erfüllen ihre Häupter mit schlechtem Dampf und stören ihren Geist durch Hitze", erklärt Sebastianus Austrius 1549 in den gesammelten Aphorismen (XVI), die er seinem Werke angehängt hat. „Wein darf nicht vor dem Abstillen gegeben werden" (Omnibonus Ferrarius 1577). Mercurialis (1583) empfiehlt bei verschiedenen Krankheiten, z.B. bei der „Ausmägerung", einen dünnen, wohlriechenden und süßen Wein. Guarinonius (1610) rät im Anschluß an Galen, den Kindern bis zum 18. Lebensjahr keinen Wein zu geben. Nach D. Sennert (1632) ist es in Wittenberg landesüblich, den Kindern nach der Entwöhnung Bier zu geben. Wein sollen sie dagegen nicht erhalten. Nach seiner Angabe ist es Sitte, Neugeborene in Wein zu baden, statt ihnen, wie früher üblich, Salz (S. 478) auf die Haut zu streuen. Colerus sagt zwar in seinem Hausbuch (1665): „Wein und Bier sind den Kindern schädlich (S. 835), rät aber doch an andrer Stelle (S. 351), wenn die Eltern gestorben sind, keine Milch zu geben, sondern einen Brei aus Weizenmehl mit Butter „vnd gebe jhn in GOttes Namen gut Bier zu trincken / denn wor zu man sie balde in der erst gewehnet, / darbey bleibe man". Van Helmont (1578–1644) schlägt in seinem Werke „Opera omnia" Frankfurt 1682, S. 736, folgende Nahrung vor, die offenbar für Säuglinge bestimmt ist: Brot wird in Dünnbier gekocht und mit Honig oder Zucker versetzt. Die schleim- oder gelatineartige Masse wird dann weiter mit Dünnbier verdünnt, so daß sie getrunken werden kann. W. Harris in London warnt 1689

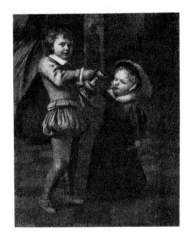

Abb. 106. Ein kleiner Junge gibt einem noch kleineren Wein zu trinken. Jan Steen (um 1626–1679), Kindtaufe (Ausschnitt)

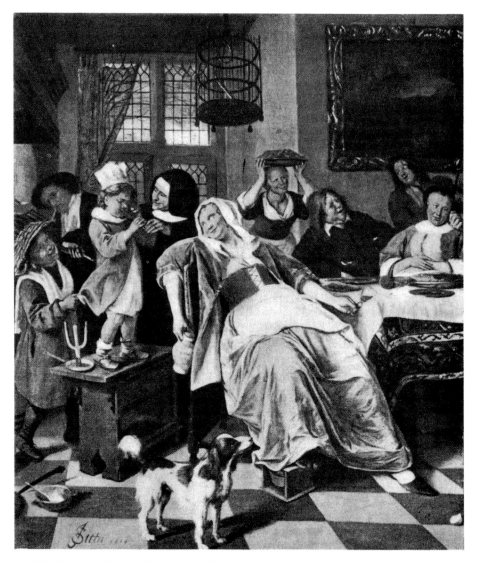

Abb. 107. Ein kleines Kind erhält Wein zu trinken. Jan Steen (um 1626–1679), Das Bohnenfest (Ausschnitt)

davor, Kindern Wein zu geben. J. Fr. Loew gibt nach dem Abstillen Bier, aber keinen Wein (1699). Der Holländer Jan Steen (um 1626–1679) zeigt in seinen lebensvollen Bildern „Kindtaufe" und „Bohnenfest" (Abb. 106, 107), wie schon kleine Kinder Wein erhalten. Nach Fr. Hoffmann (1740) schaden den Säuglingen und Kindern Wein, Weingeist und alles Saure wie Gift (1, 133).

Ebenso hält Kräutermann (1740) Wein, „der alten Leute Milch" bei Kindern für schädlich. „Wenn ein Säugling bey zeit ans Bier gewöhnet wird, hat solches hernach ... vielerlei Nutzen nach sich."

Boissier de Sauvages in Montpellier (1760) will den Kindern nach der Entwöhnung nur Wasser zu trinken geben, keinen Wein, weil dieser die Bewegung des Blutes zu stark anregt (Cap. II).

So schreibt denn auch der Holländer Peter Camper 1786: „Alle Kinder lieben den Wein und scheint also unsere Natur sich mit diesem Getränk gar wohl zu vertragen. Ich versage daher auch den Kindern den Wein nicht, sondern gebe ihnen des Tages einmal, nach der Mittagsmahlzeit, ein wenig Wein... Spanische und griechische Weine, Kanariensect, ingleichen Kaperwein sind zu geistreich, als daß man sie Kindern geben dürfe".

Struve (1798) empfiehlt nach der Entwöhnung (d. h. mit einigen Monaten) eine gute Biersuppe mit Eidotter. Er meint offenbar Dünnbier, da er Kindern Wein, starkes Bier und Branntwein überhaupt verbietet.

Für das Stuttgarter Waisenhaus wird 1729 folgende Bestimmung erlassen:

„Es soll den Kindern mehr als bisher Wein gegeben werden, wo nicht alle Tage, doch 4–5mal in der Woche ob dem Essen, kein saurer Wein oder Leyren oder Wein mit Wasser meliert, kein allzuneuer Wein, inmassen der Wein, wenn er moderate und in debita quantitate gebraucht wird, eine balsamische Kraft mit sich führt, die concoctionem ventriculi und die Lebensgeister stärke, an denen drei Stücken es den Kindern bis anhero ziemlich gefehlt hat und auch durch das allhiesige ohnedem sehr schlechte Wasser schwerlich erhalten können."

Die Menge der im Waisenhause verabfolgten alkoholischen Getränke wurde im Laufe der Zeit allmählich vermindert; 1910 wurde dann das letzte alkoholische Getränk, Obstmost, abgeschafft, von dem bis dahin noch den Knaben, die es wünschten, wöchentlich zweimal ein Gläschen gereicht wurde (Lempp).

Daß die Waisenkinder alkoholische Getränke erhalten, wie es auch sonst der Landessitte entspricht, gilt als selbstverständlich. So bekommen nach C. M. Andrée (1811) die Kinder des Knaben- und Mädchenwaisenhauses in Antwerpen täglich Bier. Der gleiche Verfasser bestaunte im Waisenhaus von Rotterdam eine besondere Einrichtung:

„Auf dem Hofe liefen die Kinder abwechselnd sehr häufig nach einem Hahn, der aus der Mauer hervorragte, und ließen es in das dabeistehende Glas laufen, was ich natürlich für Wasser hielt und daher gar nicht besonders würde beachtet haben, wenn mich meine Führerin nicht darauf aufmerksam gemacht und mir gesagt hätte, daß dieser Hahn Bier gäbe, welches die Kinder sich nach Belieben einschenken könnten."

Nach Jean Paul (Levana 1806/07) erließ Kaiser Franz Joseph II. 1785 ein Verbot, Kindern Wein zu geben. Oft hatte man gegen die Gabe von Wein an Kinder keine Bedenken. Underwood (1784) gibt bei Durchfall schon mit einem Monat Sago mit einem Teelöffel roten Portweins. 1794 gestattet Girtanner im ersten Lebensjahre zuweilen einige Teelöffel alten Weins. W. Herberden (1804) erlaubt am Ende des ersten Lebensjahres oder früher Dünnbier. 1805 schreibt Hecker, Kinder könnten schon im ersten Lebensjahre zu Zeiten etwas Wein, ja niemals Branntwein erhalten. Ebenso haben Henke (1821) und Wendt (1822) gegen den Wein nichts einzuwenden, wollen aber gleichfalls Branntwein vermeiden. Immerhin verordnet Henke schwachen Säuglingen Eigelb mit Zucker und süßem Wein. Nicht zu starkes Bier gibt er künstlich ernährten Säuglingen nach der 4.–6. Woche. Meißner (1822) warnt vor der verbreiteten Unsitte alter Frauen, unruhige Kinder mit Wein oder Branntwein zu beruhigen, gibt aber nach dem ersten Halbjahr ein leichtes Dorfbier.

Braun (1851) hatte mit Wein gute Erfolge: „Ganz wunderbar wirkte in mehreren Fällen auf abgezehrte, dem Marasmus verfallene Kinder eine Mischung von Wein und Honig ein, den ich zu einem Teil auf 2–3 Teile Honig am Tage zu mehreren Teelöffeln geben ließ." Er empfiehlt Madeira, Burgunder oder, wenn kein Durchfall besteht, Rheinwein. In der Kost, die Hauner 1851 bei Skrofulose vorschlägt, erhält das Kind täglich ein kleines Glas Bier oder Rotwein, am besten Bordeaux. 1867 empfiehlt er für schwache, blutarme Kinder Wein (Bordeaux) und Bier in mäßigen Mengen. Nach Whitehead (1859) bekommen in vielen ärmeren Familien Manchesters kranke Kinder Branntwein als Arznei. So erhielt ein zweijähriges Kind 4 Wochen lang täglich mehrmals so viel starken Branntwein, als es auf einmal schlucken konnte.

Buffon (1749) gibt dem Neugeborenen zuerst gezuckerten Wein, um seinen Magen zu stärken und die Ausleerung in Gang zu bringen.

Als der Sohn Napoleons I. (1811) leblos geboren war, bekam er einige Tropfen Branntwein eingeflößt (G. Kircheisen). Dem entspricht eine Mitteilung der gynäkologischen Klinik in Sydney, Australien, aus dem Jahre 1950: Es gelang dort, ein Frühgeborenes im 6. Monat mit einem Gewicht von 780 g am Leben zu erhalten. Das Kind wurde in den ersten drei Tagen mit einer Mischung von Branntwein, Traubenzucker und Wasser ernährt (Med. Klinik 1950: 256).

B. Rush (1745–1813) veröffentlicht in den Vereinigten Staaten eine Arbeit über Ursache und Behandlung der Cholera infantum. Um dieser Krankheit vorzubeugen, empfiehlt er u. a. den Gebrauch von gesundem, alten Wein in den Sommermonaten. Hiervon soll täglich ein Teelöffel voll bis zu einem halben Weinglase gegeben werden. Es sei bemerkenswert, daß die Kinder der Wohlhabenden, die gelegentlich bei ihren Eltern nach dem Essen die Weinreste der Gläser austrinken, viel weniger an Cholera erkranken als die Kinder der Armen, die keinen Wein erhalten.

Ebenso werden die Pocken behandelt: „Unglaublich ist die Menge, in welcher Branntwein den (pockenkranken) Kindern hie und da aufgedrungen wird" (Juncker 1797).

In Wien beugt v. Hüttenbrenner (1876) dem drohenden Kollaps des Säuglings bei Dünndarmkatarrh durch Tee und Rotwein vor.

Entsprechend gibt A. Jacobi (USA) 1877 in Gerhardts Handbuch der Kinderkrankheiten empfehlend den Ratschlag der New Yorker Gesundheitsbehörde wieder, Säuglinge bei heißem Wetter durch Whisky oder Kognak (nicht mehr als einen Teelöffel täglich) vor Durchfall zu schützen. Er wiederholt seinen Rat in der 2. Auflage (1882), obwohl sich einige Kanzelredner über „das Branntweintrinken der Babies" empört haben. „Nachteil habe ich niemals davon gesehen, wohl aber habe ich Schaden davon erlebt, wenn Reizmittel zur rechten Zeit nicht gegeben wurden." Im gleichen Handbuch rät Widerhofer bei Cholera infantum zu Wein, Rum und Kognak. Ich bin dieser Behandlung noch gelegentlich begegnet. Henoch (1881) gibt bei Atrophie in den ersten Lebensmonaten 3–4 mal täglich 20–25 Tropfen Ungarwein, später ein paar Teelöffel und mehr täglich; bei Brechdurchfall verordnet er tee- und kinderlöffelweise kalten Champagner.

1873 wendet sich Wertheimber dagegen, daß die Cholera infantum mit Tokaier, Malaga oder Oedenberger Wein, Kognak oder Rum behandelt wird. Statt dessen verwendet er chinesischen Tee, wie er noch heute benutzt wird.

„Vor dem Ablaufe des ersten Lebensjahres sollen Bier oder Wein nur über ärztliche Anordnung, auch später nur ausnahmsweise und in höchst geringen Mengen, am besten gar nicht gegeben werden" (Ritter von Rittershain 1878).

Nach Kassowitz (1908) werden die Kinder in manchen Kinderspitälern, ganz besonders aber in Kinderheimen, Seehospizen und Ferienheimen, zu Alkoholikern erzogen. Kinder, die sonst niemals Alkohol erhalten, weil die Eltern zu arm oder zu vernünftig waren, werden an regelmäßigen Alkoholgenuß gewöhnt, um sie zu kräftigen.

In verzweifelten Fällen akuter Ernährungsstörungen kann man sich nach L. Langstein und L. F. Meyer (1914) des Kognaks bedienen.

Nach Temesvary ist es 1900 in Ungarn Volkssitte, den Säuglingen alkoholische Getränke zu geben. Manchmal verabreicht man den unruhigen Kindern so viel Branntwein, daß sie davon betrunken werden.

Der Gegensatz der Anschauungen spiegelt sich in folgender Gegenüberstellung wider. Galen (Gesdh.lehre V:5) schreibt: „Wie der Wein für die Kinder das Schädlichste, so ist er für die Greise das Beste." Kräutermann (1722), der die Säuglinge zeitig an Bier gewöhnen will, meint über den Wein: „Obwohl der Wein zu der alten Leute abfallenden Wärme ... billig gerühmt wird, so können im Gegenteil die Kinder durch solch Labsal der Alten nicht gestärcket werden, sondern zu mancherley wichtigen Kranckheiten disponieret werden." Henoch (1881) beruft sich dagegen auf seinen Lehrer Romberg, nach dem Tokaierwein nicht bloß ein „Lac senile", sondern auch ein „Lac juvenile" sei.

Dem entspricht, was A. Damaschke, der bekannte Bodenreformer (1865–1935), etwa 1885 als Lehrer in Berlin erlebte: „Als ich an der vornehmen Privatschule von Schillmann unterrichtete, kamen wiederholt Knaben von sieben Jahren mit einer kleinen Flasche Wein in die Schule, die sie zu ihrem Frühstück tranken." Wenn Damaschke sich deshalb an die Eltern wandte, erfuhr er, dies geschähe auf ärztlichen Rat. Das Kind sei so schwach und solle durch den Wein gestärkt werden.

Ähnlich berichtet Hans Driesch (1867–1941) über seine Schulzeit in Hamburg: „In den Unterklassen hatte man sich Butterbrote von zu Hause mitgenommen und dazu meist den in Hamburg üblichen Rotspohn. Ich selbst bekam auf Rat des Arztes zur „Stärkung" längere Zeit Portwein mit!"

1906 befragt Hecker in München 1952 Schüler und Schülerinnen zweier Volksschulen nach ihrem Alkoholgenuß. 31 von ihnen (=1,6%) erhielten auf ärztliche Anordnung alkoholische Getränke, meist Wein.

1891 erhebt Demme in einer Rektoratsrede entschieden Einspruch gegen den Mißbrauch des Alkohols im Kindesalter. Aber selbst er ist noch bereit, den Anschauungen seiner Zeit folgend, alkoholische Getränke bei Rachitis, Skrofulose, Tuberkulose und den chronischen, zur Atrophie führenden Schwächezuständen des Kindesalters zu geben. Dagegen hat Kassowitz (1901) den Alkoholgenuß für das Kindesalter abgelehnt. Sein Grundsatz wird heute, zum mindesten in Deutschland, allgemein anerkannt.

Salz

Totis corporibus nihil utilius sale et sole.
(Dem ganzen Körper ist nichts nützlicher als Salz und Sonne.
Plinius d.Ä. 31, 45)

Nach Abderhalden (1909, 1948) enthält die Nahrung für gewöhnlich alle nötigen Salze in ausreichenden Mengen. Nur das Kochsalz bildet für den Menschen und bestimmte Tierarten eine Ausnahme. Es wird als einziges von allen anorganischen Salzen der Nahrung unmittelbar zugesetzt, obwohl die tierischen und pflanzlichen Nahrungsmittel in beträchtlichen Mengen Chlor und Natrium enthalten.

Wie Bunge (1873, 1874) feststellte, nehmen unter den Tieren nur die reinen Pflanzenfresser, in keinem Falle Fleischfresser, Kochsalz als solches auf, weil mit den pflanzlichen Nahrungen große Mengen von Kalium zugeführt werden, das einen Natriumverlust bewirkt. Bunge konnte nachweisen, „daß zu allen Zeiten und in allen Ländern diejenigen Völker, welche fast ausschließlich von animalischer Nahrung leben – Jäger, Fischer, Nomaden – das Salz entweder gar nicht kennen oder, wie sie es kennenlernen, verabscheuen, während die vorherrschend von Vegetabilien sich nährenden Völker ein unwiderstehliches Verlangen danach tragen und es als unentbehrliches Lebensmittel betrachten".

So berichtet schon Sallust (Jugurtha 89): „Die Numider nähren sich von Milch und dem Fleisch wilder Tiere und vermissen weder das Salz, noch irgendein Reizmittel des Gaumens."

Nach Mungo Park (1799) ist im Inneren Afrikas „das Salz die größte aller Leckereien. Einem Europäer kommt es ganz sonderbar vor, wenn er ein Kind an einem Stück Steinsalz lutschen sieht, als ob es Zucker wäre. Dies habe ich oft gesehen, obgleich die ärmere Klasse der Einwohner (die überwiegend von pflanzlicher Kost lebt) so sparsam mit diesem köstlichen Artikel versehen ist, daß, wenn man von einem Manne sagt „Er ißt Salz zur Mahlzeit" man dadurch andeutet, daß er ein reicher Mann ist. Ich selber habe die Seltenheit dieses Naturproduktes sehr empfunden. Der beständige Genuß vegetabilischer Nahrung erregt eine so schmerzhafte Sehnsucht nach Salz, daß es sich gar nicht genug beschreiben läßt".

Geschichtlich ist das Bedürfnis, die Nahrung zu salzen, in der jüngeren Steinzeit bei den Völkern entstanden, die zum Ackerbau und damit überwiegend zur Pflanzenkost übergingen.

Dem unentbehrlichen Salz werden seit alten Zeiten verborgene Kräfte zugeschrieben. Eine große Rolle spielt es im Kultus, als kirchlich geweihtes Salz, als Abwehrmittel gegen Schadenzauber, als Orakelzauber und in der Volksheilkunde (Hoffmann-Krayer). Salz und Brot gelten als die einfachste Nahrung und werden noch heute gerne dem Fremden als erster Gruß gereicht. Mit Salz wurde einst das Neugeborene bestreut (S. 26, 30, 82), Salz wurde neben das ausgesetzte Kind gelegt (S. 180). Homer (Ilias 9, 214) nennt das Salz göttlich.

Es hat kaum einen Staat gegeben, der sich nicht aus dem Alleinverkauf oder der Besteuerung des Salzes eine wichtige Einnahmequelle verschafft hat. Nach A. Schmidt (1874) wurde die Salzsteuer in Frankreich 1342 eingeführt und rasch gesteigert, aber 1380 wieder aufgehoben. Der Versuch, sie 1382 wieder zu erheben, gelang erst, nachdem ein heftiger Bauernaufstand niedergeschlagen war. Im 17. und

18. Jahrhundert war die Salzsteuer äußerst drückend. Der staatliche Gewinn, den sie erbrachte, stieg von 1600–1700 von 3 Millionen auf 61 Millionen Livres. „Wie viele Tage heißer Arbeit mußte der arme Mann opfern, um nur im Stande zu sein, die Salzsteuer zahlen zu können." Der Minister Necker schreibt 1781:

„Tausende von Menschen lassen sich ständig durch die Aussichten auf einen leichten Gewinn verlocken und betreiben einen gesetzwidrigen Handel. Der Ackerbau wird aufgegeben, um eine Laufbahn einschlagen zu können, die größere und raschere Vorteile verspricht. Unter den Augen ihrer Eltern vergessen die Kinder ihre Pflichten; so bildet sich, nur durch eine Maßnahme des Staates, ein Stamm verdorbener Menschen."

Unmittelbar vor der französischen Revolution hat sich Buffon (1783) über die Salzsteuer ausgesprochen: Sie richtet sich „gegen das Wohlsein der Menschen und die Gesundheit der Tiere, die wie wir an der gemeinsamen Mutter (Natur) teilnehmen sollen und die aus Mangel an Salz nur halb leben und sich vermehren. Ein Gesetz des Unheils oder vielleicht Todesurteils gegen die kommenden Geschlechter, das nur auf falsche Berechnung und Unwissenheit gegründet ist, weil der freie Gebrauch dieses dem Menschen und allen Lebewesen so notwendigen Lebensmittels dem Staate mehr Gutes tun und vorteilhafter sein würde als der Ertrag des Verbotes; denn es würde die Kraft, die Gesundheit, die Fortpflanzung, die Vermehrung des Menschen und aller nützlichen Tiere befördern. Die Steuer fügt dem Ackerbau mehr Übel zu als Hagel und Frost; die Ochsen, Pferde, Hammel ... haben dieses Salz nötiger als wir ... traurige Betrachtungen, die ich abbreche, indem ich sage, daß die Vernichtung einer Wohltat der Natur ein Verbrechen ist."

300 Menschen jährlich wurden in Frankreich wegen Salzschmuggels zu einer Galeerenstrafe von mindestens 9 Jahren verurteilt. Die Salzsteuer wurde im Verlaufe der Revolution 1793 aufgehoben, aber schon von Napoléon I. mit einigen Milderungen wieder eingeführt (A. Schmidt).

In Deutschland gab es im 13. Jahrhundert eine Salzsteuer. 1783 schreibt J. P. Frank: „Es ist gewiß unverantwortlich, wenn die Fürsten der Erde sich durch Eigennutz so sehr an den Rechten der Menschen vergreifen und den armen mittellosen Bürger nahe am Meer einen grausamen Salzmangel leiden lassen, weil es ihm an dem nötigen Pfennige fehlt, der Herrschaft eine zu seinem Unterhalte unentbehrliche Sache noch erst abzukaufen, welche die Natur mit Verschwendung allen Geschöpfen Preis gegeben hat." Joseph Frank (1797) hat von ärztlicher Seite die Not beschrieben, die bei der armen Bevölkerung durch den Salzmangel entsteht (S. 158).

Für die meisten Mütter ist es selbstverständlich, ihren Kindern Mehlsuppen und -breie zu salzen. Nach Czerny-Keller (II. 45) macht es bei der Entwicklung eines Mehlnährschadens einen Unterschied, ob die Mehlnahrung, die ausschließlich gegeben wurde, gesalzen war oder nicht.

Wachstum und Ernährung

Ein unentbehrliches Hilfsmittel, um das Gedeihen der Säuglinge zu beurteilen, bildet die Gewichtskurve. Es ist daher heute schwer verständlich, daß in den Kinderkrankenhäusern früher die Säuglinge nicht gewogen wurden, während das Volk schon früh das Gewicht der Neugeborenen bestimmt hat (Abb. 108).

Bereits Ali Ben Abbas (gestorben 994) hat auf Grund von Hebammenbeobachtungen mitgeteilt, daß die neugeborenen Knaben schwerer als die Mädchen sind. Einige Angaben über Gewicht und Länge der Neugeborenen finden sich bei J.G. Röderer (1753), Chaussier (1797–1826), und Elsässer (1835). Friedländer (1815) berichtet über das Gewicht von 7077 Neugeborenen des Hospice de la maternité in Paris. Der Gewichtsverlust des Neugeborenen wird zuerst von Chaussier bemerkt und 1838 von Quételet bestätigt, allerdings auf Grund von nur 7 Beobachtungen, die bis zum 7. Lebenstage reichen. Fortlaufende tägliche Bestimmungen des Gewichtes, die uns heute so wichtig sind, werden anfangs ebensowenig wie fortlaufende Messungen der Körperwärme ausgeführt. Mit den Ergebnissen einmaliger Wägungen ist aber nicht viel anzufangen. So schreibt denn noch Billard 1828:

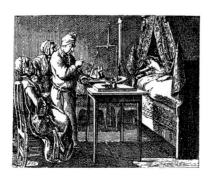

Abb. 108. Das Neugeborene auf der Waage. Chodowiecki 1789

„Das Gewicht von Kindern jedes Alters schwankt mit einer Menge von Umständen, über die schwer Rechenschaft zu geben ist. Ich habe eine gewisse Zahl von Kindern in verschiedenem Alter gewogen und zu schwankende und zu unwichtige Ergebnisse erhalten, als daß sie einen Platz in diesem Werke verdienten."

Wohl als erster hat F.L. Meißner 1838 empfohlen, atrophische Kinder von Zeit zu Zeit zu wiegen und so die Besserung zu verfolgen. Er hat selbst kein Beispiel gegeben und zunächst keinen Nachfolger gefunden. Besser ist es Natalis Guilot gegangen, der 1852 die Säuglinge fortlaufend wiegt und überdies durch Wägungen die aufgenommenen Nahrungsmengen des Brustkindes feststellt. Es wird allmählich üblich, die Ergebnisse in umfangreichen Tabellen (Hofmann 1850, H. Haake 1862) niederzulegen. Gewichtskurven, die viel übersichtlicher sind und sich jetzt allgemein verbreitet haben, sich allerdings im Druck schwerer wiedergeben lassen, haben sich nur langsam eingebürgert. Die ersten fand ich bei H. Altherr (1874), L. Fleischmann (1875 und 1877) und K. Vierordt (1877). Eine mir nicht zugängliche Arbeit von Cnopf (1872) enthält gleichfalls schon Gewichtskurven. Die Bedeutung der Wägungen für das Handeln des Arztes hat Fleischmann 1877 bereits voll erkannt:

„Ein Arzt, der sich heute noch der Wägungen seiner ihm anvertrauten Schützlinge entschlägt, ist viel schlimmer daran als jene, die sich bei Herzkrankheiten des Stethoskopes oder bei Behandlung des Fiebers des Thermometers entraten zu können glauben."

Wann es in den Anstalten üblich geworden ist, Gewichtskurven und Darstellungen von Art und Menge der Nahrung miteinander zu verbinden, konnte ich nicht mehr genau feststellen. M. von Pfaundler, den ich um Auskunft bat, hatte die Freundlichkeit, mir 1947 folgendes mitzuteilen:

„Ich wurde im Jahre 1896 Assistent von Escherich an der Grazer Kinderklinik, wo mein Chef bereits fünf Jahre gewirkt hatte. Ich glaube, daß schon bei meinem Eintritt an Stelle von Puls- und Respirationskurven bei allen Säuglingen die Gewichtskurve auf der Tabelle gezeichnet wurde. Jedenfalls ist dies im Laufe meiner Assistentenzeit, d. h. noch vor 1900 der Fall geworden. Gleichfalls vor 1900 wurden dann auch Qualität und Quantität der Säuglingsnahrung auf der Kurventabelle angemerkt, und zwar durch Einzeichnung verschieden farbiger Säulen am Fuß der Tabelle, wie es heute noch meist gebräuchlich ist. Wir sind in Graz nicht nach einem Vorbild vorgegangen; doch kann es leicht sein, daß man es gleichzeitig oder gar schon früher anderswo auch so gemacht hat... Ich habe auch durch Rundschreiben als Anstaltsleiter angeregt, daß man sich in Deutschland über die Farbenwahl für die meisten gebräuchlichen Nahrungen einige, konnte solches aber nicht erreichen, weil jeder an seinem Brauche festhalten wollte."

Diese Übereinstimmung ist noch heute nicht erreicht.

Besonders schwierig läßt sich das Wachstum des gleichen Kindes von der Geburt an über lange Zeiträume verfolgen. Fr. H. Chr. Schwarz (1804) beobachtet bei einem Kinde während des ersten Lebensjahres die Zunahme von Länge und Gewicht. Buffon (1840 IV S. 131) hat in seiner Naturgeschichte des Menschen das Längenwachstum des Sohnes von Guenéau de Montbeillard (geb. 1759) von der Geburt bis zum 18. Lebensjahr wiedergegeben. 1871 kann Quételet diese Angabe nur durch die unvollständigen Befunde von vier weiteren Kindern, darunter zwei eigenen, ergänzen. Darüber hinaus hat er in umfassender Weise das Wachstum des menschlichen Körpers mit Hilfe von Durchschnittswerten gemessen und die Veränderungen untersucht, denen die Maße des Körpers im Laufe des Wachstums unterliegen. 1877 verfügt K. Vierordt schon über eine Reihe von Angaben, auf die er sich bei der Beschreibung des kindlichen Wachstums stützen kann. Seine Arbeit wird durch W. Camerer (Vater und Sohn) fortgesetzt, die wieder Gewichts- und Längenzunahme der gleichen Kinder von der Geburt bis zum Abschluß des Wachstums verfolgen. Ihre Untersuchungen dienen v. Pirquet (1913) als Grundlage für eine handliche, weit verbreitete Tafel zur Bestimmung des Wachstums.

Diese Zahlen haben heute nur noch geschichtlichen Wert, weil sich seitdem das Wachstum im In- und Ausland erheblich beschleunigt hat. 1928 berichten W. v. Brunn und H. Lohwasser in Rostock auf Grund von Untersuchungen an 10 500 Schulkindern über eine Zunahme der Länge und des Gewichtes. Nach den Untersuchungen von E. W. Koch (1935) an jährlich 18–20 000 Leipziger Schulkindern im Volksschulalter eilen sämtliche Altersstufen im Jahre 1933 denen von 1918 um $1^1/_2$–2 Jahre voraus. Hierdurch entsteht im Halbjahrsdurchschnitt ein Längenunterschied bei den Knaben von 8,9 und bei den Mädchen von 11,6 cm. Der Gewichtsunterschied beträgt bei den Knaben bis zu 8 kg und bei den Mädchen bis zu 11,1 kg. Nach den Erhebungen Bennholdt-Thomsens (1942) hat überhaupt die Jugend in der letzten Zeit eine Entwicklungsbeschleunigung durchgemacht. Schon bei den Neugeborenen ergeben sich größere Körperlängen und höhere Gewichte. Als vorverlegt erweise sich weiter Länge und Gewicht im Säuglings- und Kleinkindesalter, Durchtritt der ersten und der bleibenden Zähne und geschlechtliche Entwicklung. Es zeigen sich Beschleunigung der körperlichen Entwicklung (z. B. Kopf- und Brustumfang und Schuhgröße). Die Aufstellung bleibender „normaler" Durchschnittswerte wird damit unmöglich.

Schon das von Buffon beschriebene Kind war im Sommer rascher gewachsen als im Winter.

Daß die Jahreszeiten einen Einfluß auf das Wachstum besitzen, zeigt Malling-Hansen (1886):

1. Jahresdrittel von Mitte Dezember bis Ende April: Mittlere Gewichts- und Längenzunahme.
2. Jahresdrittel von Ende April bis Ende Juli: Starke Längenzunahme, Abnahme des Gewichtes.
3. Jahresdrittel von Mitte August bis Mitte Dezember: Stärkste Gewichtszunahme schwächste Längenzunahme.

Im älteren Schrifttum fand ich nur bei Friedländer (1815) Angaben über die uns heute so wichtig erscheinende Frage nach den Nahrungsmengen, deren der Säugling zu seinem Gedeihen bedarf. Nach Friedländer erhalten in dem Hospice de la Maternité in Paris, dessen äußerste Sparsamkeit hervorgehoben wird, die Säuglinge unter 6 Monaten eine Brotsuppe von 50 g Brot, 50 g Nudeln, $^1/_2$ Liter Milch und 40 g Zucker. Im Alter über 6 Monate werden 2 Brotsuppen gegeben, sonst ist die Nahrung gleich. Gemüse und Obst werden nicht erwähnt.

Ganz unbestimmt hat sich Jörg (1826) ausgesprochen:

„Die Mutter muß ihr Kind kennen, muß wissen, wieviel es etwa jedes Mal Milch aus der Brust sog, wievielmal es in 24 Stunden trank und wievielmal es die Urinblase und den Mastdarm in derselben Zeit entleerte. Beobachtet sie dies genau, so wird sie aus dem Vergleich und aus dem allgemeinen Befinden des Kindes bald annehmen können, in welcher Quantität dasselbe die Speisen und Getränke erhalten müsse."

Noch Bednar (1856) hat über den Nahrungsbedarf nichts ausgesagt. K. Vierordt und A. Jacobi geben 1877 in Gerhardts Handbuch nur spärliche Angaben darüber, die zumeist von französischen Forschern stammen.

Wie bereits erwähnt, hat Natalis Guillot (1852) als erster die Säuglinge vor und nach dem Stillen gewogen und so die aufgenommene Nahrungsmenge ermittelt, ein Verfahren, das heute allgemein gebräuchlich geworden ist. In der gleichen Weise gehen dann Bouchaud (1864), Segond (1874) und in Deutschland Ahlfeld (1878) vor, der am eigenen Kinde Nahrung und Gewicht 30 Wochen hindurch bestimmt. Sein Beispiel regt die Arbeiten von W. Camerer sen. (1878), H. Haehner (1880, 1884 und 1890), E. Pfeiffer (1883) und E. Feer (1896) an, die, größtenteils an eigenen Kindern, die Nahrungsmengen an der Mutterbrust während der ganzen Stillzeit sorgfältig bestimmen und so die Grundlagen für unser heutiges Vorgehen bei natürlicher und künstlicher Ernährung schaffen; denn das Brustkind hat immer dem Flaschenkinde als Vorbild gedient.

An der Brust bestimmt sich der Säugling seine Nahrungsmenge selbst und gedeiht dabei glänzend. Dem Flaschenkinde dagegen muß seine Menge genau vorgeschrieben werden, weil es sonst Gefahr läuft, zuviel aufzunehmen. Es ist deshalb nötig, seinen Bedarf auf eine bestimmte Größe zu beziehen.

1878 finden Ahlfeld und W. Camerer, daß der sich selbst überlassene Säugling bei der Ernährung mit Kuhmilch erheblich mehr Nahrung zu sich nimmt als an der Mutterbrust. Vierordt und Camerer rechnen mit der Möglichkeit, daß von der schlecht verdaulichen Kuhmilch größere Mengen erforderlich sind als von der viel besseren Muttermilch, wenn auch nicht gerade soviel mehr, als die beobachteten Kinder getrunken hatten.

Biedert (1881/83) erkennt entgegen der damals herrschenden Sitte die Notwendigkeit, die Nahrungsmengen erheblich zu vermindern. Er beginnt die Ernährung mit möglichst kleinen, voraussichtlich ungenügenden Mengen und steigert sie unter ständigen Wägungen in kleinen Absätzen so lange, bis gerade eine dem Alter entsprechende Zunahme erreicht ist. So findet er, daß die bis dahin üblichen Nahrungsmengen das Bedürfnis weit überschreiten, während die Säuglinge bei seiner „Minimalernährung" am besten gedeihen. Sie erhalten hierbei ungefähr ebensoviel Nahrung wie an der Brust (Camerer 1894). In der Überfütterung erkennt Biedert geradezu einen Hauptfehler der damals üblichen Säuglingsernährung. Indem er – als erster – die Nahrungsmenge auf das Körpergewicht bezieht, fordert er, täglich 150–200 ccm Nahrung auf das Kilogramm Körpergewicht zu geben, eine Menge, die unseren heutigen Anschauungen durchaus entspricht. Biederts einfacher Vorschlag kann sich aber zunächst noch nicht durchsetzen.

Als z. B. Meyer-Delius 1902 in Hamburg eine Säuglingsabteilung übernahm, erhielten die Kinder zweistündlich die Flasche bis zu 200 g, etwa 8–9mal täglich. In den Ausgabestellen der Hamburger Milchküchen wurden 1906 die Flaschen nach Zahl und Inhalt entsprechend den Wünschen der Mütter abgegeben. Diese verlangten oft weit über 1–1$^1/_2$ Liter Milch.

Als ausschlaggebend für die Größe des Stoffwechsels gilt eine Zeitlang die Körperoberfläche, weil beim toten Körper die Größe der Wärmeabgabe von der Oberfläche abhängt. Das energetische Oberflächengesetz besagt, „daß jedes ruhende Lebewesen im Hunger und bei gemischter Kost je Quadratmeter die gleiche Wärmemenge abgibt" (Langstein-L. F. Meyer 1914). Dieses Gesetz wird 1847 von Bergmann aufgestellt. Als erste bemühen sich K. Vierordt (1881) und sein Mitarbeiter K. Meeh (1879), die Gültigkeit dieses Gesetzes zahlenmäßig zu beweisen. Sie stellen eine Formel auf, um die schwer zu messende Körperoberfläche aus dem Gewicht zu berechnen. Auf Grund umfangreicher Versuche findet M. Rubner bei Tieren von verschiedenster Art und verschiedenstem Gewicht annähernd die gleiche Wärmeabgabe, wenn sie auf das Quadratmeter Oberfläche bezogen wird. Damit erscheint die Gültigkeit des Gesetzes bewiesen und seine Übertragung auf Menschen der verschiedensten Altersstufen möglich. Allerdings hat von Hößlin schon 1888 Einwände erhoben. 1916 stellt Pfaundler die ganze Frage in ihrer geschichtlichen Entwicklung dar und schränkt das Geltungsbereich des Gesetzes in eingehender Kritik stark ein. Die Grundumsatzbestimmungen von Benedict und Talbot (1915–1921) beweisen, daß das Oberflächengesetz während des kindlichen Wachstums nicht anwendbar ist. Zu diesem Ergebnis kommt auch Brock, als er 1934 auf Grund neuerer Untersuchungen die ganze Frage noch einmal ausführlich bespricht. Es gibt kein brauchbares Verfahren, um die Oberfläche des lebenden Kindes mit einiger Genauigkeit zu bestimmen, höchstens sind jetzt genügend Unterlagen vorhanden, um sie mit Hilfe von Tabellen annähernd zu berechnen. Schon deshalb kommt das Oberflächengesetz nicht unmittelbar für die Bestimmung des Nahrungsbedarfes im Kindesalter in Frage.

Der Energieverbrauch ist nicht nur von der wärmeabgebenden Körperoberfläche, sondern überhaupt von einer jeden Flächendimension des Körpers abhängig. Von Hößlin und Pfaundler verwandeln deshalb das Gewicht P in eine Fläche, indem sie den Wert $P^{\frac{2}{3}}$ berechnen. Von Pirquet (1916) hat statt dessen das Quadrat der Sitzhöhe gewählt und ein besonderes System der Ernährung geschaffen (S. 290), in dem die Milch als Nahrungsmitteleinheit dient.

Das Maß, das am Kinde jederzeit genau feststellbar ist und heute allgemein für die Bestimmung der Nahrungsmenge benutzt wird, ist das Körpergewicht. Mag man sich auch darüber klar sein, daß die Größe des Stoffwechsels davon nicht unmittelbar abhängt, so läßt sich doch auf Grund der Erfahrung sagen, wie groß ungefähr das Nahrungsbedürfnis eines Kindes von einem bestimmten Gewicht ist.

Einen wichtigen Fortschritt bedeutet es deshalb, als O. Heubner (1901/02) den Begriff des Energiequotienten einführt. Hierunter wird der Brennwert der täglichen Nahrungsmenge, bezogen auf das Kilogramm Körpergewicht, verstanden. Beim jungen Säugling beträgt er 120–110 Kalorien; er sinkt dann bis zum Ende des ersten Lebensjahres auf 90–80 Kalorien (beim Erwachsenen auf 45–30 Kalorien). Mit Hilfe des Energiequotienten lassen sich die Nahrungsmengen verschiedener Kinder miteinander vergleichen; mit seiner Hilfe ist festzustellen, ob ein Kind zuviel oder zuwenig Nahrung erhält. Allerdings wird seine Gültigkeit durch das von Kind zu Kind erheblich schwankende Nahrungsbedürfnis doch wieder eingeschränkt. Das Handeln des Arztes am Krankenbett wird überdies dadurch erschwert, daß der Energiequotient bei künstlicher Ernährung eine umständliche Berechnung erfordert, die nur in der Klinik mit allen Hilfsmitteln keine Schwierigkeiten macht.

Unklar sind in alten Zeiten die Angaben über die Frage, wie groß die täglichen Milchmengen des Säuglings sein sollen. Escherich (1889) gibt den Säuglingen vom 8. Lebensmonat an 1200 g Milch mit Zucker und Kindermehlen oder Zwieback. Noch heute brauchbar ist die „Budinsche Zahl" (1900), nach der ein künstlich ernährter Säugling täglich an Kuhmilch nicht mehr als den zehnten Teil seines Körpergewichtes erhalten soll. Sehr vereinfacht hat v. Pfaundler (1907) die Berechnung der Tagesmenge für das erste Halbjahr (bis zur Gabe von Gemüse) durch die einfache, viel benutzte Formel:

$$\frac{P}{10} \text{ Kuhmilch} + \frac{P}{100} \text{ Kohlenhydrat, Wasser auf } {}^3/_4 \text{ Liter.}$$

Die Wahl des Kohlenhydrates bleibt dabei frei. P = Körpergewicht in Gramm. In den ersten beiden Lebenswochen Sonderregelung.

Stoffwechselforschung

„Die Eigenart der Säuglingsernährung, auch im Tierreich, besteht darin, daß ein gleichartig zusammengesetztes Nahrungsmittel aufgenommen wird, dessen Gehalt an Eiweißstoffen, Fetten, Kohlenhydraten entweder lange Zeit sich gar nicht oder innerhalb mäßiger Grenzen ändert. Die Variation verschiedenen Wachstums kommt also nur durch Variation der Nahrungsvolumina zustande, dadurch sind die Gesetze des Stoffwechsels, welche in Betracht kommen, sehr einfach" (Rubner).

Es hat trotzdem lange gedauert, bis der Stoffwechsel des Säuglings näher erforscht und seine Eigenart gegenüber dem Erwachsenen erkannt war. Bei diesem läßt sich der Stoffwechselversuch so gestalten, daß er die Lebensbedingungen kaum verändert, während für den Säugling, der an ganz bestimmte, eng umschriebene Lebensbedingungen gebunden ist, ein derartiger Versuch immer einen erheblichen Eingriff bedeutet.

Die wichtigste Nahrung des menschlichen und tierischen Säuglings ist die Milch. Von ihr ist deshalb die Erforschung des Stoffwechsels im Säuglingsalter ausgegangen. Die älteren Milchanalysen leiden noch unter der Unvollkommenheit der chemischen Untersuchungsverfahren. Die Schwankungsbreite der Ergebnisse ist groß und die Übereinstimmung mit den Befunden von heute läßt noch manches zu wünschen übrig.

Die erste chemische Untersuchung der Milch wird von Thomas Young 1761 in seiner Edinburgher Doktorarbeit veröffentlicht.

Hiernach teilt sich die Milch, wenn sie eine Zeitlang steht, in drei Teile: die Sahne, den Käse und das milchzuckerhaltige Serum (die Molke). Young findet schwankenden Fettgehalt bei verschiedenen Tiergattungen, bei verschiedenen Tieren der gleichen Art und zu verschiedenen Zeiten bei dem gleichen Tier. Entnimmt man während des Melkens verschiedene Milchproben zur Fettbestimmung, so erweist sich die zuletzt gewonnene Milch als die fettreichste. Magensaft und auch der Magen fast aller Tiere lassen die Milch gerinnen. Eingehend wird die Gerinnbarkeit der Milch unter dem Zusatz von Säuren, Alkali oder Alkohol untersucht.

Frauenmilch unterscheidet sich von Kuhmilch in vielen Beziehungen. Sie gerinnt z.B. nicht auf Zusatz von Säuren und enthält mehr Sahne als Esels- oder Pferdemilch.

Den größten Gehalt an Sahne, Käse und Serum (Molke) besitzt nach Young die Milch verschiedener Tierarten in nachstehender absteigender Reihenfolge.

Tabelle 21

Sahnegehalt Reihenfolge nach Young	Fettgehalt in % nach Abderhalden	Käsegehalt Reihenfolge nach Young	Kaseingehalt in % nach Abderhalden	Serumgehalt Reihenfolge nach Young
Schaf	9,29	Schaf	4,08	Esel
Rind	3,70	Ziege	2,91	Mensch
Mensch	3,28	Rind	2,90	Pferd
Ziege	4,33	Pferd	1,30	Rind
Esel	1,37	Mensch	0,43	Ziege
Pferd	1,14	Esel	0,79	Schaf

Zum Vergleich habe ich die Analysen Abderhaldens (Lehrbuch der physiologischen Chemie, 2. Aufl., S. 879. Berlin und Wien 1909) hinzugefügt. Die Angabe über den Kaseingehalt der Frauenmilch (für gewöhnlich wird der Gesamteiweißgehalt bestimmt) stammt von Holt, Coutney und Fales (bei Czerny-Keller, 2. Aufl., 2, 113).

Die meisten Angaben Youngs aus dem Jahre 1761 werden also durch unsere heutigen Analysen in auffälliger Weise bestätigt.

Im Jahre 1799 bringt Underwood (3, 64) in seiner Abhandlung über die Kinderkrankheiten vergleichende Milchanalysen von M. Boyssou of Aurillac in Upper-

Auvergny sowie zusammenfassend die Milchanalysen von Abraham Van-Stripriaan Luissio, Arzt des Dauphins, und Nicolaus Bondt, Arzt in Amsterdam. Da die beiden letzteren Untersucher Prozente berechnet haben, seien ihre Befunde hier wiedergegeben:

Tabelle 22

	Sahne %	Butter %	Käse %	Zucker %
Kuhmilch	$4^1/_{16}$	$2^{11}/_{16}$	$8^{15}/_{16}$	$3^1/_{16}$
Frauenmilch	$8^{11}/_{16}$	3	$2^{11}/_{16}$	$7^5/_{16}$
Ziegenmilch	$7^{15}/_{16}$	$4^9/_{16}$	$9^1/_8$	$4^1/_8$
Eselsmilch	$2^{15}/_{16}$	—	$3^5/_{16}$	$4^1/_2$
Schafsmilch	$11^9/_{16}$	$5^{13}/_{16}$	$15^3/_8$	$4^3/_{10}$
Stutenmilch	$^{13}/_{16}$	—	$1^5/_8$	$9^1/_{10}$

1838 gibt J. Fr. Simon in seiner lateinischen Berliner Doktordissertation folgende Prozentzahlen, die ich aus mehreren Bestimmungen herausgreife:

Tabelle 23

	Aqua Wasser	Residuum siccum Trockenrückstand	Materia caseosa Kasein	Sachari lactis Milchzucker	Butyrum Fett	Sales non igne mutabiles Asche
Frauenmilch	82,80	17,20	4,00	7,00	5,00	0,316
Kuhmilch	85,70	14,30	7,20	2,80	4,00	0,823

Die Tatsache, daß die Frauenmilch weniger Eiweiß enthält als die Kuhmilch, ist bereits 1761 richtig erkannt. Der Eiweißgehalt der Milch wird infolge der unvollkommenen Bestimmungsverfahren noch lange zu hoch angesetzt. Daß der Milchzuckergehalt der Frauenmilch größer als der der Kuhmilch ist, geht aus den Analysen von 1799 hervor. Den höheren Salzgehalt der Kuhmilch hat Simon nachgewiesen.

1869 untersucht Biedert in seiner Doktorarbeit die Unterschiede der Frauen- und Kuhmilch. Dabei erweisen sich die Eiweißkörper beider Milcharten in ihrem Verhalten gegenüber den angewandten Reagenzien so verschieden, daß er auf einen chemischen Unterschied zwischen dem Frauenmilch- und dem Kuhmilchkasein schließt. Die feinflockige Gerinnung der Frauenmilch im Vergleich zur Kuhmilch wird für ihn der Ausgang seiner Lehre von der Schwerverdaulichkeit des Kuhmilchkaseins (S. 292).

Nachdem Kjeldahl 1893 ein bequemes Verfahren zur Stickstoffbestimmung angegeben hat, erkennen O. Heubner (1895), W. Camerer und Söldner (1896), daß der Gehalt der Frauenmilch an Stickstoff bedeutend niedriger ist, als man bis dahin vermutet hat.

Die erste Aschenanalyse eines menschlichen Embryos stammt von v. Bezold 1858. 1863 vergleicht E. Bischoff die Trockensubstanz eines Neugeborenen (33,6%) mit der eines Erwachsenen (41,5%). Grundsätzlich wird die fortschreitende Austrocknung des Körpers mit zunehmendem Alter – die übrigens bereits von Galen (Ges. lehre 1, 12) beschrieben wird – von den späteren Untersuchern bestätigt, wenn auch ihre Werte wesentlich anders lauten. Weitere Analysen menschlicher Feten werden von H. Fehling (1877) mitgeteilt, der bereits den Verlauf des Ansatzes während der Embryonalzeit in Kurven darstellt. Diese Arbeit wird von W. Camerer fortgeführt.

Eigentliche Stoffwechselversuche lassen sich aber erst durchführen, nachdem Verfahren entwickelt sind, um beim Säugling Stuhl und Harn fortlaufend, getrennt voneinander und verlustlos aufzufangen.

Virchows Untersuchungen über den Harnsäureinfarkt der Neugeborenen (1846) lenken die Aufmerksamkeit auf den Harn dieser Kinder. Virchow selbst gewinnt ihn aus der Leichenblase, Hecker (1857) läßt die Neugeborenen wie ältere Kinder abhalten und Dohrn (1867) katheterisiert bereits 100 Neugeborene.

Diese Verfahren erlauben aber noch keine fortlaufenden Bestimmungen. Bouchaud (1864) fängt den Harn in einer kleinen Gummiblase auf, die, mit Scharpie gefüllt, über den Penis des Säuglings gestülpt wird. So läßt sich wohl die Menge, aber nicht die Zusammensetzung des Harns bestimmen. Martin und Ruge (1875) verwenden Blasen aus Goldschlägerhaut, Cruse (1877) Gummiblasen. Diese eignen sich aber schlecht, weil sich der Harn in Gummi rasch zersetzt. Als brauchbar erweisen sich dagegen gläserne Aufnehmer, wie sie von Pollak (1869 und 1878) angegeben werden. In ihrer von Raudnitz (1883) verbesserten Form werden sie viel benutzt. Die erste Gesamtdarstellung des kindlichen Stoffwechsels hat K. Vierordt 1877 in Gerhardts Handbuch gegeben.

Camerer bestimmt bei seinem Kinde fortlaufend Stuhl- und Harnmengen, indem er es bis zur Brust wasserdicht einschlägt und die Umhüllung trocken und naß wiegt. Allerdings kann er dabei den Harn für die chemischen Untersuchungen nur in Proben, nicht fortlaufend gewinnen. Er hat den Stoffwechsel seiner Kinder von der Geburt bis zum Abschluß des Wachstums eingehend untersucht und 1894 in einem eigenen Werk beschrieben, das er später noch fortgesetzt hat.

Verfahren zum fortlaufenden, gesonderten Auffangen von Stuhl und Harn, die allen Anforderungen genügen, werden von Bendix an der Heubnerschen Klinik in Berlin (1896) und von W. Freund an der Czernyschen Klinik in Breslau (1898) angegeben. E. Rominger und H. Meyer (1927) beschreiben ein Verfahren für langfristige Versuche im Säuglingsalter.

Nachdem brauchbare Untersuchungsverfahren entwickelt sind, setzt eine Zeit reger Stoffwechselforschung ein. M. Rubner und O. Heubner bestimmen 1898 am gesunden Brustkinde eingehend Ernährungsverhältnisse, Stoffwechsel und Wärmebildung, indem sie alle Einnahmen und Ausgaben unmittelbar untersuchen. Mit Hilfe des kalorimetrischen Verfahrens können sie genauere Angaben über den Energieumsatz machen. 1899 wiederholen sie ihre Untersuchungen an einem gesunden und an einem atrophischen Säugling bei künstlicher Ernährung.

Die Klinik Czernys erforscht den Stoffwechsel gesunder und kranker Kinder. So findet A. Keller 1897 die NH_3-Ausscheidung ernährungsgestörter Säuglinge relativ auf Kosten anderer N-haltiger Stoffe erhöht, eine Entdeckung, die zum Ausgange vieler weiterer Stoffwechselversuche wird.

Nach einigen Jahrzehnten eifriger Arbeit ist aber der mühsame Stoffwechselversuch vielfach durch einfachere und doch ergebnisreichere Verfahren ersetzt worden. Wie sich die Forschung weiter entwickelt, zeigt das Beispiel der Rachitis. In zahlreichen Stoffwechselversuchen – E. Schloß (1915) hat 80 Stoffwechselversuche allein der Behandlung des rachitischen Kindes gewidmet – wird der Ca-Stoffwechsel bei dieser Krankheit erforscht und eine negative Bilanz als kennzeichnend gefunden. 1919 aber weist Huldschinsky den heilenden Einfluß des ultravioletten Lichtes viel einfacher mit Röntgenbildern nach. Lenstrup und Iversen (1919) und B. Kramer und J. Howland (1921) finden bei Rachitis und Tetanie kennzeichnende Veränderungen des Serumgehaltes an Ph und Ca, so daß sich für die Schwere der Erkrankung geradezu ein zahlenmäßiger Ausdruck ergibt. Diese bequemeren und rascheren Verfahren erleichtern beträchtlich die weitere Forschung an Mensch und Tier.

Allmählich werden die chemischen Verfahren so weit verbessert, daß zur Untersuchung nur wenige Tropfen Körperflüssigkeit genügen. Damit lassen sich auch beim Säugling Rest-N, Zucker, Ph, Ca, Na, K usw. fortlaufend bestimmen, wie es für die wissenschaftliche Forschung und den klinischen Betrieb nötig ist. In den Kliniken entstehen besondere Arbeitsräume für diese Untersuchungen. Während anfangs jeder Assistent nach Bedarf die Bestimmungen ausführt und sich selbst die nötigen Kenntnisse aneignen muß, wird diese Aufgabe schließlich von Laborantinnen übernommen, die auch bakteriologisch-serologische Untersuchungen ausführen und Blutbilder anfertigen. Fragen der Ernährung und des Stoffwechsels stehen seitdem im Vordergrund der wissenschaftlichen Forschung, deren weiterer Verlauf hier nicht mehr im einzelnen dargestellt werden kann.

Ernährungsstörungen

Daß Brustkinder besser gedeihen und in viel größerer Zahl als Flaschenkinder von Ernährungsstörungen und Infekten verschont bleiben, ergibt immer wieder die einfache Beobachtung und wird daher seit Jahrhunderten anerkannt. Welche Eigenschaften aber die Frauenmilch der Kuhmilch – die bei uns zulande überwiegend in Betracht kommt – überlegen machen, diese überaus wichtige Frage ist im Laufe der Zeit recht verschieden beantwortet worden. Erst wenn sie entschieden ist, kann man hoffen, eine künstliche Nahrung zu entwickeln, die in ihrer Wirkung der Frauenmilch möglichst nahe kommt.

Biedert erklärte 1869 das Eiweiß der Kuhmilch für schwerverdaulich (s. S. 292). Czerny und Kleinschmidt (1919) schufen die Buttermehlnahrung, um das Fett der Kuhmilch für den Säugling ungefährlich zu machen. Überdies betonten Czerny und Keller (1925, II, 180), wie gefährlich das Fett für akut ernährungsgestörte Säuglinge ist. Daß bei den meist gebräuchlichen Milchmischungen Rohrzucker besser als Milchzucker (s. S. 459) vertragen wird, ist eine allgemeine Erfahrung. Die Molkenaustauschversuche von L. F. Meyer (1906, 1910) führten zu der Annahme, daß die Kuhmilchmolke schlechter vertragen werde als die Frauenmilchmolke.

So wurden also nacheinander oder gleichzeitig alle wesentlichen Bestandteile der Milch dafür verantwortlich gemacht, daß Frauenmilch besser als Kuhmilch vertragen wird. Hierüber hinaus hat es noch eine Fülle weiterer Theorien gegeben. Immer wieder versucht man aufs neue, eine Nahrung mit der Verträglichkeit der Frauenmilch zu schaffen.

Bei den Bemühungen, chemische Unterschiede für die bessere Verträglichkeit der Frauenmilch zu finden, wird gewöhnlich ein wichtiger Umstand übersehen: das Brustkind erhält nämlich in bakteriologischer Hinsicht etwas ganz anderes als das Flaschenkind, dessen Milch vom Euter der Kuh bis zu seinem Munde einen langen, meist mehrtägigen Leidensweg zurückgelegt hat. Unterwegs kann sie nicht verbessert werden, wohl aber wird sie meistens verschlechtert. Wer die bessere Verträglichkeit der Frauenmilch auf chemische Unterschiede beziehen will, der sollte zum Vergleich eine Kuhmilch heranziehen, die bakteriologisch ebenso sauber gewonnen und gehalten ist wie die Frauenmilch des Brustkindes. Eine solche Kuhmilch wird unvergleichlich besser vertragen als die handelsübliche Ware.

Czerny (1937) mußte „wiederholt auf dem Lande Säuglinge künstlich ernähren lassen. Dafür wurden eine oder zwei Kühe im Stall abgesondert und sorgfältig gefüttert. Die abgemolkene Milch wurde sofort abgekocht und zur Säuglingsnahrung verwendet. Die Kinder erhielten also eine Milch, die so keimarm war, wie es überhaupt möglich ist. Daher machte die künstliche Ernährung niemals Schwierigkeiten. Akute Ernährungsstörungen kamen dabei nicht vor ... Ich wurde dadurch überzeugt, daß dem Bakteriengehalt der Milch doch eine große Bedeutung beizumessen ist".

Eine Bestätigung brachten Erfahrungen, die ich in Straßburg machen konnte. In Metz war der Frauenklinik ein Säuglingsheim angegliedert ... Herr Sanitätsrat Adelmann, als Leiter der Frauenklinik, erhielt den Auftrag, die Hebammen in moderner Säuglingsheilkunde zu unterrichten, mit der er sich bis dahin nicht beschäftigt hatte. Um seiner neuen Aufgabe nachkommen zu können, reiste er nach Berlin, besuchte dort alle Säuglingsanstalten und hörte die neuen Vorlesungen über Säuglingskrankheiten. Von Berlin kam er nach Straßburg zu mir und äußerte sich über seine Eindrücke folgendermaßen: „In Berlin reden die Herren Kollegen sehr klug über Säuglingsernährung, aber die Kinder in den Anstalten sehen alle viel schlechter aus als die Kinder in meinem Heim, wo die moderne Wissenschaft noch nicht vorgedrungen ist." Daraufhin bat ich, mit ihm am nächsten Tage nach Metz reisen und mir sein Heim ansehen zu dürfen. In der Tat hatte Herr Kollege Adelmann recht. Ich habe weder früher noch später eine Säuglingsanstalt gesehen, in der die Kinder besser aussahen als in Metz ... Worin war nun das Geheimnis des Erfolges zu suchen? Neben dem Säuglingsheim war ein kleiner Kuhstall. Die paar Kühe, die da waren, wurden von den Pflegerinnen mit allen Leckerbissen gefüttert, die man Kühen geben darf, damit sie „gute" Milch geben sollten. Die Milch wurde frisch gemolken abgekocht und als Säuglingsnahrung verwendet. Die Kinder erhielten also nahezu keimfreie Nahrung".

Die Bezeichnung „Dyspepsie" findet sich bereits bei Galen (S. 29).

Roesslin (1513) kennt die Ernährungsbehandlung des Durchfalles: „Item wenn das kindt ein rur oder durchlauff ankeme / so soll man im ein pflaster machen uff den leib ...

Wolte das nit helffen / so gyb ym renne von einem kitze als vil als ein sechsten teil eins quintlins oder ein wenig mer / mit kaltem wasser / und den selben tag soll man im kein milch geben/ darum daß die milch nicht gerinne in des kindes magen / aber man soll im geben ein eyer totter lind gesotten / oder wyßbrot in wasser gekocht / oder ein dün symmel müßlin mit wasser gekocht. Item ist der stulgang des kindes geel / so soll man im geben rosen sirupen / oder sirupen von sauren holtzopffeln / oder granatöppfelnsirupen mit ein wenig myntzenwasser". Hierzu treten noch viele Arzneien.

Die pathologische Anatomie, die im Laufe des 19. Jahrhunderts für so viele Gebiete der Heilkunde zur Grundlage geworden ist, erschien von vornherein berufen, auch die Ernährungsstörungen der Säuglingszeit, deren Sitz im Magendarmkanal als selbstverständlich galt, aufzuklären und ihre Einteilung zu bestimmen. So unterschied man im Magen und im Darm pathologisch-anatomisch mehrere Katarrhe und Entzündungen und suchte nach klinischen Bildern, die ihnen entsprachen.

Im Jahre 1821 hat Leclerq (nach Lesage) die Bezeichnung „Gastroenteritis" eingeführt. Er setzt, zusammen mit Billard (1828) im Anschluß an Broussais (S. 260), Entzündung und Enteritis gleich.

Billard bemüht sich bereits, im Magendarmkanal der Säuglinge pathologisch-anatomisch greifbare Veränderungen nachzuweisen und mit bestimmten klinischen Zeichen in Zusammenhang zu bringen. Er unterscheidet eine erythematöse, eine schleimige und eine follikuläre Gastritis voneinander und kennt eine Magengangrän und eine gelatiniforme Magenerweiterung. Davon getrennt beschreibt er die entsprechenden Erkrankungen des Darmes. Allerdings muß er zugeben, daß seine pathologisch-anatomischen Befunde nicht immer zu den klinischen Bildern passen wollen. Sie entwickeln sich vielmehr unter gewissen Umständen so schleichend, daß sie kaum zu erkennen sind. Wir wissen heute, daß er durch Veränderungen, die gerade im Magendarmkanal durch Einwirkung der Fermente und Bakterien nach dem Tode rasch entstehen, irregeführt wurde.

So beweist C. L. Elsäßer (1846), daß sich die viel umstrittene „Magenerweichung" nach dem Tode einstellen kann; doch wurde seine Angabe, sie entstände nur auf diesem Wege, nicht bestätigt.

Nach 1840 versucht man, die katarrhalische Diarrhoe von der Enteritis zu trennen und unterscheidet voneinander intestinale Dyspepsie, intestinalen Katarrh und Enteritis (nach Lesage).

In den älteren Schriften werden die Ernährungsstörungen nach ihren äußeren Erscheinungen beschrieben und eingeteilt. So kennt Rosen (1764) 14 Formen des Durchfalls, darunter auch den bei Masern und Pocken. Eine jede Form wird nach ihrer Eigenart mit mannigfachen Arzneimitteln und Kostformen behandelt. Chambon (1799) beschreibt die Unterernährung an der Brust durch Mangel oder schlechte Verträglichkeit der Frauenmilch, die Zellgewebsverhärtung der Neugeborenen, das lang dauernde Erbrechen, den Ikterus der Neugeborenen und viele andere Krankheiten. Oft wird das Krankheitsgeschehen auf Azidose (l'excès d'acides) zurückgeführt.

Das klinische Bild der Cholera infantum wird von D. F. Coudie, Philadelphia (1831), vortrefflich dargestellt: Er beschreibt den Brechdurchfall, das Fieber, die trockene, glänzende Zunge, die kalten Glieder, das eingefallene, bleiche und livide

Gesicht, die eingesunkenen glanzlosen Augen, die zunehmende Abmagerung, das Wundsein am After, das Verschwinden der Abwehr gegen Fliegen, die sich auf die halb offenen, nach oben gedrehten Augen setzen, das Coma, die Krämpfe, die dem Tode vorausgehen, und den Meteorismus. Der Tod kann schon in den ersten 24 Stunden eintreten; andere Kranke liegen, zu Skeletten abgezehrt, Monate lang darnieder, werden aber manchmal doch wiederhergestellt. Die Krankheit erscheint in den wärmsten Monaten und verschwindet, wenn es wieder kalt wird.

Die wichtige Ursache bildet die verdorbene Stadtluft. Nur wenn das Kind rechtzeitig in eine gesunde Landgegend gebracht wird, kann man auf Heilung hoffen. In der Stadt gehört das Kind in ein großes luftiges Zimmer. Als gefährlich gelten die damals üblichen Brechmittel und das gleichfalls viel angewandte Opium, dagegen werden empfohlen Terpentinspiritus (3–4mal 10–30 Tropfen), Calomel, Ipecacuanha, Magnesia, Holzkohle, Blutentziehungen und warme Bäder. „Die zweckmäßige Regulierung der Diät ist in allen Stadien der Cholera der Kinder von höchster Wichtigkeit", wird aber im Vergleich zu den Arzneien nur kurz behandelt: Am besten wirkt Frauenmilch. Entwöhnte Kinder erhalten eine Abkochung von Pfeilwurzel, Sago oder Reis in Milch mit weißem Zucker. „Wenn man Kuhmilch genießen läßt, so muß dieselbe durchaus frisch sein" und vorher aufgekocht werden. „Die besten Mittel, um ein Kind vor der Cholera zu bewahren, sind ein sorgfältiges Achten auf die Diät und die Kleidung sowie die Entfernung von den Quellen der Krankheit."

Der Pathologe F. Weber macht 1850 auf die mangelhafte Übereinstimmung zwischen dem klinischen Bilde und dem pathologisch-anatomischen Befunde aufmerksam:

„Man vermißt zuweilen bei der Sektion solcher Kinder, die an heftiger Säurebildung litten und viel brachen, die anatomischen Anzeichen des Magendarmkatarrhs."

Der Kliniker A. Bednar (1850), der auch die pathologisch-anatomischen Befunde ausführlich wiedergibt, schreibt:

„Nicht immer liegt denselben (den Krankheiten des Ernährungskanals) eine anatomisch nachweisbare Texturveränderung oder ein krankhaftes Produkt der Schleimhaut zugrunde, sondern sie sind sehr häufig durch eine primär abnorme Zersetzung des Magen- und Darminhaltes veranlaßt ... denn wird durch die Aufnahme von Eiter oder Jauche die Qualität des Blutes verändert, ohne daß die Gefäße den geringsten Anteil daran nehmen, warum sollte der Inhalt des Ernährungskanals bei der Unzahl der auf ihn einwirkenden Schädlichkeiten nicht eine abnorme Zersetzung eingehn, ohne daß ursprünglich seine Gewebe erkranken?"

Nach R. Virchow (1821–1902) ist die Krankheit ein örtlicher Vorgang, auch wenn man den Herd nicht nachweisen kann. Unter seinem Einfluß wird immer wieder versucht, Pathologie und Klinik der Ernährungsstörungen im Kindesalter miteinander zu verbinden.

1870 beschreibt Parrot den unerwarteten Tod eines Säuglings von 4 Monaten nach Eintritt von Speisebrei in die Luftröhre und Bronchien (Mageninhaltsaspiration). Sein Bericht bleibt unbeachtet.

Erstaunlich kurz hat von Hüttenbrenner in Wien (1876) in seinem Lehrbuch den „akuten Dünndarmkatarrh" dargestellt. Wurden die kranken Säuglinge bisher künstlich ernährt, so nimmt man am besten sofort eine Amme. Alle Teearten sind zu vermeiden. „Die medikamentöse Behandlung beschränkt sich auf Adstringentien und Opium", das bei Kindern unter 6 Wochen nur wenig zu brauchen ist.

In Gerhardts Handbuch der Kinderkrankheiten gibt H. Widerhofer (1880) auf pathologisch-anatomischer Grundlage eine umfassende Einteilung der Krankheiten des Magens und Darmes, die bis zu Czerny, etwa 25 Jahre lang, maßgebend geblieben ist, und zwar beginnt er die Beschreibung der Krankheitsbilder – außer der Dyspepsie – mit dem pathologischen Befunde, der von dem Pathologen Kundrat stammt. Die Krankheiten der Säuglingszeit behandelt er noch mit denen der späteren Kindheit gemeinsam. Ausführlich beschreibt er die akute Gastritis (= den akuten Magenkatarrh), wenn er auch betont, daß sich die Erkrankung meist nicht auf den Magen allein beschränkt, sondern den Darm in Mitleidenschaft zu ziehen pflegt, daß es sich also um einen Gastro-Enterokatarrh handelt. Die Begriffe des Katarrhs und der Entzündung gebrauchte er als ziemlich gleichbedeutend, er setzt also z. B. der Hauptbezeichnung „Cholera infantum" den „Enterokatarrhus choleriacus" und die „Gastroenteritis choleriformis" gleich.

Über die Bemühungen Widerhofers schreibt B. Schick bei einem Rückblick (1957): Entgegen den Erwartungen war es äußerst enttäuschend, wie wenig die makroskopische und mikroskopische Untersuchung ergab. Da der grundlegende Schaden nicht zu erkennen war, zeigte der Pathologe keinen Eifer für die Sektionen solcher Säuglinge; er liebte es nicht, über negative Ergebnisse zu berichten.

Aus diesem Grunde ist die Pathologische Anatomie der akuten Ernährungsstörung lange unbearbeitet geblieben.

Über die Gastroenteritis schreibt Widerhofer:

„Alle Autoren sind sich darüber einig, daß die Cholera infantum infolge verdorbener Nahrung auftritt, und zwar am häufigsten zur Zeit großer Hitze im Sommer und besonders in schlecht ventilierten Wohnräumen." Hohe Luftwärme zersetze leicht die Milch, wodurch dann weitere Zersetzungen im Nahrungskanal der Kinder hervorgerufen würden.

Widerhofer gibt folgende Statistik über die Erkrankungen der Kinder in der Wiener Findelanstalt an „Diarrhoe", eine Bezeichnung, die größtenteils der Cholera infantum entspricht.

Tabelle 24
Erkrankungs- und Sterbefälle im Wiener Findelhause 1855–1859 an Cholera infantum

Es waren erkrankt		Davon starben	
im Jahre	Zahl der Kinder	Zahl der Kinder	%
1855	385	256	67,7
1856	352	279	80,8
1857	1140	953	84,7
1858	412	282	79,4
1859	337	214	64,0

Jährlich wurden im ganzen rund 8000–10 000 Kinder aufgenommen, darunter viele Ammenkinder, deren Erkrankungshäufigkeit und Letalität wesentlich geringer waren. (Über die Verhältnisse in der Wiener Findelanstalt zu dieser Zeit s. auch Kußmaul, S. 229.)

Nach Henoch (1881) wird der „Brechdurchfall" des 1. und 2. Lebensjahres vor allem durch die künstliche Ernährung verursacht. Das epidemische Auftreten dieser Krankheit in den heißen Sommermonaten spricht für eine infektiöse Ursache. „Trotz der emsigsten Forschungen ist das Wesen dieser Erkrankung uns noch gänzlich unbekannt."

Mit der Entwicklung der Bakteriologie erhob sich auch die Frage nach der Bedeutung der Bakterien für die Entstehung des sommerlichen Brechdurchfalles. Lesage (1887), Escherich (1889), Lesage und Thiercelin (1894) führten die alte, von Leclerc stammende, aber inzwischen verschwundene Bezeichnung „Gastroenteritis" wieder ein und sprachen von „intestinaler Infektion und Intoxikation". Zur Diagnose benutzten sie das Vorhandensein oder Fehlen von Fieber. Die Bezeichnung „Intoxikation" für die schwere akute Ernährungsstörung des Säuglings habe ich zuerst bei Romme (1892) gefunden, sie könnte aber älter sein.

A. Baginsky hat selbst ausgedehnte pathologisch-anatomische Untersuchungen ausgeführt. 1882 hatte H. Nothnagel am Erwachsenen und am Säugling das histologische Bild der „Darmatrophie" beschrieben. Auf ähnliche Befunde will A. Baginsky in seinem Lehrbuch der Kinderkrankheiten (5. Auflage 1895) die Säuglingsatrophie beziehen, indem er sie als Folge einer Assimilationsstörung auffaßt, die durch die Darmatrophie zustande komme. Indessen beweist O. Heubner 1896 durch Untersuchung ganz frischer Leichen, daß sich das Bild der Darmatrophie, besonders die Abstoßung des Darmepithels, meistens erst nach dem Tode einstellt.

Einen völligen Umschwung der Ernährungslehre bringt A. Czerny. Er erklärt die pathologische Anatomie als Grundlage zur Einteilung der Ernährungsstörungen für ungeeignet, weil es Fälle von Ernährungsstörungen gibt, für die sie überhaupt keine Erklärung schafft, und weil sich der gleiche pathologisch-anatomische Befund bei verschiedenen klinischen Bildern findet.

Im Jahre 1894 verwandten Czerny und Moser in ihren „Klinischen Beobachtungen an magendarmkranken Kindern im Säuglingsalter" noch die alten Fachausdrücke. Sie betonten allerdings schon, daß Magen und Darm immer gleichzeitig erkranken, womit sie die alte Trennung von Gastritis und Enteritis fallen ließen. Sie unterschieden akute und chronische Formen der Dyspepsie und der Gastroenteritis. Bei der Dyspepsie ist nur die Tätigkeit des Magendarmkanals gestört, während bei der Gastroenteritis über die Magendarmerkrankung hinaus auch andere Organe miterkrankt sind.

Später erkennt Czerny, daß es ein Fehler gewesen war, Fachausdrücke zu verwenden, die bisher schon oft in der verschiedensten Weise gedeutet wurden, und geht deshalb in seinem mit A. Keller verfaßten Handbuch dazu über, neue Bezeichnungen und mit ihrer Hilfe eine neue Einteilung zu schaffen.

Während bisher die in Rede stehenden Krankheiten allgemein als Störungen in der Tätigkeit des Magens und Darmes angesehen wurden, schafft Czerny 1906 den neuen umfassenden Begriff der „Ernährungsstörung", um damit den Zusammenhang zwischen Ernährung und Krankheit im Säuglingsalter auszudrücken. Gleichzeitig weist diese Bezeichnung auf die Schädigung des ganzen Körpers hin, läßt aber die Frage der Ätiologie offen. Eingeteilt werden die Ernährungsstörungen in drei große Gruppen: die Ernährungsstörungen ex alimentatione, ex infectione und e constitutione.

Eine Fülle klinischer Beobachtungen gibt die Grundlage für diese neue Einteilung. Neu ist der Begriff des „Nährschadens" durch einseitige, bakteriell nicht zersetzte Nahrung. Der Milchnährschaden und der Mehlnährschaden werden bald zu allgemein anerkannten klinischen Bildern. Da es sich um leicht vermeidbare Krankheiten handelt, werden sie immer seltener.

„Ein neues System hat nur dann einen Zweck, wenn es der Forschung neue Wege weist oder dem Arzte festere Grundlage für das Vorgehen am Krankenbette schafft" (Czerny-Keller). Weil die neue Einteilung gerade hierfür in hervorragendem Maße geeignet ist, hat sie die Ernährungslehre von Grund auf umgestaltet. Wie groß der Wandel gewesen ist, kann man erkennen, wenn man z.B. in O. Heubners Lehrbuch der Kinderkrankheiten die „Verdauungskrankheiten des Säuglings" der 1. Auflage (1903) mit den „Verdauungs- und Ernährungsstörungen" der 3. Auflage (1911) vergleicht; 1906 war der maßgebende Abschnitt von Czerny-Kellers Handbuch erschienen. In der Folgezeit verschwinden die alten, bisher allgemein gebräuchlichen Begriffe der Gastritis und Enteritis aus dem Schrifttum, obwohl es zweifellos auch einen Magendarmkatarrh gibt.

Wie Czerny und Keller bewiesen haben, gibt ihre Einteilung nach Krankheitsursachen eine vorzügliche Grundlage für die wissenschaftliche Darstellung der Ernährungsstörungen. Es wurde aber dagegen eingewandt, daß die Ernährungsstörung im Einzelfall meist auf mehreren Ursachen zugleich beruht. Wenn beispielsweise ein konstitutionell abwegiger Säugling an einer Ernährungsstörung erkrankt, die die Immunität erniedrigt und so das Haften einer Infektion erleichtert, läßt sich seine Krankheit nicht unter einer Ursache einreihen. Czerny und Keller haben trotzdem in den beiden Auflagen ihres Handbuches an ihrer Einteilung unverändert festgehalten.

Dagegen ändert Finkelstein in den vier Auflagen seines Lehrbuches der Säuglingskrankheiten ständig seine Einteilung der Ernährungsstörungen, verhindert aber dadurch die allgemeine Anerkennung. 1912 (1. Aufl.) teilt er die Ernährungsstörungen bei künstlicher Ernährung in folgender Weise ein:

A. Schädigung infolge Toleranzüberschreitung.
    a) Die alimentäre Dekomposition
        a. Stadium der Bilanzstörung
        b. Stadium dyspepticum
        c. Stadium der Dekomposition
    b) Die alimentäre Intoxikation.

B. Ernährungsstörungen durch Nährstoffmangel.
    a) Die allgemeine Inanition
    b) Die partielle Inanition (besonders der Mehlnährschäden).

1938 (4. Aufl.) gibt er nachstehende Einteilung:

a) Akute Ernährungsstörungen infolge Änderung des Wasserbestandes.
 1. Durstschäden infolge ungenügender Zufuhr von Flüssigkeit. Höchster Grad: Intoxikation (Coma dyspepticum, Syndrome cholériforme).
 2. Akute diarrhoische Störungen alimentären oder infektiösen Ursprungs. Leichte = Dyspepsie; schwere = Enterokatarrh.
 3. Gewichtsstürze infolge Schädigung der wasserbindenden Funktionen.

b) Chronische Ernährungsstörungen infolge Änderungen des Bestandes an fixen Stoffen.
 1. Reine Dysergien ohne wesentliche Schädigung des allgemeinen Ernährungszustandes.
 2. Eigentliche Dystrophien mit Dysergie und Schädigung des allgemeinen Ernährungszustandes.
   a) Dystrophie: stationär oder langsame Abnahme
     a. ohne Diarrhoe
     b. mit Diarrhoe
   b) Atrophie-Atrepsie: fortschreitende Konsumption. Endstadium: Dekomposition.

Im Anschluß an Czerny-Keller und Finkelstein sind noch manche andere Einteilungen der Ernährungsstörungen versucht worden. Es wäre aber ein Irrtum, wollte man hieraus auf größere Unterschiede in der Auffassung und Behandlung dieser Krankheiten schließen; wenn es sich im Schrifttum vielleicht nicht so deutlich widerspiegelt, so werden doch heute in Deutschland die Säuglinge im großen und ganzen nach den gleichen Grundsätzen ernährt und behandelt.

Lange Zeit ist die Dyspepsie der Säuglinge überwiegend mit Arzneimitteln behandelt worden, ohne daß man die Ernährung änderte. Am liebsten verwandte man Kalomel: „Als das erste und vorzüglichste Heilmittel der bei Kindern so häufig eintretenden Durchfälle finde ich immer noch den Kalomel. Wenn die Stuhlgänge, wie es bei Säuglingen und ganz kleinen Kindern am meisten vorkommt, grün sind, und die kleinen Patienten viel Schmerzen durch Schreien äußern, dann hilft dieses Mittel, das selbst grüne Stühle bewirken kann, am auffallendsten und schnellsten. Aber auch bei grünen, nicht galligen, sondern hellen, weißlichen, wie gehackte Eier erscheinenden, oder ganz wäßrigen Stühlen wird der Kalomel seine Dienste nicht versagen" (Kopp 1836, III, 290). Das Kalomel gilt als „ein großes Kindermittel, von allen Mercurialpräparaten das sanfteste und mildeste, ganz dem kindlichen Alter entsprechend" (Tourtual 1829).

Zum Kalomel meinen Czerny und Keller (1925, II, 101): „Kaum mit einem Mittel ist in der Kinderheilkunde ein solcher Mißbrauch getrieben worden wie mit diesem. Es findet sich in dem Arzneischatz selbst jener Ärzte, deren pädiatrische Kenntnisse den kleinsten Teil ihres allgemeinen Wissens ausmachen." Dieser scharfe Einspruch hat das Kalomel aus der Kinderheilkunde verbannt.

Mit keinem Mittel wurde bei Kinderkrankheiten mehr Unheil verübt als mit dem Mohnsaft. „Immerhin ist er allein hilfreich und nicht zu entbehren: bei lang dauernden Durchfällen, durch Zahnung, Erkältungen usw., bei Ruhr, Koliken, Krämpfen, Masernhusten, Keuchhusten, heftigen Schmerzen, venerischen

Hautgeschwüren, skrofulösen Knochengeschwüren, Wechselfieber usw." Und doch schreibt gerade Tourtual, von dem auch diese Empfehlung stammt, an andrer Stelle: „Man ist zu der richtigen Erkenntnis gekommen, daß in vielen Fällen ohne allen Arzneigebrauch der Zweck sicherer und schneller erreicht wird... Der langjährige sklavische Gebrauch, die kranken Kinder mit widrigen Arzneien zu martern, kann in keinem Falle ... dem Kinde zugute kommen."

Die Erkenntnis, daß man den Darmkatarrh nicht nur mit Arznei zu behandeln hat, sondern daß ein Nahrungswechsel nötig ist, hat sich nur langsam durchgesetzt. Nach A. Vogel (1860, S. 51) verträgt kein Kind mit Darmkatarrh Kuhmilch, nur ausnahmsweise kann der Durchfall bei Milchkost ausheilen. Statt dessen sollen die Kinder nur Schleim aus fettarmer Fleischbrühe und Reis, Hafer oder Gerste mit etwas Zucker erhalten, bis sich die Stühle wieder gebessert haben. Allerdings, auf Arzneien, und zwar Opium und Kalomel, wird nicht verzichtet.

In seinem Handbuchbeitrag „Cholera infantum" (Toxikose) widmete Widerhofer (1880) der Ernährungsbehandlung eine Seite, dagegen den Arzneimitteln sechs Seiten. Darunter finden sich Eiswasser mit Brandy, weiter Wein, Rum, Cognac, Kaffee, Tee, Äther innerlich und subkutan, Karbolsäure, Kalomel, Opium usw.

Zur Zeit Czernys wurden die Ernährungsstörungen fast nur durch entsprechende Ernährung behandelt. Seitdem haben sich neue Arzneimittel, Sulfonamide und Antibiotica, durchgesetzt. Hierzu tritt die Behandlung des Wasserverlustes.

Die Säuglingsatrophie wurde schon im älteren Schrifttum (S. 123, 124, 127, 132, 137, 139) oft behandelt und vielfach auf Verhexung zurückgeführt.

1837 erscheint eine kurze, klare Darstellung des Marasmus infantum s. lactentium oder der Pädatrophie nach den Vorlesungen J. L. Schönleins in Zürich. Kinder schwächlicher oder alter Eltern oder solcher, die an Phthisis, Syphilis oder Merkurialkachexie leiden, werden häufig davon befallen. Äußere Krankheitsursache ist ausschließlich mangelhafte Ernährung (schlechte Mutter- oder Ammenmilch, bei künstlicher Ernährung grobe, voluminöse Kost, Kartoffeln, schlechter Mehlbrei oder zu stark reizende Kost wie kräftige Fleischbrühe mit Eigelb). Die Dauer der Krankheit ist unbestimmt, die Prognose um so schlechter, je jünger die Kinder sind. Die Sektion ergibt einen zusammengeschrumpften Magendarmkanal, atrophische Muskeln, geschwollene Mesenterialdrüsen. Das einzig wirksame Heilmittel ist oft die Regelung der Kost: Absetzen der schlechten Frauenmilch, Besorgung einer Amme mit besserer Milch, bei künstlicher Ernährung Salepschleim, anfangs ohne Zucker, später Zusatz von abgerahmter Milch und gutem Weizenbrot. Größere Kinder erhalten Fleisch ohne vegetabilische Nahrung. Als Getränk dient Stahlwasser (Wasser, in dem glühender Stahl gelöscht ist) oder Bier in kleinen Mengen ohne narkotisch wirkende Bestandteile. Empfehlenswert ist Aufenthalt in reiner, warmer Luft an sonnigen Orten.

Das Krankheitsbild der Coeliakie (ältere Literatur s. R. Miller: Brit. J. Childr. Dis. 18 (1920): 11 und Arch. Pediatr. (Am.) 40 (1923): 88) wird von Gee (1888) als Zöliakaffektion, von Bramwell (1903) als Pancreatic infantilism und von R. Schütz (1905) als chronische Magendarmdyspepsie und chronische dyspeptische Diarrhoe beschrieben. Die allgemeine Aufmerksamkeit lenkt 1908

Herter, New York, auf diese Krankheit, die er als Infantilismus infolge chronischer Darminfektion auffaßt. Kennzeichnend ist nach ihm das Erhaltenbleiben der Darmflora aus der Säuglingszeit. O. Heubner (1909, 1911) erklärt die „schwere Verdauungsinsuffizienz schwächlicher Kinder jenseits der Säuglingszeit" mit der Unfähigkeit des Verdauungsorganes, die mit der Nahrung aufgenommene Energie in der nötigen Menge auszunützen, und mit der Unfähigkeit, später die nötige Nahrungsmenge überhaupt anzusetzen.

Der „Herter-Heubnersche intestinale Infantilismus" oder, wie die Krankheit heute meistens bezeichnet wird, die Coeliakie, ist seitdem viel bearbeitet worden. 1924 empfiehlt S.V.Haas die Behandlung mit Bananen.

Fanconi (1961) berichtet: „Im Beginn der zwanziger Jahre erlebten wir vielfach im Kinderspital Zürich, daß Kinder nach vielen Monaten Spitalaufenthalt in jämmerlichem Zustande weggeholt wurden und auswärts bei gemischter Kost ganz ordentlich gediehen. Ich erinnere mich eines Knaben, der im Sommer 1922 nach fast zweijährigem Aufenthalt an unserer Klinik mit einer schweren, floriden Coeliakie ins Engadin entlassen wurde, wo er in die Pflege einer Vegetarierin kam und dort in wenigen Monaten geradezu aufblühte. Bald darauf kam ein anderer, schwerster Fall aus dem Ausland ins Kinderspital. Der Zustand des Kindes verschlechterte sich zusehends, und die Eltern wünschten die Verlegung in die Klinik Dr. Bircher-Benner, wo es ausschließlich mit Fruchtsäften, Gemüspürée, Birchermuessli usw. ernährt wurde. Das Kind gedieh von diesem Moment an vorzüglich.

Diese Erlebnisse waren der Anlaß, daß im Kinderspital Zürich im Jahre 1925 eine Diätküche, vorwiegend für Rohkost, eingerichtet wurde, und von dem Moment an setzten die schönsten Erfolge ein." Daraufhin führte Fanconi (1928) die Behandlung der Coeliakie mit Früchten und Gemüse ein.

W.K.Dicke erkennt 1950, daß die Coeliakie durch das Fortlassen glutenhaltiger Nahrung zu heilen ist.

1905 hat K. Landsteiner bei einem Neugeborenen einen Darmverschluß durch eingedicktes Meconium mit Pankreatitis beschrieben, also eine Erkrankung, die in das Gebiet der zystischen Pankreasfibrose gehört. Fanconi, Uehlinger und C.Knauer (1936) sahen bei zwei Kindern „das Coeliakiesyndrom bei angeborener zystischer Pankreasfibrose und Bronchiektasen". Von H. Dorothy Andersen (1938) stammt die Erkenntnis: „Kinder mit zystischer Pankreasfibrose sterben als Neugeborene an Meconiumileus, bis zum 6. Monat an Bronchopneumonie mit Bronchiektasen und eitriger Bronchitis, später unter dem Bilde der Coeliakie oder chronischen Bronchitis.

Das Megacolon congenitum, die Hirschsprungsche Krankheit, wird 1886 durch eine Mitteilung Hirschsprungs allgemein bekannt, wenn auch einzelne Fälle schon vorher beschrieben wurden. So bildet, wohl als erster, von Ammon 1842 die Bauchhöhle eines Kindes ab, das gleich nach der Geburt starb:

„Man sieht auf der einen Seite die dünnen Därme; auf der anderen Seite macht sich das absteigende Colon durch die ungewöhnlichen sackförmigen Erweiterungen bemerkbar, welche mit engeren Stellen abwechseln. Da, wo das Colon in das Rectum übergehen sollte, befindet sich eine sackartige Erweiterung."

Den ersten Fall angeborener Pylorusstenose hat Patrick Blair 1717 beschrieben. Er berichtet über die Sektion eines Säuglings von 5 Monaten, der aufs äußerste abgemagert war:

„Der Pylorus und fast die Hälfte des Duodenums waren kartaliginös und fast zur Ossifikation geneigt, so daß keine Nahrung in die Eingeweide gelangen konnte, obwohl der Magen fähig war, sie zu enthalten; so war es kein Wunder, daß der Körper so abgemagert war. Die Mutter berichtete, daß das Kind einen Monat lang gesund zu sein schien, während die Entleerung von Urin und Stuhl aufhörte. Etwas später kamen diese wieder in Gang, aber das Erbrechen bestand weiter. Das Kind schien großen Hunger zu haben und nahm die angebotene Nahrung gerne, erbrach aber alles sofort wieder."

Die erste deutsche Erwähnung dieses Krankheitsbildes findet sich in der Göttinger Doktorarbeit von Christopher Weber 1758: Ein weibliches Neugeborenes sog ohne Schwierigkeit, erbrach aber die Nahrung und starb am 6. Lebenstage. Bei der Sektion fühlte sich der Pylorus hart wie Knorpel an und war kontrahiert und verdickt. Es mußte deshalb angenommen werden, daß der Pylorus während der Lebenszeit in solchem Spasmus war, daß kein Mageninhalt in das Duodenum gelangen konnte, sondern alles wieder erbrochen wurde. H. R. E. Wallis will nicht dieses Kind, sondern nur den zweiten Fall Webers als den ersten einwandfreien Pylorospasmus des Schrifttums anerkennen. Weber hatte darüber geschrieben: „Ich habe auch einiges hiervon bei einem anderen Kinde beobachtet, einem Knaben von 10 Wochen; ich konnte nicht genau feststellen, woran er starb: Ich fand den Pylorus zusammengezogen und blaß außerhalb der Stelle, wo die Gallenblase mit ihm in Verbindung war." Underwood (1799) gibt den Sektionsbericht einer Pylorusstenose bei einem Neugeborenen von 10 Tagen wieder (1, 14 Anm.).

Erst seit der Beschreibung Hirschsprungs im Jahre 1887 ist das Krankheitsbild allgemein bekanntgeworden. Die innere Behandlung dieser Krankheit geht auf O. Heubner zurück, dessen drei erste Fälle 1896 von H. Finkelstein veröffentlicht werden. Die Operationsaussichten sind lange Zeit schlecht und bessern sich erst durch das Verfahren von W. Weber (1910), der den Pylorus längs durchschneidet, ohne die Schleimhaut zu verletzen, und den Schnitt quer vernäht. K. Ramstedt (1912) verbessert das Verfahren, indem er auf die Naht des Pylorus verzichtet.

Kinder, die die Nahrung verweigern oder erbrechen, haben schon immer große Schwierigkeiten bereitet (S. 43, 84, 142).

Rumination im Säuglingsalter wurde zuerst 1903 von Walter Freund (Klinik Czerny, Breslau) und 1907 von Hermina Maas (Klinik Selter, Solingen) beschrieben.

Diabetische Kinder haben früher nur ausnahmsweise den Ausbruch ihrer Krankheit um Jahre überlebt. Ihre Lebensaussichten steigen, nachdem Fr. G. Banting und Ch. H. Best 1921 das Insulin entdeckt haben. Einen Fortschritt in der Insulinbehandlung bringt seit 1933 das Verfahren von K. Stolte mit freigewählter Kost und entsprechend angepaßten Gaben von Insulin.

Zahnen und andere Mundkrankheiten

Uralt ist die Vorstellung, daß das Zahnen den Säugling gefährde. Schon in dem Atharvaveda der alten Inder (s. S. 58) findet sich eine Beschwörung, die hergesagt wurde, wenn das Kind die ersten Zähne bekam. Das Corpus hippocraticum enthält eine kurze unbedeutende Schrift über das Zahnen, die allerdings nur wenig auf das Zahnen selbst eingeht. Eine Stelle der Aphorismen des Hippokrates (3, 25) bezieht sich darauf. Das Aufschneiden des Zahnfleisches über dem durchbrechenden Zahn wird von Soranos (Kap. 42) erwähnt und verworfen. Nach Galen (S. 39) sitzen die Zähne wie Fremdkörper im Fleische und reizen es durch ihr Wachstum. Aetius schreibt über das Zahnen (angeführt nach Kroner 1876, S. 367):

„Wenn die Kinder zu zahnen beginnen, entzünden sich gewöhnlich das Zahnfleisch, die Kiefer, die Sehnen, und es tritt Fieber ein. Dazu kommt noch Pruritus im Gehörgang und Ohrenfluß."

Den Tod eines zahnenden Kindes beklagt eine griechische Grabschrift des 1./2. Jahrhunderts in Mytilene (nach Peek):

„Wie ich am Feste der Götter und deinem ersten Geburtstag
herzlich den Freuden des Mahls mich mit den andern ergab,
quälten dich elende Schmerzen, da eben die Zähne dir wuchsen,
warfen mich selber, mein Kind, jäh in bitteres Leid.
Denn schon am dritten Tage, Theogenes, mußtest du sterben,
... machtest den Eltern mit eins jegliche Hoffnung zunicht."

Oreibasios (3, 190) nennt als Folgen des Zahnens: Krämpfe, Fieber, Zahnfleischentzündung, Erbrechen, Durchfall, Schlaflosigkeit, Widerwillen gegen Nahrung, Weinen und leicht blutigen Auswurf. Razes bezieht Abszesse in den Wangen, Ausflüsse aus den Ohren, Durchfall und Verstopfung auf den Zahndurchbruch.

In den folgenden Jahrhunderten wird das Zahnen mit großer Regelmäßigkeit als Kinderkrankheit mit aufgeführt. Der berühmte Chirurg Ambroise Paré (1510–1590) schreibt:

„Die Säuglinge haben oft große Zahnschmerzen, hauptsächlich wenn die Zähne das Zahnfleisch durchbrechen und herausdringen, was meistens mit 7 Monaten geschieht, manchmal früher oder später. Sie machen ihnen beim Erscheinen Schmerzen mit Pruritus, Juckreiz und Stechen im Zahnfleisch, oft auch Durchfall, Fieber, Epilepsie und Spasmen, wodurch manchmal der Tod herbeigeführt wird."

Nach Paré ist das Zahnfleisch zu hart, so daß die Zähne nicht durchdringen können. Deshalb empfiehlt er einen Einschnitt über dem Zahn.

„Unter allen Kinderkrankheiten ist, wenigstens nach meinem Urteil, keine häufiger und verhängnisvoller als die Zahnung", so beginnt 1627 Fr. Ranchinus seinen Traktatus über die Kinderkrankheiten.

Fr. Glisson (1650) hat die Rachitis auch auf den Durchbruch der Zähne, besonders der Augenzähne, zurückgeführt.

In den nächsten Jahrhunderten ist die Lehre vom schweren Zahnen, der Dentitio difficilis, selbstverständlich. Gleichgültig, welches Hand- oder Lehrbuch der Kinderkrankheiten aus dem 18. oder dem Beginn des 19. Jahrhunderts man öffnet – sie alle sind bereit, so ziemlich jede Krankheit, die bei einem Kinde im Alter der Zahnung auftreten kann, auf diese zurückzuführen.

Kräutermann (1740) ist davon überzeugt: „Unter den vornehmsten Beschwerden der Kinder, welche ihnen nach dem Leben stehen, ist keine beschwerlicher und bringet auch keine mehr Zufälle als eben das schwere Zahnhecken, und können sich christliche Eltern von ihren Kindern keine Freude versprechen, bevor die Zähne gehecket haben."

Fleisch (1822) z. B. nennt allgemeine Unruhe bis zur Schlaflosigkeit, Speichelfluß, Krämpfe, Fieber, Durchfall, Strangurie und Erbrechen. Andere gehen wesentlich weiter und führen etwa noch auf: Taubheit, schwarzen Star, Anschwellung der Beine, kalten Brand, „Zahntripper", ja selbst Masern und schwarze Pocken. Verhängnisvoll ist es, daß der Durchfall des zahnenden Kindes als günstig gilt. In der Behandlung werden die noch verhältnismäßig harmlosen Einreibungen des Zahnfleisches mit allen möglichen Stoffen immer mehr durch den Einschnitt über dem durchbrechenden Zahne nach Paré ersetzt. So hat man, wie Kassowitz mitteilt, schon bei Neugeborenen das Zahnfleisch eröffnet, den gleichen Eingriff über dem gleichen Zahn bis zu 10- und 20mal wiederholt (s. z. B. Moss 1799), ja es ist vorgekommen, daß der Zahn erst 8 Monate nach dem Einschnitt wirklich durchbrach. In jener Zeit stirbt manches Kind an Verblutung oder nachträglicher Wundinfektion. Alle diese Mißerfolge sind aber nicht imstande, die Lehre vom schweren Zahnen zu erschüttern.

Unter den angesehenen Ärzten der damaligen Zeit wagt nur einer die geltende Lehre zu bezweifeln, nämlich der kgl. Leibmedikus in Hannover Joh. Ernst Wichmann (1740–1802). Er bestreitet 1797 auf Grund eigener Beobachtungen die Richtigkeit der Lehre vom schweren Zahnen und erregt damit großes Aufsehen – man kann schon sagen – Entsetzen. Nach ihm ist das schwere Zahnen nur eine bequeme Ausrede für den Arzt, der den Eltern Auskunft über die Todesursache ihres Kindes schuldet und seine Unwissenheit hinter der in den ersten Lebensjahren stets vorhandenen Zahnung verbirgt. Tatsächlich ist aber an Stelle des bevorstehenden Zahndurchbruchs überhaupt keine Entzündung nachweisbar; vielmehr läßt sich bei jedem Kinde an der Stelle, wo ein Zahn durchkommen will, allezeit dieselbe rote, erhabene Stelle entdecken, ohne daß das Kind einen Schmerz, selbst bei Berühren der Geschwulst, verriete.

„Ich fordere alle rechtschaffenen Beobachter hier auf, sich selber offenherzig zu beantworten, ob sie in den Fällen, wo sie schwere Zahnarbeit angenommen, je etwas der Art, das wirklich so sichtbar und fühlbar am Kiefer, am Gesicht usw. existiert und schmerzhaft gewesen wäre wie dort, gefunden haben."

Der Durchfall beruhe nicht auf dem Zahnen, sondern auf verdorbener Milch. Es sei unverständlich, daß ein schlafsüchtiger Zustand ausgerechnet durch einen angeblichen Schmerz oder heftigen Reiz hervorgerufen werde. So geht Wichmann die verschiedenen Krankheiten durch, die allgemein auf das Zahnen bezogen wurden, und leugnet den Zusammenhang. Dementsprechend warnt er vor dem Schnitt in das Zahnfleisch und den anderen gebräuchlichen Maßnahmen und fordert schließlich, nicht alle versteckten oder schwer zu erkennenden Krankheiten, die während des Wachstums der Zähne bei Kindern zu bemerken sind, auf das Zahnen zu beziehen, sondern lieber die eigene Unwissenheit einzugestehen.

Mit dieser Erkenntnis schwingt sich Wichmann weit über seine Zeitgenossen hinaus. Gerade das ist aber auch der Grund für seinen Mißerfolg gewesen.

In der 2. Auflage seines Werkes (1801) schreibt er: Es ist nicht leicht eine Universität in Deutschland, wo nicht ein Doctorand die Dentition zum Gegenstand seiner Inauguraldissertation gewählt hätte oder, auf Zureden seines Lehrers, hätte wählen müssen ... es erscheint nicht leicht ein Heft des Hufelandischen Journals, wo nicht von schwerer Zahnarbeit und meinem Unglauben die Rede gewesen wäre.

Immerhin schreibt Hecker (1805, S. 73): „Daß es eigentlich gar keine bestimmte Krankheit gibt, die den Namen des schweren Zahnens verdient, ist eine ausgemachte Sache. Es kann also auch niemals ein Kind daran sterben. Es handelt sich dabei um verschiedene, leicht verhütbare und heilbare Kinderkrankheiten."

Nach dem Engländer Marshall Hall (Übersetz. 1846) gibt es „vielleicht keine praktische Tatsache von größerer Bedeutung als die Wirksamkeit der Skarifikation des Zahnfleisches bei jüngeren und älteren Kindern". Es ist besser, „das Zahnfleisch hundertmal ohne Not zu inzidieren als durch einmaliges Vernachlässigen dieser so unbedeutenden und doch so wirksamen Operation Anlaß zu einem Krampfanfall zu geben". Hiergegen wendet sich Fr. J. Behrend (1844). Er sah nach dem Eingriff schwere, langdauernde Anämien.

Nach Fr. L. Meissner (1844) fehlt es auch nach dem glücklichsten Durchbruch der Zähne doch nie an Krankheitssymptomen wie: Rötung und Empfindlichkeit des Zahnfleisches, Speichelfluß, Hautausschlag, Ohrenlaufen, Laryngitis und Bronchitis, Durchfall, Abmagerung, Verstopfung, Krämpfen, plötzlichem Tod, als Nachkrankheiten Wasserkopf, Atrophie, Epilepsie und Lähmungen.

So bleibt die Lehre vom schweren Zahnen während der nächsten Jahrzehnte unverändert in Geltung. Noch 1881 glaubt Henoch an den Zusammenhang zwischen Zahndurchbruch und Krämpfen, Erbrechen, Husten und Durchfall. Immerhin bröckelt aus der Lehre doch immer mehr ab, nachdem sie 1861 von C. Gerhardt und 1874 von Politzer abgelehnt war. Besonders erfolgreich ist dann Kassowitz gewesen, dessen Vorlesungen über Kinderkrankheiten im Alter der Zahnung (1892) die Lehre endgültig beseitigen, wenn sich auch einige ältere Forscher, wie Henoch (1899) und Biedert (1902), nicht ganz bekehren lassen. Im Volke ist die Lehre vom schweren Zahnen noch jetzt weit verbreitet.

Viele der heute gebräuchlichen Metallspatel zeigen an dem einen Ende eine Kerbe, deren Bedeutung ziemlich unbekannt geworden ist. Sie diente ursprünglich dazu, die Lösung des Zungenbändchens zu erleichtern. Bei diesem Eingriff wurde der Spatel so unter die Zunge geschoben, daß das Zungenbändchen in die Kerbe glitt. Dann wurde es durch Erheben des Spatelendes angespannt und mit Messer oder Schere durchschnitten. Der volkstümliche Glaube, daß der Eingriff nötig sei, wenn das Kind schlecht saugt oder nicht sprechen lernt, ist weit verbreitet gewesen. Heute wird der Eingriff nicht mehr ausgeführt, aber die durch Überlieferung geheiligte Form der Metallspatel ist gebräuchlich geblieben.

Celsus (Buch VII, Kap. 12, 4) sagt darüber: „Bei einigen ist die Zunge mit den darunter liegenden Teilen bei der Geburt verwachsen und diese können deshalb nicht einmal sprechen. Hier fasse man mit einer Wundzange die Spitze der Zunge und durchschneide die darunter liegende Haut (das Zungenbändchen). Man sei aber sehr vorsichtig, damit man nicht die in der Nähe liegenden Adern verletzt und durch eine starke Blutung den Kranken gefährdet."

Nach Aetius lernen die Kinder mit „Ankyloglossus" zwar spät, aber dann ohne Hindernisse und genügend schnell sprechen. Er und Oreibasios (4, 25) beschreiben den Eingriff ganz ähnlich wie Celsus. In der Folgezeit ist das Zungenbändchen oft durchschnitten worden. Storch (1750, 1, 164) warnt wegen der Verblutungsgefahr davor. Ausgeführt wird der Eingriff z. B. von Thebesius 1759, Seite 577 und Mursinna 1786, II, 306. Nach J. P. Frank (2, 204, 1780) muß die Zunge nur selten gelöst werden. Weil die Durchschneidung gefährlich ist, darf sie nicht von Hebammen, sondern nur von Wundärzten ausgeführt werden. Chambon (1799) will die Anzeige für diesen Eingriff stark einschränken, dringt damit aber nicht durch.

Der Eingriff ist noch bis in unsere Zeit ausgeführt worden. Fischl berichtet 1924 von einer tödlichen Blutung im Anschluß an diesen Eingriff. Mir ist eine Universitätskinderklinik bekannt, an der dieser Eingriff noch 1943 gewohnheitsmäßig ausgeführt wurde.

Aphthen – nach Soranos (Kap. 44) oberflächliche Geschwüre der Mundhöhle – werden schon von den griechischen Ärzten unter dieser Bezeichnung beschrieben und seitdem stets mitangeführt, wenn die Krankheiten des Kindesalters aufgezählt werden.

Die von A. Bednar (1850/53) beschriebenen und nach ihm benannten Aphthen der Mundschleimhaut im Gaumenwinkel sind früher in den Kinderkrankenhäusern und Findelanstalten weit verbreitet gewesen. Nach Goldschmidt (1854) ist es in Nordwestdeutschland üblich, den Mund der Säuglinge täglich mit Wein oder Branntwein auszuwischen, um sie vor Soor zu schützen. Oft bedient man sich dazu eines ganz groben Handtuchs. A. Epstein wies 1884 nach, daß die Aphthen durch das Mundauswischen zustande kommen. Sie verschwanden schlagartig, als dieses verboten wurde.

1866 beschreibt H. Bohn genauer die später nach ihm benannten Knötchen oder Epithelperlen in der Schleimhautraphe des harten Gaumens; sie waren schon vorher gelegentlich erwähnt worden.

Vitamine und Avitaminosen

Im Jahre 1897 weist Eijkman nach, daß Hühner bei einseitiger Ernährung mit geschältem Reis an Beriberi erkranken. 1912 benennt C. Funk die Stoffe, deren Fehlen in der Nahrung bestimmte Krankheiten hervorruft, mit der chemisch nicht zutreffenden Bezeichnung Vitamine und die entsprechenden Krankheiten Avitaminosen.

Skorbut (C-Avitaminose)

Zum ersten Male wird der Skorbut des Kindes von Fr. Glisson (1650) erwähnt und deutlich von der Rachitis unterschieden, eine Erkenntnis, die später wieder verlorengeht. Der Skorbut gilt lange Zeit für ansteckend.

In den Lehrbüchern der Kinderheilkunde wird die Krankheit zum ersten Mal von C. Hennig (Leipzig 1855) wieder beschrieben. „Scharbock (Scorbutus) kommt auch über Kinder in nasser, feuchtkalter Jahreszeit, zumal im Frühling bei Tauwetter, schlechter, schwerverdaulicher Kost (Kartoffeln!), unreiner Luft und Wäsche. Er verläuft auch bei jüngeren Kindern chronisch, macht das Zahnfleisch schwammig auftreten, leicht bluten und faul riechen, lockert die Zähne, schwellt die Drüsen der Mundhöhle und stört Verdauung und Ernährung, so daß die Kleinen rasch abmagern. Man setze sie unter bessere Verhältnisse, gebe jüngeren etwas Rotwein in Fleischbrühe, älteren Mineralsäure, lasse gewiegte frische Brunnenkresse aufs Brot genießen, verbiete das frische Obst, bestreiche das Zahnfleisch mit Myrrhensäftchen oder Wallnußextrakt, verordne kühle Bäder mit Essigzusatz oder kalte Begiessungen..." Die Berührungsempfindlichkeit wird nicht erwähnt. Obwohl Hennig seine Angaben 1859 und 1864 in den beiden nächsten Auflagen seines Lehrbuches wiederholt, bleibt der Skorbut des Kindes fast unbeachtet.

Von Hüttenbrenner (Wien 1876) hat den Skorbut der Kinder nicht nur bei den ärmeren Klassen, die unter ungünstigen Bedingungen leben, sondern gerade auch bei den Wohlhabenden nicht selten beobachtet. Ursache sind schlechte, ungenügende Nahrung, ungesunde feuchte Kellerwohnungen und lange Schiffsreisen. Zuerst erkrankt der Mund, später treten ausgedehnte Blutungen in die Schleimhäute, die Haut und die inneren Organe auf. Die Gelenke schwellen an und werden etwas empfindlich. Die Krankheit verläuft chronisch, ist aber heilbar. Man bringe die Kinder in gesunde, trockene Wohnungen, gebe ihnen gute Milch, Pflanzensäuren, Zitronensaft, Orangen, Fleisch, Suppe, Rotwein, frisches Gemüse, gekochten oder sauren Salat, Brunnenkresse, Sauerkraut.

J. O. L. Möller (Königsberg) beschreibt 1859 und 1862 Kinder im Alter von 1–3 Jahren mit „akuter Rachitis". Bei ihnen wurden gleichzeitig oder nacheinander die Gelenkenden mehrerer Knochen schnell und mit bedeutender, durch Druck vermehrter Schmerzhaftigkeit aufgetrieben. Dies geschah an den unteren Enden der Ober- und Unterschenkelknochen, der Vorderarmknochen und am oberen Ende des Humerus. Die Kinder vermieden möglichst jede Bewegung der leidenden Glieder, fieberten aber nicht. Bei einem Kinde mit starkem Exophthalmus ergab die Sektion eine große extradurale Blutung, die bis zur Augenhöhle reichte. Bei einem anderen kam es zu Blutungen auf dem Schienbein, Ablösung und blutiger Durchtränkung des Zahnfleisches. „Was übrigens die durch solche Knochenblutungen entstehende Ähnlichkeit mit Skorbut betrifft, durch welche ich im zweiten Falle beim Fehlschlagen jedes anderen Heilverfahrens eine Zeit lang meine Therapie (Zitronensaft) bestimmen ließ, so halte ich sie nur für eine rein äußerliche, symptomatische."

1883 schildert Th. Barlow „3 Fälle akuter Rachitis, die wahrscheinlich ein Zusammentreffen von Skorbut und Rachitis darstellen, wobei der Skorbut einen wesentlichen und die Rachitis einen unwesentlichen Bestandteil bildet". 1892 macht O. Heubner die festländischen Ärzte auf die „Möller-Barlowsche Krankheit" aufmerksam, die er als skorbutartige Erkrankung rachitischer Säuglinge auffaßt.

Die Einführung der – zunächst übertriebenen – Milchsterilisierung führte zu einer Häufung der Erkrankungen (S. 515).

Die kennzeichnenden Veränderungen des Röntgenbildes werden 1903/04 von E. Fraenkel beschrieben.

1912 gelingt es, die Krankheit im Tierversuch hervorzurufen. C. Hart erzeugt bei jungen Affen das klinische und pathologisch-anatomische Bild durch einseitige Ernährung mit kondensierter Milch, A. Holst und Th. Frölich rufen es bei halbwüchsigen Meerschweinchen durch einseitige Fütterung mit Getreidekorn hervor. Zulage von frischem Gemüse verhütet und heilt die Krankheit. Frölich findet im Meerschweinchenversuch, daß die antiskorbutische Wirkung der Milch durch Sterilisierung zerstört wird.

So wird nachgewiesen, daß die Möller-Barlowsche Krankheit des kleinen Kindes dem Skorbut des Erwachsenen entspricht. Das fehlende Vitamin wird als Vitamin C bezeichnet. 1932 zeigt Szent-György (Ungarn), daß eine von ihm 1927/28 gewonnene Hexuronsäure das Vitamin C darstellt. Die Konstitutionsformel dieses Vitamins, der Askorbinsäure, wird später ermittelt. Die Synthese gelingt.

Rachitis und Tetanie (D-Avitaminose)

> Dem ganzen Körper bekommt nichts besser
> als Salz und Sonne.   Plinius d. Ä. 31, 45.

(Zusammenfassende Darstellung bei György, Erg. inn. Med. 36 [1929]: 752. – Rudder, B. de, Naturw. 33 [1946]: 302.)

Die Rachitis soll sich schon an einigen menschlichen Knochen der Vor- und Frühzeit nachweisen lassen (S. 8). Ihr Vorkommen im alten Ägypten ist unbewiesen (S. 17). Den Ärzten des Altertums ist sie als besonderes Krankheitsbild noch nicht bekannt, wenn auch bei Soranos, Galen und Laienschriftstellern gelegentlich Knochenverbiegungen im Kindesalter erwähnt werden und lateinische Dichter wiederholt von krummen Beinen sprechen (S. 39). Sticker findet rachitische Veränderungen an Knochen aus Alemannengräbern des 5. Jahrhunderts n. Chr.

Mit der Unterschrift „Rachitis und wahrscheinlich Syphilis" bildet Foote (1927) den Schädel eines etwa 5jährigen Kindes ab, der in Peru gefunden wurde und noch aus der vorkolumbischen Zeit stammt. Er bedarf wohl noch näherer Untersuchung.

Zum ersten Male ist das klinische Bild der Rachitis von Whistler (1645), Bootius (1649) und Francis Glisson (1650) beschrieben worden (S. 125 ff). Im Anschluß an diese Arbeiten wird die „englische Krankheit" rasch auch auf dem Festland bekannt. Nach Th. Browne (1650–1682) kann die Leber von Saatkrähen die Rachitis heilen.

„Die Rachitis erschien in Gr. Britannien, als die Manufakturen zu bleiben anfingen. Das Volk verließ das platte Land, um für die Fabriken der großen Städte zu arbeiten. Die Sorge für die physische Erziehung wurde fremden oder alten, unbehilflichen Leuten überlassen, und so bildeten sich ihre Kinder zu Krüppeln und unbrauchbaren Geschöpfen des Landes" (William Moss 1799).

Manche schreiben den rachitischen Kindern eine über ihr Alter hinausgehende Klugheit zu: „die Natur entschädigt sie an ihrem besseren Teil" (Struve 1797). Das Wesen der Krankheit bleibt lange Zeit unbekannt, so viele Theorien auch ausgesprochen werden. Nach Struve ist es noch nicht entschieden, ob die Rachitis sich mit der Erbsünde fortpflanze.

Was die Rachitis früher einmal für die Kinder bedeutet hat, zeigt der nachstehende Bericht aus dem Jahre 1796 von Fr. B. Osiander:

„Wird die Diät des Kindes vollends übel eingerichtet, muß es z. B. seine Tage in feuchten Stuben zubringen, wo immer Kinderwäsche getrocknet wird und die Leibstühle Tage lang unausgeleert stehen; oder in Wiegen eingebunden in seinem Unrat liegen, stundenlang auf durchlöcherten Sesseln sitzen oder wie ein junger Hund im Staub und Schmutz des Zimmers herumkriechen und seinen Magen und Gedärme den ganzen Tag mit Brot und Butter, Kartoffeln und Kleister, Kuchen und Zuckerwerk vollstopfen, so bricht die englische Krankheit um so gewisser und schröcklicher aus."

Nachdem die ersten Erscheinungen beschrieben sind, heißt es dann weiter: „Endlich wird entweder das Rückgrat verbogen oder ein Fuß länger als der andre, oder alle Knochen fangen an, krumm und schief zu werden, und nun ist das Übel vollkommen. Jetzt wird auch der Kopf auffallend groß; der Körper verliert auch den Schein des Fettseins; der schwere Atem wird stinkend, die Zähne schwarz und faul; bald hat das Kind Verstopfung, bald Durchfall, endlich kommt ein Schleichfieber und macht dem elenden Leben ein Ende. Andere schleichen sich so siech ein elendes Leben durch, werden 7 oder 8 Jahre alt, ehe sie stehen und gehen können, und sind auf ihr ganzes übriges Leben hin buckelig, krummfüßig und kommen, wenn es Frauenspersonen sind, in der Folge in Gefahr, wegen engem Becken, das durch diese Krankheit so frühe verbogen worden ist, die schwersten Geburten zu erleiden oder den Kaiserschnitt ausstehen zu müssen."

Das beste Mittel der Behandlung ist eine gute Diät. Die Eltern dürfen nicht glauben, daß ohne Diät mit den kostbarsten Arzneien etwas auszurichten wäre. „Sind Eltern zu schwach, ihren Kindern die lang gewohnte Freßdiät abzutun, so geben sie das Kind lieber einem Arzt in die Kost, der mit ihm die Hungerkur anfahen und die gewohnte Dauung ganz und gar ändern muß. Hierzu gehört dann noch eine reine und trockene Luft, viel Bewegung und fleißiges Baden in lauem Löschwasser der Schmiede ... nach der Hungerkur eine wohlnährende Fleischdiät und Wasser und Wein oder gutes Bier zum Getränk..."

Zur Behandlung der Rachitis empfiehlt J. Fr. Osiander (1829) gesunde, südliche Wohnung, Aufenthalt auf dem Lande, häufige Bewegung in freier Luft, warme Flanellkleidung, Bäder, Fleischkost, Wein, Eichelkaffee, weiche Eier usw. „Auch den Leberthran hat man in der Rachitis von ausgezeichnetem Nutzen gefunden."

Kopp (1836, III, 388) schätzt gleichfalls den „Berger Leberthran" als kräftig und hilfreich gegen Skropheln und Rachitis: „Bei den letzteren Übeln in allen Modifikationen bleibt der Stockfischleberthran eins der ersten Mittel, das um so schätzenswerter ist, weil es nicht stark angreift, das Nervensystem nicht heftig affiziert und keine sehr beträchlichen Nebenbeschwerden erregt."

1822 stellt die Gesellschaft für Wissenschaft und Kunst in Utrecht (Hufelands J. prakt. Heilk. 49 [1823]: 128) die Preisaufgabe: „Die heilsame Wirkung des Lebertrans gegen Rachitis soll aufgeklärt werden." Es hat noch mehr als hundert Jahre gedauert, bis die Aufklärung gelingt.

1843 erweitert C. L. Elsäßer das klinische Bild, indem er den weichen Hinterkopf als Frühzeichen beschreibt. Von ihm stammt die Bezeichnung Kraniotabes.

1874 schreibt C. Gerhardt über die Entstehung der Rachitis: „Alle Nahrungsmittel, die chronische Darmkatarrhe verursachen oder ungenügend nähren, können Rachitis erzeugen. Kinder, die im ersten Jahre mit Kaffee, Fencheltee, Brodsuppen, Brei, Semmel aufgefüttert werden, verfallen sicher in dieses Leiden. Stark saure Kuhmilch, zu dünne Muttermilch wirken ebenso nachteilig als jene Surrogate. Wo die Krankheit in den Familien der Wohlhabenden sich einschleicht, sind es gewöhnlich die letztgenannten Nahrungsmittel, die sie verursachen."

Lange Zeit rechnete man mit der Möglichkeit, daß die Rachitis eine ansteckende Krankheit sei. So schreibt Fr. Hamburger 1926: „Ob es sich um eine reine Stoffwechselstörung oder um eine Infektionskrankheit handelt, ist heute noch unentschieden."

Luft und Sonne für die Kinder forderten schon Faust (1802), Jean Paul (1805/06) und Kamenski (1812), wie Seite 354 beschrieben ist.

Der Schutz vor Rachitis wurde und wird aber noch immer dadurch erschwert, daß die Kinder aus Sorge vor Erkältung ungenügend ins Freie kommen. Immerhin ist im Vergleich zu früher doch ein Fortschritt zu verzeichnen, wie aus der Beschreibung A. von Frölichsthals (1760–1846) in Wien (1845) hervorgeht:

„Es war mit geringer Ausnahme Gewohnheit, die Jugend in ihren ersten Lebensperioden vom Spätherbst angefangen bis zum Monate Mai soviel wie möglich zu Hause zu behalten, die Fenster selten oder nie zu öffnen, sie überdies übermäßig warm zu kleiden, und so blieben sie durch Monate in verdorbener Luft sorgfältig verwahrt. Bei solcher schädlicher Behandlung gingen Hunderte jährlich zugrunde oder kränkelten durch lange Zeit. Späterhin hat man ... die Jugend in allen Jahreszeiten die Wohltaten der freien Luft genießen lassen."

Noch heute gilt die Erkältung in weiten Kreisen als Ursache vieler Krankheiten bei Kindern und Erwachsenen. Die Furcht vor Erkältung führt zu Maßnahmen, die die Kinder rachitisch machen.

Die nachstehenden Ausführungen stammen aus der Zeitschrift „Der Arzt" (seit 1760): „Ich glaube, daß die Erkältung mehr Krankheiten um deswillen hervorbringe, weil wir uns zu sehr davor verwahren wollen, als sie außerdem tun würde. Wir würden uns nicht so viel erkälten, wenn wir uns nicht zu warm hielten" (3. Teil, S. 170). „Wir hüten unsere Kinder, die doch dazu geboren werden, um sich in der Luft aufzuhalten, so lange, als möglich ist, vor der Berührung derselben, und wir halten es für eine Gewissenssache, sie an einem schönen Tage aus dem stinkenden Zimmer heraus in die frische Luft zu tragen, damit sie ja nicht zu frühe eine frische Luft schöpfen als die mit dem Qualme einer porösen Amme, mit dem Geruch der Windeln, der Speisen, der Kohlen und faulender Dünste angedickt ist. Ja, damit von allen diesen köstlichen Gerüchen nichts verloren gehe, so verkleben wir die Fenster und verhängen mit dicken Tüchern die Türen der Kinderstube... Wir bedecken noch überdem die Wiegen mit Tüchern, damit die jungen Kinder keine andere Luft schöpfen können, als die wenigstens mit ihren eigenen Dünsten angefüllt ist" (3. Teil, S. 170).

An anderer Stelle (8. Teil, S. 170, 1762) heißt es in der gleichen Zeitschrift: „Man möchte oft die Nase zuhalten, wenn man in ein Zimmer geführt wird, wo die Herrschaft das Liebste, was sie auf Erden besitzt, gleichsam in einer versperrten Kloake erziehen läßt... Gleichwohl ist der Sache kaum abzuhelfen. Man kann wider die Gewohnheit der Weiber mit keiner Redekunst etwas ausrichten. Der Kohlendampf von den Wärmekörben und Teegeschirren, der Wust der verunreinigten Windeln, die Dünste der Speisen, der Lichter, der Amme, der Kinder, alles muß in der Kinderstube sein! Ich will es zugeben, aber muß es auch darin bleiben?... Kann man die Zimmer nicht täglich öffnen? Ja gewiß, man könnte es, und gewiß! man tut es nicht."

Der Arzt 2. Teil, Seite 354: „Ich sah eine Menge Bauernkinder, welche halbnackend im Schnee wateten und so gesund und munter aussahen wie ihre Väter, die vor dem Dorfe standen und ihren mutwilligen Spielen zuschauten. Unterdessen kam vor dem Dorf ein zugemachter Wagen vorbeigefahren, worin ein Herr mit einer vornehmen Dame saß, welche zwei artige Kinder in Pelz gehüllt bei sich hatten, die aber ebenso wie die Herrschaft selbst mager und blaßgelb aussahen. Als der Wagen dahin kam, wo die alten Bauern standen, hielt er stille, und der Herr, welcher darinnen saß, fragte die Dorfschaft, ob das ihre Kinder wären, die da spielten. „Ja, Herr", antwortete der Älteste unter ihnen. „Sie machen sich da ein wenig lustig." „Ihr Unmenschen", antwortete der Herr im Wagen, „Liegt euch an euern Kindern nicht mehr, als daß ihr sie so mutwillig um ihr Leben und um ihre Gesundheit bringt? Ist es wohl Wunder, wenn sie Schnupfen, Husten und Catarrhalfieber bekommen?" „Oh", sagte der Bauer, „unsere Kinder sind immer gesund und können alles ausstehen; aber die Kinder da in ihrem Wagen sollen wohl den Guckguck nicht oft mehr rufen hören". „Ja", sagte der Herr, „daraus sehet ihr denn, was die gute Pflege tut, sonst würden sie längst gestorben sein." „Die Arbeit taugt nicht", erwiderte der Bauer, „unsere Kinder brauchen keine Pflege, weil sie von uns herstammen, die wir auch ohne Pflege groß geworden sind."

S. A. D. Tirrot: aus Lausanne fordert 1761: „Die Kinder sollen Tags und Nachts leicht gekleidet sein, man bringt sie im Sommer und im Winter so viel als möglich ins Freie, sonst werden sie schwach, blaß, kränklich, aufgeblasen, traurig, verfallen in die Englische Krankheit, Dörrsucht, alle Arten von Schleichfieber und sterben schon in der Kinderheit."

Reine Luft für die Kinder fordert M. Schreber (1858). Häufig findet man, „daß den Kindern solche Räume angewiesen sind, die bei der Localeinteilung übrig bleiben und für andere Zwecke zu schlecht befunden werden. Besonders nachteilig ist dies, wenn eine Mehrzahl von Kindern in einem an sich schon ungesunden Raume zusammengepreßt werden." Zu jeder Jahreszeit sollen sie die freie Luft genießen, auch bei trockenen Nord- und Ostwinden. Schon das Neugeborene ist bald an die äußere Luft zu gewöhnen und soll – mit Ausnahme harter Wintertage – regelmäßig ins Freie kommen.

„Von mehrfach wohltätigem Einfluß sind die Sommerbäder im Freien. Wo irgend Gelegenheit dazu, sollte man sie für Kinder vom 5. – 6. Jahre nie unbenutzt lassen. Zu dem heilsamen Einfluß der Bäder überhaupt tritt hier noch das als Gesundheitsmittel noch nicht genügend gewürdigte Luft- und Sonnenbad hinzu. Namentlich ist der eigentümlich belebende Einfluß des Sonnenlichtes an sich... noch zu wenig erkannt. Das Sonnenlicht ist eine Grundbedingung des Gedeihens für alle organischen Wesen... Es dürfte daher keine allzu gewagte Vermutung sein, wenn man eine zeitweilige Einwirkung des Sonnenlichtes auf die ganze Körperoberfläche als einen wichtigen, belebenden Einfluß betrachtet... An lieblichen Sommertagen lasse man daher vor dem Bade eine Viertelstunde lang Luft und Sonne an den entkleideten Körper der Kinder einwirken. (Schreber 1858, S. 80).

Bereits 1858 empfahl Schreber, Skrophulose, Atrophie, Anämie und andere Krankheiten mit Sonnenbädern zu behandeln. Zu diesem Zwecke „lasse ich das Kind in einem nach Mittag gelegenen Zimmer bei geschlossenen Fenstern so auf eine Matratze legen, daß die Sonnenstrahlen den mit Ausnahme eines leichten Kopfschutzes ganz entkleideten Körper von allen Seiten treffen". Schreber konnte damals noch nicht wissen, daß die Heilwirkung auf den ultravioletten Strahlen beruht und das Fensterglas für sie undurchgängig ist.

„In der feuchten, warmen und von Menschheit überfüllten Stube des Armen wird auch jeder Spalt am Fenster vermacht, um die Kälte nicht eindringen zu lassen, und damit selbst eine nothdürftige Ventilation des Raumes unmöglich gemacht, in dem nebstbei alle Hausarbeiten, das Kochen und Waschen etc, vorgenommen werden, und die Unreinlichkeit meist zu Hause zu sein pflegen.

Der arme Säugling, den die arbeitsbeladene Mutter auszutragen keine Zeit hat, oder sich auch dies zu thun wegen der Kälte nicht getraut, muß nun diese verpestete Luft fast ohne jegliche Abwechslung durch Tag und Nacht einatmen, und die Folgen davon treten auch bald genug ans Licht, als allgemeine Verkümmerung, – Behinderung des Athmungsprozesses, und Erkrankungen der Respirationsorgane...

Ich halte daher auch die Überbevölkerung der feuchten kleinen Stuben, den angehäuften Schmutz und die durch die Ausdünstung und den Ausschluß frischer Luft erzeugte feuchte Wärme, sowie alle die anderen, eine Moderluft erzeugende Umstände, wie auch die Unmöglichkeit in der nächsten Umgebung und den übrigen Räumlichkeiten des Hauses reine Luft einzuathmen, für die weitaus wirksamste Gelegenheitsursache der Entstehung der Rachitis und natürlich auch der Tuberculose der Armen" (Ritter von Rittershain, Prag 1863).

1844 nennt Meissner 18 Ärzte, die den Lebertran zur Behandlung der Rachitis empfehlen.

„Nicht selten findet man ihn (den Leberthran) als das einzige Mittel verkündet, welches allen Anforderungen entspricht, und dessen überraschende Erfolge alles hinter sich zurücklassen, was je in der Rachitis durch Anwendung anderer Mittel erzielt worden ist, bevor man den Leberthran in die ärztliche Praxis eingeführt hat. – Ich bin mir dessen wohl bewußt, daß man sich auf einen vereinzelten Posten stellt, wenn man in diese überschwenglichen Lobeserhebungen des Leberthrans nicht einstimmt, oder gar so weit in der Abtrünnigkeit geht, ihn als Heilmittel gar nicht anzuerkennen. So lange aber die chemische Analyse nichts Anderes als den winzigen Gehalt von Jod, Brom etc. eruiren wird, so lange werde ich a priori glauben müssen, daß der Leberthran nur als Fett, als diätetisches Hülfsmittel wirken könne" (Ritter von Rittershain 1863).

M. Kassowitz führt 1883 die Behandlung mit Phosphor-Lebertran ein, wobei er den Lebertran nur als billiges, aber unwirksames Lösungsmittel des allein wirksamen Phosphors ansieht.

Schon im älteren Schrifttum finden sich gelegentlich Hinweise auf einen Zusammenhang zwischen Rachitis und Jahreszeit. R. Küttner (1856) findet einen deutlichen Einfluß der Jahreszeit auf die Häufigkeit der Rachitis. Die Aufnahmen in seine Anstalt wegen dieses Leidens verteilen sich in 20 Jahren wie folgt auf die einzelnen Monate:

Januar	91	Mai	189	September	74
Februar	135	Juni	154	Oktober	54
März	177	Juli	126	November	54
April	206	August	100	Dezember	43

Küttner erklärt diese Beobachtung durch die Kälte und den Mangel an Sonnenlicht, Obst und grünem Gemüse im Winter. Ähnlich beobachtet Schmorl 1909 histologisch eine deutliche Zunahme der Rachitis-Heilungen in den Sommermonaten mit einem Gipfel im Oktober.

Nach Uffelmann bestehen 1881 in Italien drei Anstalten für rachitische Kinder, da diese besonderer Pflege und Behandlung bedürfen.

Einen Wendepunkt in der Erforschung der Rachitis bedeutet 1919 der Nachweis K. Huldschinskys in Berlin, daß die Rachitis mit künstlicher Höhensonne zu heilen ist. Er beweist seine Angabe durch fortlaufende Röntgenbilder. Im gleichen Jahre erzeugt E. Mellanby bei Hunden durch eine bestimmte Kost schwere, durch Lebertran heilbare Rachitis. Die Untersuchung des Serums ergibt bei Rachitis eine Hypophosphatämie (Iversen-Lenstrup 1919, Howland und Kramer 1921 und 1923) und bei Tetanie eine Hypokalzämie. 1921 gelingt es E. V. McCollum und Mitarbeitern, H. C. Sherman und A. M. Pappenheimer, durch einseitige Kost bei jungen wachsenden Ratten Rachitis hervorzurufen. Die Ratten erweisen sich als sehr geeignete Versuchstiere und werden deshalb für die weiteren Versuche viel benutzt. A. F. Heß und H. Steenbock erkennen 1924, daß viele an sich unwirksame Nährgemische durch Ultraviolett-Bestrahlung antirachitisch wirksam werden. Heß gelingt es, den wirksamen Spektralbereich im Ultraviolett scharf abzugrenzen, und zwar handelt es sich dabei um Wellenlängen zwischen 310–$280\mu\mu$, die heute als Ultraviolett B oder Dornostrahlung bezeichnet werden. Im Winter erreichen diese Strahlen wegen des Tiefstandes der Sonne nicht mehr die Ebene.

Heß hat die auffallende Beobachtung gemacht, daß es nicht nötig ist, die Ratten selbst zu bestrahlen, sondern daß es ausreicht, wenn ihr leerer Käfig bestrahlt wird. Es stellt sich heraus, daß in den Käfigen Nahrungs- und Kotreste zurückgeblieben waren, die nach der Bestrahlung von den Tieren gefressen wurden. Deshalb geht Heß dazu über, die Nahrung selbst zu bestrahlen. Dabei ergibt sich, daß bestimmte, an sich unwirksame Lipoide – besonders das Cholesterin – durch die Bestrahlung antirachitisch aktiviert werden. Cholesterin anderer Herkunft, in der gleichen Weise geprüft, erweist sich aber als unwirksam. Dieser Widerspruch wird von Heß (New York), A. Windaus und R. Pohl (Göttingen) in gemeinsamer Arbeit aufgeklärt: Dem aktivierbaren Cholesterin ist ein verwandter Stoff, das Ergosterin, in geringen Spuren beigemischt. 1936 ermittelt Windaus die Konstitutionsformel des Vitamins D_2 und D_3.

Seit 1939 wird in Deutschland auf den Vorschlag G. Bessaus jeder Säugling durch Vitamin D vor Rachitis geschützt.

Die neuen Entdeckungen erlauben es heute, die Kinder wirksam vor Rachitis zu schützen und die ausgebrochene Krankheit rasch zu heilen. So ist es gelungen, diese früher weit verbreitete Krankheit stark zurückzudrängen. Die schweren Formen sind fast verschwunden, die leichteren selten geworden. Da die Rachitis Kinder mit Lungenentzündung, Masern, Keuchhusten usw. ernstlich gefährdet, ist die Sterblichkeit bei diesen Krankheiten deutlich zurückgegangen. Das rachitisch platte Becken, das bei der Geburt Mutter und Kind gefährdet, ist im Verschwinden.

Daß die Rachitis mit Krämpfen einhergehen kann, ist lange unbeachtet geblieben und wird z. B. von Meißner (1838) und Bednar (1856) nicht erwähnt, während Elsäßer (1843) bei seiner Beschreibung des weichen Hinterkopfes auch die tetanisch-apnoischen Anfälle beschreibt. Als gleichbedeutend nennt er Asthma infantile, A. thymicum, A. intermittens infantum, A. dentientium, A. periodicum auctum, Spasmus glottidis, Laryngismus stridulus und den Juchkrampf.

1861 beschreibt A. Trousseau beim Erwachsenen das später nach ihm benannte Zeichen. 1874 findet W. Erb den tetanischen Erwachsenen elektrisch übererregbar. 1880 weist Abercrombie das Fazialis-Zeichen Chvosteks beim tetanischen Kinde nach.

M. Thiemich und L. Mann finden 1900 den tetanischen Säugling galvanisch übererregbar und heben die Erniedrigung des Schwellenwertes der Kathodenöffnungszuckung als kennzeichnend hervor. Sie unterscheiden die latente und manifeste Tetanie. Eine kritische Zusammenfassung des ganzen Wissens gibt 1909 Escherich.

Keratomalazie (A-Avitaminose)

Als erster hat Mackenzie (1857) auf den Zusammenhang zwischen schweren Ernährungsstörungen, atrophischen Zuständen und Keratomalazie im Säuglingsalter hingewiesen. Weitere Fälle stammen von Graefe (1866) u. a. (angeführt nach W. Stepp und P. György, S. 178). 1904 beschreibt M. Mori eine in Japan häufige, zur Erblindung führende Keratomalazie bei durchfallkranken, fettlos ernährten Kindern und ihre Heilung durch Lebertran. 1905 erzielen W. Falta und C. F. Noeggerath bei Tieren, die mit künstlichen Nahrungsgemischen ernährt werden, Augenerkrankungen. Ihre Versuche werden 1909 von Knapp bestätigt.

1909 findet W. Stepp, daß weiße Mäuse ohne Lipoide nicht am Leben zu erhalten sind. 1912 erkennen Osborne und Mendel an Ratten den Zusammenhang zwischen dem Mangel fettlöslicher Nahrungsstoffe und der „infektiösen Augenkrankheit".

Bei jungen wachsenden Ratten erzielen 1915 Ed. Freise, Goldschmidt und A. Frank (Universitäts-Kinderklinik, Leipzig) mit chemisch reiner, alkohol-extrahierter und auf 140° erhitzter Nahrung eine Keratomalazie. Im gleichen Jahre rufen McCollum und Mitarbeiter bei Rattenjungen durch fettfreie Kost eine Augenerkrankung hervor, die nicht an den Fettmangel, sondern an den Mangel eines „fettlöslichen Stoffes" gebunden ist.

Zur Zeit des ersten Weltkrieges bis 1917 sieht C. E. Bloch in Dänemark im Zusammenhang mit der vermehrten Butterausfuhr ein beträchtliches Ansteigen der Xerophthalmie bei jungen Kindern im Waisenhaus. Lebertran und Vollmilch heilen die Krankheit. Bloch schließt daraus, daß gewisse Lipoide für das Kind unentbehrlich sind.

P. Karrer und H. von Euler isolieren das Vitamin A und erkennen seinen chemischen Bau. Die Synthese gelingt R. Kuhn und J. O. Morris.

Hypoprothrombinämie (K-Avitaminose)

Im Jahre 1928 beschreibt G. Fanconi bei intestinalem Infantilismus eine Hypoprothrombinämie unklarer Herkunft.

1929 beobachtet H. Dam und unabhängig von ihm 1934 Almquist, daß Küken, die eine äther-extrahierte Nahrung erhalten, infolge einer Verzögerung der Blutgerinnung große Gewebsblutungen bekommen. Grüne Blätter, Leber und faulende Eiweißstoffe heilen die Krankheit. Es zeigt sich, daß beim menschlichen Neugeborenen eine Hypoprothrombinämie mit gefährlichen Blutungen auftreten kann. 1939 isoliert Karrer das K-Vitamin; die Konstitution wird von Doisy aufgeklärt. Fraser und Almquist stellen das Vitamin synthetisch dar.

Bakteriologie der Ernährung

Die äußerst unhygienischen Bedingungen, unter denen während des 19. Jahrhunderts noch vielfach die Kühe gehalten wurden, gehen aus einigen Beschreibungen (S. 540, 544.) hervor.

Einen gefährlichen Rat erteilt E. Gräfe (1830): Bei künstlicher Ernährung des Säuglings muß das Getränk die Wärme der Muttermilch besitzen. „Man halte dasselbe während der Nacht durch eine Lampe warm und gebe es dem Kinde, sobald dasselbe erwacht."

Die Bedeutung kleinster Lebewesen für die Zersetzung der Milch wurde schon früh vermutet; doch dauerte es lange, bis sie bewiesen war.

1844 schreibt Donné: „Es ist hier der Ort, von verschiedenen organisierten Erzeugnissen zu sprechen, die durch die Fermentation der Milch entstehen. Diese Erzeugnisse sind zweierlei Art: erstens handelt es sich um kleine Pflanzen, zweitens um Infusionstierchen von der Art der Vibrionen. Diese erscheinen zuerst; man findet sie in der Flüssigkeit, sobald die Milch etwas sauer wird. Beide Vorgänge sind eng miteinander verbunden. Fürchtete man nicht, sich gewagten Schlüssen hinzugeben und ein einfaches Zusammentreffen als Ursache anzusehen, so könnte man annehmen, daß diese kleinen Lebewesen bei der sauren Fermentation eine wichtige Rolle spielen, ähnlich der, die man jetzt gewissen Pflanzen bei der alkoholischen Gärung beimißt[1]. Ich glaube in der Tat nicht, daß man diese Tierchen jemals in organischen Flüssigkeiten vermißt, sobald diese sauer werden... Indessen glaube ich nicht, daß man berechtigt ist, sie als Ursache der Säuerung anzusehen."

„Nach London wird gute Kuhmilch mittels der Eisenbahnen aus weiter Ferne gebracht; für unsere Kinder wird dieser ersprießliche Einfluß der schnellen Communikation m. W. noch nicht benutzt" (L. W. Mauthner 1853, S. 100).

Schon ehe die Bakterien entdeckt waren, hat man gelegentlich den Brechdurchfall der Säuglinge auf verdorbene Milch bezogen. So schreibt 1864 R. Küttner, der die „dyspeptischen Zufälle" auf die fehlerhafte Beschaffenheit der Milch zurückführt: „Vielleicht daß die Milch, infolge schlechter Fütterung und Pflege der Tiere schon ursprünglich abnorm gemischt, einen widrigen Geschmack und Geruch besitzt oder durch zu langes Stehen, durch Unsauberkeit und Fälschungen aller Art verderbt ist... Nicht die Milch überhaupt, sondern nur deren besondere Beschaffenheit und Darreichung kann dem Kinde unzuträglich gewesen sein."

Unseren heutigen Anschauungen noch näher kommt ein Bericht aus Pennsylvanien von G. B. H. Swayze (1869): Flaschenkinder mit gastrischen und Intestinalaffektionen sind viel schwerer zu heilen als Brustkinder, weil die Flaschennah-

---

[1] 1837 hatten unabhängig voneinander Schwann und Cagniard Latour festgestellt, daß die Hefekügelchen, die bei der alkoholischen Gärung des Weines und des Bieres auftreten und schon Leeuwenhoek bekannt waren, Lebewesen sind und die Gärung verursachen.

rung später in den Magen gelangt. Muttermilch ist frisch und süß; die Flasche aber wird an ihrer Innenseite durch den ständigen Inhalt unsauber und zersetzt die frischeste und beste Milch, die man einfüllen kann. Das Kind aber trinkt davon nur einen Teil; der Rest bleibt manchmal stundenlang in der Flasche, bevor er verbraucht wird. Ist die Milch nicht geradezu sauer, so wird sie als Nahrungsmittel für das Kind verbraucht. Mikroskopische Untersuchungen haben nachgewiesen, daß sich Spuren eines Schwammes entwickeln, wie man sie in faulenden Stoffen findet, wenn Milch lange genug in einer Flasche gestanden hat, um Rahm abzusetzen. Man behauptet allgemein, daß diese Sporen bereits überall bestehen, ehe die Milch selbst sauren Geschmack angenommen hat. Diese Sporen mit der Nahrungsmilch in den Kindermagen gebracht, müssen notwendig Verdauungsstörungen bewirken.

Nach J. Lewis Smith (1869) führt die künstliche Ernährung meistens zum Tode. Die Kinder gedeihen wohl bei kaltem Wetter, erkranken aber bei warmem an Durchfall. Mehr als die Hälfte der Kinder in New York, die bei Beginn des Sommers künstlich genährt werden, sterben vor Eintritt der kalten Jahreszeit. Auf dem Lande, wo frische Milch leicht zu erhalten ist, sind die Erfolge bei künstlicher Ernährung fast so gut wie bei natürlicher.

Als J. Parrot die Pariser Findelanstalt von 1867–1883 leitete, war die Säuglingssterblichkeit noch immer sehr hoch. „Die Milch stand mitten im Saal in Krügen, die jedem Eindringen von Keimen offen waren; sie wurden täglich durch wiederholtes trockenes Auffegen aufgewirbelt. Es gab keine Sterilisation, kaum Sauberkeit. Einem schreienden Säugling gab die diensthabende Nonne einen Sauger aus einem Leinenlappen mit etwas Zwieback, eingetunkt in einen Gummisaft, der allen Keimen zugängig war. Bald erschien ein virulenter, hartnäckiger Soor, dann Brechdurchfall. Das Gewicht fiel um mehrere 100 Gramm täglich und das Drama der Athrepsie rollte ab, nach der Jahreszeit langsam oder rasch. Im Sommer hatte sich ein Säugling in 12 Stunden verändert: Morgens war er noch frisch und rosig, abends bläulich, ausgekühlt und sterbend ... Ich kann mich, setzt Hutinel hinzu, nur mit Bedauern an diesen Abschnitt meiner medizinischen Tätigkeit erinnern. Es war noch nicht hell geworden. Einige Jahre später haben wir die Ursachen der Säuglingssterblichkeit geahnt. Um sie in diesem Krankenhaus von 80% zu senken, hat etwas Sauberkeit und einige Vorsicht genügt" (Dupoux, S.305).

Nach A. Vogel (1860, S. 148) ist die Nahrung eine kaum zu ergründende Quelle der Diarrhoe. In größeren Städten ist es „wirklich unmöglich, sich mehrmals des Tages frische Milch zu verschaffen, der mannigfaltigen Verfälschung nicht zu gedenken". „Das schwierigste in großen Städten ist immer, sich frische unverfälschte Milch zu verschaffen. Die Milch der öffentlichen Milchniederlagen läßt immer viel zu wünschen übrig, und es ist unbedingt nothwendig, wenigstens zu Anfang, bis man sich hinlänglich von dem reellen Treiben des Milchlieferanten überzeugt hat, das Melken und Füttern im Kuhstall selbst zu überwachen" (Vogel 1860, S.43).

„In hoher Temperatur, in schlechter Luft, in häufig nicht reinlich genug gehaltenen Geschirren steht die Milch mehrere Stunden herum und hat die beste Gelegenheit, die Gärung einzuleiten... Aus der alterierten, zum mindesten sehr unzuverlässigen Beschaffenheit der zum Verkauf gelangenden Milch stammt eine große Reihe von Verdauungsbeschwerden, insbesondere Darmkatarrhen mit deren Folgezuständen, zumal für die Kinder der Unbemittelten" (Kerschensteiner 1876).

1881 hat Uffelmann Forderungen der Milchhygiene in einer Weise aufgestellt und begründet, die noch heute gültig ist: „Daß die Milch allmählich sauer wird, ist auf ein Milchsäureferment zurückzuführen, das den Zucker zersetzt und wahrscheinlich durch Pilze in die Milch gelangt. Während der Gärung entwickeln sich in großer Zahl Stäbchen und Cohnsche Bazillen." Uffelmann bezeichnet es als einen wichtigen hygienischen Fortschritt, „daß in zahlreichen Familien (Rostocks) immer mehr der Gebrauch aufkommt, die zur Ernährung der Kinder bestimmte Milch gleich bei der Einlieferung ins Haus aufzukochen". Hierdurch werden etwa in ihr vorhandene Krankheitskeime vernichtet oder unschädlich gemacht. Um die Milch vor rascher Gärung zu bewahren, kann man sie kühlen. Soweit ich sehe, wird dieser Rat zum ersten Mal von Uffelmann gegeben. „Unreinlichkeit der Saugflaschen und der Sauger befördert die Entwicklung von Pilzvegetationen, die dann in die Milch und mit derselben in den Mund wie Magen des Kindes gelangen. Daß auf diese Weise Erkrankungen der letzteren entstehen können, ist längst erwiesen."

Allmählich setzten sich die neuen Erkenntnisse immer mehr durch: „Wir lernten, daß nicht nur das Säureferment, sondern noch eine Anzahl weit bedenklicherer Gifterzeuger bei dem Prozeß der Milchgewinnung in aller Unschuld schon vor dem Wegtransport in die Milch gelangen können" (Heubner 1897).

Da die Milch einen ausgezeichneten Nährboden für Bakterien verschiedenster Art abgibt, zersetzte Milch die Ernährungsstörungen begünstigt und Flaschenkinder mehr als Brustkinder gefährdet sind, liegt es nahe, die Durchfallsneigung der Flaschenkinder unmittelbar auf die Milchbakterien zurückzuführen. Es gelingt allerdings nur in bestimmten Fällen, wie bei Ruhr, Typhus usw. einen bestimmten Erreger in der Milch für die Ausbreitung der Ansteckung verantwortlich zu machen. Wieweit die Colibazillen als Krankheitserreger in Frage kommen, ist bis heute nicht endgültig geklärt. Auf jeden Fall besitzt die Herstellung einer haltbaren, keimarmen Milch große wirtschaftliche Bedeutung und ist auch von maßgebendem Einfluß auf das Gedeihen der Säuglinge.

Diese Erkenntnis begann sich erst mit der Entwicklung der Bakteriologie im letzten Jahrzehnt des 19. Jahrhunderts durchzusetzen. Wie unsauber die Säuglingsmilch früher gewonnen wurde, geht aus den angeführten Berichten hervor, in denen die Kuhställe in London um die Mitte des 19. Jahrhunderts von Wickes (S. 544) und in New York um 1885 von M. Ch. Pease (S. 540) beschrieben werden. Daß es sich dabei nicht um Ausnahmen gehandelt hat, beweist die übergroße Säuglingssterblichkeit dieser Zeit. Sie hing ganz überwiegend mit bakteriologisch verdorbener Milch zusammen und wurde daher mit Einführung der Milchhygiene zum Sinken gebracht, eine Entwicklung, die heute durchaus noch nicht abgeschlossen ist. Die immer noch vorhandenen Mißstände liegen nicht am Stande der Forschung, sondern an der ungenügenden Anwendung der wissenschaftlichen Erkenntnisse im täglichen Leben, in diesem Falle durch die Kuhställe, die Molkereien, die Milchläden und die Mütter.

Nachdem man die Bedeutung der Milchbakterien erkannt hatte, hoffte man zunächst, durch gründliches Sterilisieren die Milch ungefährlich und haltbar machen zu können. Es gelingt auch tatsächlich, durch kurz dauerndes Kochen die Erreger der Diphtherie, des Typhus, der Tuberkulose u. a. abzutöten (Ritter 1890).

Dagegen sind die Sporen der peptonisierenden, die Milch zersetzenden Bakterien so widerstandsfähig, daß sie selbst durch sechsstündiges Kochen nicht mit Sicherheit zu vernichten sind (Flügge 1894). Aus den verschiedensten Gründen verbietet es sich aber, die Milch vielstündig zu erhitzen.

Nach Jacobi (1896) hat man in den letzten 12 Jahren in der künstlichen Ernährung des Säuglings nur einen großen Fortschritt gemacht: die Erhitzung der Kuhmilch und aller anderen Nahrungsmittel des Säuglings.

Carstens berichtet, wie 1893 an der Heubnerschen Klinik in Leipzig vorgegangen wurde, um den Säuglingen wirklich keimfreie Milch zu geben: Die Flaschen standen $^3/_4$ Stunden lang in kochendem Wasser, wurden dann rasch abgekühlt und im Keller aufgehoben. Einige von ihnen kamen für drei Tage in den Brutofen. Erst wenn sie diese Probe bestanden hatten, wurden die anderen Flaschen verwandt. Czerny, der als Assistent gerade damals Heubner in Leipzig besuchte, hat oft erzählt, wie unbefriedigend die Erfolge mit dieser Nahrung gewesen sind.

Man kann die Milch auch ohne Kochen von ihren Keimen befreien. Im Jahre 1868 hatte L. Pasteur gefunden, daß kurzdauerndes Erhitzen des Weines auf 55 Grad Nachgärungen verhütet und Erreger, die ihn verderben, sicher abtötet. Das gleiche Verfahren, Pasteurisieren genannt, läßt sich auch bei der Milch anwenden. Diese wird dadurch haltbarer, ohne sich im Geschmack so sehr wie aufgekochte Milch zu verändern.

Den äußerlich größten Erfolg auf dem Gebiete der Milchpflege erringt Franz von Soxhlet, o. Prof. für Tierphysiologie und Tierernährung an der Technischen Hochschule in München (1842–1922). Riefenstahl hatte 1876 empfohlen, die Milch in die einzelnen Milchflaschen heiß einzufüllen und so aufzukochen.

Soxhlet (1886) geht davon aus, daß die Milch im Euter der Kuh frei von Erregern ist, die sie zersetzen könnten, und erst nach dem Melken mit ihnen verunreinigt wird. Die Geschwindigkeit, mit der die Milch sich zersetzt, ist im höchsten Maße von der Sauberkeit abhängig, mit der sie gewonnen wird. „Würde die Frauenmilch gegenüber der Kuhmilch auch dann noch eine wesentliche Überlegenheit zeigen, wenn sie unter den gleichen Infektionsbedingungen wie die Kuhmilch gewonnen, in den Handel gebracht und dem Kinde aus der Flasche gereicht würde?" Um die Milch sauber zu halten, gibt Soxhlet ein Gerät zur Milchsterilisation an, in dem der Tagesbedarf des Säuglings an Milchmischungen auf die einzelnen Flaschen verteilt und auf einmal erhitzt wird, so daß nachträglich keine Keime mehr eindringen können.

Bei dieser Gelegenheit macht Soxhlet auf weit verbreitete Unsitten aufmerksam: statt die Milch nach dem Abkochen zu kühlen, wird sie auf dem hohen Küchenschrank aufgehoben, wo Bruttemperatur herrscht. Geradezu „Mordinstrumente" sind die Milchwärmer mit Nachtlichtbeheizung und die Wärmeflaschen mit Vertiefungen für die Milchflaschen (abgebildet bei Klebe und Schadewaldt 1955, Abb. 43).

Wenn auch dieses Verfahren die bis dahin gebräuchliche Behandlung der Milch im Haushalt wesentlich verbessert und überhaupt erst die allgemeine Aufmerksamkeit auf die Milchhygiene lenkt, so können sich doch die übertriebenen Hoffnungen auf einen dadurch bedingten Rückgang der Säuglingssterblichkeit nicht erfüllen. Bald werden kritische Stimmen laut; z.B. schreibt de Jager (1898): Die Sterilisation nach Soxhlet hat den großen Vorteil, daß die Milch vor späterer Infektion geschützt ist. Dagegen ist die Abtötung der Milchsäurebazillen ein großer Nachteil. Es ist fraglich, ob der durch die Abtötung erreichte Vorteil (es wäre besser, wenn durch strenge staatliche Kontrolle diese Gefahr hinweggenommen würde) groß genug ist, um diesen Nachteil zu kompensieren... Die Resultate bei kranken Säuglingen sind, wie erwartet werden konnte, mit der nach Soxhlet sterilisierten Milch gering. Baginsky sah die Mortalität nach der Einführung der Soxhletschen Methode von 78,9% auf 69,5%, Heubner (1894) von 87% auf 60,1% herabsinken. Diese Unterschiede sind so gering, daß sie wahrscheinlich den anderen Maßnahmen, und nicht der Abwesenheit (?) der Bakterien in der Milch zuzuschreiben sind.

Das Gerät Soxhlets „fand rasch eine große Verbreitung. Man glaubte damit einen Höhepunkt der Ernährungstechnik erreicht zu haben. Immer wurde nur von dem Sterilisationsapparat gesprochen. Was in den Flaschen desselben enthalten war, erschien nebensächlich" (Czerny 1939). Jetzt ist das Gerät schon lange nicht mehr gebräuchlich.

Immerhin ist die heute selbstverständliche Milchhygiene von Soxhlet ausgegangen. Die Aufgaben des Kuhstalles, der Überführung und des Haushalts ergaben sich von selbst.

Schon 1894 fordert Heubner zur Säuglingsernährung „eine möglichst aseptisch gewonnene, möglichst frische, möglichst kurze Strecken und in reinen Gefäßen transportierte Milch". Er spricht den bakteriellen Schädigungen der Milch den Löwenanteil an den Schwierigkeiten bei der künstlichen Ernährung des Säuglings zu.

Die Einführung neuer Sterilisationsverfahren – Soxhlet ließ die Milch $^3/_4$ Stunde lang auf fast 100° erhitzen – hat wiederholt unter den Kindern Massenerkrankungen an Skorbut bewirkt. So fällt in Berlin 1901 und 1902 eine Vermehrung der Skorbutfälle mit der Einführung der Pasteurisation in dem größten Molkereibetriebe der Stadt zusammen (Neumann). Bernheim-Karrer berichtet 1907 über gehäuftes Auftreten von Skorbut in Zürich, nachdem in einer Molkerei die Homogenisierung der Milch eingeführt ist.

Heubner (1911) hat weit über 100 Kinder mit Möller-Barlowscher Krankheit beobachtet.

Bisher läßt die Milch sich wohl als Dauerware, aber kaum im täglichen Handel keimfrei halten, wie man nach vielen Bemühungen schließlich einsehen mußte. Deshalb begnügt man sich heute damit, die Milch kurz aufzukochen, rasch abzukühlen und bis zum Gebrauch kühl aufzuheben.

Wichtige Aufklärung bringt die Bakteriologie weiter auf dem Gebiete der Darmbakterien des Säuglings. Der erste, der sich mit ihnen eingehend befaßt, ist Th. Escherich (1866). Er findet bei Frauenmilch eine gleichmäßige Darmflora („physiologische Darmflora", Moro), entdeckt das B. coli commune und das diesem nahestehende B. lactis aerogenes, und zwar als regelmäßige Darmbewohner, weist die Natur dieser Bakterien als Gärungserreger nach, erkennt die Gärungsvorgänge im Darm des gesunden Brustkindes als physiologisch und beobachtet den Einfluß der Ernährung auf die Darmflora. Der obere Dünndarm ist keimarm. Bei akuten Ernährungsstörungen treten neue, fremde Bakterienarten im Stuhl auf (Streptokokken-Enteritis, blaue Bazillose, Colicolitis contagiosa). Da die Bazillen des Brustmilchstuhles grampositiv sind, während die Coli-Bazillen sich sonst negativ verhalten, nimmt Escherich an, daß die Coli-Bazillen im Brustmilchstuhl gramnegativ seien.

Hier setzen die Untersuchungen H. Tissiers (1900) ein, der im Frauenmilchstuhl das B. bifidum entdeckt, einen Anaerobier. Aus ihm besteht fast ausschließlich der Frauenmilchstuhl, während der Kuhmilchstuhl überwiegend Coli-Bazillen enthält.

Nach Tissier und Sittler (1908) sind das Duodenum und der obere Dünndarm beim darmgesunden, natürlich oder künstlich ernährten Säugling fast keimfrei. In Leichen von Brustkindern weist Moro (1905) im Dünndarm, soweit er keimhaltig ist, B. coli und lactis aerogenes nach, in den tieferen Darmabschnitten B. bifidum. Bei Säuglingen, die an Toxikose gestorben sind, findet er 1916 das Jejunum mit Coli besiedelt (endogene Infektion des Dünndarms); den gleichen Befund erheben Bessau und Bossert 1919 an lebenden Säuglingen mit akuten alimentären Ernährungsstörungen.

Im Jahre 1923 weist Adam bei Toxikose im Dünndarm einen besonderen Coli-Stamm nach, der sich durch starkes Gärungsvermögen auszeichnet: den Dyspepsie-Coli. Für ihn kann R. Goldschmidt (1933) ein spezifisches agglutinierendes Serum gewinnen. Die Arbeiten der letzten Zeit (F. Kauffmann, Kopenhagen) haben in steigendem Maße dazu geführt, verschiedenen Typen des Dyspepsie-Coli große Bedeutung für die Entstehung akuter Ernährungsstörungen im Säuglingsalter beizumessen.

Nachdem Sittler (1908) und Adam (seit 1921) die Bedingungen erforscht haben, unter denen im Darm des künstlich ernährten Säuglings eine Bifidumflora wie beim Brustkind entsteht, gibt Bessau eine Säuglingsnahrung an, die im Darme Bifidumflora hervorruft (S. 289).

Schrifttum

Abderhalden, E., Lehrbuch der physiologischen Chemie. 2. Aufl. Berlin, Wien 1909. S. 471; 26. Aufl. Basel 1948. S. 415.
Abelin, H., Journ. Kinderkrh. **43**, 195 (1864).
Adam, A., Jb. Kinderhk. **99**, 14 und 145 (1922); **110**, 186 (1925); Z. Kinderhk. **34**, 207 und 213 (1923).
Ahlfeld, F., Über die Ernährung des Säuglings an der Mutterbrust, Leipzig 1878.
Allix, E., Étude sur la physiology de la première enfance. Paris 1867.
Altherr, H., Über regelmäßige tägliche Wägungen der Neugeborenen. Diss. Basel 1874.
Amaranthes, bei Alwin Schulz, Alltagsleben einer deutschen Frau zu Anfang des 18. Jahrhunderts, Leipzig 1890. S. 206.
Ammon, Fr. A. von, Die angeborenen chirurgischen Krankheiten des Menschen. Berlin 1842. S. 39 u. Tafel IX, 8.
Andersen, D. H., Am. J. Dis. Children. **56**, 344 (1938).
Andrée, C. M., Neuester Zustand der vorzüglichen Spitäler und Armenanstalten des In- und Auslandes. Leipzig 1811. 2. Teil. S. 34 u. 54.

Archembault, Gaz. Hôp. 1882, Nr. 26; Ref. Arch. Kinderhk. **5,** 67 (1884).
Aristoteles, Über die Politik. IV. (VII.) Kap. 17. 1336a. Übersetzer Susemihl. Leipzig 1879, S. 475.
–, Über Schlaf und Wachen. Kleine Schriften zur Seelenkunde. 457 a. Übersetzer P. Gohlke. Paderborn 1947 S. 86.
–, Naturgeschichte der Tiere. Übersetzt von Fr. Strack. Frankfurt/M. 1816. S. 392.
Arzt, der (Zeitschrift). 2. Aufl. Hamburg 1762.
Backhaus, Med Zentralztg. 1896, 861; 22. Verh. Ges. Kinderhk. **22,** 36 (1905).
Bagellardi, s. K. Sudhoff, Janus (Nd.) **14,** 467 (1909) und Sudhoff, 1925.
Baginsky, R., Berl. klin. Wschr. **1894,** 1006. Dtsch. med. Wschr. **1899,** 281.
Balk, D. J., Anzeige aus dem Tagebuch eines ausübenden Arztes. 1. Samml. Berlin 1791. S. 35, 38 (ohne Verfassernamen erschienen).
Ballot, M., Ndld. Tschr. Geneesk. **2,** 402 (1865); Ref. Schmidts Jb. Gyn. Päd. **1866,** 187.
Barlow, Th., Med. chir. Transact. (London) **66** (1883), s. auch Great Ormond Street Journal Nr. 10. Winter 1955/56. S. 59.
Bednar, A., Die Krankheiten der Neugeborenen und Säuglinge. 1–4. Wien 1850–1853.
–, Lehrbuch der Kinderkrankheiten. Wien 1856. S. 422.
Behn, Fr., Zur Problematik der Felsbilder. Abh. Sächs. Akad. Wissensch. Philolog.-Histor. Kl. 54, H. 1. S. 11.
Behrend, Fr. J., Journ. Kinderkrankh. **3,** 401 (1844).
Bendix, R., Jb. Kinderhk. **43,** 23 (1896).
Benedict und Talbot, Carnegie Institut. Nr. 201 (1914); Nr. 233 (1915); Nr. 302 (1921).
Bennholdt-Thomsen, C., Erg. inn. Med. **62,** 1153 (1942).
Bernheim-Karrer, Korresp.bl. Schweiz. Ärzte **1907,** Nr. 19.
Berthold von Regensburg, nach G. Schreiber, Mutter und Kind in der Kultur der Kirche Freiburg (Br.) 1918. S. 109.
Bessau, G., Dtsch. med. Wschr. **1925,** 1/2; 1938, 1: 397.
–, Klin. Wschr. **1923,** 861; Mschr. Kinderheilk. **62,** 137 (1943).
–, und Bossert, Jb. Kinderhk. **89,** 213 (1919).
Besser, L., (1853), nach: Czerny-Keller. 2. Aufl., 1, 364.
Beumer, H., Über die Ernährung des Säuglings. 2. Aufl. Leipzig 1937.
–, Dtsch. med. Wschr. **1930,** 44.
Bezold, v., Z. wiss. Zool. **9,** 240 (1858).
Biedert, Ph., Untersuchungen über die chemischen Unterschiede der Menschen- und Kuhmilch. Diss. Gießen 1869.
–, Jb. Kinderhk. **11,** 177 (1877); **12,** 366 (1878); **17,** 251 (1881); **19,** 291 (1883).
–, Virchows Arch. **60,** 352 (1874).
Binet, A., und Th. Simon, Année psychol. **1,** 161, 191 und 245 (1905).
Bircher, M. E., Muttermilchwertige Fruchtmilch für Säuglinge. Zürich 1926.
Birk, W., Mschr. Kinderhk. **7,** 129 (1908).
Bischoff, E., Z. rat. Med. **20,** 75 (1863).
Blair, P., Philos. Transac. Roy. Soc. 1717, 353, 631.
Bloch, C. E., Jb. Kinderhk. **89,** 407 (1919).
–, Mschr. Kinderhk. **25,** 36 (1923).
Bobertag, O., Über Intelligenzprüfungen. Leipzig 1914. 2. Aufl. 1920.
Boer, H. X., Versuch einer Darstellung des kindlichen Organismus... Wien 1813.
Boer, L. J., Abhandlung und Versuche geburtshilflichen Inhalts... 2. Bd. 2. Teil Wien 1804. S. 111.
Bohn, H., Die Mundkrankheiten der Kinder. Leipzig 1866. S. 47.
Bokay, J. v., Zschr. Kinderhk. **46,** 280 (1928).
Bojanus, nach Pribilla.
Bouchaud, De la mort par l'inanition et études expérim. sur la nutrition chez le nouveau-né. Thèse de Paris 1864.
Brandes, G., Buschi. Leipzig 1939.
Braun, Journ. Kinderkrankh. **16,** 412 (1851).

Breithaupt, J.Chr., Anweisung zum mechanischen Gebrauch der Steinischen Brustpumpe. Cassel 1774.
Briefe eines Arztes an verheirathete Frauenzimmer. Leipzig 1868. S. 85.
Brock, J., Biologische Daten für den Kinderarzt. Bd. 2. Berlin 1934.
Browne, Th., nach Brit. med. J. **1951** I. 816.
Brosius, Th.M., Hufelands J. prakt. Heilkde **60**, Märzheft 51 (1825).
Brüning, H., Geschichte der Methodik der künstlichen Säuglingsernährung. Stuttgart 1908. Arch. Kinderhk. **119**, 147 (1940).
–, Kinderärztl. Prax. **23**, 319 (1955).
Brunn, W. von, Z. Schulgesd.pfl. Beiheft 1928. 23. Jahresversammlung Leipzig.
Budin, P., Bull. de l'acad. de méd. 19.7.1892, 25.7.1893, 14.7.1894. Le nourrisson. Paris 1900.
Buffons sämtl. Werke. Köln 1840. Salzsteuer **2**, 666. Von der Kindheit **4**, 111.
–, Histoire naturelle générale et particulière, Tome IV. S. 113. Histoire de l'homme. Paris 1785.
–, Deutsche Übersetzung. Herrn. v. Buffons allgemeine Naturhistorie, 5: Natürliche Geschichte des Menschen. Berlin 1773.
Bunge, G. v., Die zunehmende Unfähigkeit der Frauen, ihre Kinder zu stillen. Sonderabdruck der 5. Aufl. München 1907.
–, Z. Biol. **9**, 104 (1873); **10**, 111 (1874).
Burdach, K.Fr., Die Physiologie als Erfahrungswissenschaft. 3, 7. Buch, S. 121. Vom unreifen Lebensalter. Leipzig 1838.
Cadogan, W., siehe Ruhräh, S. 397.
Camerer, W., Jb. Kinderhk. **18**, 254 (1882); **33**, 43 (1892); **36**, 249 (1893); **51**, 26 (1900); **53**, 381 (1901).
–, Der Stoffwechsel des Kindes von der Geburt bis zur Beendigung des Wachstums. Tübingen 1894.
–, Z. Biol. **14**, 383 (1878). Versamml. dtsch. Naturforscher **54**, 678 (1901).
Camper, P., Betrachtungen über einige Gegenstände aus der Geburtshilfe und über die Erziehung der Kinder. Übersetzung. 2, 37. Leipzig 1777.
–, Dissertatio de regimine infantum (1762) in: Dissertationes decem Vol. I. Lingae 1798. Von der Behandlung neugebohrener Kinder, in: Ratschläge an kluge Eltern. Bern 1786. S. 158.
Canestrini, S., Über das Sinnesleben des Neugeborenen. Berlin 1913.
Carstens, A., Jb. Kinderhk. **36**, 144 (1893).
–, Verh. Ges. Kinderhk. **12**, 169 (1895).
Chaussier, Fr., Table synoptique des mesures relatives a l'étude et à la practique des accouchements 1799–1826 (nach Quételet).
Chvostek, F., Wien. med. Presse **1876**, 1201.
Cnopf, Ref. Journ. Kinderkrkh. **28**, 219 (1872).
Colerus, Johann, Oeconomia ruralis et domestica. Neuausgabe Mayntz 1665. **2**, 348.
Colland, Fr., Untersuchungen über die gewöhnlichsten Ursachen todtgebohrener und neugebohrener Kinder. Wien 1800. S. 60.
Cruse, P., Jb. Kinderhk. **11**, 393 (1877).
Coudie, D.F., (1831), Analekten über Kinderkrankheiten H. 6. Stuttgart 1835. S. 104.
Czerny, A., Jb. Kinderhk. **51**, 1900.
–, Prag. med. Wschr. **1893**, Nr. 4 u. 42.
–, und A.Keller, Des Kindes Ernährung. Handbuch. Leipzig und Wien. 1. Aufl. 1906; 2. Aufl. 1925–1928.
–, und H.Kleinschmidt, Jb. Kinderhk. **87**, 1 (1918).
–, In: Leyden und Klemperer, Die deutsche Klinik. 7, 1. Berlin und Wien 1905.
–, und Moser, Jb. Kinderhk. **38**, 430 (1894).
–, Die Pädiatrie meiner Zeit. Berlin 1939. S. 40.
Damaschke, A., Aus meinem Leben. Leipzig und Zürich 1924. S. 179.
Darwin, Ch., Biographische Skizze eines kleinen Kindes. Kleinere Schriften, herausgegeben von E.Krause. 2, 134. Leipzig 1886.

Demme, Über den Einfluß des Alkohols auf den Organismus des Kindes. Rect.-Rede. Stuttgart 1891.
Dicke, W.K., Coeliakie. Diss. Utrecht 1950.
Dohrn, Mschr. Geburtsk. **29,** 105 (1867).
Donné, Al., Cours de Microscopie. Paris 1844. S. 84.
Dose, A.P.J., Ernährung des Flaschenkindes mittels unverdünnter Milch. Leipzig (Härtel) 1915.
Drake, T.G.H., Am. J. Diseas. Childr. **33,** 1049 (1930).
–, J. Hist. Med. and Allied Sciences **3,** 510 (1948).
–, The Chemist and Druggist. 30. Juni 1956. S. 614.
Driesch, Hans, Lebenserinnerungen. München, Bael 1951. S. 18.
Drummond, J.C., und A.Wilbraham, The englishman's Food. London 1939.
Dungern, v., Münch. med. Wschr. **1900,** 1661.
Dupoux, A., Sur les pas de Monsieur Vincent. Paris 1958. S. 158 u. 305.
Dyes, A., Journ. Kinderkrkh. **54,** 250 (1870).
Ebert, Max, Reallexikon der Vorgeschichte. Bd. 7, Tafel 113. Berlin 1926.
Ebstein, E., Z. Kinderhk. **48,** 310 (1929).
Elliot, Chr., Ref. Arch. Kinderhk. **3,** 134 (1882).
Elsäßer, C.L., Der weiche Hinterkopf. Stuttgart 1843.
–, Die Magenerweichung der Säuglinge. Tübingen 1846.
Elsässer, J.A., Schmidts Jb. **7,** 314 (1835).
Engel, St., Z. Säugl. fürs. **5,** 275 (1911).
Epstein, A., Arch. Kinderhk. **5,** 292 (1894); Z. Säugl.fürs. **5,** 72 (1911).
Erasmus von Rotterdam, bei Alwin Schulz, Deutsches Leben im 14. und 15.Jahrhundert. Große Ausgabe. Berlin, Wien und Leipzig 1892. S. 196.
Erb, W., Arch. Psychiatr. **4,** 271 (1874).
Escherich, Th., Die Darmbakterien des Säuglings. Stuttgart 1886.
–, Die Tetanie der Kinder. Wien 1909.
–, Wien. med. Wschr. **1894,** 1864.
–, Wien. med. Presse **1889.**
–, Münch. med. Wschr. **1889,** 236.
Evansson, R.T., und H.Maunsell, Handbuch der Kinderkrankheiten. Bearbeitet von C.Fränkel. Berlin 1838.
Falta, W., und C.F.Noeggerath, Hofmeisters Beitr. chem. Physiol. u. Pathol. **7,** 313 (1905).
Fanconi, G., Die Störungen der Blutgerinnung beim Kinde. Leipzig 1941.
Fanconi, G., Der intestinale Infantilismus. Berlin 1928.
–, Ann. Paediatr. **197,** 316 (1961).
–, E.Uehlinger und C.Knauer, Wien. med. Wschr. **1936,** II, 753.
Feer, E., Jb. Kinderhk. **42,** 195 (1896).
Fehling, Arch. Gynäk. **11,** 523 (1877).
Finkelstein, H., Jb. Kinderhk. 43, 105 (1896).
–, Lehrbuch der Säuglingskrankheiten. 1.Aufl. Berlin 1905; 2.Aufl. 1921; 4.Aufl. Amsterdam 1938.
–, und L.F.Meyer, Jb. Kinderhk. **71,** 525 (1910).
–, und L.Ballin, Die Waisensäuglinge Berlins. Berlin 1904. S. 64.
Fischl, R., In: Pfaundler-Schloßmann. Handbuch der Kinderheilkunde. 3.Aufl. 3, 35. Leipzig 1924.
Fleischmann, L., Klinik der Pädiatrik. Bd. I, Abschnitt III. Wien 1875.
–, Wien. Klinik **1877,** 147.
Fleischmann, W., Arch. Gesch. Med. **4,** 1 (1910).
Flügge, C., Z. Hyg. **17,** 272 (1894).
Foote, J.A., Am. J. Dis. Childr. **34,** 443 (1927).
Forster, J., Z. Biol. **9,** 381 (1873).
Forsyth, D., Proc. royal Soc. med. 4 (Sect. Study Dis. Children) 110 (1910).

Frank, J.P., System der medizinischen Polizey. **2**, 204. **3**, 326. Mannheim 1780 und 1783.
Freise, E., Goldschmidt, und A. Frank, Mschr. Kinderhk. **13**, 424 (1915).
Freund, W., Jb. Kinderhk. 48, 137 (1898); Mitt. Grenzgeb. inn. Med. u. Chir. **11**, 325 (1903).
Friedenthal, H., Berlin. Klin. Wschr. **1911**, 1398 u. 1507.
–, Münch. med. Wschr. **1911**, 1285.
Friedinger, E., Denkschrift über die Wiener Gebär- und Findelanstalt. Wien 1887. S. 60.
Friedlander, De l'éducation physique de l'homme. Paris 1815. S. 25 u. 113.
Fritzsch, Th., Z. pädagog. Psychol. **11**, 149 (1910).
Frölich, Th., Z. Hyg. **72**, 155 (1912).
Frölichsthal, A. v., Merkwürdiges Fortschreiten der Heilwissenschaften usw. Wien 1845.
Füngling, Doris, Beiträge zur Geschichte der Trinkgefäße für Säuglinge. Diss. Marburg 1949.
Gaebelkhovern, O., Artzneybuch. Frankfurt/M. 1610, nach E. Püschel, Kinderärztl. Prax. **23**, 554 (1955).
Gaertner, G., Wien. med. Wschr. **1894**, 1870.
Geiler von Kaisersberg, nach L. Kotelmann, Gesundheitspflege im Mittelalter. Hamburg und Leipzig 1890. S. 228.
Generalbericht über das Medizinal- und Sanitätswesen der Stadt Berlin in den Jahren 1879 und 1880. Berlin 1882.
Genzmer, A., Untersuchungen über die Sinneswahrnehmungen des neugeborenen Menschen. Diss. Halle 1873.
Gerhardt, C., Lehrbuch der Kinderkrankheiten. Tübingen 1861. S. 17. 3. Aufl. 1874. S. 197.
Goldschmidt, R., Jb. Kinderhk. **139**, 318 (1933).
Goldschmidt, Volksmedizin im nordwestlichen Deutschland. Bremen 1854. S. 44.
Gräfe, E., nach Fr. J. v. Mezler. 7, 140.
Gregor, K., Arch. Kinderhk. **29**, 95 (1900).
Guarinonius, Die Greuel der Verwüstung menschlichen Geschlechts. Ingolstadt 1610 S. 730.
Gucciardello, Pediatria 7, 65 (1899); Ref. Jb. Kinderhk. **51**, 125.
Guillot, N., Journ. Kinderkrkh. **19**, (1852) 113.
Gumprecht, J., Journ. Kinderkrkh. **13**, 16 (1849).
Haake, H., Mschr. Geburtsk. **19**, 339 (1862).
Haas, S.V., Amer. J. Dis. Childr. **28**, 421 (1924).
Haehner, H., Jb. Kinderhk. **15**, 23 (1880); 21, 289 (1884).
–, Festschrift für Henoch. **1890**, S. 99.
Hamburger, Fr., Kinderheilkunde. Leipzig und Wien 1926. S. 158.
Handwörterbuch des deutschen Aberglaubens. Berlin, Leipzig 1935 und 1936. 7, 898.
Harnisch, L. J. A., Medizinische Gedanken von Säugung eines neugeborenen Kindes. Worinnen erwiesen wird: Daß es besser sey, ein Kind durch eine Säugamme als durch seine Mutter zu stillen. Leipzig 1755.
Harris, W. (1689), siehe Ruhräh, S. 358.
Hart, C., Jb. Kinderhk. **76**, 507 (1912).
Hartmann, Ph. K., Glückseligkeitslehre für das physische Leben des Menschen. Leipzig 1861. S. 245.
Hauner, Journ. Kinderkrkh. **16**, 412 (1851); **49**, 290 (1867).
Hecker, Die Kunst, unsere Kinder zu gesunden Staatsbürgern zu erziehen und ihre gewöhnlichen Krankheiten zu heilen. Erfurt 1805.
Hecker, R., Jb. Kinderhk. **63**, 483 (1906).
Heisler, A., Dennoch Landarzt. München 1928. S. 87.
Helbich, Mschr. Kinderhk. **10**, 391 (1911).
Hennig, C., Lehrbuch der Krankheiten des Kindes. Leipzig 1855 S. 492; 2. Aufl. 1859; 3. Aufl. 1864.
Henoch, E., Vorlesungen über Kinderkrankheiten. Berlin 1881. S. 429.
Hensel, G., Z. Kinderhk. **54**, 367 (1933).
Herter, C. A., Infantilism from chronic intestinal infection. New York 1908. Deutsche Übersetzung: Intestinaler Infantilismus. Leipzig und Wien 1909.

Hess, R., Dtsch. med. Wschr. **1932**, 2.
Heubner, O., Jb. Kinderhk. **34** (1892); **70**, 667 (1909). Berl. klin. Wschr. **1894**, 619, 871. Z. klin. Med. **29**, 1 (1896). Säuglingsernährung und Säuglingsspitäler. Berlin 1897. S. 2; Lehrbuch der Kinderheilkunde. 3. Aufl. Leipzig 1911. 1, 738.
–, In der Festschrift: Die Stadt Leipzig in hygienischer Beziehung S. 411. 1891.
Heyfelder, O., Die Kindheit des Menschen. Erlangen 1857; 2. Aufl. 1858.
Hildenbrand, V., Hufelands neues J. prakt. Arzneik. **13**, 1. Stück 149 (1801).
Hirschsprung, Jb. Kinderhk. **27**, 1 (1888).
–, Demonstrat. Ges. Kinderhk. Wiesbaden 1887.
Hofmann, Neue Z. Geburtsk. **27**, 145 (1850).
Holst, A., und Th. Frölich, Z. Hyg. **72**, 1 (1912).
Holst, V., Journ. Kinderkrkh. **52**, 161 (1869).
Hottinger, A., Ann. Paediatr. **187**, 437 (1956).
Howland, J., und Marriott, Quart. J. Med. **11**, 289 (1918).
Hüttenbrenner, A. von, Lehrbuch der Kinderheilkunde. Wien **1876**, S. 353 u. 552.
Huldschinsky, K., Dtsch. med. Wschr. 1919, 712.
Ibrahim, J., Verh. Ges. Kinderhk. **25**, 21 (1908); Z. physikal. Chemie **66**, 19 u. 37 (1910).
Iversen-Lenstrup, Nord. Pädiatr.-Kongr. Kopenhagen 1919. In: Mschr. Kinderhk. **17**, 239 (1921).
Jacobi, A., In: Gerhardts Handbuch der Kinderkrankheiten. Bd. 1. Tübingen 1877. 2. Aufl. 1, 2. S. 145. 1882.
–, (1896), nach F.J.Braken, Maryland State Med. J. 1955. S. 46.
Jager, L. de, Nederlandsch Tijdschrift vor Geneeskunde **1895**; Med. Central-Z. **1898**, 541.
Jahn, Fr., Neues System der Kinderkrankheiten nach Brownischen Grundsätzen. Arnstadt 1803.
Jansen, W.J., Briefe über Italien. Düsseldorf 1794. 2, 393.
Jefferson, D.L., Kinderernährung in USA im 19. Jahrhundert. (Lit.) Journ. Amer. Diet. Ass. 30, 335 (1954).
Juncker, J.Chr.W., Arch. d. Ärzte u. Seelsorger wider die Pockennoth. 3. Stück. Leipzig 1797. S. 127.
Kassowitz, M., Ges. Abhandlungen. Berlin. 1914. S. 459.
–, Z. klin. Med. **7**, 69 (1883).
–, Vorlesungen über Kinderkrankheiten im Alter der Zahnung. Wien 1892.
–, Jb. Kinderhk. **54**, 512 (1901).
Kauffmann, F., J. Immunol (Am.) **57**, 17 (1947); Enterobacteriaceae, Kopenhagen 1951.
Kayser, M.E., Frauenmilchsammelstellen. Jena 1940.
Keller, A., Jb. Kinderhk. **44**, 25 (1897); Erg. Säugl.fürs. 6. Heft. Leipzig und Wien 1910.
Kerschensteiner, J., Jb. Kinderhk. **9**, 348 (1876).
Kircheisen, G., Die Frauen um Napoléon. München und Leipzig 1912. S. 376.
Klebe, D., und H. Schadewaldt, Gefäße zur Kinderernährung im Wandel der Zeit. Frankfurt/M. 1955.
Klotz, Erg. inn. Med. **8**, 593 (1912).
Knapp, P., Z. exper. Path. **5**, 147 (1909).
Koch, E.W., Über die Veränderungen des menschlichen Wachstums im ersten Drittel des 20. Jahrhunderts. Leipzig 1935.
Koeppe, H., Jb. Kinderhk. **63**, 397 (1906).
Kopp, Denkwürdigkeiten. Frankfurt/M. 1830.
Korowin, Jb. Kinderhk. **8**, 381 (1874).
Kräutermann, Valentin, Aufrichtig getreuer, sorgfältiger und geschwinder Kinderartzt. Frankfurt, Leipzig 1740. S. 47, 240.
Kramer, B., und J. Howland, Amer. J. Dis. Childr. **22**, 105 (1921); Mschr. Kinderhk. 25, 279 (1923).
Krasnogorski, N., Jb. Kinderhk. **78**, 373 (1913); Erg. inn. Med. **39**, 613 (1931). – Pediatria (russ.) **1952**, H. 1 und 2.
Küttner, R., Journ. Kinderhk. **27**, 50 (1856); **46**, 152 (1866).

Kußmaul, A., Untersuchungen über das Seelenleben des neugeborenen Menschen. Leipzig und Heidelberg 1859; 3. Aufl. 1895.
Lammert, G., Volksmedizin und medizinischer Aberglaube. Würzburg 1869.
Landsteiner, K., Zbl. Pathol. **16**, 903 (1905).
Langstein, L., und L. F. Meyer, Säuglingsernährung und Säuglingsstoffwechsel. 2. und 3. Aufl. Wiesbaden 1914.
Levin, S., Med. Proceed. (Johannesburg) **4**, 544 (1958).
Linné, K. von, nach Fredbärj, Acta paediatr. **46**, 215 (1957); La noûrrice marâtve, s. Sauvage, Chef d'oeuvres II, 213. Lyon 1770.
Lippmann, E. O. v., Geschichte des Zuckers. 2. Aufl. Berlin 1929.
Lohwasser, H., Der allgemeine Gesundheitszustand der deutschen Schulkinder, insbes. der Rostocker Schuljugend. Diss. Rostock 1928.
Lutheritz, C. Fr., Der Kinderarzt. Meißen 1823.
Maas, H., Med. Klin. **1907**, 926.
Malling-Hansen, Perioden im Gewicht der Kinder und der Sommerwärme. Kopenhagen 1886.
–, Congrès internat. de Sciences méd. 8. Session. Copenhagen 1884.
Mann, L., Mschr. Psychiatr. **7**, 14 (1900); Berl. klin. Wschr. **1904**, 872.
Marfan, A. B., Handbuch der Säuglingsernährung. Übersetzung. Leipzig und Wien 1904.
Marshall Hall, Beobachtungen und Vorschläge auf dem Gebiete der praktischen Medizin. Übersetz. Leipzig 1846. S. 157 und 159.
Martin und Ruge, Z. Geburtsh. **1**, 273 (1875).
Mauthner, L. W., Kinderdiätetik. 2. Aufl. Wien 1853.
Mayerhofer, E., Angewandte Pädiatrie. Wien 1952. S. 116. Ö. Z. Kinderhk. 10, 127 (1954).
–, und E. Przibram, Mschr. Kinderhk. 9, 59 (1909).
Meeh, K., Z. Biol. **15**, 425 (1879).
Meissner, Fr. L., Die Kinderkrankheiten. 3. Aufl. Bd. 1. Leipzig 1844. S. 496.
Meyer, L. F., Mschr. Kinderhk. **5**, 361 (1906); Jb. Kinderheilkunde **71**, 3 79 (1910).
Mezler, Fr. J., Sammlung auserlesener Abhandlungen über Kinderkrankheiten. 3. Aufl. Prag 1836. 4, 420. 28.
Michel, L'Obstétrique 15. 3. 1896; 15. 2. 1897.
Minkowski, M., In: Abderhaldens Handbuch der biologischen Arbeitsmethoden. 257. Lief., Abt. V, Teil 5 B. Berlin 1928.
Moll, L., Mschr. Kinderhk. **26**, 250 (1923).
Möller, J. C. L., Königsberger med. Jb. **1**, 377 (1859); **3**, 135 (1862).
Monti, A., Kinderheilkunde in Einzeldarstellungen. Berlin und Wien 1899.
Mori, M., Jb. Kinderhk. **59**, 175 (1904).
Moro, E., Jb. Kinderhk. **61**, 870 (1905); 84, 1 (1916).
–, Münch. med. Wschr. **1908**, 1637; Klin. Wschr. **1929**, 2414.
Moss, William, Praktische Abhandlungen über die physische Erziehung, Nahrung und Krankheiten neugeborener Kinder. Übers. Leipzig 1799. S. 53, 58, 239, 307.
Mursinna, Chr. L., Abhandlung von den Krankheiten der Schwangeren, Gebärenden und Wöchnerinnen. Berlin 1784/86. 2, 87, 98, 100.
Nesterus, J. M., Kurtze Anleitung und Getreuer Rathschlag, wie man sich bey ... Der rothen Ruhr, vor derselben bewahren ... sollen. Bayreuth 1666.
Neumann, Dtsch. med. Wschr. **1902**, 628 u. 647.
Nothnagel, H., Z. klin. Med. 4, 422 (1882).
Omnibonus Ferrarius, De arte medica Infantium libri quatuor. Brixiae 1577. S. 59.
Oppenheimer, K., Arch. Kinderhk. **31**, 321 (1901).
Osiander, Fr. B., Lehrbuch der Hebammenkunst. Göttingen 1796. S. 537 u. 638.
Osiander, J. Fr. (1829), s. Mezler 1, 118 (1836).
Paré, A., Oeuvres complètes. Herausgeber J.-F. Malgaigne. Paris 1840. 2, 793.
Park, Mungo, Reisen im Inneren von Afrika. Übers. Berlin 1799. S. 250.
Parrot, J., Journ. Kinderkrkh. **55**, 134 (1870).
Pawlow, I. P., Die höchste Nerventätigkeit von Tieren. München 1926.

Pawlow, I.P., Vorlesungen über die Arbeit der Großhirnhemisphären. Übersetzung. Leningrad 1932.
Peek, W., Griechische Grabgedichte. Schriften und Quellen der alten Welt. Bd. 7. Berlin 1960. S. 352.
Peiper, A., Arch. Kinderhk. **135**, 67 (1948).
–, Erg. inn. Med. u. Kinderhk. **50**, 555 (1936); Kinderärztl. Prax. 1950, Sonderheft S. 223.
Pfaundler, M., Bl. Säugl.fürs. **8**, 33 (1916); Münch. med. Wschr. **1907**, 1 u.2; Z. Kinderhk. **14**, 1 (1916).
Pfeiffer, E., Jb. Kinderhk. **20**, 359 (1883); Berl. klin. Wschr. **1883**, 158.
Pfuhl, W., In: Peter-Wetzel-Heidrichs Handbuch der Anatomie des Kindes. 1. 191. München 1928.
Philipps, F., Mschr. Kinderhk. **5**, 413 (1906).
Pirquet, Cl. v., Z. Kinderhk. **6**, 253 (1913); **14**, 197 (1916).
Platter, Thomas und Felix, Zur Sittengeschichte des 16. Jahrhunderts. Herausgeber H. Boos. Leipzig 1878.
Plinius, Die Naturgeschichte. Herausgeber Wittenstein. Leipzig 1881/82. 5, 201.
Ploß, H., Journ. Kinderkrankh. **20**, 277 (1853).
–, Das kleine Kind vom Tragbett bis zum ersten Schritt. Leipzig 1881.
–, Das Kind in Brauch und Sitte der Völker. 3. Aufl. Leipzig 1911.
Plutarch, Über die Erziehung der Kinder. Kap. 5, Werke Bd. 20. Stuttgart 1928.
Politzer, L.M., Jb. Kinderhk. (Wien) **1**, 133, 232 (1858).
–, Wien. med. Wschr. **1874**, S. 49.
Pollak, O., Jb. Kinderhk. **2**, 27 (1869); **12**, 176 (1878).
Posewitz, G.Fr.S., Posewitz' Journ. Med., Geb.hilfe und Chir. **1**, 94 (1799).
Preisaufgabe über die Behandlung der Rachitis. Hufelands J. prakt. Heilkd. **49** (1823). Januar-Heft: 128.
Preyer, W., Die Seele des Kindes. Leipzig 1882.
–, Spezielle Physiologie des Embryo. Leipzig 1885.
Pribilla, W., Dtsch. med. Wschr. 1956, S. 1824.
Quételet, A., Über den Menschen und die Entwicklung seiner Fähigkeiten. Übersetzung. Stuttgart 1838.
–, Anthropométrie. Bruxelles 1871.
Ramstedt, K., Med. Klin. **1912**, 1702.
Raudnitz, Prag. med. Wschr. **18**, 369 (1883).
Rey, J.G., Kinderärztl. Prax. **6**, 356 (1935).
Riefenstahl, Die künstliche Ernährung des Kindes. Elberfeld 1876.
Ritter v. Rittershain, G. von, Jb. Physiol. u. Pathol. der ersten Kindheit **1868**: 131.
–, Die Pathologie und Therapie der Rachitis. Berlin 1863. S. 84, 85, 244, 249. Die Gesundheitspflege des Kindes Prag 1878. S. 69, 70.
Röderer, J.G., Commentarii Societatis regiae scientiarum Göttingensis. 3, 410 (1753).
Rösslin, Eucharius, Rosengarten (1513). Neudruck München 1910. S. 82.
Rominger, E., und H.Meyer, Arch. Kinderhk. **80**, 195 (1927); **81**, 176 (1927).
Romme, Tribune médicale **1892**. Nr. 8–10, nach Lesage.
Roscher, W.H., Nektar und Ambrosia. Leipzig 1883.
Rubner, M., Z. Biol. 19 (1883).
–, Die Gesetze des Energieverbrauches bei der Ernährung. Wien 1902.
–, Beiträge zur Ernährung im Knabenalter. Berlin 1902.
–, und O.Heubner, Z. Biol. **36**, 1 (1898); **38**, 315 (1899).
Rüdiger, C.F., nach H.Ploss, Jb. Kinderhk. **7**, 163 (1874).
Rush, B., siehe Ruhräh, S. 430.
Salge, B., Der akute Dünndarmkatarrh des Säuglings. Leipzig 1911.
Sallust, Krieg gegen Jugurtha. Werke, übers. v. C.Cless. 3.Aufl. 1882. S. 79.
Schadewaldt, H., Dtsch. med. Wschr. **1956**, S. 1824; Ann. paediatr. **188**, 247 (1957).
Schick, B., Z. Kinderhk. **22**, 195 (1919).
–, J. Pediatrics **50**, 116 (1957).

Schiff, E., Dtsch. med. Wschr. **1932**, S. 882.
Schiffer, Berl. klin. Wschr. **1872**, S. 353.
Schlesinger, E., Ther. Mh. **13**, 132 (1899).
Schloß, E., Über Säuglingsernährung. Berlin 1912.
–, Jb. Kinderhk. **82**, 436 (1915).
Schloßmann, A., Jb. Kinderhk. **47**, 120 (1898).
Schmidt, Alfred, Das Salz. 2. Aufl. Leipzig 1874.
Schmorl, G., Erg. inn. Med. **4**, 440 (1909).
Schönlein, J. L., In: Analekten über Kinderkrankheiten. 3. Bd., H. 9, S. 102. Stuttgart 1837.
Schreber, M., Kallipädie oder Erziehung zur Schönheit. Leipzig 1858. S. 43, 77.
–, Der Hausfreund, Leipzig 1861. S. 21.
Schütz, R., Jb. Kinderhk. **62**, 794 (1905).
–, Dtsch. Arch. klin. Med. **94**, 1.
Schwarz, Fr. H. Chr., Erziehungslehre. Leipzig 1804. 2, 336.
Segond, Ann. gyn. **2**, 386 (1874).
Seitz, C., Kurzgefaßtes Lehrbuch der Kinderheilkunde. 2. Aufl. Berlin 1901.
Siegert, F., Verh. Ges. Kinderhk. **20**, 32 (1903).
Sigismund, B., Kind und Welt (1856). 2. Aufl. Braunschweig 1897.
Simon, J. Fr., Die Frauenmilch nach ihrem chemischen und physiologischen Verhalten dargestellt. Diss. Berlin 1838 (lateinisch).
Sittler, P., Zbl. Bakter. usw. 1. Abt. Orig. **47**, 14 (1908).
Smith, J. Lewis, nach F. J. Braken, Maryland State Med. J. **1955**, S. 43.
Solingen, C., Hand-Griffe der Wund-Artzney / Nebst dem Ampt und Pflicht der Weh-Mütter / wie auch Sonderbare Anmerckungen von Frauen und Kindern. Franckfurt an der Oder / 1693.
Soxhlet, Fr., Münch. med. Wschr. **1886**, S. 253, 276; **1893**, S. 4.
–, Ein verbessertes Verfahren der Milchsterilisation. München 1891.
Spencer, H., Die Erziehung in geistiger, sittlicher und leiblicher Hinsicht (1861). Übersetzung. 4. Aufl. Leipzig 1908.
Steffen, A., Jb. Kinderhk. **46**, 332 (1898).
Stegmann, J. G., Kurze Beschreibung einer Brust- oder Milchpumpe. ... Cassel 1773.
Stein, G. W., Kurze Beschreibung einer Brust- oder Milchpumpe samt der Anweisung zu deren vorteilhaften Gebrauch bey Schwangern und Kindbetterinnen. Cassel 1773.
Steinitz und Weigert, Mschr. Kinderhk. **12** (1913): 243.
Stepp, W., Biochem. Z. **22**, 452 (1909).
–, und P. György, Vitamine. Berlin 1927 (Lit.).
Stern, W., Die Intelligenz der Kinder und Jugendlichen. 4. Aufl. Leipzig 1928.
Sticker, G., Med. Welt **1935**, 739.
Stolte, K., Med. Klin. **1933**, 1, S. 288, 561.
–, Erg. inn. Med. **56**, 154 (1939).
Storch, J., Theoretische und praktische Abhandl. von Kinderkrankheiten. 1, 161. Eisenach 1750.
–, Unterricht vor Heb-Ammen. Gotha 1748.
Strümpell, L., Physiologische Pädagogik. Leipzig 1880.
Stürzbecher, M., Kinderärztl. Prax. **21**, 73 (1953).
–, Die Bekämpfung des Geburtenrückganges und der Säuglingssterblichkeit im Spiegel der Reichstagsdebatten 1900–1930. Dr. Dissert. Berlin etwa 1955. Forsch u. Fortschr. 33, 78 (1959).
Struve, E. A., Neues Handbuch der Kinderkrankheiten. Breslau 1797. S. 22.
Süssmilch, J. P., Die göttliche Ordnung i. d. Veränderungen d. menschl. Geschlechtes. 4. Aufl. Berlin 1735. **1**, 10.
Swayze, G. B. H., Journ. Kinderkrkh. **54**, 360 (1870).
Swieten, G. van: Commentarii in Hermanni Boerhaavi Aphorismos. ... Hildburghusae 1765, S. 688.

Teixeira de Mattos, Jb. Kinderhk. **55,** 1 (1902).
Temesvary, R., Volksgebräuche und Aberglauben in der Geburtshilfe und Pflege des Neugeborenen in Ungarn. Leipzig 1900.
Temme, J.D.H., Die Volkssagen der Altmark. Berlin 1839. S. 81.
Thebesius, J.E., Hebammenkunst. 2. Aufl. Liegnitz 1759.
Thiemich, M., Jb. Kinderhk. **44** (1897); **60** (1900); Mschr. Kinderhk. **1** (1902).
Tiedemann, D., Beobachtungen über die Seelenfähigkeit von Kindern. 1787. Neuausgabe von C. Ufer. Altenburg 1897.
Tissier, H., Recherches sur la flore intestinale normale et pathologique du nourrisson. Thèse de Paris 1900.
Tissot, S.A.D., Anleitung für das Landvolk in Absicht auf seine Gesundheit. (1762). Aus dem Französischen übersetzt. Zürich 1768, S. 412.
Tourtual, C.F., (1829), s. Fr.J. v. Mezler 4, 3.
Trousseau, A., Med. Klinik des Hôtel Dieu in Paris (1861). Übersetzung. Würzburg 1866. 2, 162.
–, Arch. Kinderhk. **2,** 410 (1881).
Uffelmann, J., Kurzgefaßtes Lehrbuch der Kinderheilkunde. 2. Aufl. Berlin 1901.
–, Handbuch der öffentlichen und privaten Pflege des Kindes. Leipzig 1881. S. 41, 214, 234 und 573.
Underwood, M., A treatise on the diseases of children. 4. Aufl. London 1799.
Unger, L., Lehrbuch der Kinderkrankheiten. Leipzig und Wien 1893.
Unger, Lothar, Bienenhonig in der kinderärztlichen Therapie der Vergangenheit. Dr. Diss. Rostock. 1950.
Usener, H., Kleine Schriften. Bd. 4. Leipzig 1913.
Variot, J., Clinique et Therapeuth. infant. 1897, S. 983.
Vierordt, K., Physiologie des Kindesalters. In: Gerhardts Handbuch der Kinderkrankheiten. 1: 51. Tübingen 1877.
Virchow, R., Gesammelte Abhandlungen. 3: 845. Frankfurt a.M. 1856.
Vives, J.L., Pädagogische Schriften. Bibliothek d. kathol. Pädagogik. Bd. 8, S. 410. Freiburg (Br.) 1896.
Vogel, A., Lehrbuch der Kinderkrankheiten. Erlangen 1860. S. 31, 39 u. 40. 5. Aufl. 1871.
Wallgren, A., Acta paediatr. **44,** 205 (1945).
Wallis, H.R.E., Amer. J. Dis. Childr. **83.** 203 (1952).
Weber, Chr., Einige Beobachtungen über erkrankte Körper von Kindern. Diss. Göttingen 1758. Angeführt nach der englischen Übersetzung von Still.
Weber, F., Beiträge zur pathologischen Anatomie der Neugeborenen. Kiel 1851–1854.
Weber, W., Berl. klin. Wschr. **1910,** S. 763.
Weigert, R., Mschr. Kinderhk. **9,** 153 (1910); Berl. klin. Wschr. 1909, S. 965.
Weisse, J.Fr., Journ. Kinderkrkh. **4,** 99 (1845).
Wertheimber, A., Diätetik der Neugeborenen und Säuglinge. München 1860. S. 89.
–, Jb. Kinderhk. **6,** 176 (1873).
Whitehead, Journ. Kinderkrkh. **34,** 55 (1860).
Wichmann, J.E., Ideen zur Diagnostik. 2. Aufl. Hannover 1800–1802. II, 1: Das schwere Zahnen der Kinder. III, 47: Vermizio, Krankheit von Würmern.
Wickes, J.G., Arch. Diseas. Childhood **28,** 421 (1953).
Widerhofer, H., In: Gerhardts Handbuch der Kinderkrankheiten. 4: 2. Tübingen 1880.
Young, Th., De lacte. Diss. Edinburgh 1761.
Zweifel, P., Untersuchungen über den Verdauungsapparat der Neugeborenen. Berlin 1874.
–, Ätiologie, Prophylaxe und Therapie der Rachitis. Leipzig 1900. S. 126.
Zwierlein, K.A., Die Ziege als beste und wohlfeilste Säugamme. Stendal 1816. (Nachträge Stendal 1817 und 1821).

Krankheitslehre

Diathesen

Wenn im Kindesalter ohne sichtbare äußere Einwirkungen bestimmte Störungen gehäuft auftreten, so schließt man auf eine besondere Krankheitsbereitschaft, eine „Diathese". Dieses Wort wurde bereits von Hippokrates im Sinne von Anlage oder Bereitschaft gebraucht. Im Laufe der Zeit ist eine ganze Reihe von Diathesen des Kindes beschrieben worden, von denen hier nur die Wichtigsten genannt werden.

Als Dyskrasie, d. h. als gemeine Erkrankung der Säftemassen, bezeichnet das Lehrbuch der Kinderkrankheiten von A. Vogel (1860) gleichwertig nebeneinander die Rachitis, die Tuberkulose mit der ihr bereits recht nahe gerückten Skrofulose und die hereditäre Syphilis.

Skrofulose und exsudative Diathese

Lange Zeit konnte der Begriff der Skrofulose nicht näher bestimmt werden, ihre Beziehungen zur Tuberkulose, zum Impetigo, zu Ekzemen usw. blieben umstritten. Weit verbreitet aber ist sie von jeher gewesen. „Die Skrophulosis ist bekanntermaßen eine von den Krankheiten, die am schwersten auf der Bevölkerung lastet, und zwar nicht durch die Rolle, die sie bei der Sterblichkeit spielt, sondern auch durch das lange Siechtum, die Arbeitsunfähigkeit und die dauernde Schwäche, die sie oft herbeiführt" (Bergeron 1867). In den Findelanstalten und Kinderkrankenhäusern litt bis zur Hälfte aller Kinder und mehr an dieser Krankheit. Sie verursachte daher für die öffentliche Armenpflege große Kosten.

Die Krankheit hieß lange Zeit beim Volke und im wissenschaftlichen Schrifttum Frankreichs und Englands die „Königskrankheit" (the kings evil); man glaubte nämlich, Gott habe den Königen die Fähigkeit verliehen, die Skrofulose durch Berührung zu heilen. Über die Geschichte des Handauflegens berichtet R. H. Major: Die königliche Berührung wurde zuerst in Frankreich von König Chlodwig im Jahre 496 n. Chr. angewandt. Nach der Legende beunruhigte sich der König darüber, daß ein Page von ihm an Skrofulose erkrankt war; da kam ein Engel zu ihm und sprach: „Um deinen Pagen zu heilen, brauchst du nur seinen Nacken mit deinen königlichen, heiligen Händen zu berühren und zu sprechen: Ich berühre dich, Gott heilt dich." So geschah es, der Page wurde wieder gesund. Seitdem glaubte man, den Königen Frankreichs sei die göttliche Gabe der Kranken-Heilung verliehen. Ludwig IX., der Heilige, führte das Handauflegen unter großer Feierlichkeit aus. Heinrich IV. berührte regelmäßig zu Ostern, Pfingsten, am Tage Allerheiligen und zu Weihnachten. Felix Platter, der ihn diese feierliche Handlung in Paris ausführen sah, schreibt: „Man erzählt sich: Wenn die Berührung des Königs versagt, dann ist der König nicht rechtmäßig, denn Gott verlieh nur den rechtmäßigen Herrschern die Gabe der Heilung." Nach André du Laurens, dem Leibarzt des Königs, berührte und heilte der König oft 1500 Menschen gleichzeitig.

Das Verfahren wurde in England durch Eduard, den Bekenner (König 1042 bis 1066), eingeführt. Die feierliche Handlung wurde nicht nur an Feiertagen ausgeführt, sondern immer, wenn es dem König gefiel. Heinrich VII. machte daraus eine gottesdienstliche Handlung: Am bestimmten Tage saß der König auf seinem Thron, umgeben von seinen Kaplänen. Einer von ihnen las aus dem Evangelium St. Marcus vor und betonte die Stelle: „Sie sollen ihre Hände auf die Kranken legen, und diese sollen genesen." Nach dem Evangelium betete ein anderer Kaplan das Vaterunser. Dann traten die Kranken vor den König, jeder kniete nieder. Der König legte seine Hand auf das Haupt des Kranken, sprach: „Ich berühre dich und Gott heile dich", und hing ihm danach eine goldene Münze um den Nacken.

Richard Wiseman, der sein chirurgisches Werk seiner heiligsten Majestät Karl II., König von Großbritannien, Frankreich und Irland gewidmet hat, schreibt 1686: „Man wird Grund finden, Gottes Güte zu erkennen, der so milde an seinem Volk gehandelt hat, indem er dessen Königen zum mindesten von Eduard dem Bekenner an die außerordentliche Begabung verlieh, die Krankheit in wunderbarer Weise zu heilen. Dies haben unsere Chroniken schon lange bezeugt; die persönliche Erfahrung von vielen tausend jetzt Lebenden kann dies für die jetzt lebende Majestät, deren königlichen Vater und Großvater bezeugen. Seine Majestät haben diese Fähigkeit mit wunderbarem Erfolg nicht nur hier, sondern jenseits des Meeres in Flandern, Holland und Frankreich ausgeübt. Der König dieses letzten Landes schreibt sich allerdings die gleiche Gabe zu und wird deshalb oft in den chirurgischen Büchern als ihr einziger Besitzer genannt... Aber die französischen Könige wurden später begabt als unsere. Ich selbst bin häufig Augenzeuge über Hunderte von Curen gewesen, die allein durch die Berührung seiner Majestät ausgeführt wurden, ohne irgendeine chirurgische Hilfe... Es wäre kein Ende, wollte ich erzählen, was ich selbst gesehen habe und wovon ich durch Briefe unterrichtet wurde. Was ich schreibe, wird nur die Schwäche unserer Fähigkeiten zeigen, verglichen mit der Fähigkeit seiner Majestät, die in einem Jahr mehr Kranke heilte als alle Chirurgen Londons in einem Menschenalter." Wie aus den Krankengeschichten hervorgeht, hatte Wiseman viele Kinder behandelt, die an der Königskrankheit litten.

Wilhelm III. (1689–1701) war der letzte englische König, der die Berührung ausgeführt hat. Weil er darin „einen albernen Aberglauben" erblickte, tat er es erst nach langem Bitten. Statt der althergebrachten Formel sagt er: „Gott gebe Euch mehr Gesundheit und Verstand."

Im Jahre 1788 erscheint in Offenbach a.M. die deutsche Übersetzung einer Schrift von Thomas White: „Über Skrofeln und Kröpfe" (1874), in der als erste

Stufe der Skrofulose eine „Entzündungsanlage (Diathesis inflammatoria)" beschrieben wird.

Erkennbar ist diese Stufe (nach dem unbenannten Übersetzer dieser Schrift) an „Ausschlägen, die der Krätze ähnlich sind, an blassem, gedunsenem Gesicht, erweiterten Pupillen, großen Augen, geschwollenen Lippen, geschwollener und mit Grind besetzter Nase, entzündeten schweren Augen, an Flechten, langdauernden Schwären, an Trägheit zur Bewegung, an umherziehenden Schmerzen und wechselnder Eßlust, die gewöhnlich zur Freßbegierde neigt".

In seiner Preisschrift über die Natur, Erkenntnismittel und Heilung der Skrophelkrankheit (Jena 1795, 3. Aufl., Berlin 1819) erblickt Chr. W. Hufeland die erbliche Anlage zu dieser „Krankheit der Konstitution" in einem schwachen und zugleich reizbaren Lymphsystem. Die „Skrofelschärfe" besteht in der durch die Skrofelkrankheit veränderten und verdorbenen Lymphe. Sie ist die Ursache der skrofulösen Erscheinungen. Die Skrofelphysiognomie ist durch dicken Hals, gedunsenes Gesicht, dicke Oberlippe, geschwollene Nase, wohlgenährtes Aussehen, Stockschnupfen, Röcheln und Husten, Neigung zu Wundsein, Grind, weißen Fluß, zu trockene oder zu flüssige Stühle und unregelmäßiges Fieber gekennzeichnet. Das Fieber geht in die „wahre Skrofelkrankheit" mit Drüsengeschwülsten (die 3. Aufl. spricht von skrofulösen Drüsen in Gehirn, Lungen und Milz), Ausschlägen, Grindköpfen und wohl auch Atrophia mesenterica über.

Erstaunlich zweckmäßige Ratschläge für die Ernährung und Behandlung gibt Kopp (1836, III, 333): „Ich habe vielfältig gefunden, daß es bedeutend schädlich wird, wenn man Skrophelkranken und Rachitischen oft Milch gibt. Säuglinge, bei denen von den Eltern her schon eine skrophulöse Anlage zu vermuten ist, wird bereits das lange Stillen gar nicht zuträglich. Unter dem Einfluß einer, bei Kindern von zwei und mehr Jahren angewandten, Diät, die vorzüglich aus Milch, süßer, dicker Milch, Milchspeisen besteht, habe ich oft die allgemeine Erschlaffung, Umstimmung und Schwäche des Lymphgefäß- und Drüsensystems sich entwickeln sehen, welche den Skropheln und der englischen Krankheit zu Grunde liegen. Bei der Behandlung solcher Patienten lasse ich die bloße Milch in der Lebensordnung ganz weg. Nur der Eichelkaffee, welcher ihr Frühstück ausmacht, darf des Wohlgeschmacks wegen etwas Milch enthalten. Fleischspeisen, Fleischbrühesuppen, Eier, Chokolade, Weißbrod, Arrow-Root sind – neben der Sorge für reine, trockene Luft und für das Schlafen auf Matratzen von Pferdehaaren – die Hauptbestandteile ihrer Diät, welche indeß nicht auch zarte Gemüse und süßes Obst ausschließt."

Für Mauthner (1844) geht die Gleichheit der Skrofulose und Tuberkulose aus der Tatsache hervor, daß Kinder mit skrofulösen Übeln der Haut, der äußeren Drüsen und der Knochen nicht minder der Hirntuberkulose erliegen als jene, welche früher an Lungen- und Milztuberkulose gelitten hatten.

Nach R. Virchow (1854), der den Begriff der Skrofelschärfe ablehnt, bestehen bei der Skrofulose die Erscheinungen einer entzündlichen Diathese im Sinne von Th. White. An Haut und Schleimhäuten entwickeln sich entzündliche Eruptionen wie Kopfausschläge, Ohrenflüsse, Katarrhe der Augen, der Nase, des Rachens, der Lungen, des Darmes mit frühzeitigen Drüsenschwellungen. In diesen entstehen dann Tuberkel; eine allgemeine Tuberkeleruption kann den Vorgang beenden.

Als wirksames Heilmittel werden gegen Mitte des 19. Jahrhunderts die Seeluft und das Seebad erkannt (S. 279).

Klarheit über den Begriff der Skrofulose wird erst geschaffen, als Czerny 1905 ff.

in deutlicher Unterscheidung von der Tuberkulose das „Krankheitsbild der exsudativen Diathese" aufstellt. Czerny wählt diesen Namen wegen der exsudativen Erscheinungen, die sich bei den betreffenden Kindern leicht nach chemischer Reizung kleiner Verletzungen des Hautepithels einstellen. Er erblickt in der exsudativen Diathese eine erbliche Konstitutionsanomalie, verursacht durch einen chemischen Defekt des Körpers. Der neue Begriff erweist sich als überaus fruchtbar, zumal Czerny eine erfolgreiche Ernährungsbehandlung anzugeben vermag. Er hat auch sehr anregend auf die innere Medizin gewirkt, wie aus den Verhandlungen der deutschen Gesellschaft für innere Medizin 1911 hervorgeht. Nach v. Pfaundler (1911, 1922, 1939) ist die exsudative Diathese eine Krankheitsbereitschaft, die an ihren Manifestationen erkannt wird.

Die exsudativen Erscheinungen der Haut und Schleimhaut haben, wie Czerny von Anfang an betont, nichts mit Tuberkulose zu tun. Diese wichtige Erkenntnis wird durch die Tuberkulinreaktion (s. S. 602), die v. Pirquet 1907 bekannt gibt, einwandfrei bestätigt. Die Skrofulose besteht nach Czerny (1909) in der Tuberkulose exsudativer Kinder. Sie verschwindet daher unter der Ernährungsbehandlung der exsudativen Diathese, während die Tuberkulose bestehen bleibt. Deshalb kommt die Skrofulose, die früher unter den Insassen der Kinderkrankenhäuser sehr verbreitet war, heute kaum noch vor. Entsprechend betrachten 1909 Escherich den Lymphatismus und Moro die lymphatische, später die exsudativ-lymphatische Diathese als die konstitutionelle Grundlage der Skrofulose.

Anhangsweise sei hier die Behandlung des Kopfgrindes („Tinea") wiedergegeben, wie sie nach Carus (1829) in dem Spedale S. Gallicano in Rom üblich war:

„Bei den Kindern wurden die kranken Stellen des Kopfes mit Öl aufgeweicht und gereinigt, dann wurde der ganze Kopf geschoren, schließlich wurden mit einer kleinen breiten Zange alle Kopfhaare nach und nach ausgerissen. Solch ein kleines Kind setzt sich dem andern in den Schoß, um sich rupfen zu lassen, bis nach ein bis zwei Wochen der ganze Kopf kahl ist. Von nun an wird alle 8 Tage der gesamte, vorher behaarte Kopfteil skarifiziert, indem man mit einem Messer rasch über den ganzen Kopf eine Menge leichter Einschnitte macht. Man läßt die Stellen ausbluten, wäscht den Kopf fleißig, bestreicht ihn mit Butter und bedeckt ihn schließlich mit einer Tierblase wie mit einer Mütze. Die Heilung führt zu einem sehr gesunden Haarwuchs.

Lymphatismus

Wie bereits erwähnt, sieht Chr. W. Hufeland (1795) die wesentliche Ursache der Skrofelkrankheit in einem erblichen, fehlerhaften Zustande des lymphatischen Systems. Ähnlich spricht R. Virchow (1864/65) von einer lymphatischen Konstitution oder Dyskrasie, die durch erhöhte, dauernde Vulnerabilität der Lymphdrüsen ausgezeichnet ist. Hierdurch entstehe die Grundlage für die erhöhte Zellvermehrung in der skrofulösen Drüse.

Nachdem Czerny das Bild der exsudativen Diathese aufgestellt hat, wird ihr der Lymphatismus von anderer Seite, z. B. von Heubner, fast gleichgestellt. Die Abtrennung des Lymphatismus von der Skrofulose erfolgt gleichzeitig mit der der exsudativen Diathese durch Escherich und Moro 1909 (siehe oben).

v. Pfaundler (1944) versteht unter Status lymphaticus (Lymphatismus) eine

Konstitutionsanomalie, gekennzeichnet durch mäßige, aber verbreitete Schwellung der lymphatischen Gewebe, Lymphozytose, Habitus pastosus, Anfälligkeit und geringe Resistenz gegen Infektionen wie Diphtherie und Scharlach, nicht gegen Tuberkulose.

Arthritismus, arthritische Diathese

Schon um die Mitte des 19. Jahrhunderts kennen die Franzosen in der Pathologie des Erwachsenen die arthritische Diathese (den Arthritismus) und die Angelsachsen die gouty disposition oder Lithämie. 1855 führen Barthez und Rilliet (2, 533) unter den Neurosen die rheumatische Diathese an, deren Folgen so verschiedene Krankheiten wie Arthritis, Chorea, Pleuritis, Kontraktur, Muskelschmerzen, Meningitis, essentielle Paralyse, Konvulsion sein können.

1901/02 sucht J. Comby-Paris den Begriff des Arthritismus für das Kindesalter nutzbar zu machen. Zu den Manifestationen dieser Diathese rechnet er außer denen, die später von Czerny für die exsudative Diathese in Anspruch genommen werden, Störungen der Herztätigkeit (Brady- und Tachykardie), der Atmung (z.B. spastische Bronchitis, Asthma, Pneumonie), Ernährungsstörungen, periodisches Erbrechen, starkes Ausscheiden von Uraten, orthostatische Albuminurie, Enuresis, Nieren- und Blasensteine, gesteigerte Erregbarkeit, Schlaflosigkeit, Krämpfe, urikämischen Kopfschmerz, rheumatische Erkrankungen wie Pseudomyalgien, Arthralgien, Ostalgien, Myalgien, arthritisches oder urikämisches Fieber. Die Kinder sind bald nervös, bald fett, bald lymphatisch oder anämisch. Nahe Verwandtschaft besteht zu Gicht, Diabetes, Migräne, Asthma, Steinkrankheiten und gewissen Dermatosen. Zusammenfassend rechnet Comby Gicht, Migräne, Asthma, Diabetes, Magerkeit und Fettsucht zu den Manifestationen des Arthritismus oder der neuroarthritischen Diathese. Jede dieser sechs Erscheinungsformen kann sich als solche vererben oder bei den Nachkommen in eine andere der sechs Formen übergehen.

So enthält die arthritische Diathese einen recht beträchtlichen Teil der Pathologie des Kindesalters; eine einheitliche Behandlung wie die Ernährungsbehandlung der exsudativen Diathese ist daher von vornherein ausgeschlossen. Dies dürfte der Grund sein, weshalb sich der Begriff des Arthritismus im deutschen Schrifttum nicht durchzusetzen vermochte (Göppert, Czerny-Keller).

Status thymico-lymphaticus

Die Frage, welche Beziehungen zwischen einer Vergrößerung des Thymus und plötzlichen Todesfällen im frühen Kindesalter bestehen, ist bis heute nicht endgültig geklärt.

Schon im Jahre 1614 beschreibt Felix Platter in Basel einen hierher gehörenden Fall (S. 121). Kopp (1830 I, 1) sah drei aufeinanderfolgende Kinder der gleichen Familie als Säuglinge an der gleichen Atemstörung sterben: sie litten an Anfällen, bei denen die Atmung, einsetzend mit einem eigentümlichen feinen Ton, absatzweise ausblieb. Diese Anfälle vermehrten sich, bis schließlich der Tod eintrat. Die Sektion ergab in jedem Fall einen ungewöhnlich großen Thymus. Viele Beobachtungen eines derartigen „Asthma thymicum" oder „Koppschen Asthma", wurden im Anschluß an diese Beobachtungen veröffentlicht. Wie weit wir heute vom Stimmritzenkrampf (Laryngospasmus) sprechen würden, ist nicht mehr zu sagen.

1829 führt Kopp den Glottiskrampf (Laryngismus) auf eine Vergrößerung des Thymus zurück, doch wird die Lehre vom Koppschen Asthma oder Asthma thymicum 1858 von A. Friedleben bekämpft. 1889 geht A. Paltauf im Anschluß an eine Veröffentlichung von P. Grawitz wieder auf die Beziehungen zwischen Thymus-Vergrößerung und plötzlichem Tode ein. Er findet bei den Sektionen unerwartet gestorbener Kinder Vergrößerung der Tonsillen, der Lymphfollikel, der Zungenfollikel, der Milz und des Thymus. Der Tod trete dadurch ein, daß plötzlich das Herz arbeitsunfähig werde. Das Krankheitsbild wird als Status thymico-lymphaticus bezeichnet und als anomale Körperkonstitution aufgefaßt. Als Kliniker hat Th. Escherich 1896 diesen Status für plötzliche Todesfälle im Kindesalter bei geringfügigem Anlaß, den sogenannten Thymustod, verantwortlich gemacht.

Schrifttum

Bergeron, Journ. Kinderkrankh. 48, 303 (1867).
Carus, C.G., Analekten zur Naturgeschichte und Heilkunde. Dresden 1829. S. 97.
Comby, J., Arch. méd. enfants, Januar 1901 und Januar 1902; s. auch Méry und E. Terrien, Erg. inn. Med. 2 (1908): 158.
Czerny, A., Jb. Kinderhk. 61 (1905): 199; 70 (1909): 529; Mschr. Kinderhk. 4 (1905): 1; 6 (1907): 1; 7 (1908): 1.
–, Handbuch. 2. Aufl. (1925): 2, 355.
Escherich, Th., Berl. klin. Wschr. 1896, 29; Wien. klin. Wschr. 1909: 224; Dtsch. med. Wschr. 1909: 1641.
Friedleben, A., Die Physiologie der Thymusdrüse in Gesundheit und Krankheit. Frankfurt a.M. 1858.
Göppert, Fr., Jb. Kinderhk. 51 (1900): 334.
Hufeland, Chr.W., Über die Natur, Erkenntnismittel und Heilart der Skrofelkrankheit. Jena 1795. 3. Aufl. Berlin 1819.
Kopp, Denkwürdigkeiten. Frankfurt/M. 1830. 3, 333.
Mauthner, L.W., Die Krankheiten des Gehirns und des Rückenmarks bei Kindern. Wien 1844. S. 278.
Major, Ralph H., A history of Medicine. Springfield Ill. 1954. 1, 348.
Moro, E., Dtsch. med. Wschr. 1909: 788.
Paltauf, A., Wien. klin. Wschr. 1889: 877; 1890: 172.
Pfaundler, M. v., Verh. Kongr. inn. Med. 28 (1911): 36; Klin. Wschr. 1922: 817; Z. menschl. Vererb.- u. Konstit.lehre 22 (1938): 129.
–, Feers Lehrbuch der Kinderheilkunde. 15. Aufl. Jena 1944. S. 165.
Virchow, R., Handbuch der Pathologie und Therapie. 1: 341. Erlangen 1854.
–, Die krankhaften Geschwülste. 2: 558. Berlin 1864/65.
Vogel, A., Lehrbuch der Kinderkrankheiten. Erlangen 1860.
White, Th., Über Skropheln und Kröpfe. London 1784. Übersetzung. Offenbach a.M. 1788.
Wiseman, R., Several chirurgical Treatises. 2. Aufl. London 1686. S. 245.

Abweichung der Konstitution

Je häufiger eine Konstitutionsstörung auftritt, desto früher wird sie als solche erkannt und beschrieben. Hier können nur die wichtigsten Störungen angeführt werden.

J.B.A.Marfan und Archard 1902 beschreiben die Dolicho-Stenomelie, Klippel und Feil 1912 den angeborenen Kurzhals (Klippel-Feilsches Syndrom), A.Simons 1911 die Lipodystrophia progressiva beim Erwachsenen und J.Husler 1914 beim Kinde, Gilford 1897 die Progerie.

Die erste Abbildung einer Chondrodystrophie stammt von S.Th.Sömmering 1791, der von angeborener Rachitis spricht (S. 156).

Der Begriff der „fetalen Rachitis" stammt noch aus dem 18.Jahrhundert; er wird von Vrolik (1849) vertreten. Später erkennt man aber, daß sich darunter verschiedene Krankheitsbilder verbergen.

E.Kaufmann trennt 1892 die Chondrodystrophia fetalis (Achondroplasie nach Parrot, Mikromelia chondromalacica nach Marchand) davon ab. Die Osteogenesis imperfecta wird von Vrolik (1849) näher beschrieben.

Bei den Speicherkrankheiten werden bestimmte chemische Stoffe in den verschiedensten Organen gespeichert. Meistens wird erst das klinische Krankheitsbild aufgestellt und später die Speicherung gefunden.

Die erste hierher gehörige Krankheit wird 1882 von E.Gaucher beschrieben. Die Gaucher-Zelle speichert das Lipoid Kerasin.

1893 beschreiben A.Hand, 1915/16 A.Schüller und 1919 Christian ein mit Diabetes insipidus, Exophthalmus und Landkartenschädel einhergehendes Krankheitsbild, die Hand-Schüller-Christiansche Krankheit, bei der Cholesterin gespeichert wird.

Die Niemann-Picksche Krankheit ist zuerst von A.Czerny in ihrer Eigenart erkannt worden. 1914 beschreibt A.Niemann (Klinik Czerny) „ein unbekanntes Krankheitsbild", 1924 bearbeitet L.Pick die lipoidzellhaltige Splenohepatomegalie, bei der Sphingomyelin gespeichert wird.

1881 beschreibt W.Tay einen kirschroten symmetrischen Fleck in der Macula lutea, 1896 B.Sachs die hierzu gehörige familiäre amaurotische Idiotie (Tay-Sachssche Krankheit). Der gespeicherte Stoff wird als Gangliosid bezeichnet. Die Krankheit steht der Niemann-Pickschen Krankheit nahe.

1919 beobachten M.v.Pfaundler und G.Hurler einen Typ multipler Abartungen besonders im Skelettsystem (Dysostosis multiplex, Pfaundler-Hurlersche Krankheit, Gargoylismus, dysostotische Idiotie). Die speichernden Zellen enthalten im wesentlichen Cerebrosid.

Schrifttum

Achard, Bull. et mém. de la soc. méd. des hôp. de Paris 1902. S. 834.
Catel, W., Differentialdiagnostische Symptomatologie von Krankheiten des Kindesalters. Leipzig 1944 (Lit.).
Christian, Contrib. med. biol. research 1 (1919): 390.
Gaucher, E., De l'épithéliom primitif de la rate. Thèse de Paris 1882.

Gilford, Med.-chir. Transact. **80** (1897): 17; Brit. J. Childr. Dis. **8** (1911) 289.
–, The disorders of postnatal growth and development. London 1911.
Hand, A., Arch. Pediatr. (Am.) **10** (1893): 673.
Hurler, G., Z. Kinderhk. **24** (1919): 220.
Husler, J., In: Pfaundler-Schloßmanns Handbuch der Kinderheilkunde. 4: 673. 4. Aufl.
–, Z. Kinderhk. **10** (1914).
Kaufmann, E., Untersuchungen über die sog. fötale Rachitis. Berlin 1892.
–, Zieglers Beitr. **13**.
Kirchberg A., und F. Marchand, Zieglers Beitr. **5.**
Marfan, J.B.A., Bull. et mém. de la soc. méd. des hôp. des Paris 13 (1896); siehe Nouv. traité de méd. Paris **22** (1924): 229.
Niemann, Jb. Kinderhk. **79** (1914): 1.
Parrot, La syphilis héréditaire, publiée par Troissier. Paris 1866.
Pfaundler, M. v., Jb. Kinderhk. **92** (1902): 420.
Pick, L., Med. Klin. **1924/25;** Erg. inn. Med. **29** (1926): 519 (Lit.).
Sachs, B., J. nerv. Dis. (Am.) **21** (1896): 475.
Schüller, A., Fortschr. Röntgenstr. **23** (1915/16): 12.
Simons, Z. Neur. u. Psychiatr. **5** (1911).
Tay, W., Transact. amer. ophthalm. Soc. **1** (1881): 55.
Ullrich, O., Die Pfaundler-Hurlersche Krankheit. Erg. inn. Med. **63** (1943): 929 (Lit.).
Vrolik, Tabulae ad illustrandam embryogenesin. Amsterdam 1849.

Hygienische Mißstände

Nach den hygienischen Glanzleistungen der Griechen und Römer (S. 41) kam es zu einem langdauernden Rückschritt, der erst in neuerer Zeit behoben ist. Noch im 19. Jahrhundert sind von Zeit zu Zeit, auch ohne Kriege, in den zivilisierten Ländern ausgedehnte Seuchenzüge aufgetreten und haben vielen Menschen den Tod gebracht. Welche hygienischen Bedingungen einst selbstverständlich gewesen sind, geht aus der Abbildung 109, Marten van Cleve (1527–1581) und Abbildung 110, Pieter Brueghel der Jüngere (1564–1637) und den nachstehenden, meist von Ärzten stammenden Berichten hervor.

Die Beschreibung J.P. Franks aus dem Jahre 1783 gibt ein Bild der Vergangenheit: „In sehr vielen Häusern fehlt es an Abtritten gänzlich, und man bedient sich gewisser Behältnisse für jede Familie, so lange es möglich ist, um sich der Beschwerlichkeiten einer öfteren Reinigung zu überheben. Der Sammelplatz aller Ausleerungen ist entweder eine in den engen Hof eingeschlossene Miststätte oder wohl gar die öffentliche Straße oder endlich ein naher Stadtgraben."

Die Mißstände in Wien, die Frölichsthal (1760–1846) 1845 beschreibt, waren zur Zeit seines Berichtes abgestellt:

„Gleiche schädliche Luft (wie aus dem Prater) duftete aus dem Wienfluß, vielmehr aus der stinkenden Pfütze, die sich nur nach schwerem Regen auf kurze Zeit verlor, aus welcher sich unausstehlicher Gestank, selbst einen Teil der Stadt nicht ausgenommen, verbreitete und ihre Wirkung ausübte. Es wurden überdies von den Bewohnern häuslicher Unrat, Mist, Fleischabfälle, selbst tote Katzen und Hunde hineingeworfen, die da in Verwesung übergingen."

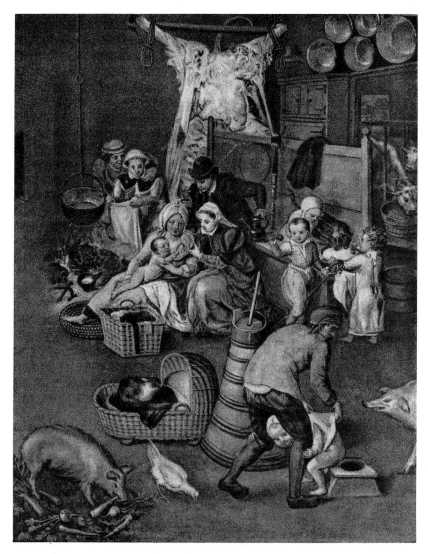

Abb. 109. Vlämische Haushaltung. Von Marten van Cleve dem Älteren (1527–1581). Kleine Kinder, Lebensmittel und Haustiere in buntem Durcheinander. Ein Kind entleert unmittelbar neben dem Butterfaß seinen Stuhl, für den ein herbeieilendes Schwein verdächtige Teilnahme bezeigt

Nach Fr. Trendelenburg erhielt Berlin 1852 eine Wasserleitung, „eine wenig wirksame Maßregel, da der Anschluß an die Leitung in das Belieben der Hausbesitzer gestellt war, und alle Abwässer nach wie vor in die Spree, die Panke und in den Landwehrkanal gingen. Auf den Höfen stand die Pumpe nicht weit von der Abtrittsgrube, auf den Straßen neben der Gosse, in die das Schmutzwasser aus

Hygienische Mißstände 535

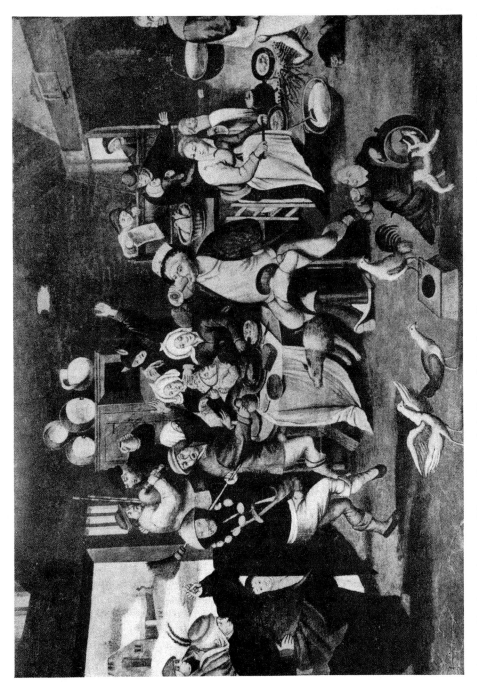

Abb. 110. Dreikönigsfest, von Pieter Brueghel (Breughel), dem Jüngeren (1564–1638). Kleine Kinder, Lebensmittel und Haustiere in buntem Durcheinander. Eine Katze leckt die Schüssel eines Kindes aus. Auf einer Art Nachttopf sitzt ein Huhn

Haus und Küche hineingeschüttet wurde. Wenn die ersten Cholerafälle gemeldet wurden, herrschte allgemeine Angst, wir Kinder bekamen strenge Anweisung, kein rohes Obst zu essen und kein Wasser dazu zu trinken, besonders verpönt waren Melonen und Gurkensalat... Von der Spree sagte Rückert nicht mit Unrecht, sie ziehe in die Stadt wie ein Schwan und gehe hinaus wie ein Schwein."

Hierzu liefert O. Braus aus der Zeit um 1854 eine Ergänzung:

„Wir gingen (von der Philippstraße) durch die Kommunikation, d.h. einen Weg innerhalb der alten Stadtmauer bis zum Oranienburger Tor, eine öde, menschenleere Gegend, bis wir in der Friedrichstraße wieder in das Leben und Treiben der Großstadt eintraten. An dieser dunklen Stelle befanden sich noch tiefe Rinnsteine zu beiden Seiten der Straße, welche, da sie nur an einigen Stellen überbrückt waren, durch den in ihnen sich ansammelnden Unrat, auf den mittags die Sonne brannte, einen pestilenzialischen Gestank zum Himmel sandten. Nicht selten sah man in diesen kloakenartigen Rinnsteinen große lange Ratten herumlaufen. Arme Menschen, mit einem Korb auf dem Rücken und mit Haken ausgerüstet, machten Versuche, auf diesem Moder alte Lappen, Knöpfe oder irgend etwas Wertvolles herauszufischen."

Frankfurt am Main galt für eine saubere, wohlhabende und günstig gelegene Stadt. Die Verhältnisse waren aber dort nicht besser als in Berlin. 1868 fanden sich nach Varrentrapp in vielen Straßen noch keine Kanäle, vielmehr liefen die Abwässer in den Rinnsteinen über die Straßen bis zu einem Kanal oder einer Senkgrube. „Diese ganze Schmiere steht oder fließt langsam voran, bietet dem Auge ihren Schmutz, der Nase ihre Düfte", überflutet wohl auch bei Frost die ganze Straßenbreite. In vielen Straßen nehmen Kanäle die Abwässer auf und führen sie zum Main. Grubeninhalt war gesetzlich davon ausgeschlossen, gelangte aber vielfach doch hinein. Die Kanäle waren schlecht gemauert und durchlässig. Als der beste von ihnen geöffnet wurde, war er an mehreren Stellen bis oben hin mit einer dicken, schwärzlichen, stinkenden Masse gefüllt. Am schlimmsten Kanal waren alljährlich Arbeiter wochenlang damit beschäftigt, den Unrat herauszuschaufeln und in offenen Wagen weiterzuschaffen. Das ganze Jahr über entströmte den Einflußöffnungen ein schauderhafter Gestank. Aus den durchlässigen Kanälen sickerte der flüssige Inhalt in den Boden, verdarb die Brunnen und durchfeuchtete die Grundmauern der Gebäude.

„Bei hohem Grundwasserstand in übermäßig feuchten Jahren füllen sich die Keller und Kanäle des Westends mit Wasser und bereiten den Boden zu einer furchtbaren Epidemie, wenn der Keim der Cholera oder des Typhus zufällig einmal dorthin getragen wird."

In den Häusern befanden sich Senkgruben, die mit den Aborten durch Fallrohre verbunden waren. Sie wurden alle paar Monate, meist nur alle paar Jahre, entleert. „Im großen und ganzen sind sie überhaupt als undicht anzusehen. Viele Häuser ließen den flüssigen Inhalt der Abtrittsgruben unmittelbar in den Stadtgraben oder in die Stadtkanäle laufen. Die Behörde schritt nicht ein, weil der Mißstand zu häufig war."

In Berlin herrschten zu dieser Zeit „rein abscheuliche Zustände". Viele Häuser besaßen in ihrem Innern überhaupt keine Aborte; die Einwohner mußten in eine

Hofecke wandern und dort in einer Bretterhütte über einer mit Brettern schlecht verdeckten Mistgrube ihre Notdurft verrichten. In andern Häusern stand unter der Treppe oder sonst in einem Winkel hinter dünnem Verschlag ein Nachtstuhl. Varrentrapp erlebte sogar einen Nachtstuhl in einer Küche hinter einem Vorhang. Auch in Berlin waren die Gruben durchlässig; so wurde das an sich reine Brunnenwasser Berlins mehr und mehr verdorben.

In der Jugendzeit des Hygienikers E. Rodenwaldt, geb. 1878, boten die Berliner Straßen noch immer das gleiche Bild:

„Rechts und links, längs des ‚Trottoirs' führten die Rinnsteine, gemauerte Abzugsgräben, die Regen und Gebrauchswasser der Häuser ab. Eine Kanalisation gab es nicht... Vor jedem Haus lief eine breite Plankenbrücke über die ‚Renne', und wenn wir darauf herumtrampelten, sausten rechts und links die Ratten heraus. Die Abwasser und Abfälle der Häuser gingen in Gruben. Die Tage der Grubenentleerung waren gefürchtet. Es stank unerträglich in Hof und Haus durch alle Räume, die Ratten schossen durch die Gegend."

Daß es in Breslau ebenso aussah, geht aus dem Bericht eines Armenarztes aus dem Jahre 1853 hervor:

„Die Wohnungen der arbeitenden Klassen sind meistens in den Höfen gelegen. Die geringe Menge frischer Luft, welche die benachbarten Häuser zulassen, wird durch die Ausdünstungen der Ställe und Abtritte vollends verunreinigt. Viele der Stuben gleichen Schweineställen mehr als menschlichen Wohnungen, alles ist so baufällig, daß bei jedem starken Tritt das ganze Gebäude zittert; die Stuben sind klein und niedrig, die Fenster und Öfen schlecht, an den Türen und Wänden läuft gewöhnlich das Wasser hinunter. Und solch ein Loch kostet 20–24, ja 30 Taler Miete! Wegen der hohen Mietspreise sind die Leute genötigt, ihre Wohnungen mit Schlafgenossen zu teilen, wozu noch der Umstand kommt, daß die ärmere Bevölkerung den mühsam erworbenen Wärmestoff auf das sparsamste zusammenhalten muß, so daß in der rauhen Jahreszeit an ein längeres Öffnen der Türen und Fenster nicht zu denken ist und man infolgedessen in diesen Wohnungen stets eine übelriechende, mit wäßrigen Ausdünstungen gefüllte Luft findet" (J. Scherr).

Der Arzt Friedrich Scholz, der um 1855 in Breslau arbeitete, nennt diese Stadt trotz ihrer schönen Hauptstraßen, stolzen Kirchen und Paläste „damals im Grunde doch ein recht unsauberes, schmutziges und sanitär vernachlässigtes Nest... Nach dem Allerheiligsten Hospital, wo die Kliniken lagen, führte der nächste Weg durch den sogenannten Kuttelhof, einen uralten, primitiven Schlachthof, der tagaus, tagein von Schmutz starrte... Manche Entbindung habe ich (in der Rosentalervorstadt) besorgt und wie oft habe ich da nicht in einer von Hausrat fast gänzlich entblößten Stube das arme Wesen, das Mutter werden wollte, auf einem feuchten Strohsack mit einer zerrissenen Pferdedecke bedeckt aufgefunden".

Als im Jahre 1848 in Oberschlesien sich Typhus und Hungersnot einstellten, wurde R. Virchow (1, 227) dorthin gesandt:

Meistens umfaßt das Blockhaus gleichzeitig Wohnung, Stall und Vorratsräume. Das Wohnzimmer ist gewöhnlich klein. Einen großen Teil des Raumes nimmt der Ofen ein. Auch wenn der Wohlstand noch so groß ist, befindet sich eine Kuh mit oder ohne Kalb in dem mit Menschen überfüllten Zimmer. Die Bettstellen reichen fast nie für die Bewohner. Die Ausdünstungen von Mensch und Vieh erzeugen jedem, der nicht daran gewöhnt ist, Kopfweh. Der Lehm, aus dem der Fußboden besteht und mit dem die Wände überzogen sind, ist häufig so feucht, daß zahlreiche Pilze darauf wachsen. Als schmelzendes Schneewasser eindrang, hatten die Bewohner Bretter darüber gedeckt. Unter dem Hauptbett befindet sich bei vielen eine kellerartige Vertiefung für die Kartoffeln.

Nach Th. von der Goltz (1874) ist die Wohnung des Landarbeiters oft höchst ungesund: „Es gibt noch viele Tausende von Arbeiterwohnungen, in welchen die Gesundheit ihrer Insassen auf das ernstlichste gefährdet ist, welche auch nicht einmal den Schein einer irgendwie behaglichen menschlichen Behausung an sich tragen und in denen es den Bewohnern unmöglich gemacht wird, auch nur den gewöhnlichsten Regeln der Sittlichkeit Rechnung zu tragen." Nach von der Goltz sind diese schlechten Wohnungen wesentlich an der ungewöhnlich hohen Kindersterblichkeit auf dem Land mit schuld.

Für den Wohlstand einer Familie ist die wirtschaftliche Tüchtigkeit der Hausfrau entscheidend. „Oft findet man nur das dürftigste Haus- und Stubengerät, welches außerdem defekt und beschmutzt in den verschiedensten Winkeln sich herumtreibt; die Betten ... bestehen aus wenigen, mehr oder weniger zerrissenen Stücken; die Fensterscheiben sind blind und selten alle unversehrt, die entstandenen Löcher mit Papier verklebt und mit Lumpen ausgestopft; die Kinder treiben sich halbnackt, schmutzig und unbeschäftigt im Zimmer umher oder liegen am Tage, ohne krank zu sein, im Bett. Unberührt von aller Unordnung und Unsauberkeit steht die Frau am Kamin und kocht für die Familie das Mittagsmahl ... das immer der unappetitlichen Umgebung ... sehr ähnlich ausfällt."

Dagegen stellt von der Goltz das auf dem gleichen Gut anzutreffende Gegenstück: „Wir sehen eine reinliche Stube, mit reichlichem Hausgerät aller Art ausgestattet, sogar mit dem einen oder andern polierten Möbel; die Bettstellen scheinen unter der Last der auf ihnen liegenden Federbetten erdrückt zu werden; über denselben, auf dem Betthimmel, stehen eine Mengen bunter Tassen oder andrer Geschirre ordnungsmäßig aufgereiht. Die Kinder, sauber gewaschen, warten einander oder helfen der Mutter oder spielen zusammen; die Mutter, selbst nicht minder sauber, mit einer weißen Mütze, einem reinlichen bunten Tuch über dem glatten Haar, erfüllt ihre mannigfachen Obliegenheiten."

Die gleichen Mißstände herrschten in Kurland (Balk 1791):

„Für eine reine Luft ist sowohl überhaupt als besonders in denen Wohnungen der Bauren und ärmeren Bürgern wenig gesorgt. Die Straßen in denen Städten sind eng, zum Teil ungepflastert und kotig. Nie wird dieser Kot fortgeschafft, und man findet oft todte Katzen und andre Tiere in den Straßen, welche nicht fortgeschafft werden und daselbst in Verwesung übergehn. Da manche Städte in Niederungen liegen, so fließt das Wasser aus denen umhergelegenen Anhöhen in ihnen zusammen, bildet stehende Moräste und die Straßen können nicht von denen Winden bestrichen werden. Beinahe jeder Bürger hält sich Kühe oder Pferde, deren Mist den Winter über auf dem Hof liegt, um im Frühling als Düngung gebraucht zu werden, und mit denen durch Gährung und Fäulnis entwickelten Dünsten die Luft verpestet. Gärber, Fleischbänke und andre die Atmosphaere mit schädlichen Teilen erfüllende Handwerker wohnen auch hier mitten in der Stadt ... Überhaupt ist der kurische Bauer sehr unreinlich."

Ähnliche Bilder wie in Berlin und Wien finden sich auch in andern Großstädten. Von Drigalski hat Paris kurz nach der letzten Jahrhundertwende besucht: „In Paris gab es die besten Weine und das schlechteste Wasser, die vortrefflichste Küche, die elegantesten Frauen, die schönsten Bauten, die elegantesten Schuhe, die besten Betten, die wenigsten Bäder und die schmierigsten Toiletten."

Die gesundheitlichen Verhältnisse, unter denen die Armen Londons lebten, beschreibt ein Bericht der Wollkämmer vom 5.5.1845: „Wir haben hier in der Stadt über 10 000 Wollkämmer, die größtenteils gezwungen sind, Werkstatt und Schlafzimmer an einem und demselben Orte zu haben. Die Art ihrer Beschäftigung nötigt sie, über einem Kohlenfeuer zu arbeiten, welches bei Tage fortwährend in ihrem Zimmer brennt und das man auch häufig die Nacht fortglimmen läßt, um die Arbeit am kommenden Morgen um desto mehr zu beschleunigen. Die gefährlichsten und tödlichsten Dämpfe verbreiten sich dadurch in dem geschlossenen und schlecht ventilierten Zimmer und werden fortwährend von den Bewohnern eingeatmet, welche unglücklicher Weise kein andres Eigentum haben als ihre Gesundheit, wenn die Kraft ihres Körpers bald verschwindet und sie endlich den verheerenden Krankheiten unterliegen. Ein hinreichender Beweis dieser Tatsache zeigt sich in dem ausgemergelten Aussehen aller Opfer dieser traurigen Zustände, die stets einen frühzeitigen Tod herbeiführen."

Der Bericht enthält viele Einzelheiten mit Straße und Hausnummer, z.B.: „Fall Nr. 1–5 Mill-Bank liegt im unteren Teil der Straße neben einer Kloake, die sich durch das schmutzige Wasser und den Kot, der aus den nahen Fabriken dorthin geschwemmt wird, allmählich bildete. In der ganzen Gegen herrscht durch das stehende Wasser der fürchterlichste Gestank, die verdorbenste Luft. Hier wird in allen Wohnungen über Kohlenfeuern gearbeitet, und die Menschen sind so zusammengedrängt, daß es für 33 Personen nur 7 Betten gibt (G. Weerth).

Am 5.7.1849 drucken die Times einen Brief ab, dessen Inhalt sie ausdrücklich bestätigen:

„Herr Redakteur! Wir erbitten und erflehen Ihren Schutz und Ihre mächtige Hilfe. Wir leben, Herr Redakteur, sozusagen in einer Einöde; denn das übrige London weiß von uns nichts, und die Reichen und Großen kümmern sich nicht um unsre Angelegenheiten. Wir leben in Dreck und Kot. Aborte haben wir keine, auch keine Mülleimer, Abzugskanäle, keine Wasserversorgung; Abwässerkanäle gibt es nirgends. Die Kanalisationsgesellschaft in Greek Street, Soho Square, alle die großen und reichen und mächtigen Leute kümmern sich um unsre Beschwerden nicht im mindesten. Der Gestank der Gullys macht einem übel, wir leiden alle darunter, und viele sind krank; kommt die Cholera, dann gnad' uns Gott.

Gestern waren ein paar Herren hier bei uns, und wir haben gemeint, es wären Leute von der Kanalisationsgesellschaft; sie haben sich aber nur über den Unrat und den Gestank in unsern Gassen und Höfen beklagt; sie hätten, sagten sie, bis in die New Oxfordstr. hinein darunter zu leiden. Sie haben sich sehr gewundert, wie sie den Kellerraum von Nr.12 der Carrier Straße hier bei uns zu sehen bekamen; es ging dort gerade ein Kind an Fieber ein. Sie wollten es nicht glauben, daß Nacht für Nacht 60 Menschen dort schlafen. In diesem Kellerloch ist es so eng, daß man sich kaum umdrehen kann, und dabei hat man wöchentlich 5 Schillinge Miete zu bezahlen; es gibt aber viele so teure Keller. Wir hoffen recht sehr, daß Sie unsre Beschwerde in Ihr hochmögendes Blatt einrücken und die Hausbesitzer hier und ihre Beauftragten (sicher die guten Freunde der Hausbesitzer) anhalten, unsre Wohnungen so herzurichten, daß Christenmenschen darin wohnen können.

Bitte, Herr Redakteur, kommen Sie und sehen Sie sich uns an; denn wir leben wie die Säue, und es ist nicht recht und billig, daß man mit uns so verfährt" (nach Shryok).

Im Jahre 1847 beklagt J. Liddle die hohe Kindersterblichkeit in London: Solange man es duldet, daß sich die Armen in engen Höfen und Gassen zusammendrängen, die niemand außer der Polizei und Beauftragten betreten, kann sich die sittliche, körperliche und geistige Lage des Volkes nicht bessern. Reiche und Arme sollten nahe zusammenwohnen, aber nicht, wie jetzt in London, getrennt leben: in den Hauptstraßen die Reichen und zur Seite und auf den engen Plätzen die Armen, die dadurch den Reichen aus der Sicht und aus dem Sinn kommen. Solange dieser Zustand besteht, haben die Armen und Unwissenden wenig zu hoffen.

V. Poole beschreibt die Londoner Elendsviertel (Slums) 1954: Eine Familie von 6 Köpfen lebte auf dem untersten Hausflur eines zerbombten, nicht ausgebesserten Hauses. Auf dem Flur darüber hausen mehrere Männer, die sich ihrer Diebstähle und ihres ungesetzlichen Tuns rühmten, unflätige Reden führten, spät nachts nach Hause kamen, stampfend, jauchzend und unflätige Lieder singend und die ihr Wasser auf dem Flur ließen, so daß es durch die Decke auf die Betten der erschrockenen Kinder tropfte.

In New York betrug die Säuglingssterblichkeit im Jahre 1885 27,3%. Die hygienischen Mißstände dieser Zeit werden von M. Ch. Pease (1955) beschrieben:

Das Elendsviertel (Slums), in dem Dr. Chapin (1857–1942) seine ärztliche Tätigkeit begann, war ekelhaft und übel. An der Wasserseite befanden sich Docks und Schlachthäuser. Jede Brauerei war von Kuhställen umgeben, wo an Kühe mit eiternden Schwänzen die abgängige Biermaische verfüttert wurde. Die ekelhafte Milch dieser sterbenden Tiere bildete die Hauptnahrung der vernachlässigten Säuglinge des Distrikts. Waren zufällig einmal Badewannen vorhanden, so dienten sie zur Aufnahme des Kohlenvorrates. Die Ärmsten der Armen lebten in niedergebrochenen Innenwohnungen. Fließendes Wasser und Aborte – Klosetts waren noch immer verbreitet – befanden sich an unbequemen Stellen im Flur oder eine Treppe tiefer. Wanzen, Läuse und Ratten hatten zu jedem Heim Zutritt. Der Gestank, der den Distrikt durchdrang, bewirkte, daß er von dem besseren Volke gemieden wurde.

Laster, Armut und Unwissenheit bildeten das Vorrecht der Menschenmassen, die in diesem Distrikt zu leben hatten. Trunkenheit war fast allgemein verbreitet. Venerische Krankheiten waren ein unglückliches Ereignis, mit dem sich ein jeder auseinanderzusetzen hatte. Banden von Strolchen oder schlimmeren Leuten durchstreiften die Straßen.

Besonders ungünstig sind Kellerwohnungen. In einer ärztlichen Zeitschrift aus dem Jahre 1767 heißt es:

„Es gibt Kellerwohnungen, welche bei jedem Gewitterregen überschwemmt und wo der Fußboden und die Wände niemals recht trocken werden. Diese Wohnungen sind eng und niedrig, und wenn sie auch genug Raum hätten, so ziehen doch viele und so starke Familien hinein, die in einer einzigen kleinen und niedrigen Stube essen, arbeiten, schlafen, einheizen, Licht brennen, sich an- und auskleiden, krank liegen und ausdünsten, daß einer, der solche Luft nicht gewohnt ist, ohnmächtig werden muß, wenn er in einen solchen faulen Gestank kommt... Aus diesen unterirdischen Löchern kommen gemeiniglich die ansteckendsten Krankheiten hervor" (Der Arzt 3, 295).

Aus Berlin berichtet Gerhard von Amyntor 1876:

„Ich kenne einen armen Flickschuster, der mit Frau und neun Kindern eine Kellerspelunke bewohnt. Sie liegt unter dem mittleren Wasserstande der Spree und nicht weit von dem Fluß. Nur in heißen Sommern ist das Loch drei Monate ziemlich trocken – in der ganzen übrigen Zeit des Jahres ist es feucht, und bei Hochwasser ist der Fußboden der zwei Wohnräume, in welche sich elf elende Menschen teilen müssen, mit mehreren Zollen einer schlammig stinkenden Grundfeuchtigkeit bedeckt. Ein offener Eingang führt in die Höhle – die vier Kellerfenster liegen unter dem Niveau des Trottoirs – und bei Regenwasser strömen die Gewässer in lustigen Cascaden zu allen Öffnungen in die Zimmer. Alles, was der arme Schuster oder seine bleiche, scrophulöse Familie nicht durch täglichen Gebrauch berührt oder reinigt, ist mit einer grünlichen Schimmel-Vegetation überzogen, und wenn du in diesen Keller trittst, so schlägt dir ein so moder-stinkender Dunst, eine so unbrauchbare Luft entgegen, daß du dich staunend fragst, ob du imstande wärst, auch nur 24 Stunden lang in diesem vergifteten Element zu atmen. Die immer feucht angelaufenen, grünen Scheiben der Fenster gestatten nur einen Blick auf die Schuhe und Stiefel aller Vorübergehenden, von irgendeiner andern Aussicht ist keine Rede, und die großen und kleinen Himmelslichter werfen nie einen verheißungsvollen Blick in diese unterirdische Welt."

„Unter der Erde und in Kellern zu wohnen, ist sehr ungesund", schreibt Faust 1802; 1795 nennt er als Ursache dafür, daß in den beiden ersten Lebensjahren der vierte Teil der Kinder stirbt: Verdorbene Luft, dunkle, feuchte Stuben, Wickel, Unreinlichkeit, schlechte Speisen, besonders Mehlbreie, Kummer und Elend. 1802 fordert er: „Man muß in den Städten dem Sonnenlicht und der freien Luft Zugang zu verschaffen suchen, und alle Unreinigkeiten aus Gräben, Straßen und Häusern entfernen."

Noch um das Jahr 1900 waren in Deutschland Kellerwohnungen keine Seltenheit.

So war der äußere Rahmen beschaffen. Und die Kinder? E. R. Löffler, Leipzig, beschreibt 1838 die Wohnungen der Ziehkinder, d. h. der elternlosen Kinder, die von Pflegeeltern aufgenommen waren:

„Wenn man Ziehkinder besucht, so muß man größtenteils in dunkle, enge, schmutzige, abgelegene Straßen oder an jedem Wind und Wetter ausgesetzte Orte sich verfügen. Den Eingang zur Wohnung selbst muß man gewöhnlich in den Höfen, wo Schutt, Asche, Kehricht liegt, wo Überreste von Speisen, Gemüse, Salat, Rüben usw. faulen, wo der Gestank der Schlotten, Pferdeställe oder Gruben sich verbreitet, suchen. In den Hintergebäuden, die mit den Fenstern in diese stinkenden Höfe gerichtet und meist aus Balken und Brettern erbaut sind, befinden sich häufig die Wohnungen der Ziehmütter. Entweder gerät man in Parterrestuben, wo das Gewände Sommer und Winter hindurch feucht, die Luft dumpfig und modrig ist, wo das Brot schimmelt, das Salz schwitzt und die Dielen faulen; oder man muß beinahe bis zum Giebel des Hauses hinaufklimmen, wo man manchmal zweifelnd stehenbleibt, ob hier wohl noch eine menschliche Seele wohnen könne. Tritt man nun in eine solche Dachstube, so beengt sich einem die Brust, teils von einem unheimlichen Anblick, teils von der Stickluft, die darinnen herrscht. Die Fenster sind tief und klein; sie stecken zwischen den schiefen, hervorragenden Dachgewänden drinnen, die das ganze Licht dem übrigen Raum der Stube nehmen; die Wände bestehen aus morschem, faulem Holze; im Winter herrscht eisige Kälte, im Sommer eine drückende, peinliche Schwüle, deren Qualen sich durch zahlreiches Ungeziefer bis aufs höchste steigern. Diese kleinen und niedrigen Kammern müssen eine bedeutende Familie beherbergen; bei dem steten Lärm genießt das Kind fast keinen Augenblick ungestörte Ruhe.

"Hierzu kommt die äußerst dürftige, oft selbst das Nötigste nicht enthaltende Einrichtung. Türen und Fenster sind schlecht, bei Wind entsteht Zugluft, bei Regenwetter läuft Wasser durch die Fenster und bisweilen auch durch die Decke in die Stube. Die Öfen sind meistens schlecht, so daß sie nicht gut heizen oder rauchen. Um Holz zu sparen, wird im Winter zugleich mit in der Stube gekocht, Wäsche und Holz getrocknet, gewaschen, von den Ehemännern der Ziehfrauen geraucht, wodurch die Luft mit schädlichen und schlechten Dünsten überladen wird.

Hierzu kommen die Haustiere wie Hunde, Katzen, frei herumflatternde Vögel, die den Gestank und Schmutz noch vermehren.

Es fehlt an Schränken und sonstigen Behältnissen; die Stube dient zum Kleiderschrank, zum Wäschekasten, zur Vorratskammer, zur Küche, zur Schlaf- und zur Holzkammer.

Im Winter werden die Fenster nie geöffnet, im Sommer dringt nur wenig freie Luft in die Stube, die übrigens, da alles in ihr verrichtet und aufbewahrt wird, immer schmutzig und staubig ist. Gekehrt wird sie vielleicht alle acht Tage, gescheuert kaum alle Monate; der gestreute Sand vermehrt nur den Staub."

Nicht besser waren nach dem Kinderarzt Ritter von Rittershain (1878) die Verhältnisse in Prag:

„Die enge Stube, in welcher gekocht, gegessen, mitunter auch gewaschen und Tabak geraucht wird, welche zugleich die Schlafstätte und den Aufenthaltsort der meisten Familien- und Hausgenossen, wohl auch mancher Haustiere abgibt, in welcher der mächtige Ofen Wärme strahlt und die äußere Luft nur durch die Türe und durch kleine Fensterlein oder deren Lücken eindringen, unatembar geworden, mit allerhand Dünsten und Gerüchen gesättigt nur schwer und spärlich entweichen kann, das ist die stetige Herberge des Neugeborenen und Säuglings in den Wohnungen der Armen, am Lande sehr häufig auch bei recht Wohlhabenden.

Selbst in der höher gestellten Familie jedoch ist es nicht immer das luftigste Gemach, das für Wochenbett und Kinderstube ausgewählt wird. Nun wird aber noch aus purer Furcht vor Verkühlung der Mutter und des Kindes – später des letzteren allein – im Winter in der Regel gut geheizt, aber schlecht gelüftet, wohl auch noch der ohnehin spärliche Luftzutritt aus Furcht vor dem Lichte durch vorgezogene Gardinen und herabgelassene Roulaux noch mehr beschränkt. Das Kind wird nun in den ersten Tagen oder Wochen des Lebens namentlich zur Winterszeit unausgesetzt in dieser finsteren dumpfigen Stube belassen, und es muß die schlechte Luft ohne jegliche Abwechslung einatmen. Und doch hängt gerade in diesem Abschnitte des Lebens, wo der Atemprozeß eben eingeleitet wurde und erst allmählich ein sehr vollkommener wird, wo die Gefahr von Störungen des Blutumlaufes in Folge mangelhafter Atmung, also ungenügender Sauerstoffzufuhr bedrohlich ist, am allermeisten davon ab, daß die Luft, welche das Kind einatmet, möglichst rein sei!"

Das gleiche Übel kennt G. Custer (1882) in St. Gallen (Schweiz): „Man verdirbt die Luft durch Liegenlassen beschmutzter oder schlecht gereinigter Kinderwäsche, parfümiert und sättigt sie mit allen möglichen Düften und Dämpfen, durch Kochen in den Zimmern während der kalten Jahreszeit, trocknet in ihnen die Wäsche, heizt besonders in manchen Bauernstuben so verschwenderisch, daß der arme, gegen grelle Temperatureindrücke besonders empfindliche Säugling ein tropisches „künstliches Klima" auszuhalten hat, stellt wohl überdies Bettchen, Wiege oder Korb unmittelbar an den glühenden Ofen, als wollte man das kleine, bis über die Nase zugedeckte Wesen dörren... Der sehr unappetitliche Gummizapfen zieht dem Säugling durch Säurung und Gärung rasch, besonders im Sommer Soor zu. Man glaubt sogar, ein kleines Kind, das ihn noch nicht gehabt hat, sei gar nicht recht gesund." Für die ersten Lebenstage empfehlen selbst die Hebammen Butter und Zucker.

Brenner-Schaeffer (1861) schildert die Verhältnisse in der Oberpfalz auf dem Lande, „wo häufig der Mensch mit den Haustieren, die er zieht, in denselben Räumen wohnt, wo die Menschenwohnung in einem wahren Mistmeer als kaum zu entdeckendes Eiland auftaucht". Auf dem Lande unterliegt schon das Neugeborene auch nach Ullersperger (1867) großen Gefahren:

„Wegen der verdorbenen Luft durch die Wöchnerinnenatmosphaere, Kindesausleerungen, Nabelschnurabfalls, schmutzigen Windeln mit Urin durchtränkt, häufigen Mangels an Sorgfalt für das junge Wesen, zuweilen schlechter Muttermilch oder gänzlichen Entganges der Säugung, wegen Mangels an Lüftung und Licht in den Wohnungen der Ammen, die entweder in finsteren feuchten Alkoven bestehen oder in vollends noch ungesunderen Winkeln, wohin der Säugling gesteckt wird, oder in engen, niederen, ungelüfteten Stuben, wo oft Kinder, Mann und Weib, mit einem Worte die ganze menschliche und tierische Familie zusammen kampieren. Hierzu müssen wir noch zählen die Wohnungen in Häusern nur mit einer Türe, kleinsten Fenstern, wo kaum Möglichkeit gegeben ist zu lüften, wo man sich oft durch Kot, Mist, Lake, Stalldunst und alle Kategorien von Unreinlichkeit durcharbeiten muß, um an das stinkende Loch zu kommen, wo so ein Kind den größten Teil des Tages und der Nacht zubringen muß. (Man muß auf dem Lande gelebt haben, um sich hiervon einen Begriff zu machen, und solche Kinder behandelt haben, um ihre Lage zu kennen.) Das Kind selbst verpestet seinen eigenen atmosphärischen Atmungskreis durch Geifern, Schnuller und Saugbeutel, durch erbrochene Milch, durch Mund- und Magenspeichel, verschüttete Getränke usw. Wer je in die Nähe solcher Kinder gekommen ist, weiß gewiß diesen verpesteten Dunstkreis zu unterscheiden... Es gibt Leute auf dem Lande, welche leider mehr Sorgfalt für ihr Vieh haben als für ihre Kinder. Sie kümmern sich mehr darum, daß ihr Vieh, wovon sie zum Teil leben, gut gefüttert wird, daß es gut säugt und gut Milch gibt, wenn es nicht säugt... Warum werden sie nicht veranlaßt, analoge Anwendungen für ihre Kinder zu machen?"

Ein französischer Gesundheitsausschuß berichtet 1841 zur Zeit der Cholera an das Département Du Nord (gekürzt nach Frémy):

Es ist unmöglich, sich die Unterkünfte unserer Armen vorzustellen, ohne sie besucht zu haben. Ihre Sorglosigkeit zieht ihnen Übel zu, die ihr Elend abscheulich, unerträglich und mörderisch macht. In ihren dunklen Kellern, in ihren Kammern, die man kaum für Keller halten kann, erneuert sich die verpestete Luft niemals. Die Mauern starren vor Dreck. Gibt es ein Bett, so besteht es aus schmierigen Brettern. Das Stroh ist feucht und faulig. An dem groben Tuch lassen sich Farbe und Gewebe nicht mehr erkennen. Die Decke gleicht einem Sieb. Die stets geschlossenen Fenster bestehen aus Papier und Glas, so schwarz und verräuchert, daß kein Licht mehr durchdringt. Manche Eigentümer halten die Fenster geschlossen, damit nicht das Glas beim Öffnen und Schließen zerbricht. Der Fußboden ist schmutziger als alles andre, überall liegen Haufen von Kehricht, von Gemüseresten, die in den Straßen zusammengerafft wurden, von faulem Stroh. Die Luft ist nicht mehr zu atmen.

Und der Arme selbst, wie lebt er darin? Die Kleider zerfetzt und geflickt, die Haare noch nie gekämmt. Nichts ist so furchtbar schmutzig wie diese verkommenen Armen. Ihre Kinder blaß, elend und abgemagert, die Glieder dürr, der Hals gebeugt, die Halsdrüsen geschwollen, die Finger geschwürig, die Knochen geschwollen und erweicht. Überdies werden die Kleinen von Ungeziefer gepeinigt und angefressen.

Aus Lille berichtet Frémy: Man muß den Mut besitzen, in die Keller hinunterzusteigen. Man muß die ganze Familie im gleichen Bett schlafen sehn, von der

Großmutter bis hinab zu den Enkeln, ohne Rücksicht auf Geschlecht oder Alter. Die Dachräume, die den Arbeitern zur Wohnung dienen, sind noch schmutziger als die Keller.

Monot (1872) beschreibt, was die Säuglinge erwartet, wenn sie aus Paris aufs Land verschickt werden:

„Die Frau, die sich damit beschäftigt, fremde Säuglinge aufzuziehen, ist im allgemeinen bemitleidenswert, aber ihre Wohnung ist in hygienischer Hinsicht völlig mangelhaft. Schlecht erbaut, besteht sie gewöhnlich nur aus einer einzigen niedrigen Stube, die schlecht beleuchtet ist, kein Fenster hat und oft als einzige Öffnung nur die Eintrittstür besitzt. Ein wenig gestampfter Ton bildet den Erdboden. Meistens hat die Wohnung zum Boden nur die Erde, über die Wasser aus dem höher gelegenen Gelände fließt. Deshalb herrscht fast immer in solchen Wohnungen eine beträchtliche Feuchtigkeit; diese wird noch vermehrt durch die Sorglosigkeit der Bewohner, die das Wasser, das zu ihrem häuslichen Gebrauch gedient hat, auf den Boden ausgießen. Es draußen auszugießen, nehmen sie sich nicht die Mühe. Hierzu kommt die dichte Belegung und manchmal das Zusammenwohnen mit den Haustieren, den Schweinen, Ziegen, Schafen und dem Geflügel. Hiernach kann man sich vielleicht die Unsauberkeit der Bewohner vorstellen.

Ein riesiger Schornstein, unter dem sich die ganze Familie vor Kälte und Wärme zu schützen sucht, niedrig und sehr breit, läßt alle Winde eintreten, die den Rauch zurückschlagen. So muß man oft während der kältesten Jahreszeit die Eingangstür öffnen, damit der Rauch entweicht.

Man findet zwei oder drei große Betten, zwei oder drei bewegliche Wiegen in der Form offener Särge, die eine über der anderen wie Hängematten aufgehängt. Oft findet sich unter jedem Bett eine tiefe Höhlung für die Kartoffeln oder das Wintergemüse, ein ständiger Herd der Zersetzung, von wo stinkende Miasmen ausströmen. Oft führt aus einem Winkel des Zimmers eine Tür unmittelbar in den Stall.

Vor dem Eingang der Wohnung liegt häufig der Misthaufen, der aus dem Stall stammt. Im Hof finden sich Löcher und Hohlräume voll schlechtem Stroh, das sich ständig zersetzt. Unter den Füßen schwappt ein schwarzes, grünes und übelriechendes Wasser. Auf den Straßen, die das Dorf durchqueren, liegen übelriechende Misthaufen...

Bedenkt man alle diese zahlreichen Ursachen der Krankheit, so fragt man sich, wie ein einziges Kind dem Tode entgehen kann, wie selbst die Erwachsenen gesund bleiben können.

Wird ein Mitglied der Familie krank, so ändert sich nichts in der Verteilung der Bewohner, nichts wird gestört, selbst nicht der oder die Bettgenossen. Leidet der Kranke an einer ansteckenden Krankheit, so kann man sich die Folgen eines derartigen Zustandes vorstellen... Manche Kinder sind abstoßend schmutzig. Wie kann man von Ammen, die nicht imstande sind, ihren eigenen Körper sauber zu halten, verlangen, daß sie ein Kind sauber halten? Außerdem scheut man sich oft, Kinder zu waschen, weil das Bad schädlich sein soll. Nach dem gleichen Vorurteil lassen die Ammen die Krusten, die sich unter den Haaren bilden, ebenso unberührt wie die Läuse, diese vermehren sich rasch am Infektionsherd und quälen ständig die armen kleinen Wesen, die sich nicht verteidigen können. Das Bettzeug ist nicht besser gepflegt. Der gleiche Strohsack, das gleiche Federbett (Matratzen sind auf dem Lande unbekannt), dienen mehreren Generationen; getränkt mit Schweiß, Urin und Stuhl, strömen sie einen ammoniakalischen, faulen Geruch aus, der den Kindern sehr schädlich ist. Die Kleider, die Leinendecken sind in dem gleichen Zustand."

Die Milch der Londoner Säuglinge beschreibt Wickes: „In London wurden während der Mitte des 19. Jahrhunderts die Kühe unter wahrhaft ekelhaften Bedingungen in überfüllten, schlecht gelüfteten, unterirdischen Ställen gehalten, wo ihre Nahrung und ihr Dung ungenügend getrennt wurden und Krankheit herrschte. Überdies wurde die Milch, um den natürlich sehr geringen Ertrag zu erhöhen, gewässert und häufig mit Kalk versetzt. Noch 1895 ergab eine Untersuchung von

30 Milchproben in der Arbeitergegend Londons, daß 24 ‚sophisiziert' waren durch Senkung des Fettgehaltes unter 3%, Verdünnung oder Zusatz von Borsäure zur Konservierung" (Brit. med. J. 1895, 2, 150). Diese Prüfungen sagten natürlich nichts über den Bakteriengehalt der Milch. Das zugesetzte Wasser war schwer verschmutzt und zweifellos für viele Todesfälle der Säuglinge verantwortlich. Damals mußte noch der Zusatz von gekochtem Wasser in den Ratschlägen für Säuglingsnahrung empfohlen werden.

1859 berichtet Whitehead über die Kinder in Manchester:

„Kinder von so schmutzig lebenden Leuten werden selten mehr als einmal in vielen Wochen gewaschen, und auch dann nur sehr unvollkommen und ohne Seife. Später haben sie sich an den Schmutz gewöhnt und handeln danach. Das Hemd sowie die übrigen Kleider tragen sie, bis ihnen die Fetzen hinunterfallen. So ist ihre Bekleidung ständig schmutzig, kotig und stinkend. Das Zimmer, in dem sie sich befinden, behält noch längere Zeit nach ihrer Entfernung den Geruch des Elends."

Im Jahre 1867 berichtet Charles Dickens:

„Als ich vor einigen Jahren Schottland besuchte, begleitete ich einen überaus menschlich gesinnten Arzt auf seinen Besuchen bei den am schlechtesten untergebrachten Einwohnern Edinburghs. In den engen Gassen dieser malerischen Stadt – leider sind malerisches Aussehen und Typhus gute Freunde – sahen wir in einer Stunde mehr Arme und Krankheit, als viele in ihrem ganzen Leben glauben werden. Unser Weg führte uns von einer erbärmlichen Wohnung zu andern, unglaublich stinkend, ohne Himmelslicht, ohne Luft; richtige Löcher und Höhlen. In einem dieser schmutzigen Winkel besuchten wir ein Zimmer, in dem ein leerer Suppentopf auf dem kalten Herde stand, ein zerlumptes Weib hauste und einige zerlumpte Kinder auf dem nackten Erdboden herumkrochen. Wenn ich jetzt spreche, erinnere ich mich daran: das Licht wurde von einer hohen Mauer zurückgeworfen, die durch Rauch und Alter geschwärzt war; es zitterte, als ob es ebenso von Fieber ergriffen wäre wie alles andre. Dort lag in einer alten Eierkiste, die sich die Mutter von einem Laden erbettelt hatte, ein kleines, schwaches, abgezehrtes, bleiches, krankes Kind. Mit seinem kleinen abgezehrten Gesicht, mit seinen kleinen, heißen, ausgemergelten Händen, die über seine Brust gefaltet waren, und seinen kleinen, leuchtenden, aufmerksamen Augen – ich sehe es jetzt noch, wie ich es seit Jahren immer wieder sehe – blickte es fest auf uns. Da lag es in seiner kleinen gebrechlichen Kiste, die eigentlich kein schlechtes Sinnbild des kleinen Körpers war, von dem sie sich langsam löste – da lag es ganz ruhig, ganz geduldig, ohne ein Wort zu sagen. Wie die Mutter versicherte, schrie und beklagte es sich selten. Es lag immer da und schien sich über seine Umgebung zu wundern. Gott weiß, so dachte ich, als ich es erblickte, es hat Grund genug sich darüber zu wundern, wie es möglich ist, das es so daliegt, allein gelassen, schwach, mit Schmerzen, während es so aufgeweckt und munter sein sollte wie die Vögel, die ihm niemals nahe gekommen sind. Grund genug, sich darüber zu wundern, wie es dazu kam, hier zu liegen, ein kleiner hinfälliger, alter Mensch, sich zu Tode grämend, als etwas Selbstverständliches, als gäbe es keine Scharen gesunder und glücklicher Kinder, die auf dem Rasen im Sonnenschein spielen, nur einen Steinwurf entfernt."

Es ist verständlich, daß unter solchen Bedingungen noch während des 19. Jahrhunderts Cholera, Typhus und Ruhr immer wieder auftraten und in gleicher Weise Erwachsene und Kinder dahinrafften. Wirksam konnte die Abwehr erst werden, nachdem lebende Keime als Erreger menschlicher Krankheiten entdeckt und die Wege ihrer Übertragung erkannt waren.

Bis in das 19. Jahrhundert hinein glaubte man an eine Urzeugung selbst der Läuse und hielt die Krätze, deren Erreger längst beschrieben waren (S. 582), für die Folge einer Dyskrasie. Soweit man überhaupt an eine Übertragung durch lebende Erreger dachte, schien eine Abwehr wegen der Urzeugung aussichtslos zu sein. Allerdings wurde diese von einzelnen Forschern (Rosen von Rosenstein, 1764, s. S. 153) ausdrücklich abgelehnt.

Als ersten, für das bloße Auge unsichtbaren Erreger einer menschlichen Krankheit entdeckte Schönlein 1839 das später nach ihm benannte Achorion, den Erreger des Favus. Bald darauf wurde der Soorpilz aufgefunden. Die später einsetzende Entdeckung weiterer Krankheitserreger ist noch lange nicht abgeschlossen.

Die Anfänge des Hygiene-Unterrichtes an der Universität beschreibt August Gärtner (1848–1934), der, ein Schüler Robert Kochs, 1886 auf den neu errichteten Lehrstuhl für Hygiene und Bakteriologie in Jena berufen wurde:

„Professor der Hygiene war ich nun, aber wie! Ein Hygienisches Institut gab es nicht. Meine Vorlesungen halten durfte ich in dem Hörsaal der Inneren Klinik von Professor Roßbach. In diesem Saal stand, stolz an die Rückwand gelehnt, ein kleiner Küchenschrank, auf den die Studenten mit Kreide geschrieben hatten: ‚Hygienisches Institut'. Er enthielt einige statistische Tafeln, ein Modellchen einer Schornsteinhaube, ein Badethermometer und sonstige Kleinigkeiten. – Arbeiten durfte ich in dem Laboratorium des Privatassistenten Professor Roßbachs. Dort waren wir zu dritt: In der Ecke an der Tür saß in seinem Käfig ein Kaninchen, mit Tollwut geimpft, welches Pasteur vor kurzem Roßbach geschenkt hatte. 2. In der Mitte des schmalen einfenstrigen Zimmers saß ich an einem dort hingestellten einfachen Tisch mit einer Schublade. 3. Am Fenster vor einem Laboratoriumstisch ein Assistent. – Zuerst starb das Kaninchen, wenige Wochen später der Assistent, ‚angeblich' an Diabetes. So rückte ich vor den Fensterplatz..."

Der Jahreshaushalt dieses Hygienischen Institutes betrug 250 M, die Universitäts-Bücherei besaß zwei hygienische Bücher.

Die neuen Erkenntnisse führten zu neuen Forderungen, deren Bedeutung bis dahin unbekannt gewesen ist, so selbstverständlich sie uns heute erscheint. Sauberkeit entspricht seitdem nicht nur dem Anstand, der sie stets verlangt hat, sondern ist darüber hinaus lebenswichtig. Sauber muß der Körper sein, sauber das Haus – nicht zum wenigsten der Abort darin – sauber die Straße, die Stadt, das Trinkwasser, die Nahrung, darunter vor allem die Säuglingsmilch. Eine neue Wissenschaft entsteht, die Hygiene, die bei der Verhütung ansteckender Krankheiten mehr leistet als die eigentliche Heilkunde, aus der sie entstanden ist. Abwehr ansteckender Krankheiten, Überwachung der Nahrungsmittel und des Wohnungsbaues, Einrichtung und Betrieb der Wasserleitung, der Kanalisation, der Abdeckerei usw. übersteigen bei weitem die Leistungsfähigkeit des einzelnen und werden daher zu einer Aufgabe – nicht der geringsten – des Staates. Krankheiten, denen man früher so gut wie machtlos gegenüberstand, sind damit vermeidbar geworden.

Noch im Jahre 1934 unterscheidet de Rudder zwei Gruppen der Infektionskrankheiten: die akuten Zivilisationsseuchen und die Krankheiten der Unkultur:

Die akuten Zivilisationsseuchen sind in den Kulturländern noch immer nicht erloschen, ja man hat oft den Eindruck, als ob die Zivilisation sie verbreitet; drängt diese doch große Menschenmassen auf engem Raum zusammen und wirbelt sie durch den starken Verkehr durcheinander, so daß die Ansteckungsgefahr größer wird als in kulturlosen Ländern. Zivilisationsseuchen sind Masern, Scharlach, Windpocken, Röteln, Diphtherie, Poliomyelitis und Keuchhusten. Sie sind bei uns zulande überwiegend Kinderkrankheiten, weil meistens schon die Kinder Gelegenheit erhalten, sich anzustecken, und weil sie eine Immunität hinterlassen. Als eine Zivilisationsseuche in diesem Sinne kann man auch den ansteckenden Durchfall der Neugeborenen auf den Neugeborenen-Abteilungen auffassen. Diese Seuche wurde zuerst in den USA beschrieben, aber auch schon in Deutschland beobachtet, ohne daß die Ätiologie geklärt wurde.

Diese Darstellung ist überholt, ja der Begriff der Zivilisationsseuche überhaupt ins Wanken geraten. Drängen doch die neueren Verhütungsmaßnahmen Scharlach, Diphtherie und Poliomyelitis immer weiter zurück. Wir hoffen, daß sich Masern und Keuchhusten in absehbarer Zeit diesem Rückgang anschließen werden. Die Sterblichkeit an ihnen ist bereits durch allgemeine hygienische Maßnahmen wie Verhütung der Rachitis und Verbesserung der Ernährung merklich gesunken.

Die Krankheiten der Unkultur waren früher weit verbreitet, konnten aber bei uns – manche schon seit Jahrhunderten, manche erst in letzter Zeit – durch Besserung der allgemeinen hygienischen Lage und bewußte Abwehr ganz oder weitgehend beseitigt werden. Ein Versagen der Abwehr, wie sie der Krieg mit sich bringt, läßt sie gelegentlich, zeitlich und örtlich begrenzt, wieder aufflammen. Zu diesen Krankheiten der Unkultur gehören Cholera, Pest, Aussatz, echte Pocken, Fleckfieber, Verlausung und Krätze. Ruhr und Typhus lassen sich gleichfalls hier einordnen. Pyodermien, Erysipel, Sepsis, Tetanus und gonorrhoische Blennorrhoe waren früher weit verbreitet und bildeten den Schrecken der Anstalten, sind aber jetzt durch Abwehrmaßnahmen beinahe erloschen.

Die Behandlung der schwangeren Mutter hat die angeborene Lues fast verschwinden lassen. Die Bekämpfung einer so weit verbreiteten Krankheit wie der Tuberkulose hat große Fortschritte gemacht. Neuerkrankungen und Sterblichkeit gehen deutlich zurück.

Veränderungen, denen das Erscheinungsbild bestimmter Krankheiten im Laufe der Zeit unterliegt („Pathomorphosen" im Sinne Hellpachs), sind bei Diphtherie, Scharlach und Poliomyelitis (Windorfer) beobachtet worden.

Schrifttum s. Seite 550

Infektionskrankheiten

Soweit die menschliche Überlieferung zurückreicht, hören wir immer wieder von verheerenden Seuchenzügen. Die Anschauungen über ihre Ursachen haben sich im Laufe der Zeit geändert. Noch im 18. Jahrhundert unterschied man nach E. Lesky (1960) grundsätzlich zwischen epidemischen und ansteckenden (kontagiösen) Krankheiten. Für die Entstehung der epidemischen Krankheiten machte man einen bestimmten, mit den Jahreszeiten wechselnden Zustand der Witterung (constitutio epidemica) verantwortlich. Dagegen führte man die kontagiösen Krankheiten auf Krankheitssamen (seminaria) oder belebte Keime (contagia viva) zurück, die durch

Berührung (contagium) übertragen würden. Beide Vorstellungen gehen bis auf das Altertum zurück.

Eine Bekämpfung der Seuchen wurde erst möglich, nachdem man ihre Natur und die Wege der Übertragung erkannt hatte. Wie hilflos man ihnen bis dahin gegenüberstand, geht aus der Darstellung von Colerus (1665) hervor. Dieser führt die Pest zurück auf den Einfluß der Kometen und Meteore, Mond- und Sonnenfinsternisse und giftigen Dünste der Erde, die z.B. entstehen, wenn bei einem Massensterben Menschen und Vieh unbeerdigt bleiben; „darnach so ist auch vnser vilfältige Sünde ein grewliche grosse Vrsach der Pest vnd aller anderer Kranckheiten."

Anschaulich beschreibt Colerus (1594), was früher eine Seuche bedeutet hat:

„Jemmerlich vnd vber jemmerlich ist es zu hören vnd zu erfahren / aber auffs aller jemmerlichst ein gegenwart anzusehen / wie Vnbarmhertzig man an etlichen Ortern mit den armen angesteckten Häusern vnd Leuten vmbgehet / daß es wahrlich einen Stein in der Erden / geschweige dann einen Menschen... / erbarmen möchte. Dann an etlichen Oertern / so balde man mercket daß eine Pest in einem Hause ist / so balde jaget man sie auß dem Hause vnd auß der Stadt hinweg / steckt die Leute in die Hospital / oder lest sie auff dem Felde oder im Walde verschmachten vnd vmbkommen...

Etlichen schleget man die Häuser zu / vnd lest die Nachbarn auff den beyden Seiten außziehen / vnd schaffet jhnen weder Wasser noch Bier / noch Wein / noch Essen / noch Wärterin / vnd in Summa gar nichts hinein / davon die Leute können erhalten / vnd die Krancken erquicket werden. Man lest auch die verstorbenen Christen heimlich deß Nachts auß den Städten vor das Thor bringen / wie ein vnvernünfftig tod Aaß, vnd begräbt sie da deß Nachts / ohne Klockenklang vnd Menschengesang / vnd alle Christliche Ceremonien /...

In solchen Sterbenszeiten soll eine Obrigkeit / sowol als die Prediger / Apotecker vnd Medici von jhren Vnterthanen nicht weichen / sondern große Achtung auff die Vnterthanen geben / vnd mit rath der Geistlichen gute Ordnung machen vnd halten / daß die armen kranken Leute / recht versorget / vnd die Gesunden nicht angezündet / vnd auch von der gifftigen Seuche nicht angestecket werden. Dann wann die Obrigkeit auß der Stadt weg ist / so schewen sich weder Diebe noch Mörder / noch Wärter der Krancken / noch Träger noch Todtengräber/ vor niemand nicht sondern treiben allen mutwillen / erwürgen offt die Leute in den Häusern / tragen Krancke noch bey lebendigem Leibe weg / vnd werffen sie auff die andere Todten / stelen alles auß den Häusern weg / was sie drinnen finden...

Drumb sollen vnd müssen Obrigkeiten außhalten / vnd nicht weichen: Oder ja mitlerweile eine tüchtigen verständigen Person das Regiment befehlen...

So treiben auch die Handwercksleute allen muthwillen / übersetzen schinden vnd schaben die Leute jhres gefallens / wie einesmals eine Handwercks Fraw sagte / Ey wann das Sterben ein halb Jahr gewehret hette / so solte meine Saw oder Katz ein Perlentz Börtlein getragen haben."

Im Jahre 1751 hat Storch nachstehende Einteilung der Fieberkrankheiten gegeben. Dabei ist zu bedenken, daß es damals eine Fiebermessung (S. 629) noch nicht gab.

Febres Dentitionis	Zahnfieber
catarrhales	Flußfieber
pectorales	Brustfieber
exanthematicae	nemlich Fieber mit Ausschlag verknüpft
Variolae	als Blattern
Morbilli	Masern
Scarlatinae	Scharlach

Purpura rubra	rother Friesel
alba	weißer Friesel
pellucida	heller Friesel
volatica	Flugfriesel
Urticata	Nesselfriesel
Intermittentes	Unterlassende oder kalte Fieber
quotidianae	alltägliches
tertianae	Tertianfieber
quartanae	quartan drey-tägiges Fieber
erraticae	unordentliches Fieber
hecticae s. atrophicae	Schwindsüchtige Fieber
stomachicae	Magenfieber
inflammatoriae	Entzündungsfieber
a vermibus	Wurmfieber

Beim Keuchhusten schreibt Storch (2, 366): „Meiner wenigen Einsicht nach werden dermaleinst noch gar viele Kranckheiten bloß dem Anstecken zugeschrieben werden können, die wir jetzo noch von einer allgemeinen Ursache herleiten."

In seinen Schriften Exanthemata viva (1757) und Mundus invisibilis (1767) entwickelte Linné die Theorie, daß kleinste lebende Tierchen (animalcula viva) Keuchhusten, Malaria, Auszehrung und Lepra verursachen. „Wenn unsre Nachkommen geschickter sind als wir, so werden sie diese kleinsten Tierchen entdecken." Wer an Syphilis oder Gonorrhoe leidet, der sollte mit dem Mikroskop untersuchen, ob sein Sperma irgendwelche kleinen Tiere enthält. In einem Briefe empfiehlt er 1748, bei Pocken mit einem guten Mikroskop nach Ungeziefer zu suchen. Im Mundus invisibilis schreibt er: „Es wäre möglich, daß diese kleinsten Tiere größere Verheerungen anrichten als die großen; es wäre auch möglich, daß sie mehr Menschen töten als alle Kriege."

Die klinische Abgrenzung der einzelnen Krankheitsbilder läßt allmählich eine ursächliche Einteilung entstehen, noch ehe die Krankheitserreger bekannt sind. Ihre Entdeckung bestätigt und erleichtert die Unterscheidung.

Schon vorher hat man vielfach ein „Contagium animatum" vermutet, auf das man die Übertragbarkeit der als ansteckend erkannten Krankheiten zurückführte. Nach Uffelmann (1881) entstehen Pocken, Windpocken, Scharlach, Masern und Röteln durch „die Einwanderung kleinster Organismen". Der Keuchhusten, den man früher für eine reine Neurose hielt, wird jetzt gleichfalls hierher gerechnet. Ob die Diphtherie auf ein Contagium animatum zurückzuführen ist, bleibt noch zweifelhaft. Sie entwickelt sich ohne Einwirkung von außen und wird durch Ansteckung übertragen. Erysipel und Blennorrhoe der Neugeborenen werden als Infektionskrankheiten bezeichnet. Dagegen gilt der Tetanus (Trismus) der Neugeborenen noch als Neurose (S. 578). Skrofulose und die von ihr unterschiedene Tuberkulose sind Konstitutionskrankheiten, die von den Eltern vererbt, aber auch durch äußere Schäden, wie falsche Ernährung, schlechte Wohnungsverhältnisse, mangelhafte Hautpflege und vorangehende andere Krankheiten, begünstigt werden und selbst ohne erbliche Anlage auftreten können. Die Tuberkulose wird oft erworben. Die Krankheiten der Atemwege (Schnupfen, Angina, Bronchitis, Lungenentzündung) werden vor allem auf Erkältung, aber auch auf noch unbekannte Krankheitsgifte der Luft zurückgeführt.

Schrifttum

Amyntor, G. von, Hypochondrische Plaudereien. Elberfeld 1876. S. 160.
Arzt, Der. Eine medizinische Wochenschrift. 3, 295. Hamburg 1767.
Balk, Daniel, Auszüge aus dem Tagebuch eines ausübenden Arztes. 1. Samml. Berlin 1791 S. 61. (Ohne Verfassernamen erschienen.)
Braus, O., Akademische Erinnerungen eines alten Arztes an Berlins medizinische Größen. Berlin 1901. S. 13.
Brenner-Schaeffer, W., Zur oberpfälzischen Volksmedizin. Amberg 1861.
Colerus, J., Oeconomia ruralis et domestica (um 1594). Mayntz 1665. II, S. 285.
Custer, G., Die hohe Säuglingssterblichkeit im Kanton St. Gallen. St. Gallen 1882. S. 92.
Dickens, Ch., Rede zum Nutzen des Hospitals für kranke Kinder. Great Ormondstr. (1867). J. Pediatrics. 49, 607 (1956).
Drigalski, W. v., Im Wirkungsfelde Robert Kochs. Hamburg 1948. S. 207.
Faust, B.Chr., s. S.421.
Frank, J.P., System der medizinischen Polizey. 3, 972. Mannheim 1783.
Frémy, M.A., in: Les Français, peints par eux mêmes. Paris 1841. 1, 261.
Frölichsthal, A. v., Merkwürdiges Fortschreiten der Heilwissenschaft. Wien 1845.
Gärtner, A., in: E.Giese und B. von Hagen, Geschichte der Medizinischen Fakultät der Fr.Schiller Universität Jena. Jena 1958 S. 522.
Goltz, Th. von, Die ländliche Arbeiterfrage und ihre Lösung. 2. Aufl. Danzig 1874.
Hellpach, W., Med. Welt 1929: 478.
Lesky, E., bei: J.P.Frank, Akademische Rede vom Volkselend als der Mutter der Krankheiten. Sudhoffs Klassiker der Medizin Bd. 34. Leipzig 1960. S. 58.
Liddle, J., Brit. med. J. **1874** I. S. 491.
Linné, C. von, nach Fredbärj, Acta paediatr. **46**, 215 (1957).
Löffler, E.R., Die Pflege der Kinder im ersten Lebensjahr und das Ziehhaus. Leipzig 1838 S. 242.
Monot, C., De la mortalité excessive des enfants. Paris 1872.
Pease, M.Ch., J. Pediatrics **46**, 348 (1955).
Poole, V., s. Lancet **258**, 239 (1955 I).
Ritter von Rittershain, G., Die Gesundheitspflege des jüngeren Kindes. Prag 1878. S. 26.
Rodenwaldt, E., Ein Tropenarzt erzählt sein Leben. Stuttgart 1957.
Rudder, B. de, Die akuten Zivilisationsseuchen. Leipzig 1934. S. 18 und 115.
Shryock, R.H., Die Entwicklung der modernen Medizin. Stuttgart 1940.
Scherr, J., Deutsche Kultur- und Sittengeschichte. 9.Aufl. Leipzig 1887. S. 580.
Scholz, Friedrich, Werden und Wachsen. 2.Aufl. Leipzig o.J. (um 1900). 1, 102.
Storch, J., alias Pelargus, Theoretische und praktische Abhandlung von Kinderkrankheiten. 4 Bde. 2: 366 und 3: 14. Eisenach 1750/51.
Trendelenburg, Fr., Aus heiteren Jugendtagen. Berlin 1924. S. 25.
Ullersperger, Journ. Kinderkrkh. **49**, 31 (1867).
Varrentrapp, G., Über Entwässerung der Städte. Berlin 1868.
Virchow, R., Gesammelte Abhandlungen. Öffentliche Medizin und Seuchenlehre. Berlin 1879. 1, 227.
Weerth, G., Sämtliche Werke Bd. 3. Skizzen aus dem sozialen und politischen Leben der Briten (1843–45). Berlin 1957. S. 320.
Whitehead, J., Journ. Kinderkrkh. **34**, 55 (1860).
Wickes, J.G., Arch. Dis. Childhood **28**, 151 (1953).
Windorfer, A., Erg. inn. Med. **61** (1942): 308.

Soor

Zu den am längsten bekannten, nur mikroskopisch nachweisbaren Erregern menschlicher Krankheiten gehört der Soorpilz; ihn beschrieben fast gleichzeitig Langenbeck in der Speiseröhre eines an Typhus Gestorbenen 1839, Fr. Th. Berg 1841, J. Vogel 1841, Gruby, zum Teil gemeinsam mit Berg 1842, Hannover 1842 und Oesterlen 1842.

J. Vogel (1841) fand in den Aphthen eines Neugeborenen von 14 Tagen: 1. Runde Körper, bald mit, bald ohne Körnchen in der Mitte, bald einzeln, bald zu größeren Partien aneinandergereiht, hier und da wie die Hefepflanzen einer aus dem anderen hervorkeimend. Sie glichen ganz den Hefepilzen. 2. Fäden von verschiedener Länge, oft baumartig verzweigt, stellenweise in der Mitte und an den Enden Anschwellungen zeigend, bisweilen gegliedert. An manchen sah man deutlich, daß sie aus den beschriebenen Kügelchen hervorgewachsen waren. Daß diese Körnchen und Fäden wirklich Pilzen angehören, leidet keinen Zweifel... Ob diese Pilze Ursache, Folge oder Kombination der Aphthen waren, ist mit dem einen Falle nicht zu entscheiden. Später (1857) züchtete Vogel auf einer Apfelscheibe, auf die er ein Stäbchen Soormembran gebracht hatte, einen „feinen mikroskopischen Pilzbelag". Nach Oesterlen (1842), der die Aphthen Neugeborener mikroskopisch untersucht hat, ist die Parasitentheorie ein trüber Satz, den die moderne Mikroskopie auf der Pathologie abgelagert hat, den sie aber auch wieder wegschwemmen wird. Er findet gleichfalls bei 200facher Vergrößerung Pilzfäden und Sporidien (runde Kügelchen). „Nur eine einseitige, auf gefaßten Ansichten beruhende Anschauungsweise kann in der Pilzbildung das Wesentliche der Aphthen erblicken." Es gelang nicht, die Pilzfäden auf andere tierische Teile und Flüssigkeiten zu übertragen. Gruby (1842) erhob den gleichen mikroskopischen Befund. Er sah in dem Soor die Vegetation einer kryptogamischen Pflanze auf der lebenden Schleimhaut.

Die eingehendste Arbeit stammt von dem Schweden Fr. Th. Berg, der 1846 den „Schwämmchen bei Kindern" ein eigenes Werk gewidmet hat. Er kommt zu dem Ergebnis:

„Der weiße Belag besteht aus einer Verdickung des Epitheliums, die durch Anschwellung der dasselbe konstituierenden Zellen hervorgebracht wird, aus welchen ein parasitischer Schimmelpilz in größerer oder geringerer Menge hervorwächst... Die Hauptmasse der sog. Schwämmchen wird sonach größtenteils bald von dem Epithelium, bald von den Schimmelpilzen gebildet... Außer diesen beiden Bestandteilen enthält der Belag noch eine bald größere, bald geringere Menge eines molekularen Eiweißniederschlages."

Berg hat sich bemüht, den Soorpilz, den er genau beschreibt, zu züchten, indem er „Aphthenschörfe" in Glasröhren mit Rohr- oder Milchzuckerlösungen einer Temperatur von 12–15° und von 30–35° aussetzte. Die neugewachsene Schimmelpilzbildung schien ihm aus dem Aphthenpilz hervorzugehen. „Ich glaube, daß sich der Aphthenpilz durch Sporidien, die in der Luft angesammelt sein können, innerhalb und außerhalb des menschlichen Körpers fortpflanzen kann." Als Transportmittel kommen weiter in Betracht die Brustwarzen, die Saughörner und Lutschbeutel, die Hände, die Spielsachen, Wäsche und die künstliche Nahrung des Kindes.

Berg versuchte, den Soorpilz von einem kranken auf ein gesundes Kind mit Hilfe der „Aphthenschörfe" zu übertragen, und konnte an den vier Säuglingen, die er in dieser Weise infiziert hatte, nach wenigen Tagen bald mehr, bald weniger deutlich das Angehen der Erkrankung beobachten. Er forderte deshalb bei der Pflege des Säuglings größte Reinlichkeit und Sauberkeit, um die Krankheit zu vermeiden.

Es kommt hier nicht darauf an, ob das Verfahren, das Berg 1846 zur Züchtung und Prüfung des Soorpilzes anwandte, einer Kritik von heute standhalten würde. In seinen Bemühungen, einen nur mikroskopisch sichtbaren Erreger einer menschlichen Krankheit außerhalb des menschlichen Körpers zu züchten, dürfte er kaum einen Vorgänger haben.

Schrifttum

Berg, Fr.Th., Versamml. Ges. schwed. Ärzte Sept. und Nov. 1841. Hygiea 1842.
–, Om Torsk hos barn. Stockholm 1846. Deutsche Übersetzung: Über die Schwämmchen bei Kindern. Bremen 1848.
Gruby, La Clinique des hopitaux d'enfans. Bd. 2 (1842).
–, Arch. gén. Méd. Juni 1842, nach Frorieps Neuen Notizen **23**, 318 (1842), Nr. 504.
Hannover, A., Müllers Arch. **1842**, 281.
Langenbeck, B., Frorieps Neue Notizen aus d. Geb. d. Natur- u. Heilk. **1839**, Nr. 252, 144.
Oesterlen, Fr., Roser u. Wunderlichs med. Vjschr. **1**, 471 (1842).
Vogel, A., Ref. Schmidts Jahrb. **34**, 180 (1842).
–, Henle und Pfeufers Zschr. rat. Med. Neue Folge **8**, 317 (1857).

Diphtherie

Als erster hat Aretaios von Kappadocien (gegen Ende des 1. und zu Beginn des 2. Jahrhunderts n.Chr.) die Diphtherie beschrieben (S. 29).

Er nennt sie syrische oder ägyptische Geschwüre: „Bisweilen entstehen Geschwüre auf den Mandeln, von denen die eine Art häufig, gutartig und unschädlich, die andere selten, bösartig und tödlich ist. Die gutartigen sind rein, klein und flach, nicht entzündet und schmerzlos; die bösartigen dagegen breit, tief, schmutzig, mit einem weißen, bläulichen oder schwarzen Schorf bedeckt. Diese Geschwüre nennt man Aphthen; erstreckt sich aber der Schorf mehr in die Tiefe, so heißt das Übel eine Eschara (Crusta). Im Anfang der Eschara entstehen lebhafte Rötung, Entzündung und Schmerz in den Venen wie beim Karbunkel. Dann entwickeln sich kleine, einzeln stehende Pusteln, zu denen später immer neue hinzutreten. Diese fließen zusammen, und auf solche Weise entsteht ein breites Geschwür. Verbreitet sich das Übel nach der Mundhöhle hin, so ergreift es das Zäpfchen, zerstört es und geht dann auf die Zunge, das Zahnfleisch und die Mundwinkel über... Auch der Hals bleibt von der Entzündung nicht verschont. Solche Kranke sterben in wenigen Tagen... Wenn aber sich die Krankheit durch die Luftröhre auf die Brust ausbreitet, so tritt noch am gleichen Tage der Tod durch Erstickung ein... Am häufigsten werden Kinder bis zur Pubertät von dieser Krankheit befallen." Nachdem Aretaios den üblen Geruch beschrieben hat, schildert er die Erstickungsangst: „Wenn sie liegen, richten sie sich wieder auf, weil sie das Liegen nicht vertragen können; haben sie sich aber aufgerichtet, so lehnen sie sich wegen großer Beschwerde wieder zurück. Meistenteils aber laufen sie in aufrechter Haltung umher; denn da es ihnen unmöglich ist, sich still zu verhalten, fliehen sie die Ruhe... Die Einatmungen sind tief... die Ausatmungen dagegen flach... Es entstehen Heiserkeit und Stimmlosigkeit. Alle diese Erscheinungen nehmen mehr und mehr zu bis die Kranken plötzlich tot zu Boden fallen."

In den folgenden Jahrhunderten wechselt die Bezeichnung, je nachdem die Erkrankung der Tonsillen (Angina maligna, gangraenosa) oder des Kehlkopfes (Krupp, Synanche maligna, Morbus suffocatorius) im Vordergrund steht.

Nach Colerus (um 1594, 1665) ist die Bräune „ein hitzig brennend Geschwür deß Mundes/ oder Kehle / wann einem der Schlung oder die Kehle also entzündet wird / daß einem die Zung gar schwartz / gelbe / weiß oder rot wird / dadurch endlich die Lufftröhre verhindert wird / daß einer keinen Othem mehr hat / und endlich also ersticken muß. Es erhebt sich diese Erhitzung und Entzündung gemeiniglich an den Lippen / oder inwendig am Zahnfleisch / darnach nimbt sie den gantzen Gaumen und die Zung ein / bißweilen auch das Zäppflein / biß in den Schlung hinab. Diß ist gar eine gefährliche Kranckheit."

Die Gaumensegellähmung wird zuerst von John Huxham (1757) beschrieben. Er hatte allerdings einen Scharlach angenommen (J.E.Schmidt).

Nach dem Tode eines Neffen an Krupp erläßt Napoléon I. im Jahre 1807 ein Preisausschreiben über die Natur und die Behandlung des Krupp. Preisträger unter 83 Bewerbern sind Jurine (Genf) und Albers (Bremen). Beide fassen die Angina maligna und den Kehlkopfkrupp als verschiedene Krankheiten auf.

Die Tracheotomie ist schon im Altertum ausgeführt worden (S. 36). Kanülen, die die Wunde offenhalten, werden seit dem 16. Jahrhundert benutzt (Gurlt).

In seinen „Essays on the diseases of Children", Philadelphia 1802–1808, schreibt J.Cheyne (angeführt nach Mettler, S. 758):

Einige Ärzte haben ein Vorgehen angeraten, das absurd, weil unausführbar ist, nämlich das Herausziehen der neugebildeten Membranen, nachdem eine Bronchotomie ausgeführt ist... Ich kann nicht glauben, daß es einen verständigen Arzt gibt, der diesen Eingriff ausführt.

P. Bretonneau (1821/1826) erblickt in der Erkrankung, die mit der Bildung von pseudomembranösen Belägen der Schleimhaut einhergeht, ein besonderes Krankheitsbild und nennt es Diphtheritis (abgeleitet von δίφθερα = Haut). Er erkennt die ursächliche Einheit der Rachen- und der Kehlkopferkrankung und führt die Tracheotomie ein.

Die Ergebnisse sind zunächst schlecht. Nach einer Zusammenstellung Meissners (1844) führten 5 Ärzte den Luftröhrenschnitt an 36 Kindern aus, ohne eins zu retten. Dagegen erhalten Bretonneau von 18 Kindern 4, Gerdi von 6 Kindern 4 und Trousseau, der der Tracheotomie zur allgemeinen Anerkennung verhilft, von 80 Kindern 20 am Leben.

Immerhin führt A.Vogel (1860) in seinem Lehrbuch der Kinderkrankheiten folgende Worte von L.A.Gölis an: „Es ist ein hartes Ding, seine Zuflucht zur Tracheotomie zu nehmen, dem unsichersten aller Heilmittel. Die Eltern schrecken vor ihr zurück, die Verwandten lehnen sie ab, der Ruf des Arztes wird gefährdet; ihn verabscheuen die Eltern mit vielen Tränen wie einen Mörder des geliebten Kindes, wenn der Eingriff vergeblich war und der Wünsche spottete."

Jacobis Erfolge bei der Tracheotomie (1877) waren so unbefriedigend, daß er den Eingriff nur noch als letztes Mittel bei der Erstickung in Betracht zog. Es handelte sich dabei „um den Versuch der Lebensrettung, der freilich in bösartigen Epidemien so selten von Erfolg gekrönt ist, daß ich mich der gelegentlichen

Schwäche anzuklagen habe, mich mit der Weigerung der Eltern, die Tracheotomie zu erlauben, gern zufriedengegeben habe."

Aus der eingehenden Beschreibung Trousseaus (1861) ist die Diphtheritia maligna hervorzuheben.

„Der ‚Bakterienschwindel', das Signal unserer Zeit, treibt seine üppigsten Blüten, und wenn ich auch weit davon entfernt bin, eine kleine Reihe sicherer Tatsachen zu unterschätzen, so scheue ich doch nicht vor dem Bekenntnis zurück, daß eine unendlich viel größere Reihe mir das entschiedenste Mißtrauen einflößt... Die Sicherheit, mit welcher viele, besonders jüngere Ärzte sich über die Bakterien der Diphtherie aussprechen, erscheint mir in hohem Maße bedenklich" (Henoch, 1881).

1884 entdeckt Fr. Löffler den Diphtheriebazillus (Vorläufer E. Klebs, 1883) und 1887/88 gleichzeitig mit E. Roux und A. Yersin das Diphtherietoxin. 1893 führt E. Behring das Diphtherieheilserum in die Behandlung ein.

1885 empfiehlt J. O. Dwyer die Intubation des Kehlkopfes bei Kehlkopfstenose. Sein Vorläufer war Bouchut, dessen Verfahren 1858 von der Pariser Akademie abgelehnt wurde.

1908 gibt B. Schick die Intrakutanprobe mit Diphtherietoxin an, 1915 E. Behring die aktive Immunisierung gegen Diphtherie. In den nächsten Jahrzehnten wird der Impfstoff fortschreitend verbessert und zu immer erfolgreicheren Schutzimpfungen verwandt.

Über den Rückgang der Sterblichkeit an Diphtherie siehe Seite 413 ff.

Die Verheerungen, die die Diphtherie noch vor kurzem anrichtete, ist den jüngeren Ärzten heute unbekannt geworden. Heubner (1927) berichtet:

„In dem ersten Jahr meiner Wirksamkeit als Leiter des neuen Kinderkrankenhauses machte mir vor allem die Diphtherie schwere Sorgen und Kopfschmerzen.

Die Furchtbarkeit dieser Krankheit war mir während der poliklinischen Tätigkeit noch nie so überwältigend vor Augen getreten. Wenngleich die Winter 1891/92 und 1892/93 nicht durch eine besonders starke Steigerung der Krankheit in Leipzig ausgezeichnet waren, so kamen in unsere junge Anstalt doch fast ununterbrochen die schwersten Fälle mit einer verzweifelten Prognose. Früh kamen die kleinen Patienten mit schweren Krupperscheinungen, mittags wurden sie tracheotomiert oder später, nachdem die Assistenten sich die nötige Übung erworben, intubiert, und abends waren sie tot. Dieses Trauerspiel wiederholte sich allwöchentlich mehrmals während der Wintermonate."

Schrifttum

Behring, E., Dtsch. med. Wschr. **1893**, Nr. 23; **1915**, Nr. 20.
Bretonneau, P., Die Diphtherie. 1826. Deutsche Übersetzung. Berlin 1927.
Colerus, Johannes, Oeconomia ruralis et domestica (um 1594), Mayntz 1665. II. 150.
Dwyer, J.O., N. Y. med. J. **42** (1885): 605.
Gurlt, E., Geschichte der Chirurgie. 3, 696. Berlin 1898.
Henoch, E., Vorlesungen über Kinderkrankheiten. Berlin 1881. S. 551 und 552.
Heubner, O., Lebenschronik. Berlin 1927, S. 131.

Jacobi, A., Gerhardts Handbuch der Kinderkrankh. **2**, 779. Tübingen 1877.
Schick, B., Münch. med. Wschr. **1908**: 504; **1913**: 2608.
Vogel, A., Lehrbuch der Kinderkrankheiten. Erlangen 1860. S. 243.

Serumkrankheit

Nachdem E. Behring 1893 das artfremde Diphtherieserum eingeführt hat, beschreibt A. Johannesson 1895 die klinischen Folgen der Einspritzung von Diphtherieserum bei Nicht-Diphtheriekranken. 1905 stellen Cl. von Pirquet und B. Schick in grundlegender Weise das Wesen und die Erscheinungen der Serumkrankheit dar.

Die erste Beobachtung machte v. Pirquet am 2.10.1902 bei dem Kinde Egon H. Dieses hatte wegen Scharlach am 13.10.1902 100 ccm Mosersches Scharlach-Serum erhalten. Nach einer Inkubationszeit von 7 Tagen begann die Serumkrankheit, sie dauerte mehrere Wochen. 50 Tage nach der ersten Einspritzung wurde das Kind erneut mit Diphtherie-Serum gespritzt, weil im Krankensaal eine Diphtherie-Erkrankung beobachtet war. 15 Minuten später erbrach das Kind. An den Lippen entwickelte sich ein Oedem, das sich rasch über das Gesicht ausbreitete. Wenige Stunden später erschien eine ausgedehnte Urticaria. Die Beobachtung, daß dieser 2. Einspritzung sofort eine Reaktion folgte, bedeutete den Ausgangspunkt für Pirquets Untersuchungen über die Serumkrankheit, die schließlich zu dem Begriff der Allergie (1906) führten (B. Schick).

Schrifttum

Behring, E., Dtsch. med. Wschr. **1893**, Nr. 3.
Johannesson, A., Dtsch. med. Wschr. **1895**, S. 855.
Pirquet, Cl. v., und B. Schick, Die Serumkrankheit. Berlin und Wien 1905.
Schick, B., J. Pediatrics **50**, 120 (1957).

Scharlach

Die Bezeichnung „Scharlach" hat eine lange Geschichte. Sie entstammt ursprünglich dem griechischen Wort κύκλος mit der Bedeutung: ringförmig gemustertes Frauenkleid. Über arabisch siquillat mit dem gleichen Sinn und persisch saqirlat (rot gefärbtes Kleid) entstand das mittellateinische Wort scarlatum, italienisch scarlatto, mit der Bedeutung „Stoff". Hiervon wurde das Wort febris scarlatina, Scharlachfieber, abgeleitet; nach 1850 bildete sich die Verkürzung Scharlach (Kluge).

In England gebraucht Shakespeare 1594 die Bezeichnung „Scharlach" (scarlet) in folgendem Zusammenhang:

„Nun steigt das lose Blut Euch in die Wangen;
Sie werden Scharlach, wenn Ihr weiter hört."
Romeo und Julia II, 5

Die erste Beschreibung des Scharlachs stammt von J. Ph. Ingrassias (1510 bis 1580), Professor in Neapel und Palermo. Er schildert 1552 zwei Krankheiten, die Cristalle (Windpocken) und Rossania oder Rossalia (Scharlach).

„Die andere Krankheit nennt man jetzt Rossania. Dabei sind über den ganzen Körper sehr viele große und kleine, feurige und rote Flecken mit kaum nennenswerter Schwellung verbreitet wie viele besonders angeordnete Erysipele, so daß der ganze Körper feurig erscheint."

An späterer Stelle betont Ingrassias, daß es sich um eine andere Krankheit wie Morbillen handele, (die damals noch nicht deutlich von den Pocken unterschieden wurden).

Die nächste Erwähnung findet sich nach Rolleston bei Baillou (Ballonius) unter der Bezeichnung „Rubiolae". Hier werden die wichtigsten Erscheinungsformen der Krankheit einschließlich der Scharlachangina beschrieben. In einer Epidemie, die im Winter 1574/75 in Paris auftritt, kommt es zu einer großen Sterblichkeit, ohne daß ärztliche Hilfe etwas ausrichten kann.

Unzweifelhafte Beschreibung des Scharlachs stehen bei M. Döring in Breslau und seinem Schwiegervater Daniel Sennert in Wittenberg. Sennert schreibt 1627:

„Außer der Variola und den Morbillen gibt es noch eine andere, aber seltene Krankheit, die ich gelegentlich beobachtet habe. Unter welchem Namen ich sie von den anderen unterscheiden soll, ist mir bisher zweifelhaft. Obgleich sie nämlich wie ein Erysipel fast den ganzen Körper ergreift, habe ich nicht gesehn, daß sie wie das Erysipel Erwachsene, sondern nur Kinder befällt. Ich will mich daher lieber auf die Morbillen beziehen. Vielleicht ist es die Krankheit, die Forestus Purpura, Rubor und Erythem nennt. Johann Philipp Ingrassias schreibt, daß sie von den Neapolitanern Rossania und Rossalia genannt wird: Rote und gleichsam feurige Flecken mit kaum erwähnenswertem Tumor befallen den ganzen Körper gleichsam wie kleine Erysipele, anfangs oder am 4. oder 5. Krankheitstage. In diesem Zustande erscheint der ganze Körper rot und gewissermaßen feurig und als ob er an einem allgemeinen Erysipel leidet. Beim Erlöschen der Krankheit verblaßt die Rötung und die breiten roten Flecken erscheinen wieder wie im Anfang, verschwinden aber schließlich am 7. oder 9. Tage, während die Epidermis sich abschilfert. Die Krankheit ist ernst, gefährlich und oft tödlich; denn das Fieber ist sehr brennend, der Durst nicht zu löschen, und oft belästigen Entzündungen der Lungen (wodurch Husten erregt wird), des Rachens und der äußeren Organe, Delirien und andere Übel. Beim Abfall der Krankheit wird schließlich Stoff zu den Gelenken der Glieder überführt und Schmerz und Rötung wie bei Gelenkleiden bewirkt."

Döring erlebt bei einem Knaben nach der Krankheit allgemeine Ödeme.

Th. Sydenham (1676) beschreibt den Scharlach in folgender Weise:

„Scharlachfieber kann zu jeder Jahreszeit entstehen. Trotzdem bricht es am häufigsten gegen Ende des Sommers aus, wenn es ganze Familien zugleich und besonders die Kinder befällt. Die Kranken fühlen ganz wie bei anderen Fiebern Steifheit und Schauern. Die Symptome sind mäßig; später bedeckt sich die ganze Haut mit kleinen roten Flecken, dicker, breiter, roter und weniger einförmig als bei Masern. Sie dauern 2 oder 3 Tage und verschwinden dann. Die Haut schält sich und es bleiben kleieartige Schuppen wie Mehl auf der Haut liegen. Sie erscheinen und verschwinden zwei- oder dreimal."

Sydenham betont den milden Charakter der Krankheit und erwähnt nicht die Beteiligung des Rachens, den Rheumatismus oder die Wassersucht.

Storch (3, 161) beschreibt (1751) beim Scharlach den „bösen Hals"; nach 14 Tagen kann ein „starker Schwulst" auftreten. Der Urin wird dabei schwarzbraun und in geringen, nach Besserung wieder in großen Mengen gelassen.

Rosen (1764) kennt bereits den Scharlach ohne Exanthem:

„Ich glaube auch in einem Hause, in welchem drey Kinder befindlich waren, bemerkt zu haben, daß ein Kind dieses Fieber ohne Ausschlag überwunden. Denn zwey von ihnen hatten das Scharlachfieber recht stark, und zwar eine nach dem andern. Und das dritte wurde eben so wie jene mit einem Übel im Halse, einem Eckel, Brechen, Schaudern, einer Hitze, und darauf innerhalb einem Tage, mit einem starken Schweisse, befallen; womit alles vorüber war."

Die Erkenntnis, daß der Scharlach eine besondere Krankheit bildet, hat sich erst allmählich durchgesetzt. In der Folgezeit werden leichte, aber auch sehr schwere Epidemien beobachtet. Bretonneau, der von 1799–1822 niemals in seiner Praxis einen Todesfall an Scharlach erlebt hat, sieht in weniger als 2 Monaten des Jahres 1824 eine Epidemie in Tours mit einer so hohen Sterblichkeit, daß er den Scharlach für eine nicht weniger tödliche Krankheit erklärt als Pest, Typhus und Cholera (Trousseau). In seinen klinischen Vorlesungen beschreibt Trousseau (1861) die „Formes frustes" des Scharlachs. Wie schwer der Scharlach früher verlaufen ist, zeigt Abbildung 111.

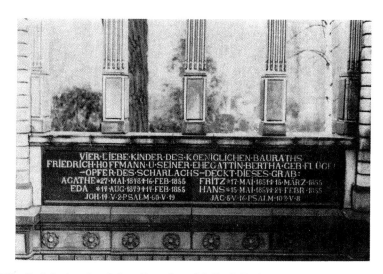

Abb. 111. Grabdenkmal auf dem Dorotheenfriedhof, Berlin 1835. In 4 Wochen starben vier Kinder der gleichen Familie an Scharlach

1903 behandelt P. Moser den schweren Scharlach mit Scharlach-Streptokokkenimmunserum vom Pferd.

1918 geben W. Schultz und W. Charlton das Auslöschphänomen des Scharlachs durch intrakutane Einspritzung von Scharlach-Rekonvaleszentenserum bekannt.

1923/25 erscheinen die Arbeiten von G. Fr. und Gl. H. Dick über die Dicksche Intrakutanreaktion, das Dick-Toxin und das Dick-Serum.

Über den Rückgang der Sterblichkeit an Scharlach Seite 414.

Schrifttum

Dick, G.Fr., und Gl. H. Dick, J. Amer. Med. Assoc. 1923–1925.
Döring, M., siehe Sennert.
Ingrassias, J. Ph., De Tumoribus praeter naturam. Tomus primus. Caput primum. Neapel 1552. S. 194.

Kluge, Fr., Etymologisches Wörterbuch der deutschen Sprache. 12. und 13. Aufl. Berlin und Leipzig 1943.
Moser, P., Jb. Kinderhk. **57** (1903): 1.
Rolleston, J.D., Brit. med. J. 24. XI. 1928. S. 926.
Rosen von Rosenstein, N. v., Anweisung zur Kenntnis und Cur der Kinderkrankheiten. Göttingen und Gotha 1774.
Schultz, W., und W. Charlton, Z. Kinderhk. 17 (1918): 328.
Sennert, D., Opera omnia Bd. 4. Lugduni 1616. S. 1398. Librorum de Febribus Liber IV. Cap. 12.
Trousseau, A., Medizinische Klinik des Hôtel Dieu in Paris. 1861. Übersetzung Würzburg 1866.

Masern (Morbilli)

Die Bezeichnung „Masern" entstammt dem Worte Maser, althochdeutsch „masar": knorriger Auswuchs an den Bäumen. Es wird also der fleckige Hautausschlag mit der Maserung einer Holzfläche verglichen.

Nach Junius (1577) bedeutet die lateinische Bezeichnung Morbilli auf deutsch „Die Kinds blettern", auf belgisch „De cleyne poercens" und auf französisch „Morbilles, les petits véroles". Wie unbestimmt die Bezeichnungen früher gewesen sind, geht auch aus dem Wörterbuch von Frisch (1741) hervor: Morbilli = die Röteln, rothe Flecken, Masern, Kinderblattern, Pocken.

Lange Zeit hat man die Morbillen mit anderen exanthematischen Krankheiten zusammengeworfen. Razes (um 850–925), dem viele gefolgt sind, versteht darunter eine leichte Abart der Pocken (s. S. 78 und 562). Indessen hat (schon vor Sydenham) der Magister Johann Colerus um das Jahr 1594 die Bezeichnung „Masern" auf das Krankheitsbild angewandt, das heute noch so heißt, allerdings ohne Pocken und Masern völlig voneinander zu trennen.

„Wenn die Kinder masern wollen / so thun inen die Augen wehe und wessern ihnen auch / niesen offt / röcheln / husten bisweilen / reuspern und werffen aus / wie wenn einer einen großen Catarrhum hette". Danach erscheinen dann „viel rothe flecken am gantzen Leibe / Armen / Schenkeln / und unter dem Angesicht". Um die Krankheit „herauszutreiben", sollen die Kinder warm im Bett gehalten und mit einem roten Tuch zugedeckt werden. Außerdem sollen sie Rotwein trinken und reichlich Linsen- und Schleimsuppen essen. Schließlich meint Colerus „ist sehr anfellig / ... die Kinder sind sehr wunderlich dran / aber es gehet viel böses damit hinweg / und schmecket einem hernach das essen wol" (nach J. Becker).

Der Engländer Th. Sydenham (1624–1689) beschreibt die Masern in klassischer Weise:

„Die Morbilli befallen oft Kinder. Diese werden am ersten Tage starr, schaudern vor Frost, leiden abwechselnd an Hitze und Kälte. Am 2. Tage fiebern sie ausgesprochen. Sie leiden an heftigem Krankheitsgefühl, Durst, Mangel an Eßlust, weißer (nicht trockener) Zunge, Hüsteln, Schwere des Kopfes und der Augen und ständiger Schlaflosigkeit. Flüssigkeit rinnt beständig aus Nase und Augen. Diese Tränen sind ein sehr sicheres Zeichen für Morbilli. Hierzu treten Niesen, Schwellung der Augenbrauen kurz vor dem Ausbruch, Erbrechen, Durchfall mit grünen Stühlen, besonders bei Zahnenden. Die Zeichen verschlimmern sich bis zum 4. Tage; an diesem oder am 5. Tage treten auf der Stirn und im Gesicht kleine, rote, flohstichartige Flecken auf, die sich an Zahl und Größe mehren, beerenförmig verschmelzen und das Gesicht mit kleineren und größeren roten Flecken besäen. Diese Flecken, aus kleinen Papeln bestehend, die ein wenig die Haut überragen, fließen zusammen. Ihr Hervorragen kann mit leichtem Finger gefühlt, aber kaum durch den Blick erkannt werden.

Die Flecken verbreiten sich vom Gesicht, das sie zuerst allein einnehmen, zur Brust und zum Bauch, dann auf die Ober- und Unterschenkel; auf diesen Teilen werden sie breit und rot, ohne die Oberfläche der Haut zu überragen... Das Erbrechen verschwindet nach dem Ausbruch; aber das Hüsteln und das Fieber mit der Schwierigkeit zu atmen, steigern sich noch; der Ausfluß aus den Augen, die Schläfrigkeit und der Mangel an Eßlust bleiben erhalten. Etwa am 6. Tage erblassen Stirn und Gesicht.

Auf dem übrigen Körper sind die Flecken sehr breit und stark gerötet. Am 8. Tage etwa verschwinden sie im Gesicht und bleiben sonst am Körper kaum bestehen. Am 9. Tage sind sie kaum mehr vorhanden. Aber Gesicht und Glieder, manchmal auch der ganze Körper bedecken sich gleichsam mit Mehl und kleinen Schuppen."

Im Jahre 1755 empfiehlt Carolus Browne (Edinburgh) in seiner Doktorarbeit, die Masern wie Pocken zu übertragen: Er schlägt vor, wollene Läppchen oder ein Stückchen Holz an den exanthematischen Stellen zu reiben oder in die Achselhöhle zu legen, bis sie sich mit der Materia morbosa vollgesogen haben; dann soll durch Einreiben in die Haut und durch Einlegung unter die Achsel die Krankheit übertragen werden. Das gleiche wird von Monro 1757 erneut empfohlen (H. Zeiss).

Wirklich vorgenommen wird aber der Versuch erst von Fr. Home 1759 in Edinburgh: Er taucht in das Blut Masernkranker Baumwolle und legt diese auf Schnittwunden beider Arme. Die Eingepfropften werden meist am 6. Tage krank. Die Krankheit verläuft milder als die natürlichen Masern, Husten tritt überhaupt nicht auf. Rosen berichtet 1774 über diese Versuche, meint aber, daß sich die Einpfropfung der Masern in England nicht beliebt gemacht habe.

1847 beobachtet P. L. Panum bei einer Inselepidemie auf den Faröern Inkubationszeit und Ausbreitung der Masern. Seine Angabe, daß von 100 Ungemaserten bei Infektionsmöglichkeit nur 95 erkranken, wird wiederholt bestätigt.

Deutlich läßt sich verfolgen, wie das später „Kopliksche Flecken" genannte Frühzeichen der Masern im Schrifttum auftaucht und allmählich in seinem Aussehen, seiner Lokalisation und seinem diagnostischen Wert immer klarer hervortritt.

Die älteste, schon recht deutliche Beschreibung der später nach Koplik benannten Flecken stammt von dem englischen Arzt John Quier (1738–1822), der in Jamaica arbeitete. Sie findet sich in einem Brief, den er am 28.6.1774 an Dr. D. Monro in London schrieb. Dieser hat ihn mit anderen westindischen Briefen 1778 in London veröffentlicht. Hierauf bezieht sich J. A. Murray in seiner Fußnote der 5. deutschen Ausgabe (1785) des Werkes von Rosen von Rosenstein: Anweisung und Kenntnis und Cur der Kinderkrankheiten (Püschel, Goerke). Die Stelle bei Quier lautet nach Goerke: „Das sicherste Kennzeichen der Krankheit (Masern) in ihrem Beginn – ich erinnere mich nicht, daß ich es von irgendeinem Verfasser, den ich traf, erwähnt gefunden hätte – ist das Erscheinen weißer aphthöser Flecken am Zahnfleisch, die immer einige Tage vor der Eruption sichtbar waren, nicht selten, bevor das Fieber begann. Durch dieses Zeichen entdeckte ich, daß einige an Masern erkrankt waren, bevor sie selbst irgendeine Indisposition fühlten. Wenn das Fieber wuchs und die Eruption sich näherte, verbreiteten sich die Flecken zugleich mit einer erysipelatösen Inflammation über die ganze Oberfläche des Mundes und der Fauces so weit herab, wie ich in den Pharynx sehen konnte."

Püschel hat die Fußnote Murrays der Vergangenheit entrissen und als eine Beschreibung der Kopikschen Flecken aufgefaßt. Hesse will seine Deutung nicht gelten lassen, weil Kopliksche Flecken unmöglich mit aphthösen Flecken gleichzusetzen seien. Mit Recht hat Püschel entgegnet, daß die alten Ärzte unter „Aphthen" etwas anderes verstanden als wir. Haben doch Rosen von Rosenstein und Fr.Th.Berg, ein Entdecker des Soorerregers (s. S. 551), den Soorbelag, den man leicht einmal mit Koplikschen Flecken verwechseln könnte, noch als „Aphthen" bezeichnet. Heute wäre dies nicht mehr möglich. Die Begriffsbestimmungen unserer Zeit lassen sich nicht immer auf Bezeichnungen des alten Schrifttums übertragen.

Joh.Andreas Murray (1798): „In Jamaika sind sie (die Masern) sich selbst überlassen weit gefährlicher als in Europa und geben darin den Pocken nichts nach. Einige Tage vor dem Ausbruch erzeugen sich aphthöse Flecken am Zahnfleisch, die sich gegen den Ausbruch nebst einer rosenroten Entzündung im ganzen Munde und Schlunde verbreiten" (nach Püschel).

Reubold, Klinik v. Rinecker, Würzburg (1854): „Es trat nämlich 1–2 Tage vor dem Erscheinen der Eruption (Masern) eine Affektion ein, die, im ganzen 3–5 Tage dauernd, meist nur die Lippen und die den Lippen entsprechenden Zahnfleischpartien, seltner die Zungenspitzen einnahm, die mit Schmerz, Röthung, Schwellung der Theile einherging, und die ein dünnes, mehr weniger fest haftendes Lager einer weißen, grieslichen, kaum je kleine Fetzen bildenden Masse absetzte, welche einfach abfiel, ohne Ulcerationen zu hinterlassen. Unter dem Mikroskope zeigte sich diese Masse als reichliches Epithel, theils im Zerfalle, theils in seinen Modificationen der Schleim- und Eiterkörperchen, aber ohne Spur von Pseudomembran oder Pilzbildung."

C.Gerhardt, gleichfalls Klinik v. Rinecker, Würzburg (1861, 1871, 1874, 1881): „Etwa einen Tag vor der Eruption an der Haut bilden sich weißliche Zahnfleischbeläge, aus losgelösten Epithelien bestehend (Rinecker). Von da an ist an der Mund-, Rachen-, Kehlkopf- und Luftröhrenschleimhaut dieselbe fleckige Rötung und gruppierte Follikelschwellung wie an der äußeren Haut wahrzunehmen, nur des roten Untergrundes halber verwaschener. Die Erkrankungsstellen sind hie und da mit Blutpunkten und weißen erhabenen Tupfen, von Sekrethäufungen in Follikeln herrührend, durchsetzt."

Bohn (1877) bei der Beschreibung des Enanthems der Mundschleimhaut: „Die gleiche fleckige Rötung zeigt sich schon frühe an der Conjunctiva palpebralis, und Gerhardt war der erste, welcher sie bei allen rechtzeitig untersuchten Fällen laryngoskopisch auch am Kehlkopfdeckel und Kehlkopfeingange und nicht minder innerhalb des Larynx nachwies. Wie auf der Mundschleimhaut waren dazwischen gestreut griesähnliche weiße Körnchen, mit Flüssigkeit gefüllte Drüsen."

N.Flindt (1880): Am Abend des 2. Fiebertages zeigt sich auf der vorderen Fläche des weichen und auf dem hintersten Teil des harten Gaumens ein Exanthem. Dasselbe besteht aus runden oder mehr unregelmäßig geformten, hellroten, nicht ganz scharf umschriebenen Flecken, welche sich kaum über die Oberfläche der Schleimhaut erheben... Ein ganz besonderes Aussehen bekommen sie durch zahlreiche kleine, weißlich schimmernde, punktförmige, scheinbar bläschenartige Bildungen, welche, im Zentrum der kleinen roten Flecke stehend, mit diesen zu unregelmäßigen Gruppen angeordnet sind. Man sieht und fühlt die kleinen miliaren Bläschen über die Oberfläche hervorragen... „Ähnlich gruppierte Flecken und Bläschen werden nun gleichfalls auf der Wangenschleimhaut sichtbar, namentlich auf den dem Zwischenraum zwischen den oberen und unteren Backenzähnen gegenüber gelegenen Schleimhautteilen" (nach Jürgensen).

N.Filatow (1895): „In letzter Zeit habe ich meine Aufmerksamkeit noch auf ein Symptom gelenkt, das uns die Möglichkeit gibt, Masern noch im Prodromalstadium, in vielen

Fällen 24–48 Stunden vor dem Prodromalexanthem zu diagnostizieren. Dieses Symptom besteht in einer kleienförmigen Abschuppung des Epithels auf der Lippen- und Wangenschleimhaut. Bei genauer Besichtigung der inneren Fläche der Lippen und Wangen kann man in vielen Fällen bemerken, daß die Schleimhaut dieser Organe mit sehr zarten, weißlichen, kleinen bzw. feinsten Fetzen des schuppenden Epithels gleichsam bestreut ist. In einem Falle ist es gelungen, einen Kranken 6 Tage vor dem Ausbruch des Exanthems zu isolieren. Wir glauben hierdurch die Ansteckung vieler Nachbarn verhütet zu haben." In der deutschen Übersetzung der 2. Aufl. von Filatows Infektionskrankheiten (1897) sind die Flecken nicht erwähnt.

Im Jahre 1896 beschreibt H. Koplik das Frühzeichen der Masern in folgender Weise: „An der Wangenschleimhaut und der Innenseite der Lippen sehen wir stets eine deutliche Eruption. Sie besteht aus kleinen, unregelmäßigen Flecken von hellroter Farbe. Im Zentrum jedes Fleckens erkennt man bei gutem Tageslicht einen kleinen, bläulich-weißen Flecken. Diese roten Stellen mit den begleitenden Flecken von bläulich-weißer Farbe sind absolut pathognomonisch für beginnende Masern und, wenn beobachtet, kann man sich auf sie verlassen als auf die Vorläufer des Hautausschlags... Ich habe diese Flecken auf der Wangenschleimhaut erkannt und gezeigt, wenn die anderen Symptome so gering waren, daß die Ärzte die Diagnose bezweifelt haben. Meine Diagnose ist stets durch das darauf folgende Erscheinen des Hautausschlages bestätigt worden."

Die Erkrankung des Masern-infizierten Kindes wird durch Einspritzung von Masern-Rekonvaleszenten-Serum verhindert (Ch. Nicolle und E. Conseil 1918, R. Degkwitz 1920).

Über den Rückgang der Sterblichkeit an Masern siehe Tabelle Seite 416.

Schrifttum

Bohn, H., in: C. Gerhardts Handbuch der Kinderkrankheiten. Tübingen 1877. Bd. 2, S. 301.
Colerus, J., Oeconomia ruralis et domestica. (1594), nach J. Becker, Kinderärztl. Prax. **24**, 125 (1956).
Degkwitz, R., Zschr. Kinderhk. **25**, 134 (1920).
Filatow, N., Akute Infektionskrankheiten. 3. Aufl. 1895. S. 349 (russisch), nach Slawyk.
Flindt, N., in den Berichten des dänischen Sundhetscollegium, angeführt nach Jürgensen, Zeitangabe 1880 nach Lorand.
Frisch, Johann, L. Teutsch-Lateinisches Wörterbuch. Berlin 1741. II, 68.
Gerhardt, C., Lehrbuch der Kinderkrankheiten. Tübingen 1861; S. 98. 2. Aufl. 1871; 3. Aufl. S. 95, 1874; 4. Aufl. S. 62, 1881. Jb. Kinderhk. **50**, 410 (1899).
Goerke, H., Kinderärztl. Prax. **23**, 467 (1955).
Hesse, P. G., Kinderärztl. Prax. **22**, 563 (1954).
Home, Fr., siehe Still S. 430 und Rosen von Rosenstein, Ausgabe 1774, S. 312.
Jürgensen, Th. v., Masern. In: Nothnagel, Spezielle Pathologie und Therapie 4, 2. Wien 1895, S. 92.
Junius, H., Nomenclator omnium rerum propria nomina. Antwerpen 1577.
Koplik, H., Arch. Pediatr. (Am.) **13**, 918 (1896).
Lorand, L., Jb. Kinderhk. **53**, 666 (1901).
Murray, J. A., in: Rosen von Rosensteins Anweisung zur Kenntnis und Cur der Kinderkrankheiten. Übersetzung. Göttingen 1798. Anmerkung S. 321.
Panum, P. L., Virchows Arch. **1**, 492 (1847).
Püschel, E., Kinderärztl. Prax. **22**, 168 und 565 (1954).
Quier, J., Hume, J. u. a., Letters and essays by different practioners. London 1778. Herausgeber D. Monro, nach Goerke.
Reubold, Virchows Arch. **7**, 77 (1854).

Rinecker, Fr. v., nach C. Gerhardt (1899) nur mündliche Mitteilung an seine Mitarbeiter:
s. auch Ströder.
Slawyk, Dtsch. med. Wschr. 1898, 269.
Ströder, J., Med. Klin. 1952, 1638.
Sydenham, Th., Opera Universa. Lugduni 1726.
Zeiss, H., Erg. inn. Med. 20, 440 (1921). Literatur.

Pocken und Pockenschutzimpfung

Das Wort Pocke mit der Bedeutung „beutelartige Geschwulst" ist aus Beutel, Tasche, afr. poke (Tasche, Sack) entstanden (Kluge). Auch das Wort Puckel gehört hierher (Richter). Blatter bedeutet Blase, engl. bladder (Kluge).

Die Frage, ob die Pocken schon im Altertum vorkamen, hat sich trotz vieler Bemühungen nicht entscheiden lassen. Die erste unzweifelhafte Beschreibung stammt von dem christlichen Priester und Arzte Ahron in Alexandrien, der 632 gestorben ist. Seine verlorengegangenen Werke werden (nach Richter) von Razes (um 850—925) in der Schrift al-Ḥāwī (Continens) angeführt. Dieser hat außerdem eine Arbeit über „Variola und Morbillen" verfaßt, bei der unter Morbillen eine Abart der Pocken, nicht das uns heute unter dieser Bezeichnung geläufige Krankheitsbild verstanden wird. Er betont, daß Kinder, besonders Knaben, fast nie von den Pocken verschont bleiben. Wer aber in seiner Kindheit von schwachen Pocken befallen war, wird nicht mehr betroffen. Seitdem findet sich viele Jahrhunderte hindurch bei den Schriftstellern, die Kinderkrankheiten behandeln, fast stets ein Abschnitt „Variola und Morbillen". Erst Colerus (1594) und Sydenham (1624 bis 1689) haben die Masern als eigenes Krankheitsbild erkannt und in der heute üblichen Weise bezeichnet (S. 558).

In der schwedischen Todesursachenstatistik werden Pocken und Masern bis 1751 gemeinsam erfaßt (Abelin).

Die Pocken waren in Arabien schon lange bekannt und sind durch die Eroberungszüge der Mohammedaner und später durch die Kreuzzüge weit verbreitet worden. Bis zum 16. Jahrhundert sind sie in jedes Land Europas eingedrungen. Nach Amerika werden sie 1517 verschleppt; sie haben dort unter den Eingeborenen große Verheerungen angerichtet; so sollen in Mexiko innerhalb weniger Jahre 3 Millionen Menschen an ihnen gestorben sein. Im 16. und 17. Jahrhundert gelten sie in England als unvermeidliche Kinderkrankheit, etwa wie heute Masern, und bilden eine der häufigsten Todesursachen in der Kindheit (Still). Nach Rosen (S. 153) töten sie im 18. Jahrhundert jährlich den zehnten Teil der schwedischen Kinder. Von 1774—1800 beträgt dort die niedrigste Pockensterblichkeit 671 im Jahre, die höchste 15 102, das sind 1,2 und 25,4% der Gesamtsterblichkeit dieser Jahre (von Einsiedel). Im Jahre 1707 erlagen der Seuche in Island nach dem amtlichen Bericht von den 50 000 Einwohnern 18 000, mehr als ein Drittel (Kübler). Von 1751—1805 sind in Schweden 151 586 Menschen, zum großen Teil kleine Kinder, an den Pocken gestorben (Abelin). Eine Statistik über die Pocken- und Masernsterblichkeit in Berlin 1758—1774 hat Moehsen gegeben (S. 400, 401). In die Kapkolonie sind die Pocken 1713, nach Australien erst 1838 eingeschleppt worden (von Einsiedel).

Nach Faust (1802) starben im Jahre 1796 an den Pocken in

Deutschland	67 136 Menschen
Österreich	63 000 Menschen
Spanien und Portugal	39 000 Menschen
Frankreich	90 000 Menschen
Großbritannien und Irland	36 000 Menschen
Italien	45 000 Menschen
Schweiz	5 100 Menschen
Holland	6 000 Menschen
Dänemark und Norwegen	6 000 Menschen
Schweden	9 000 Menschen
Rußland	90 000 Menschen
ganz Europa	450 000 Menschen

Damals starb jeder zehnte Mensch an den Pocken.

Nach Holländer ist die Inokulation der Menschenpocken von Mensch zu Mensch in China schon 590 n.Chr. ausgeübt worden. 1714 berichtet der Griechenarzt Timoni in einem Briefe an die kgl. Gesellschaft der Wissenschaft in London, daß Georgier und Zirkassier diese Inokulation nach Konstantinopel gebracht hätten und daß dort in seiner Anwesenheit Tausende damit geimpft seien. Lady Mary Worthley Montagu, die Gattin des ersten britischen Botschafters in Konstantinopel, läßt dort 1718 ihren Sohn und nach ihrer Rückkehr nach England ihre Tochter impfen. Allmählich breitet sich diese Art der Impfung von Mensch zu Mensch aus, tritt aber wieder in den Hintergrund, als sich Mißerfolge einstellen. Von den ersten 897 Inokulationen in England sind 845 erfolgreich, 17 Geimpfte sind gestorben.

„Indem manche es als eine Wohltat ansehen, daß Gott ihnen wieder etliche Kinder durch die Blattern wegnimmt, die er ihnen ihrer Meinung nach zu viel gegeben hat, so entschuldigen sie sich gegen den Vorwurf: warum sie ihre Kinder nicht inoculieren? damit, daß sie vorwenden, sie wollen der göttlichen Vorsehung nicht vorgreifen" (Fr. B. Osiander 1796).

In den Jugenderinnerungen aus dem 18. Jahrhundert werden die Pocken wiederholt erwähnt:

Goethe, geb. 1749, der selbst als Kind schwer an Pocken erkrankt gewesen ist, schildert in „Dichtung und Wahrheit", wie es in seiner Kindheit zuging:

„Die Einimpfung der Pocken wird bei uns noch immer für sehr problematisch angesehen, und ob sie gleich populäre Schriftsteller schon faßlich und eindringlich empfahlen, so zauderten doch die deutschen Ärzte mit einer Operation, welche der Natur vorzugreifen schien. Spekulierende Engländer kamen daher aufs feste Land und impften gegen ein ansehnliches Honorar die Kinder solcher Personen, die sie wohlhabend und frei von Vorurteilen fanden. Die Mehrzahl war jedoch immer dem alten Unheil ausgesetzt; die Krankheit wütete durch die Familien, tötete und entstellte viele Kinder, und wenige Eltern wagten es, nach einem Mittel zu greifen, dessen wahrscheinliche Hilfe doch schon durch den Erfolg mannigfaltig bestätigt war. Das Übel betraf nun auch unser Haus und überfiel mich mit besonderer Heftigkeit. Der ganze Körper war mit Blattern übersäet, das Gesicht zugedeckt und ich lag mehrere Tage blind und in großen Leiden."

Als in Wien 1767 die Pocken ausbrachen, floh Leopold Mozart mit seinen beiden Kindern nach Olmütz, wo zuerst Wolfgang Amadeus (geb. 1757), dann seine Schwester erkrankten. Leopold berichtet über die Erkrankung seines Sohnes in einem Brief vom 10.11.1767:

„Um zehn Uhr klagte der Wolfgangl: seine Augen; allein ich bemerkte, daß er einen warmen Kopf, heiße und sehr rothe wangen, hingegen Hände wie Eiß, so kalt hatte. Die Puls war auch nicht richtig; wir gaben ihm also etwas Schwarz Pulver und legten ihn schlafen. Die Nacht hindurch war er zimmlich unruhig, und die trockenen Hitzen hielten am Morgen immer noch an. Man gab uns 2. bessere Zimmer; wir wickelten den Wolfgangl: in Beltze ein und wanderten also mit ihm in die anderen Zimmer. Die Hitze nahm zu; Wir gaben ihm etwas Markgrafen Pulver und Schwarz Pulver. Gegen dem Abend fieng er an zu phantasiren; und so war die ganze Nacht und der Morgen den 28ten. Nach der Kirche gieng ich zu Sr Excellenz Grafen von Podstatsky der mich mit großer Gnade empfieng; und als ich ihn sagte, daß mein kleiner kranck geworden, und ich Vorsehe, daß er etwa Blattern bekommen möchte, so sagte er mir, daß er uns zu sich nehmen wollte, indem er die Blattern gar nicht scheuete... Nachmittags um 4. Uhr wurde der Wolfgängl: in Lederne Lainlachen und Beltze eingepackt, und in den Wagen getragen, und so fuhr ich mit ihm in die Domdechantey... So bald die Blattern heraus kamen, war alle alteration weg, und, Gott lob! er befand sich immer gut."

Johanna Schopenhauer, die Mutter des Philosophen, geb. 1766, erzählt in ihren Lebenserinnerungen, wie sie in Danzig als Kind mit ihren beiden Schwestern gegen die Blattern schutzgeimpft wurde:

„Wassersuppe, Thee ohne Milch, Weißbrot, Zwieback und Johannisbeergeléé, war die damals für unumgänglich nothwendig gehaltene vorbereitende Diät, der wir uns viele Tage lang unterwerfen mußten... Unsere Eltern, wir drei unglückseligen Hauptpersonen ..., das Alles wurde an einem recht unfreundlichen Apriltage in Kutschen gepackt und im abgelegensten Winkel der Stadt, mitten in einem sehr schmutzigen Hühnerhofe vor einem alten, ärmlich aussehenden Hause abgeladen... Da saßen wir nun unter freiem Himmel, wir armen kleinen Mädchen, zitternd vor Angst und Kälte, umschnattert von Gänsen und Enten, umschnüffelt von neugierigen Ferkeln. Jeder von uns brachte Doctor Wolf mit einer in Blattereiter getauchten goldnen Nadel acht kleine Wunden bei, zwei an jeder Hand, zwischen Zeigefinger und Daumen, und zwei auf jedem Knie; ... Zu jeder der acht kleinen Wunden, die wir erhielten, mußte neuer Eiter von den Blatterkranken geholt werden, folglich mußte Herr Nixius (der Wundarzt) 24mal, bis zum vierten Stocke unter dem Dache des baufälligen Hauses hinauf und wieder herabsteigen. In der Hausthüre nahm Florentine (das Jungfermädchen) ihm die Nadel ab, um jeder durch ihn möglichen Gefahr der so gefürchteten innern Ansteckung vorzubeugen. Florentine überreichte sie unserer einige Schritte weiter hin stehenden Kasche (Kinderfrau), von dieser erhielt sie, abermals in einiger Entfernung, unsere Mutter, die sie dann endlich dem Doctor Wolf übergab." Die Kinder mußten weiter hungern, ... obgleich wir bei der mit großer Konsequenz fortgesetzten mageren Diät endlich ganz von Kräften kamen. Doctor Wolf sah sich zuletzt genöthigt, uns etwas Bouillon reichen zu lassen, um nur die Blattern zum Ausbruch zu bringen, und von dem Augenblick an ging es meinen Schwestern vortrefflich... Anders, gar anders war es mit mir; über und über mit Blattern bedeckt fühlte ich mich sehr leidend."

Die Hungerkost bekämpft Fr. B. Osiander (1796): „Mit Arzneyen braucht man die Kinder selten dazu zubereiten. Nichts aber ist schädlicher, als sie ein Vierteljahr vorher für Hunger sterben lassen, und die besten Nahrungssäfte ihnen vollends auspurgiren zu lassen. Kein Wunder, wenn sie alsdann die Blattern zu überstehen zu schwach sind. Es giebt freylich noch Aerzte, die vor und in den Blattern immer purgiren lassen, und jedes Menschen Gedärme für Gossensteine ansehen, wo beständig etwas zum Ausfegen sich finde, und die auch bey ihrem Ausfegen die Gedärme zärtlicher Kinder nicht als sehr reitzbare und empfindliche Gefäße behandeln, sondern als steinerne Kanäle ohne viele Schonung ausscheuern."

Inokulierte Pocken waren ebensoleicht übertragbar wie die natürlichen und konnten daher leicht die Krankheit weiter verbreiten.

Von Klöden (geb. 1786) berichtet über das Jahr 1799 in Preußisch-Friedland: „Im Herbste brach die Pockenseuche in einer überaus verheerenden Weise aus und hielt den ganzen Winter über an. Sie raffte den dritten Teil aller Kinder in der Stadt fort und wir hatten jeden Tag eine, zuweilen zwei Leichen nach dem Kirchhof hinauszusingen, meistens unsere Spiel- und Schulgefährten." Zwei von den vier Kindern der Familie Klödens starben an der Seuche.

Chr. H. Zeller, geb. 1779 in der Nähe Tübingens, berichtet über die Pockenerkrankung seines Bruders:

„Am schrecklichsten wurde der kleine Wilhelm, vorher einer der schönsten Knaben, weiß und roth, mit schönen, blonden Flachshaaren, von dieser verheerenden Krankheit zugerichtet. Der ungeduldige Knabe zerkratzte sich sein Gesicht, daß es ganz scheußlich wurde, und als man ihm die Hände verband, schrie er mehrere Tage und Nächte so entsetzlich, daß der Nachtwächter auf der Gasse stille stand, bis der Knabe endlich heiser wurde, daß seine Stimme gar keiner Menschenstimme mehr glich. Er blieb 3 Wochen blind, verlor alle Haare auf dem Kopfe, und Würmer wuchsen auf den zusammengebackenen Rufen. Als der Knabe wieder genas, kannte ihn Niemand mehr, ..."

Die Größe des Unheils, das die Pocken mit sich brachten, geht aus Junckers „Archiv wider die Pockennoth" (1796–98) hervor. Ich entnehme ihm die nachstehenden Stellen:

Eine Hauptursache, warum in dieser (Pocken-) Epidemie nicht mehr Kinder beim Leben erhalten wurden, liegt in der großen Gleichgültigkeit der mehrsten Eltern sowohl gegen diese Krankheit selbst, die sie als ein notwendiges und unvermeidliches Übel anzusehen gewohnt sind, als auch gegen das Leben ihrer Kinder, die sie bei Gott im Himmel am besten aufgehoben glauben. Sie schicken wohl auch in den letzten Tagen zu einem Arzt und bitten ihn, ja recht wenig Arznei zu verschreiben. Vielleicht weiß ein mitleidiger Freund ein gutes Hausmittel, z. B. Branntwein, Wein, Gold- und Lebenstropfen oder Goldpulver zu raten, bei dessen Gebrauch die armen Kinder oft übler dran sind als vorher.

Häufige Klagen sind: gänzliche Vernachlässigung äußerer Reinlichkeit, nicht bloß aus Armut und Mangel an Gelegenheit, sondern auch aus Trägheit und Gewohnheit. Die engen und schmutzigen Wohnungen der Landleute, wo Menschen und Vieh beisammen wohnen und für beide noch gekocht oder doch den Kranken zum vermeintlichen Besten noch tüchtig geheizt wird, werden häufig nachteilig.

Man müsse die Pocken der Natur überlassen, behauptet der Landmann, und doch, wenn sie bei seinem Kinde nicht sogleich haufenweise zum Vorschein kommen, will er sie alsbald durch Bier, Met, Wein, Branntwein, Pfeffer gewaltsam heraustreiben.

In Egersheim wird die Hebamme zu allen kranken Kindern gerufen; verrichtet zu gleicher Zeit die Stelle der Totenfrau bei den gestorbenen Pockenkindern und besucht dann wieder andere Wöchnerinnen und Kinder.

Häufig werden die Pocken durch Bettler verbreitet. Bestimmt wurden sie (Pocken im Wunsiedler Kreis) 1786, 1788, 1790, 1794 durch Bettelleute mit Pockenkindern aus Böhmen eingebracht.

Ist es, wenn die Möglichkeit vorliegt, wohl auch der Mühe wert, Eintausend Menschenleben gegen Pockentod zu wahren oder dem Staate zu erhalten, oder ist der jährliche Verlust an Pockentoten nur ein scheinbares Übel und vielmehr eine wohltätige Minderung einer lästigen Volksmenge? ...

Was der Impfung im Wege stand, war der leidige Glaube, daß es ein Eingriff in die Vorsehung Gottes sei.

„Kommt es nach vieler Pein und Gefahr zur Eiterung (Schwärung), so folgt gewöhnlich ein neues Fieber. Die ungeheure Kopfgeschwulst, die geschlossenen Augen, die oft unzähligen Schwären über den ganzen Körper, die in jedem Punkte brennen und Höllenpein verursachen; diese und hundert andere Beschwerden und Gefahren sind hier nicht Ausnahmen, sondern gewöhnlich. Wir Umstehende vernehmen wohl die Raserei, die Zuckungen, das Zähneknirschen, die Blutblasen, den aashaften Geruch des Kranken bei lebendigem Leibe und andere Jammerscenen dieser natürlichen Pocken mehr; aber wer schildert die inneren Leiden?, wer die Pein eines Menschen, wenn die ganze Oberfläche mit dem schwarzen Panzer bedeckt dem inneren Leben entgegenwirkt, das Gift auf edle Theile richtet, und endlich nach langem schmerzhaften Kampfe das Herz zum Stillstand bringt. Oft zerkratzen die armen Kinder vor Angst die Wände; oder mußten erst später dem Schlagfluß oder gewaltsamen Krämpfen oder, wie häufig der Fall ist, der angstvollen Erstickung unterliegen."

In den Ländern, die durch die Schutzimpfung von den Pocken befreit sind, kennt kaum jemand die Krankheit und ihre Schrecken aus eigenem Erleben. Deshalb folgt hier die Beschreibung des Kreisphysikus Hempel in Crossen aus dem Anfang des 19. Jahrhunderts (bei Gins, S. 2).

„Die Blatternkranken beklagen sich oft nur einige Tage vor dem Ausbruch der Krankheit über Müdigkeit der Glieder, Mangel des Appetits, Kopfweh, dann bekamen sie gewöhnlich anfangs ein grasgrün gallichtes Erbrechen, nicht selten auch dergleichen Stuhlausleerungen (grasgrüne Stuhlausleerungen deuten gewöhnlich auf einen tödlichen Ausgang). Gleichzeitig befiel die Kranken ein heftiges Fieber, zu welchem sich schon in den ersten Tagen eine entsetzliche Unruhe einstellte, der bald Irrereden folgte. Auf der Fläche des Körpers zeigten sich irreguläre Blattern von der Größe der Hirsekörner, gewöhnlich ward in der Folge der größte Teil des Körpers damit bedeckt. Die Blattern, die ein widriges, bläuliches, beinahe bleistiftfarbiges Aussehen hatten, erhoben sich nur wenig, fielen nach ihrem Ausbruch wieder ein, bekamen Gruben, liefen zusammen und enthielten bald eine wässrichte Flüssigkeit, bald eine blutige Jauche. Im höheren Grad der Krankheit sahen die Blattern schwarzblau aus und zeigten sich als sogenannte Aasblattern. Dann erhoben sich hin und wieder Brandblasen, die bei der Unruhe der Kranken aufplatzten und den Körper mit blutiger Jauche beschmutzten. Es floß nicht selten aus Mund und Nase aufgelöstes Blut, man sah mehrmals den Harn mit Blut gefärbt (ein sehr gefährliches Symptom) und folgten blutige stinkende Blutausleerungen. Die Zunge glich einer Kohle.

Die Ausdünstungen und Ausleerungen der Kranken verbreiteten einen entsetzlichen Gestank und deuteten auf den Übergang der Säfte in Fäulnis. Das Bewußtsein fehlte, Delirien... traten ein... Knirschen mit den Zähnen, wodurch oft Geschirre zerbissen wurden und welches herzzerschneidend war, stellten sich ein. Die Blatternkranken gingen beinahe bei lebendigem Leibe in Verwesung über. Kaum konnte man bei dem Anblick solcher scheußlicher Gestalten die menschliche Bildung wiedererkennen... Der unerbittliche, zuletzt oft erbetene Tod machte dieser schrecklichen Szene und mit ihr dem Leiden der Unglücklichen ein Ende...

So sah ich einem sechsjährigen Knaben, dem die Eltern aus Einfalt kurz vor Ausbruch der Krankheit ein Abführmittel... gegeben hatten, die Säfte in kurzer Zeit in Fäulnis übergehen. Am dritten Tage... enthielten die Blattern mehr oder weniger blutige Jauche... Die Blattern waren zusammengelaufen und sahen bläulich schwarz aus. Der Anblick war schrecklich, der Kleine phantasierte still, hatte abwechselnd Krämpfungen, knirschte fürchterlich mit den Zähnen und zerbiß die mit Getränken angefüllten Gläser oder Schalen, so daß ich ihm dasselbe in hölzernen Schalen reichen ließ. Schon am vierten Tage floß aus Mund und Nase blutige Jauche, die dünnen, übelriechenden Stuhlausleerungen waren mit Blut gemischt und so ging auch der Harn unwillkürlich ab. Die Spitzen der Finger und Zehen wurden nach und nach brandigt, sahen kohlschwarz aus und glichen Kohlstrünken, der Brand schritt rasch vorwärts. Es zeigten sich hin und wieder am Halse, auf der Brust, an den Armen und Füßen brandigte Streifen... An mehreren Stellen des Körpers erhob sich die Oberhaut, es bildeten sich Brandblasen, ... aus welchen beim Aufplatzen eine blutige, übel riechende Jauche floß. Nie sah ich ein so schreckliches Pockenkind, welches bei lebendigem Leibe zur Hälfte beinahe in Fäulnis übergegangen war und ... noch eine Weile lebte. So oft man nach einigen Stunden den Kleinen wiedersah, so oft konnte man das Fortschreiten des Brandes bemerken... Am vierten Tage nach dem ersten Ausbruch der Blattern machte der Tod dieser traurigen Szene ein Ende."

Nach Ritter von Rittershain (1878) tötet die Pockenkrankheit „nahezu alle Kinder, die von ihr innerhalb des ersten Lebensjahres, aber auch sehr häufig ältere Kinder und Erwachsene, die von ihr mit der vollen Wucht ihrer Macht befallen werden, mögen sie bis dahin noch so stark und kräftig gewesen sein, noch so blühender Gesundheit sich erfreut haben. Selbst in solchen Fällen jedoch, wo der Erkrankte mit dem Leben davon kömmt, ist die Krankheit, wenn sie nur einigermaßen heftiger auftritt, eine der widerlichsten, die man kennt; sie macht den Kranken sich selbst und seiner Umgebung zur Qual, zum Entsetzen, zum Ekel! Abgesehen von der oft ganz außerordentlichen Verunstaltung des menschlichen Angesichtes durch Pockennarben werden mitunter ein oder gar beide Augen zerstört, oder auch Entstellungen oder Gebrechen anderer Art als traurige Erinnerungszeichen des Wütens dieses erbarmungslosen Feindes für die ganze Lebenszeit hinterlassen".

Bestimmte Infektionskrankheiten wie Masern, Windpocken und Keuchhusten, hinterlassen eine Immunität und bevorzugen daher die noch ungeschützten Kinder, während sich viele Erwachsene schon in ihrer Jugend durch die Erkrankung immunisiert haben. Aus diesem Grunde sind auch die Pocken als Kinderkrankheit aufgetreten. So berichtet z. B. Fiedler nach dem Kirchenbuch der Stadt Buckow: Von 1766–1807 starben 134 Einwohner an den Pocken; von ihnen standen 78 in den ersten beiden Lebensjahren, 31 im 3. und 4. Lebensjahr (Gins, S. 72).

Wie selbstverständlich früher die Erkrankung an Pocken gewesen ist, geht aus einer Bemerkung Struves (1798) hervor:

„Man verbietet Kindern Wein und Kaffee, bevor sie nicht die Masern überstanden haben; aber der Maßstab ist unsicher, weil Kinder schon in den ersten Wochen die Blattern bekommen können."

Die Schutzkraft der Kuhpocken ist gelegentlich schon vor Jenner ausgenutzt worden. So hat der Pächter Benjamin Jesty in England bereits 1774 seine Frau und zwei Söhne damit geimpft. Jobst Böse, ein Landwirt in der Nähe von Göttingen, macht 1769 auf die Schutzkraft der Kuhpocken aufmerksam:

„Ich werde an die hier zu Lande nicht unbekannten Kuhpocken denken, die für Milchdirnen noch heutigen Tages ansteckend sind... Im Vorbeigehen muß ich doch sagen, daß hier zu Lande, die die Kuhpocken gehabt haben, sich gänzlich schmeicheln, vor aller Ansteckung von unseren gewöhnlichen Blattern gesichert zu sein" (nach Kübler).

1791 impft der Schullehrer Plett bei Kiel Kinder mit Kuhpocken.

Aber erst Eduard Jenner (1749–1823), ein englischer Landarzt, führt das Verfahren in die Wissenschaft ein; er impft nach jahrzehntelangen Beobachtungen und Überlegungen am 14. Mai 1796 den achtjährigen Knaben Phipps mit Kuhpocken und führt 1798 weitere Impfungen aus. Bei den Vakzinierten schlägt einige Monate später die Inokulation der Blattern fehl. Jenners erste wissenschaftliche Veröffentlichung wird ihm von der Royal Society, der er sie vorgelegt hat, mit der Warnung zurückgegeben, er solle damit nicht seinen wissenschaftlichen Ruf gefährden. Daraufhin veröffentlicht er sie selbst im Juni 1798. Jenner ist 1823 in dem Glauben gestorben, daß eine einmalige Vakzination zeitlebens vor den Pocken schütze. Mißerfolge, die sich bald darauf einstellten, führen zu der Erkenntnis, daß eine Wiederimpfung nötig ist.

Es gibt kein Heilmittel der Pocken, aber der Pockenschutzimpfung verdankt die Menschheit ihren ersten und für lange Zeit einzigen Erfolg, den sie im Kampfe gegen die Infektionskrankheiten errungen hat.

Nach Bouchut (1852) kann man Muttermäler entfernen, wenn man die Kinder auf ihre Muttermäler impft. Hauner (1855) hatte mit diesem Verfahren bei drei Kindern gute Erfolge.

Die erste deutsche, noch heute bestehende staatliche Impfanstalt wurde 1802 in Berlin errichtet, um den Impfstoff zu gewinnen und die Kinder unentgeltlich zu impfen (Gins, S. 18).

In der ersten Zeit haben auch Nicht-Ärzte geimpft, wie aus einem Bericht des Jahres 1804 hervorgeht: „In den Provinzen und auf dem Lande, wo keine Medicinal-Personen sind, vaccinieren die Prediger, Schulhalter und Gutsbesitzer, zum Teil auch adlige Damen, welche Menschenliebe besitzen. Ja, öfters impfen die Mütter ihre Kinder und die Kinder sich untereinander, alle mit dem glücklichsten Erfolg, ohne die mindeste üble Folge" (Gins S. 16).

Der Hofrat B. Chr. Faust, der Verfasser des „Gesundheitskatechismus" (S. 421) hat seit 1800 „jährlich am 14. Mai die Kinder in Bückeburg in seinen Garten eingeladen, hat sie mit Brezeln beschenkt und ihnen unter Spiel und Gesang die Bedeutung der Impfung klar gemacht". Das Kinderfest ist noch über seinen Tod hinaus gefeiert worden (Gins, S. 28, 340).

Die Pocken ließen sich aber nicht ausrotten, solange die Impfung mehr oder weniger freiwillig war. Wie es damals zuging, zeigt ein Bericht des Dr. Wiehlstab aus Ückermünde in der ersten Hälfte des 19. Jahrhunderts: Von den vier Kindern einer armen Witwe waren die beiden ältesten, eine Tochter und ein Sohn, bei jedem Impftag versteckt, die beiden jüngsten aber aufgegriffen und geimpft worden. Der ungeimpfte Sohn wurde außerhalb beim Betteln angesteckt und erkrankte nach seiner Rückkehr an den Pocken. Die Familie wurde daher in ihrer Wohnung von der Außenwelt abgeschlossen. Nur die älteste Tochter, die in Pasewalk diente, war davon nicht betroffen. Als sie hörte, was zu Hause geschehen war, kaufte sie Lebensmittel und wollte zu den Ihrigen, wurde aber nicht zugelassen. In der Nacht erbrach sie das Fenster und stieg ein. Sie erkrankte gleichfalls an den Pocken. Die Stube der Witwe war schmal, klein und niedrig, ohne Dielen oder Pflaster. Die Mutter lag

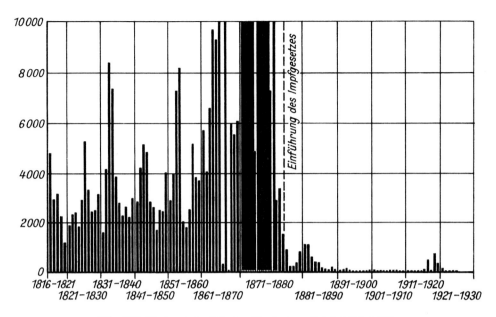

Abb. 112. Pockentodesfälle im Deutschen Reich 1816–1930

mit ihren drei Kindern in einer Bettstelle auf Heu, die älteste Tochter hinter dem Ofen auf Lumpen. Zwei Bretterchen bildeten den Tisch. Lüftung oder Reinigung waren nicht möglich. So waren die beiden jüngsten Kinder auf engstem Raum mit den Pockenkranken zusammengesperrt. Der Bruder wurde gesund, die Tochter starb. „Nach 9 Wochen gingen die Jüngsten frisch und gesund, wie die drei Männer aus dem feurigen Ofen, um sich Nahrung zu suchen. Dies muß und kann als Beweis der schützenden Kraft der Kuhpocke angenommen werden" (Gins, S. 344).

Einen Impftermin auf dem Lande in Schlesien um 1860 beschreibt Dr. Friedrich Scholz:

„Das Impfen war damals kein so leichtes Geschäft wie jetzt. Die Conservierung der Lymphe in Glasröhrchen kannte man damals noch nicht, und es mußte stets von Arm zu Arm geimpft werden. Da nun das gesamte Impfgeschäft des Kreises in wenigen Frühjahrswochen beendigt werden mußte ..., so ging die Lymphe natürlich aus und mußte alljährlich neu angelegt werden. Zu diesem Zwecke bezog man aus Berlin getrocknete Lymphe auf kleinen Hornplättchen und mit solcher in ihrer Wirkung nicht immer ganz zuverläßigen, mühsam durch Anfeuchten praktikabel gemachten Lymphe wurden nun die Stammimpflinge, die die von Arm zu Arm fortgepflanzte Lymphe für den ganzen Kreis zu liefern hatten, geimpft. An geeigneten Zentralpunkten des Kreises wurden alsdann die Impftermine angesetzt. Das war immer ein fröhliches Treiben im Kretscham. Von allen Seiten kamen die Mütter mit ihren Kindern herangezogen, die reicheren Bauerfrauen zu Wagen, die ärmeren mit Kinderwagen, die allerärmsten zu Fuß, das Kind in das Umschlagtuch gebunden. Die Ortsschulzen saßen mit ihren großen Stöcken würdevoll da, mancher hatte wohl auch den Lehrer zum Protokollieren mitgebracht, obgleich nichts zu protokollieren, sondern nur die Liste in Ordnung zu halten war. Dazu wurde Kaffee oder Schnaps getrunken. Doch vollzog sich alles in angemessenem, ruhigem Tone, war doch der Termin vor der Behörde. Nur die

Kinder schrien und manche Mutter versuchte zu remonstrieren, wenn ihrer Meinung nach zu viel von ihrem Kinde abgeimpft wurde. Um solchen Weigerungen wirksam zu begegnen und die Mutter willig zu machen, waren von der Regierung Prämien für verdienstvolle Impflinge ausgesetzt, nämlich schöne silberne Medaillen mit einer Kuh drauf. Jetzt hat man es bequemer, wo man keine Kinder mehr mitzubringen braucht, sondern die Lymphe in der Tasche mitnimmt."

Als erste europäische Staaten haben Hessen und Bayern im Jahre 1807 die Pockenschutzimpfung gesetzlich eingeführt, 1826 ist Sachsen gefolgt.

In Preußen wurde das Heer seit 1852 schutzgeimpft, aber noch kein Impfgesetz erlassen. Im Kriege 1870/71 kam es im deutschen Heer wegen unvollkommener Wiederimpfung der Ersatzmannschaften und Mangel an Lymphe zu 4991 Erkrankungen an Pocken mit 279 Todesfällen, während das französische Heer, das fast gar nicht schutzgeimpft war, 23 400 Todesfälle an Pocken aufzuweisen hatte. Von 1871–1873 wurde Deutschland von einer großen Pockenepidemie mit 175 000 Erkrankungen und über 100 000 Todesfällen heimgesucht (Heubner, Höring). Diese Erfahrungen führten in Deutschland zu dem Impfgesetz von 1874, das die Zwangsimpfung einführte. Der Erfolg geht aus Abbildung 112 hervor.

Die Pockenerreger, nämlich die Elementarkörperchen der Variolavakzine, werden 1906 von E. Paschen entdeckt; doch dauert es lange, bis sie allgemein als Pockenerreger anerkannt werden.

1907 veröffentlicht Cl. von Pirquet seine „Klinischen Studien über Vakzination und vakzinale Allergie."

Schrifttum

Abelin, H., Journ. Kinderkrankh. **43**, 180 (1864).
Bouchut, E., Handbuch der Kinderkrankheiten, übersetzt von B. Bischoff. Würzburg 1854. S. 762.
Einsiedel, H.G. v., siehe Lentz, O., und H.A. Gins.
Gins, H.A., Krankheit wider den Tod. Schicksal der Pockenschutzimpfung. Stuttgart 1963.
Hauner, Journ. Kinderkrkh. **25**, 152 (1855).
Heubner, O., Lehrbuch der Kinderheilkunde. 3. Aufl. Leipzig 1911. 1, 434.
Höring, F.O., Handbuch der inneren Medizin. I, 1. 4. Aufl. Berlin, Göttingen, Heidelberg 1952. S. 293.
Holländer, E., siehe Lentz, O., und H.A. Gins. S. 229.
Jenner, E., Inquiry into the cases and affects of the Variolae Vaccinae. London 1798. Deutsche Übersetzung in: Sudhoffs Klassikern der Medizin. Bd. 10. Leipzig 1911.
Juncker, J.Chr.W., Arch. d. Ärzte und Seelsorger wider die Pockennoth. 2. u. 3. Stück. Leipzig 1797. (1. Stück nach Kübler).
Klöden, K. Fr. v., Jugenderinnerungen. Leipzig 1874. S. 139.
Kübler, P., Geschichte der Pocken und der Impfung. Berlin 1901. S. 144.
Lentz, O., und H.A. Gins, Handbuch der Pockenbekämpfung und Impfung. Berlin 1927.
Mozart, Die Briefe W.A. Mozarts und seiner Familie, herausgegeben von L. Schiedermair. München, Leipzig 1914. 4, 264.
Paschen, E., Münch. med. Wschr. **1906**: 2391.
Pirquet, Cl. v., Klinische Studien über Vakzination und vakzinale Allergie. Leipzig und Wien 1907.
Ritter von Rittershain, G., Die Gesundheitspflege des jüngeren Kindes. Prag 1878. S. 112.
Razes, Über die Pocken und über die Masern. Klassiker der Medizin. Herausgegeben von Sudhoff. Bd. 12. Leipzig 1911.
Richter, P., Sudhoffs Arch. **5** (1912): 322.

Scholz, Friedrich, Werden und Wachsen – Erinnerungen eines Arztes. 2. Aufl. Leipzig o. J. (um 1900). 1, 102.
Schopenhauer, J., Jugendleben und Wanderbilder 1, 125. Braunschweig 1839.
Zeller, Chr. H., Leben, herausgegeben von H. W. J. Thiersch. Bd. 1. Basel 1876. S. 18.

Windpocken

Die Windpocken sind in ihrem äußeren Bilde den echten Pocken so ähnlich, daß die Anschauungen lange hin und her geschwankt haben, ob beide Krankheiten wesensgleich sind oder nicht.

Der erste, der die Windpocken in einer noch heute erkennbaren Weise beschrieben hat, ist Vidus Vidius (1526) gewesen:

„Manche fügen den beiden Krankheiten (Variolae und Morbillen) noch die Crystalle hinzu. So nämlich nennen sie eine Art wassergefüllter Blasen, die wie Crystalle glänzen. Mit ihnen wird die Haut an verschiedenen Stellen besetzt. Man nennt sie jetzt allgemein Ravaglione. Von ihnen werden nicht alle Menschen ergriffen wie bei Variola und Morbillen, sie werden von ihnen auch nicht so schwer geschädigt, weshalb diese Pusteln nicht als eine dritte Art anzusehen sind, die den Morbillen und Variolae hinzuzufügen wäre."

Etwas deutlicher wird der Unterschied von den Variolae bei Ingrassias 1552:

„Außer diesen beiden Arten (Variolae und Morbillen) haben wir gelegentlich noch zwei andere auftreten sehen. Die eine von ihnen nennt man Rossania oder Rossalia (= Scharlach), die andere Cristalle. Bei der letzteren sieht man über den ganzen Körper verstreute Bläschen von der Größe einer Wolfsbohne, mehr oder weniger weiß und wie Cristalle widerstrahlend. Sind sie offen, so sieht man aus ihnen etwas Flüssigkeit herausfließen."

Sennert (1632) setzt die „Schaafsblattern oder Windpocken" den Cristalli des Ingrassias gleich und beschreibt sie mit fast den gleichen Worten. Sie sind weniger gefährlich als die Pocken und ergreifen die Kinder oft ohne stärkeres Fieber.

1712 erlebt Zwinger in Basel eine Epidemie von „wilden" oder richtiger „zahmen Kinderblattern", die gutartig verlaufen und nach der Beschreibung Windpocken gewesen sind.

1760 gibt Fr. Boissier Sauvages de Lacroix (S. 150) eine deutliche Beschreibung der Varizellen, allerdings ohne sie für eine Krankheit eigener Art zu erklären:

„De variolis lymphaticis. Wenig ist noch über eine andere Form der Pocken zu sagen, die wegen der Tatsache, daß sie rasch innerhalb von 3 Tagen verlaufen, lymphatisch genannt werden, obwohl sich die Pocken mehr als bei der eigentlichen Variola erheben. Diese Form hat weißliche, abgesonderte, große Pocken, die nie oder sehr selten eitern; doch habe ich sie auch gelegentlich eitern gesehen, wie ich es auch von anderen Ärzten gehört habe. Mit dem Beginn ihrer ersten Erscheinung wachsen sie rasch und erreichen in einem Tage ihre Höhe; am 3. Tage trocknen sie ein, sondern keine andere Flüssigkeit als Serum ab und bedecken sich mit einem dunklen Schorf. Dieser fällt rasch ab und hinterläßt keine Narbe. Diese Varietät ist so milde und gutartig, daß sie selten den Kranken zwingt, zu Bett zu gehen.

Vor dem Ausbruch bewirkt sie Schmerzen, Verlust des Appetites, geringe Temperatur und etwas Unwohlsein mit sehr geringer febriler Störung. Diese Erscheinungen verschwinden nach Ausbruch der Pocken. Manchmal kommen die Pocken heraus, ohne daß irgendwelche Erscheinungen vorangehen. So verläuft die Krankheit bald milder, bald schwerer, bald geht sie den Pocken voraus, und bevor die Pocken eingetrocknet sind, erscheint die eigentliche Variola. Dann bleibt der Ausbruch der Pocken nicht frei von Fieber und den anderen erwähnten Krankheitszeichen. Im allgemeinen erscheint diese Form nur einmal, aber gelegentlich zweimal am gleichen Menschen."

Dem entspricht die Beschreibung Rosens (1764):

„Die Schweinspocken, Steinpocken und Wasserpocken brechen innerhalb 24 Stunden aus und sind innerhalb 5, höchstens 6 Tagen verschwunden. Erstere sind so hart als ein Stein und können einige Narben zurücklassen. Die letzteren sind durchsichtig als Wasserblasen. Ehe sie zum Ausbruch kommen, erwecken sie bey einigen Beängstigung. Nachdem dieser aber erfolgt ist, empfindet man weiter keine Beschwerde. Eine 48jährige Frau wurde mit beyden Arten zugleich befallen, und zwar nebst so großer Unruhe und Beängstigung selbst während des Ausbruches, daß die Anwesenden es für rechte Pocken hielten. Wäre ich nicht nebst mehreren Ärzten anwesend gewesen und hätte ich nicht sogleich die Krankheit gekannt: so hätte sich gewiß das Gerücht verbreitet, daß sie zum zweyten Male in die Pocken gefallen. So wird es sich oft mit denjenigen verhalten, von denen man behauptet, daß sie 2 oder mehrere Male von den Pocken angegriffen worden. Ärzte sollten billig nichts berichten, als was sie selbst beobachtet hätten."

Für eine Krankheit eigener Art werden die „Chicken-Pox" 1767 von William Heberden dem Älteren (1710–1801) erklärt. Nachdem er ihr klinisches Bild eingehend dargestellt hat, schreibt er:

„Diese beiden Krankheiten (Windpocken und Blattern) sind bestimmt ganz verschieden voneinander, nicht nur wegen ihres oben beschriebenen verschiedenen Aussehens, sondern weil alle, die die Pocken gehabt haben, fähig sind, mit den Windpocken angesteckt zu werden. Dagegen sind alle, die die Windpocken gehabt haben, nicht fähig, sie wieder zu bekommen. Dagegen erscheinen die Windpocken allen, die niemals diese Störung gehabt haben, ebenso übertragbar wie Pocken."

In den ersten Jahrzehnten des 19. Jahrhunderts neigt man überwiegend zu der Ansicht, daß Pocken und Windpocken voneinander wesensverschieden sind, wenn auch die Wesensgleichheit beider Krankheiten immer noch vertreten wird (Hesse 1829). Nach G.F. Schwalbe erklärt Guersant (1831) Variolae, Varioloïde und Varizellen für ganz verschiedene Krankheiten; zwischen Variolae und Varioloïden gäbe es allerdings so feine Übergänge, daß man sie zuletzt nicht mehr unterscheiden könne. Eine Wendung wird in der Mitte des Jahrhunderts dadurch herbeigeführt, daß F. Hebra in Wien wieder die Lehre von der Wesensgleichheit vertritt und zum Siege führt. Kassowitz hat sie noch 1873 vertreten, während sie Henoch (1874, 1881) ablehnt. Für die Dauer erweist sie sich als unhaltbar. Da im Gefolge der Pockenschutzimpfung, die durch das Reichsimpfgesetz von 1874 eingeführt wird, die Pocken verschwinden, während die Windpocken unbeeinflußt bleiben, ist die Erkenntnis nicht zu umgehen, daß Pocken und Windpocken wesensverschieden sind.

1892 erkennt J. von Bokay (Budapest) den Zusammenhang zwischen Windpocken und Herpes zoster varicellosus. Diese dem gewöhnlichen Herpes zoster äußerlich gleiche Zosterform kann zur Ansteckungsquelle von Windpocken werden.

1912 entdeckt de Aragao das Windpockenvirus.

Schrifttum

Boissier de Sauvages, Fr., Tractatus duo pathologici. (Namenlos erschienen.) Amstelodami 1760.
Bokay, J. v., Orv. Archivum (Ung.) 1892; Jb. Kinderhk. **119** (1928): 127.
Heberden, W., On the Chicken-Pox (1767). Abdruck bei Still. S. 439.

Henoch, E., Berl. klin. Wschr. **1874,** 211.
-, Vorlesungen über Kinderkrankheiten. Berlin 1881. S. 612.
Hesse, C. G., Über Varicellen und ihre Verhältnis zu den Menschenblattern und Varioloiden. Leipzig 1829 (Lit.).
Ingrassias, J. Ph., De Tumoribus praeter naturam. Tomus primus, Caput primum. Neapel 1552. S. 194.
Kassowitz, M., Jb. Kinderhk. **6.** 160 (1873).
Rosenstein, N. v., Anweisung zur Kenntnis und Cur der Kinderkrankheiten (1764). Ausgabe 1774.
Schwalbe, G. F., Journal meiner Reise nach Paris. Rostock 1910.
Sennert, D., Operum Tomus II. Medicinae practicae Liber IV, Caput XII. Paris 1641. S. 732.
Vidus Vidius, Artis Medicinalis Tomus secundus. De Curatione Partis secundae Liber VI, Cap. VI. Frankfurt a. M. 1526. S. 432.

Röteln

Im Jahre 1751 setzt Storch (3, 118) „Röthen" und Masern gleich, unterscheidet aber unter den Masern: „Morbilli veri et nothi, ächte und unächte Masern."

„Morbilli nothi, welche zwar an Farbe denen rechten ähnlich sehen, kommen zwar mit Fieber-Regungen, aber ohne Husten, und gehen ohne Lebensgefahr in wenigen Tagen vorbey."

1769 weist G. Ludwig darauf hin, daß sich die Röteln von den Masern ein wenig unterscheiden und deutlich milder sind. 1834 faßt Wagner die Röteln als eigenes Krankheitsbild unabhängig von Scharlach und Masern auf, ohne damit durchzudringen. 1869 beschreibt L. Thomas die Röteln als wohlumschriebenes Krankheitsbild, das deutlich von dem der Masern zu unterscheiden ist. Die einstimmige Anerkennung als selbständige Krankheit bringt der internationale Kongreß in London 1881.

1941 führt Gregg (Australien) die Entstehung angeborener Mißbildungen des Kindes auf eine Rötelnerkrankung der Mutter in den ersten Schwangerschaftsmonaten zurück.

Schrifttum

Dirrigl, Arch. Kinderhk. **91** (1930): 59 (Lit.).
Gregg, Trans. ophthalm. Soc. (Austral.) **3** (1941): 35.
Internationaler Kongreß in London. Ref. Arch. Kinderhk. **3** (1882): 33.
Ludwig, G., Institutiones medicinae clinicae. Editio secunda. Lipsiae 1769. S. 77.
Storch, P., Theoretische und praktische Abhandlung von Kinderkrankheiten. 3: 118. Eisenach 1750/51.
Thomas, L., Jb. Kinderhk. **2** (1869): 233.
Wagner, Hufelands J. prakt. Heilk. **72,** 2. St. (1834): 55.

Erythema infectiosum (Dreitagefieber)

Im Jahre 1889 veröffentlichte A. Tschamer Beobachtungen, die er an 30 Fällen von „örtlichen Röteln" in $3^1/_2$ Monaten während des Jahres 1886 in Graz gesammelt hatte. Da der Ausschlag, der das Krankheitsbild beherrschte, sich in seinem Auftreten, seiner Lokalisation und seiner Dauer wesentlich von den gewöhnlichen Röteln unterschied, bereitete es Tschamer Schwierigkeiten, die Krankheit zu benennen.

Gumplowicz, gleichfalls in Graz, berichtete über 17 weitere Erkrankungen an Röteln in den Jahren 1889 und 1890; dabei wurde ein ganz entsprechendes Exanthem gefunden. Auf dem 12. internationalen Kongreß in Moskau 1896 brachte A. Tobeitz (Graz) weitere Beobachtungen, er war der Ansicht, „es mit einem der Rubeola identischen Krankheitsprozeß zu tun zu haben". In der Aussprache vermutete Th. Escherich ein selbständiges Krankheitsbild.

1899 beobachtet G. Sticker in der Umgebung von Gießen eine Epidemie von „Erythema infectiosum". Die ersten monographischen Darstellungen stammen von M. v. Pfaundler (1910) und von L. Tobler (1915).

Schrifttum

Escherich, Th., siehe v. Pfaundler.
Gumplowicz, L., Jb. Kinderhk. **32** (1891): 266.
Pfaundler, M. v., In: Pfaundler-Schloßmanns Handbuch der Kinderheilkunde. 2. Aufl., 2: 215. Leipzig 1910.
Sticker, G., Z. prakt. Ärzte **1899**.
Tobeitz, A., Arch. Kinderheilk. **25** (1898): 17.
Tobler, L., Erg. inn. Med. **14** (1915): 70.
Tschamer, A., Jb. Kinderheilk. **29** (1889): 372.

Exanthema subitum

In den Jahren 1910/13 berichtet J. Zahorsky über Epidemien von „Roseola infantilis". In der Folgezeit wird das Krankheitsbild in Amerika in steigendem Maße beachtet. Veeder und Hempelmann sprechen vom „Exanthema subitum". 1923 beschreibt J. von Bokay in einem Vortrage die ersten Fälle in Europa. Die zusammenfassende Darstellung E. Glanzmanns stammt aus dem Jahre 1926.

Schrifttum

Bokay, J. v., Wien. klin. Wschr. **1923**, Nr. 32.
Glanzmann, E., Erg. inn. Med. 29 (1926): 65.
Veeder und Hempelmann, J. amer. med. Assoc. **1921**: 1787.
Zahorsky, J., Pediatrics. 1910; J. amer. med. Assoc. **1913**: 1446.

Pfeiffersches Drüsenfieber

(Monozytenangina, lymphaemoïdes Drüsenfieber, infektiöse Mononukleose)

Im Jahre 1885 beschreibt N. F. Filatow das Drüsenfieber, eine Erkrankung, die mit hohem Fieber, Schwellung der Lymphdrüsen besonders am hinteren und oberen Rande des M. sternocleidomastoideus, starken Bauchschmerzen und Vergrößerung von Leber und Milz verläuft. Sie ist gutartig und dauert durchschnittlich drei Wochen (nach S. Ja. Flexer). Unabhängig hiervon wird das gleiche Krankheitsbild 1889 von E. Pfeiffer beschrieben und von O. Heubner bestätigt. Werner Schultz beschreibt 1922 beim jugendlichen Erwachsenen die Monozytenangina; sie wird später zum Pfeifferschen Drüsenfieber gerechnet.

Schrifttum

Flexer, S. Ja., Pädiatrie (Berlin) **5,** 59 (1953).
Glanzmann, E., Das lymphämoide Drüsenfieber. Abhandlung Kinderheilk. H. 25. Berlin 1930.
Heubner, O., Jb. Kinderhk. **29** (1889): 264.
Pfeiffer, E., Jb. Kinderhk. **29** (1889): 256.
Schultz, W., Dtsch. med. Wschr. **1922,** 1495; Klin. Wschr. **1927,** 2437.

Keuchhusten

Die erste Beschreibung des Keuchhustens stammt aus dem Jahre 1578 von Guillaume de Baillou (Ballonius) in Paris (veröffentlicht 1640).

„Kinder von 4, von 10 Monaten und etwas Älteren wurden von fieberhaften Krankheiten ergriffen, die unzählige dahinrafften. Besonders handelt es sich um jenen Husten, der vom Volke Quinta oder Quintana genannt wird, über den schon oben gesprochen ist. Seine Erscheinungen sind schwer: Die Lunge ist so gereizt, daß der Kranke bei dem Versuch, mit aller Kraft die Beschwerde-erregende Masse auszuwerfen, weder einatmen noch leicht ausatmen kann. Er scheint anzuschwellen. Wie bei einem Strangulierten scheint ihm die Luft mitten in der Kehle versperrt zu sein... Mitunter sind die Kranken 4–5 Stunden frei vom Husten, dann aber kehrt der Paroxysmus wieder, manchmal so beschwerlich, daß mit Gewalt Blut aus Nase und Mund ausgestoßen wird. Oft wird erbrochen. Ich habe noch keinen Schriftsteller gelesen, der den Husten erwähnt hätte" (s. auch S. 125).

1799 hat William Moss über die Behandlung des Keuchhustens geschrieben: „Da keines der gewöhnlichen Hausmittel reelle Dienste leistet, so tut man besser (besonders bei dem Gebrauch innerlicher Arzneien) sie ganz zu unterlassen. – Man sagt, daß das Reiten auf einem Bären, vermittelst des dadurch verursachten Schreckens geholfen habe, auch wenn man dem Kinde etwas von einem ekelhaften Tiere, z. B. von einer Maus und dgl., zu essen gibt und es ihm hernach sagte."

Mit immer neuen Mitteln ist der Keuchhusten vergeblich behandelt worden. Wie viel man dabei in Kauf genommen hat, geht aus der Empfehlung des Brechweinsteins durch Autenrieth (1807) hervor. Dieses Mittel bewirkt, in die Haut eingerieben, schmerzhafte Eiterungen, ohne doch sicher zu heilen. Kopp berichtet 1830: „Die Brechweinsteinsalbe und das Brechweinstein-Pflaster wende ich schon seit vielen Jahren nicht mehr bei Keuchhustenkindern an. Sie entgingen daher den ekelhaften, höchst schmerzenden, tief fressenden Antimonial-Geschwüren, die oft weit beschwerlicher sind als der Keuchhusten selbst und nicht nachhaltig, gemeiniglich nur palliativ, bloß so lange den Husten mildern, als die Entzündung der Blattern sehr heftig ist. Ich vermied denn auch die Vorwürfe der Ältern über die nachgebliebenen entstellenden Narben auf der Brust der Kinder."

Fr. L. Meissner (1844) widmet der Behandlung des Keuchhustens auf Grund des Schrifttums über 30 Seiten. Die damals als wirksam geltenden Arzneien, Pflaster, Salben, Bäder, Umschläge, Inhalationen, Klystiere usw. sind längst vergessen.

Die Keuchhustenbazillen wurden 1906 von J. Bordet und O. Gengou entdeckt. Über die Sterblichkeit bei Keuchhusten siehe Seite 416.

Schrifttum

Autenrieth, Versuche über die praktische Heilkunde an der klinischen Anstalt von Tübingen. 1, 127 (1807).
Ballonius, Guilelmus (Baillou), Epidemiorum Libri duo. (Paris 1640). Liber II, enthalten in den Opera omnia Geneva 1762. S. 173.
Kopp, Denkwürdigkeiten. Frankfurt/M. 1830. 1, 138.
Meissner, Fr. L., Die Kinderkrankheiten. 3. Aufl. Leipzig 1844. 2, 286.
Moss, William, Abhandlungen über die physische Erziehung, Nahrung und Krankheiten neugeborener Kinder. Übersetz. Leipzig 1799. S. 260.

Poliomyelitis

Auf einem altägyptischen Denkstein des 13. Jahrhunderts v. Chr. wird ein Mann dargestellt, dessen rechtes Bein, atrophisch und deutlich verkürzt, in Spitzfußstellung steht. Man hat gedacht, daß es sich hierbei um die Folgen einer Poliomyelitis handele, ein sicherer Beweis liegt nicht vor (Abbildung s. Sigerist VIII).

Das klinische Bild der Poliomyelitis wird zuerst von M. Underwood (1737–1820) in seinem „Treatise of the Diseases of Children" beschrieben, dessen Erstausgabe 1784 in London erschien.

In der 4. Auflage von 1799 heißt es noch ziemlich unbestimmt: „Die Lähmung ist bei Säuglingen und jungen Kindern häufiger, als die Schriftsteller zu glauben scheinen; sie begrenzt sich nicht auf ein bestimmtes Alter, habe ich sie doch schon am 3. Lebenstage beobachtet. Sie befällt die Kinder in sehr verschiedener Ausdehnung in der gleichen Weise wie Erwachsene. Manchmal ergreift sie die Arme, manchmal die Beine, manchmal verhindert sie jeden Gebrauch der Glieder, manchmal schränkt sie ihn nur ein. Manchmal ist die Sprache sehr, manchmal überhaupt nicht gestört. Der Verstand ist unter Umständen sehr gestört, manchmal nur abgestumpft... Meist erscheint die Lähmung in Form einer Hemiplegie. Sie ist weder tödlich, noch rasch geheilt. Manchmal verbreitet sie sich unmerklich auf die andere Seite."

Die nachstehende Stelle stammt aus der deutschen Übersetzung von 1848: „Paralysen von längerer Dauer habe ich bei Kindern wohl nur in Folge von Gehirnkrankheiten beobachtet, während temporäre Krankheiten einer oder beider unteren Extremitäten keineswegs selten vorkommen. Die Kinder sind eines Morgens beim Erwachen aus dem Schlafe unfähig, ihre Füße auf den Boden zu setzen oder, was noch häufiger der Fall ist, können nicht stehen, wenn man sie auf die Füße stellen will; sie ziehen die eine Extremität beständig in die Höhe, beugen das Hüft- und Kniegelenk und berühren mit den Zehenspitzen den Boden, so daß man versucht ist, ein Leiden des Hüftgelenks anzunehmen. In anderen Fällen hinken die Kinder, biegen den Körper nach vorn und schreien in der Regel, wenn man versucht, die Extremität gerade zu strecken. Man läßt sich dann leicht zur Annahme einer Rückenmarkskrankheit verleiten; allein eine sorgfältige Untersuchung des entblößten Körpers sowie der Mangel anderer wesentlicher Symptome wird uns fast immer die wahre Quelle des Leidens aufdecken und den Fingerzeig zur Behandlung geben."

Underwood gibt die Krankengeschichte eines 5jährigen Knaben wieder, bei dem sich unter Fieber eine bleibende Lähmung des einen Schultergelenks entwickelt hatte.

1840 beschreibt der Orthopäde J. Heine die spinale Kinderlähmung. Diese wird 1884 von A. Strümpell als akute Infektionskrankheit erkannt.

1887 und 1895 beobachtet O. Medin in Stockholm epidemisches Auftreten der Poliomyelitis und beschreibt die bulbäre, polyneuritische, ataktische und enzephalitische Form; 1901 berichtet Chr. Leegard über abortive Formen.

1905 beginnt I. Wickmann seine klinisch-epidemiologischen Arbeiten; er beschreibt die meningitische Form, die Landrysche Paralyse und die Ausbreitung der Infektion durch abortive Formen.

1908 zeigen Landsteiner und Popper die Übertragbarkeit auf Affen.

1937 findet M. Kibler bei anscheinend gesunden Geschwistern von Kranken mit Poliomyelitis Liquorveränderungen im Sinne dieser Krankheit.

Schrifttum

Heine, J., Beobachtungen über Lähmungszustände der unteren Extremitäten und deren Behandlung. Stuttgart 1840.
–, Spinale Kinderlähmung. Stuttgart 1860.
Kibler, M., Münch. med. Wschr. **1937**: 91.
Landsteiner und Popper, Z. Immunit.forsch. **2** (1909): 377.
Leegard, Chr., Norsk Mag. Laegevidensk. (Norw.) **1901.**
Medin, O., Hygiea (Schwd.) **42** (1890): 657; Verh. 10. internat. Kongr. 2, 6: 37. Berlin 1891.
Strümpell, A., Dtsch. Arch. klin. Med. **35** (1884): 1.
Underwood, M., Handbuch der Kinderkrankheiten. Nach der 10. Ausgabe ins Deutsche übertragen von F. W. Schulte; bevorwortet und mit Zusätzen versehen von F. I. Behrend. Leipzig 1848. S. 291.
–, A treatise on the diseases of Children. 4. Aufl. London 1799.
Wickmann, I., Studien über Poliomyelitis. Berlin 1905.
–, Beitrag zur Kenntnis der Heine-Medinschen Krankheit. Berlin 1907.
–, Die akute Poliomyelitis. 1911.

Tetanus der Neugeborenen

Unverkennbar beschreibt Areteios (6. Jahrhundert n. Chr.) den Tetanus:

„Der Tetanus besteht in Krämpfen, die höchst schmerzhaft, sehr lebensgefährlich und schwer zu heilen sind. Es kommt zu einer schmerzhaften Spannung der Sehnen am Rückgrat sowie der Kau- und Brustmuskeln. Der Unterkiefer wird so fest an den Oberkiefer gepreßt, daß sich beide kaum voneinander entfernen lassen. Bricht man aber die Zähne mit Gewalt auseinander und tröpfelt etwas Flüssigkeit auf die Zunge, dann können die Kranken nicht schlucken, sondern lassen die Flüssigkeit wieder hinauslaufen. Die Muskeln sind in unaufhörlicher Tätigkeit. Beim Opisthotonus wird der Körper unter heftigen Schmerzen rückwärts gekrümmt. Das Epigastrium ist gespannt. Ergreift das Übel die Atmung, so tritt leicht der Tod ein. Das aber ist für den Kranken noch das Beste. Es ist ein entsetzliches Leiden, grausig anzusehen und nicht zu heilen. Der Arzt kann dem Kranken nicht helfen, sondern ihn nur bemitleiden. Das ist für ihn eine große Qual" (gekürzt). Kinder werden nach Areteios am häufigsten befallen, sterben aber nicht so leicht.

Alte Berichte über die Häufigkeit des Tetanus der Neugeborenen haben August Hirsch (1862–64) und Rose (1869–74) zusammengestellt. In vielen Entbindungsanstalten ist der Tetanus heimisch gewesen. So starben in der Dubliner Gebäranstalt 1757–1782 2 944 von 17 600 Neugeborenen (16,6%), die meisten an Tetanus; nachdem die unreine Luft der Wochenstuben und die schmutzige Lage der Kinder gebessert war, starben in der nächsten Zeit immerhin noch 419 von 2 944 Neugeborenen, doch war damit die Sterblichkeit auf 5,2% gesunken. Im Allgemeinen Entbindungshaus zu Stockholm starben 1834 34 von 42 Neugeborenen an der gleichen Krankheit (Cederschjöld 1841). In der Stuttgarter Gebäranstalt erkrankten und starben 1828–1835 an Tetanus 21 von 844 Lebendgeborenen, also 2,5%. Auf der Insel Westermannoe bei Island starben 62% der Neugeborenen an Krämpfen und Trismus. Nach Einrichtung einer Entbindungs- und Pflegeanstalt sank die Sterblichkeit auf 28% (Oesterlen 1865).

Im Findelhaus von Brüssel war um 1835 die Sterblichkeit bedeutend, weil die meisten von Convulsionen und Tetanus befallen wurden. Der behandelnde Arzt sah die Ursache in einer Hirnreizung: Die Ammen schliefen zu zweit im gleichen Bett und nahmen auch ihre Kinder zu sich. Im Liegen und beim Stillen preßten sie den Kopf der Kinder zusammen, so daß die Hirnentzündung entstand (Schmalz 1835). In Rumänien starben während der ersten Lebensmonate 10 257 von 23 398 Kindern an Tetanus (Miron 1903). 1867 verlor Berlin 50–60 Kinder an Tetanus (Rose nach E. Peiper).

Besonders groß ist die Sterblichkeit der Neugeborenen an Tetanus in Westindien gewesen; sie betrug in Jamaica 25%, in Cayenne 10% (Hirsch 1862, Soltmann 1880). In einem Bericht aus Guajana, den Hirsch wiedergibt, heißt es: „Es gibt vielleicht kein Land, wo es so schwer hält, Kinder großzuziehen wie in Cayenne. Kaum sind sie aus dem Mutterschoß ans Tageslicht gekomen, so fallen sie schon in Menge in einen spasmodischen Zustand, der ihnen nach und nach die Kinnbacken zusammenschnürt und ihren ganzen Körper so steif wie eine eiserne Stange macht."

Als Ursache der Krankheit galten: mechanische Reizung durch ungeschicktes, zu nahes Unterbinden der Nabelschnur, Hautreizung durch Unreinigkeiten, Schärfen, Hitze, Kälte oder Bekleidung (Hufeland 1798), Erkältung, heftige Gemütsbewegungen der Mutter, Verletzungen, ungeschickte Behandlung der Nabelschnur und Nabeleiterungen (Meissner 1844). Uffelmann (1881) hielt den Tetanus für eine Neurose, verursacht durch Zerrung am Nabelstrang, zu kaltes oder zu heißes Bad, Unreinheit der Luft oder der Verbandsstoffe.

In dem Gerhardtschen Handbuch der Kinderkrankheiten hat Soltmann (1880) den Tetanus unter die funktionellen Nervenkrankheiten eingereiht. Ursachen sind: mechanische Geburtsverletzungen des Gehirns, Reizung durch die Vernarbung des Nabels, vielleicht, „daß von der Nabelwunde aus irgendein dem Blute feindlicher Agens in den Kreislauf gelangt und zum Tetanus führt", weiter miasmatisch-atmosphaerische Einflüsse, z. B. jeder Temperaturwechsel oder Zugluft, weiter gastrische Reize, zu denen auch die Muttermilch gehören kann, wenn die Mutter heftigen Gemütsbewegungen ausgesetzt wurde, Rassen- und Altersdisposition. Offenbar besteht der Tetanus aus sehr verschiedenen Krankheitszuständen.

1884/89 wird der Tetanusbazillus von A. Nicolaier und Sh. Kitasato, 1890 das Tetanusantitoxin von E. Behring entdeckt.

Im Jahre 1878 lautete eine Vorschrift des pr. Hebammenlehrbuches: „Ist der Nabel abgefallen, so legt die Hebamme ein trockenes oder mit reinem frischen Öl gestrichenes Läppchen auf den Nabel, bis dieser völlig verheilt ist". Beumer bemerkt hierzu: „Wie diese Vorschriften bei den älteren Klassen befolgt werden, welch unsauberen Verbandmaterials man sich bedient, wie überhaupt die Nabelwunde vernachlässigt wird, ist jedem Arzt bekannt."

1887/88 weisen O. Beumer und E. Peiper im Nabel Neugeborener, die an Tetanus gestorben waren, Tetanusbazillen nach und führen die aseptische Nabelpflege ein. Daraufhin verschwindet der Tetanus der Neugeborenen.

In der Leipziger Univ. Frauenklinik (Leiter R. Schroeder) ist von 1936–1958 bei etwa 60 000 Entbindungen kein Neugeborenes an Tetanus erkrankt.

Schrifttum

Aretaios, Übersetz. v. A. Mann. Halle 1858. S. 5.
Beumer, O., Berl. klin. Wschr. 1887 Nr. 30; Z. Hyg. **3**, 242 (1888).
Cederschjöld, P. G., Z. Geburtsk. **10**, 345 (1841).
Finkh, Robert, Über den sporadischen Starrkrampf der Neugeborenen. In. Diss. Tübingen 1835.
Hirsch, Aug., Handbuch der Historisch-Geographischen Pathologie. Erlangen 1862–64. **2**, 582.
Hufeland, Chr. W., Bemerkungen über Blattern und verschiedene Kinderkrankheiten. 3. Aufl. Berlin 1798.
Meissner, Fr. L., Die Kinderkrankheiten. 3. Aufl. Leipzig 1844. **1**, 564.
Miron, Schmidts Jahrbücher **281**, 206 (1904).
Oesterlen, J., Handbuch der Medizinischen Statistik. Tübingen 1865.
Peiper, E., Zbl. klin. Med. 1887, Nr. 42; Dtsch. Arch. klin. Med. **47**, 183 (1891).
Rose, E., Handbuch der Allgemeinen und Speziellen Chirurgie von v. Pitha und Billroth. **1**, **2**. Über den Starrkrampf. Stuttgart 1869–74. S. 113.
Schmalz, E., Allgem. ärztl. Z. Altenburg 1835 S. 1430.
Soltmann, O., Gerhardts Handbuch der Kinderkrankheiten V, 1. Tübingen 1880, S. 126.
Uffelmann, J., Handbuch der privaten und öffentlichen Hygiene des Kindes. Leipzig 1881.

Wurmkrankheiten

Die griechischen Ärzte haben die Band-, Maden- und Spulwürmer bereits beschrieben (S. 39) und ihren Einfluß auf die Entstehung von Krankheiten hoch eingeschätzt.

Caelius Aurelianus (chron. Krankh. 4, 8) schildert die Wurmkrankheit wie folgt:

„Die Kinder stöhnen im Schlafe, winden sich umher, knirschen mit den Zähnen und liegen gegen die Gewohnheit nach vorne geneigt, dann schreien sie ohne erkennbaren Grund plötzlich laut auf. Manche trifft ein plötzlicher Anfall, der sie verstummen macht, mitunter werden sie auch von Krampf ergriffen. Einige werden eine Zeitlang still und verfallen in eine Art Schlafsucht. Allmählich fällt das Gesicht ein und entfärbt sich. Bisweilen tritt Kälte hinzu und auf Fragen antworten sie nur mit Mühe, auch werfen sie sich mit ausgestreckten

Händen herum und geraten in Schweiß. Endlich fallen sie der Krankheit zum Opfer." Die Würmer gehn durch den Mund, die Nase oder den Darm ab.

Ebenso vielgestaltig ist das Krankheitsbild, das Aetios (III, Sermo I, 39) nach Herodot entwirft.

Razes und Avicenna kennen die Eingeweidewürmer. Sie sind ja so auffällig und weit verbreitet, daß sie immer wieder erwähnt werden. Haben doch Ackermann, Rush und Butter (angeführt nach Henke 2, 268 [1821]) geglaubt, daß durch den Mangel an Würmern Krankheiten zustande kommen könnten.

Die Anschauung der Griechen, daß die Würmer durch Urzeugung entstehen, hat sich bis in das 19. Jahrhundert erhalten. Von Buch zu Buch wird die alte Behauptung weitergegeben, daß man schon bei Neugeborenen, selbst bei Aborten, Würmer gefunden habe (so bei Struve 1797). Die Lehre von der Urzeugung erscheint damit bewiesen. Sie wird von J. G. Bremser in seiner Schrift: „Über lebende Würmer im lebenden Menschen" 1819 auf Grund eigener Beobachtungen nachdrücklich vertreten und findet sich dementsprechend auch im kinderärztlichen Schrifttum dieser Zeit (Wendt 1822, Meißner 1844). Bezweifelt wird sie allerdings schon damals. Endgültig verschwindet sie aber erst, nachdem R. Virchow 1858 seinen Satz „Omnis cellula e cellula" aufgestellt hatte.

Vielgestaltig wie das Bild der Zahnung bleibt auch das der Wurmkrankheit. 1807 nennt C. B. Fleisch an Krankheitserscheinungen u. a.:

geschwollenen, harten Unterleib, Poltern im Leib, Aufstoßen, Erbrechen, schlechten Appetit, Magenschmerzen, Speichelfluß, Schweiß, Mundgeruch, Zungenbelag, Herzklopfen, nächtliche Unruhe, unordentliches Atemholen, Jucken in der Nase, rote Nasenlöcher, blaue Ringe um die Augen, Zähneknirschen, erweiterte Pupillen, Schielen, Doppeltsehen, langdauernde, heftige Koliken, Tenesmen mit Jucken im After, Schwindel, Amaurosis, Epilepsie, Tetanus, Trismus, Veitstanz usw. Unter den vielen Wurmmitteln findet sich auch schon das Santonin und das Chenopodium anthelminticum (ein in Pensylvanien perennierendes Gewächs von durchdringendem und graveolentem Geschmack).

Wichmann (1802), der die Bedeutung des Zahnens und die „Krätze-Konstitution" bezweifelt (S. 500, 583), steht auch der Wurmkrankheit mißtrauisch gegenüber: Die Würmer sind oft ebenso unschuldig wie andere Dinge, die man bei versteckten Kinderkrankheiten gern zum Vorwande gebraucht.

Über den Stand der Wissenschaft hat Heim (Horns Arch. 3, 18, 1809) ein bemerkenswertes Urteil gefällt: Unter 4 Kindern, die nach Ansicht der Ärzte an schwerem Zahnen, Würmern oder gar Nervenfieber sehr krank darniederliegen, befinden sich drei, bei denen der wesentliche Teil der Krankheit auf einer inneren Entzündung beruht, die, wie er hinzusetzt, nur durch Blutentziehung geheilt werden kann.

Heim findet noch keinen rechten Glauben. Geachtete Kinderärzte wie Henke, Gölis und Harless haben sich gegen ihn ausgesprochen.

Noch 1844 versucht Meissner, die Oxyuren aus dem After herauszulocken. „Der Dunst von warmer Milch, den man mit einem Nachtgeschirr an den After leitet, und das Einbringen eines Stuhlzäpfchens von Speck in denselben bewirkt ein Hervorkriechen der Askariden." Unter Askariden versteht Meissner in diesem

Zusammenhang Madenwürmer. Er hebt noch besonders die alte Vorschrift hervor, daß man Würmer nur bei abnehmendem Monde abtreiben soll.

In seinem weiteren Verlauf bringt das 19. Jahrhundert die Entdeckung vieler neuer tierischer Parasiten und den Nachweis ihres Generations- und Wirtswechsels. Gleichzeitig schmilzt das alte vielgestaltige Bild der Wurmkrankheit immer mehr zusammen, wenn auch manches neuentdeckte Krankheitsbild auf sie zurückzuführen ist.

Krätze

Ein so qualvoll juckendes Leiden wie die Krätze ist früher weit verbreitet gewesen. Als selbstverständlich galt sie für die Waisenhäuser, nach Storch 1751 (4, 139) „rechte Seminaria der Krätze", die in ihnen niemals auszurotten ist. „Ich habe mir sagen lassen, daß die Krätze im Pariser Findelhaus ihren ewigen Sitz aufgeschlagen habe" (Süßmilch 1775). Im Darmstädter Waisenhaus litten viele Kinder so sehr daran, daß sie „ganz unvermögend sich zu regen" waren. 1796 waren nur 5 von 43 Knaben und 6 von 27 Mädchen frei von dieser Krankheit. Sie töte zwar nicht unmittelbar; da sie aber in den Jahren der Entwicklung einen stets kränklichen Zustand erzeuge, bringe sie doch dem gebrechlichen Körper frühzeitig den Tod. Man gab ihr die Schuld daran, daß Waisen als blühende Kinder aufgenommen und als Krüppel wieder entlassen wurden (Gerlach).

„Von allen Krankheiten, die ich in Kurland geheilt habe, sind gewiß ein Drittel Krätzigte gewesen" (Balk 1791).

Solange die Krätze der Wissenschaft für eine chronische Krankheit der Konstitution (Dyscrasia psorica) galt und mit Kostvorschriften und inneren Mitteln behandelt wurde, war sie nicht zu heilen; solange man den Erreger nicht kannte oder nicht anerkannte, war sie nicht zu verhüten. Und doch verstand das Volk schon längst die mit bloßem Auge gerade noch sichtbare Krätzmilbe zu fangen. Immer wieder wurde sie von Ärzten beschrieben, die sich bei alten Frauen belehrt hatten. Es hat trotzdem viele Jahrhunderte gedauert, bis die Lehre von der Dyscrasie stürzte – bis die Krätze in wenigen Tagen geheilt wurde.

Zweifelhaft bleibt es, ob eine Stelle in der Tierkunde des Aristoteles auf die Krätzmilbe zu beziehen ist: „Die $\varphi\vartheta\varepsilon\tau\varrho\varepsilon\sigma$ (entwickeln sich) aus dem Fleisch. Bilden sie sich, so zeigen sich zuerst kleine Bläschen, aber ohne Eiter; sticht man sie an, so kommen kleine heraus."

Der in Spanien lebende Araber Avenzoar (gestorben 1162) schrieb: „Es entstehen im Körper unter der äußeren Haut kleinste Pediculi. Sie treten heraus, wenn die Haut ausgekratzt wird. Die Tierchen sind klein, daß sie gerade noch zu erkennen sind."

Die Heilige Hildegard, Äbtissin des Klosters auf dem Rupertsberge bei Bingen (1096–1179) empfiehlt in ihrem Werke „Curae et Causae" Mittel gegen „suren", die im Fleische durch den Schweiß erzeugt werden und unmäßig aus dem Menschen hervorquellen.

In den nächsten Jahrhunderten werden die Cyronen (Cirons, Sirones, Seuren, Reitliesen) immer deutlicher beschrieben und mit der Krätze in Zusammenhang gebracht (Lit. bei Hebra 1860).

582 Krankheitslehre

Nach Ambroise Paré (1510–1590) sind die Cironen in der Haut verborgene kleine Tiere. Indem sie zernagend und sich schlängelnd durch die Haut kriechen, erregen sie starken Juckreiz. Mit einer Nadel können sie herausgeholt werden; besser ist es aber, sie mit Salben und Abkochungen aus bitteren und salzigen Stoffen abzutöten.

Die erste, noch fehlerhafte Zeichnung der Krätzmilbe findet sich 1657 in einem lateinischen Briefe des Dresdener Arztes August Hauptmann an Athanasius Kircher. Hauptmann fragt darin, ob die Tierchen, die Kircher als Ursache der Pest ansah, nicht die gleichen Acori, Cyrones, deutsch Reitliesen seien, die er (H.) aus der Krätze hervorgezogen habe. Sie schienen ihm nach seinen mikroskopischen Untersuchungen mit den Insekten übereinzustimmen, die man „Mölben" nennt.

Im Jahre 1657 hat der gleiche August Hauptmann als Badearzt von Wolkenstein die Heilwirkungen seines Bades bei einer überlangen Reihe von Krankheiten gerühmt. Bei dieser Gelegenheit berichtet er:

„Unser Bad ... tödtet ... böse und gemeine Krätze / Ansprung und friefel / so meistentheils alle auch kleine Gewürme in sich haben, die man wohl bei solchen Leuten ausgraben / und denen die es nicht gleuben / im mikroskopicis instrumentis sichtlich und lebendig zeigen kan / so in gemein von uns Teutzschen Reitliesen / von denen Medicis und latinis aber Cyrones sive acori genennet und also definiret werden: Quod sind vermiculi minimi corrosione carnis et cutis summum pruritum excitantes, variorum genera pustulas malignasque atque atrocia ulcera causantes) und beständig heylet". (Das sind kleinste Würmchen, die durch Annagen des Fleisches und der Haut übergroßen Juckreiz erregen sowie die verschiedensten Arten von Eiterbläschen und gefährliche Geschwüre verursachen).

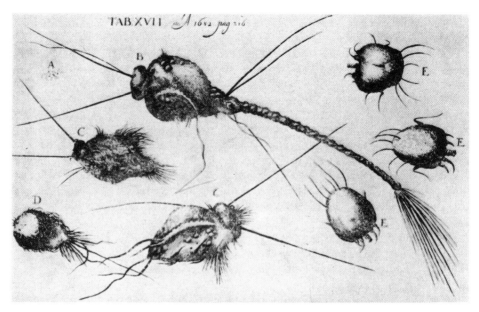

Abb. 113. Mitesser (A, B, C und D) und Krätzmilben (E) im mikroskopischen Bild, nach M. Ettmüller, Leipzig 1682

In einer kurzen lateinischen Abhandlung des Jahres 1682 beschreibt der Leipziger Professor M. Ettmüller die Sirones (Reitliesen, Seuren). „Die Sironen sind gewissermaßen verkleinerte Würmchen, die in serösen Pusteln Juckreiz erregen, am stärksten in der Haut der Hände und Füße." Eine beigegebene Tafel (Abb. 113) stellt die Reitliesen vergrößert dar. So unvollkommen die Zeichnung ist – um Krätzmilben hat es sich gehandelt.

Nach dem Arzt Bonomo in Florenz (1687) ziehen die Mütter ihren Kindern und die Sträflinge sich gegenseitig mit einer Nadelspitze aus unreifen Krätz-Bläschen die Milben heraus und zerquetschen sie zwischen den Daumennägeln. Bonomo beobachtete sie unter dem Mikroskop, entdeckte ihre Eier und gab ihr Bild wieder. Nach seinen Versuchen können sie 2–3 Tage außerhalb der Haut leben, durch Berührung von Mensch zu Mensch oder durch Kleidungsstücke übertragen werden. Innerliche Arzneien sind nutzlos, Schwefel- und Quecksilbersalben zu empfehlen.

Theodor Zwinger erlebte die Krankheit bei seinen eigenen Kindern (1722):

„Ich selbst hatte vor etwa 15 Jahren zwei Söhne und zwei Töchter, die länger als ein Jahr an der Scabies schauderhaft gelitten hatten und dabei auch abgemagert waren. Ich hatte diese pustulös-seröse Scabies mit zwei oder drei inneren und mit äußeren Mitteln behandelt, jedoch trat sie immer heftiger auf. Schließlich war ich dieser garstigen und quälenden Erkrankung überdrüßig geworden. Als es Sommer geworden war, da wollte ich die Kinder kalt baden lassen. So schickte ich sie denn bei schönem, heißem Juliwetter an drei Tagen in die Wiese, einen vom Schwarzwald nach unserm Kleinbasel über Lehm und Sandboden strömenden Fluß. An drei Tagen ließ ich sie in dem von der Sommersonne gewärmten Flußwasser waschen, und zwar jedesmal für eine ganze Stunde. Das hat so vorzüglich gewirkt, daß die Scabies völlig von der Haut verschwand und bis heute niemals wieder erschienen ist" (Übersetzung von Buess und Mitarbeitern).

Im Jahre 1740 schreibt Linné: „Die Milben, die die kleinsten unter den Insekten sind, verursachen oft dem menschlichen Körper ein Ausfahren auf der Haut. Auch Rosen (1762) erkennt den Erreger an. Nach Storch (1751) kann man die „Reitliesen" oder Cironen unter der Haut der Hände und Füße wie ein kleines Pünktchen vor dem hellen Liquor erkennen:

„Ich kann mich gar wohl erinnern, daß ich sie in meiner Jugend sowohl an mir selbsten als auch an andern Kindern mit leichter Mühe vermittelst einer Nähnadel ausgegraben habe; sie hängen sich an die Spitze der Nadel, von welcher sie auf den Nagel des Daumens gesetzt und deutlich gesehen wie sie sich darauf beweget, und in einem Cirkul gekrochen sind" (4, 151).

Der Zusammenhang mit der Krätze ist Storch allerdings entgangen: „Eine starcke Ursache der Krätze ist es auch, wenn Kinder viel Schweine-Fleisch, zumal geräuchertes, und mit Speck geschmelzte Suppen essen müssen, dabei die Krätze zum wenigsten lange unterhalten wird... Auch können harte, kalte Winter eine Ursache seyn, daß hernach im Frühjahr sich viel Krätze äußert" (4, 140).

Wichmann (1786, 1791) hat noch einmal mit klaren Worten die Bedeutung der Krätzmilbe anerkannt und sie besser abgebildet: Die Krätze erfordert keine andere Disposition als eine ganz gesunde Haut. Die Milben haften aller Orten und bei den gesunden Menschen am liebsten. In der Blütezeit der Humoral-Pathologie vermochte sich diese Lehre nicht durchzusetzen, vielmehr galt die Krätze weiterhin für eine Dyskrasie, schlecht behandelte oder gar zurückgetriebene Krätze für die Ursache vieler chronischer und akuter Krankheiten.

Eine Zwischenstellung nahm der Engländer R. Willan in seinem lange maßgebenden Buch: „Die Hautkrankheiten" (1799) ein: „Meist befällt der Prurigo junge Personen; er entsteht durch den Schmutz, der sich auf der Haut sammelt, eine Art Reiz ausübt und die Ausdünstungen auf der Haut verhindert. Der Ausschlag verbreitet sich über den Körper, wenn die Kranken sich nicht waschen oder sonst unsauber sind, und geht schließlich in Krätze über. So bilden sich Pusteln, die sich mit Lymphe oder Eiter füllen. Das Krätzeinsekt (Acarus scabiei) fängt an, in den Furchen der Epidermis zu brüten und das Übel wird ansteckend."

Der Begründer der Homöopathie S. Hahnemann (1824) kennt nicht die Krätzmilbe: „Ein der Krätzkrankheit eigentümliches Symptom ist Engbrüstigkeit, die sich krampfhaft und lebensgefährlich hervortut, wenn man durch äußere Mittel den Ausschlag einseitig vertrieben hat, ohne die innere Krätzkrankheit vorher geheilt zu haben... Alle diese Übel ... sind ursprünglich und der Krätzkrankheit eigentümliche Symptome, die nur schwiegen, solange die Krankheit ihr inneres Leiden auf die Haut als Ausschlag ableiten und so beschwichtigen konnte..."

Nach C. Billard (1829, Pariser Findelhaus) ist die Hypothese älterer Ärzte, die die Krätze vom Acarus scabiei ableiten, zur Genüge widerlegt. In Paris ist die völlig vergessene Krätzmilbe 1834 wieder entdeckt worden: „Während meines Besuches der Klinik von Biett ereignete sich ein merkwürdiger Vorfall. Es wurde über die Behandlung von Krätze verhandelt. Da meinte ein Student aus Corsika (Renucci), in seiner Heimat heilten alte Weiber dieses Leiden, indem sie mit einer kleinen Nadel kleine weiße Tierchen unter der Haut hervorzögen. Wirklich gelang es dem jungen Mann, ein solches Tierchen zum Vorschein zu bringen. Die Sache machte Aufsehen, geriet aber wieder in Vergessenheit" (K. E. Hasse).

Endgültig anerkannt wurde die Krätzmilbe erst durch die Arbeiten des Armenarztes in Danzig Krause (1840), Ferdinand Hebras in Wien (1844) und C. Eichstedts in Greifswald (1846).

Schrifttum

Aristoteles, Tierkunde V, 31. Ausgabe von H. Aubert und Fr. Wimmer. Leipzig 1868.
Avenzoar, Rectificatio medicationis et regiminis Tract. VII. Liber S. 471, nach W. Pick.
Balk, D. G., Auszüge aus dem Tagebuch eines ausübenden Arztes (ohne Namen). 1. Samml. Berlin 1791 S. 32.
Billard, C., Die Krankheiten der Neugeborenen und Säuglinge. Übersetzt von L. Meissner, Leipzig 1829. S. 85.
Bonomo, C. G., Brief an Fr. Redi (ital.) Firenze 1687, Fotokopie mit Bildern bei J. E. Lane, Arch. of Dermat. 18, 1 (1928). Auszüge ohne Bilder bei Wichmann 1786, S. 13 und Hebra 1860 S. 418.
Eichstedt, C., Frorieps Neue Notizen aus Natur- und Heilkunde. Nr. 821. S. 106, 1846.
Ettmüller, M., De Sironibus. Acta Eruditorum. Lipsiae 1682 S. 317; Opera omnia. Genf 1736. 4, 816.
Gerlach, J., Das Waisenhaus in Darmstadt. Manns Pädagog. Magazin. H. 1213. Langensalza 1929.
Hahnemann, S., Organon der Heilkunst. 3. Aufl. Dresden 1824. S. 89.
Hasse, K. E., Erinnerungen aus meinem Leben. Braunschweig 1893. S. 58.
Hauptmann, Aug., Uhralter Wolckensteinischer Badt- und Wasser-Schatz. Leipzig 1657 S. 154; dort S. 190 Brief vom 18. II. 1657 an Athanasius Kircher; Abb. der Krätzmilbe S. 200.
Hebra, F., Med. Jahrb. d. k. k. österreich. Staates 37, 280 (1844).

Hebra, F., Hautkrankheiten. Virchows Handb. b. d. spec. Pathol. u. Therap. Erlangen 1860. S. 410.
Hildegard von Bingen, Ursachen und Behandlung der Krankheiten. Übersetzt durch H. Schulz, München 1933. S. 151, 195.
Krause: Caspars Wschr. **1840,** S. 473.
Linné, C., Systema naturae, übersetzt von J. J. Langen. Halle 1740. S. 41.
Paré, A., Oeuvres complètes. Paris 1840. **3,** 270.
Pick, W., Handbuch der Haut- und Geschlechtskrankheiten. 9, 1. Berlin 1929. S. 470.
Renucci, Découverte de l'insecte, qui produit la contagion de la gale. Thèse de Paris 1835.
Rosen von Rosenstein, N., Anweisung zur Kenntnis und Cur der Kinderkrankheiten (1762). Übersetz. Wien 1793.
Süßmilch, J. P., Die göttliche Ordnung in den Veränderungen des menschlichen Geschlechtes. 4. Aufl. Berlin 1775. **1,** 113.
Storch, J., Theoretische und praktische Abhandlungen von Kinderkrankheiten. Eisenach 1851. **4,** 138.
Wichmann, J. E., Ätiologie der Krätze. Hannover 1786. 2. Aufl. 1791.
Willan, R., Die Hautkrankheiten. Übersetz. Breslau 1799. S. 46.
Zwinger, Th., Paedojatreja practica (lat.) Basel 1722. Übersetzt nach Buess, Portmann und Molling.

Mitesser (Komedonen)

Im Jahre 1675 hat Ettmüller bei den Kindern zusammen mit den Krätzmilben gleichfalls in der Haut lebende „Mitesser" beobachtet, beschrieben und abgebildet (Abb. 113):

Die alten Schriftsteller erwähnen noch nicht die Krankheit, die seit dem vergangenen Jahrhundert den Ärzten und heilkundigen Frauen unter der Bezeichnung Crinones, Comedones, Mitesser oder Zehrwürmer der Kinder bekannt ist. Sie macht die Kinder schwach, unruhig, schlaflos und bewirkt quälenden Juckreiz. Verursacht wird sie durch kleine haarähnliche Würmer, die in der Haut stecken und sich in der Wärme durch die Süßigkeit aufgestrichenen Honigs hervorlocken lassen, aber in der ihnen unangenehmen Kälte wieder zurückkriechen. Mitesser heißen sie, weil sie die Nahrung der Kinder verzehren. Man hat sie wohl für verdickte Hautausscheidungen gehalten. Indessen läßt sich mit Hilfe des Mikroskopes deutlich nachweisen, daß es sich tatsächlich um lebende Tierchen handelt. Sie sind aschgrau und besitzen zwei weit hervorragende Hörner oder vielmehr Antennen, große, runde Augen und langen, am Ende behaarten Schwanz, grausig anzusehen.

Unter Berufung auf mikroskopische Untersuchungen beschreibt Fr. Loew in Prag 1690 die Mitesser fast mit den gleichen Worten wie Ettmüller. Sie entstehen durch Unterdrückung des Schweißes. Der zurückgehaltene Stoff fault; daher erstreben vorher verborgene und völlig unterdrückte Samen-Prinzipien, die auch im kleinsten, den Sinnen nicht wahrnehmbaren Atom verborgen sein können, ihre natürliche Bestimmung und verwandeln sich in kleine Lebewesen. Auch bei V. Kräutermann (1722) finden sich die „zehrenden Elben oder Mitesser" und werden gleichfalls mit Honig behandelt. „Andere machen ein Baad aus junger Hüner Dreck, setzen das Kind biß an den Halß darein und lassen es schwitzen."

Schließlich setzen sich aber doch kritische Stimmen durch. So schreibt Storch (1751, 4, 154):

„Von Mitessern oder Crinonibus. Ehe der Gebrauch der Mikroskopiorum bekanut worden, hat kein Autor die Comedones vor etwas lebendiges gehalten; nachdem aber die Experimenta gemacht worden, haben sie einige vor ordentliche lebendige Würmgens erkandt, andre aber haben, ob sie sich gleich viele Mühe gegeben, nichts lebendiges daran erkennen können... Dieser Meinung nun, daß die in der Haut sich zeigende Comedones nicht andres als ein verdorbener Magen-Saft oder verhärtete Materia excrementitia sey, sind die meisten berühmten Medici unsrer Zeit zugetan... Ich kann aus der Observatio des Ettmüller nicht sehen, daß er, als ein Medicus die Vermiculos selbsten gesehen und gezeichnet habe." Letzten Endes handle es sich um „in den Poris stockend gebliebenes und von außen verhärtetes Excrementum transpirationis."

„Die Mitesser der Kinder, welche man für Würmer hält, die in der Haut am Rücken herunter sitzen sollen, sind gewiß eine pure Fabel, und wer sie gesehen hat, der muß sehr schlecht sehen, weil er eine geronnene Lymphe für Würmer halten kann" (Der Arzt. 3.Teil. Hamburg 1760. S. 556).

Die „Mitesser" bestehen nur aus verstopften Talgdrüsen. „Drückt man die Haut von beiden Seiten etwas zusammen, so kann man die Mitesser herausdrücken, welche in Form kleiner Maden von gelblicher Farbe, mit einem schwarzen Punkt am oberen Ende, den man für den Kopf hielt, zum Vorschein kommen. Die dunkle Färbung der oberen Fläche ist Folge von Schmutz oder Oxydation durch die Luft" (Meissner 1844). Wie Unna (1880) nachgewiesen hat, kommt der schwarze „Kopf" des Comedo durch Pigmentierung der Hornzellen und freie Pigmentkörner zustande. Heute sind die „Mitesser" fast ganz aus den Lehrbüchern der Kinderheilkunde verschwunden, da sie bei guter Körperpflege kaum auftreten.

Schrifttum

Ettmüller, M., De Crinonibus seu Comedonibus Infantum. Acta Eruditorum. Lipsiae 1682. S. 316.
–, Opera omnia. Genf 1736. 4, 816.
Kräutermann, V., Getreuer, sorgfältiger und geschwinder Kinder-Arzt. Frankfurt und Leipzig 1722.
Loew, J.Fr., Tractatus de variolis et morbillis, cui acessit Apodixis medica de morbis infantum. Norimberga 1699.
Meissner, Fr.L., Die Kinderkrankheiten. 3. Aufl. Leipzig 1844. 1, 536.
Storch, J., Theoretische und praktische Abhandlung von Kinderkrankheiten. 4, 154. Eisenach 1751.
Unna, P.G., Virchows Arch. 82, 175 (1880).

Läuse, Wanzen, Flöhe

Da man im Anschluß an Aristoteles an eine Urzeugung der Läuse glaubte, ist die Läusesucht (Phthiriasis) lange für eine besondere Krankheit gehalten worden. Noch J.Feiler (1814) vermag sich die Entstehung der Kopfläusesucht ebensowenig zu erklären wie die der Würmer.

Geiler von Kaisersberg (1445–1510), Prediger in Straßburg, rät: „Also thuet die Mutter dem Kind, so sie ihm strelt (es kämmt) und es weinet. Sie zeigt ihm die Lüs und spricht: lassestu sie nit herab thun, so tragen sie dich in Wald, und also macht sie, daß es sich lidet gedultiglich" (nach Boesch).

Zur Zeit der Humanisten waren Läuse, Wanzen und Flöhe eine selbstverständliche Plage, wie aus den lateinischen Schülergesprächen hervorgeht. So meint bei J. L. Vives (1539) ein Schüler, der Fang eines Flohes im Schlafzimmer bedeute etwa so viel wie das Schöpfen eines Tropfens aus dem Ozean. An einer anderen Stelle heißt es: „In Paris ist es ein bestimmtes Holz, das die Wanzen hervorbringt, in Löwen der Ton."

Wie verbreitet die Läuse waren, geht daraus hervor, daß der König Philipp II. von Spanien (1555–1598) auf seinem lange sich hinziehenden Sterbelager – er litt an eitrigen Hautgeschwüren – verlaust war (Pfandl). Solange man an Urzeugung dachte, wurde man der Plage nicht Herr.

Thomas Platter (1499–1582) hatte als Schüler in Breslau Läuse so groß wie Hanfsamen. „Die Schüler und Bachanten, ja auch zu Zeiten der gemeine Mann, sind so voll Läuse, daß es nicht glaubhaft ist."

Mit größter Selbstverständlichkeit malt der Holländer Esajas Boursse (nachweisbar 1656–1672) eine lausende Mutter (Abb. 114). Entsprechende Bilder stam-

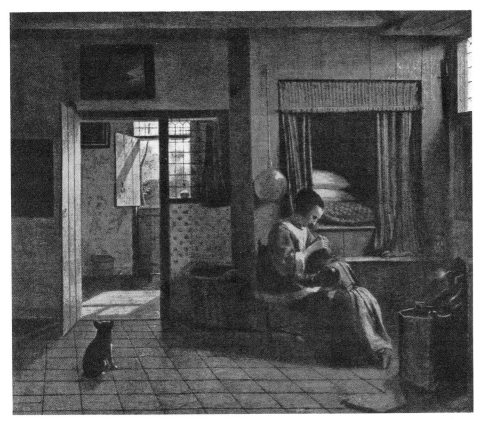

Abb. 114. Lausende Mutter. Von Esaias Boursse (nachweisbar 1656–1672)

men von dem Holländer Gerard Dou (1613–75) und dem Spanier B. E. Murillo (1617–1682).

Um das Kind zu schützen, empfiehlt Storch (1731), es „mit seinen Betten in einem Strick hängen zu lassen, welches an solchen Orten, wo viele Mäuse oder ein ander Ungeziefer ein Kind incommodieren können, keine ungeschickte Erfindung ist" (1, 259). Ein gutes Mittel gegen Läuse bildet der von einem Kirchhof geholte Totenknochen, „dessen gute Wirkung ich mehr als einmal gesehen" (2, 225).

Der Nürnberger Augenarzt August Kreitmair (1818–1889) erzählt in seinen Jugenderinnerungen, wie er und seine Geschwister von dem Hausarzt betreut wurden: „Die Kinder, selbst der gut situierten Kreise, waren in den zwanziger Jahren des 19. Jahrhunderts ständig von Kopfläusen heimgesucht. Der Hausarzt hielt diese Parasitenproliferation nicht für bekämpfenswert, da sie das harmlose Produkt einer nicht ungesunden Säfteplethora darstelle. ‚Animalia non sunt turpia' pflegte der Hausarzt würdevoll zu sagen."

Über das Ungeziefer des Kopfes berichtet A. von Frölichsthal (1845), siehe Seite 669.

Als R. Virchow 1852 wegen Typhus und Hungersnot in den Spessart entsandt wurde, fand er die Kranken oft so sehr mit Flohstichen bedeckt, daß er die dadurch entstandenen Blutungen nicht mehr von den eigentlichen Petechien unterscheiden konnte. So schreibt er z. B.:

„Die Mutter lag in einem schmutzigen, höchst widerwärtigen Bett, dessen ursprüngliche Farbe nicht mehr zu erkennen war und in dem selbst das Stroh schon ein ganz schwärzliches Aussehen angenommen hatte. (Die Kinder lagen auf etwas Stroh am Fußboden, indem sie sich mit einer alten Jacke zudeckten. Möbel gab es in der Stube nicht). Wenn man das Deckbett aufhob, so sprangen die Flöhe so dicht umher, daß man im ersten Augenblick nur die Wahrnehmung des Flimmerns vor den Augen hatte."

A. Hoche schreibt über seine Tätigkeit an der Heidelberger Universitäts-Kinderklinik und Poliklinik um 1889: „Die uralten Häuser beherbergten eine erschreckende Menge von Ungeziefer... Ich habe später nie wieder, wie dort alle Tage, Fälle von Floh-Purpura gesehen – die ganze Haut von oben bis unten rot getupft wie bei einer Mirabelle und weißgelb infolge der ewigen Saugeverluste."

Daß die Läuse keineswegs harmlos sind, sondern das Fleckfieber verbreiten, ist erst eine Erkenntnis unserer Zeit.

Schrifttum

Boesch, H., Kinderleben in der deutschen Vergangenheit. Monogr. zur deutschen Kulturgeschichte. Bd. V, Leipzig 1900. S. 39.
Hoche, E., Jahresringe. München 1934. S. 116.
Kreitmair, A., Münch. med. Wschr. 1954. H. 36 S. XXXIX (Die Insel).
Pfandl, L., König Philipp II. 1938.
Storch, J., Theoretische und praktische Abhandlung von Kinderkrankheiten. Eisenach 1750. 1, 259; 2, 255.
Virchow, R., Ges. Abhandl. aus d. Gebiet d. öfftl. Med. und d. Gsd. h. lehre. Berlin 1879. I, 411.

Geschlechtskrankheiten

Paracelsus erklärt 1530 Lues und Gonorrhoe für Erscheinungen der gleichen Krankheit. Seine Auffassung bleibt Jahrhunderte hindurch für die Behandlung maßgebend. 1777 spricht sich J. Cl. Tode gegen die Einheit beider Krankheiten aus; endgültig geschieden wurden sie 1838 durch Ph. Record.

1927 wird das Reichsgesetz zur Bekämpfung der Geschlechtskrankheiten erlassen. Jeder Geschlechtskranke wird verpflichtet, sich von einem Arzt behandeln zu lassen. Die Eheschließung ist nur erlaubt, nachdem die Ausheilung der Geschlechtskrankheit ärztlich festgestellt ist. In der Folgezeit werden die gesetzlichen Bestimmungen ergänzt und verbessert.

Lues

Daß die Lues amerikanischen Ursprungs sei, wird von namhaften Kennern wie Sudhoff und G. Stricker abgelehnt. Andererseits hat man in Amerika einige praekolumbische Knochen mit Veränderungen gefunden, die als Lues gedeutet werden. Hierzu gehört ein Kinderschädel aus dem alten Peru mit einer Nekrose des Stirnbeins, die nach G. Fr. Eaton völlig dem Bilde einer luischen Karies entsprechen soll (Abbildung bei Hofschläger 1953).

Paracelsus kennt die Übertragung der Lues von den Eltern auf das Kind: „Hieraus entspringen die franzosen, so erblich im blut oder von aussen an andern leuten mögen zugefügt werden" (Vom Ursprung der franzosen). „So ist hernach folgent die hauptregul, das die franzosen alein entspringen aus unkeuschheit, hernach folgent auch erblich" (Chirurgiae Liber tertius 1537 [?]).

Im Jahre 1516 beschreibt J. Cataneus (s. S. 114) die Übertragung des „Morbus gallicus" von der Amme auf das Kind und umgekehrt. Scipio Mercurio (1583 s. S. 118) und Loew (1699 s. S. 134) haben das gleiche erlebt. Kräutermann (1740) berichtet: „Daß die kleinen unschuldigen Kinder, welche offt kaum aus Mutter-Leib gebohren, mit dieser garstigen Krankheit beschafft werden, hat die klägliche Erfahrung vielmahls leider sehen lassen... Und müssen die elenden Kinder vielmahls die Schuld ihrer liederlichen Eltern tragen, oder trinken solches Unheil von den Ammen."

1776 kam es zu einer Lues-Epidemie, wie J. P. Frank (1780) auf Grund einer französischen Quelle beschreibt: „In der Nachbarschaft von Paris hatte sich eine Seuche verbreitet. Die Krankheit begann an den Lippen und verbreitete sich über den Nacken, die Geburtsteile und schließlich über die ganze Oberfläche des Körpers. Die kgle. Akademie schickte zwei Ärzte dorthin, um die Krankheit zu untersuchen. Diese fanden deutliche Kennzeichen des venerischen Übels. Es ging von zwei bis drei Kindern aus, die aus der Hauptstadt zu Ammen des Dorfes gebracht waren und diese selbst sowie andre Kinder angesteckt hatten. Bald erkrankten auch die Ehemänner der Ammen. Andere hatten sich die Krankheit erworben, nachdem sie aus demselben Gefäß wie die Erkrankten getrunken hatten. Frank fordert deshalb, nie ein Kind aufs Land zu geben, ehe es besichtigt wurde.

Die Häufigkeit der angeborenen Lues unter den Findlingen des Pariser Findelhauses läßt sich ungefähr berechnen: Nach Dupoux (S. 179) wurden dort in der ersten Hälfte des Jahres 1807 2 310 Findlinge aufgenommen. Wir dürfen schätzen, daß für das ganze Jahr diese Zahl zu verdoppeln ist, also 4 620 beträgt. Diese Zahl hält sich etwa in der gleichen Höhe wie die von Dupoux für das Jahr 1810 angegebene Zahl der Neuaufnahmen: 4 502. Nach Andrée (Leipzig 1810, I S.313) waren 1807 400 der aufgenommenen Findlinge venerisch, also nach heutiger Bezeichnung luisch. Die damals häufige Ophthalmie der Neugeborenen galt noch nicht als venerisch. Es entfielen also auf rund 4 600 Neuaufnahmen fast 400 Erkrankungen an (manifester) Lues, das sind etwa 8,7%.

Die venerischen, d.h. die luischen Kinder des Pariser Findelhauses wurden auf die beiden Venerischen Abteilungen zur Behandlung mit Quecksilber-Einreibungen verlegt. J.Chr.G. Schaeffer berichtet 1794 von einem Besuch dieser Anstalten, ohne allerdings von den Kindern zu sprechen:

„Zu beklagen ist es, daß in sämtlichen Zimmern die größte Unreinlichkeit und stinkende faule Luft herrscht, ja selbst der Verband übereilt und nicht mit gehöriger Sorgfalt geschieht. Notwendig müssen bei gänzlicher Vernachlässigung zweier so wesentlicher Erfordernisse zur Heilung der Wunden die armen Patienten am meisten leiden. In allen Spitälern dieser Hauptstadt stinkt es mehr oder weniger, hier aber am allerunerträglichsten. Wahrhaft aashafter Gestank überfällt einen beim Eintritt in manchen dieser Säle. Den Anblick des Jammers, der hier allgemein herrscht, die Zerstörungen aller Art, die diese verwüstende Krankheit an allen Teilen des menschlichen Körpers anrichtet, das Gewinsel der Leidenden usw. können junge Leute von dem übermäßigen Genuß der zügellosen Freuden der Liebe wo nicht ganz abschrecken, doch wenigstens auf eine Zeit davor warnen."

Wir kennen heute nicht mehr das Bild der Lues, wie es Fr.B.Osiander (1796) erlebte:

„Das Übel zeigt sich bei Erwachsenen vorzüglich an heimlichen Orten, durch Eiterflüsse und Urinbrennen, schmerzhafte Geschwüre und Gewächse und verbreitet sich von da oft schnell in den Hals und die Nase, zerfrißt das Zäpfchen und den Nasenknochen, macht die Menschen unfähig, deutlich zu reden, erregt heftig beißende, abschuppende, grünlich eiternde Ausschläge und hohe Gewächse im Gesicht, in der Stirne vorzüglich, am Munde, Hals, an den Brüsten und endlich über den ganzen Körper; und wenn das Übel aufs Höchste gekommen ist, so werden auch die Knochen mürbe, brüchig und wie von Würmern zerfressen. Bei Kindern zeigt es sich auf eben diese Weise.

Einige bringen den Keim zu dieser Krankheit, wovon ich durch Beobachtungen überzeugt bin, schon mit auf die Welt, andere werden erst bei der Geburt und im Wochenbett von den Müttern angesteckt und andre von Säugammen und Kindermägden."

„Wollte Gott! man könnte alle Krankheiten so sicher kurieren und allen Fortgang des Übels durch ein so einfaches und wirksames Mittel so schnell und gewiß hemmen als die venerische Krankheit durch das Quecksilber. Bis jetzt kennt man noch kein Mittel, das so sicher und schnell heilte als dieses, aber nur unter der vorsichtigsten Anwendung mit den nötigen Kenntnissen von der Natur des Kranken und von der Bereitungs- und Wirkungsart der so vielerlei Quecksilbermittel; denn in der Hand des unwissenden Quacksalbers, Baders, Feldschers und Arztes ist eben dies Mittel so schrecklich als das Übel selbst, und viele tausend Menschen sind gewiß nicht durch die venerische Krankheit, sondern durch das Quecksilber, womit man sie kurieren wollte, zugrunde gerichtet worden."

Nach M.Bertin, Leiter des Hospitals der Venerischen in Paris (1810) ist die Einstellung der erkrankten Mütter zu ihren Kindern recht verschieden: Einige sind zart, sanft, sie opfern alle ihre Zeit den eigenen und den ihnen anvertrauten

Kindern. Ausschweifung und schlechte Aufführung haben in ihnen nicht alle mütterlichen Gefühle erstickt. Sie überwinden den Ekel, den die erkrankten Säuglinge ihnen einflößen; sie beunruhigen sich bei den geringsten Störungen und, wenn sie sterben, beweinen sie lange ihren Verlust. Unmöglich kann man ohne Rührung sehn, wie diese Wesen, denen ihre Erzeuger nur Verlassenheit, Unglück und die schrecklichste aller Plagen verursacht haben, bei einer fremden Frau Zärtlichkeit und Heilung ihrer Übel finden.

Für andre bilden die Pflichten der Mutterschaft eine schwere Last, das Krankenhaus wird ihnen ein abscheuliches Gefängnis. Unempfindlich gegenüber ihren Pflichten, sehnen sie sich nur nach ihrem Ausscheiden aus der Anstalt. Sie erwarten den Augenblick, wo sie unsere Aufsicht täuschen und verlassen die ihnen anvertrauten Säuglinge und ihre eigenen Kinder.

Große Aufmerksamkeit verdienen die Frauen, die vom Lande gekommen sind. Angesteckt von Kindern, die ihnen in Paris oder andern Städten anvertraut werden, müssen sie sich von ihrer Familie losreißen und sich zu Hause mit großen Kosten vertreten lassen. Sie können nicht lange genug bleiben, um die ihnen anvertrauten Findlinge oder Säuglinge, deren Mütter nicht stillen wollen, bis zur Abgewöhnung zu nähren. In der Fremde müssen sie plötzlich auf ihre Gewohnheiten verzichten, sind ihrer Freiheit beraubt und erstaunen über die verdorbenen Sitten. Manche verfallen einer tiefen Melancholie, an der sie sterben würden, wenn man nicht ihre Behandlung beschleunigte.

In Halle hat Professor Johann Christian Reil (1759–1813) im Jahre 1805 eine „Venerische Kuranstalt" auf dem großen Ökonomiehof des Hospitals errichtet. Zwei Eingaben von ihm seien hier nach W. Piechowski (1960) angeführt:

(1793): „Eine Frauensperson... ist gegenwärtig venerisch und wünscht wieder, da sie ganz arm ist, in dem Lazarethe geheilet zu werden. Ich habe mich ihretwegen bei H. Rathmann verwandt... aber abschlägige Antwort erhalten, aus dem Grunde, weil venerische Personen nicht in ein Lazareth, sondern allenfalls auf das Zuchthauß gehörten, wo fürchterliche Züchtigungen mit der Kur verbunden werden könnten." Reil bittet um Auskunft hierüber, da ihm eine solche Verordnung unbekannt ist. „Gesetzet aber, daß es Rechtens seyn solte, daß venerische Personen nicht ins Lazareth, sondern auf das Zuchthauß gehörten und nicht durch Quecksilber, sondern mit der Medicina plagosa kuriret werden müsten, so erlaube ich mir die Bemerkung, daß da wir Personen nicht sowohl nach ihrem moralischen Wert, sondern nach Bedürfniß an öffentlichen wohltätigen Anstalten teil nehmen lassen, venerische Personen ganz vorzüglich in Lazarethe gehören, indem sie sonst durch die Natur nie, durch die Kunst fast immer geheilet werden können." Der Rat veranlaßt daraufhin die Aufnahme ins Lazareth.

(1810): „In der Kutscher Gaße bei dem Groszen wohnt eine Familie..., die samt und sonders seit 3 Jahren venerisch sind, Mann und Frau und 3 Kinder. In ihrem Quartier und bey der höchsten Dürftigkeit derselben ist keine Cur möglich. Ich schlage daher unmaßeblich vor, diese Familie aus der Stadt zu verweisen, damit die Infection nicht weiter um sich greife, oder sie in das hiesige Krankenhaus aufzunehmen."

In einer Denkschrift Friedingers über die Wiener Gebär- und Findelanstalt heißt es 1887: „Wird zu einem an Syphilis erkrankten Neugeborenen eine Amme benötigt, so wird selbe nicht gegeben, ohne sie vor Zeugen auf die Gefahr der gleichen Erkrankung aufmerksam gemacht zu haben. Empfehlenswert ist in jedem solchen Fall die Aufnahme eines Notariatsactes. Übernimmt eine Amme dennoch den Ammendienst und erkrankt sie gleichfalls an Syphilis, so hat sie die Erkrankung ihrem eigenen Verschulden zuzuschreiben."

1837 stellen A. Colles und 1840 Beaumès das „Gesetz" auf, nach dem sich die Übertragung der Lues vom Kind auf die Mutter regelt: Die von der Empfängnis her gesunde Mutter erwirbt durch die Schwangerschaft mit einem vom Vater her luischen Kinde eine Immunität gegen Lues. Fassung von E. Philipp (1928): Ein Kind mit angeborener Lues kann seine Mutter nicht anstecken, weil sie selbst luisch ist. 1865 stellt Profeta das „Gesetz" auf, nach dem sich die Übertragung von der Mutter auf das Kind regelt: Fassung von E. Philipp: Eine luische Mutter steckt ihr (scheinbar) gesund geborenes Kind nicht an. Das Gesetz gilt nur soweit, wie die Kinder selbst an latenter Lues leiden.

1853 beschreiben A. Bednar (S. 271), 1871/72 J. Parrot die Parese der Glieder bei jungen luischen Säuglingen. Die zugrunde liegende Osteochondritis luica wird 1870 von C. Wegner erkannt.

1858 führt Jonathan Hutchinson als Zeichen angeborener Lues besondere Zahnbildungen und Augenkrankheiten, „Keratitis scrophulosa" u. a. an, 1860 auch die Taubheit. In den nächsten Jahren hebt er die diagnostische Bedeutung dieser drei Krankheitszeichen stärker hervor. Die Bezeichnung „Hutchinsonsche Trias" stammt von A. Fournier (1886).

1905 entdeckten Fritz Schaudinn und Erich Hoffmann in der Spirochaeta pallida den Erreger der Lues. Bekanntgabe der Wassermannschen Luesreaktion durch A. Wassermann, A. Neisser und C. Bruck.

1907 führen P. Uhlenhuth organische As-Präparate, 1910 P. Ehrlich und S. Hata das Salvarsan in die Behandlung der menschlichen Lues ein.

Seit 1910 tritt Erich Müller für kräftige und langdauernde Behandlung der angeborenen Lues ein.

Noch im Jahre 1932 schlägt L. Spitzer (Wien) vor, die luische Frau zu sterilisieren.

Das Penicillin, 1928 durch A. Fleming entdeckt und 1943 von Mahoney, Arnold und Harris in die Luesbehandlung eingeführt, erweist sich als wirksames Heilmittel der angeborenen Lues im Säuglingsalter. Diese wird durch rechtzeitige und ausreichende Behandlung der schwangeren luischen Mutter mit Penicillin sicher vermieden. Dank der organisierten Abwehr ist sie im Verschwinden.

Gonorrhoische Blennorrhoe der Neugeborenen

Nach Soranos (cap. 28) muß man beim Bestreuen der Neugeborenen mit Salz sorgfältig die Augen schonen, weil sich sonst Geschwüre bilden und ein Brennen entsteht. Die Augen werden mit Öl benetzt, um die dicke Flüssigkeit zu entfernen; geschieht dies nicht, so wird das Kind meistens schwachsichtig.

Eucharius Roesslin (1513) empfiehlt – wahrscheinlich unter der Nachwirkung von Soranos – zur Pflege der Neugeborenen: „Man soll im auch ein wenig baumöle in die augen treiffen." Er nennt unter den Krankheiten der Neugeborenen auch „die Geschwulst der Augen".

Lazarus Riverius berichtet 1646 von einem Neugeborenen, das an „Oculorum inflammatio cum sordibus" litt. Die Krankheit zog sich über drei Monate hin, heilte aber schließlich nach vielen Bemühungen. Valentin Kräutermann (1740) beschreibt zum ersten Male das Krankheitsbild: Von Entzündung der Augen. „Wann wider Willen Thränen fließen, die Kinder (Neugeborene) kriegen böse Häupter, und das gantze Auge, oder wohl alle beyde, werden zugleich entzündet, zumahlen wenn der Zufall lange anhält, so hat es etwas mehrere Aufsicht vonnöthen, denn wenn es negligiret wird, so greiffen die beißenden Feuchtigkeiten die Augen an, machen solche schwächend, worauf leichtlich eine völlige Blindheit erfolgen kann." Als Ursachen werden angeführt: beißende Schärfe und stockendes Geblüt in den Augen, kalte oder heiße Luft und hitzige Ammenmilch.

„Bei neugeborenen Kindern erblicket man auch zum öfteren einen Zufall an denen Augen, wenn sie nemlich in der Geburt durch die Zusammenschnürung des inneren Mutter-Mundes auch von dessen äußeren engen Geburt-Gliedern daselbst gedrückt oder von denen Heb-Ammen unvorsichtiger Weise betastet werden: davon bekommen sie Schwulst und auch zuweilen Unterlaufen mit Geblüt und nach wenigen Tagen fangen die Augen an zu schwären." (Storch 1750).

Im gleichen Jahr 1750 hat S.Th. Quelmalz, Professor der Anatomie, Physiologie, Chirurgie, Pathologie und Therapie in Leipzig (1696–1758) bereits den Zusammenhang zwischen den Augenbindehautkatarrhen der Neugeborenen und dem weißen Fluß ihrer Mütter erkannt: „Ich habe nach der Ursache der Krankheit sorgfältig gefragt und der Konstitution der Eltern nachgespürt. Dabei fand ich häufig etwas Venerisches in einem der Eltern verborgen, noch häufiger aber litt die Mutter an weißem und ziemlich virulentem Fluor, bevor sie den (schwangeren) Uterus in sich trug, nicht selten während der Schwangerschaft oder nach Ausstoßung des Fetus während des Stillens."

Seit dieser Zeit finden sich in dem Schrifttum immer wieder Hinweise auf den Zusammenhang zwischen beiden Erkrankungen (Siebold d.J. 1792, Gibson 1807, Hegewisch 1813). Nach Gibson (1807) können die Augen des Kindes während des Durchtrittes durch die Vagina mit der abgesonderten Flüssigkeit in Berührung kommen und dadurch erkranken. Bestand doch fast immer, wenn die Neugeborenen erkrankten, bei den Müttern ein weißer Fluß. Gibson empfiehlt deshalb, gleich nach der Geburt die Augen des Neugeborenen mit einer Flüssigkeit zu säubern, die die schädlichen Stoffe entfernt oder unschädlich macht.

Nach Bertin (1810) erkranken sehr häufig die Kinder syphilitischer Eltern an Ophthalmie.

Hegewisch (1817), der den weißen Fluß der Mütter für die einzige Ursache der Ophthalmoblenorrhoe der Neugeborenen erklärt, wäscht bei Kindern solcher Mütter die Augen mit Lavendelwasser aus.

Ritterich (1827) beobachtete die Ophthalmoblennorrhoe bei 14 Neugeborenen und 4 Erwachsenen. „Die Mütter aller dieser Kinder litten an Leukorrhoe und eine der 4 Erwachsenen wurde offenbar durch ein Kind, das sie an sich gelegt oft herumtrug, angesteckt."

E.P.H.Storch (1826) reinigt die Augen mit lauwarmem Wasser. Nach Haase (1829) erkrankten in der Dresdner Entbindungsanstalt in einem Jahr 67 von 273 Neugeborenen (24,55%); er ließ deshalb die Augen sämtlicher Neugeborener von Geburt an täglich zweimal mit einer erwärmten Lösung von Chlorkalk befeuchten, erzielte aber keinen bleibenden Erfolg.

Eisenmann (1830) kennt verschiedene Ursachen für die Augenerkrankungen der Neugeborenen, „der wahre Augentripper aber ... befällt nur jene Kinder, welche durch eine tripperkranke Scheide ihren Weg in die Welt nehmen mußten". „Die Therapie dieser Augenentzündung kann schon gegen die Ursache tätig sein, denn es ist geraten, Kindern, die von gonorrhoischen Müttern geboren werden, gleich nach der Geburt die Augen zu reinigen. Eine sehr verdünnte Chlorine (wahrscheinlich ist Chlorwasser gemeint), lauwarm als Waschmittel angewendet, mag den Ansteckungsstoff in vielen Fällen unschädlich machen und der Krankheit vorbeugen."

Nach Arlt (1858) entsteht die Bindehautblennorrhoe der Neugeborenen dadurch, daß die Bindehäute bei der Geburt mit dem blennorrhoischen Sekret der Geburtswege in Berührung kommen. Um die Krankheit zu verhüten, sollen die Augen sofort abgespült werden, wenn der Verdacht einer Genitalerkrankung besteht. Daneben ist mäßige Kälte anzuwenden.

Diese Anschauungen und Vorschläge vermochten sich aber noch nicht durchzusetzen. Immer wieder wird die Erkrankung auf ganz andere Ursachen zurückgeführt. So kommt sie nach Fr. Jahn (1803) durch unbehutsame Einwirkung des Sonnen-, Tages- und anderen hellen Lichtes zustande. Henke (1809) schreibt:

„Zu den anerkannten Schädlichkeiten gehören: Einwirkung eines zu grellen Lichtes in geweißten Zimmern ohne Fenstervorhänge; verdorbene Luft in feuchten kalten Wohnungen oder durch Unreinlichkeit oder krankhafte Ausdünstungen (in Findelhäusern). Nicht selten ist aber auch nach den Beobachtungen von Siebold d.J., J.A.Schmidt, Gibson und Hegewisch die Ansteckung bei dem Geburtsakt durch die mit dem weißen Fluß behaftete Mutter die Ursache der Entzündung. Dieses von vielen Ärzten übersehene Causalmoment verdient die größte Aufmerksamkeit...".

Trotzdem werden in den Lehrbüchern immer noch die verschiedensten Ursachen genannt.

Fr. L. Meissner (1844): „F.Ph.Ritterich behauptet geradezu, daß die Mütter aller von ihm an Augenentzündung behandelten Neugeborenen von Fluor albus befallen gewesen seien. Unserer Ansicht nach liegt jedoch die häufigste Hauptveranlassung in der Witterungskonstitution und besonders klimatischen Einflüssen" (1, 434).

„Eine Ansteckung während des Geburtsactes durch die mit einem gutartigen weißen Flusse behaftete Mutter als Ursache dieser Augenentzündung anzunehmen, ist ein bloßes Hirngespinst." Die Krankheit ist nach Oesterlen ebenso wie die Gelbsucht und die Aphthen (Soor) „ganz allein Folge einer durch äußere und innere Reize hervorgebrachten, rotlaufartigen Entzündung des äußeren und inneren Schleimhautsystems" (Oesterlen 1831 nach Mezler 5, 96).

Mauthner (1853): „Unleugbare Tatsachen sprechen dafür, daß die furchtbarste Augenkrankheit der Neugeborenen, wodurch viele erblinden und woran manche sogar sterben, aus den grellen Einwirkungen des Lichtes entsteht. Ich habe eine solche Augenentzündung entstehen sehen bei einem Neugeborenen, den man auf einem Tische ankleidete, worauf eine Argandische Kugellampe stand, deren blendendes Licht ihm ins Auge fiel. Man wunderte und freute sich, daß das Kindlein so schön ins Licht schaue! Das Kind büßte diese Freude mit dem Leben."

Nach Bednar (1856) werden zu den Ursachen der Ophthalmie bei Neugeborenen „uneine mit schädlichen Dünsten geschwängerte Zimmerluft und Ansteckung gezählt".

In den alten Entbindungsanstalten und Findelhäusern ist die „Ophthalmie" der Neugeborenen und Säuglinge heimisch gewesen und immer wieder als Massenerkrankung aufgetreten. Vielen Kindern hat sie das Leben, vielen Überlebenden das Augenlicht gekostet. Viele Erwachsene haben sich wieder an den Kindern angesteckt.

Wir übersehen heute besser als die alten Ärzte, wie die Ansteckungen zustande kamen: Während der Geburt werden die Gonokokken aus den gonorrhoischen Geburtswegen der Mutter auf die Augen des Kindes übertragen, nach der Geburt stammen sie aus dem „weißen Fluß" der eigenen oder fremder Mütter oder von den Augenbindehäuten der erkrankten Kinder und Erwachsenen. Begünstigt wurde die Übertragung durch die weite Verbreitung der Gonorrhoe unter den Erwachsenen, die trotz aller Hinweise immer noch herrschende Unkenntnis der Übertragungsweise, die verbreitete Unsauberkeit und die überdichte Belegung der Anstalten. Waren doch die Kinder in den Betten ihrer Mütter oder fremder Erwachsener untergebracht; oft lagen sie zu mehreren im gleichen Bett (S. 257). So waren die Anstalten nicht imstande, die Ausbreitung der Krankheit zu verhüten.

Im Wiener Findelhaus sind von 1854–1866 5614 von 130 104 Neugeborenen (4,31%) an der Ophthalmie erkrankt.

Als Beispiel seien hier (nach Haussmann) Werte der Dresdner und der Leipziger Entbindungsanstalt auszugsweise wiedergegeben.

Tabelle 25. Blennorrhoe der Neugeborenen in der Dresdner Entbindungsanstalt
(nach Haussmann)

Jahr	Zahl der Lebendgeborenen	Bindehauterkrankungen	% der Lebendgeborenen
1826	225	43	19,1
1836	217	11	5,07
1847	284	63	22,1
1857	392	19	4,8
1867	681	52	7,6
1875	1050	266	25,3

Tabelle 26. Blennorrhoe der Neugeborenen in der Leipziger Univ. Frauenklinik
(Haussmann 1882, Credé 1884, ergänzt)

1849–1959	1010	108	10,69 (Poliklinik)
1874	323	45	13,6
1875			12,9
1876			9,1
1877			8,3
1878			9,8
1879	389	36	9,2
1880 7 Mon.	211	1	0,49 } Credésche Einträufelung
1881	400	1	0,25
1882	418	2	0,49
1947–1957[1]	36 519	3	0,008

[1] Ungedruckte Mitteilung des damaligen Direktors Robert Schroeder.

J. Fr. Osiander berichtet im Jahre 1817 über seinen Besuch der Wiener Findelanstalt: „Die Augenentzündung der Neugeborenen kostet nicht nur vielen Kindern und Ammen die

Augen, sondern einer großen Zahl von Findelkindern das Leben. Jährlich sollen gegen 50 Ammen und mehrere hundert Kinder daran erkranken, von welchen viele gänzlich erblinden und nicht wenige atrophisch sterben."

Die gleiche Notlage hat in allen Entbindungsanstalten und Findelhäusern geherrscht, wie aus der eingehenden Darstellung Hausmanns (1882) hervorgeht: In den Entbindungsanstalten erkrankten selten weniger als 5%, oft aber 20% und mehr aller Neugeborenen an Ophthalmie. Gelegentlich stiegen die Zahlen noch höher. So sind in der Bonner geburtshilflichen Klinik 1828–1834 von 468 Neugeborenen „fast 50%" erkrankt. In der Findelanstalt von Linz leidet nach Knoerlein (1846) zuzeiten die Hälfte der anwesenden Kinder an dieser Krankheit. Sie wird auf verdächtige Scheidenausflüsse und auf das Austragen der Kinder zur Taufe in die entfernte Kirche zurückgeführt.

„Jedes einzelne an Ophthalmie erkrankte Kind erforderte eine besondere Wärterin, welche ununterbrochen Tag und Nacht mit dem Kinde zu schaffen hatte mit Reinigen der Augen, Einträufelungen, Eisumschlägen und den übrigen gewöhnlichen Dienstleistungen; die Krankheit schleppte sich bei einigermaßen heftigem Auftreten mindestens 2–3, oft 4 und mehr Wochen hinaus, verlängerte also die Verpflegungszeit der Mutter des Kindes um ebenso viel Wochen. So sammelten

Tabelle 27. Die Ophthalmie der Neugeborenen als Erblindungsursache (nach Haussmann)

Ort der Blindenanstalt	Zahl der		Prozentsatz
	Aufnahmen 1865–1875	durch Ophthalmie der Neugeborenen Erblindete	
Kopenhagen	145	12	8,27
Düren	120	11	9,17
Frankfurt/M.	35	4	11,43
Berlin	89	19	21,35
Hannover	151	36	23,84
Friedberg	59	15	25,42
Brünn	59	15	25,42
Barby	102	26	25,49
Königsberg	138	39	28,26
Kiel	44	13	29,55
Leipzig	26	8	30,77
Wien	135	42	31,11
Amsterdam	54	17	31,48
Dresden mit Hubertusburg	282	93	32,98
Hamburg	33	11	33,33
Breslau	239	84	35,10
Neu-Torney	81	34	41,97
Neukloster	44	19	43,18
München	96	42	43,75
Budapest	142	68	47,89
Linz	53	27	50,94
Lemberg	38	23	60,52

sich häufig eine ganze Reihe älterer und frischer Fälle, welche schließlich wegen Mangel an Raum die nötige Isolierung unmöglich machten. Dazu kommt die ewige Sorge der Weiterverbreitung der Krankheit..." (Credé 1884).

Die Häufigkeit der Ophthalmie als Erblindungsursache geht aus der Tabelle hervor.

Um die Ophthalmie zu verhüten, empfiehlt Haussmann 1879, die Augenlider und Wimpern der Neugeborenen, bevor sich die Augen öffnen, mit 1%iger Karbolsäure vorsichtig zu reinigen.

1879 entdeckt A. Neisser die Gonokokken.

1881 verhütet C.S.Credé, Leipzig, die gonorrhoische Blennorrhoe der Neugeborenen durch Einträufelung von 2%iger Silbernitratlösung[1] in den Augenbindehautsack. Mit einem Schlage wird damit die gefährliche Seuche beseitigt:

Tabelle 28
Wirkung des Credéschen Verfahrens zur Verhütung der gonorrhoischen Conjunctivitis bei Neugeborenen (nach von Jaschke 1917)

	Vor Einführung der Einträufelung		Nach Einführung der Einträufelung	
	Zahl der Kinder	% an Erkrankungen	Zahl der Kinder	% an Erkrankungen
Credé	2 987	10,8	1 160	0,1–0,2
Bayer	1 106	12,3	361	—
Bröse	—	13,0	—	4,0 (1,09)
Felsenreich	1 187	4,3	3 000	1,93
Felsenreich	—	—	2 100	1,32
Haab	42 871	8,9	10 521	1,0
Köstlin	—	—	24 724	0,65
Königstein	1 092	4,8	1 250	0,7

In der Prager Findelanstalt waren nach Epstein (1886) vor Einführung des Credéschen Verfahrens 20–25% der Kinder an Blennorrhoe erkrankt. Der ständige Zufluß dieser Kranken, deren Heilung längere Zeit dauerte, bewirkte eine Stauung, so daß fast regelmäßig ein Drittel aller Kinder des Findelhauses an Blennorrhoe litt. Das Credésche Verfahren beendete diese Seuche. Wie wirksam es war, geht aus einem Erlebnis hervor, das A.Czerny (1939) um 1890 in der Prager Findelanstalt hatte:

„In der Hebammenklinik war der Leiter ein sehr alter Herr, der eines Tages auf den Gedanken kam, die Credésche prophylaktische Behandlung der Augen aufzugeben, weil es bei den Kindern keine Augengonorrhoe mehr gab. Die Folge dieser Verfügung war furchtbar. In kurzer Zeit war unsre Klinik mit Kindern überfüllt, die an Augengonorrhoe erkrankt waren. Es blieb nichts anderes übrig, als den Hebammenlehrer behördlicherseits zu zwingen, das Credésche Verfahren wieder aufzunehmen. Schlagartig erlosch damit die Augengonorrhoe. Wir machten damit die Erfahrung, wie stark die Gonorrhoe verbreitet ist und mit welcher absoluten Sicherheit das Credésche Verfahren hilft."

---

[1] Heute ist 1%ige Silbernitratlösung gebräuchlich.

Das von Fleming 1928 entdeckte Penicillin hat sich bei der Behandlung der Gonorrhoe bewährt. Eine gut eingerichtete Abwehr läßt die Krankheit seltener werden. So entstand die Frage, ob die Credésche Einträuflung noch nötig ist.
Im Jahre 1957 versuchten G.W.Mellin und M.P.Kent, New York, auf das Credésche Verfahren zu verzichten. Im Sloane Hospital for Women waren 1932–1957 18 von 75 775 Lebendgeborenen (0,013%) unter dem Schutz der Einträuflung an gonorrhoischer Ophthalmie erkrankt, seit 1948 war keine Erkrankung mehr aufgetreten. Die Einträuflung unterblieb knapp 7 Monate. In dieser Zeit erkrankten 4 von 1 974 Neugeborenen (0,2%). Daraufhin wurde das Credésche Verfahren wieder eingeführt.

Schrifttum

Ammon, v., Die Augenentzündung der Neugeborenen. Analekten über Kinderkrankheiten. 1. Bd. H. 1. Stuttgart 1837. S. 132.
Andrée, C.M., Neuester Zustand der vorzüglichen Spitäler und Armen-Anstalten des In- und Auslandes. Leipzig 1810. 1, 313.
Arlt, Jb. Kinderheilk. 1, 29 (1858).
Bednar, A., Lehrbuch der Kinderkrankheiten. Wien 1856. S. 459.
Bertin, M., Traité de la maladie vénérienne chez les enfants nouveau-nés, les femmes enceintes et les nourrissons. Paris 1810.
Credé, C.S.F., Arch. Gyn. 17, 50 (1881).
–, Die Verhütung der Augenentzündung der Neugeborenen. Berlin 1884.
Czerny, A., Pädiatrie meiner Zeit. Berlin 1933. S. 33.
Dupoux, A., Sur les pas de Monsieur Vincent. Paris 1958. Tabelle im Anhang.
Eisenmann, Der Augentripper der Neugeborenen (1830). Analekten über Kinderkrankheiten. 2. Bd. H. 5. Stuttgart 1837. S. 3.
Epstein, A., Arch. Kinderheilk. 7, 99 (1886).
Fournier, A., La Syphilis héréditaire tardive. Paris 1886. S. 63.
Frank, J.P., Medizinische Polizey. 2, 376. Mannheim 1780.
Friedinger, E., Denkschrift über die Wiener Gebär- und Findelanstalt. Wien 1887. S. 64.
Gibson, E., Edinburgh med. and surg. Journal. 3, 159 (1807).
Haase, Fr., Gemeinsame deutsche Z. f. Geburtskunde 4. H. 3, 437 (1829).
Haussmann, D., Dtsch. med. Wschr. 1879, 450.
–, Die Bindehautaffektion der Neugeborenen. Stuttgart 1882 (Lit.).
Hegewisch, Arch. f. prakt. Med. u. Klinik. Herausgeber Horn. 3, H. 2, 208 (1813).
Henke, A., Handbuch der Kinderkrankheiten. Frankfurt/M. 1809.
Hofschlaeger, R., Ciba Z. 6, 2104, Nr. 63 (1953).
Hutchinson, J., Brit. med. J. 2. Okt. 1858, nach Schmidts Jb. 101, 299 (1859).
Knoerlein, J. Kinderkrankh. 7, 230 (1846).
Kräutermann, V., Aufrichtig getreuer, sorgfältiger und geschwinder Kinderarzt. Frankfurt u. Leipzig 1740. S. 267, 306.
Mauthner, L.W., Kinder-Diätetik. 2. Aufl. Wien 1853. S. 33.
Meissner, Fr.L., Die Kinderkrankheiten. 3. Aufl. Leipzig 1844. 1, 434.
Mellin, G.W., und M.P.Kent, Pediatrics 22, 100 (1958).
Müller, E., Pfaundler-Schloßmanns Handbuch der Kinderheilkunde 4, 260. Leipzig 1931.
Oesterlen, G.Chr., (1831): nach Fr.J. v. Mezler, Samml. auserlesener Abhandl. über Kinderkrankheiten 3. Aufl. Prag 1836.
Osiander, F.B., Lehrbuch der Hebammenkunst, Göttingen 1796.
Osiander, J.Fr., Nachrichten von Wien über Gegenstände der Medizin, Chir. u. Geb.hilfe. Tübingen 1817.

Paracelsus (Theophrast von Hohenheim: Sämtliche Werke. Herausgeber K. Sudhoff).
   Bd. 7. Vom Ursprung der Franzosen. 2. Buch. 16. Kap. München 1923. S. 230; Bd. 10.
   Chirurgiae liber tertius (de morbo gallico). Tractatus primus. Caput IV (geschrieben 1537?,
   gedruckt 1579). München und Berlin 1928. S. 502.
Parrot, J., Arch. Physiol. norm et pathol. 4, 319 (1871/72).
Philipp, E., Zbl. ges. Gyn.: 7, 420 (1928).
Piechocki, W., Johann Christian Weil 1759–1813. Nova Acta Leopoldina. Neue Folge.
   Bd. 22. Nr. 144. Leipzig 1960. S. 111 und 118.
Quelmalz, S. Th., Panegyrin med. de caecitate infantum fluoris albi materni ejusque viru-
   lenti pedisseque Lipsiae 1750.
Ritterich, F. P., Jährl. Beitr. z. Vervollkommnung der Augenheilkunst. Leipzig 1827.
   Bd. 1.
Riverius, Lazarus, Observationes medicae et curationes insignes. Obervationes ab aliis
   communicatae. S. 102. Observatio III. Paris 1646.
Rösslin, Eucharius, Rosengarten (1513). Neudruck, herausgegeben von Gustav Klein
   München 1910.
Schaeffer, J. A. G., Briefe auf einer Reise durch Frankreich, England... Regensburg 1794.
   1, 169.
Schäffer, J. Chr. G., Über die gewöhnlichsten Kinderkrankheiten. Nach Armstrong, be-
   arbeitet von Schäffer, 2. Aufl. Regensburg 1792. S. 34.
Schmidt, J. A., Ophthalm. Bibliothek von Himly und Schmidt. 3, St. 2. S. 107 (1806).
Siebold d. Jüng., Starks Archiv für Geb.hilfe. 4, St. 3.8.558 (1792).
Sonnenmayer, G. J. F., Die Augenkrankheit der Neugeborenen. Leipzig 1850 (Lit.).
Soranus von Ephesus, Die Gynäkologie. Übersetzt von H. Lüneburg. München 1894.
   Kap. 28. S. 58.
Spitzer, L., Münch. med. Wschr **1932**, 97.
Sudhoff, K., Münch. med. Wschr **1933**, 586.
Sticker, G., In: Handbuch der Geschlechtskrankheiten von J. Jadassohn. Bd. 23, Berlin
   1931.
Storch, J., Theoretische und praktische Abhandlungen von Kinderkrankheiten. 1, 134;
   2, 285. Eisenach 1750/51.
Wegner, G., Virchows Arch. **50**, 305 (1870).

Tuberkulose [1]

Schon lange bekannt sind krankhafte Knochenveränderungen, die als Tuberkulose gedeutet werden. So ist bei einem Skelett aus der jüngeren Steinzeit, das in Heidelberg ausgegraben wurde, eine Reihe von Wirbeln in kennzeichnender Weise zerstört, so daß die Wirbelsäule nach vorn eingeknickt ist (Bartels). Entsprechende Knochenveränderungen sind bei ägyptischen Mumien (etwa 1000 v. Chr.) nachgewiesen worden (Smith und Ruffer). Im Museum von Gizeh befindet sich ein Kinderskelett mit tuberkulöser Hüftgelenksentzündung (Sticker).

Bei den Griechen besaß das Wort $\varphi\delta\iota\sigma\iota\varsigma$ mehrere Bedeutungen. Es gab eine Leber- und eine Milzschwindsucht, wobei die Abzehrung das Wesentliche war. Eine andere Form war die Schwindsucht der Lungen. „Wo das Wort Schwindsucht seit 3 Jahrtausenden ... schlechthin gebraucht wird, Phthisis bei den Griechen, Tabes bei den Römern, swinden bei den Germanen, da ist die unaufhaltsam zur tödlichen Abzehrung führende Lungensucht gemeint" (Sticker).

---
[1] Skrofulose siehe Seite 526.

Hippokrates (460–377 v. Chr.) hat in seinen Werken an verschiedenen Stellen – Bochalli hat sie zusammengefaßt – über Ursache, Erscheinungen, Verlauf und Behandlung der Phthise gesprochen. Die Anlage dazu erklärt er für erblich (S. 35). Er kennt bei Phthisikern die Höhlenbildung in den Lungen, die Beteiligung des Kehlkopfes und – besonders gefährlich – des Darmes. Die Behandlung besteht vor allem in Regelung der Lebensweise und der Kost sowie in Bädern. Die Schwindsuchtslehre des Hippokrates ist lange maßgebend gewesen.

Obwohl Hippokrates die Ansteckungsgefahr durch Phthisiker nicht erwähnt, ist die Furcht davor schon seit seinen Zeiten stets, wenn nicht im Bewußtsein der Ärzte, so doch des Volkes lebendig gewesen. Hierfür hat G. Sticker eine Reihe von Belegen gegeben. So ergibt sich aus einer Verteidigungsrede des Redners Isokrates (436–338 v. Chr.), daß die Phthisis der Lungen als ansteckend gilt, weil die Mehrzahl derer, die Schwindsüchtige pflegen, selbst an Schwindsucht erkranken (W. Löffler).

Celsus (30 v.– 50 n. Chr.) kennt 3 Formen der Abzehrung (Tabes): Atrophie, Kachexie und Phthisis. „Die dritte, bei weitem gefährlichste Form der Abzehrung wird von den Griechen $\varphi\delta\iota\sigma\iota\varsigma$ genannt. Sie nimmt gewöhnlich im Kopf ihren Ursprung und teilt sich von da aus den Lungen mit. Hierauf entsteht Verschwärung und ein gelindes, schleichendes Fieber, das bald wegbleibt, bald wiederkommt. Dabei ist häufig auch Husten vorhanden; es werden Eiter und etwas Blutiges ausgeworfen."

Das von Celsus eingeführte Wort „Tuberculum" bedeutete damals nach Virchow: Balggeschwulst, Knochenauswuchs, Kondylom und Furunkel, also etwas ganz anderes als heute.

Ausgezeichnet beschreiben Aretaeus (2. Jahrhundert n. Chr.) die phthisische Abzehrung des Körpers und die Lungenblutung, sein Zeitgenosse Galen (de febribus) die Ansteckungsfähigkeit der Schwindsucht: „Es ist gefährlich, mit Personen einen genauen Umgang zu haben, die mit der Schwindsucht behaftet sind."

1650 entdeckt Franziskus de le Boë, genannt Sylvius, (1614–1672) in Leyden die Tuberkel in unserem Sinne und beschreibt sie als größere oder drüsenartige Tuberkula in den Lungen. Die Phthise wird nach ihm durch die ansteckende Atemluft der Phthisiker übertragen. In der „Phthisiologica" von Richard Morton (1637–1698) finden sich auch die Krankengeschichten einiger Kinder. Morton kennt eine zufällige, skorbutische, asthmatische, melancholische, venerische usw. Schwindsucht. Er erwähnt das Vorkommen von größeren Herden, Hohlräumen, Verhärtungen und Verkreidungen in den Lungen. Baillie (1793) und Beyle (1810) beschreiben die Entwicklung der Lungenschwindsucht aus kleinen Knoten.

Das klinische Bild der tuberkulösen Meningitis mit Sektionsbefunden hat P. Whytt (1768) als „dropsy in the brain" dargestellt (S. 104). Von Percival Pott (1779) stammt die Beschreibung der tuberkulösen Spondylitis, die er mit Fontanellen (künstlichen Eiterungen) behandelt. Die Krankheit wird seitdem als Malum Pottii bezeichnet.

Zu einer Zeit, die den Begriff der Tuberkulose noch nicht kannte, galten Knochentuberkulose und Skrophulose als Zeichen der Rachitis. Die Volksmedizin führte die rachitischen Knochenveränderungen und die tuberkulösen Schwellungen und

Geschwüre auf die gleiche Quelle zurück (Hovovka und Kronfeld 1909). Im preußischen Todesursachenverzeichnis wurde erst 1903 die Skrophulose aus der „Rachitis" in die „Tuberkulose" versetzt (Redeker). Fr. B. Osiander (1796) beschreibt unter „Rachitis", was einst die Knochentuberkulose für die kranken Kinder bedeutet hat:

„Bey andern werden die Knochen nicht krumm, aber faulig; ein Gelenk am Finger, oder die Mittelhand, oder der Elbogen oder das Knie oder die Hüfte oder der Vorfuß oder der Rückgrath fangen an zu schwellen. Gewöhnlich muthmaßt man alsdann, die Kindermagd habe das Kind fallen lassen, den Fuß oder Arm verzogen, und fängt an auf den Rath eines Barbierers, Afterarztes oder alten Weibes zu schmieren, zu schindeln, zu bepflastern, binden, oder schnüren; und dadurch wird nun vollends der Grund zum baldigen offenbaren Beinfraß, Beinfresser, Winddorn, gelegt. Die Geschwulst wird roth, bricht endlich mit einer ganz kleinen Öffnung auf, und es fließt eine Jauche heraus. Man schmiert mit fetten Salben, und es bricht ein neues Loch hinein; das eine fällt zu, ein neues geht wider auf, und man pflegt zu sagen: der Maulwurf werfe bald da, bald dorten auf. Endlich schieben sich abgefaulte Splitter vom Knochen heraus, die ausfließende Materie stinkt abscheulich, und ein beständiges Zehrfieber hält das unglückliche Kind in einem fortdauernden schwachen, und elenden Zustand. Bey diesem Fließen kann der Mensch zwanzig bis dreyßig Jahr alt werden, und er ist im Anfang übel behandelt oder versäumt worden, so ist der Schaden selten mehr aus dem Grunde heilbar."

R. Th. Laënnec (1781–1826) wird mit der Erfindung der Auskultation und der Wiedereinführung der von Auenbrugger erfundenen Perkussion (s. S. 261) der Begründer der klinischen Phthisisdiagnostik.

1832 führt J. S. Schönlein die Bezeichnung: „Tuberkulose" ein. „Die Familie der Tuberkeln ist mit der der Scropheln verwandt, keineswegs aber identisch."

Ph. Fr. H. Klencke (1813–1882) weist 1843 nach, daß Kaninchen, denen tuberkulöse Stoffe eingebracht werden, an Tuberkulose erkranken. Seine Befunde bleiben unbeachtet, obwohl J. A. Villemin (seit 1865) zu den gleichen Ergebnissen kommt. Ihm gelingt es, beim Kaninchen Tuberkulose durch subkutane Einspritzung des Auswurfs Schwindsüchtiger hervorzurufen. „Das Virus vermehrt sich selbst und durch sich selbst wie ein Parasit; wir geben ihm nur die Mittel zu leben und sich zu vermehren, niemals erzeugen wir es... Da wir jetzt die Natur und die innere Ursache der Tuberkulose kennen, die wir nach unserem Belieben bei den Tieren entstehen lassen, zeigt sich da nicht vor uns ein Gesichtsfeld voller tröstender Hoffnungen?"

Im Jahre 1847 stellt Virchow die Tuberkulose in die Nähe des Krebses; er gebraucht den Ausdruck „tuberkelartiger Krebs".

„Die Tuberkulose kommt schon im ersten Lebensmonat vor und nimmt mit dem Alter an Häufigkeit zu. Dieselbe ist in vielen Familien erblich; auch kann sie sich unter ungünstigen Lebensverhältnissen primär entwickeln; zu diesen gehören ungesunde Wohnung, schlechte Nahrung, langer Aufenthalt im Spital, Mangel an Bewegung im Freien, Onanie. Zu den Gelegenheitsursachen werden Masern, Keuchhusten, Bronchitis, Pneumonie, Pleuritis, Entero-Colitis, Vakzine und Syphilis gezählt" (Bednar 1856).

„Keine Krankheit ist so bestimmt erblich als die Tuberkulose... Ich vermute fast, sie ist die einzige und allein wahre Ursache der Dyscrasie. Deshalb ist die Krankheit nicht zu verhüten, man kann sich nur bemühen, einen möglichst milden

Verlauf zu erzielen. Traurig sind die Erfolge chirurgischer Eingriffe an scrophulösen Knochen. Gewöhnlich entstehen an den Knochenwunden von neuem dieselben Knochenkrankheiten; so wird trotz aller Plage und Schmerzen der Prozeß nur wenig abgekürzt" (A. Vogel 1860).

In Neuenburg (Schweiz) starben 1875/76 10 junge Säuglinge aus gesunden Familien an tuberkulöser Hirnhautentzündung. Die entbindende Hebamme, die an cavernöser Phthise litt, war gewöhnt, bei den Neugeborenen den Schleim mit dem Munde abzusaugen und auch bei leichter Asphyxie Luft einzublasen. Die Kinder, die von der anderen Hebamme versorgt wurden, blieben gesund. Diese Tatsachen weisen „mit Evidenz auf eine bestimmte, gemeinsame Quelle und Entstehung hin, als welche allein die von der phthisischen Hebamme ausgehende direkte Infektion angesehen werden muß" (H. Reich).

1876 beschreibt J. Parrot (1839—1883) die gesetzmäßige Abhängigkeit der tuberkulösen Lymphknotenerkrankung von einem zugehörigen, oft sehr kleinen tuberkulösen Lungenherd. Dieses Lokalisationsgesetz, die erste Darstellung des tuberkulösen Primärkomplexes, wird von B. Kuess (1898), Cornet (1899), Eugen Albrecht (1909) und besonders von A. Gohn (1912) weiter ausgebaut.

Nach J. Uffelmann (1881) gibt es nur wenige Krankheiten, über deren Vererbung wir so viele tatsächliche Beweise besitzen wie über die der Skrofulose. Über die Ursachen der Tuberkulose gilt im wesentlichen dasselbe, hinsichtlich ihrer Erblichkeit herrscht kein Zweifel. Sie wird übertragen von skrofulösen oder tuberkulösen Eltern, doch auch in zahlreichen Fällen erworben.

Im Jahre 1882 entdeckt R. Koch (1848—1910) den Tuberkelbazillen, 1890 das Tuberkulin. 1891 legt er im „Kochschen Grundversuch" die Voraussetzungen fest, auf deren Grundlage später die Allergie entdeckt wird. Seine Arbeiten führen ein neues Zeitalter der Tuberkuloseforschung herauf. Er vertritt den Satz: „Der offen tuberkulöse Mensch ist die Hauptquelle der Tuberkuloseverbreitung."

Den Typus bovinus grenzt Th. Smith 1898 vom Typus humanus ab. R. Koch erforscht eingehender die Unterschiede zwischen humanen und bovinen Tuberkelbazillen.

Nach G. Cornet (1888) verbreitet sich die Tuberkulose durch „Staubinfektion", nach C. Flügge durch „Tröpfcheninfektion". E. v. Behring 1903 stellt dagegen die Darminfektion in den Vordergrund. Er erklärt: „Die Säuglingsmilch ist die Hauptquelle für die Schwindsuchtsentstehung." „Die Lungenschwindsucht ist bloß das Ende von dem einem Schwindsuchtskandidaten schon an der Wiege gesungenen Lied."

1895 eröffnet K. Röntgen durch die Entdeckung der nach ihm benannten Strahlen neue Wege zur Erkenntnis und Behandlung der Tuberkulose.

Für Virchow ist Tuberkulose nur das, was den von ihm erforschten, im Grunde neoplastischen Aufbau des Tuberkels aufweist; nichts ist Tuberkulose, was nicht gebaut ist wie er. Die Phthise ist etwas zweites, die Skrofulose ein Drittes. Verschiedenen Formen krankhaften Geschehens liegen auch verschiedene, eben diese Formen erzeugende Ursachen zugrunde. Gegenüber der neu entstehenden Bakteriologie will Virchow seinen Grundsatz nicht aufgeben (W. Löffler).

Die Brücke zwischen den Auffassungen Kochs und Virchows schlägt v. Pirquet. Er prägt 1906 für den Begriff der veränderten Reaktionsfähigkeit des

Tuberkulösen gegenüber dem Tuberkulin den Ausdruck „Allergie" und gibt 1907 die kutane Tuberkulinreaktion bekannt. Ihm folgen 1908 E. Moro mit der perkutanen Tuberkulinprobe und im gleichen Jahr F. Mendel, später C. Mantoux mit der intrakutanen Tuberkulinreaktion.

Karl Ernst Ranke (1870–1926) bringt 1916–1919 das immunbiologische Geschehen bei Tuberkulose in Zusammenhang mit den pathologisch-anatomischen Befunden und teilt so den Verlauf der Tuberkulose in drei Stadien: Primärkomplex, Generalisation und isolierten Organbefall. Spätere Erkenntnisse zeigen, daß die Rankesche Stadienlehre dem wechselvollen pathologischen und klinischen Geschehen nur teilweise gerecht wird.

L. Aschoff (1929) spricht von einer Periode des Primär- und des Reinfektes, eine Einteilung, die von vielen Tuberkuloseforschern anerkannt wird.

Die Aufstellung des Begriffes der „exsudativen Diathese" durch Czerny 1905 und die Entdeckung der Tuberkulin-Reaktion klären auch das Krankheitsbild der Skrofulose (s. S. 528).

1919 beschreiben H. Kleinschmidt, 1920 H. Eliasberg und W. Neuland (Klinik Czerny) die große, rückbildungsfähige Lungenverschattung (Epituberkulose). 1935 weist R. Rössle pathologisch-anatomisch nach, daß es sich hier um Atelektasen handelt, bedingt durch Verlegung des zugehörigen Bronchus infolge Schwellung tuberkulöser Lymphknoten oder des Primärherdes. Solche Atelektasen waren schon Ranke (1916) u. a. bekannt.

Tendeloo (1926) und Schmincke (1925) prägen den Begriff der kollateralen Entzündung; diese wird durch Simon und Redeker (1930) vor allem für die Kindertuberkulose erforscht.

1925 beschreibt H. Assmann beim Erwachsenen den infraklavikulären Schattenherd als Folge einer frischen Tuberkuloseinfektion, wofür Redeker 1926 den Namen „Frühinfiltrat" vorschlägt.

Im Jahre 1926 empfiehlt A. Calmette eine Schutzimpfung mit abgeschwächten, aber lebenden bovinen Bazillen. 1930 werden in Lübeck versehentlich mehr als 250 Neugeborene mit einer BCG-Kultur gefüttert, die, wie später festgestellt wird, mit virulenten humanen Tuberkelbazillen verunreinigt war. Unter dem Bilde der Fütterungstuberkulose erkranken 251 Kinder, von denen 72 gestorben sind.

Der schwere Unfall vermehrt die Kenntnisse von dem Verlauf der Tuberkulose (H. Kleinschmidt und F. Schürmann), hemmt aber zunächst den Fortgang der Impfung in Deutschland. Im Ausland jedoch, namentlich in den nordischen Ländern, setzt sich die Schutzimpfung weitgehend durch und hat hier große Erfolge erzielt. In Deutschland verbreitet sich diese Impfung erst nach 1945.

Schon seit dem klassischen Altertum wird das Sonnenlicht immer wieder als Heilmittel empfohlen. 1853 erklärt Hermann Brehmer (1826–1889) in seiner Doktorarbeit die Lungenschwindsucht für heilbar, 1854 gründet er die Brehmersche Heilanstalt in Görbersdorf im Riesengebirge. Sein Schüler P. Dettweiler in Falkenstein im Taunus (1837–1904) führt die Freiluftliegekur ein. 1858 behandelt M. Schreber (S. 280) in Leipzig Skrofulose (und andere Leiden), indem er die Kinder durch die geschlossenen Fenster hindurch der Sonnenbestrahlung aussetzt. In den achtziger Jahren des vorigen Jahrhunderts haben J. Uffelmann in

Rostock und Winternitz in Wien skrofulöse Kinder mit Sonnenlicht behandelt (nach Aug. Rollier). Dieses Verfahren wird aber erst anerkannt, nachdem die Schweizer O. Bernard in Samaden 1902 und Aug. Rollier in Leysin 1903 die Sonnenbehandlung der chirurgischen Tuberkulose begründet hatten.

Der Ausdruck „Pneumothorax" stammt von William Hewson (1739–1774), der als erster Luftansammlungen in der Pleurahöhle so bezeichnet. Forlanini (1847–1918) empfiehlt den Pneumothorax 1882 theoretisch und gibt 1888 nach eigener Erfahrung die ersten Ergebnisse der Pneumothoraxbehandlung bei Lungentuberkulose bekannt. Damit leitet er die Kollapsbehandlung ein, die dann zunehmend ausgebaut und auf das Kindesalter übertragen wird. An ihrer Einführung arbeitet in Deutschland L. Brauer (1865–1952); H. Chr. Jacobeus gibt 1913 die Strangdurchbrennung (Kaustik) an, H. Stuertz (1911) und F. Sauerbruch (1913) begründen die Phrenikotomie, L. Brauer seit 1907 und F. Sauerbruch etwa seit 1910 die Thorakoplastik. Diese Verfahren werden später durch die Lobektomie und Pulmektomie ergänzt.

Das Streptomycin, entdeckt 1944 durch Waksman, macht die bisher stets tödlich verlaufende tuberkulöse Meningitis heilbar. Bald darauf werden weitere wirksame Tuberkulosemittel (Thiosemikarbazon, Isonikotinsäurehydrazid und Paraminosalizylsäure) bekannt.

„Nach Sektionsstatistiken findet sich Tuberkulose durchschnittlich bei rund 9% aller im ersten Lebensjahr Verstorbenen gegenüber 30–40% und mehr im zweiten. Im ersten Vierteljahr sind die Fälle vereinzelt, danach mehrt sich ihre Zahl und erreicht am Abschluß der Säuglingszeit die Höhe von 20–25%" (Finkelstein 1938).

Im starken Gegensatz dazu ist 1960 die Tuberkulose als Todesursache oder als Nebenbefund des Säuglings bei der Sektion an der Leipziger Univ.-Kinderklinik völlig verschwunden. Tuberkulös erkrankte Säuglinge sind sehr selten geworden.

Amtliche Maßnahmen zur Bekämpfung der Schwindsucht sind nach Sticker im „Consilium medicum de contagio tabis pulmonalis florentinum" von 1753 enthalten. So werden für das Krankenhaus Sammlung des Auswurfs in irdenen oder gläsernen Gefäßen, Sorge für gute Luft, Sauberkeit der Wäsche, Reinigung von Stubenböden und -wänden und Anzeigepflicht der Schwindsucht angeordnet, Maßnahmen, die auch heute noch als notwendig gelten. Ein entsprechendes Gesetz, das noch schärfer war, trat 1782 in Neapel in Kraft. Häuser, in denen ein Phthisiker gestorben war, kamen dadurch geradezu in Verruf, so daß ihre Besitzer an den Bettelstab gebracht wurden (Uffelmann).

1899 errichtet Pütter in Halle (Saale) die erste deutsche Fürsorgestelle für Lungenkranke. Das Gesetz zur Bekämpfung der Tuberkulose vom 4.8.1923 bringt die Anzeigepflicht für alle Fälle von ansteckender Lungen- und Kehlkopftuberkulose und schaltet die Fürsorge ein.

Schrifttum

Albrecht, E., Frankf. Z. Path. **1,** 214 (1907).
Aretaeus, Schriften, übersetzt von A. Mann. Halle 1858. S. 59.
Aschoff, L., Klin. Wschr. **1929,** 1.
Assmann, H., Beitr. Klin. Tbk. **60,** 527 (1925).

Baillie, M., The morbid human anatomy of the most important parts of the human body. London 1793. Dtsch. Übersetzung, Berlin 1794. S. 39.
Bartels, P., Arch. Anthropol. N. F. **6,** 243 (1907).
Bayle, G. L., Recherches sur la Phthise pulmonaire. (Paris 1810, S. 53.) Berlin 1907. S. 21 und 29.
Bednar, A., Lehrbuch der Kinderkrankheiten. Wien 1856. S. 569.
Behring, E. v., Dtsch. med. Wschr. **1903,** 689.
Bernhard, O., Münch. med. Wschr. **1904,** 19.
Bochalli, R., Die Geschichte der Schwindsucht. Leipzig 1940.
-, Tbk.-Arzt **1,** 527, 587, 641 (1947/48).
Brauer, L., Schröder und Blumenfeld, Handbuch der Tuberkulose. 1923.
Brehmer, H., Die chronische Lungenschwindsucht, ihre Ursache und ihre Heilung. Berlin 1857.
Calmette, A., La vaccination préventive contre la tuberculose par BCG. Paris.
Celsus, Über die Arzneiwissenschaft. Übersetzt von E. Scheller. Buch III, Kap. 22. Braunschweig 1906. S. 152.
Cornet, Die Tuberkulose. Wien 1899.
Czerny, A., s. S. 531.
Dettweiler, P., Zschr. Tbk. **5,** 385 (1904).
-, s. auch Bochalli, Beitr. Klin. Tbk. **89,** 723 (1937).
Eliasberg, H., und W. Neuland, Jb. Kinderhk. **93,** 88 (1920).
Finkelstein, H., Säuglingskrankheiten. 4. Aufl. Amsterdam 1938. S. 429.
Flügge, C., Zschr. Hyg. **25,** 179 (1897).
Forlanini, C., Gaz. Osp. **1888.**
Galeni, Opera omnia 8, 279. Leipzig 1824 (Kühn). De differentiis febribus Liber I, Cap. III.
Ghon, A., Der primäre Lungenherd bei der Tuberkulose der Kinder. Wien 1912.
Graf, W., Dtsch. med. Wschr. **1936,** 632, 671.
Hovorka, O. und H. Kronfeld, Vergleichende Volksmedizin. Stuttgart 1909. **2,** 686.
Isokrates, bei Sticker, Münch. med. Wschr. **1922,** 1257.
Jacobaeus, In: Brauer, Schröder und Blumenfeld, Handbuch der Tuberkulose, Bd. 1, S. 806 (1923).
Kleinschmidt, H., Zschr. ärztl. Fortbild. **1919,** Nr. 8.
-, und P. Schürmann, Die Säuglingstuberkulose in Lübeck. Arbeiten aus dem Reichsgesundheitsamt. Bd. **69,** Berlin 1935.
-, Beitr. Klin. Tbk. **101,** 1 (1947).
Klencke, Ansteckung und Verbreitung der Scrophelkrankheit durch den Genuß der Milch. Leipzig 1846.
Koch, R., Gesammelte Werke. 3 Bände. Herausg. von J. Schwalbe. Leipzig 1912.
Kuess, G., L'hérédité de la tuberculose humaine. Thèse de Paris 1898.
Laënnec, R. Th. H., De l'auscultation médiate ou traité du diagnostic des maladies des poumons et du coeur, fondé principalement sur le nouveau moyen d'exploration. Paris 1819. 2. Aufl. 1826. (Neudruck 1926 zum 100. Todestag.) Übersetzt von F. L. Meißner. Leipzig 1832.
Löffler, W., Geschichte der Tuberkulose: Handbuch der Tuberkulose. Stuttgart 1958. 1, 1.
Mantoux, Ch., Compt. rend. Acad. Sci. **147,** 355 (1908).
Mendel, F., Med. Klin. **1908,** 402.
Moro, E., Münch. med. Wschr. **1908,** 216.
Morton, R., Phthisiologia sive Tractus de Phthisi. Genevae 1696. Übersetz. Helmstedt 1780.
Osiander, Fr. B., Lehrbuch der Hebammenkunst. Göttingen 1796. S. 641.
Parrot, J., Arch. Physiol. **4,** 319 (1871/72); Mém. Soc. Biol. **1876.**
Pirquet, Cl. v., Münch. med. Wschr. **1906,** 30; Berl. klin. Wschr. **1907,** 644, 698.
Pott, P., Anmerkung über die Lähmung der unteren Gliedmaßen, welche sich oft bei eyner Krümmung des Rückgrades findet. London 1779. In den kleinen medicinisch-chirurgischen Abhandlungen. Leipzig 1781. 1, 103.

Pütter, R., Zschr. Krk.pfl. **1901**, 398.
Ranke, K. E., Dtsch. Arch. klin. Med. **119**, 201 (1916); **129**, 224 (1919).
Redeker, Fr., Beitr. Klin. Tbk. **63**, 574 (1926).
Redeker, Fr., Handbuch der Tuberkulose. Stuttgart 1958. 1, 451.
Reich, H., Berl. klin. Wschr. **1878**, 551.
Röntgen, K., Sitz.ber. physik.-med. Ges. Würzburg **1895,** 132.
Rössle, R., Virchows Arch. **296,** 1 (1935).
Rollier, A., Die Heliotherapie der Tuberkulose. 2. Aufl. Berlin 1924.
Sauerbruch, F., Die Chirurgie der Brustorgane. Berlin 1928–30.
Schmincke, Beitr. Klin. Tbk. **62,** 223 (1926).
Schönlein, J. L., Allgemeine und spezielle Pathologie und Therapie, herausgegeben von einem seiner Hörer. 2. Aufl. Würzburg 1831. **3,** 103.
Schreber, M., Jb. Kinderhk. (Wien) **1,** 169 (1858).
Simon, G., und Fr. Redecker, Praktisches Lehrbuch der Kindertuberkulose. Leipzig 1930.
Smith, G. E., und M. A. Ruffer, Pottsche Krankheit an einer ägyptischen Mumie. Zur histor. Biologie der Krankheitserreger, 3. Heft. Gießen 1910.
Sticker, G., Münch. med. Wschr. **1922,** 1221 und 1256.
Stuertz, Dtsch. med. Wschr. **1911,** 2224.
Sylvius de le Boë, De Phthisi (1679). Übersetzt von O. Seyfferth 1907.
Tendeloo, N. Ph., Allgemeine Pathologie. Berlin 1925. S. 431.
Uffelmann, J., Handbuch der praktischen und öffentlichen Hygiene. Leipzig 1881. S. 144.
– Berl. klin. Wschr. **1883,** 369.
– Wien. klin. Wschr. **1889** (nach Rollier).
Villemin, J. A., Étude sur la Tuberculose. Paris 1868. S. 563, 602, 630.
Virchow, R., Virchows Arch. 1, 94 (1847); **34,** 19 (1865).
Vogel, A., Lehrbuch der Kinderkrankheiten. Erlangen 1860. S. 537, 583, 585.
Whytt, R., Observations on the dropsy in the brain. Edinburgh 1768. Abdruck bei Ruhräh, S. 410.
Winternitz, Wien. klin. Wschr. **1911,** 49 (nach Rollier).

Erythema nodosum

Aus dem Briefe Leopold Mozarts vom 30.10.1762 läßt sich entnehmen, daß sein Sohn Wolfgang Amadeus, geb. 27.1.1756, an Erythema nodosum gelitten hat:

„... den 21. waren wir abends um sieben Uhr abermals bey der Kaiserinn Maiestl. unser Wolferl war schon nicht recht wie sonst; und ehe wir dahin fuhren, wie auch, da er zu Bette gieng, klagte er f. v. den Hintern und die Hüfte. Als er im Bette war, untersuchte ich die orte, wo er die schmerzen zu füllen vorgab; und ich fand etliche flecken in der größe eines Kreutzers, die sehr roth und etwas erhoben waren auch bey dem Berühren ihm Schmerzen verursachten. Es waren aber nur an beyden Schinbeinen, an beyden Ellenbogen und ein paar am Podex; auch sehr wenig. Er hatte Hitzen, und wir gaben ihm Schwarz Pulver und Margrafen Pulver. Er schlief etwas unruhig. Den folgenden freytag wiederholten wir die Pulver in der fruhe und Abends, und wir fanden, daß sich die flecken mehr ausgebreitet hatten; sie waren obwohl größer, doch nicht mehrer... Wir fuhren fort das Margrafen Pulver zu geben, und am Sonntag kam er in einen Schweiß, den wir uns gewunschen, dann bishero waren die Hitzen mehr Trucken. Ich begegnete dem hl. Medicum der gräfin ... und erzählte ihm die umstände. Er kam gleich mit mir, es war ihm Lieb, daß wir so verfahren hatten; er sagte: es sei eine Art Scharlach Ausschlag (...)

Gott Lob, nun ist er so gut, daß wir hoffen, er werde übermorgen, wo nicht Morgen an seinem Namens Tag, aus dem Bethe kommen, und das erstemal aufstehen. Er bekam zu gleicher zeit einen Stockzahn, das ihm eine geschwulst an dem Linken Backen verursachte."

Wahrscheinlich ist in dem von Underwood 1784 beschriebenen Krankheitsbilde das Erythema nodosum mitenthalten: Während die Doppel- oder Augenzähne durchbrechen, habe ich einen Rash beobachtet, der bei seinem ersten Erscheinen den Masern ähnelte. „Er verbreitet sich bald in Gestalt hellroter Flecken, die später dunkler werden, ähnlich den übel aussehenden Petechien, die bei schlimmen Fiebern auftreten, aber er ist trotzdem gutartig. Er wird von etwas Fieber begleitet, das möglicherweise durch die Reizung beim Zahnen verursacht und von kleinen und harten runden Tumoren an den Beinen gefolgt wird, die in 2–3 Tagen erweichen, als ob sie eitern wollten, obgleich ich glaube, daß sie es niemals tun."

Die Bezeichnung „Erythema nodosum" findet sich bei dem Engländer Robert Willan (1798); das Wort ist von dem Übersetzer (1816) mit „knotige Hautröthe" wiedergegeben worden:

„Hier sind die meisten der roten Flecken groß und abgerundet, und ihr Mittelpunkt erhebt sich nur allmählich, so daß sich bis zum 6. oder 7. Tage harte schmerzhafte Knoten bilden, welche oft für wirkliche Knoten gehalten werden; vom 7. bis zum 10. Tage fangen sie indes an, weich zu werden und sich zu senken, ohne Eiter zu fassen. Die rote Farbe des Ausschlags verwandelt sich am 8. oder 9. Tage ins Bläuliche und Braunblaue, und das ergriffene Glied sieht aus, als wenn es heftige Quetschungen erlitten hätte. In diesem Zustande dauern sie etwa noch eine Woche bis 10 Tagen, worauf die Epidermis anfängt, sich in Schuppen abzusondern.

Gewöhnlich pflegt dieses Erythem den Vorderteil des Unterschenkels zu ergreifen; ich habe es nur bei Frauenspersonen, und zwar am häufigsten bei Dienstmädchen beobachtet. Es kündigt sich durch abwechselnde Fieberschauer, Ekel und Unlust an, wobei der Puls schnell und ungleich und die Zunge mit einer weißlichen Decke belegt ist. Diese Zufälle dauern eine Woche und länger, lassen aber gewöhnlich bei Erscheinung des Erythems nach, so daß in den späteren Perioden der Krankheit keine widrigen Gefühle, als Mattigkeit, Durst und Widerwille gegen Nahrungsmittel zurückbleiben."

Ausgehend von dieser Beschreibung unterschied Hebra (1860) als selbständige Krankheit das Erythema exsudativum multiforme von dem Erythema nodosum oder der Dermatitis contusiforme. Hierunter versteht er „blaßrote, teils halbkugelförmige, teils ovale, also über das Hautniveau hervorragende Geschwülste, welche bei angebrachtem Fingerdruck schmerzen und sich hauptsächlich an den unteren Extremitäten lokalisieren." Zugleich kann allgemeines Unwohlsein und Fieber bestehen. Nach 2–4 Wochen verschwinden die Erscheinungen wieder. Am häufigsten sind sie zwischen dem 15.–30. Lebensjahr. Beziehungen zu anderen Krankheiten werden von Hebra nicht genannt.

Trotz dieser immer deutlicher werdenden Beschreibungen spielt das Erythema nodosum im kinderärztlichen Schrifttum der nächsten Jahrzehnte nur eine geringe Rolle. Bohn (1896) spricht sich sogar gegen die von Hebra vorgenommene Abtrennung vom Erythema exsudativum multiforme aus.

Schon 1872 hatte J. Uffelmann den Zusammenhang zwischen Erythema nodosum und Tuberkulose erkannt. 1912 bestätigte ihn R. Pollak mit Hilfe der Tuberkulinreaktion. Wallgren (1927) weist gelegentlich einer Tuberkulose-Endemie die engen Beziehungen zwischen Tuberkulose und Erythema nodosum nach.

Schrifttum

Bohn, H., Hautkrankheiten, in C. Gerhardts Handbuch der Kinderkrankheiten. Tübingen 1896. Nachtrag I. S. 163.
Hebra, F., Hautkrankheiten, in R. Virchow, Handbuch spez. Pathologie und Therapie. **3,** 1. Erlangen 1860. S. 201.
Mozart, Die Briefe W. A. Mozarts und seiner Familie. Herausgeber L. Schiedermair. München, Leipzig 1914. **4,** 192.
Pollak, R., Wien. med. Wschr. **1912,** 1223.
Uffelmann, J., Dtsch. Arch. klin. Med. **10,** 454 (1872).
Underwood, M., A Treatise on the Diseases of Children. 4. Aufl. London 1799. **1,** 88.
Wallgren, A., Mschr. Kinderhk. **80,** 368 (1939).
Willan, R., Description and Treatment of cutaneous Diseases. London 1798. Übers.: Die Hautkrankheiten u. ihre Behandlung. **3,** 2. Breslau 1816. S. 366.

Meningitis

Im Jahre 1768 beschreibt R. Whytt als „dropsy in the brain" die tuberkulöse Meningitis (S. 104).

1884 gibt W. Kernig die Beugekontraktur im Kniegelenk als meningitisches Krankheitszeichen an: Im Sitzen kann das Kniegelenk nicht gestreckt werden; im Liegen tritt eine Kontraktur des Kniegelenkes ein, wenn der Oberschenkel rechtwinklig zum Rumpfe gebeugt wird.

1887 beschreibt H. Eichhorst die seröse Form der Meningitis.

1891 behandelt Quincke zwei Kinder, die an Hydrozephalus litten, zuerst mit Ventrikelpunktion. Dieser Eingriff, „durch das normale Gehirn den jedenfalls nur wenig erweiterten Ventrikel zu punktieren, schien mir nicht unbedenklich und vor allem unsicher... Ich punktierte deshalb den Subarachnoidealraum in der Höhe der Lendenwirbel, indem ich mit einer feinen Stichkanüle zwischen dem III. und IV. Wirbelbogen 2 cm tief einging und bei tropfenweisem Abfließen einige Cubikzentimeter wasserklarer Cerebrospinalflüssigkeit entleerte". Quincke hatte diesen Eingriff bereits 1872 im Tierversuch ausgeführt. In einer späteren Mitteilung des gleichen Jahres schreibt Quincke: „Ich würde deshalb auch kein Bedenken tragen, die Lumbalpunktion unter Umständen zum Zwecke der Diagnose vorzunehmen." Selten ist eine so wichtige Erfindung mit so schlichten Worten mitgeteilt worden.

1893 beschreibt Quincke die Meningitis serosa und hebt ihre Häufigkeit im Kindesalter hervor.

1896 weist O. Heubner die Meningokokken im Liquor nach; sie waren 1887 von A. Weichselbaum entdeckt worden.

1908 beschreibt J. Brudzinski die gekreuzten gleichsinnigen Beugereflexe der Beine: Auf passives Beugen des einen Beines wird das andere gleichfalls gebeugt. 1909 und 1916 gibt er das Nackenzeichen bekannt: Passive Beugung des Kopfes nach vorn bewirkt Beugung der Beine in Knie und Hüfte, oft auch Beugung der Arme in den Ellbogen.

Schrifttum

Brudzinski, J., Wien. klin. Wschr. **1908:** 225; 1911: 1795; Arch. Méd. Enf. **12** (1909): 745; Berl. klin. Wschr. **1916:** 686 u. 916.
Eichhorst, H., Handbuch der speziellen Pathologie und Therapie. 3. Aufl. Wien und Leipzig 1878. **4,** 482.
Heubner, O., Jb. Kinderhk. **43** (1896): 1.
Kernig, W., Berl. klin. Wschr. **1884:** 829.
Quincke, H., Verh. Kongr. inn. Med. **10** (1891): 322; Berl. klin. Wschr. **1891** S. 929 u. 965; Volkmanns. Slg. klin. Vorträge 1893, Nr. 67.

Akrodynie, vegetative Neurose, Selter-Swift-Feersche Krankheit

Im Jahre 1903 beschreibt P. Selter (Solingen) 8 Fälle von „Trophodermatoneurose", 1914 Swift (Australien) 14 Fälle von Erythroödem und 1923 E. Feer (Zürich) „eine eigenartige Neurose des vegetativen Systems beim Kleinkinde".

Die Auffassung als Infektionskrankheit ist neuerdings umstritten. Fanconi u.a. nehmen eine Quecksilbervergiftung als Vorschaden der Feerschen Krankheit an.

Schrifttum

Fanconi und Botsztejn, Helvet. Paed. Acta **3** (1948): 264.
Feer, E., Erg. inn. Med. **24** (1923): 100.
Selter, P., Verh. Ges. Kinderhk. **20** (1903): 45; Erg. inn. Med. **46** (1934): 315.
Swift, Trans. austral. med. Congr. Child select. **1914:** 347.

Herzkrankheiten

Im Jahre 1564, schon vor Botallo, wird der heute als Ductus arteriosus Botalli bezeichnete Gang zwischen Arteria pulmonalis und Aorta von Giulio Cesare Aranzio (1530–1589) beschrieben, der später auch den heute noch nach ihm benannten Ductus venosus auffindet (Salomon bei Haberlin, Hübotter und Vierordt). 1628 entdeckt W. Harvey (1578–1657) den großen und den kleinen Blutkreislauf. Von L. Auenbrugger in Wien wird 1761 die Perkussion und von H. Laënnec in Paris 1819 die Auskultation erfunden. Auf diesen Grundlagen entwickelt sich die Lehre von den Herzkrankheiten, von denen die älteren Ärzte nichts gewußt haben.

Zuerst bekannt werden die angeborenen Herzfehler, und zwar anfangs überwiegend durch pathologisch-anatomische Befunde.

In seinem „Traité de la structure du coeur, de son action et de ses maladies" (1749) liefert J.B. Senac (1693–1770) bereits eine, wenn auch noch unvollkommene und unvollständige Beschreibung angeborener Herzfehler.

„Die vom Schöpfer gelenkte Natur entfernt sich manchmal von den Gesetzen, die ihr auferlegt sind, oder vielmehr, sie scheint auf tausend Umwegen von ihren Wegen abzuirren; aber bei ihren Verirrungen ist sie bestrebt, ihre Fehler wieder zu verbessern."

So sieht Senac in den Mißbildungen Naturspiele, in denen immer noch die „intelligence formatrice" überwiegt.

Morgagni (1761) beschreibt Klinik und pathologisch-anatomischen Befund eines angeborenen Herzfehlers. Es handelte sich um ein 16jähriges Mädchen, das immer sehr matt gewesen war, nur keuchend atmete und eine braunblaue Hautfarbe hatte. Rechter Vorhof und rechter Ventrikel waren stark vergrößert, das ovale Fenster offen, so daß man den kleinen Finger hindurchstecken konnte. Der Eingang in die Arteria pulmonalis war so verengt, „daß kaum eine Öffnung übrigblieb, die nicht größer war als eine Linse, wodurch das Blut gehen konnte". Morgagni hält diese Pulmonalstenose für angeboren und führt die angegebenen Beschwerden auf sie zurück.

Underwood beschäftigt sich in seinem Lehrbuch, dessen erste Auflage 1784 erscheint, klinisch mit dem angeborenen Herzfehler. Er spricht darüber in dem Abschnitt: Unvollständiger Verschluß des Foramen ovale und Canalis arteriosus mit anderen unnatürlichen Mißbildungen des Herzens:

„Die an dieser Krankheit Leidenden werden pueres caeruleati (!) genannt. Aber die Krankheit sollte eigentlich selbst zu einem Namen geführt haben und Cutis caeruleata genannt sein, obgleich auch dies nicht die Natur der Störung bezeichnen würde.

Dr. Sandifort, Mr. Abernethy und später Dr. Nevin in Glasgow haben Beispiele gegeben, die mit den zuvor von anderen veröffentlichten übereinstimmen. Diese krankhaften Veränderungen, die in den verschiedenen Teilen erscheinen (s. Morgagni Epis. 17 Art. 12 u.s.), neigen mehr oder weniger dazu, den Durchtritt des Blutes durch die Lungen zu versperren, wodurch in einigen Beziehungen der Zustand des angeborenen Fetus fortgesetzt wird. Die Veränderung befindet sich manchmal in der Pulmonalarterie, die an der Stelle verengert oder verschlossen ist, wo sie aus dem rechten Ventrikel entspringt, bei anderen im Septum, das eine unnatürliche Öffnung besitzt, wodurch eine freie Verbindung zwischen beiden Ventrikeln bewirkt wird, manchmal in der Aorta, die in gleicher Weise aus den vorderen und hinteren Ventrikeln entspringt, und manchmal aus dem unvollständigen Verschluß des Foramen ovale oder des Canalis arteriosus...

Ständige Begleiterscheinungen sind Verfärbung des Gesichtes und Halses, bläuliche oder bleifarbene Lippen wie bei einigen Asthmaanfällen und manchmal eine unnatürliche Kälte des Körpers. Die Verfärbung erscheint fast immer sehr bald nach der Geburt; sie vergrößert sich und verbindet sich mit erschwerter Atmung, sooft das Kind in irgendeiner Weise erregt wird."

T. Fr. Meckel (1781–1833) bringt gegenüber Senac einen entscheidenden Fortschritt, als er 1812 erkennt,

daß „die meisten Mißbildungen der Organe nur in einem regelwidrigen Verweilen auf früher normalen Bildungsstufen begründet sind. In der Tat findet man bei einer näheren Untersuchung in den meisten regelwidrigen Bedingungen der Form des Herzens und der Gefäßvorsprünge sowohl die höheren und niederen Tierformen als die späteren und früheren Entwicklungsformen dieses Organs wieder."

Rokitansky (1875) setzt die Entwicklungsgeschichte der Scheidewände des Herzens und der großen Gefäße in Beziehung zu den angeborenen Herzmißbildungen.

Trotz der Beschreibung Underwoods dauert es noch Jahrzehnte, bis die Klinik der angeborenen Herzfehler in den Lehrbüchern dargestellt wird. 1832 beschreibt J. Wendt „die blaue Krankheit" (Morbus coeruleus) als Fortdauer des Fetalzustandes des Herzens, ohne die Auskultation und Perkussion des Herzens zu erwähnen. Nach Meißner (1838) ist dabei der Herzschlag mit einem Blasebalggeräusch und mit Schwirren verbunden.

Dittmer (angeführt von Meißner 1838) hat eine Behandlung angegeben, die immerhin einen bemerkenswerten Grundgedanken enthält:

„Rührt die Blausucht vom Offenstehen des ductus arteriosus her, so sei die Krankheit dadurch zu heben, daß man das Blut aus den Venen nach den Lungen zu leiten suche."

Um diesen Zweck zu erreichen, läßt man die an Zyanose leidenden Kinder 2–3 Tage lang häufig schreien, um das Blut aus der rechten Kammer in die Lungen zu treiben, so daß sich diese allmählich erweitern. Dabei soll sich auch der Ductus Botalli verengern.

Allmählich werden die verschiedenen Formen der angeborenen Herzfehler immer besser bekannt; sie bleiben aber bis in die neueste Zeit hinein unheilbar. Jetzt ist hierin eine entscheidende Wendung eingetreten: 1938 unterbindet E. Gross (USA) den Ductus arteriosus Botalli, 1944 operiert A. Blalock nach dem Vorschlag von H. Taussig (USA) die von Fallot 1888 beschriebene Tetralogie (angeborene Pulmonalstenose, Septumdefekt, Rechtsverlagerung der Aorta, so daß sie von beiden Ventrikeln gespeist wird, und Hypertrophie des rechten Ventrikels). Er umgeht die Pulmonalstenose, indem er die rechte Subclavia mit einer Pulmonalarterie verbindet. Im gleichen Jahre 1944 reseziert Crafoord (Stockholm) die Aortenisthmusstenose.

Die erworbenen Herzkrankheiten wurden erst nach den angeborenen Herzfehlern erkannt und sind von der inneren Medizin erforscht worden. An Kindern wird die „Carditis" von Puchelt (1824) und von Ammon (1832) als Scharlachfolge beschrieben. Bekannt wird das Krankheitsbild im Anschluß an Barthez und Rilliet (1843) und Chr. West (1844).

Schrifttum

v. Ammon, Beschreibung einer bösartigen Scharlachepidemie in Dresden. Analekten über Kinderkrankheiten. Bd. 3, Heft 11. Stuttgart 1837. S. 42.
Fallot, A., Marseille Méd. **25** (1888).
Meckel, J. Fr., Handbuch der pathologischen Anatomie. Leipzig 1812. Bd. 1, S. 412.
Meißner, Fr. L., Die Kinderkrankheiten. 2. Aufl. Leipzig 1838. Bd. 1, S. 404.
Morgagni, J. B., Von dem Sitze und den Ursachen der Krankheiten (1761). 17. Brief, Abschn. 12, Übersetz. Altenburg 1771. Bd. 2, S. 172.
Puchelt, Fr. A. B., De carditide infantum commentarius. Lipsiae 1824. Deutsch: Über die Herzentzündung der Kinder: In: Analekten über Kinderkrankheiten. 2. Bd., Heft 8. Stuttgart 1837. S. 115.
Rauchfuß, C., Die angeborenen Entwicklungsfehler und die Fötalkrankheiten des Herzens und der großen Gefäße. In: C. Gerhardt, Handbuch der Kinderkrankheiten. (Lit.). Tübingen 1878. Bd. 4, S. 12.
v. Rokitansky, C., Die Defekte der Scheidewände des Herzens. Wien 1875.
Senac, J. B., Traité de la structure du cœur, de son action et de ses maladies. Bd. 1. Paris 1749. S. 178.
Underwood, M., A treatise of the diseases of Children. 4. Aufl. 1799. London 1784.
Wendt, J., Die Kinderkrankheiten. Wien 1832. S. 66.
West, Chr., Journ. Kinderhk. **2** (1844): 96.

Singultus

Es gibt eine Erscheinung, die in früheren Zeiten, als die Zahl der bekannten Kinderkrankheiten unvergleichlich geringer war als heute, stets mitaufgeführt wurde, während sie heute in den Lehr- und Handbüchern unbeachtet bleibt: der Singultus. Schon Galen und Aetios haben seine Häufigkeit im Kindesalter erwähnt. Avicenna führt ihn unter den wenigen von ihm genannten Kinderkrankheiten besonders an (Canon medicus Caput III). Ihm folgen Bagellardi (1472), Metlinger (1473), Roelans (1485), Mercurialis (1583), Phaer (1584), R. Pemell (1653), Chambon (1799), G. Heberden (1804) und viele andere. 1848 widmet Underwoods Handbuch der Kinderkrankheiten dem Singultus noch einen besonderen Abschnitt. Storch (1750) erwähnt bereits den Singultus im Mutterleibe (1, 420). Jahrhunderte hindurch gibt es kaum ein Buch über Kinderkrankheiten, in dem nicht der Singultus als besondere Kinderkrankheit genannt wird. Vom Volke wird der „Schluckauf" noch heute gern besprochen. Von 26 mecklenburgischen Sprüchen Wossidlos, die das Kind befreien sollen, sei der nachstehende wiedergegeben:

„Sluckup un ik güngen oewer'n graben,
Sluckup feel rin, und ick bleef baben."

Wossidlo, R., Mecklenburgische Volksüberlieferungen. Wismar 1906. 3, 111.

Nächtliches Aufschreien

Die Angst des Naturmenschen vor den Mächten der Finsternis kommt in vielen uralten Beschwörungen zum Ausdruck. Durch die ägyptischen Zaubersprüche für Mutter und Kind aus dem 16. vorchristlichen Jahrhundert (S. 14) und durch die altassyrischen Labartu-Texte aus dem 7. vorchristlichen Jahrhundert (S. 20) suchte sich die Mutter vor den Unholden der Finsternis zu schützen, die dem Kinde zu schaden trachten, indem sie es ängstigen und quälen, krank machen, sein Blut saugen oder es rauben. Aus diesen Beschwörungen bestand ursprünglich der wesentliche Teil der „Kinderheilkunde".

Dem entspricht, daß früher auch das nächtliche Aufschreien des Kindes viel stärker beachtet wurde als heute. Der Papyrus Ebers aus dem 16. Jahrhundert vor Chr. (S. 14) empfiehlt bereits ein Mittel, schreiende Kinder zu beruhigen. Ihr nächtliches Geschrei wird von Hippokrates (S. 29), Razes, Avicenna (S. 79), Bagellardi, Cornelius Roelans (1485), Chambon (1799) und vielen anderen als Kinderkrankheit angeführt.

Rösslin (1513) schreibt z. B. auf Seite 95 seines Hebammenlehrbuches:

„De kind fallend auch zu erschröcklich tröm / die komen gewönlich von überfüllen / so hilff im so laß es nit alsbald schlaffen mit vollem magen. Vnd gib im ein wenig honig zu lecken/ darumb das es das so in seinem magen ist verdawen mag / vnd vnder sich trucken zu dem stulgang."

Die Bezeichnung als Nachtalp, Nightmare im Englischen oder als Incubus (Underwood) zeigt noch heute, wie man sich das nächtliche Aufschreien ursprünglich zu erklären suchte.

Störungen der Nieren und Harnwege

Orthotische Albuminurie

Im Jahre 1885 beschrieben F.W.Pavy und fast gleichzeitig J.Freissier eine zyklische Albuminurie bei Gesunden. 1890 machte O.Heubner diese Störung unter den festländischen Ärzten bekannt; er fand 1911 bei einem Mädchen, das jahrelang an orthotischer Albuminurie gelitten hatte und an Hirntumor starb, die Nieren pathologisch-anatomisch gesund.

L.Jehle erkennt 1909 die Abhängigkeit der orthotischen Albuminurie von der lordotischen Körperhaltung.

Nierenkrankheiten

Die Geschichte der Nierenentzündung beginnt mit R.Bright, der 1827 den Zusammenhang zwischen Nierenentzündung und Albuminurie erkennt. Nachdem Fr. von Müller 1905 die rein epithelialen Nierenerkrankungen degenerativer Art als Nephrose bezeichnet hat, geben Fr.Volhard und Th.Fahr 1914 eine neue Einteilung der Nierenkrankheiten. Der Wasserstoß- und Konzentrationsversuch wird von Volhard 1910 in die Diagnose der Nierenkrankheiten eingeführt. Auch die weitere Forschung liegt vorwiegend in den Händen der inneren Medizin, wird aber fortlaufend der Kinderheilkunde nutzbar gemacht. 1932 empfiehlt E.Schiff die Behandlung der kindlichen Nephrose mit großen Mengen von Eiweiß und Lipoiden.

Pyurie (Zystitis, Pyelonephritis)

Hippokrates (S. 37) beschreibt bei Kindern zwischen 7 und 15 Jahren eine Krankheit, bei der unter Fieber und Schmerzen Eiter im Urin ausgeschieden wird; 1843 haben E.Barthez und F.Rilliet im Kindesalter noch niemals einen Blasenkatarrh oder eine Zystitis gesehen.

Nachdem Dohrn 1867 schon 100 Neugeborene katheterisiert hat, empfiehlt J.Englisch 1875 den Katheter zur Gewinnung des Harns im Kindesalter. 1878 beobachtet J.Bokay sen. die Zystitis bei 11 Knaben und 7 Mädchen, 1881 E.Henoch bei einem weiblichen Säugling eine Dysurie mit Eiterausscheidung im Urin.

1894 findet Th.Escherich bei 7 Mädchen eine „Zystitis", bei der im Eiterharn die von ihm entdeckten Colibazillen ausgeschieden werden. In der Folgezeit schwankt die Bezeichnung dieser Krankheit mit der Auffassung der verschiedenen Ansichten über ihre Entstehung. Man spricht von Pyelonephritis, Pyelitis, Pyelozystitis und Zystitis. Am gebräuchlichsten ist jetzt die von H.Kleinschmidt (1921) stammende Bezeichnung Pyurie.

Steinbildungen in den Harnwegen

Steinbildung in den Nieren und Harnwegen ist einst häufiger beobachtet worden als heute. Die Berichte der griechischen Ärzte über diese Krankheit und ihre Behandlung mit dem Steinschnitt sind auf Seite 37 angeführt worden. Immer wieder wird das Steinleiden unter den Kinderkrankheiten genannt, der Steinschnitt aber nur ausnahmsweise erwähnt. Der berühmte „Doctor" Eisenbarth (1661–1727) hat die Kunst des Steinschneidens auch am Kinde ausgeübt. Am 26.6.1717 berichten die geschriebenen Zeitungen:

„Der Hoffrath Eysenbarth thut hier große Curen und hat vor wenig Tagen in Beysein vieler vornehmen Leute einem 15jährigen Knaben einen Stein, eines kleinen Hüner-Eyß groß, glücklich geschnitten und andere große experimenta abgeleget."

Noch im 19. Jahrhundert ist das Steinleiden im Kindesalter verbreitet. Im Pester Kinderspital wurden von 1839–1877 299 steinkranke Kinder behandelt. Außerdem befanden sich unter den 332 Steinkranken der Chirurgischen Klinik 135 Kinder unter 14 Jahren. J. Bokay, der diese Angaben macht, rechnet deshalb die Harnblasensteine zu den wichtigsten und häufigsten Erkrankungen der Blase. Er bestreitet auf Grund seiner großen Erfahrung das Vorliegen einer erblichen Anlage zur Steinbildung und führt diese auf unzweckmäßige Ernährung zurück, eine Anschauung, die auch von Czerny und Keller 1925 vertreten wird. Nach ihnen hängt das Zurückgehen der Steinbildung im Kindesalter mit der Verbesserung der Säuglingsernährung zusammen.

Die chirurgische Behandlung dieses Leidens stieß auf größte Schwierigkeiten. Man suchte den Stein, wenn er klein genug war, in der Blase zu erfassen und herauszuziehen. War er dafür zu groß, so mußte er vorher zertrümmert werden. Beim Steinschnitt waren Nebenverletzungen häufig, die Sterblichkeit war groß. 1847 begann Guersant-Sohn in Paris, den 1846 von dem Amerikaner Morton zur Narkose in die Chirurgie eingeführten Äther zu verwenden.

Schrifttum

Barthez, E., und F. Rilliet, Handbuch der Kinderkrankheiten. Deutsche Übersetzung. Leipzig 1855. Bd. 2, S. 166.
v. Bokay, J., In: Gerhardt, Handbuch der Kinderkrankheiten. Tübingen 1877. Bd. 4, H. 3, S. 557.
Czerny, A., und A. Keller, Handbuch Bd. 2, S. 379. 2. Aufl. Leipzig und Wien 1925.
Eisenbarth, s. W. Artelt, Medizinische Wissenschaft und ärztliche Tätigkeit im alten Berlin. Berlin 1948. S. 134.
Englisch, J., Österr. Jb. Pädiatr. 2 (1875).
Escherich, Th., Mitt. Ärzte Steiermark 31 (1894): 77.
Freissier, J., Sem. méd. (Fr.) **1885:** 288; **1899;** 425; **1904:** 356.
Guersant Sohn, Journ. Kinderkrankh. 8, 319 (1847); 11, 443 (1848).
Goschler, Allg. Wien. med. Z. **1871,** 21.
Henoch, E., Vorlesungen über Kinderkrankheiten. Berlin 1881. S. 539.
Heubner, O., Festschrift für Henoch, 1890.
–, Erg. inn. Med. 2 (1908): 567.
–, Lehrbuch der Kinderheilkunde. 3. Aufl. Leipzig 1911. Bd. 2, S. 510.
Hippokrates, Ausgabe von R. Fuchs. München 1895. Bd. 1, S. 465; Bd. 2, S. 71.

Jehle, L., Münch. med. Wschr. **1908**, Nr. 1; Wien. klin. Wschr. **1908**, Nr. 15.
—, Die lordotische Albuminurie. Leipzig und Wien 1909.
Kleinschmidt, H., Jb. Kinderhk. **94** (1921): 77.
v. Müller, Fr., **9.** Verhandl. der dtsch. path. Ges. Meran 1905, S. 64.
Pavy, F. W., Lancet **1885** II: 706.
Schick, B., J. Pediatr. **50**, 121 (1957).
Schiff, E., Jb. Kinderhk. **137** (1932): 1.
Volhard, F., und Th. Fahr, Die Brightsche Nierenkrankheit. Berlin 1914.

Entfernung von Fremdkörpern aus Luftröhre und Speiseröhre

Der Nachweis und die Entfernung eines Fremdkörpers aus den Luftwegen oder aus der Speiseröhre waren früher sehr schwierig und unsicher. Viele Kinder mußten deshalb nach mehr oder weniger langem Siechtum zugrunde gehen.

Es gelang manchmal, einen Fremdkörper aus den Luftwegen zu entfernen, wenn man das Kind auf den Kopf stellte und zum Husten brachte. Auch der Kehlkopfschnitt wurde zu diesem Zweck ausgeführt. So tracheotomierte Guersant-Sohn 1846 ein Kind von $2^1/_2$ Jahren wegen einer aspirierten Bohne. Das Kind starb im Anschluß an den Eingriff. Immerhin hatte Guersant unter 4 Kehlkopfschnitten zur Entfernung von Fremdkörpern 3 Erfolge, während nur 3 von 40 Kehlkopfschnitten wegen Krupp glückten. Gelegentlich wurde ein Fremdkörper nach langer Zeit schließlich doch ausgehustet, und das Kind wurde wieder gesund.

Große Fortschritte für die Diagnose der Fremdkörper brachte die Entdeckung der Röntgenstrahlen (1895). Die Bronchoskopie wurde 1897 durch G. Killian eingeführt, die Bronchographie 1923 durch Sicca und Forestier.

Ähnlich verhängnisvoll war das Festsetzen von Fremdkörpern in der Speiseröhre der Kinder. Paterson empfiehlt dabei 1849: 1. die Einführung einer langen Schlundsonde, um den Fremdkörper zu fassen und herauszuziehen, 2. den Speiseröhrenschnitt, 3. das Niederstoßen des Fremdkörpers in den Magen. „Es wären freilich die beiden letzten Wege mit vielen Gefahren verknüpft gewesen, aber auch Rettung könnte möglicherweise geschehen."

Am günstigsten war es wohl immer noch, wenn der Fremdkörper herauseiterte, was mehrfach beschrieben wird. Auch hier brachten erst die Röntgenstrahlen, das Ösophagoskop und das Bronchoskop entscheidende Fortschritte.

Schrifttum

Guersant-Sohn, Journ. Kinderkrkh. **8**, 232 (1846).
Killian, G., Schriftenverzeichnis Mschr. Ohrenhk. **55**, 190 (1921).
Paterson, Journ. Kinderkrkh. **12**, 295 (1849).
Sicca und Forestier, Bull. Radiol. Méd. Franç. **11**, 1481 (1923).

Unreife und Lebensschwäche

In seinem „Buch der Natur" (1349/50) schreibt Konrad von Regensburg (1309–1374) über die Ursachen der Frühgeburt: „es geschiht oft, daz die frawen der kindlein genesent e der zeit; dat geschiht von mangerlei sachen, von derschrecken, von slegen, daz man die swangeren frawn vast slegt, und von grozen sprüngen, die die frawn tuont, von swaerem schütteln, von reiten und varen, wan von den sachen allen prechend die pant e der zeit, da mit daz kint gepunden ist in der muoter leib."

Fortunius Licetus aus Rapallo (1577–1657) war bei der Geburt nur $5^1/_2$ Zoll groß. Sein Vater, ein Arzt, brachte das handlange Kind nach Rapallo, um dort seine Lebensfähigkeit prüfen zu lassen. Er legte es in einen besonders verfertigten Ofen, in dem die Gleichförmigkeit der Hitze durch ein Thermometer (?) überwacht wurde. Als Vorbild diente dabei das Ausbrüten junger Hühner in Ägypten. Es gelang auf diese Weise, das Kind am Leben zu erhalten (Holländer).

Seit Hippokrates (S. 35) gelten Siebenmonatskinder für lebensfähiger als Achtmonatskinder. Diese Lehre wird auch von dem Doctor universalis Albertus Magnus (1183–1280) in seinem Buche „de secretis mulierum" vertreten. Jeder Schwangerschaftsmonat stehe unter der Regentschaft eines Planeten. Diese, mit dem Saturn beginnend, lösen sich bei dem Wachstum der Frucht einander ergänzend ab. Im 7. Monat hat der letzte der Planeten, der Mond, die Leibesfrucht vollendet. Daher kann die Geburt am Ende des 7. Monats zu einem lebensfähigen Kinde führen. Im 8. Schwangerschaftsmonat aber tritt wieder Saturn auf den Plan, er trocknet die Frucht aus und macht sie zu fest, so daß Achtmonatskinder entweder tot zur Welt kommen oder bald sterben. Im 9. Monat erfrischt dann Jupiter die Frucht durch Hitze, gepaart mit Feuchtigkeit, so daß die nach 9 Monaten Geborenen stark, wohlbeschaffen und voll lebensfähig sind.

Die Angabe von der auffallenden Lebensfähigkeit der Siebenmonatskinder zieht sich durch das Schrifttum bis in unsere Zeit hinein. Sie wird aber schon von Plinius d. Ä. bezweifelt:

„Vor dem 7. Monat ist kein Kind lebensfähig... Bekanntlich erfolgen in Ägypten Geburten im 8. Monat, und selbst in Italien sind solche Kinder lebensfähig, obwohl die Alten das Gegenteil behaupten." Bezweifelt wird die Angabe auch von N. Chambon (1799), der die Pflege der „Frühgeburten" näher beschreibt, ihre Saugschwäche erwähnt und die Notwendigkeit eines Wärmeschutzes (mit Watte) hervorhebt.

Weiter Angaben hierüber aus alter und neuer Zeit hat Püschel (1958) gesammelt und 500 lebende und 500 gestorbene Frühgeborene nach Geburtslängen und -gewichten geordnet. Dabei ergab sich mit zunehmender Länge ab 38 cm und mit zunehmenden Gewicht ab 1200 g ein fast beständiges Sinken der Sterblichkeit und eine dementsprechende Zunahme der Zahl der Überlebenden. Überträgt man die Entwicklungszeiten der Frühgeborenen, abgeleitet aus Geburtslänge und -gewicht, auf die beobachteten Maße, findet man keinen Anhalt für bessere Lebensaussichten der Siebenmonatskinder.

Über die Wiederbelebung nichtatmender Neugeborener schreibt Zwinger (1722): Wenn ein Kind so schwach ist, daß es nicht atmen kann, oder wenn die Bronchien der Lungen mit Schleim verstopft sind, so ist warmer Wein auf das Gesicht zu sprengen. Die Hebamme oder eine andere Frau soll Zimt oder Caryophyllos (ein Gewürz) kauen und ihren aromatischen Atem oft in den Mund des Kindes blasen.

Storch führt 1751 eine künstliche Atmung durch:

„Von ohngefähr verfiel einstens bey einem todgeborenen Kind auf folgenden Vortheil oder Handgrif: Ich faste dessen Rippen um die Gegend des Zwerchfells, drückte solche in etwas zusammen und liesse sie geschwind wieder fahren; dadurch fuhr die Luft in die Brust, und das Kind kam zum Atemholen und zum Leben."

„Der Schleim, welcher sich in dem Mund und in der Luftröhre bei Kindern im Mutterleib allzeit sehr anhäuft, ist nicht weniger gemeine Ursache, warum schwachen Neugeborenen das erste Atemholen schwer oder gar unmöglich wird." Die Hebamme soll deshalb den Schleim mit dem Finger hervorholen. Dann bläst man Luft mit einer Röhre oder von Mund zu Mund ein. „Die Tobacksklystiere sind hier sehr nützlich" (J. P. Frank 1780).

Nach J. Fr. Osiander (1813) beleben viele französische Geburtshelfer todschwache Neugeborene durch das Einblasen von Luft in den Mund, während sie dem Kinde die Nase zuhalten. Chaussier, Paris, hat in der Maternité eine silberne Röhre eingeführt, die „tube pour insuffler l'air dans les poumons". Es soll einige Übung erfordern, um die Röhre sicher in die Luftröhre zu bringen, das Herabdrücken der Zungenwurzel mit dem Finger soll dieses Einbringen sehr erleichtern. Mit dieser Sonde wird die Luft durch den Mund eingeblasen, während man die Nasenlöcher des Kindes zuhält. Hinterher werden sie wieder geöffnet, die Brust wird leicht zusammengedrückt.

Stein (1773, s. S. 440) benutzte seine Milchpumpe auch bei scheintoten Neugeborenen, „selbige mittels des von Schriftstellern empfohlenen Ansaugens der Brüste gleichsam aus ihrem Pflanzenleben zu erwecken und zum wirklichen tierischen zu bringen". Im Anschluß daran empfiehlt er für den gleichen Zweck das „Rauchtobackclystier", durch seine Milchpumpe zu geben.

Underwood (1799) berichtet über Erstickungsanfälle eines Neugeborenen, die von Hey beobachtet wurden:

„Ein reifes Neugeborenes lag 4 oder 5 Stunden lang wimmernd und schwach da und fiel dann in Ohnmacht. In diesem Zustand fand ihn Herr Hey. Das Neugeborene hatte aufgehört zu atmen, nur schnappte oder stöhnte es ab und zu und war leichenblaß. Das Herz pulsierte noch, wenn auch schwach und langsam. Ob aber der Kreislauf die ganze Zeit vor dem Besuch erhalten geblieben war, ließ sich nicht feststellen. Sobald Herr Hey den Fall erkannt hatte, ließ er die Nasenflügel und Schläfen mit flüchtigem Alkali bestreichen. Sobald das Kind schlucken konnte, gab er einige Tropfen Tinct. valer. in einem Teelöffel Wasser und wiederholte dies in passenden Zwischenräumen. Ebenso nahm es auch einen Teelöffel Rizinusöl.

Das Kind bekam noch 3 ähnliche Anfälle im Laufe des Tages, obwohl es zwischendurch ruhig schlief und an der Brust sog. Es hatte 7 weitere Ohnmachtsanfälle in der Nacht, 2 von ihnen waren schwer." Später kam es nur noch zu leichtesten Anfällen. Das Kind wurde gesund.

An anderer Stelle beschreibt Underwood die Verfahren der Wiederbelebung. Er empfiehlt z. B. von Mund zu Mund Luft einzublasen.

Die Bezeichnung „Atelektase" wird 1835 von E. Jörg eingeführt. In seinem Werke „Die Fötuslunge im geborenen Kinde" beschreibt er auf Grund pathologisch-anatomischer Untersuchungen das Ausbleiben der Lungenentfaltung nach der Geburt und das zugehörige klinische Krankheitsbild.

Die Lebensschwäche macht nach Fr. L. Meißner (1838) folgende Erscheinungen: Wenige Bewegungen, kaum hörbares Schreien, geringe Nahrungsaufnahme, Erbrechen, viel Schlaf, Blässe, Kälte, Abmagerung, Atrophie, faltiges Gesicht, tiefliegende Augen, Tod vor Mattigkeit bald nach der Geburt. Die Lebensschwäche ist die Folge unvollkommener Atmung. Empfohlen werden Muttermilch sowie Klistiere von Milch und Eidotter.

Nahrungszufuhr durch die Sonde wird nach Budin zuerst von Marchant (1851) empfohlen. Im deutschen Schrifttum wird dieses Verfahren 1856 von A. Bednar erwähnt, der es aber offenbar noch nicht selbst angewendet hat. Fr. L. Meißner (1844) versucht, die Unreifen mit Hilfe von Milch- und Kleiebädern durch die Haut hindurch zu ernähren.

Der Schutz der Unreifen vor Wärmeverlust durch Einhüllen in Tücher oder dergleichen und Beigabe von Wärmeflaschen ist alt. Man empfiehlt, die Kinder in frisch ausgeschlachtete, noch warme Tiere zu legen. Die Erfindung von Wärmewannen mit doppeltem Boden, der mit warmem Wasser gefüllt wird, schreiben die Franzosen Denucé in Bordeaux (1857) zu.

Indessen berichtet der Oberarzt des Findelhauses zu St. Petersburg Ph. Doepp (1835): „Frühzeitig geborene atrophische Kinder werden bei uns oft am Leben erhalten durch vorsichtiges Einspritzen guter Ammenmilch in den Mund und immerwährende Sorge für gleichmäßige, sie stets umgebende Wärme. Diesem letzteren Zweck entsprechend hat sich uns eine der Anstalt von dem Herrn Leibmedicus Rühl verehrte und von ihm erfundene Wiege sehr nützlich bewiesen. Sie ist von Eisenblech und hat eine doppelte Wand, deren Zwischenraum mit warmem Wasser gefüllt wird, dessen Temperatur vermittels eines an der Wiege befindlichen Thermometers beständig geregelt werden kann." Eine weitere Beschreibung findet sich bei Goedecker (1840). Als erster in Deutschland dürfte C. Credé, etwa seit 1864, in der Leipziger Frauenklinik derartige Wärmewannen benutzt haben. Diese sind noch heute in gleicher Form in der Leipziger Universitäts-Kinderklinik gebräuchlich.

Die Couveusen werden 1878 durch den Geburtshelfer St. Tarnier in die Pariser Charité eingeführt (veröffentlicht 1883 durch Auvard). Pajot benutzt 1884 als Riesencouveusen ganze Stuben, deren Wärme künstlich erhöht wird. Die Couveusen verbreiten sich bald, wobei die verschiedensten Modelle gebraucht werden, doch werden ihre Vorzüge schon 1899 von A. Marfan und 1906 von A. Czerny und A. Keller bezweifelt. Die Gefahr eines Versagens der Wärmevorrichtung und -regelung, die Unmöglichkeit, die Kinder zu überwachen, der Mangel an ultraviolettem Licht und die Notwendigkeit, die Kinder zu jeder Mahlzeit herauszunehmen, haben schließlich dazu geführt, die Couveusen ganz aufzugeben und zu den einfachen Wärmflaschen oder zu offenen Wärmewannen zurückzukehren. Dagegen haben sich die später hergestellten Inkubatoren bewährt.

1862 beschreibt W. J. Little das nach ihm benannte Krankheitsbild als die Folge abnormer Geburt, schwerer Wehen, vorzeitiger Geburt und Asphyxie des Neugeborenen.

1866 empfiehlt B.S.Schultze Schwingungen zur Wiederbelebung scheintoter Neugeborener; 1919 warnt A.Ylppö wegen der Blutungsneigung der Frühgeborenen davor.

Hämolytische Krankheit der Neugeborenen

Felix Platter (1536–1614), Stadtarzt und Professor in Basel, beschreibt 1614 einen fetalen Hydrops:
„Ich beobachtete einen unreifen Embryo männlichen Geschlechtes, der durch Abort im 4. oder 5.Schwangerschaftsmonat abging und schon im Uterus hydropisch geworden war. Als ich seine inneren Teile untersuchte, zeigte es sich, daß das subkutane Gewebe am ganzen Körper einschließlich der Kopfschwarte von Wasser durchtränkt war. Am Fundus der Harnblase war ein breiter, dem Urachus ähnlicher Kanal, der unterhalb der Niere in der Vena cava endete. Die Hohlader strotzte von venösem Blut."

In seiner Dr.Dissertation (Basel 1769) unterscheidet Johann Jakob Dummler den physiologischen und den bösartigen angeborenen Ikterus der Neugeborenen voneinander.

„Die harmlose Gelbsucht, die nach der Geburt auftritt, heilt in wenigen Tagen durch die Heilkraft der Natur... Die angeborene, schon im Uterus erworbene Gelbsucht pflegt ernster zu sein und weicht nicht so leicht der Behandlung wie die flüchtige, nach der Geburt auftretende Gelbsucht... Die Neugeborenen sind wächsern, rötlich gelb bis dunkelbraun verfärbt. Die krankhafte Farbe nimmt gewöhnlich an Stärke zu. Körperliche und seelische Ermattung, Schwäche, Schlaffheit der Muskeln, Trägheit aller Funktionen, Appetitlosigkeit und mühsamer Atem kennzeichnen die Krankheit. Auch Fieber, Durstgefühl, Hitze, Unruhe, Erbrechen können auftreten. Der Harn ist meist trübe, gelb bis dunkel gefärbt, der Stuhl nicht weißlich wie bei der Gelbsucht der Erwachsenen.

Die bösartige Gelbsucht der Neugeborenen ist D.Johann Cooke (1776 Yverdon, Schweiz), bekannt:
„Ich bin bey den Niederkünften vieler Frauen gewesen, welche Kinder zur Welt brachten, die von dieser Krankheit schon angefallen waren ... Wenig praktische Ärzte haben diese Kinderkrankheit erwähnt und ihr Stillschweigen deswegen ist desto mehr zu bewundern, weil doch sehr viele Kinder der Gelbsucht unterliegen und von derselben überwunden werden ..., weil die Kinder gemeiniglich von den Ammen verabsäumt werden. Wenn ein Kind gelbsüchtig wird, so sagen die Ammen, es ist aus mit diesem Kind, und bey diesem Ammen-Vorurteil lassen sie das Kind sterben, ohne ihm die Hilfe zu verschaffen."

Genauer hat Underwood (1799) die familiäre bösartige Gelbsucht der Neugeborenen beschrieben (s.S. 155).

Im Jahre 1875 fand Orth bei einem Neugeborenen von 2 Tagen mit Ikterus „Dura und Pia von intensiv gelber Farbe, ebenso das Gehirn sowohl auf der Oberfläche wie auf dem Durchschnitt. Auf der Oberfläche der großen Ganglien, besonders an der Wandung des 3.Ventrikels, außerdem auf dem rechten Pes hippocampi major ist die Färbung am intensivsten quittengelb; sowohl an letzteren wie an den Ganglien sind auf den Durchschnitten einzelne unregelmäßige Herde fast noch intensiver gefärbt als die Oberfläche. Weiter fanden sich dann noch eine Anzahl der bekannten weißlichen (Fett-) Herdchen am linken Streifenhügel. Sehr lebhafte gelbe Färbung zeigte die Wandung des 4.Ventrikels und des Kleinhirns".
Die Bezeichnung „Kernikterus" stammt von Schmorl (1904).

Ch.Porak (1878) führte den Ikterus der Neugeborenen auf Blutzerfall zurück.
P.Leviné und R.E.Stetson (1939), K.Landsteiner und A.S.Wiener (1940)

deckten die immunbiologische Grundlage der hämolytischen Krankheit der Neugeborenen auf. Ihre Heilung wurde durch die Austauschtransfusion (Wallerstein 1946) ermöglicht.

Schrifttum

Albertus Magnus, nach Münch. med. Wschr. **1955**, H. 33. S. XXI „Die Insel".
Auvard, Arch. Tocologie Okt. 1883.
Bednar, A., Lehrbuch der Kinderkrankheiten. Wien 1856. S. 579.
Budin, P., Le nourrisson. Paris 1900.
Cooke, D. Johann, Der Kinder-Arzt, Yverdon 1776. S. 26.
Credé, C., Arch. Gynäk. **24** (1884): 128.
Czerny, A., und A. Keller, Des Kindes Ernährung. Bd. 1, S. 1017. 1. Aufl. 1900; 2. Aufl. Leipzig und Wien. 1925.
Denucé, nach Czerny und Keller.
Doepp, P. H., Analekten über Kinderkrankheiten. Stuttgart 1835. 3. H. S. 162.
Dummler, J. J., nach Holländer und Mani.
Frank, J. P., System der medizinischen Polizey. Mannheim 1780. 2, 173. 181.
Fürst, L., Dtsch. med. Wschr. **1887**: 749.
Goedecken, A., Frickes u. Oppenheims Zschr. ges. Med. **14,** 543 (1840).
Holländer. M., Anekdoten aus der medizinischen Weltgeschichte. Stuttgart 1925. S. 80.
Holländer, L., und N. Nani, Schweiz. med. Wschr. **1959,** 439.
Jörg, E., Die Fötuslunge im geborenen Kinde. Grimma 1835.
Konrad von Meyenberg, Buch der Natur. Herausgegeben von Fr. Pfeiffer. I, 48. Stuttgart 1861. S. 41.
Landsteiner, K., und A. S. Wiener, Proc. experim. Biol. (New York) **43**, 223 (1940).
Leviné, F., und R. E. Stetson, J. amer. med. Assoc. **113**, 126 (1939).
Little, W. J., Trans. obstetr. Soc. (London) **3** (1862): 293.
Marchant, nach Budin.
Marfan, A. B., Traité de l'allaitement et de l'alimentation des enfants du premier age. Paris 1899. Übersetz.: Handbuch der Säuglingsernährung. Leipzig und Wien 1904.
Meißner, Fr. L., Die Kinderkrankheiten. Bd. 1, S. 195. 2. Aufl. Leipzig 1838. 3. Aufl. Bd. 1 S. 12, 57 und 58. 1844.
Parrot, nach Marfan.
Porak, Ch., Rev. Mens. Méd. Chirurg. **2,** 593 (1878).
Orth, J., Virchows Arch. **63**, 447 (1875).
Osiander, J. Fr., Bemerkungen über die französische Geburtshilfe nebst einer Beschreibung der Maternité. Hannover 1813. S. 231.
Platter, F., Observationum libri tres Basileae (1614) nach L. Holländer und N. Mani.
Plinius d. Ä., Die Naturgeschichte, übersetzt von G. C. Wittstein. Leipzig 1881. 7, 4. 2, 13.
Püschel, E., Mschr. Kinderheilk. **106**, 45 (1958).
Schmorl, G., Verhandl. dtsch. patholog. Ges. **6,** 112 (1904).
Schultze, B. S., Jena. Z. **2** (1866): 451.
- Der Scheintod Neugeborener. Jena 1871.
Ylppö, A., Z. Kinderhk. **20** (1919): 212; **24** (1919): 1.
Wallerstein, Science **103**, 583 (1946).

Krankheiten des frühen Säuglingsalters

Es wurden bereits die Verfahren erwähnt, um bei Neugeborenen die Blennorrhoe (S. 594) und den Tetanus (S. 579) zu verhüten.

Der Geburtshelfer L. J. Boer (1751–1835), der sich durch sein abwartendes Verhalten einen Namen in der Geburtshilfe gemacht hat, lehnt es ab, die Kopfgeschwulst der Neugeborenen zu eröffnen. „Solche Geschwülste dürften erst eröffnet werden, wenn Eiterung entstanden sei" (nach J. Fr. Osiander).

An Krankheiten der frühen Säuglingszeit beschreiben G. Ritter von Rittershain die Dermatitis exfoliativa (1878) – ihr Bild war schon Fr. L. Meißner (1844) und anderen bekannt – und C. Leiner die Erythrodermia desquamativa (1907).

1850 beschreibt A. Bednar die nach ihm benannten Aphthen der Mundschleimhaut. 1884 zeigt A. Epstein, daß diese zu verhüten sind, wenn man das bisher allgemein übliche Mundauswischen vermeidet.

Schrifttum

Bednar, A., Krankheiten der Neugeborenen und Säuglinge. Bd. 1. Wien 1850. S. 105.
Epstein, A., Arch. Kinderhk. **5** (1884): 292.
Leiner, C., Verh. Ges. Kinderhk. **24** (1907): 129; Arch. Dermat. Syph. **89** (1908): 65.
Osiander, J. Fr., Neue Z. Geburtsk. **10** (1841).
Ritter von Rittershain, G., Zentralz. Kinderhk. **2** (1878), 1.

Hexenmilch

Beim Neugeborenen kann es zu einer Absonderung von Milch aus den Brustdrüsen dadurch kommen, daß Hormone, die bei der Wöchnerin auf die Brust einwirken, bei ihrem Kinde den gleichen Einfluß ausüben. Die Bezeichnung „Hexenmilch" für die Milch des Neugeborenen hat die Wissenschaft vom Volksmunde übernommen.

So heißt es in der deutschen Mythologie von Jakob Grimm:

„an die wiege muß ein drutenfuss (Fünf- oder Sechseck) gemahlt sein, sonst kommt der schlenz und saugt die kinder aus" (Vgl. S. 95). „neugeborenen mädchen lege man über die brüste ein netz von einer alten weiberhaube, damit sie der alp nicht aussauge." Entsprechend berichtet Dörfler aus Tirol: „Zu Ried im Oberinntal bekam einst ein Kind, das erst dreivierteljahr alt war, eine so große Brust wie eine schwangere Frau. Eine Trude kam nämlich alle Nächte und sog an demselben an den Brüsten. Die Mutter des Kindes wußte sich nicht zu helfen, bis ihr eine Nachbarin den Rat gab, sie solle an der Wiege sowie an die Stubentüre einen Trudenfuß zeichnen. Dieses Mittel half, denn das Kind wurde wieder gesund."

Schrifttum

Dörfler, A., Zschr. f. österreich. Volkskunde **2,** 149 (1896).
Grimm, J., Deutsche Mythologie. 4. Aufl. Bd. 3, S. 463, Nr. 812; S. 476, Nr. 1104. Berlin 1878.

Blutflecken-Krankheiten

Paul Gottlieb Werlhof (1699–1767), königlicher Hofarzt in Hannover, hat 1735 den noch heute nach ihm benannten Morbus maculosus beschrieben, und zwar in seiner „Disquisitio medica et philologica de variolis er anthracibus". Bei dem einzigen Fall, über den er näher berichtet, handelt es sich um ein Kind:

Von den Variolae zu unterscheiden, aber oft damit vermischt, ist eine Art Exanthem, das man schwarze oder Purpur-Flecken nennt... Es ist ein sehr schlechtes Zeichen, wenn bei Variolae, Morbillen, bei einer Purpuraart und verschiedenen akuten Fiebern, selbst bei der Pest Flecken hervorbrechen, die meist rund, manchmal auch drei- oder viereckig oder formlos sind, über die Haut nicht hinausragen, etwa die Größe einer Linse besitzen, anfangs punktförmig auftreten, sich aber später vergrößern. Sie zeigen um so ernstere Gefahr an, je größer, reichlicher und schwärzer sie sind und je mehr sie die oberen Abschnitte befallen; in den gesichtsfernen Teilen pflegen sie zuerst zu entstehen. Bei fortschreitender Verschlimmerung brechen sie auch auf der Brust, am Halse und im Gesicht hervor. Oft sind sie anfangs schwarz, violett oder purpurfarben; dann werden sie blaßrot, später nach und nach schwarz und erblassen von neuem, bis sie verschwinden, falls es eine Hoffnung gibt. Wenn nicht der Tod eintritt, können sie 4, 7, 9 und 11 Tage lang bestehen bleiben. Sie scheinen eine Auflösung der Blutmasse anzuzeigen, die den Kranken zu Hämorrhagien geneigt macht, wobei oft übler Geruch auftritt, ähnlich dem Skorbut. Bekanntlich erkennen alle Beobachter eine große Gefahr an, sobald nach dem Ausbruch der Variolae Hämorrhagien der Nase, des Stuhles, der Nieren oder anderer Art ausbrechen, nicht so sehr wegen der Menge des ausfließenden Blutes oder allein wegen des Schwindens der Variolae, das deshalb zu befürchten wäre, sondern besonders wegen der jetzt zutage getretenen Zersetzung des inneren Gewebes durch das verseuchte Blut wie bei Skorbut – eine Zersetzung, die eine an sich ernste Krankheit noch verschlimmert – oder wegen des Hervorbrechens dieser Krankheit, das durch die Variolae bewirkt wird. Jene Flecken pflegen so oft von Hämorrhagien begleitet zu werden, – wenn dies auch nicht immer geschieht –, daß man diese beiden Krankheiten bei der Kennzeichnung der Variolae notwendig in einer Gruppe, als von einer Ursache ausgehend, nicht als Symptom, sondern als Krankheit eigener Art, mit den Variolae verbunden unterbringen muß. Hiervon haben mich verschiedene Beobachtungen überzeugt: habe ich doch diesen Morbus haemorrhagicus maculosus gesehen, ohne daß eine andere Krankheit vorangegangen war, also außerhalb von den Variolae oder anderen akuten Krankheiten oder intermittierendem Fieber, sondern ganz allein, wobei die Kranken nicht fieberten. Der Puls war ständig klein, rasch und häufig, das Fieber trat anfallsweise, oft anormal auf, die Hinfälligkeit war groß, bis die Flecken allmählich schwanden, neue nicht mehr entstanden und die Gesundheit wiederkehrte. Vor 5 Jahren, als die Krankheit vereinzelt auftrat, sah ich bei einem 10jährigen Mädchen eine starke Hämorrhagie teils fötiden, teils reinen, teils schwarzen, teils serösen Blutes aus der Nase, dem Zahnfleisch, durch Erbrechen, mit Stuhl und Urin. Zahlreiche tiefschwarze Flecke befielen allmählich den ganzen Körper... Nach dem 11. Tage verschwanden die Flecke, die Blutergüsse hörten auf, und es trat wieder Gesundheit ein, die bis heute gedauert hat. Ich sah – wenn auch selten – einzelne Flecken ohne Hämorrhagien, wie auch ähnliche Hämorrhagien ohne Flecken beobachtet werden.

1798 unterscheidet der Engländer R. Willan die Purpura simplex (die einfache, gutartige Fleckenkrankheit) bei Frauen und Kindern, die nicht viel an die Luft kommen und schlechte Kost genießen, die Purpura haemorrhagica (Morbus maculosus haemorrhagicus Werlhofii, Fleckenkrankheit mit Blutflüssen), an der gleichfalls überwiegend Kinder leiden, die Purpura urticans (nesselartige Purpurflecken), die mit dem Scharbock (Skorbut) zusammenzuhängen scheint, und die Purpura contagiosa, die bei Typhus und anderen bösartigen Erkrankungen auftritt.

„Von Purpurflecken" berichtet W. Heberden (1802): „Die Haut der Kinder ist zuweilen von Purpurflecken bedeckt, ähnlich wie bei manchen fieberhaften Erkrankungen. Eine eigentliche Krankheit ist aber weder gleichzeitig, noch vor- oder nachher vorhanden. Manche Flecken sind kaum größer als Hirsekörner, andere haben einen Umfang von 3 Zoll. In wenigen Tagen verschwinden meist alle ohne Hilfe von Arzneimitteln von selbst. Bei einem erkrankten Knaben trat, wenn man die Haut nur leicht mit dem Finger eindrückte, eine Blutung aus den benachbarten Gefäßen auf. So entstand eine blutunterlaufene Stelle wie nach einem Schlag.

Zugleich mit diesen Flecken sah ich Schwellungen an den Beinen von der Farbe der übrigen Haut entstehen. Die Schwellungen schmerzten nur bei Bewegung der Glieder und verschwanden nach 10 Tagen. Die Purpurflecken bestanden noch einige Tage länger."

Nach Schönlein (1839) fließen bei der Peliosis rheumatica die Flecken nie zusammen, wie häufig bei der Werlhofschen Krankheit. Sie sind klein, von der Größe einer Linse, eines Hirsekorns, hellrot, nicht über die Haut erhaben; sie verschwinden auf Fingerdruck. Allmählich werden sie schmutzigbraun; die Haut darüber schilfert kleienförmig ab. Die Eruption erfolgt stoßweise, oft einige Wochen hindurch. Oft treten gleichzeitig rheumatische Gelenkschmerzen auf. Fieber ist häufig vorhanden. Die Prognose ist sehr günstig.

1868 hatte Henoch auf den Zusammenhang von Purpura und Intestinalstörungen (Bauchkoliken) aufmerksam gemacht. 1874 beschreibt er „eine eigentümliche Form von Purpura", die er an vier Kindern beobachtet hat. Die Purpura ging mit Koliken, Empfindlichkeit des Leibes, Erbrechen, blutigen Stühlen, rheumatoiden Schmerzen einher. Kennzeichnend war das Auftreten der Erscheinungen in Schüben. Die Kinder wurden wieder gesund. Dagegen starben die vier Kinder mit „Purpura fulminans", über die Henoch 1887 berichtet. Es handelte sich um Hautblutungen, die sich bis zu dem bald eintretenden Tode rasch vergrößerten und schließlich ganze Glieder blau- oder schwarzrot erscheinen ließen.

Die Blutplättchen wurden schon von Donné (1844) gesehen und von Hayem (1877–79) und Bizzozero (1882) näher beschrieben. Ihre Verminderung bei der Werlhofschen Krankheit fand zuerst Brohm an der Heidelberger Universitäts-Kinderklinik. Seine Beobachtungen sind in der Dissertation von E. Krauss (1883) veröffentlicht. E. Frank (1915) erkannte die Bedeutung der Thrombopenie – dieser Ausdruck stammt von ihm – für die Diagnose der Werlhofschen Krankheit. Glanzmann (1916) führte den Begriff der anaphylaktoiden Purpura ein und unterschied sie grundsätzlich von der Werlhofschen Krankheit.

Schrifttum

Bizzozero, J., Virchows Arch. **90**, 261 (1882).
Brohm bei E. Krauss, Über Purpura. Diss. Heidelberg 1883. S. 9.
Donné, A., Cours de Microscopie. Paris 1844. S. 85.
Frank, E., Berl. klin. Wschr. **1915**, 454, 490.
Glanzmann, E., Jb. Kinderhk. **83**, 271, 379 (1916).
Hayem, Archives de Physiologie 1878 und 1879.
Heberden, W., Commentaries and Cure of Diseases (1802), in Opera medica, Herausgeber L. Friedländer Cap. 78 S. 200. Leipzig 1831; Commentarien über den Verlauf der Krankheiten, übersetzt von J. Fr. Niemann. Leipzig 1805. S. 350.
Henoch, E., Berl. klin. Wschr. **1868**, 517; **1874**, 641; **1887**, 8.
Ruhrmann, G., Zur Geschichte der Schönlein-Henochschen Erkrankung. Dtsch. med. Wschr. **1963**, 541.
Schönlein, Dr. J. L. Schönleins Allgemeine und spezielle Pathologie und Therapie. Von einigen seiner Zuhörer. 4. Aufl. Bd. 2. St. Gallen 1839. S. 42.

Willan, Robert, Description and treatment of cutaneous Diseases. (London 1798). Übersetz.: Die Hautkrankheiten und ihre Behandlung. 3, 2. Breslau 1816. S. 345.

Werlhof, P.G., Disquisitio medica et philologica de variolis et anthracibus. Hannover 1735. Cap. III, § 13, Anm. 65, S. 77; auch enthalten in Opera medica. Pars I. Hannover 1775. S. 539.

Fortschritte in Diagnose und Behandlung

In den letzten Jahrzehnten setzt auf allen Gebieten der Heilkunde eine stürmische, sich gegenseitig unterstützende Forschung ein, die noch lange nicht abgeschlossen ist. Der Ausbau physikalischer, chemischer, bakteriologisch-serologischer, hämatologischer und vieler anderer Untersuchungsverfahren erleichtert die Diagnose und weist der Behandlung neue Wege. Krankheitsbilder, die nur mit diesen neuen Verfahren zu erkennen sind, werden in großer Zahl bekannt.

Im folgenden sind nur solche Fortschritte aufgeführt, die sich an eine bestimmte Entdeckung knüpfen; sie sind zum Teil auch in anderem Zusammenhang besprochen.

Die wichtigsten diagnostischen Fortschritte sind folgende:

1891 führt H. Quincke die Lumbalpunktion ein.

1895 entdeckt K. Röntgen die nach ihm benannten Strahlen. Das erste Lehrbuch der Röntgenuntersuchungen stammt von H. Gocht 1898, das erste Lehrbuch des Röntgenverfahrens in der Kinderheilkunde von P. Reyher 1912.

1896 gibt F. Widal die Serumreaktion zum Nachweis des Typhus bekannt.

1901 entdeckt K. Landsteiner die Blutgruppe des ABO-Systems, 1940 den Blutfaktor Rh/rh.

1904 führt J. Arneth das Blutbild, 1912 V. Schilling die Hämogrammformel ein.

1906 beschreibt A. Wassermann die nach ihm benannte Reaktion zum Nachweis der Lues.

1907 gibt Cl. v. Pirquet die Tuberkulinreaktion bekannt.

1918 führt R. Fahreus die Bestimmung der Senkungsgeschwindigkeit der Erythrozyten als diagnostisches Hilfsmittel ein.

1929 empfiehlt M. Arinhin die intravitale Punktion des Knochenmarks in Form der Sternalpunktion.

1929 weist H. Berger am Menschen die Aktionsströme des Gehirns nach (Elektroenzephalogramm).

Die Entdeckung der Krankheitserreger ist bei den Infektionskrankheiten beschrieben. Das Elektronenmikroskop, das der Forschung neue Wege geöffnet hat, wird 1931 von M. Knoll und E. Ruska erbaut und seitdem ständig fortentwickelt. Die neuen Ergebnisse lassen sich noch nicht im einzelnen übersehen.

Die wichtigsten Behandlungserfolge sind nachstehende:

1893 führt E. Behring das antitoxische Serum in die Behandlung der Diphtherie ein.

1902 gibt Teixeira de Mattos den Heilwert der Buttermilch bei den Ernährungsstörungen der Säuglingszeit bekannt (S. 465).

1919 heilt K. Huldschinsky die Rachitis mit ultraviolettem Licht (S. 509).
1921 entdecken Fr. Gr. Banting und Ch. H. Best das Insulin.
1927 stellt A. Windaus ultraviolett bestrahltes Ergosterin (Vitamin D) zur Behandlung der Rachitis her.
1935 beginnt G. Domagk die Wirkung der Sulfonamide auf eine Reihe bakterieller Infektionen zu untersuchen.
Der große Einfluß, den die Entdeckung des Penicillins (A. Fleming 1928), des Streptomycins (Waksman 1944) und anderer Antibiotika sowie der Hypophysenvorderlappen – Hormone auf die Behandlung der Kinderkrankheiten besitzt, entzieht sich der Wiedergabe.

Einspritzungen

Intravenöse Einspritzungen, Bluttransfusionen

Die Geschichte der intravenösen Einspritzungen beschrieben Paul Scheel (1802) und Heinrich Buess (1946), dem ich hier z. T. folge.

Einspritzungen in die Blutbahn kamen erst in gang, nachdem William Harvey 1628 den Blutkreislauf entdeckt hatte.

Die ersten intravenösen Einspritzungen sind von Christopher Wren, dem Erbauer der St. Pauls-Kathedrale, London, um 1656 am Hunde ausgeführt worden.

Der Hamburger Pestarzt Johann Daniel Major (1634–1693), seit 1665 Professor der Theoretischen Medizin in Kiel, schrieb 1664, er habe daran gedacht, die Venaesectio statt zur Entleerung von Blut für die Zufuhr eines schweißtreibenden Mittels zu verwenden. Ob er schon damals den Versuch ausgeführt hat, wird nicht gesagt. Die erste Infusion am Menschen wagte er 1668.

In Majors Chirurgia infusoria (1667) findet sich ein Brief, den Christian Friedrich Garmann (1640–1708), später Stadtarzt in Chemnitz, 1667 aus Leipzig geschrieben hat; darin heißt es: Die Frage erhebt sich, ob sich die Chirurgia infusoria bei einem Neugeborenen durch die Nabelvene ausführen läßt, so daß es vor künftigen Krankheiten bewahrt und von erblichen Krankheiten befreit wird. Viele raten zu diesem Eingriff: Durch die offen stehende Vene strömt die heilbringende Flüssigkeit zur Leber und von dort zum Herzen... Erblickt das Neugeborene fast tot das Licht, so ist es nicht in Wein zu baden, vielmehr sind ihm einige Tropfen Malvasier-Wein einzuspritzen.

Johann Sigismund Elsholtz, Leibarzt des Großen Kurfürsten (1623–1688), spritzt mit einer Klystiersspritze erst Hunden, dann Menschen Wasser und Wein, Schlafmittel und Brechweinstein intravenös (1665, 1667).

Carlo Fracassati, Anatom und Chirurg in Pisa (um 1630–1672), hat in Versuchen am Hunde die Blutgerinnung erforscht (1665). Über die intravenöse Einspritzung urteilt er bereits: „Der Nutzen dieser Behandlung besteht darin, daß bei den Kranken Heilmittel angewendet werden können, deren Wirkung nicht vom Magen oder von den Fermenten der Eingeweide zerstört oder abgeschwächt wird. Doch verlangt diese Angelegenheit noch viel mehr Versuche."

Zur Einspritzung benutzte man tierische Blasen mit Gänsekiel, Klystierspritzen oder ähnliches.

Michael Ettmüller, Leipzig, der 1667 London besucht hatte, ging von den englischen Arbeiten aus, als er 1668 als Chirurgia infusoria die intravenöse Einspritzung beschrieb. Er benutzt einen Kanal (?) oder ein silbernes Röhrchen, das sich an dem einen Ende verengert und etwas krümmt, während es an dem andern erweiterten Ende mit einer (tierischen) Blase verbunden ist, die mit der einzuspritzenden Flüssigkeit gefüllt wird. Man unterbindet die Vene doppelt, eröffnet sie und verschließt das Loch mit dem Daumen. Dann führt man das Röhrchen ein und läßt durch Druck auf die Blase die Flüssigkeit einströmen. Ausführlich beschreibt Ettmüller, welche Arzneimittel auf diese Weise einzuspritzen und welche Krankheiten zu behandeln sind.

„Sehr schwierig allerdings werden intravenöse Einspritzungen bei zarten Kindern, ob sie nun an der Brust sind oder schon festere Nahrung erhalten; sie sind noch ungehorsam und lassen sich nichts gefallen. Wie sollten sie die Eröffnung der Vene und das Einsetzen des Röhrchens dulden? Ihr Körper, von Säften strotzend, verbirgt die Blutgefäße. Diese sind winzig und daher von vornherein für den Eingriff ungeeignet. Zu welchem Zwecke störst du die halbmilchige Blutmasse der zarten Kinder? Leistet nicht die zugeführte Nahrung schon genug und mehr als genug? ... Wohltätig für kleine Kinder ist (dagegen) die Arznei, die die Säure verbessert, den Magen stärkt, die Blähungen der Eingeweide zerstreut und die Milchreste als Stuhl aus dem Darmkanal treibt."

Die intravenöse Einspritzung von Arzneien ist lange vergessen gewesen und erst seit 1879 wieder aufgelebt.

Von alters her hat man dem Blut besondere Heilkräfte zugeschrieben. Als im Jahre 1492 Papst Innocenz VIII. schwer erkrankte, suchte man ihn mit jungem menschlichem Blut zu retten, das drei zehnjährigen Knaben entnommen war. Der Papst schenkte jedem Knaben nach dem Aderlaß einen Dukaten. Aber die drei Knaben und der Papst starben (Infessura). In welcher Weise das Blut zubereitet und dem Papst zugeführt wurde, ist nicht zu ersehen.

Die erste erfolgreiche Bluttransfusion im Tierversuch, und zwar von Hund zu Hund, hat R. Lower in Oxford (1666) ausgeführt, die erste erfolgreiche Bluttransfusion auf den Menschen stammt von J. Denis 1667. Als Blutspender diente ein Lamm, Empfänger war ein 15–16jähriger Knabe, den 20 große Aderlässe geschwächt hatten.

Die zahlreichen Blutübertragungen von J. B. Denis endeten mit dem Urteil des Gerichtshofes „Le Chatelet" vom 17. April 1668: daß „von nun an ... keinem erlaubt sein sollte, ohne die Einwilligung eines Arztes von der Pariser Fakultät die Transfusion anzustellen" (Scheel).

Ettmüller (1682) hat auch die Bluttransfusion ausführlich beschrieben. Die Chirurgia infusioria hat gewissermaßen als Mutter eine Tochter Infusoria geboren, mit deren Hilfe dem menschlichen Körper venöses Blut zugeführt wird. Es tritt gewissermaßen an die Stelle des Blutes, das durch Krankheit oder Aderlaß erschöpft ist. Die Transfusion dient dazu, das schlechte Blut zu verbessern und so Melancholie zu verscheuchen, Tabes zu heilen, Skorbut zu tilgen, Arthritis zu mildern, Epilepsie zu entfernen, Scabies und Lepra zu ertragen, Erschöpfungen zu beheben bei Jugendlichen, die durch Krankheiten geschwächt sind, und bei Greisen, bei denen sich natürliche Mängel eingestellt haben, weiter dient es dazu, Sitten durch Änderung der Temperamente zu bessern, Feinde zu versöhnen und schließlich Steinbildung zu verhindern.

Von Mensch zu Mensch hat J. Blundell 1821 zum ersten Male Blut transfundiert. Erfolge hatte er bei Wöchnerinnen, die durch Blutungen erschöpft waren. Auf Grund von Hundeversuchen führt er die Spritze in die Bluttransfusion ein.

Die ersten Bluttransfusionen im Kindesalter werden an erstickenden („asphyktischen") Neugeborenen ausgeführt, und zwar spritzt J. F. Dieffenbach 1828 einem durch Kaiserschnitt zur Welt gebrachten Kinde venöses defibriniertes Blut des Vaters in die Nabelvene. Der Erfolg bleibt aus. Den gleichen Mißerfolg hat Blasius 1832 an einem und Bennecke 1867 an drei Neugeborenen. Alle fünf Kinder sterben, ein von Bennecke behandeltes Kind erst nach neun Stunden.

Den ersten Erfolg bei einer Bluttransfusion im Kindesalter erzielt Lane 1840 bei einer Indikation, die noch heute gilt. Es handelt sich um einen 11jährigen Bluter; dieser hat nach einer Schieloperation eine unstillbare Blutung bekommen, die am 6. Tage zu Ohnmacht und Krämpfen führt. An diesem Tage wird ihm das Blut einer jungen Frau transfundiert. Daraufhin wird der Puls sogleich wieder fühlbar, nach 2 Stunden hat sich der Zustand entschieden gebessert. Die Blutung steht, nach 3 Wochen ist das Kind genesen.

1875 hat L. Landois (Greifswald) die Bluttransfusion auf Grund des vorliegenden Schrifttums und umfangreicher eigener Versuche beschrieben. In seiner Gesamtübersicht aller mit Menschenblut transfundierten Fälle sind 150 günstig, 180 ungünstig und 12 zweifelhaft ausgegangen. Zum Vergleich seien die Ergebnisse wiedergegeben, die die damals noch häufig vorgenommenen Tierbluttransfusionen beim Menschen erbracht hatten: Heilung oder dauernde Besserung trat in 42 Fällen, vorübergehende Besserung oder zweifelhafter Erfolg in 25 Fällen, keine Besserung oder Tod in 62 Fällen ein.

Diese im ganzen wenig günstigen Erfolge, verbunden mit der Gefahr, durch die Bluttransfusion unmittelbar den Tod des Empfängers herbeizuführen, bringen es mit sich, daß selbst nach Einführung der Asepsis die Bluttransfusion sich nicht einzubürgern vermag. Hieran kann auch die Entdeckung der Blutgruppen des ABO-Systems durch K. Landsteiner 1901 nichts ändern, da ihre Bedeutung für die fast in Vergessenheit geratene Bluttransfusion zunächst nicht erkannt wird.

Im Jahre 1907 empfiehlt P. Morawitz die Behandlung schwerer Anämien des Erwachsenen mit Bluttransfusionen, 1919 behandelt Harriehausen (Klinik Stolte in Breslau) damit schwere Anämien des Säuglingsalters. 1920 transfundieren E. Gorter und Tj. Halbertsma Blut bei 12 Anämien im Kindesalter und erzielen 11 Heilungen. 1922 empfiehlt H. Opitz (Klinik Stolte) die Bluttransfusion auf Grund großer eigener Erfahrungen zur Behandlung von Anämien im Säuglings- und Kindesalter. Seitdem wird die Bluttransfusion mit erweiterter Indikation im

Kindesalter viel angewandt. Durch Berücksichtigung der Landsteinerschen ABO-Blutgruppen werden die Gefahren stark verringert. Die Entdeckung des Rh-Faktors durch K. Landsteiner und A. S. Wiener 1940 ermöglicht es, das Wesen der hämolytischen Krankheit der Neugeborenen zu erkennen (S. 619).

Subkutane und intramuskuläre Einspritzungen

Die subkutane Einspritzung wurde von Lafergue in USA 1844 (nach Metler 1947, S. 579) und von Alexander Wood in Edinburgh 1853, die intramuskuläre von Alfred Luton (1830–1896) in Paris in die Behandlung eingeführt (Dtsch. med. Wschr. 1955, S. 509).

Wie schwierig früher solche Einspritzungen waren, geht aus folgender Beschreibung einer Spritze hervor, die nach C. Nieberg (1865) zur subkutanen Einspritzung bei Kindern dienen sollte:

Die Spritze ist „in Bremen für 4 Thaler zu bekommen. Weil die Spitze derselben aber nicht zweischneidig, sondern rund und schreibfederförmig zugespitzt ist, so macht es an manchen Stellen des Körpers Schwierigkeiten, in die Haut einzudringen. Um daher der Gefahr, die Spritze zu verbiegen, zu entgehen, mache ich stets den Einstich in die Haut mit einer zweischneidigen Heftnadel, einer Staarnadel oder einer spitzig zugeschliffenen Impflanzette, setze dann in diesen die Spitze der Spritze und schiebe sie nun unter rotierenden Bewegungen hinreichend weit, d. h. einige Linien, im Zellgewebe fort".

Besser war die von Ch. Pravaz 1853 eingeführte und nach ihm benannte Spritze. Der Kolben wurde gegen den Glaszylinder mit einem Gummiring abgedichtet, der allerdings nach wiederholtem Kochen oder durch Austrocknung undicht wurde. Die Pravaz-Spritze, in einer kleinen Schachtel durch Samt vor dem Zerbrechen geschützt, war noch im Anfang unseres Jahrhunderts in Praxis und Klinik gebräuchlich, wich aber dann besser sterilisierbaren Spritzen aus Glas und Metall in Metallkapseln.

Früher wurden die einzuspritzenden Flüssigkeiten aus Flaschen entnommen, die mit einem Korken, später mit einem eingeschliffenen Glasstopfen versehen waren. Einen großen Fortschritt bedeuteten die Glasampullen, die nach steriler Abfüllung zugeschmolzen werden.

Schrifttum

Bennecke, Berl. klin. Wschr. **1867;** 149.
Blasius, Dtsch. Klin. **1863;** Mbl. med. Statistik Nr. 11 vom 21.11.1863, S. 77.
Blundell, J., Research physiol. a. path. on transfus. of blood. London 1824.
–, Hufelands J. prakt. Hk. **53** (Sept. 1821), III. Stück, S. 123.
–, Medico-chirurg. Transactions **9** (1818): 56.
–, nach Dieffenbach, 1833.
–, s. auch H. W. Jones und G. Mackmull, Ann. med. History (Am.) 10 (1928): 242.
Buess, Heinrich, Die historischen Grundlagen der intravenösen Injektion. Ein Beitrag zur Medizingeschichte des 17. Jahrhunderts. Veröffentlich. d. Schweizer. Ges. d. Med. und Naturwiss. 15. Aarau 1946.
Denis, J., J. des savants 1667; Philosoph. transact. 22.7.1667, Nr. 27, S. 489.
Dieffenbach, J. F., Operative Chirurgie I. Leipzig 1845. S. 110.
–, In: J. N. Rust, Handbuch der Chirurgie, Bd. 9. Berlin und Wien 1833. S. 630.

Dieffenbach, J. F., Die Transfusion des Blutes. Teil 1. Berlin 1828. Auch unter dem Titel: Paul Scheel, Die Transfusion, fortgesetzt von J. F. Dieffenbach. Teil III. Berlin 1828.
Ettmüller, M., Opera omnia Frankfurt/M. 1736. De Chirurgia infusoria 4, 548 (1668); 4, 834 (1682).
Gorter, E., und Tj. Halbertsma, Ref. Zbl. Kinderhk. 10 (1921): 332.
Harriehausen, Dtsch. med. Wschr. 1920: 55.
Infessura, St., Römisches Tagebuch, übersetzt v. H. Hefele. Jena 1919. S. 256.
Landois, L., Die Transfusion des Blutes. Leipzig 1875.
Landsteiner, K., Wien. klin. Wschr. 1901: 1132.
–, und A. S. Wiener, Proc. Soc. exper. Biol. a. Med. (Am.) 43 (1940): 223.
Lane, Lancet, Okt. 1840, nach Blasius. Fall 32.
Lower, R., Philosoph. transactions 1 (1666), 20: 353, 17. 12. 1666; s. auch: M. W. Hollingsworth, Ann. med. history 10 (1928): 213.
Majoris, Joh. Danielis, Chirurgia infusoria. Kiloni 1667. (S. 102: Brief Garmanns).
Morawitz, P., Münch. med. Wschr. 1907: 767.
Nieberg, C., Journ. Kinderkrankh. 45, 52 (1865).
Opitz, H., Mschr. Kinderhk. 24 (1923): 113.
Scheel, Paul, Die Transfusion des Blutes u. Einsprützung der Arzneyen in die Adern. Historisches mit Rücksicht auf die praktische Heilkunde bearbeitet. Kopenhagen 1802. I, 142.

Thermometer

Vorläufer des Thermometers werden von Galilei (1600) und S. Santario (1561–1636) angegeben, von Boerhaave (1668–1738) gelegentlich und von A. de Haen (1704–1776) in größerem Umfange benutzt.

Die heute gebräuchlichen Thermometer haben sich allmählich in den vierziger und fünfziger Jahren des 19. Jahrhunderts eingebürgert. Nach zahlreichen Vorläufern hat Henri Roger (1844/45) über 800 Messungen der Körperwärme bei gesunden und kranken Kindern ausgeführt und darüber in einer umfangreichen Arbeit berichtet. Er findet z. B. beim Sklerem der Neugeborenen die Körperwärme stets deutlich erniedrigt. Seine Arbeiten sind seinerzeit zwar allgemein bekanntgeworden, haben aber die weitere Forschung kaum angeregt, weil er nicht, wie wir es heute gewohnt sind, die Temperaturen fortlaufend maß, sondern für die einzelnen Krankheiten Höchst-, Mindest- und Durchschnittstemperaturen zu gewinnen suchte.

L. Traube (1850), F. von Bärensprung (1851) und besonders C. A. Wunderlich (1857) erkennen beim Erwachsenen und F. von Bärensprung (1851), R. Förster (1862) und H. Ziemssen (1862) beim Kinde die Möglichkeit, mit Hilfe fortlaufender, täglich mehrmals vorgenommener Messungen ein kennzeichnendes Bild von dem Krankheitsverlauf zu gewinnen. 1857 meint C. A. Wunderlich, die Zeit wäre nicht mehr fern, in der es ein Arzt nicht mehr wagen dürfte, fiebernde Kranke zu beurteilen, ohne das Thermometer anzulegen. Aber noch 1861 hält C. Gerhardt die Messung der Körperwärme für so umständlich, daß ihre Einführung in die Praxis sehr erschwert und ihre häufige Handhabung unmöglich sei.

Rogers Thermometer besitzt bei einer Länge von 20–22 cm eine Einteilung von $-5 + 50°C$, das Thermometer von H. Ziemssen (1862) ist 29 cm lang und besitzt ein Einteilung von + 5 bis + 55°. C. Roger mißt nur in der Achselhöhle und braucht hierfür meistens 5 Minuten, während von Bärensprung (1851) dafür 30 Minuten und Ziemssen (1862) bei höherer Körperwärme 6–10 Minuten und bei niedriger 20–25 Minuten für erforderlich erklären. Verbessert und erleichtert wird die Messung durch die Erfindung des Maximalthermometers durch C. Ehrle (1866) mit der heute gebräuchlichen Einteilung von 33–43°C und des Normalthermometerglases durch die optische Anstalt von C. Zeiß 1886.

Während H. Roger nur in der Achselhöhle mißt, empfiehlt von Bärensprung für das Kindesalter den After. Hierzu geht auch Ziemssen über, der anfangs gleichfalls die Achselhöhle benutzt hat. Dieses Verfahren hat sich dann allgemein durchgesetzt, obwohl anfangs dagegen Bedenken bestehen (R. Förster).

Ursprünglich werden die Ergebnisse der Messungen in Tabellen wiedergegeben. Die ersten Temperaturkurven Erwachsener finden sich bei L. Traube (1852). Die ersten Temperaturkurven im Kindesalter habe ich bei C. Hennig (1858, Fieber bei der Pockenschutzimpfung), bei R. Förster (1862) und H. Ziemssen (1862) gefunden.

Schrifttum

Bärensprung, F. v., Müllers Arch. **1851**: 126; **1852**: 217.
Ebstein, E., Erg. inn. Med. **33**, 407 (1928).
Förster, R., Journ. Kinderkrkh. **39** (1862): 1.
Gerhardt, C., Lehrbuch der Kinderkrankheiten. Tübingen 1861. S. 34.
Hennig, C., Jb. Kinderhk. **1** (1858): 44.
Rath, G., Dtsch. med. Wschr. **1952**, 784.
Roger, H., Arch. génér. Méd. **4**. Serie 5 (1844): 9 (1845).
Traube, L., Ann. Charité-Krankenhauses 1 (1850): 622; 2 (1851): 19.
–, Dtsch. Klin. **4**, 166 (1852).
Wunderlich, C. A., Arch. physiol. Hk. N. F. 1 (1857): 5; Wagners Arch. Hk. 1 (1860): 385; 3 (1862): 13.
–, Über das Verhalten der Eigenwärme bei Krankheiten. Leipzig 1868. 2. Aufl. 1870.
Ziemssen, H., Pleuritis und Pneumonie im Kindesalter. Berlin 1862.

Seelische Epidemien

Im Mittelalter wurden die christlichen Länder von einer religiösen Massenbewegung ergriffen, die das heilige Land von den Heiden befreien wollte. So ist es im Jahre 1212 auch zu einem Kinderkreuzzug (Birk, Habermann) gekommen. Dieser ging von zwei verschiedenen Stellen, von Frankreich und von Westdeutschland, aus:

In Clives bei Vendôme gab sich der 15jährige Hirtenknabe Stephan für den Abgesandten Gottes aus mit dem Auftrage, Kinder für einen Zug in das Heilige Land um sich zu scharen. Dem Zuge schlossen sich Priester, Handwerker und Bauern – nicht immer die besten – sowie Mädchen und Frauen an. Der Zug nahm seinen Weg von Lyon nach Toulon und Marseille, an der Spitze der Knabe Stephan auf geschmücktem Wagen, umgeben von einer Leibwache. Über das Meer fuhren die Kinder auf sieben Schiffen. Zwei von ihnen scheiterten an der Küste Sardiniens.

Zu ihrem Gedächtnis erbaute später Papst Gregor IX. die Kirche der unschuldigen Kindlein. Die anderen erreichten das Heilige Land und kämpften gegen die Ungläubigen. Ein kleiner Teil, darunter der Knabe Stephan, ist wieder in die Heimat zurückgekehrt.

Der andere Teil des Kinderkreuzzuges ging von der Gegend zwischen Köln und der flandrischen Küste aus. Führer war Nikolaus, ein noch nicht 10jähriger Knabe. Der Zug gelangte über Köln, Zürich, den Gotthard und Florenz nach Brindisi. Obwohl sich die Kirche ablehnend verhielt, schlossen sich dem Zuge viele Geistliche an. Ein Teil der Kinder blieb in Italien; ein anderer litt Schiffbruch. Fünf Schiffe wurden unterwegs aufgebracht und nach Alexandrien überführt, wo die Kinder auf dem Sklavenmarkt verkauft wurden. Ein Teil gelangte mit dem Knaben Nikolaus ins Heilige Land. Nikolaus selbst soll in hohem Alter wieder in seine Heimat zurückgekehrt sein.

Von Sage und Dichtung umwoben ist der „Rattenfänger von Hameln" im Jahre 1284. Er befreite die Stadt von der Ratten- und Mäuseplage, indem er die Tiere durch eine Melodie auf seiner Querpfeife aus ihren Schlupfwinkeln lockte und in die Weser führte. Als ihm aber die Stadt den ausbedungenen Lohn verweigerte, erschien er aufs neue und lockte die Kinder der Stadt auf die gleiche Weise hinter sich her. Niemals mehr hat man von ihnen gehört.

Im Jahre 1458 ereignete sich der Auszug der Kinder von Schwäbisch-Hall. An die hundert Knaben begaben sich, um das Banner des Erzengels geschart, gegen den Willen ihrer Eltern auf die Wanderung. Der Rat der Stadt gab ihnen als Aufpasser einen Schulmeister mit, der auf einem Esel ritt. Die Kinder wanderten durch Deutschland und Frankreich in die Normandie zum St. Michelsberg, wohin gleichzeitig auch aus anderen Städten Kinder gewallfahrtet waren. Die Kinder aus Hall kehrten mit einem Ablaßbrief, dem Bilde des Berges und einer Beschreibung ihrer Wallfahrt wieder nach Hause (Birk).

Habermann berichtet über weitere religiöse Bewegungen, die auf die Kinder übergriffen: die Geißler, die im 13. Jahrhundert in Italien, Österreich und Deutschland herumzogen und sich geißelten, um durch körperliche Schmerzen Vergebung ihrer Sünden zu erlangen und das öffentliche „Kinderbeten" vor erwachsenen Zuschauern, das sich 1707/08 in Schlesien ausbreitete.

Alle diese religiösen Massenbewegungen von Kindern und Jugendlichen entstanden nach Habermann in Zeiten besonderer körperlicher und seelischer Not, in der die Hoffnung auf Errettung durch Wundertaten erfahrungsgemäß besonders groß ist.

Im 13.–15. Jahrhundert kam es, besonders in Westdeutschland und den Niederlanden, zu einer „Tanzwut" oder „Tanzplage" in Form verzückter Tänze (Hecker). So sollen 1237 in Erfurt über 100 Kinder von dieser Krankheit befallen sein und den Weg nach Arnstadt tanzend und springend zurückgelegt haben. Hier angelangt, fielen sie erschöpft zu Boden. Viele von ihnen starben, nachdem sie von ihren Eltern zurückgeholt waren, die übrigen blieben bis zum Tode mit einem anhaltenden Zittern behaftet.

1374 ergriff die Tanzwut Aachen, Köln, Metz und die Niederlande, 1418 Straßburg. „Die Behafteten fielen bewußtlos und schnaubend zu Boden. Schaum trat ihnen vor den Mund, dann sprangen sie auf und hoben ihren Tanz an mit unheimlichen Verzerrungen." Landleute verließen den Pflug, Handwerker die Werkstätte, Hausfrauen den Herd. „Mädchen und Knaben entliefen ihren Eltern, um sich an den Tänzen der Besessenen zu ergötzen und das Gift der geistigen Ansteckung begierig einzusaugen." Sie tanzten stundenlang, bis sie erschöpft niederfielen. Man sprach vom St. Johannis- oder St. Veitstanz. Das St. Johannisfest wurde schon seit langem mit bachantischen Tänzen gefeiert, einem Überbleibsel vorchristlicher Gebräuche.

Veit war ein sizilianischer Knabe, der zur Zeit der Diokletianischen Christenverfolgungen 303 zum Märtyrer wurde. Sein Leichnam wurde nach St. Denys und 836 nach Corvey überführt. An seinem Grabe geschahen viele Wunder, so daß er unter die 14 Nothelfer versetzt wurde. Nach der Legende des 14. oder 15. Jahrhunderts hatte er vor seinem Tode zu Gott gefleht, dieser möge alle, die an seinem Abend fasten und seinen Tag (15. Juni) feiern, vor dem Tanz bewahren. Darauf sei eine Stimme vom Himmel vernommen worden: „Vite, du bist erhört!" So wurde St. Veit zum Schutzheiligen der Tanzsüchtigen (Hecker).

Zu einer Zeit, als die epidemische Tanzwut längst verschwunden war, hat Sydenham (1686) das neue, von ihm erstmalig beschriebene Krankheitsbild als Chorea St. Viti bezeichnet (S. 132). Tatsächlich haben beide Krankheitsbilder nichts miteinander zu tun. Im 19. Jahrhundert wurde die Tanzwut als Chorea major der Sydenhamschen Chorea minor gegenübergestellt.

Auch später sind noch gelegentlich Imitationskrankheiten unter Kindern und Erwachsenen aufgetreten. So erkrankte nach Hecker 1787 in einer englischen Baumwollspinnerei ein Mädchen an heftigen Zuckungen, nachdem ihm mutwillig eine Maus in die Kleidung gesteckt war. Die Kranke litt unter ihren Mitarbeiterinnen 24 Stunden lang ohne Unterbrechung. Am folgenden Tage verfielen 3 Mädchen in die gleichen Krämpfe, am 3. Tag 6 andere. So verbreitete sich die Krankheit immer weiter. Einige Mädchen hatten sogar die Kranken gar nicht gesehen, sondern die Krämpfe nur nach Erzählung des Vorfalles bekommen. Die Zuckungen waren manchmal so heftig, daß die Kinder von 4 oder 5 Leuten gehalten werden mußten, damit sie sich nicht die Haare ausrissen oder den Kopf an den Wänden zerstießen. Die Krankheit wurde schließlich durch Elektrizität rasch geheilt.

Schrifttum

Birk, Mschr. Kinderhk. **99**, 336 (1951).
Habermann, P., Arch. Kinderhk. **154**, 138 (1956).
Hecker, Die Tanzwut. Berlin 1832.
Wollenberg, In: Nothnagel, Spezielle Pathologie und Therapie. Bd. 12. Chorea. Wien 1899.

Tierischer Heilmagnetismus

Die Lehre vom tierischen Magnetismus wurde von dem Arzte Franz Anton Mesmer (1734–1815) begründet. Er glaubte an ein magnetisches Fluidum, dessen Äußerungen denen des Erdmagnetismus entsprechen. Es ist unendlich fein, durchdringt den ganzen Kosmos, das Nervensystem des Menschen und unterliegt den physikalischen Gesetzen. Diese will Mesmer in das Lebendige übertragen, er möchte eine vitalistische Physik schaffen und damit Kranke heilen. Eine Zeit lang erzielte er große Suggestiverfolge und beeinflußte das Denken romantisch veranlagter Laien und Ärzte, die seine Lehre mit religiösen und übersinnlichen Gedanken verknüpften (Diepgen 1959).

Der romantische Arzt und Dichter Justinus Kerner (1786–1862) hatte als Kind durch ständiges Erbrechen seine Eltern und Ärzte zur Verzweiflung gebracht:

„Es ist mir noch unbegreiflich, daß ich nicht oft den ganz unsinnigen Mitteln dieser Heilkünstler erlag, und vielleicht geschah es nur daher, daß ihre Mixturen, Pulver, Latwergen und Pillen ohne allen Respekt sogleich wieder weggeworfen wurden." Schließlich schlug ein Arzt vor, den Knaben nur noch mit Nährklistieren aus Gerstenschleim zu ernähren. Während sich die andern zu Tisch setzen, durfte er reiten, um das Essen zu vergessen, war aber schließlich so hungrig, daß er das Laub von den Bäumen aß. Nachdem diese Hungerkur viele Tage gedauert hatte, war er so geschwächt, daß er sich nicht mehr auf dem Pferde halten konnte und in Ohnmachten und Krämpfe verfiel; diese Kur mußte daher abgebrochen werden. Ein berühmter Wundarzt, ein Geheimrat, verordnete Hoppelpoppel, ein Getränk aus Tee, Eigelb und Kirschgeist mit Pfefferkörnern, ohne Erfolg. Der berühmte Arzt und Magnetiseur Dr. Gmelin „hieß mich auf einen Stuhl setzen, sah mir mit seinen schwarzen Augen fest ins Auge und fing mich mit seinen ausgestreckten Händen vom Kopf bis in die Magengegend zu bestreichen an; er behauchte mir auch mehrmals die Magengegend. Ich wurde ganz schläfrig und wußte endlich nichts mehr von mir. Ich mag lange schlafend dagesessen haben, als ich erwachte... In späteren Jahren begriff ich, daß mich der Herr magnetisiert hatte". Das Erbrechen verschwand schließlich mit fortschreitendem Wachstum.

Für Kerner war sein Jugenderlebnis Anlaß, sich später dem „Nachtleben der Natur" zuzuwenden.

Noch ein anderer romantischer Dichter ist hier zu nennen: E.T.A.Hoffmann (1776–1822) war während seiner Bamberger Zeit (1808–13) mit dem Medizinaldirektor Marcus, dem Leiter einer Irrenanstalt, befreundet. Die Kenntnisse über die „Nachtseite der Natur", die er ihm verdankt, haben seine Dichtungen stark beeinflußt. So erzählt er die Geschichte eines somnambulen Bauernmädchens von 16 Jahren:

Die Eltern beklagten sich: „Sie fühlte keinen Schmerz, kein Übelbefinden, sie äße und tränke, sie schliefe oft ganze Tage lang, und dabei magre sie ab und würde von Tag zu Tag immer matter und kraftloser, so daß an Arbeit gar nicht zu denken sei. Der Arzt überzeugte sich, daß ein tieferes Nervenübel der Grund des Zustandes war, in dem sich das arme Kind befand und daß die magnetische Kur recht eigentlich indiziert sei... Noch ehe die magnetische Kur begonnen, begab ich mich mit meinem ärztlichen Freund in das Krankenhaus, um die Kranke zu sehen. Sie war für ihren Stand von sehr zartem Gliederbau, und ihr feines Gesicht wäre beinahe schön zu nennen gewesen, hätte es nicht die erloschenen Augen, die Totenbleiche, die farblosen Lippen entstellt. ... Sie faßte nur mühsam die an sie gerichteten Fragen und beantwortete sie in dem breiten, unverständlichen, abscheulichen Jargon, den die Bauern in der dortigen Gegend sprechen. Zu ihrem Magnetiseur hatte der Direktor einen jungen kräftigen Eleven der Arzneikunde gewählt, ... von dem er sich überzeugt hatte, daß das Mädchen ihn leiden mochte. Die magnetische Kur begann. Von neugierigen Besuchen, von Kunststücken u.dgl. war nicht die Rede. Niemand war zugegen als der Direktor... und ich. Anfänglich schien das Kind wenig empfänglich, doch bald stieg sie schnell von Grad zu Grad, bis sie nach 3 Wochen in den Zustand des wirklichen Hellsehens geriet. Erlaß es mir, all der wunderbaren Erscheinungen zu erwähnen, die sich nun in jeder Krise darboten, es sei genug euch zu versichern, daß ich hier, wo keine Täuschung möglich, mich im innersten Gemüt von der wirklichen Existenz jenes Zustandes überzeugt, den die Lehrer des Magnetismus als den höchsten Grad des Hellsehens beschreiben... Ich mag euch nicht mit all dem ermüden, was sich in dieser Hinsicht mit der Kranken und ihrem Magnetiseur begab, nur ein und für mich das schneidenste Beispiel! – Das Kind sprach in jenem Zustand den reinen, gebildeten Dialekt ihres Magnetiseurs und drückte sich in den Antworten, die sie ihm mehrenteils anmutig lächelnd gab, gewählt, gebildet, kurz ganz so aus, wie der Magnetiseur zu sprechen pflegte. Und dabei blühten ihre Wangen, und die Züge ihres Antlitzes erschienen veredelt! –

Ich mußte erstaunen, aber diese gänzliche Willenlosigkeit der Somnambulen, dies gänzliche Aufgeben des eigenen Ichs, diese trostlose Abhängigkeit von einem fremden, geistigen Prinzip... erfüllte mich mit Grausen und Entsetzen. Ja, ich konnte mich des tiefsten herzzerschneidensten Mitleids mit der Armen nicht erwehren, und dies Gefühl dauerte fort, als ich den wohltätigen Einfluß der magnetischen Kur bemerken mußte, als die Kleine, in der vollsten kräftigsten Gesundheit aufblühte, dem Magnetiseur und dem Direktor, ja auch mir dankte für alles Gute, das sie genossen, und dabei ihren Jargon sprach, breiter und unverständlicher als jemals."

Schrifttum

Hoffmann, E.T.A., Unterhaltungen der Serapionsbrüder. 3. Abschnitt Werke. 6. Teil. Berlin–Leipzig–Wien–Stuttgart o.J. S. 21.

Kerner, J., Das Bilderbuch aus meiner Kindheit. 2. Aufl. Stuttgart 1886. S. 376.

Alte Volksbräuche

Soweit es früher überhaupt eine wissenschaftliche Kinderheilkunde gegeben hat, konnte sie die wenigsten Kinder wirklich erreichen. Dafür aber gab es überall in Stadt und Land leicht erreichbare Frauen, denen selbst die Ärzte mehr Wissen über die Behandlung kranker Kinder zuschrieben als sich selbst (S. 161). Diese Frauen trösteten die beunruhigten Mütter kranker Kinder um so besser, je umständlicher die alten Sitten und Gebräuche waren, denen sie folgten.

Bereits im ersten Dämmer faßbarer geschichtlicher Überlieferung begegnen wir Versuchen, die Krankheiten, die als böse Dämonen gedacht werden, durch Amulette, Beschwörungen und Zaubersprüche von den Kindern fernzuhalten oder zu verscheuchen. So besitzen wir aus dem alten Ägypten die Zauber- und Segenssprüche für Mutter und Kind in einem Berliner Papyrus des 16. Jahrhunderts v. Chr. (S. 14) und aus dem alten Assyrien die Labartu-Texte und das Labartu-Relief (S. 20). Das älteste Denkmal deutscher Sprache überhaupt bilden die beiden Merseburger Zaubersprüche aus dem 9. Jahrhundert n. Chr. zum Blutstillen und zum Befreien Gefangener. Dem einen von ihnen gleicht ein Spruch, der von lettischen Kinderwärterinnen angewandt wird, wenn ein Kind gefallen ist oder sich wehgetan hat. Er lautet auf deutsch: „Knöchlein zu Knöchlein, Blutchen zu Blutchen, Fleischchen zu Fleischchen." Die Reihenfolge der Satzglieder wechselt (A. Kuhn, 1864). Die Edda (S. 80) enthält eine entsprechende Runenweisheit. Diese und ähnliche Zeugnisse sind nur zufällig erhalten gebliebene Bruchstücke einer viel größeren, in sich zusammenhängenden Überlieferung, deren Reste sich heute nur noch in unseren Kinderstuben finden.

So wird die Verwendung der Milch einer Frau, die einen Knaben geboren hat gegen lippitudo (Augenentzündung) im Papyrus Ebers und in alten deutschen Arzneibüchern empfohlen. Bereits Ebers macht darauf aufmerksam, daß als Vermittler der Überlieferung die Salernitaner in Frage kommen.

Als weiteres Beispiel für diesen Zusammenhang sei Zauberspruch I (7, 3–5) des genannten Berliner Papyrus (S. 14) angeführt, den Erman in folgender Weise übersetzt:

Spruch I. „Spitzen von Papyrus.
Spt-Körner.
Fein zermahlen und mit der Milch einer Frau, die einen Knaben geboren hat, mischen (?).
Ein Hin davon wird dem Kinde gegeben, so wird es einen Tag und eine Nacht verbringen, indem es gesund schläft."

Nach Erman wird der Sinn dieses Spruches wohl sein, daß das Kind nach 24stündiger Ruhe gesund wieder aufwacht.

Staunenswert ähnlich ist eine mittelniederdeutsche Vorschrift, die Oefele aus dem Gothaer Arzneibuch kurz vor 1300 nach Salernitanerquellen zum Vergleich anführt:

„De nicht slapen enkan de neme wyt maensat vnde byllensaet vnde latticksaet, jewelkes eyn lot; Stot dyt vnde do dar to vrouwenmelk, de eyn knechtken soget ... dat gift guden slap."

Nach Oefele ist altägyptisches Spt = $σάφδω$ = hyoscyamus = byllensaet.

Plinius, der Ältere verwendet die Frauenmilch bei einer großen Zahl von Krankheiten jenseits des Säuglingsalters. „Bei jeder Anwendung ist die Milch einer Frau wirksamer, die einen Knaben geboren hat, bei weitem am wirksamsten die Milch einer Mutter von Zwillingen männlichen Geschlechts."

Die alten deutschen Sitten und Gebräuche sind von J. Grimm (1876), Wuttke (1900), von Hovorka und Kronfeld (1909), Ploss und Renz (1911), von E. Hoffmann und Krayer (Handwörterbuch des deutschen Aberglaubens seit 1927) und vielen anderen gesammelt worden; sie sind aber so zahlreich und so mannigfaltig, daß hier nur wenige wiederzugeben sind.

Manche Segenssprüche, die noch heute in unseren Kinderstuben gebräuchlich sind, um die Kinder zu beruhigen, enthalten vorchristliches Gedankengut, das sich auf diese Weise durch mündliche Überlieferung bis in unsre Zeit gerettet hat. So gibt Böhme folgenden Spruch wieder:

„Heile, heile, heile!
Das Kätzchen lief zum Berg nan
Und als es wieder runter kam,
War alles wieder geheilt."

Die Katze galt als Holdas Tier und war auch den Holda begleitenden Hexen eigen. Die Kinderreime und Überreste von Wundsegen, die über verwundeten Körperteilen gesprochen wurden, erwähnen sie daher oft.

Kränkeln kleine Kinder, so bringt die Mutter Wolle und Draht zu einem Wacholderbusch einer anderen Feldflur und spricht:

„Ihr Hollen und Hollinnen,
Hier bring ich euch was zu spinnen
Und was zu essen;
Ihr sollt spinnen und essen
Und meines Kindes vergessen." (Ploß-Renz)

Auch in diesem alten Spruch sind Anklänge an uralte mythologische Zusammenhänge unverkennbar. In anderen sind sie geschwunden, so etwa in dem heute noch gern angewandten Spruch, wenn sich das Kind gestoßen hat. Die Mutter bläst auf die schmerzende Stelle und spricht:

„Heile, Heile Segen,
Morgen gibt es Regen,
Übermorgen Sonnenschein,
Wird sich unser Kindchen freun."

Einen Spruch gegen Herzspann siehe Seite 141.

An die Stelle der Götternamen traten später Jesus, die Apostel oder andere Heilige.

Eifrige Sammler, z. B. Rochholz (1857), haben uns eine Fülle von Versen und Sprüchen aufbewahrt, die im Volke gläubig angewandt wurden und auch heute noch nicht ausgestorben sind. Beim Zahnen, zum Blutstillen, gegen Wundwerden, Gelbsucht, Warzen, Bezauberung, Schluckauf und viele andere Krankheiten gab es uralte Sprüche, an deren Wirkung man fest glaubte und die zumeist die Kunst des Arztes ersetzen mußten.

Im Jahre 1872 berichtet K. Majer über die damals im Volke noch weit verbreiteten „sympathetischen Kuren" bei Kindern: Sie werden nicht durch Arzneimittel, sondern durch geheimnisvolle Kräfte ausgeführt, die nicht unbedingt mit dem Kranken in unmittelbare Berührung kommen müssen. Als wirksam denkt man sich eine Sympathie des Menschenkörpers mit Geistern, anderen Menschen, Tieren, Pflanzen, Steinen usw. oder eine geheimnisvolle Wechselwirkung zwischen dem Menschen und gewissen Gegenständen. So hängt man dem Kinde Amulette oder Talismane um, beobachtet bestimmte Konstellationen oder wirkt mit Gegenständen, Besprechungen oder Gebeten auf entfernte Körper. Vor allem kommt es darauf an, in dem Kranken den festen Glauben an die Wirksamkeit des Mittels zu erwecken. Behandelt werden Geisteskrankheiten, Epilepsie, Wechselfieber, Leberkrankheiten, Entzündungen (Rose), Wassersucht, Krebs und chirurgische Krankheiten.

Die Sympathie als Heilmittel zählt 1872 unter allen Ständen, den Gebildeten wie Ungebildeten, ihre Gläubigen. So kann man noch durch alle Schichten der Bevölkerung, von den Palästen bis in die Hütten der Armen, viele Mütter finden, die ihren Säuglingen Gegenstände anhängen, um ihnen das Zahnen zu erleichtern. In wohlhabenden Kreise dienen dazu Kügelchen aus wohlriechenden Stoffen oder Korallen, wie sie die Mütter schon zu Zeiten des älteren Plinius benutzten. In den ärmeren Familien hängt man den Kleinen die Samen von Päonien, vom Volke als „Zahnperlen" bezeichnet, um den Hals. Ich habe in Indien kein Kind gesehen, das nicht mit Amuletten, meist Ringen, behängt gewesen wäre.

„Hexenbanner" genießen ein besonderes Vertrauen. Solche von der Vorsehung Begünstigte finden sich unter den Schäfern, Hirten und Müllern. Zu ihnen geht man mit dem Urin des Kranken, damit sie zu Hause in aller Heimlichkeit ihre Zauberkünste anwenden. Als Amulett diente etwa ein „Bündele", das mit einem Bändchen auf dem bloßen Leib befestigt, Tag und Nacht zu tragen war. Den Inhalt bildeten gewöhnlich ein Bibelspruch oder eine Besprechungsformel, manchmal auch geheimnisvolle Kräuter, wie Hexenkraut, Metallstückchen, Steinchen, Moos usw. Die Wirkung dieser Stoffe erhöhte sich beträchtlich, wenn sie zu bestimmten Tagen, etwa am Karfreitag, zu einer ungeraden Stunde, bei abnehmendem Monde, abends während des Gebetläutens oder mittags während des Elfuhrläutens gesammelt oder angewandt wurden. Notwendig mußte alles „unbeschrien" vor sich gehen. Es durfte einem auf dem Gange zum Einsammeln niemand begegnen, während der Handlung durfte niemand zusehen und noch weniger durfte jemand den Heilkünstler ansprechen.

Überdies soll das Volksmittel Ekel erregen, es muß „gruselig" sein. Deshalb spielen Harn und Kot vom Menschen wie vom Vieh eine bedeutende Rolle. Man zerpulvert Nachgeburten und gibt sie ein. Man läßt Läuse, Spinnen oder Maikäfer verschlingen, Mäusen die Köpfe abbeißen, widerliche Fette, z.B. Hunds-, Igel- oder Storchenfett verschlucken usw. Man benutzt, wenn auch oft nur dem Namen nach, Schlangenfett, Skorpionenöl, Schlangengallen, Regenwürmer, Kellerasseln und Eidechsen. Totenbeine, Kirchhöfe, Mitternacht, Kreuzweg, alte Lindenstöcke, einsame Waldplätze im Mondscheine, Gespenster, Hexen, Druden, Gewitter und Teufel müssen die Sache möglichst gruselig machen.

Von den vielen Krankheiten, die auf diese Weise zu heilen sind, seien hier nur die Warzen angeführt, deren Heilbarkeit durch Suggestion heute wissenschaftlich anerkannt ist:

Die Warzen reibt man mit einer zufällig getroffenen gelben Schnecke, spießt diese an einen Dorn an und läßt sie verdorren. – Man legt um jede Warze einen seidenen Faden, macht einen Knoten und vergräbt ihn dann unter der Dachtraufe. – Die Warzen werden mit den beiden Hälften eines in der Mitte durchschnittenen Apfels unter der Dachtraufe bestrichen, und dieser eingegraben; wie er dann verfault, verschwinden auch die Warzen. Statt eines Apfels wird zu diesem Zwecke auch eine Schweineschwarte angewendet. – Ein christlich-sympathetisches Mittel „voll Nächstenliebe" ist nachstehendes: Die Warze wird mit einem Stück Geld berührt und dieses aus dem Fenster geworfen; wer das Geldstück aufhebt, bekommt die Warze, während sie der andere verliert.

Neben diesen sympathetischen Mitteln gebrauchte man auch viele „Hausmittel", die meistens aus dem Pflanzenreich stammen. Glaubte doch das Volk: „Gegen jedes Leiden wächst ein eigenes Kraut."

Nähere Beispiele aus der Volksmedizin gibt Wuttke (1900). Hier kann nur ein kurzer Auszug wiedergegeben werden.

Kranke Kinder heilt man, wenn man sie in die Schürze einer reinen Braut oder in eine blaue Schürze wickelt oder mit Osterwasser badet oder mit Taufwasser wäscht.

Krämpfe heilt man durch eine weiße Taube, mit deren Bürzel man den After des Kindes berührt; die Taube stirbt bald unter schweren Schmerzen und das Kind wird gesund. Bisweilen reißt man die Taube entzwei und bindet ihren Steiß an den des Kindes (S. 156).

Englische Krankheit rührt daher, daß dem Kinde Katzenhaare in den Magen gekommen sind. „Durchstecken" heilt die Krankheit, indem sie dabei abgestreift wird. So behandelt man Rückgratverkrümmungen, indem man das kranke Kind wiederholt durch einen Wurzelbogen zieht, der aus der Erde hervorragt. Ähnlich läßt man kranke Kinder durch hohle Steine, Leitersprossen usw. kriechen. Krumme Beine heilt man, indem man das Kind vor Sonnenaufgang im Mai im Wiesentau herumführt.

„Der allgemeine Glaube, daß Wurmmittel nur bei abnehmendem Monde gegeben werden dürfen, dürfte kein Aberglaube sein; die Tatsache ist mir von erfahrenen Ärzten bestätigt worden; auch ich selbst habe es gesehen, daß ein Wurmmittel (Quecksilberabkochung gegen Askariden), welches nach Vorschrift eines der bewährtesten Ärzte Schlesiens nur bei abnehmendem Monde gegeben werden sollte und doch, weil man dies für Aberglauben hielt, bei zunehmendem Monde gegeben wurde, höchst bedenkliche Zustände des Kranken herbeiführte, während es bei abnehmendem Monde vorzügliche Wirkung hatte; etwas darum leugnen, weil es nicht begreift, ist, und nicht bloß in der Arzneikunde, kein richtiges Verfahren" (Professor der Theologie Wuttke, 1900).

Abmagerung (Auszehrung) überträgt man auf Tiere, etwa indem man den Knaben mit einem Hunde, das Mädchen mit einer Katze zusammen in einem Wasser badet, das aus neun Quellen oder Brunnen geschöpft ist. Man trägt das Kind nachts dreimal schweigend um die Kirche oder stellt sich mit ihm vor die Stadt, wo man drei Kirchspitzen übersieht, macht über das Kind dreimal das Kreuz und spricht ein Gebet.

Den vorgefallenen Mastdarm muß man mit einem Überrock der verstorbenen Urgroßmutter wieder hineindrücken, dann kehrt er nicht wieder (Wuttke).

Bis vor kurzem gab es in den Apotheken schwarze Samthalsbänder als Amulette gegen schweres Zahnen zu kaufen. Noch heute tragen kleine Mädchen gern eine Kette aus roten Korallen; diese sollten ursprünglich den bösen Blick abwehren.

Wie sich in den Zaubersprüchen und Märchen der Kinderstube so mancher uralte, noch aus vorchristlicher Zeit stammende Volksglaube in mehr oder weniger spärlichen Resten bis in unsere Zeit erhalten hat, so haben sich auch bei der Pflege gesunder und kranker Kinder viele alte Volksbräuche erhalten. Was die Mutter in ihrer Kindheit von ihrer Mutter gehört oder gelernt hat, das gibt sie getreulich und gläubig ihren eigenen Kindern weiter.

So berichtet Brenner-Schaeffer (1861) über die Oberpfalz:

„Tausend alte Sitten, tausend Ammenmärchen, tausend Haus- und Wundermittel wären längst vergessen, wenn die Hüterin des Hauses ... das Weib nicht all das im Haus Gehörte und von Jugend auf Vernommene wie ein Heiligtum bewahren und von Generation zu Generation fortpflanzen würde. Alte Müttterchen und Ahnfrauen, greise Ammen und Mägde, legen schon in früher Kindheit dem Kleinen den Keim solcher Wunder- und Schauergeschichten in das empfängliche Gemüt; sie bilden den hohen Reiz jener Winterabende, am warmen Ofen beim prasselnden, grellen Kienfeuer, das die erwartungsvollen Gesichter der Hörer feurig erhellt und flackernde, geisterhafte Schatten wirft, sie bilden den Stoff der Unterhaltung an den beschäftigungslosen Sonn- und Feiertagen, der Winterszeit, wo Sturm und Wetter ums einsame Häuschen braust, die Weiber, Greise und Kinder ins Zimmer bannt ... sie machen die Rockenstuben so schaurig reizend und traulich... Da werden die alten Märchen wieder wach, die Bäume des Waldes werden zu Riesen, die alten Weiber zu Hexen, die Vöglein zu guten Engeln... Alles Wunderbare – und wie unendlich viel ist unserm Volke noch ein Wunder! – ist dann Hexerei und Teufelswerk."

Wenn die Kinderheilkunde, die ja ursprünglich von den Erfahrungen des Volkes ausgegangen ist, ihre neuen Erkenntnisse dem Volke nahezubringen sucht, so stößt sie oft auf alte, durch die Überlieferung geheiligte und zäh festgehaltene Vorurteile, deren Überwindung lange Zeit in Anspruch nimmt. So stehen nicht selten die Anschauungen des Volkes über Kinderpflege um Jahrzehnte, manchmal noch beträchtlich länger, hinter dem Stande der Wissenschaft zurück. Erschwert wird der Fortschritt noch dadurch, daß die Wissenschaft selbst keine unbedingt gültigen Grundsätze aufstellen kann, sondern im Laufe der Zeit manchen für richtig gehaltenen Lehrsatz wieder preisgeben und durch einen besseren ersetzen muß.

Bereits angeführt wurde der Begriff der „Heb"amme, Seite 81 das Aussetzen des Neugeborenen und die Sitte, ihm Salz in den Mund zu geben (S. 478). Von weiteren alten Überlieferungen und Gebräuchen sollen hier noch einige besprochen werden, die zum Teil bereits in anderem Zusammenhang erwähnt wurden.

Wenn bei der Geburt vor dem Durchtritt des Kopfes die Eihäute nicht zerreißen, so wird das Kind mit einer „Glückshaube" geboren. Diese hat in der Vorstellung vieler Völker eine Rolle gespielt (Ploß-Renz). Schon in Mesopotamien (S. 20) und im alten Rom galt sie als glückbringend (Hoffmann-Krayer 1, 369). In Deutschland hob man sie sorgsam auf oder hängte sie, in ein Band vernäht, dem Kinde um. Die Hebammen hüteten sich, sie zu beschädigen und gruben sie unter der Türschwelle ein. Wer die Haut sorglos fortwarf oder verbrannte, entzog dem

Kinde seinen Schutzgeist (Grimm). Das Universallexikon von Zedlitz (1732) spricht vom Amnio, das „von Wehemüttern das Kleidchen genannt und mit großer Sorgfalt aufgehoben wird; dabei sie den Aberglauben haben, daß, wenn es rot siehet, es sowohl dem neugeborenen Kinde als dem, so es unwissend bei sich trägt, viel Glück bringe, hingegen wenn es schwarz ist, dem armen Kinde viel Unglück bringe". In England trieben die Hebammen mit der „caul" einen regelrechten Handel. Kaufgesuche erschienen noch um die Mitte des 19. Jahrhunderts in der Times (Ploß-Renz 1, 54, Buschan). Dickens spricht in der Einleitung des „David Copperfield" (1850), in dem er sein eigenes Leben beschreibt, von dem Verkauf seiner Glückshaube (s. auch S. 132).

Weit verbreitet war früher das „Durchziehen" oder „Durchkriechen" (S. 638). Nach J. Grimm (2, 975) heilte man, indem man Kinder oder Vieh ausgehöhlte Erde, hohle Steine oder einen gespaltenen Baum durchgehen oder kriechen ließ. Das hielt allen Zauber ab oder vernichtete ihn oder wirkte sympathisch. Ploß-Renz (1, 526) bringen viele Beispiele für diese Sitte in Deutschland, England und Frankreich. Bei fast allen Naturvölkern zog man die Kreißende, die nicht gebären konnte, durch eine natürliche Baumspalte, den Zwieselbaum (Schlieben). „Ursprünglich scheint das Durchkriechen unter einem Tier fruchtbarkeitsfördernd und geburtserleichternd betrachtet worden zu sein" (Handwörterbuch des deutschen Aberglaubens 2, 495).

Der böse Blick, das Berufen oder Beschreien sind nach dem Volksglauben dem Kinde höchst schädlich. Wenn jemand von einem Kinde sagt: „Das ist ein schönes, starkes Kind!", so ist es beschrien. Selbst von abwesenden Kindern darf man nichts Gutes sprechen, ohne fürchten zu müssen, daß man ihnen durch „Berufen" schadet. Die Folgen erkennt man daran, daß das Kind von nun an abnimmt und ständig gähnen muß (Ploß 1882, 1, 130). In dem Berichte Kräutermanns (1722) über das „Beschreyen" klingen noch derartige Gedanken durch (S. 139). Den bösen Blick kannte man schon bei den Griechen und Römern (S. 41). Der Glaube daran ist noch heute bei vielen Völkern lebendig. Schutzmittel gegen ihn und gegen das Beschreien gibt es in unendlicher Zahl (Ploß, Ploß-Renz). Nach Lammert (1869) und Wuttke (1900) schützt man sich z. B. gegen das Berufen, indem man bei jedem lobenden Worte, das man hört oder spricht, sofort sagt: „unberufen" oder „behüts Gott" oder „gestern wars besser", indem man dreimal ausspuckt, sich mit der Hand über den Mund fährt, an etwas anderes denkt, auf das Gelobte sehr schimpft oder dreimal auf den Tisch klopft.

Nach Amaranthes (1715) darf man eine leere Wiege nicht schaukeln, sonst hat das Kind keine Ruhe; dasselbe befürchtet man, wenn zwei zugleich wiegen. Auch soll man nichts über die Wiege langen, da das Kind sonst den Schlaf verliert. Vor allem darf man das Neugeborene das erstemal nicht auf die linke Seite legen, da es sonst Linkshänder wird.

Lammert (1869), der in Bayern die gleichen Anschauungen fand, fügte noch hinzu, daß man die Wiege immer in das Sonnenlicht richten soll, bis das Kind 6 Wochen alt geworden ist, damit es nicht schielt.

„Sollen die Kinder nicht böse Augen kriegen, so soll man sie nicht alte Weiber lassen ansehen" (Amaranthes). Dem entspricht ein Rat, den Gottfried Keller im „Sinngedicht" aus einem alten Volksarzneibuch anführt: „Kranke Augen sind zu stärken und gesunden durch fleißiges Anschauen schöner Weibsbilder, auch durch öfteres Ausschütten und Betrachten eines Beutels voll neuer Goldstücke."

Nach einem alten, bei vielen Völkern verbreiteten Glauben sollen bei der Grundsteinlegung von Burgen, Stadtmauern, Brücken und Wehren Kinder lebendig eingemauert sein (Ploß und Renz 1, 167). Manche Sagen handeln hiervon. Nach Grimm meinte das Volk bei einem Brückenbau in Halle 1843, daß man ein Kind in den Grund einmauern müsse. Th. Storm hat die Sage in seinem „Schimmelreiter" verwertet. Sagenhafte Beispiele für das Vergraben eines Kindes in einen wasserbedrohten Deich finden sich bei Grimm (3, 330).

Hexenwesen

> Des teuffels eh und reutterey
> ist nur gespenst und fantasey.
> Hans Sachs 1531.

Der Glaube der alten Ägypter und Babylonier an übernatürliche Wesen, die dem Kinde zu schaden suchen, hat zu den ersten, uns überlieferten Bemühungen geführt, durch Zaubersprüche, Beschwörungen und Amulette das Kind vor den Unholden zu schützen (S. 14 und 20). Ein ähnlicher Volksglaube war bei den Griechen und Römern wohl auch vorhanden (S. 41), er hat aber das medizinische Schrifttum kaum beeinflußt. Das änderte sich, als am Ausgang des Mittelalters eine neue Heilkunde entstand. Zu dem vielen, was sie aus dem Glauben des Volkes übernahm, gehörte auch die Vorstellung, daß Krankheiten durch Verhexung entstehen können, wie schon an vielen Stellen besprochen ist.

Das erste Hexengericht im Zeichen der Inquisition wird 1258 abgehalten. Im Jahre 1275 veranstaltet der Inquisitor Hugo von Beniols in Toulouse ein großes Autodafé. Unter den lebendig Verbrannten befand sich auch die 56jährige Angela, Herrin von Labarethe. Man hatte sie gestehen lassen, allnächtlich fleischlichen Umgang mit dem Satan gehabt zu haben; seine Frucht sei ein Ungeheuer mit Wolfskopf und Schlangenschwanz gewesen, zu dessen Ernährung sie in jeder Nacht kleine Kinder habe stehlen müssen (Soldan-Heppe 1, 151).

In seiner Bulle „Summis desiderantes" von 1484 beklagt Papst Innocenz VIII., daß in Oberdeutschland „sehr viele Frauen ihre Seligkeit vergessen und von dem katholischen Glauben abfallen, indem sie mit Teufeln, die sich als Weiber oder Männer mit ihnen vermischen, Mißbrauch treiben und mit Zaubersprüchen, magischen Reimen, Verwünschungen, anderem unsagbarem Aberglauben, Weissagungen, Ausschreitungen, Lastern und Verbrechen die Geburten der Weiber, die Jungen der Tiere, das Vieh und andere Tiere, die Weinberge, Obstgärten, Wiesen, Weiden, das Getreide, Korn und andere Erdfrüchte verderben, ersticken und umkommen lassen, weiter, indem sie Männer und Frauen, Groß- und Kleinvieh mit grausamen inneren und äußeren Schmerzen quälen..." Um diesem ketzerischen Unwesen zu steuern, ernennt die Bulle die beiden „geliebten Söhne", die Dominikanerpater und Professoren der Theologie Heinrich Institoris und Jakob Sprenger zu Inquisitoren und versieht sie mit weitgehenden Vollmachten gegen jedermann. Wer ihnen entgegentritt, „der soll wissen, daß er den Zorn des allmächtigen Gottes und seiner heiligen Apostel Petrus und Paulus auf sich zieht".

Als Anweisung für die Hexenrichter veröffentlichen Sprenger und Institoris 1487 den „Hexenhammer" (Malleus maleficarum); die einleitende Empfehlung der damals berühmten Kölner theologischen Fakultät ist mit Hilfe eines Notars gefälscht (Hansen 1901, J.W.R.Schmidt, 1906).

Von den meist selbst dem Hexenwahn verfallenen Opfern werden mit der Folter Geständnisse erpreßt, wie sie den Anschauungen der Zeit entsprechen. Da es verboten ist, wiederholt zu foltern, rät der Hexenhammer, die Folter an den nächsten Tagen „fortzusetzen" (3, 88; 3, 135). Nach dem Geständnis auf der Folter werden die Angeklagten an anderer Stelle vernommen, damit sie jetzt ohne Folter gestehen (3, 88). Es gibt kein Entrinnen. Wer trotz der schwersten Folter nicht gesteht, der ist „mit der Hexenkunst der Verschwiegenheit infiziert" (3, 89). Sie wird dadurch erlangt, daß die Hexe ein Neugeborenes tötet, brät und einäschert. Wenn sie davon etwas mit sich trägt, so kann sie auf keinen Fall ihr Verbrechen gestehen (2, 37; 3, 94). Im Hexenhammer findet sich ein Bericht des Inquisitors von Como; jemand hatte sein Kind aus der Wiege verloren. Er beobachtete nachts eine Versammlung von Weibern, die das Blut des getöteten Kindes schlürften und verschlangen. Daraufhin hat der Inquisitor 41 Hexen verbrannt (1, 158).

Obwohl das Verbrechen mit dem Tode bestraft wird, darf der Richter den Angeklagten ihr Leben zusichern, um ihr Geständnis zu erhalten. Hinterher kann er eine zeitlang sein Versprechen halten und dann die Hexe doch einäschern oder er kann sich für das Urteil durch einen andern vertreten lassen (3, 86).

Angehexte Krankheiten unterscheiden sich von den natürlichen dadurch, daß der Arzt die Krankheit für Hexenwerk erklärt, daß er die Krankheit nicht heilen kann und daß die Kranken plötzlich von ihrem Leiden befallen werden (1, 213; 2, 128).

Dem Hexenhammer gilt als selbstverständlich, daß auch Kinder verhext werden, ja daß sie selbst hexen können. So zeigte ein Mann seine Frau an, weil sie die 8jährige Tochter das Hexen gelehrt habe. Die Frau wurde als überführt eingeäschert, die Tochter von neuem getauft, Gott geweiht und konnte nicht mehr hexen (2, 146).

Hexenhebammen sind, wie aus ihren Geständnissen hervorgeht, so zahlreich, „daß es kein Dörflein gibt, wo sie sich nicht finden" (3, 212). Sie weihen das Neugeborene den Dämonen, indem sie es aus der Kammer herausnehmen, als ob sie es wärmen wollten, in die Höhe heben und Luzifer und allen Dämonen weihen (2, 138).

Da stets die Namen von Mitschuldigen erpreßt werden, finden die Richter immer wieder neue Opfer.

In den nächsten Jahrhunderten dient der Hexenhammer den Verfolgungen als rechtliche Grundlage. Noch in dem Verfahren gegen die hochbetagte Nonne Maria Renata in Würzburg im Jahre 1749 legt ihr „das heilige Gericht" 240 Hauptfragen vor, die nach dem Hexenhammer aufgestellt sind. Von den Patres grausam geschlagen, gesteht sie ihre Schuld und wird hingerichtet (Soldan Heppe II, 291, 293).

Auch Martin Luther hat an Wechselbälge (S. 85) und an Hexen geglaubt: Die Hexen gehen mit dem Teufel ein Bündnis ein, machen durch Zauberei die Menschen blind und lahm oder sonstwie krank (1518). In einem lateinischen Kommentar zum Galaterbrief meint Luther (1518), daß die Hexen durch den bösen Blick die Kinder bezaubern und krank machen können. 1522 spricht er von den Zauberern oder Hexen, die „…die Kinder in der Wiege martern…" 1531 bemerkt er:

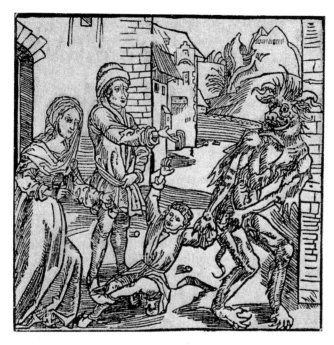

Abb. 115. Ein Kind wird vom Teufel geholt. Ritter vom Turm, Basel 1493

Als er noch Knabe gewesen sei, da habe es viele Hexen gegeben, die Vieh und Menschen, besonders Kinder, verzaubert hätten. 1534 spricht er von den Zauberern und Teufelshuren, so die Milch stehlen oder die Kinder in der Wiege verwechseln. „Wenn man von teufels-ähnlichen Kindern erzählt, deren ich einige gesehen habe, so halte ich dafür, daß sie entweder vom Teufel entstellt, nicht aber von ihm gezeugt seien oder daß es wahre Teufel seien, die Fleisch angenommen haben, entweder durch scheinbares oder anderswoher gestohlenes." Ähnlich hat sich Luther in seinen Tischgesprächen über die Hexen geäußert (S. 85). Im Jahre 1526 predigt Luther über 2. Mose 22, 18 (Die Zauberinnen sollst du nicht leben lassen): „Es ist ein sehr gerechtes Gesetz, daß die Hexen getötet werden; sie richten vielerlei Schaden an" (vorstehende Angaben nach N. Paulus).

Jedenfalls sind auch in protestantischen Ländern viele Hexen verbrannt worden. „Zu Anfang des großen (sechzehnten) Jahrhunderts hat das deutsche Volk so eifrig seinen Gott gesucht, am Ende des Jahrhunderts war der Teufel am mächtigsten" (G. Freytag).

Der Stadtartzt von Zürich Jacob Ruff schreibt in seinem Hebammenbuch (zuerst 1554 erschienen, hier nach der Ausgabe von 1580):

„Es sol niemand zweiffeln / daß sich der Teuffel nicht möge in Menschliche form und gestalt verkehren und verwandlen / auch mit dem Menschen reden. Dann so sich der Teuffel in eine Engels gestalt (wie Paulus sagt) verkehren mag / ist es auch müglich sich zu verwandlen in eines Menschen gestalt / das viel malen beschehen und offenbar gemacht ist worden." Was den verbreiteten Glauben an den Teufel Succubus und Incubus angeht, „ist doch alles wider den Christlichen Glauben / wider die Natur / auch aller vermügligkeit". „Ob der Teufel gewalt habe die Kinder zu stelen / unnd die verwechseln möge / soltu also mercken. Wenn Gott das verhengt, so vermag ers / unnd besonders an denen Kindern so ungottsförchtig unnd verrucht Vatter unnd Mutter auch Knecht und Mägt haben..."

Zum Unterschied von Abbildung 23, Seite 25 wird auf Abbildung 115 das Kind tatsächlich vom Teufel geholt. Ihm hilft keine Muttergottes.

Wie aus den nachstehenden Angaben von Soldan-Heppe hervorgeht, sind Kinder oft als Hexen verfolgt worden.

So berichtet der lothringische Geheimerath und Oberrichter Nikolaus Remigius 1596, er habe in 16 Jahren etwa 800 Hexen zum Tode verurteilt, sich aber eine Schwachheitssünde vorzuwerfen; er habe nämlich einst, dem Mitleid seiner Kollegen nachgebend, siebenjährige Kinder, die sich am Hexentanz beteiligt hatten, dreimal um den Platz, wo ihre Eltern verbrannt waren, mit Ruten herumhauen lassen. Auch sie hätten den Tod verdient (I, 475). Im Jahre 1583 wird in Marburg eine Frau mit ihren zwei Töchtern zum Tode verurteilt (I, 523). Eine 1659 in Bamberg mit bischöflicher Genehmigung gedruckte Schrift meldet, daß der Bischof 600 Hexen hat verbrennen lassen. „Es sind etliche Mägdlein von sieben, acht, neun und zehn Jahren unter diesen Zauberinnen gewesen, deren zwey und zwanzig sind hingerichtet und verbrannt worden, wie sie denn auch Zetter über die Mütter geschrien, die sie solche Teuffels-Kunst gelehret haben" (II, 5). In der 2. Hälfte des 16. Jahrhunderts greift die Hexenverfolgung in der Erzdiözese Köln um sich. „Kinder von drei und vier Jahren haben ihren Buhlen. Studenten und Edelknaben von neun, von zehn, von elf, zwölf, dreizehn, vierzehn Jahren sind hier verbrannt" (II, 51).

Über eine Hexenverfolgung aus den Jahren 1661–64 hören wir: Der Hebamme zu Lindheim wird auf der Folter das Geständnis abgepreßt, sie habe das Kind, das eine Ehefrau tot geboren hatte, umgebracht. Sechs Personen müssen auf der Folter bekennen, sie hätten die Leiche des Kindes ausgegraben, zerhauen, gekocht und daraus eine Hexensalbe bereitet. Obgleich man die Leiche des Kindes ausgräbt und unversehrt findet, werden die Eingesperrten als Hexen verbrannt (II, 84). In Dresden wird 1585 eine Hexe verbrannt, die nach ihrem Geständnis eine Frau dermassen bezaubert hat, daß sie vier stumme Kinder geboren hat. Weiter wird die Aussage eines neunjährigen Mädchens für wahr gehalten, es habe mit dem Teufel Unzucht getrieben und ein Kind geboren (II, 121). Im Fürstentum Neiße sollen in 9 Jahren über 1000 Hexen hingerichtet sein, darunter Kinder von zwei bis vier

Jahren (II, 122). Unter den Angeklagten eines Ingolstädter Gerichtsverfahrens 1610–1618 befinden sich ein zwölfjähriges Mädchen und ein neunjähriger Knabe. Durch Rutenhiebe zwingt man sie zu den Geständnissen, daß sie ausfahren können und dies von ihrer Mutter, einer hingerichteten Hexe, gelernt hätten. Die Widersprüche in ihren Aussagen bringen die Richter in peinliche Verlegenheit. Im pfalzneuburgischen Lande wird 1629 gegen ein 10jähriges Hexenmädchen, die Tochter einer verbrannten Hexe, 1699 gegen ein 7jähriges Mädchen und 1700 gegen einen 13jährigen Knaben verhandelt (II, 128).

Die Hexenverfolgung von 1669 in Elfdale und Mora in Darlekarlien (Schweden) ist eine der furchtbarsten, die die Geschichte kennt: Mehrere Kinder fielen in Ohnmacht und Krämpfe und erzählten danach von einem Hexensabbat, an dem sie teilgenommen hätten. Hier habe sie der Teufel geschlagen, so daß sie erkrankten. Daraufhin werden viele Frauen verhaftet und 300 Kinder verhört. Diese machen die unglaublichsten Aussagen über den Teufel, die Hexensalbe und über die wildesten Ausschweifungen. Die Eltern erzählen, daß ihre Kinder nachts in ihren Armen oder in den Betten gelegen hätten, wenn sie des Morgens von ihren Fahrten berichteten. Das Gericht sucht den Sachverhalt mit der Folter zu klären und verbrennt 84 Erwachsene und 15 Kinder; 128 Kinder werden ein Jahr lang allwöchentlich einmal an den Kirchentüren ausgepeitscht, 20 der Kleinsten nur an drei aufeinanderfolgenden Tagen (II, 172).

In Landeshut wird 1754 ein 13jähriges und 1756 ein 14jähriges Mädchen hingerichtet, letzteres weil es mit dem Teufel Umgang gehabt, Menschen behext und Wetter gemacht habe (II, 303).

Jakob, König von Schottland, später auch von England, der Sohn Maria Stuarts, schreibt 1597 eine „Dämonologie", in der er die Hexen bekämpft und verlangt, daß sie vor Gericht nicht verteidigt werden. Der Leipziger Professor Benedict Carpzow, wohl der angesehenste Kriminalist und Kirchenrechtslehrer seiner Zeit, rühmte von sich (1665), daß er 20000 Todesurteile gefällt habe, zumeist gegen Hexen (M. Fleischmann). Es wird geradezu gefährlich, gegen die Hexenrichter aufzutreten. Großes Verdienst erwarben sich daher die aufklärenden und schließlich erfolgreichen Schriften des protestantischen Arztes Johannes Weier (1560), des Jesuitenpaters Friedrich von Spee (1631) und des Professors der Rechte Christian Thomasius, Leipzig, später Halle (seit 1701).

Weier schreibt z. B.: „Daß man durch irgendwelche Zeremonien Kinder töten könne, ist ganz falsch, eine reine Einflüsterung des Teufels und eine wertlose Leichtgläubigkeit. Daß man sie aus den Gräbern heimlich ausgrabe, ist nichts als ein teuflisches Vorurteil. Dies ergibt sich deutlich, sobald die Gräber nachgesehen werden, aus denen die Kinder angeblich entfernt sind; denn sie werden noch immer in ihnen angetroffen." Unschuldige „auf die Folter gespannt, den Flammen nahe, gestehen alle Verbrechen".

Von Thomasius (1655–1728) stammt die Schrift: „Vom Teufel, von Zauberern und Hexen" (1703). Auf seine Veranlassung veröffentlichte Martin Bernhardt 1705 eine Dr. Dissertation: „Über die Folter".

Als gegen Ende des Mittelalters eine neue Heilkunde entstand, übernahm sie vieles aus dem Glauben des Volkes, darunter auch die Vorstellung, daß Krankheiten durch Verhexung entstehen könnten, so nach Mercurialis (1583) die Macies, die Darre, das Abnehmen, die Abzehrung, kurz, das heute als Atrophie bezeichnete Krankheitsbild. Eine andere Ursache vermochte man nicht aufzufinden. Sei es der böse Blick, sei es das „Beschreien der Kinder" durch harmlose, gutgemeinte Worte, alles galt als verdächtig, wenn dabei alte Weiber im Spiele waren.

Kinderkrankheiten werden auf Hexen oder Teufel zurückgeführt von Sennert 1632 (S. 125), Primerose 1659 (S. 128), Sire Thomas Browne 1664 (S. 128), Ettmüller 1675 (S. 131), Loew 1699 (S. 134), Kräutermann 1722 (S. 139) und Storch 1750 (S. 145).

Im Jahre 1680 treibt M.Th.Seldt, protestantischer Stadtpfarrer von Krailsheim, den Teufel bei einem 8jährigen Mädchen aus, in dessen Bauch der böse Feind „wie eine Turteltaube rockuzete". Unerwartet ist das Ergebnis dieses Exorzismus: der geängstigte Teufel geht in Gestalt eines großen Spulwurmes ab (Scherr).

Über die Frage der Hexerei urteilt Zedlitz in seinem Universallexikon (1735) noch vorsichtig:

„Da die Gelehrten in der Frage, ob wahrhaftige Hexen wären oder nicht, sehr uneinig sind, so fället es uns bedenklich, durch den Beyfall, welchen wir einer Partey geben müssen, der andern zu nahe zu treten. Wir enthalten uns vielmehr alles Urteils und erzählen nur diejenigen Gründe, welche von beyden Seiten hervorgebracht werden."

Als Arzt wendet sich 1740 Friedrich Hoffmann (S. 138) mit klaren Worten gegen die Hexerei als Krankheitsursache bei Kindern: so auch ein englischer Arzt 1768: „Auf die Rechnung der Unwissenheit muß man die vielen schrecklichen Geschichten von Erscheinungen, Gespenstern, Hexen und dergleichen Dingen schreiben... Es sind anjetzo... nur noch sehr wenig Personen übrig, die dergleichen Mährchen Glauben beymessen... Man ist nunmehro von dem Lächerlichen und dem Ungrund solcher Schreckbilder vollkommen überzeugt" (Brief eines Arztes...).

Den noch im 18.Jahrhundert weitverbreiteten Glauben an Wechselbälge sucht Zedlitz 1747 zu entkräften. Man glaubte, man könne die Hexen durch schlechte Behandlung ihrer „Wechselbälge" dazu veranlassen, die richtigen Kinder wieder zurückzubringen. Storch (1750) widerspricht gleichfalls. Es handle sich um Kinderkrankheiten, meistens um Atrophie, Rachitis oder Hydrozephalus.

In den Hexenprozessen werden auch Kinder als Zeugen vernommen (s. z.B. den Prozeß von 1664 S. 128) oder angeklagt und hingerichtet. In England wird 1715 die letzte Hexe, und zwar eine Mutter mit ihrer 9jährigen Tochter, gehängt (Slykes). Das letzte gerichtliche Opfer des Hexenglaubens auf deutschem Sprachgebiet fiel 1782 zu Glarus (Schweiz):

Die Dienstmagd eines Arztes wurde enthauptet, weil sie das Kind ihres Herrn bezaubert haben sollte, so daß es Stecknadeln, Nägel und Ziegelsteine erbrach. Wohlmeinende Vorstellungen aus dem aufgeklärten Zürich hatten nur bewirkt, daß das Urteil „von außerordentlicher und unbegreiflicher Kunstkraft" und von „Vergiftung" statt von „Zauberei" sprach. Ein angeblicher Mitschuldiger, ein angesehener Bürger, hatte sich im Gefängnis erhängt. Aus dem Urteil sei folgendes wiedergegeben: „Die hier vorgeführte bereits 17 Wochen und 4 Tage im Arrest gesessene, die meiste Zeit mit Eisen und Banden gefesselte arme Übeltäterin... hat laut gütlich und peinlichem[1] Untersuchen bekennet, daß sie ... zu dem Schlosser ... gegangen sei, um vom selben zu begehren, daß er ihr etwas zum Schaden des Herrn Doctors ... zweit ältestem Töchterli Anna Maria, dem sie übel an sei, geben möchte, in der bekennten äußerst bösen Absicht, das Kind elend zu machen oder daß es zuletzt vielleicht daran sterben müßte... Auf welches sie ein ... verderbliches Leckerli dem bemelten Töchterli Anna Maria beigebracht habe." Ihr Mitschuldiger sollte ihr gesagt haben, „es werde Guffen, Eisendraht, Häftli und dergleichen Zeugs von dem Kinde gehen, welches auch leider zum Erstaunen auf eine unbegreifliche Weise geschehen, wodurch das unschuldige Töchterlein fast 18 Wochen lang auf jammervollste Weise zugerichtet lag ... Was in so langer Zeit das elende Töchterli seinen geliebten Eltern für Mühe, Kosten, Kreuz und Kummer verursacht hat, ist zum Erstaunen groß, indem laut eidlichen Zeugnuss der Eltern und anderer dabei gewesener Ehrenleute in etlichen Tagen über 100 Guffen von ungleicher Gattung, 3 Stückli krummen Eisendraht, 2 gelbe Häftli und 2 Eisennägel aus dem Mund des Töchterleins unbegreiflicher Weise gegangen sind... Wann nun ... vorbemeldetes schweres Verbrechen ... betrachtet, die fast 18 Wochen lang unbeschreiblich fürchterliche, unerhörte Krankheit ... nebst der von eben dieser Übeltäterin bezeigten außerordentlichen und unbegreiflichen Kunstkraft ... derowegen ... abgeurteilt wurde: daß diese arme Übeltäterin als eine Vergifterin zu verdienter Bestrafung ihres Verbrechens und andern zum eindruckenden Exempel dem Scharfrichter übergeben ... durch das Schwert vom Leben zum Tode hingerichtet und ihr Körper unter dem Galgen begraben werde" (Soldan-Heppe I, 2 327).

Soweit ich sehe, ist Storch 1750/51 (S. 145) der letzte Vertreter der wissenschaftlichen Medizin, die die Entstehung von Kinderkrankheiten auf den Teufel und auf Hexen zurückführt. Im Bereiche der Wissenschaft drängt dann die Aufklärung in der zweiten Hälfte des 18. Jahrhunderts derartige Anschauungen rasch zurück. In anderen Kreisen allerdings hat man noch lange an den Leibhaftigen geglaubt. So nimmt im Jahre 1842 der Bischof Theodor Laurent von Luxemburg bei einem Mädchen von 16 Jahren den „großen Exorzismus" vor (Witry). Das Mädchen war einmal von Bettlern verflucht worden: „Der leibhaftige Teufel soll in dich fahren!" Bei diesen Worten war dem Mädchen, als ob ein Schwarm Insekten ihm durch Mund und Nase in den Körper eindringe. Die Erkrankung zeigte sich in fürchterlichem Grimassenschneiden, Krämpfen und gräßlichem Schreien. Zwischendurch redete es in lateinischer Sprache und warf den Anwesenden ihre Sünden vor. Es kam wiederholt ins Krankenhaus, einmal auch in eine Irrenanstalt. Eine Wallfahrt war erfolglos geblieben. Ein Ärzterat aus Metz erklärte ihre Krankheit für „Dämonomanie".

Monseigneur Laurent schilderte die erste Zusammenkunft: „Sie flog wie ein Pfeil auf mich zu und zeigte mir ein solch grauenhaftes Teufelsgesicht, daß ich den Anblick nie vergessen werde. Dabei stieß sie ein Brüllen wie ein Löwe aus. Ich machte das Zeichen des Kreuzes über sie. Sie fiel zu Boden und wälzte sich in gräßlichen Krämpfen und Zuckungen hin und her, indem sie mich immer mit ihrem schrecklichen Gesichte anblickte. Ich ließ nun meine drei Vikare hereinkommen und wir begannen mit dem Exorzismus. Sie wurde von einer Ecke des Zimmers in die andere hin- und hergeworfen und riß dabei die drei Männer, welche kräftige Menschen waren, mit sich. Die Zuckungen und das Brüllen dauerte zwei Stunden an, bis wir mit der Litanei der allerseligsten Jungfrau begannen. Nun wurde sie nach und nach etwas ruhiger."

Über den eigentlichen großen Exorzismus berichtet Laurent: „Als ich zur Kathedrale ging, hörte ich schon von weitem die satanischen Schreie der Besessenen und die Gebete der Priester. Satan hatte das arme Mädchen mit ausgestreckten Armen über die Kommunion-

---
[1] auf der Folter.

bank hinweg in den Chor hinübergeworfen, ohne daß ihr ein Unfall dabei passiert war. Man band ihr die Hände mit der Stola zusammen und schleppte sie so vor den Altar. Drei Stunden lang hatte sie geschrien und gebrüllt, bald wie ein Wolf, bald mit einer Vogelstimme. Ich befahl Satan, zu gehorchen und nur auf meine Fragen zu antworten. Ich legte die Stola auf das Haupt der Besessenen, und er gehorchte. Im Verfolg des Exorzismus schlug ich Satan mit aller Kraft, so daß er sich drehte und wand. Auf meine Fragen gestand er, daß das Mädchen für die Sünden anderer büßen müßte und auf weiteres intensiveres Drängen willigte er ein, am anderen Tage gegen neun Uhr abends aus der Besessenen zu entweichen." Der Bischof erzählte später, die Nacht, die er nach diesen Szenen verbracht habe, sei die schrecklichste seines Lebens gewesen.

Am nächsten Tage wurde die Teufelsaustreibung in ähnlicher Weise fortgesetzt. Die Heilung gelang nur unvollständig, denn das Mädchen hatte auch später noch oft Anfälle.

Dieser Exorzismus entspricht durchaus dem Vorgang, der vor mehr als zwei Jahrtausenden auf dem Labartu-Relief (S. 23) dargestellt ist. Im Jahre 1842 wird er schon in Luxemburg selbst dem Bischof sehr übel genommen und scharf verspottet. Das Volk aber hat noch lange an den Teufel geglaubt.

H. Höhn (1909) teilt in seinem Bericht über volkstümliche Gebräuche in Württemberg u. a. mit: „So lange das Kind nicht getauft ist, ist es dem schlimmen Einfluß der Hexen, der bösen Geister oder des Teufels ausgesetzt. Man fürchtet sich namentlich davor, daß es gegen ein häßliches oder krüppelhaftes Kind von einer Hexe ausgewechselt werden könne. Bleibt ein Kind in der Entwicklung zurück, wird es ein Kretin oder Zwerg oder hat es einen Wasserkopf, so wird es als Wechselbalg (s. S. 85, 646) angesehen (allgemein). Glücklicher Weise gibt es allerlei Mittel, durch welche dem schädlichen Einfluß gesteuert werden kann: Es wird täglich über dem Kind ein Gebet gesprochen oder wird dasselbe am Abend eingesegnet. Man soll es nicht allein lassen... Hexenfurcht ist es auch, wenn man das ungetaufte Kind vor dem Anblick von Frauen, namentlich alten, die besonders, früher noch häufiger als heute, als Hexen verdächtig werden, behüten will. Es ist schon schlimm, wenn nach der Geburt zuerst ein Frauenzimmer das Haus betritt. Wird ein Kind nach dem Besuch einer Frau krank, so wird das Unwohlsein auf die Frau zurückgeführt und diese für eine Hexe gehalten (allgemein)... Verdächtige Personen soll man das Kind ja nicht sehen lassen (allgemein). Es könnte ihm etwa Böses angewünscht werden oder der Blick oder das Beschreien, Beraffeln könnte ihm schaden. Ein Kind, dem letzteres angetan war, gab Milch wie eine Amme (Hexenmilch s. S. 621) und konnte nur durch den Hexenbanner von seiner Milch befreit werden... Im Oberamt Kirchheim ist an alten Wiegen noch der Drudenfuß (S. 95) zum Schutz vor Hexen gemalt; zu dem gleichen Zweck wurde früher im Oberamt Ludwigsburg ein dreieckiges Papier an der Wiege befestigt." Die zahlreichen Gebräuche, die nach uralter Überlieferung Schwangerschaft, Geburt, Taufe und Kindheit begleiten, lassen sich hier nicht entfernt anführen.

Im Jahre 1907 ereignete sich in Ückeritz bei Swinemünde folgende Hexengeschichte (gekürzt wiedergegeben nach der Greifswalder Zeitung vom 19. Dezember 1907):

Das einjährige Kind eines Fischers erkrankte erst an Masern, dann an Lungenentzündung. Als der Arzt nicht mehr helfen konnte, behauptete ein Schneider, das Kind wäre vom Teufel besessen und könne erst gesund werden, wenn dieser ausgetrieben sei. Seine Worte wurden von einem Tischlermeister und einer Witwe bestätigt. So machte man sich gemeinsam daran, das Kind vom Teufel zu befreien. Der Schneider nahm die große Holzaxt und schlug damit an alle Ecken des Hauses. Inzwischen hatte der Tischlermeister das Kind auf dem Arm herumgeschüttelt und dann mit den Worten wieder hingelegt: „Dei Düwel is woll rut, över ick kann't nich mihr hollen, dei Hex sitt noch up dat Kind!" Während dieser Zeit beteten das Ehepaar und die Witwe inbrünstig.

Als dies nichts geholfen hatte, kochte der Schneider einen Brei und sagte den Eltern: „Die erste Person, die jetzt die Stube betritt, ist die Hexe." Kaum hatte er das gesagt, da kam eine Handelsfrau, um ihre Waren anzubieten. In ihr erblickte man die Hexe. Am selben Abend wurde ihr Haus beobachtet. Durchs Fenster sah man sie in einem Buche lesen und ab und zu sprechen. Auf dem Fußboden lag ein schwarzes und ein weißes Schaffell, nach den Beobachtern ein schwarzer Teufel und eine weiße Hexe. Da war nun kein Zweifel mehr, daß die Hexe sich im Hause befand und „den Hexensegen aus dem Buche las". So schlug man ihr denn die Türfüllungen ein. Aber auch dieses letzte Mittel half nichts, das Kind starb. Auf Anordnung des Schneiders wurden Betten und Wiege verbrannt.

Diese Teufelsaustreibung sollte wegen der eingeschlagenen Türen ein gerichtliches Nachspiel bekommen.

Das Volk hat seinen Glauben an Hexen und ihre Zauberkünste noch nicht überwunden. Der Volksschullehrer Johann Kruse (Schleswig-Holstein) belegt in seinem Werke „Hexen unter uns" (1952) mit genauen Angaben, daß noch immer in zahllosen okkulten Büchern dargestellt wird, wie Hexen sich dem Teufel verschreiben und durch Bildzauber, Beschreien oder Tierverwandlungen Krankheiten und Tod bei Mensch und Vieh sowie vieles andere Unglück bewirken. Alte Frauen besitzen den „bösen Blick", um kleine und zarte Kinder zu schädigen. So berichtet er z. B.:

Eine Frau in einem Dorfe bei Eutin erzählte mir: „Unsere kleine Berta hatte so viel Asthma. Wir hatten es bald raus, wer unsere kleine Deern behext hatte. Daran war die Meiersche schuld. Wir hatten der Kleinen einen Schutzbrief auf die Brust gehängt. Auch haben wir eine Schere kreuzweise über die Fußmatte gelegt. Aber es nützte nichts. Da haben wir mit Teufelsdreck geräuchert. Dabei haben wir Berta nackt über den Rauch gehalten, daß sie fast erstickte. Nein, alles war umsonst. Da sagten die Leute, wir sollten unser Schwein prügeln. Die Hexe fühlt dann die Schläge und gibt das Kind frei... Schließlich sagten sie, wir sollten unse kleine Berta schlagen... Als es immer schlimmer wurde, da haben wir es getan. Ach, wie hat sie geschrien!... Sie hat uns so angesehen – sie wußte ja nicht, warum wir es taten... Sie ist nach einem halben Jahr gestorben."

„Ich habe in einer Kate gestanden, in dem eine alte Witwe wie von Sinnen am Boden lag, weil ein Bauer sie gerade als Hexe vom Hofe gejagt hatte. Ich habe gesehen, wie Kinder ihre Mutter, die in ihrer Verzweiflung über die Ächtung und Verfolgung zusammengebrochen war, mit Mühe vor dem Selbstmord bewahrten. Ich habe alte Frauen gesehen, die einsam und verlassen in ihrer kleinen, ärmlichen Behausung lebten und infolge der unmenschlichen Verleumdung verblödet waren. Ich habe Mütter gesehen, die bittere Tränen weinten, weil sie mit Recht fürchteten, der entsetzliche Fluch werden auf ihre Tochter fallen."

„Nach allgemeiner Ansicht ist Hexenaberglaube nur auf dem Lande, in den Dörfern anzutreffen. Diese Meinung ist insoweit richtig, als er sich in Großstädten nicht feststellen läßt" (H. Schäfer, 1959). So mag es sich erklären, warum die noch immer weite Verbreitung des Hexenglaubens ziemlich unbekannt ist. Ich bin ihm nur einmal begegnet. Im Jahre 1943 brachte eine Mutter, die aus dem damaligen Ostpommern vom Lande stammte, ihr Kind wegen einer Osteomyelitis zu mir. Sie kannte genau die Frau, die es verhext hatte und erwies sich als unbelehrbar. Sie war die Frau eines Volksschullehrers.

Nach H. Auhofer (1960) gab es 1930 in Rostock 20 Hexenbanner, 1951 in der Stadt Lüneburg 8 Hexenbanner und 1952 in der Lüneburger Heide 82 Hexenbanner. In der DBR kam es in den Nachkriegsjahren zu 70 Gerichtsverfahren gegen Hexenbanner. Und doch blieben nach einer Schätzung der Polizei 99% aller Fälle unbekannt.

Nach der jetzt geltenden Lehre der katholischen Kirche (Aradi, 1959) wurde der Satan mit seinen aufständischen Heerscharen aus dem Himmel vertrieben, fährt seitdem mit seinen Dämonen durch die Welt und trachtet mit allen Mitteln, den Menschen zu umgarnen und zu versklaven. Der feierliche Exorzismus richtet sich gegen die tatsächliche teuflische Besessenheit. Nur wenige Personen sind berechtigt, einen Exorzismus wirklich durchzuführen. In jedem Fall muß die Erlaubnis des Bischofs eingeholt werden. Das römische Ritual schreibt genau vor, unter welchen Umständen der Exorzismus zulässig ist und wie der Priester teuflische Besessenheit von Geisteskrankheit unterscheiden kann. „Exorzisten sind Priester, die Psychiatrie studiert haben und die Hilfe weiterer Psychiater in Anspruch nehmen."

Schrifttum siehe Seite 671

Sterndeutung (Astrologie)

> Wie an dem Tag, der dich der Welt verliehen,
> Die Sonne stand zum Große der Planeten,
> Bist alsobald und fort und fort gediehen
> Nach dem Gesetz, wonach du angetreten.
> Goethe (1817): Urworte. Orphisch

„Am 28. August 1749, Mittags mit dem Glockenschlag zwölf, kam ich in Frankfurt am Main auf die Welt. Die Constellation war glücklich; die Sonne stand im Zeichen der Jungfrau und culminierte für den Tag; Jupiter und Venus blickten sie freundlich an, Mercur nicht widerwärtig; Saturn und Mars verhielten sich gleichgültig: Nur der Mond, der soeben voll ward, übte die Kraft seines Gegenscheins um so mehr, als zugleich seine Planetenstunde eingetreten war. Er widersetzte sich daher meiner Geburt, die nicht eher erfolgen konnte, als bis diese Stunde vorübergegangen.

Diese guten Aspecte, welche mir die Astrologen in der Folgezeit sehr hoch anzurechnen wußten, mögen wohl Ursache zu meiner Erhaltung gewesen sein; denn durch Ungeschicklichkeit der Hebamme kam ich für todt auf die Welt, und nur durch vielfache Bemühungen brachte man mich dahin, daß ich das Licht der Welt erblickte."

So beginnt Goethe seine Lebensgeschichte. Er hat sie nicht umsonst „Dichtung und Wahrheit" genannt; denn tatsächlich glaubte er an die Sterndeutung ebensowenig wie an den Teufel, den niemand lebendiger als er dargestellt hat. Wiederholt wandte er sich gegen die Sterndeutung; z. B. bezeichnet er sie in seinem Brief an Schiller vom 8. 12. 1798 als „astrologischen Aberglauben". In der Einleitung zu seinem „Versuch einer Witterungslehre" (1825) heißt es: „Der Mensch gibt die astrologischen Grillen, als regiere der gestirnte Himmel die Schicksale des Menschen, verständig auf."

Auch manchem Märchen liegt der Gedanke zugrunde, daß sich das Schicksal des Menschen bei seiner Geburt entscheide. So erzählen uns die Gebrüder Grimm von Dornröschen, das zu seiner Geburt von weisen Frauen beschenkt und verwünscht wird.

Die Kunst der Sterndeuter stammt von den Chaldäern in Babylon; diese stützten sich auf Beobachtungen der Gestirne, die etwa bis zum Jahre 2000 v. Chr. zurückgehen. Damals galten die Himmelskörper noch für Götter, die – wie die Feen im Märchen – das Neugeborene mit guten und schlechten Eigenschaften beschenken und so sein künftiges Schicksal bestimmen.

Eine Anweisung, ein Horoskop zu stellen, hat sich aus der Zeit der Seleuziden (312–64 v. Chr.) erhalten, ist aber wahrscheinlich wesentlich älteren Ursprungs. Darin heißt es nach Meißner:

„Wenn ein Kind geboren wird, während der Mond aufgeht, so ist (sein Leben) glänzend, glücklich, richtig und lang... Wenn ein Kind geboren wird, während der Mars aufgeht, wird es krank werden, Schaden nehmen und schnell sterben(?)... Wenn ein Kind geboren wird, während der Jupiter aufgeht und die Venus untergeht, wird dieser Mensch Glück haben, aber seine Frau verlassen... Wenn ein Kind geboren wird, während die Venus aufgeht und der Jupiter untergeht, so wird die Frau dieses Mannes mächtiger als er."

Um die Lebensschicksale eines Menschen vorauszusagen, verzeichnet das Horoskop die Stellung der Planeten, der Sonne und des Mondes im Tierkreis zur Zeit und am Ort der Geburt. Den Einfluß der Gestirne beschreibt z. B. das „Mittelalterliche Hausbuch" (um 1480):

Saturnus: Mein kint sein sich (siech), pleich, durr und kalt
Graw, treg, boß, neydig, trawrich und alt
Dip, geitig, gefangen, lame und ungestalt
Tiff augen, ir hawtt (Haut) ist harrt und wenig part.

Jupiter: Zuchtig, tugendhafftig und slecht (schlicht)
Weiß, fridlich, sitig und gerecht,
Glucksalig, wol gekleit und adenlich
Schon, furnemig und kunstenreich.

Sol: Ich pin glucklich, edel und fein,
Also sint auch die kinter mein.
Gele, weißgemangt, schon angesicht,
Wolgebartt, weiß, clein hare geslicht.

Die Sitte, Horoskope zu stellen, war gegen Ende des Mittelalters weit verbreitet. So zeigt das Bild des Venedigers Giorgione (1478–1510) den Sterndeuter neben dem Neugeborenen (Abb. 116). In dem Hebammenbuch von Jacob Rueff Zürich (Ausgabe 1580), findet sich ein Holzschnitt: Die Mutter sitzt auf dem Gebärstuhl, während im Hintergrund zwei Sterndeuter die Gestirne beobachten (Abb. 117).

Als Ludwig XIV. im Jahre 1638 geboren wurde, stand noch der Sterndeuter Morin hinter einem Vorhang im Zimmer, um sogleich das Horoskop anzufertigen. 40 Jahre später verbot Ludwig die Sterndeutung bei schweren Leibesstrafen (Reiners).

Martin Luther hat in seinen Gesprächen die Sterndeuter scharf verurteilt: „Es ist ein Dreck mit ihrer Kunst." Allerdings hielt er Kopernikus für einen Narren, der die ganze Kunst Astronomia umkehren wolle (Boll). Dagegen war Philipp Melanchthon (1497–1560) ein begeisterter Anhänger der Sterndeutung, die er sein Leben lang betrieben hat. In Wittenberg hielt er darüber mit großem Beifall aufgenommene Vorlesungen. Er war davon überzeugt, die Astrologie sei eine wahre Wissenschaft, die großen Nutzen bringe (H. und S. Strauß). Große Heiterkeit erregte er allerdings, nachdem er dem neugeborenen Kind seines Freundes Melander hohe geistliche Würde vorausgesagt hatte. Hinterher stellte sich nämlich heraus, daß es sich um ein Mädchen handelte (Reiners).

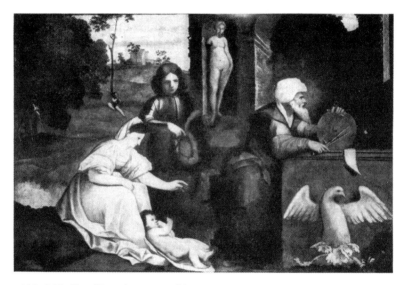

Abb. 116. Das Horoskop, von Giorgione (1478–1510). Der Sterndeuter neben dem Neugeborenen

Johannes Kepler (1571–1630), der die Gesetze der Planetenbahnen entdeckt hatte, erklärt die Astrologie zwar für ein närrisches und verworrenes Ding und voller Torheit, aber doch „soll niemand für unglaublich halten, daß aus der astrologischen Narrheit nicht auch ein natürliches Wissen und Heiligtum... zu finden wäre". So hat Kepler dem Kaiser Rudolf II. und seinem Nachfolger Matthias sowie Wallenstein Horoskope gestellt (H. und S. Strauß). Seinem ältesten Sohn Heinrich, geb. 13.1.1598, und dem Sohn seines Lehrers Maestlin, geb. 13.1.1518, hatte er aus den Sternen günstige Schicksale errechnet. Beide Kinder starben schon in ihrem ersten Lebensjahr (Boll).

Das lateinische Lehrgedicht des Arztes, Philosophen und Abbés Claude Quillet „Callipaedia" (1655) ist eine Anleitung, schöne Kinder zu erhalten. Wer den schönen Namen Vater führen und die Welt mit schönen Kindern bevölkern will, der prüfe für die Stunde der Zeugung (die der Geburt ist nicht so wichtig) die Lage des

Tierkreises und in ihm die Stellung der Planeten, sei es Saturn, Jupiter, Mars oder Venus, und die Stellung des Mondes.

Unheilvoll z. B. ist es, wenn im Augenblick der Zeugung der gräßliche Krebs aus dem Meere emporsteigt. Dieses Zeichen des Tierkreises wird aus zwei unsauberen Sternen gebildet und streckt seine hakenförmigen Scheren aus. Es macht die Glieder mißbildet, die Augen klein, die Zähne abscheulich und schlecht gestellt, den Bauch dick, die Arme dünn und den Wuchs klein.

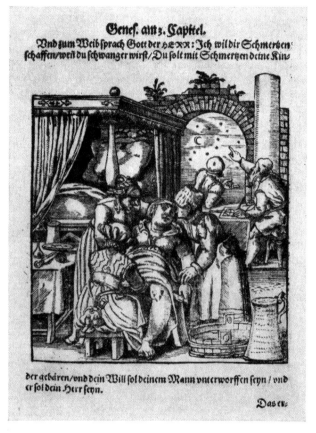

Abb. 117. Das Horoskop, im Hebammenlehrbuch von Jacob Ruff 1580. Während der Geburt beobachten zwei Sterndeuter die Gestirne

Laßt euch nicht abschrecken, vorher den Himmel zu erkunden; denn alle Bewegungen der Gestirne sind in den Sterntafeln (Ephemeriden) verzeichnet, die zu lesen ihr nicht scheuen solltet. In 24 Stunden dreht sich die Welt um sich selbst. So könnt ihr zeugen, unter welchen Planeten ihr wollt.

Die Fortschritte der Wissenschaft haben das Weltbild der Chaldäer längst gestürzt, aber ihre Sterndeutung blüht noch immer. So beschreibt die „Kleine Deutsche Astrologie", die 1925 die Lehre Peigners aus dem Jahre 1570 wiederholt, „die Eigenschaften des künftigen Mannes eines Frauenzimmers: Verbindung der Venus mit Jupiter deutet auf einen frommen, keuschen, ehrbaren, fleißigen Mann; Verbindung der Venus mit Mars weist auf einen Mann, der seine Wollust durch Ehebruch zu befriedigen sucht und seiner Gattin kein angenehmes Leben macht".

Breiten Raum beanspruchen Sterndeutung und Horoskop in dem Handwörterbuch des Deutschen Aberglaubens (1931, 1938) und in den Bilderzeitschriften von heute. Nach L. Reiners (Bundesrepublik 1951) bringen über 70 Zeitschriften Wochenhoroskope, die sich allerdings in lächerlicher Weise widersprechen. Es gibt eine astrologische Totoberatung und eine astrologische Eheanbahnung. In den Heiratsanzeigen finden sich Wendungen wie „Stier sucht Jungfrau". Die Umfrage einer Bilderzeitschrift erbrachte 80 000 Antworten. Prokop entnimmt der Süddeutschen Zeitung 1958, daß 22 Millionen Deutsche ihr Horoskop in den Zeitungen lesen; 1,5 Millionen glauben, daß ihr Schicksal in den Sternen steht und 8 Millionen richten sich nach dem Horoskop. In den USA gibt es etwa 30 000 Berufsastrologen und 20 astrologische Magazine mit Auflagen bis zu 500 000.

Unlösbar sind die Widersprüche zwischen den Angaben der Sterndeuter und den Befunden der Wissenschaft (Reiners): Bestehen doch die Sternbilder aus willkürlichen Zusammenfassungen verschiedener Sterne, die sich nur scheinbar nebeneinander, in Wirklichkeit aber oft weit hintereinander befinden und vielfach ganz verschiedenen, auseinander fließenden Sternströmen angehören. Wie könnten sie ein „Kraftfeld" bewirken, das auf der Erde das Schicksal der Neugeborenen bestimmt? Die Namen der Tierkreiszeichen haften seit der Zeit der alten Griechen unverändert an den Stellen des Tierkreises, an denen damals die ihnen entsprechenden Sternbilder gestanden haben, jetzt aber die Kreiselbewegungen der Erdachse (Präzession) andere Sternbilder erscheinen ließ. Rechnete man anders, so würden die Horoskope vieler Jahrhunderte falsch. Jetzt aber decken die Tierkreiszeichen schon lange nicht mehr die Stellen ihrer Sternbilder; z. B. steht das Zeichen des Widders an der Stelle, wo sich heute fast ganz die Fische befinden. Und doch erklären die Sterndeuter unserer Zeit alle Menschen, die zwar unter dem Zeichen des Widders, aber unter dem Sternbild der Fische geboren sind, für „Widderleute", ohne daß sich der Raum, den das Sternbild des Widders gegenüber der Erdbahn einnimmt, verschoben hätte. Von welcher Stelle des Raumes die „Widderwirkung" ausgeht, die das Schicksal der Neugeborenen entscheidet, vermag kein Sterndeuter anzugeben.

Ihre liebe Not haben die Sterndeuter mit den drei seit 1781 neu entdeckten Planeten. Genau genommen, müssen diese ja alle vorangegangenen Deutungen unrichtig machen. Aber die Sterndeuter nahmen dies nicht so genau. Welch eine Freude brachte ihnen dafür die letzte Entdeckung! Es ist nämlich üblich, die Wirkung der Planeten von ihrer Bezeichnung (z. B. Venus, Mars usw.) abzuleiten. Nun ist der sonnenfernste, 1930 entdeckte Planet nach dem Gotte der Unterwelt Pluto benannt worden. So konnten ihn die Sterndeuter zum Sündenbock für das Erdbeben von San Franzisko und für die Atombombe machen.

„Alle von den Astrologen behaupteten Tatsachen sind nicht vorhanden, alle zur Erklärung gelieferten Theorien sind nachweisbar falsch. Die Sterne lügen nicht, wohl aber die Astrologen. Die Gestirne schweigen, um so mehr reden die Sterndeuter... Die heutige Astrologie ist ein frecher Schwindel" (Reiners).

Bett, Wiege, Kinderwagen, Wickeln, Kleidung

Ursprünglich trug die Mutter ihr Kind den ganzen Tag mit sich herum und nahm es nachts auf ihre Lagerstelle, wie es heute noch die Naturvölker und Menschenaffen tun.

So schreibt Ploß noch 1881:

„Die Mutter, welche sich ihres Säuglings recht annimmt,... darf entweder, während er auf seiner Lagerstätte ruht, fast nicht von seiner Seite gehen oder sie muß ihn mit sich tragen." Bei den Naturvölkern trägt die Mutter noch heute ihr Kind mit sich herum, indem sie es im Arme hält, auf der Schulter oder der Hüfte reiten läßt oder in einem Tuch, einem Beutel oder einem Korb mit sich führt.

So ist die Verbannung des Säuglings aus dem Bette seiner Mutter erst eine neuere Errungenschaft. Sie hat sich durchgesetzt, weil das Kind Gefahr läuft, von der schlafenden Mutter erstickt zu werden. Eine Strafe für den, der sein Kind im Bett erstickt hat, enthält schon der Convent von Mainz im Jahr 852: „Wenn jemand sein Kind nach der Taufe aus Versehen durch das Gewicht seiner Kleidung erstickt hat, so tue er 40 Tage lang Busse bei Brot, Wasser und Gemüse und enthalte sich des Gatten..."

Nach G. Schreiber finden sich Verbote, die Kinder mit ins Bett zu nehmen, in dem Beschluß der Synoden von Worms (868) und York (1236) und in den Erlassen von Fritzlar (1243), Canterbury (1236), Ferli (1286), Helsingborg (1336), Upsala (1343–48). Die Synode von Aquileja (1339) setzt fest, daß Erwachsene Kinder unter 2 Jahren nicht ins Bett nehmen dürfen. Die erwähnte Synode von Canterbury verlangt sogar, der Pfarrer solle die Frauen darüber Sonntag für Sonntag belehren.

J. und W. Grimm beschreiben in ihren deutschen Sagen den Tod eines Neugeborenen:

„In einem vornehmen Geschlecht hat es sich vor ein paar hundert Jahren zugetragen, daß das erste Kind, ein Söhnlein, morgens bei der Amme im Bett tot gefunden wurde. Man verdachte sie, es absichtlich erdrückt zu haben, und, ob sie gleich ihre Unschuld beteuerte, so ward sie doch zum Tode verurteilt. Als sie nun niederkniete und eben den Streich empfangen sollte, sprach sie noch einmal: ‚Ich bin so gewiß unschuldig, als in Zukunft jedesmal der Erstgeborene dieses Geschlechts sterben wird.' Nachdem sie dieses gesprochen, flog eine weiße Taube über ihr Haupt hin; darauf wurde sie gerichtet. Die Weissagung aber kam in Erfüllung, und der älteste Sohn aus diesem Hause ist noch immer in früher Jugend gestorben."

In London sind von 1686–1758 allein von Lohnammen 4988 Kinder erdrückt worden. In Schweden starben auf diese Weise im 18. Jahrhundert jährlich durchschnittlich 650 Kinder, die verhehlten Fälle nicht eingerechnet (Ploß). Loew in Prag verlangt 1699 für das Kind eine eigene Lagerstelle; er habe es in seiner Praxis wiederholt erlebt, daß sich die Amme im Schlaf auf das Kind gelegt und es so erstickt habe.

Im Jahre 1769 beschreibt das Hannoverische Magazin (7, 1229 u. 1317; 8, 587) eine Maschine, Arcuccio genannt, deren man sich in Florenz bedient, die Erdrückung junger Kinder durch ihre Mütter oder Ammen zu verhindern. Es handelt sich um ein hölzernes Gestell oder einen aus Weiden geflochtenen Korb mit großen Zwischenräumen, die zum Schutz über das Kind im Bett seiner Mutter gestellt werden. „Ich kenne Familien, die nicht ein, sondern zwei und drei Kinder beweinen, die auf eine grausame Art erstickt und erdrückt wurden."

Nach Storch (1750) darf in Florenz bei Strafe der Exkommunikation keine Amme ihr Kind anders stillen (1, 359).

Ich sah in Indien Mütter bei beruflicher körperlicher Arbeit (Tragen von Steinen in einer Schale auf dem Kopfe) das Kind, nach der Landessitte auf der linken Hüfte reitend, mit sich herumschleppen.

Auf zwei altperuanischen Vasen trägt die Mutter ihr Kind in einer Tuchschlinge auf dem Rücken (Abb. 118). Links versucht eine Schreckensgestalt, der Mutter ihr Kind zu rauben (vgl. hierzu Abb. 23 und 115).

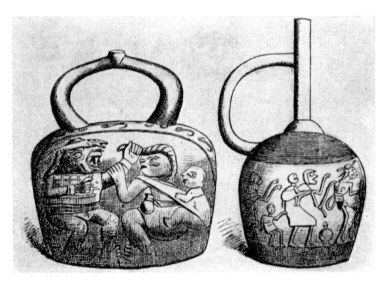

Abb. 118. Altperuanische Vasen. Links trägt die Mutter ihr Kind im Hängetuch; sie verteidigt sich gegen eine Schreckensgestalt, die nach ihr greift, und wendet ihr Kind nach der andern Seite. Rechts trägt die Mutter ihr Kind auf dem Rücken

Das Allgemeine Landrecht für die preußischen Staaten (Ausgabe 1817) bestimmt im 2. Bande des 2. Teiles (20. Titel), §§ 738 und 739: „Mütter und Ammen sollen Kinder unter zwey Jahren bey Nachtzeit nicht in ihre Betten nehmen, und bey sich oder Andern schlafen lassen. Die solches tun, haben nach Bewandniß der Umstände, und der dabey obwaltenden Gefahr Gefängnißstrafe oder körperliche Züchtigung verwirkt."

Wiegen irgendwelcher Art waren wohl bei allen Völkern zu allen Zeiten gebräuchlich. Plato, Galen und Rufus erwähnen das Wiegen auf dem Arme und die Wiegenlieder (S. 47). Nach Avicenna soll die Wiege nach der Mahlzeit nur sanft bewegt werden. Metlinger (1473) empfiehlt das Wiegen zur Beruhigung des Kindes.

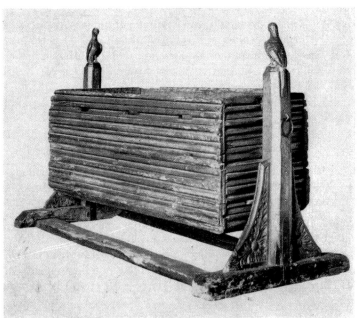

Abb. 119. Älteste Wiege, die sich unversehrt erhalten hat.
London, 15. Jahrhundert

So bilden Wiegen und Wiegenlieder viele Jahrhunderte hindurch eine Zierde der deutschen Volkskunst.

Die älteste Wiege, von der wir wissen, wurde in Pompeji gefunden, das 79 n. Chr. verschüttet ist (S. 54). Das älteste Bild einer Wiege findet sich in der Handschrift des Sachsenspiegels um 1230 (Abb. 46, S. 113), ein andres altes Wiegenbild in der Handschrift Laufenbergs (Abb. 38, S. 104). In London hat sich eine Wiege aus dem 15. Jahrhundert erhalten (Abb. 119).

Später erklärt die Wissenschaft die Wiegen für gesundheitsschädlich. Schon Zwinger (1722) befürchtet, die Kinder könnten durch sie schwachsinnig werden. Rosen (1764) und Chambon (1799) warnen davor, weil der Kopf eingenommen und gleichsam betrunken werde. Frank (1780) hält dagegen ein mäßiges Wiegen für gesund und verwirft nur das Übermaß, „als wenn man Butter zu machen gedächte". Underwood (1784) weist darauf hin, daß der Fetus im Mutterleib ähnlichen Bewegungen unterworfen sei, und spricht sich nur gegen übermäßiges

Wiegen aus, „wobei die Kinder wie die Passagiere in einer schlechten Postkutsche in der Wiege hin- und hergeworfen werden".

Peter Camper (1762): „Viele mißbilligen die Wiegen, weil sie annehmen, die Bewegungen machten die Kinder schwindlich. Ich dagegen halte das Wiegen für unschädlich. Höchstwahrscheinlich sind so berühmte Männer wie Boerhaave in ihren Wiegen geschaukelt worden, und doch hat kein Volk größere Begabungen hervorgebracht. Mir gefallen die Wiegen, weil sie den Körper bewegen und den Geist beruhigen."

Selbst das Wiegenlied hat nicht immer Beifall gefunden: „Wenn die Ammen die Kinder in Schlaf bringen wollen und sie deshalb auf den Armen hin und her bewegen und einwiegen; so brummen und singen sie dabei öfters unangenehm, bloß um die zarten Kinder zu betäuben... Wie leicht müssen sie davon beschädigt werden!" (Kositzki 1788).

Nach Faust (1795) macht das Wiegen „die Kinder unruhig, betäubt, trunken, schwindlig und dumm; und schadet gar sehr dem Körper und der Seele". Jahn (1807) bezeichnet es als falsch, vom Erwachsenen auf den jungen Säugling zu schließen:

„Die Kinder haben beim Wiegen nicht dieselbe unangenehme Empfindung wie der Erwachsene, sondern eine angenehme; sie ist ihnen natürlich geworden, da sie gewissermaßen eine ähnliche im Mutterleibe 10 Monate zu ertragen haben."

Dagegen hat sich Gölis (1811) gegen das Wiegen gewandt: „Die Farbe der Wiege schädige die Gesundheit, Wanzen setzen sich leicht fest, die Kinder werden verwöhnt, durch zu starke Bewegungen geschädigt, betäubt, in ihrer Verdauung gestört, leicht aus der Wiege herausgeworfen oder mit ihr umgekippt." Ähnlich hat sich Meißner (1822) ausgesprochen. Hufeland (1836) ist dagegen anderer Ansicht:

„Man hat gewaltig gegen das Wiegen geschrien und versichert, daß es die Kinder dumm mache – ohngeachtet eben diese gewiegten Kinder es sind, die so scharfsinnig dagegen deklamieren."

Frölichsthal in Wien (1845) hat sich wieder gegen die Wiegen gewandt: „Ein noch anderer Übelstand waren selbst in höheren Ständen die gebräuchlichen Wiegen, in denen die Kinder nicht selten gewaltsam geschüttelt wurden, wodurch das weiche Gehirn nicht wenig litt und Convulsionen erzeugte."

„Das Wiegen taugt nichts, macht das Kind taumelig, in der Folge leicht dumm und zu Kopfkrankheiten geneigt" (Schreber 1861).

Schließlich aber hat sich die Ablehnung der Wiegen doch so weit durchgesetzt, daß sie heute nur noch in Kunstsammlungen zu finden sind.

Aber auch gegen die Wiegenlieder hat man sich in neuerer Zeit gewandt. So gibt Ploß einen Ratschlag aus dem Jahre 1909 wieder:

„Auch liege ich ganz und gar mit dir in Fehde, du gute Mutter, die du abends am Bettchen deines Kindes sitzest und ihm Liedchen singst. In der Kunst und Poesie haben sie etwas Liebliches und Rührendes, aber laß sie am Kinderbett. Einzigste Ausnahme, wenn eins krank ist. Du gewöhnst deinen Liebling daran, daß er vor dem Schlafen eine kleine Sensation erleben muß. Aus dem Lied wird späterhin eine Geschichte, und wenn du sie nicht mehr

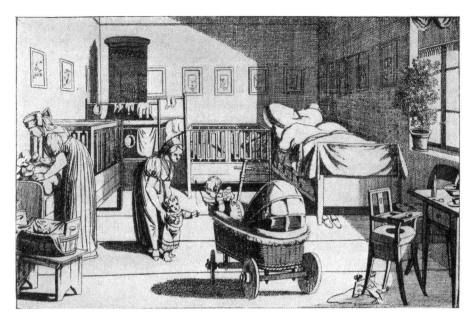

Abb. 120. Kinderstube Anfang des 19. Jahrhunderts. Nach Pachinger, Kind im Korbwagen mit Scheibenrädern, Deichsel und aufklappbarem Verdeck; hölzerner, länglicher Waschzuber

erzählen kannst, nimmt das große Kind sich ein Buch mit ins Bett: eine kleine Kerze ist vom Taschengeld wohl zu erschwingen. Und was ist die Folge? Kurzsichtige Augen. nervöse Gereiztheit sind noch die geringsten Übel."

Auf Abb. 109, S. 534 „Vlämische Haushaltung" von Marten van Cleve, dem Älteren (1527—81) befinden sich unter dem Korbbett bereits kleine Scheibenräder. Nach Amaranthes (1715) werden die Kinder, solange sie noch nicht laufen können, im Wagenkorb hin- und hergefahren. „Ist mannigmahl von oben her mit einem kleinen Spiegel bedecket." Thebesius (1759, S. 148) erwähnt den Kinderwagen, ohne ihn zu beschreiben.

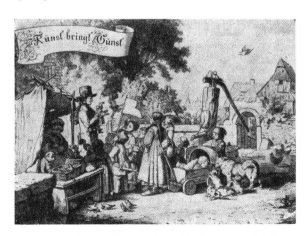

Abb. 121. „Kunst bringt Gunst". Ludwig Richter 1855. Niedriger hölzerner Kastenwagen mit Scheibenrädern, Deichsel und Verdeck

Nach P. Camper (1762) sollen die Kinder von ihren Ammen abwechselnd auf dem rechten und linken Arm getragen werden, damit sich ihr Rückgrat nicht verkrümmt. Bei mildem Wetter werden sie auf kleinen Wagen ins Freie gefahren, um Luft und Licht zu genießen.

Dagegen nennt Faust (1795) in seinem Gesundheitskatechismus in den Kinderwagen noch nicht, sondern empfiehlt zum Herumtragen ein Bett- oder Trag-

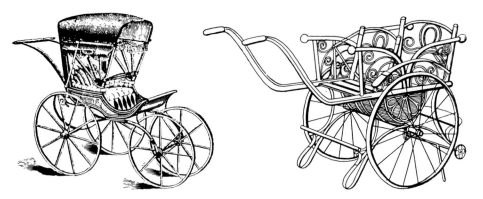

Abb. 122. „Moderner Kinderwagen" H. Ploss 1881   Abb. 123. Sportwagen 1905

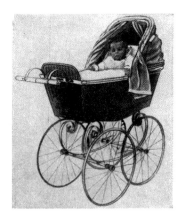
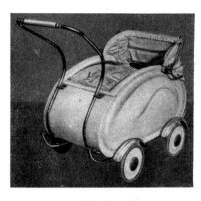

Abb. 124. Kinderwagen. Nach E. Peiper 1919   Abb. 125. Kinderwagen 1956

körbchen, das abwechselnd unter dem linken oder rechten Arm zu tragen ist. Es wiegt $2^1/_2$ Pfund. Auf alten Bildern (Abb. 120 und 121) erscheint ein niedriger, hölzerner, ungefederter Kastenwagen mit Scheibenrädern, den die Mutter an der Deichsel zieht, wobei sie ihrem Kinde den Rücken zudreht. Ein kleines Verdeck ist bereits vorhanden. Gölis (1811) lehnt diesen Wagen ab, weil er fürchtet, das Gehör des Kindes könne durch das Gepolter und Knarren der Räder leiden, und das Gehirn durch das Fahren auf unebenem Boden zu sehr erschüttert werden.

Hufeland (1836) hält dagegen ein Rollenbett oder einen Korbwagen für nützlich.

Früher scheint es keine Kinderwagen gegeben zu haben, sonst würde man sie doch wohl einmal auf einem der vielen Madonnenbilder der Renaissance dargestellt haben. Verfolgt man im Zusammenhang die Entwicklung der ersten Kinderwagen, so ergibt sich deutlich ihre Herkunft von dem geflochtenen Korbe. Setzt man diesen auf zwei geschwungene Hölzer, so wird er zur Wiege (Titelbild); auf vier Rädern (Abb. 109, S. 534) kann er zum mindesten in der Stube herumgefahren werden. Anfangs sind die Räder nur klein und bestehen aus rohen Holzscheiben (Abb. 109, 110, 120 und 121), so daß der Wagenkorb nur wenig vom Erdboden abgehoben wird. Eine Deichsel und eine drehbare Vorderachse machen ihn beweglich und auch zu Fahrten außerhalb der Wohnung geeignet (Abb. 120 und 121). Wer den Wagen zieht, dreht dem Kind seinen Rücken zu.

Einen Fortschritt bedeutet der von Ploß 1881 beschriebene „moderne Kinderwagen" (Abb. 122). Diese Form entstand um 1870 in England und erinnert an die alten englischen Pferdedroschken. Der Wagen wird von hinten geschoben, das Kind dreht seiner Mutter den Rücken zu. Von England aus, wo er als Perambulator bezeichnet wurde, verbreitete sich der Wagen rasch über alle Kulturländer, wurde aber anfangs von den Fußgängern, die sich behindert fühlten, empört abgelehnt (Ploß). Er ist nur für ältere Kinder brauchbar. Wie sich die Moden ändern, geht aus dem Bilde eines Sportwagens aus dem Jahre 1905 hervor (Abb. 123). Bald wurde auch für die Säuglinge gesorgt. Abb. 124 zeigt einen Kinderwagen aus dem Jahre 1919. Gegen die Form von 1881 ist der Wagenkasten um 180° gedreht, so daß jetzt die Mutter, wenn sie den Wagen schiebt, ihrem Kinde ins Gesicht sieht. Welche Mutter aber würde heute ihr Kind in einem derartig unmodernen Wagen herumfahren! Die jetzt gebräuchlichen, tiefgebauten, mit Wachstuch ausgeschlagenen Kinderwagen (Abb. 125) entsprechen wohl der Mode, aber nicht den Forderungen der Kinderärzte und werden hoffentlich auch eines Tages als unmodern gelten.

Schon in den Dichtungen des Mittelalters finden sich Angaben über das Laufenlernen des Kindes (S. 96). Die Zeichnung Rembrandts (1646) sind ein andres Beispiel dafür. (Abbildung 126). Nach Amaranthes (1715) ist der Laufwagen, „ein von langen hölzernen Stäben zusammengesetztes und oben her mit einem runden ausgeschweifften Loch versehenes Gestelle, worein man die kleinen Kinder, so lauffen lernen, stellet; stehet auf vier kleinen Rädlein, damit selbige desto leichter fortgehen kann". Man benutzte auch den Laufzaum, „ein von Garn, Wolle, Seide oder Leder geflochtenes Brust-Band,

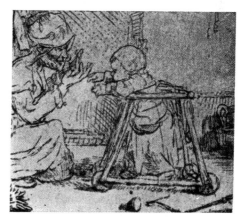

Abb. 126. Kind im Rollwagen.
Rembrandt 1646

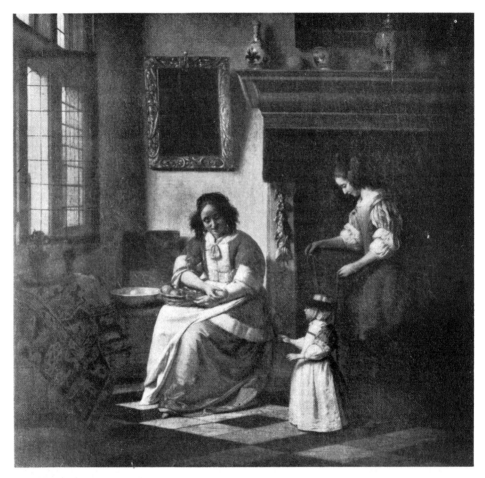

Abb. 127. Gehenlernen am Gängelband mit Fallmütze. Pieter de Hoogh (1629–1677)

so um den Ober-Leib geschnüret werden kann, hat zwei lange gedoppelte Flügel und wird den kleinen Kindern um den Leib gemacht, wenn man selbig ein dem Lauffen führen will."

Um die Kinder zu schützen, wenn sie bei ihren Laufversuchen fielen, setzte man ihnen Fallmützen auf, „ist ein von Taffet, Sammet, Tuch oder andern Zeuge derb ausgestopffter Bund, so denen Kindern, welche zu lauffen anheben, um die Stirne gebunden wird" (Abb. 127). Mit einem dreikreuzigen Messer muß man stillschweigend über Kreuz eine Beule drücken, dann vergeht sie schnell (Amaranthes).

Nach Faust (1795) sollte man die Kinder „weder durch Gängelbänder, noch durch Laufstühle oder Laufwägen, durch welche sie krumm und schief werden können, gehen lehren; sondern man sollte die Kinder kriechen und das Gehen von selbst und durch Führen an beyden Armen lernen lassen".

Das Wickeln der Kinder hat schon Soranos von Ephesus ausführlich beschrieben (S. 31). Wie erwähnt (S. 82), findet sich auf der Trajanssäule eine germanische Frau mit einem Wickelkinde, das sie in einer Mulde auf ihrem Kopfe trägt.

Aus dem Schenkbuch einer Nürnberger Patrizierfrau (1416–38) hören wir Näheres über die Ausstattung eines Säuglings zu dieser Zeit:

„Ihrer Schwiegertochter schenkt sie außer dem Taufhemdchen zwei leinwandene Windelbänder, vier leinwandene und vierundzwanzig flächsene Windeln, zwei Strohwindeln (die unmittelbar über das Stroh gebreitet werden), ein Wiegenband, ein Kissen von Pflaumenfedern und zwei Wickelbänder. Die andere Schwiegertochter bekommt über die Wiege einen kleinen Kolter von roter Seide, einen anderen blauen leinwandenen und einen kleinen dritten aus Stoff von Chalons; ferner ein Pflaumfederkissen, ein gewirktes Wiegenband mit Wolkenmuster (eine

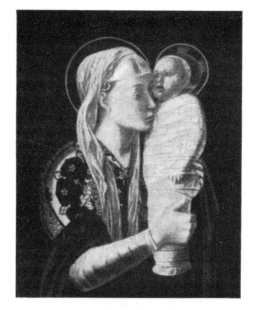

Abb. 128. Madonna mit dem (enggeschnürten) Wickelkind. Andreas Mantegna (1431–1506)

Art Wässerung) und dem Kressischen und Stromerschen Wappenschilde, dann noch eine Nabelbinde, sechs leinwandene Windeln, zwei leinwandene Windelbänder, vierunddreißig flächsene Windeln, zwei Strohwindeln, einen Windelsack und ein kleines leinwandenes Säckchen" (Frommann).

Während der Renaissance sind von der Kunst wiederholt Wickelkinder dargestellt worden, z. B. von Mantegna (Abb. 128). Berühmt sind die Wickelkinder des Andrea della Robbia (1435–1525), die als Majolikareliefs an der Stirnseite des Findelhauses in Florenz (1463/66) abgebildet sind (s. Abb. 29, S. 89). Verschiedenfarbige Tücher sind mit Binden festgewickelt, wobei der oberste Teil der Brust, die Schultern und die Arme freigeblieben sind. Federigo Baroccio (1528–1612) hat den Prinzen Federigo von Urbino gemalt: Prachtvolle gestickte Binden, wahre Kunstwerke, schnüren das Kind eng zusammen und lassen nur den Kopf frei. So liegt das Kind, völlig unbeweglich, auf einem Prunkbett (Abb. 130). Auf dem Bilde des Juan Pantoja de la Cruz (1551 bis 1609) schnürt die spanische Tracht den Säugling eng zusammen (Abb. 129). Kostbar, aber unzweckmäßig ist auch das Kind auf dem Bilde von Franz Hals gekleidet (Abb. 131). Eng geschnürt,

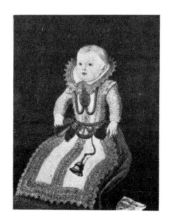

Abb. 129. Säugling in spanische Tracht eingeschnürt. Juan Pantoja de la Cruz (1551–1609)

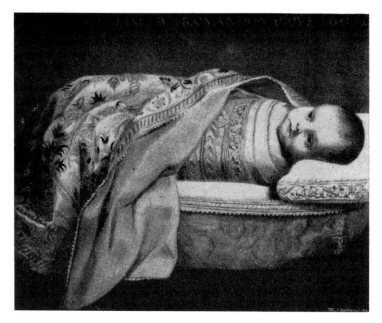

Abb. 130. Prinz Federigo von Urbino, in kostbare Binden gewickelt auf einem Paradebett.
Federigo Baroccio (1528–1612)
Wie mag das Kind unter seiner prunkvollen Umhüllung aussehen?

so daß es nicht seine Arme bewegen kann, ist das Kind auf dem Madonnenbilde Dürers (Abb. 132).

In der großen französischen Encyclopédie hat de Jaucourt (1755) vor dem allzu engen Wickeln der Säuglinge gewarnt: Kaum hat das Neugeborene die Freiheit gewonnen, seine Glieder zu bewegen, da legt man ihm neue Fesseln an; Kopf und Glieder werden fest geschnürt, alle möglichen Bänder umwickeln es und erlauben ihm nicht, seine Lage zu ändern. Bei vielen Völkern werden die Kinder überhaupt nicht gewickelt und befinden sich trotzdem ausgezeichnet. Dieses Verfahren ist einfacher, geeigneter und verständiger. Es genügt, das Kind in Leinen zu legen, seine Arme und Beine zu strecken und um den Körper wenige Windeln und Bänder zu legen, ohne zu sehr zu schnüren.

Gegen das Wickeln haben sich Rousseau (1762), Rosen (1764) und Frank (1780) ausgesprochen. Gölis eifert gegen die verwünschten langen Wickelbänder der Neugeborenen und will den Leib nur dreimal umwickeln. Auch Hufeland (1836) glaubt auf das Wickeln nicht ganz verzichten zu können, ist aber gegen jedes feste Einschnüren.

„Man läßt jetzt dem Säugling den freien Gebrauch seiner Glieder... Dies ist ein großer Fortschritt... Die Kleidung der Säuglinge muß so gemacht sein, daß alle Glieder des Kindes freie Bewegungen haben, daß kein Teil zusammengeschnürt oder unmäßig gedrückt wird, und zugleich sollte sie so einfach sein, daß sie leicht angelegt werden kann" (E. Barlow, Bath, 1836).

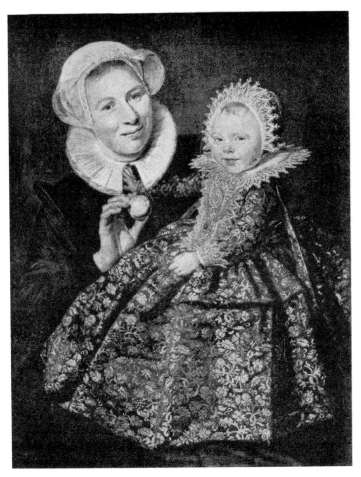

Abb. 131. Amme mit Kind in kostbarer, aber nicht sauber zu haltender Tracht.
Von Franz Hals, Antwerpen, Haarlem (1580–1666)

Nach Billard (1828) in Paris wurde das Wickeln unter dem Einflusse Rousseaus grundsätzlich aufgegeben. Trotzdem sähe man täglich im Findelhause zu Paris die Schwestern und Ammen sich bemühen, beim Ankleiden aus dem Kinde ein festes Paket zu machen. 1854 haben sich die Verhältnisse nach Bouchut (1854) in Paris gebessert: „Das Wickelzeug, wie man es früher allgemein anwandte, ist Gott sei Dank! beiseite gelegt. Man kerkert die Kinder nicht mehr in ihre Windeln ein, wobei man die Beine lang ausstreckt und unbeweglich, die Arme der Länge nach an den Körper gedrückt und das Köpfchen vorn auf der Brust befestigt, zu erhalten suchte. Man läßt sie jetzt fast ganz frei in ihren Tüchern."

1845 schreibt A. von Frölichsthal (1760–1846) in Wien: „Neugeborene Kinder wurden nach herkömmlicher Gewohnheit gleich nach der Geburt grausam mißhandelt, mit Leinenzeug fest eingewickelt, die Arme mit Windeln umschlungen,

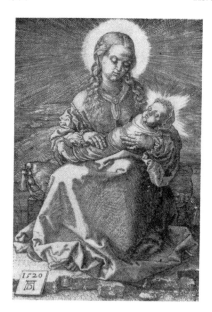

Abb. 132. Maria mit dem Wickelkind. Von Albrecht Dürer 1520

so daß sie sich nicht bewegen konnten. Dieses Verfahren hat viel Übel herbeigeführt."

Noch im Jahre 1903 meint R. Bendix in seinem Lehrbuch der Kinderheilkunde: „Ein Wickelband ist in den ersten Monaten praktisch, es gibt dem Rumpf mehr Halt."

1853 fragt Mauthner (Wien): „Wozu tragen jetzt unsere Kinder ein Sammtbarett mit Federn, eine seidene Echarpe um den Hals, ein Röckchen, das viel zu spät anfängt und viel zu früh aufhört, knappe Beinkleider, die nur bis an die Knie reichen, beim Gehen einschneiden und gewisse Teile wundreiben? Wozu frisieren wir die Mädchen à la Chinoise und geben den Knaben eine schottische Fußbekleidung?

So machen wir aus kindlicher Anmut Modepuppen, und kindliche Schönheit zu einem Zerrbilde, dessen Gesichtchen blaß und schmachtend, dessen Mund voll cariöser Zähne, dessen Ohren mit Goldgeschmeide belastet sind, die Taille zum Umspannen, das Kreuz eingebogen, der Gang trippelnd. Wozu gewöhnen wir die Kinder an all diesen Prunk, warum kleiden wir sie nicht einfacher? ... Eine bequeme, der Witterung angemessene, den Körper gleichmäßig bedeckende Kleidung ist im allgemeinen am passendsten... Ein Kind braucht, wenn es anfängt zu gehen, im Zimmer auf dem Kopfe gar keine Bedeckung..."

Wohleingepackt wie eine Mumie wird der Säugling in den Bauernhäusern in das Bett der Wöchnerin oder in die Familienwiege gesteckt (Lammert 1869).

In der Regel wird das Kind „in das viereckige Flaumen- oder Federkissen eingepackt und eingebunden. So sehr sich der Zartsinn mancher Herren, welche über Kindspflege schrieben, gegen das Einpacken des Kindes und die Beschränkung seiner freien Bewegung sträubte, sie richteten damit nicht viel aus, denn der gemeinste Sinn mußte sich bald von der unbestreitbaren Nothwendigkeit einer Einhüllung des jungen Kindes überzeugen, welche ebenso zur Stütze seines schwachen Körpers, wie zur Abhaltung der Kälte und zum Schutze gegen äußere mechanische Unbilden, Druck, Stoß usw. zu dienen vermag. Eine derartige Verwahrung erweist sich besonders dann nöthig, und muß dann auch etwas strammer anliegen und fester sein, wenn das Kind getragen wird, während es zur Zeit seiner Ruhe nur ganz locker eingehüllt zu sein braucht. Nicht wenige eifern insbesondere gegen das Miteinschlagen und Anpressen der Arme an den Körper. Allerdings kann es der ungeschickten Hand und dem unverständigen Eifer gelingen, dem Kinde auf diese Art eine wahre Tortur zu bereiten, von welcher die Striemen und Furchen, welche das Wickelband mitunter trotz des Bettchens und der Unterlagen in den weichen Hautdecken des Kindes gezogen hat, oft sehr beredte Zeugen sind."... Das Kind ist „zeitweilig und unter den nöthigen Vorsichten von allen Einhüllungen zu befreien, es auf dem flach liegenden Kissen ganz entblößt, bei entsprechend warmer Stubenluft eine Art Luftbad genießen, mehrmals im Tage seinen durch lange Zeit verpackten Körper auszulüften und seine Glieder so wie im Bad nach Herzenslust strecken und recken zu lassen" (Ritter von Ritterhain 1878).

1909 ist in England die Sitte noch weit verbreitet, den Kindern Brust und Bauch durch eine oder mehrere Binden fest einzuschnüren (A. Waring). Bei uns zu Lande waren Wickelbänder um 1900 noch allgemein gebräuchlich, so daß man den Säugling geradezu als „Wickelkind" bezeichnete. Jetzt ist diese Sitte verschwunden, doch werden die Säuglinge noch immer von manchen Müttern eng geschnürt. Steckkissen werden jetzt selten benutzt.

Die Sorge vor Erkältung veranlaßt viele Mütter, ihre Kinder übermäßig mit wärmenden Hüllen zu umgeben und sie nicht so oft ins Freie zu bringen, wie es nötig wäre. Erkrankt das Kind, so wird die Mutter erst recht besorgt. So treibt eine Mutter ihr scharlachkrankes Kind geradezu in den Tod an Wärmestauung (1866):

> Wir haben „jede Vorschrift des Arztes auf das Pünktlichste befolgt, um Erkältung und das Zurücktreten des Ausschlages zu verhüten. Thüren und Fenster des Zimmers haben wir sorglichst verhängt, das Feuer ist im Ofen nicht ausgegangen, das Bett durch zwei Bettschirme gegen jede Zugluft geschützt und außerdem ängstlich von uns darüber gewacht worden, daß die sehr unruhige Kranke sich ja nicht blos legte. Auch stand der Ausschlag sehr schön, denn das Kind war ja über und über roth wie ein Krebs, aber seine Unruhe dabei grenzenlos, indem es immer aus dem Bette verlangte, statt des Thees nach kaltem Wasser schrie und gräßlich phantasierte, bis es endlich einschlummerte, um nicht wieder zu erwachen. Ach, es war eine schwere Zeit für uns, und doch hat trotz alles unseres Mühens der Himmel seinen Engel zu sich genommen" (Küttner).

Um wieviel schlechter die Verhältnisse früher gewesen sind, geht auch aus einer Beschreibung von Frölichsthal aus dem Jahre 1845 (S. 506) hervor.

Über noch einen anderen Grund, die Kinder recht warm zu halten, berichtet J. Wolfsteiner aus der bayrischen Oberpfalz (vor 1882): „Wenn so ein kleines Wesen (das Neugeborene) in der dampfendheißen Bauernstube hinter dem Bettvorhange wie eine Mumie eingewickelt unter schweren Kissen vergraben liegt, so mag das eine sichere Zufluchtsstätte gegen Hexen sein, so viel aber ist gewiß, daß die Gesundheit oft daraus verbannt wird."

Nach uraltem Volksbrauch, der noch heute lebendig ist, erhält der neugeborene Junge ein blaues, das Mädchen ein rosa Kleidchen oder entsprechende Bänder. „Mit bestimmten Farben (rosa oder blauen Bändern oder Kleidern) kann das Kind (vor der Vertauschung gegen einen Wechselbalg) geschützt werden" (Piaschewski).

Die Geschichte der Kinderkleidung wurde von Bruhn geschrieben, dem ich einen großen Teil der nachstehenden Angaben verdanke.

Das Kinderkleid hat sich im Laufe der Zeit stark gewandelt und ist zeitweise recht unzweckmäßig gewesen. Meist war es ein getreues Abbild der Erwachsenentracht. War diese einfach und zweckmäßig, so hatten es auch die Kinder gut; war sie jedoch nach der Zeitmode (etwa der spanischen, barocken oder Rokokomode) steif und unbequem, geziert und eng, schwer und überladen, stoff- und faltenreich, so mußten besonders die Kinder darunter leiden.

Das griechische Altertum gab dem Knaben den hemdartigen Chiton aus Wolle oder Leinen, darüber trug er wie sein Vater im Freien das mantelartige Übergewand. Der Jüngling legte an dessen Stelle den kürzeren, Clamys genannten Mantel an. Die Mädchen trugen wie ihre Mütter den langen Chiton, der um die Hüften gegürtet wurde.

Bei den Römern vertrat die Tunica den Chiton und die stets darüber gelegte Toga das Himation. Die kleineren Kinder trugen meist noch ein kurzes Ärmeljäckchen. Die Mädchen kleideten sich in Ärmeljäckchen und trugen einen Gürtel um die Hüften.

Bei den Germanen (s. auch S. 82) trugen die Knaben lange Hosen (bis zu den Knöcheln), eine bis zu den Knien reichende gegürtete Tunica und darüber den Mantel. Ein Hemd scheint nicht gebräuchlich gewesen zu sein.

In mittelalterlichen Darstellungen ist das kurze Kittelchen mit bloßen Füßen beliebt.

Etwa im 15. und 16. Jahrhundert wird in den reicheren Kreisen die Kleidung der Erwachsenen und Kinder durch Stoffmenge und Aufputz zunehmend entstellt. Auch die Kinder tragen die Schlitztracht und die Pluderhosen der Landsknechte, die engen spanischen Röcke und Hüte und die einschnürenden Kragen und Mieder der spanischen Tracht, den weiten und schweren Reifrock des 17. und 18. Jahrhunderts, die Wespentaille, die Puffärmel, die schweren Rüstungen und Wämser. Die Mode herrscht ohne Rücksicht darauf, was für Kinder nützlich und angenehm ist. Dabei ist die Kleidung der jungen Mädchen noch wesentlich unzweckmäßiger als die der Knaben. Ihr Rock wird so lang, daß er die Bewegungen hemmt. Versteift mit Metallstäben oder Fischbein umgibt der Schnürleib den kindlichen Oberkörper wie ein fester Panzer aus Leder oder Filz, während der Reifrock durch Breite und Gewicht den Unterkörper und die Beine behindert. Dieser Reifrock, der die freiere Renaissancetracht ablöst, erreicht um 1600 gewaltigen Umfang und hält sich mit einigen Schwankungen das 18. Jahrhundert hindurch.

Der Augustinermönch Abraham a Santa Clara in Wien (1644–1709) eifert dagegen:

„Die Kinder kommen kaum aus der Wiege, so werden sie gleich geschniert, geschnürt, geschmückt, gedrückt, und hat die Seel in ihrem zarten Leib gar ein hartes Quartier, indem die Kinder gleich von Jugend auf mit Brusteisen, Halseisen dergestalt zusammengepfränget werden, daß sie fast keinen Atem schöpfen können. Dies alles geschieht, damit man sie gewöhne, einen geraden Leib zu erhalten, und sollte man ihnen auch einen Bratspieß durchziehen..."

Fr. A. Mai verlangt um 1800: „Statt dem unvernünftigen Einpanzern sollen diese kleinen Geschöpfe täglich im lauwarmen Wasser gebadet und bloß mit einem weiten Hemdchen bekleidet, in einem nach der Jahreszeit mehr oder weniger warmen Teppich und Windeln locker eingehüllt werden. Die Kinder sollen von dem Zeitpunkt an, wo dieselben ohne Hilfe gehen können, bis in das 8. Jahr ohne Beinkleider, in einem weiten Hemdchen oder ähnlichen Röckchen ohne Hals- und Strumpfbänder aufwachsen und jede Luftart vertragen können."

Kopfkrankheiten sind früher im Kindesalter recht häufig gewesen. Der Engländer Phaer schreibt 1545:

„Die Köpfe der Kinder sind oft mit Geschwüren und Schuppen bedeckt, im Säuglingsalter meist wegen scharfer Milch, aber auch wenn sie entwöhnt sind und allein laufen. Manchmal entsteht eine üble Beschaffenheit der Säfte durch den Genuß roher Früchte oder anderer übler Nahrung, manchmal durch zu langen Aufenthalt in der Sonne, oft auch dadurch, daß es von dem Schinken oder Salzfleisch (aufgehängt am Haken an der Decke) auf die bloßen Köpfe tropft."

Die gekünstelten Haartrachten der Erwachsenen werden auch den Kindern aufgezwungen. Diese tragen gleichfalls Zopf und Haarbeutel mit Löckchen an den Schläfen und werden dazu gepudert.

Die Sitte war für E. M. Arndt (1769–1860) eine unangenehme Kindheitserinnerung:

„O es war eine schreckliche Kopfmarter bei solchen Festlichkeiten! Oft bedurfte es einer vollen, geschlagenen Stunde, bis der Zopf, gesteift und das Toupet und die Locken mit Wachs, Pomade, Nadeln und Puder geglättet und aufgetürmt waren.' Da ward, wenn drei, vier Jungen in der Eile fertiggemacht werden sollten, mit Wachs und Puder draufgeschlagen, daß die hellen Tränen über die Wangen liefen."

Dabei handelte es sich um eine einfache Pächterfamilie auf der Insel Rügen.

In Frankreich werden nach H. Taine die kleinen Knaben bis zum Jahre 1783 gepudert und mit Haarbeuteln, -locken und -wickeln aufgeputzt, sie tragen den Degen an der Seite, den Hut unterm Arn, Hemdkrausen, Röcke mit vergoldeten Aufschlägen, sie küssen den kleinen Fräulein die Hand mit vollendeter Grazie. Ein Püppchen von 6 Jahren wird in Fischbeinmieder gepreßt; der umfangreiche Reifrock trägt eine guirlandenbedeckte Robe, der Kopf ein künstliches Gebäude aus falschem Haar, Einlagen und Knoten, das durch Nadeln zusammengehalten, von Federn gekrönt und so hoch ist, daß sich das Kinn in der Mitte der ganzen Gestalt befindet; auch an Schminke läßt man es nicht fehlen. Sie ist eine Dame ganz en miniature, s. auch Abb. 72, S. 328 und Abb. 74, S. 329.

Aus einer Schilderung des Wiener Hofarztes A. von Frölichsthal (1845) gehen ähnliche Verhältnisse hervor:

„Noch ist hier eine nicht unbedeutende, üble Angewohnheit anzuführen, die für die Gesundheit der Jugend nicht wenig nachteilig war, und die auch unter hohen Ständen beobachtet werden konnte. Nur in wenigen Familien wurden den Kindern die Haare abgeschnitten. Im 5. und 6. Jahre wurden die langen Haare mit Pomade beschmiert und eingepudert. Oft blieben sie mehrere Tage, ohne gekämmt und gereinigt zu werden, mit Puder und Pomade belegt. Die Folge war, daß die Köpfe der nötigen Ausdünstung beraubt wurden, wobei bald das Ungeziefer überhand nahm. Die Kinder sahn blaß aus, sie waren traurig, unruhig, schlaflos. Man konnte das Kindsweibern und Müttern nicht genug vorstellen, die Köpfe wurden mit Schorfen bedeckt, unter denen sich stinkender Eiter sammelte. Selten nützten die gründlichsten Vorstellungen, bei einigen Familien hatte das Vorurteil so tiefe Wurzeln gefaßt, daß sie mich versicherten, das Ungeziefer sei zur Erhaltung der Gesundheit notwendig, wenn sie auch ihre Kinder im Schatten herumschleichen sahn... So wie die Mode eintrat, die Haare der Kinder abzuschneiden, ist die Plage verschwunden."

Entsprechend galten nach Goldschmidt (1845) in Nordwestdeutschland Läuse auf dem Kopfe der Kinder als sicheres Zeichen der Gesundheit; denn diese Tiere saugen das ungesunde Blut weg. Manche Mutter machte den Arzt auf die bedenkliche Tatsache aufmerksam, daß ihr Kind keine Kopfläuse hatte (s. auch Abb. 114, S. 587).

In der zweiten Hälfte des 18. Jahrhunderts wird die Kleidung unter dem Einfluß Rousseaus (S. 331) und Salzmanns (S. 353) vorübergehend natürlicher, doch gibt es bald wieder einen Rückschlag, so daß im Laufe des 19. Jahrhunderts Knaben und Mädchen wieder in enge, schnürende Kleider gesteckt werden.

Nach Kerschensteiner (1876) kann unzweckmäßige Tracht geradezu stillunfähig machen:

„Durch die sogenannte Dachauer Tracht werden schon in frühester Jugend mittelst eines vor die Brust geschnürten, freilich mit Goldstickerei verbrämten Brettchens die Organe, die zur Erhaltung des Lebens ihrer Kinder bestimmt sind, plattgedrückt, so daß das Stillen in diesen Gegenden eine physische Unmöglichkeit geworden ist, denn die schön geformte weibliche Brust ist längst geschwunden und ein unbrauchbares Hautstück geblieben."

Die französische Sitte der Kinderkleidung hat auch Deutschland ergriffen, wie wir aus Stichen Chodowieckis (Abb. 70, 71, 73 und 74, S. 325ff.) und einer Warnung Struves (1798) erkennen können:

„Die Kinderkleidung muß von der Kleidung der Erwachsenen unterschieden sein. Wir finden es abgeschmackt, wenn das Kind durch die Kleidung zu einem Affen gemacht wird, eine solche Puppe ist eine bittere Satire auf die herrschende Mode: ein kleiner fünfjähriger Junge mit einem Haarbeutel, den Hut unter dem Arm; ein vierjähriges Mädchen in hoher Frisur, im Schleppkleide auf Stelzschuhen daher wankend... Das Lächerliche fällt auf die Eltern."

Das Korsett ist um 1900 für das junge Mädchen selbstverständlich, obwohl die Schädlichkeit in weiten Kreisen anerkannt wird. Gegen die Mode ist eben nicht anzukommen. Erst unser Jahrhundert hat den Kindern natürlichere Lebensbedingungen und so auch altersgemäße Kleidung gegeben. Gleichzeitig ist die Bleichsucht der Mädchen verschwunden.

Gegen die früher üblichen dicken Kopfbedeckungen haben sich Gölis (1811) und Hufeland (1836) ausgesprochen. Man hielt eigene „Fallhüte" bei Kleinkindern (S. 662) für nötig, um bei den ersten Gehversuchen den Kopf zu schützen. Hufeland preist es als einen Fortschritt, daß seit 30 Jahren Kopfhüllen und Pelzmützen der Kinder verschwunden seien, die bis dahin für ebenso unentbehrlich galten wie etwa die Nachtmützen der Erwachsenen.

Über schlechte Luft in der Kinderstube haben sich schon Chambon (1796) und Frölichsthal (1845, s. S. 506) beklagt. Gute Luft fordert F.L.Meißner (1844):

„Gewöhnlich sind die Stuben nicht groß genug, und oft wählen Mütter zum Aufenthalt der Kinder die düstersten und ungesundesten Hofzimmer, damit die hellsten und größten Stuben zum Empfange einer Freundin oder als Prachtzimmer, welche oft mehrere Monate hindurch unbenutzt bleiben, bereit stehen. Eine Kinderstube muß gehörig hell, geräumig und reinlich sein, muß täglich gelüftet, in warmen Tagen sogar mit Gazefenstern versehen werden, und nicht nach Mitternacht gelegen sein. Im Winter darf kein Rauch in derselben sein, weil dieser Brust und Augen sehr nachtheilig ist."

Faust (1795) verlangt für die kleinen Kinder:

„Sie müssen immer frische, reine Luft haben, beständig trocken und rein gehalten und alle Tage über dem ganzen Körper, auch auf dem Kopfe, mit kaltem, reinem Wasser gewaschen werden... weil Kinder dann ruhig sind, nicht leicht wund werden und recht wachsen und gedeihen; da sie im Gegenteil durch schlechte Luft und Unreinlichkeit unruhig sind, ihre Gesundheit und ihr Leben verlieren."

Fast bis in unsere Zeit hinein verzichtet niemand gern auf die unbenutzte „gute Stube".

Auf Gefahren des Spielzeugs hat L.W.Mauthner (1853) aufmerksam gemacht: Sehr zweckmäßig ist es, daß das Bemalen des Spielzeugs mit Giftfarben bei uns gesetzlich verboten ist. „Es ist bekannt", so heißt es in dieser Verordnung, „daß mehrere Materialien, welche zum Färben des Spielzeugs gebraucht werden, das schädlichste Gift enthalten. Besonders sind solche der Grünspan, der Mennig, das Bleiweiß, Rauschgelb, Bleigelb und mehrere sogenannte mineralische Farben."

Als Kinderspielzeug sehr beliebt und weit verbreitet ist der Gummiball. Das Ballspiel stammt aus Amerika, wo es tief im Weltbild der alten Völker verankert war. Ursprünglich in Südamerika heimisch, verbreitete es sich noch vor Entstehung der Hochkulturen vom Festland aus über die Antillen nach Mittelamerika, in abgeschwächter Form bis zu den Stämmen westlich des Mississippi. Gespielt wurde mit schweren, aber sehr elastischen Vollkautschukkugeln. Sie durften nicht mit den Händen berührt werden, sondern mit dem Gesäß, den Hüften oder Knien. Die Aufgabe bestand darin, sie durch einen von zwei senkrecht in die Wände eingelassene Steinringe zu schlagen. Ein heiliger Ballplatz gehörte zu jeder Tempelanlage (Krickeberg).

Schrifttum

Abraham a Santa Clara, Blütenauslese aus seinen Werken. Freiburg i. Br. 5. und 6. Aufl. 1917.
Amaranthes, nach Alwin Schultz, Alltagsleben einer deutschen Frau zu Anfang des 18. Jahrhunderts. Leipzig 1890. S. 199.
Aradi, Zsolt, Wunder, Visionen und Magie. Salzburg o. J. (1961). S. 57, 71, 77, 83.
Arndt, E. M., Erinnerungen aus dem äußeren Leben. Werke, Bd. 1. Leipzig 1894. S. 19.
Astrologie, Kleine Deutsche: Leipzig 1925. S. 106.
Auhofer, H., Aberglauben und Hexenwahn heute. Freiburg, Basel, Wien. 1960.
Barlow, E., Analekten über Kinderkrankheiten. 11. H. Stuttgart 1836. S. 3.
Bendix, B., Lehrbuch der Kinderheilkunde. Berlin und Wien 1903. S. 38.
Bernhardt, Martin, Über die Folter (1705). Thomasiana H. 4. Weimar 1960.
Boehme, Fr. M., Deutsches Kinderlied und Kinderspiel. Leipzig 1897.
Boll, Franz, Sternglaube und Sterndeutung. Aus Natur und Geisteswelt. Bd. 638. Leipzig, Berlin 1918.
–, Sternglaube und Sterndeutung. Leipzig 1926. S. 165.
Bouchut, E., Handbuch der Kinderkrankheiten. Übersetz. Würzburg 1854. S. 55.
Braunsperger, G., Geschichte der Astrologie der Blütezeit. München 1928. S. 16.
Brenner-Schaeffer, W., Zur oberpfälzischen Volksmedizin. Amberg 1861.
Briefe eines Arztes an verheurathete Frauenzimmer. Leipzig 1768. S. 5.
Bruhn, W., Kinderärztl. Prax. **2,** 478 (1931).
Buschan, G., Wien. med. Wschr. 1940, Nr. 15.
Erman, A., Zaubersprüche für Mutter und Kind. Philosoph. u. histor. Abhandl. der kgl. preuß. Akademie der Wissenschaften. Berlin 1901.
Fleischmann, Max, Christian Thomasius. Beitr. z. Geschichte der Universität Halle–Wittenberg. Halle 1931. **2,** 132.
Frank, J. P., System der medicinischen Polizey. Bd. 2. Mannheim 1780. S. 272.
Freytag, G., Bilder aus der deutschen Vergangenheit. 2. Bd., 2. Abt. Leipzig 1900. S. 380.
Frölichsthal, A. v., Merkwürdiges Fortschreiten der Heilwissenschaft. Wien 1845.
Frommann, Anzeiger für Kunde der Vorzeit. **1876,** Sp. 72.
Grimm, J., Mythologie. 4. Aufl. Bd. 2, S. 728 und 956; Bd. 3, S. 330. Berlin 1876.
–, und W., Deutsche Sagen. (1816–18.) 4. Aufl. 1905.
Handwörterbuch des deutschen Aberglaubens. Berlin, Leipzig seit 1927. **1,** 369; **4,** 342; **9,** 743.
Hansen, Joseph, Quellen und Untersuchungen zur Geschichte des Hexenwahns. Bonn 1901. S. 386.
Höhn, H., Württemberg. Jahrbücher f. Statistik u. Landeskunde 1909 S. 256.
Hovorka, O. v., und A. Kronfeld, Vergleichende Volksmedizin. Stuttgart 1909. Bd. 2.
Innocenz VII., Summis desiderantes (Bulle von 1484) lat. und deutsch bei Sprenger und Institoris.

Joucourt, de, Encyclopédie **5**, 568. Paris 1755.
Kositzki, Abhandlungen von dem Schaden des Einwickelns und des Tragens der Kinder. Herausgeber P.G.Joerdens. Erlangen 1788.
Krickeberg, W., Paideuma (Bamberg) **3**, 118 (1948).
Kruse, Johannes, Hexen unter uns. Glückstadt 1951. S. 36, 94.
Kuhn, A., Zschr. vgl. Sprachwissensch. **13**, 153 (1864).
Küttner, R., Journ. Kinderkrkh. **46**, 149 (1866).
Lammert, G., Volksmedizin und medizinischer Aberglaube. Würzburg 1869.
Luther, M., Tischreden. **4**, 613. Weimar 1916.
Mai, Fr.A., bei A.Fischer, Studien zur Geschichte der Medizin. H. 16. S. 91.
Majer, K., Journ. Kinderkrkh. **58**, 49 (1872).
Mauthner, L.W., Kinderdiätetik. 2.Aufl. Wien 1853. S. 166.
Meißner, Fr.L., Die Kinderkrankheiten. 3.Aufl. Leipzig 1844. Bd. 1, S. 53.
Meissner, Bruno, Babylonien und Assyrien. Heidelberg 1920, 1925. **2**, 257.
Mittelalterliches Hausbuch, Das (1480): Herausgeber H.Th.Bossert und W.F.Storck, Leipzig 1912. S. V.
Müllerheim, R., Das Wochenbett in der Kunst. Stuttgart 1904.
Oefele, F., Zschr. ägypt. Sprache **39**, 149/150 (1901).
–, Frauenmilch in Parallel-Rezepten des Mittelalters und der Pharaonenzeit. Rundschau für die Interessen der Pharmazie usw. Sonderdruck o.J. im K.-Sudhoff-Institut Leipzig.
Pastor, L., Geschichte der Päpste. 3. Bd. Freiburg i.B. 1895. S. 250.
Paulus, N., Hexenwahn und Hexenprozesse vornehmlich im 16.Jahrhundert. Freiburg i.Br. 1910.
Piaschewski, In: E.Hoffmann und Krayer, Handwörterbuch des deutschen Aberglaubens. Bd. 9. Berlin 1938/41. S. 852.
Plinius, d. Ä., Naturgeschichte, Übersetzer Chr. Fr.Strack. Bremen 1855. Buch 28, Kap.21. **3**, 195.
Ploß, H., Das kleine Kind vom Tragbett bis zum ersten Schritt. Leipzig 1881. S. 24, 68.
–, und B.Renz, Das Kind in Brauch und Sitte der Völker. 3.Aufl. Leipzig 1911. Bd. 1, S. 54, 167, 518, 526.
Prokop, Otto, Medizinischer Okkultismus. Jena 1962. S. 155.
Quillet, Claude, La Callipédie. (1655). Paris 1749 (mit französischer Übersetzung. S. 62, 70).
Reiners, L., Steht es in den Sternen? München 1951.
Ritter von Rittershain, G., Die Gesundheitspflege des jüngeren Kindes. Prag 1878. S. 21.
Rochholz, E.L., Alemannisches Kinderlied und Kinderspiel. Leipzig 1857.
Rueff, Jacob, Hebammenbuch. Franckfort/Mayn 1580.
Sachs, Hans, Werke. Herausgeber A. von Keller. 5. Bd. Stuttgart 1870 S. 287. Ein wunderlich gesprech von fünff unholden.
Schäfer, Herbert, Der Okkultäter. Hamburg 1959.
Scherr, J., Menschliche Tragikomödie Leipzig 1937. **1**, 534.
–, Deutsche Kultur- und Sittengeschichte. Leipzig 1887. S. 371.
Schlieben, E., Mutterschaft und Gesellschaft. Osterwieck o.J. (1927) S. 110.
Schmidt, J.W.R., s. Sprenger S. XVI.
Schreber, M., Der Hausfreund. Leipzig 1861. S. 15.
Schreiber, G., Mutter und Kind in der Kultur der Kirche. Freiburg i.Br. 1918.
Soldan, W.G., – Heppe: Geschichte der Hexenprozesse. 3.Aufl. Herausgeber Max Bauer. München o.J. (1911).
Sprenger, J., und H.Institoris, Der Hexenhammer. Deutsch von J.W.R.Schmidt. Berlin 1906.
Strauß, H., und S., Die Astrologie des Johannes Kepler. Berlin 1926.
Struve, Chr.Aug., Über die Ernährung und Behandlung der Kinder. Hannover 1798. S.170.
Taine, H., Die Entstehung des modernen Frankreich. Übersetzung. Leipzig o.J.
Thomasius, Chr., Vom Teufel, von Zauberern und Hexen. (1703). Aus der Frühzeit der deutschen Aufklärung. 14. Reihe. 1. Bd. 2.Aufl. Leipzig 1938 S. 99.

Waring, A., nach Jb. Kinderhk. **69.** 246 (1909).
Wieri, Johannis, Opera omnia. Amsterdami 1560. De praestigiis daemonum. III. Buch. Kap. IV. S. 172.
Witry, J., Ein großer Exorzismus im 19. Jahrhundert. Janus **11,** 285 (1906).
Wolfsteiner, J., Bavaria 2, 1. S. 337, nach H. Ploß, Das Kind. 2. Aufl. Bd. 2. Berlin 1882. S. 38.
Wuttke, A., Der deutsche Volksaberglaube der Gegenwart. 3. Bearb. Berlin 1900.
Zedlitz, Universal-Lexikon. Halle und Leipzig 1732. „Amnio".

Schluß

Der Rückgang der Säuglings- und Kindersterblichkeit seit der Jahrhundertwende, den wir erleben durften, bildet vielleicht für alle Zeiten das wichtigste Ereignis in der Geschichte der Kinderheilkunde. Möchte den Kindern ein neuer Anstieg erspart bleiben!

Heute kann es uns nicht mehr genügen, daß die schlimmsten Mißstände beseitigt sind. Mit dem Schwinden der Ernährungsstörungen und dem Rückgang der Infektionskrankheiten, die bisher die allgemeine Aufmerksamkeit auf sich zogen, richtet sich die Forschung mehr und mehr auf die angeborenen Stoffwechsel- und Chromosomenstörungen.

Nachdem A. E. Garrod (Lancet 1908, II, 1, 73, 142, 214) zum ersten Male die angeborenen Stoffwechselstörungen auf Gen-Veränderungen zurückgeführt hat, sind heute mehr als 50 derartige Krankheiten bekannt. Außer den Enzymmängeln in engerem Sinne gehören hierher die Krankheiten, die durch einen Mangel an Hormonen, Gerinnungsstoffen und Antikörpern bedingt sind. Um sie aufzuklären und zu behandeln, sind umfangreiche, gezielte Laboratoriums-Untersuchungen nötig.

Geblieben ist noch immer die hohe Sterblichkeit der Neugeborenen und Frühgeborenen. Die Aufgabe, hier eine Besserung zu schaffen, liegt zum großen Teil bei den Geburtshelfern. Ganz fällt ihnen die wichtige, noch ungelöste Aufgabe zu, die Zahl der Frühgeburten einzuschränken.

Die Kinderheilkunde der Zukunft hat die heilbaren Krankheiten zu heilen und die unheilbaren heilbar zu machen, wie es kürzlich mit der bisher stets tödlich verlaufenden tuberkulösen Hirnhautentzündung gelungen ist. Überdies hat sie dafür zu sorgen, daß die vermeidbaren Krankheiten vermieden werden. Um jedes einzelne Kind zu erfassen, ist sie auf die verantwortungsbewußte Mitarbeit der Behörden angewiesen.

Der Tod des Menschen wird immer unvermeidbar bleiben; es muß aber vermieden werden, daß Kinder sterben. In der ganzen Heilkunde gibt es keine wichtigere, keine schönere Aufgabe.

Allgemeines Schrifttum zur Geschichte der Medizin und Kinderheilkunde

Ackerknecht, E.A., Kurze Geschichte der Medizin. Stuttgart 1959.
Aschoff, L., und P. Diepgen, Kurze Übersichtstabelle zur Geschichte der Medizin. 6. Aufl. München 1945, 7. Aufl. Berlin, Göttingen, Heidelberg 1960.
Babonneix, L., La médecine des enfants. In: P. Nobécourt und L. Babonneix, Traité de médecine des enfants. Bd. 1. Paris 1934. S. 59.
v. Bokay, J., Die Geschichte der Kinderheilkunde. Berlin 1922.
Brüning, H., Geschichte der Methodik der künstlichen Säuglingsernährung. Stuttgart 1908.
–, Geschichtliches. In: Brüning und Schwalbe, Handbuch der Allgemeinen Pathologie und Pathologischen Anatomie des Kindesalters. Bd. 1. Wiesbaden 1912. S. 1.
–, Geschichte der Kinderheilkunde. In: Pfaundler-Schloßmann, Handbuch der Kinderheilkunde. Bd. 1, 3. Aufl. Leipzig 1925 und 4. Aufl. 1931. S. 1.
Diepgen, Paul, Geschichte der Medizin. Berlin 1949–1959.
Durant, Will, Geschichte der Zivilisation. Übersetz. Bern. I. Das Vermächtnis des Ostens. 2. Aufl. 1956. II. Das Leben Griechenlands 1947. III. Caesar und Christus 1949. IV. Das Zeitalter des Glaubens 1952. V. Die Renaissance. 1955. VI. Die Reformation 1959.
Fischer, Alfons, Geschichte des deutschen Gesundheitswesens. 2 Bde. Berlin 1933.
Fischer, I., Biographisches Lexikon der hervorragenden Ärzte der letzten 50 Jahre. 2 Bde. Berlin und Wien 1932.
Garrison, F.H., History of Pediatrics. In: Abt, Pediatrics. Philadelphia und London 1923. Bd. 1, S. 1.
Haeser, H., Lehrbuch der Geschichte der Medizin und der epidemischen Krankheiten. 3 Bde. 3. Aufl. Jena 1875–1882.
Hennig, C., Geschichte der Kinderkrankheiten. In: C. Gerhardt, Handbuch der Kinderkrankheiten. Tübingen 1877. Bd. 1, S. 1.
Meißner, F.L., Grundlage der Literatur der Pädiatrik. Leipzig 1850.
Mettler, C.C., History of Medicine. Philadelphia und Toronto 1947.
Neuburger, M., Geschichte der Medizin. Stuttgart 1906.
–, und J. Pagel, Handbuch der Geschichte der Medizin. Jena 1902.
Pagel, J., Einführung in die Geschichte der Medizin. Berlin 1898.
Rehm, Max, Das Kind in der Gesellschaft. Abriß der Jugendwohlfahrt in Vergangenheit und Gegenwart. München 1925.
Ruhräh, J., Pediatrics of the Past. New York 1925.
Schmid, J.E., Medical Discoveries. Springfield Ill. 1959.
Sigerist, H.E., A History of Medicine, Bd. 1: Primitive and archaic Medicine. Oxford 1951.
Still, G.Fr., The history of Paediatrics. London 1931.
Uffelmann, J., Handbuch der privaten und öffentlichen Hygiene des Kindes. Leipzig 1881.
Wernick, A., und A. Hirsch, Biographisches Lexikon der hervorragenden Ärzte aller Zeiten und Völker. Wien und Leipzig 1884. 2. Aufl. herausgegeben von Haberling, Hübotter und Vierordt. Berlin–Wien 1931.

Lebensbeschreibungen von Kinderärzten

Berg, Fr. Th., Autobiographische Memoranda. Acta paed. (Stockh.) **32**, 218 (1944).
Bianchetti, Br., Charles-Michel Billard und sein Traité des Maladies des enfans nouveau-nés et à la mamelle. Zürcher med. geschichtl. Abhandl. Neue Reihe Nr. 10. Zürich 1963.
Buess, H., M.L.Portmann und P.Molling, Theodor Zwinger III. Ein Basler Arzt und Kinderarzt der Barockzeit. Bd. 14 der Studien zur Geschichte der Wissenschaften in Basel. Herausgeber Univ. Basel. Basel 1962.
Catel, W., Georg Bessau. Pro infantibus S. 121.
Czerny, A., Pädiatrie meiner Zeit. Berlin 1939.
Ettmülleri, Michaelis, Vita et scripta Michaelis Ernesti Mulleris ejus Filii Epistola. Opera omnia, Praefatio. Genf 1736.
Gehrt, J., Heinrich Finkelstein. Pro Infantibus S. 97.
Gorgen, E., Philipp Biedert und seine Bedeutung für die deutsche Pädiatrie. In. Dissert. Düsseldorf 1939.
Haberling, W., Artur Schloßmann, sein Leben und sein Werk. In: H.C.Robert Lehr und Marta Fraenkel, Auf neuen Wegen zu neuen Zielen. Festschrift zum 60. Geburtstag A.Schloßmanns. Düsseldorf 1927.
Haering, H. und O.Hohenstadt, Wilhelm Camerer. Schwäbische Lebensbilder. Stuttgart 1942. Bd. 3, S. 45.
Hartmann, Hans, Gesunde Kinder, das Lebenswerk Adalbert Czernys. Berlin 1938.
Heubner, O., In: L.R.Grothe, Selbstdarstellungen. Bd. 4. Leipzig 1924; Lebenschronik, herausgegeben von W.Heubner. Berlin 1927.
Hofmeister, A. und W.Braun, A.Steffen. Pommersche Lebensbilder. Bd. 3. Stettin 1939, S. 318.
Kleinschmidt, H., Die Bedeutung Otto Heubners und Adalbert Czernys für die Entwicklung der Kinderheilkunde. Jubiläumsfestschrift. 50 Jahre Kaiserin Auguste Victoria. Haus. Universitätskinderklinik. Berlin. Berliner Medizinische. Sonderausgabe 22.5.1959.
Meissner, Fr.L., von Paul Meissner. Leipzig 1934.
Molling, Peter, Theodor Zwinger d.J. (1658–1724) als Kinderarzt. In. Diss. Basel 1962.
Noeggerath, C., Otto Leonhard Heubner zur 100. Wiederkehr seines Geburtstages. Mschr. Kinderheilk. **92**, 265 (1943).
Peiper, A., Jivaka, der erste Kinderarzt. s. S. 66; Adalbert Czerny und die Kinderheilkunde seiner Zeit. Dtsch. Gesd. wes. **1963**, S. 1596.
Pro Infantibus. Herausgeber: Alete Pharmaceutische Produktion. G.m.b.H. München 1959.
Rinecker, Fr.v.s., Aus der Vergangenheit der Universität Würzburg. Festschrift zum 350jährigen Bestehen der Universität. Berlin 1932, S. 638.
Rosen von Rosenstein, N., Anweisung zur Kenntnis und Cur der Kinderkrankheiten, Göttingen und Gotha 1774; enthält: das Leben des Ritters Rosen von Rosenstein.
Schiff, E., Adalbert Czerny. J.Pediatrics **48**, 391 (1956); Pro Infantibus S. 81.
Selter, Paul, Bekenntnisse. Erlebtes im Alter durchdacht. Selbstverlag. Solingen 1941.
Vahlquist, Bo und Arvid Wallgren, Nils Rosen and his Textbook on Pediatrics. Supplement 156 of Acta Paediatr. Uppsala 1964.
Veeder, B.S., Pediatrics Profiles. St. Louis 1957.
Wisskott, A., Meinhard von Pfaundler. Pro Infantibus S. 111.

Nachweis der Abbildungen

Titelbild:		Pieter de Hoogh, Holländer (1629–77): Nestlé. Im Dienste des jungen Lebens. Jg. 1, H. 4. Juli/August 1953. Kunsthistorisches Museum, Wien. Besprochen S. 434.
Abb. 2,	S. VI.	Adalbert Czerny, um 1926. Besitz des Verfassers.
Abb. 3,	S. 2.	Schwangere Frauen. Höhle von Pech-Merle. Lemosi, nach H. G. Bandi und J. Maringer, Kunst der Eiszeit. Basel 1953. S. 97.
Abb. 4,	S. 3.	Sitzende Schwangere, aus einer Mammutphalanx geschnitzt. Předmostí (Bez. Přerov). Mährisches Museum Brno. nach J. Poulík, Kunst der Vorzeit. Verlag Artia Prag 1956. Tafel 2.
Abb. 5,	S. 4.	Geburt. Laussel (Dordogne), nach P. Graziosi, Die Kunst der Altsteinzeit. Florenz 1956. Tafel 147c und S. 86.
Abb. 6,	S. 5.	Afrikanerin von der Goldküste, im Hocken niederkommend. Gravierung auf einer Kalebasse. Ethnographisches Museum München; nach H. Ploß und M. Bartels, Das Weib in der Natur- und Völkerkunde. 6. Aufl. Leipzig 1899. 2, 159.
Abb. 7,	S. 5.	Schwangere Frau und Rentier. Langerie-Basse (Dordogne); nach Graziosi (s. Abb. 5), Tafel 85c und S. 59.
Abb. 8,	S. 6.	Mutter und Kind. Nische von Minateda. Provinz Albacete, Ostspanien; nach H. Kühn, Kunst und Kultur der Vorzeit Europas. Berlin, Leipzig 1929. S. 382, Abb. 129.
Abb. 9,	S. 7.	Tönernes Sauggefäß aus dem Bronzezeitalter, in Ungarn gefunden. Nach J. v. Bokay, Jb. Kinderhk. 148, 226 (1937).
Abb. 10,	S. 11.	Hieroglyphe, nach Adolf Hermann, Die Hieroglyphen. Berlin und Leipzig 1912. S. 15.
Abb. 11,	S. 12.	Kind und Kalb, an der Kuh saugend. Nach H. Brüning, Geschichte der Methodik der künstlichen Säuglingsernährung. Stuttgart 1908. S. 7.
Abb. 12,	S. 13.	Stillende Mutter in Gestalt der Göttin Isis mit dem Horusknaben. Nach Jonckheere, Aesculape 36, 203 (1955). Staatliche Museen, Ägyptische Abteilung. Berlin, Kupfervollguß.
Abb. 13,	S. 13.	Das Melken der Kuh, nach Alfred Hermann und Wolf Schwarz, Ägyptische Kleinkunst. Berlin 1941. S. 40.
Abb. 14,	S. 15.	Berliner Papyrus 3027. Nach A. Erman, Zaubersprüche für Mutter und Kind. Philosoph. und histor. Abhandl. der königl. preuß. Akademie der Wissenschaften. Tafel II. Berlin 1901. S. 7.
Abb. 15,	S. 16.	Ammenkammer. Nach E. Schlieben, Mutterschaft und Gesellschaft. Osterwieck 1927. S. 25.
Abb. 16,	S. 19.	Sumerischer Fries vom Tempel in El-Obeid. C. L. Wolley: Vor 5000 Jahren. Übersetzung. 15. Aufl. Stuttgart 1934. Tafel I.
Abb. 17,	S. 20.	Mutter und Kind I. Nach B. Meissner, Babylonien und Assyrien. Heidelberg 1920/24.
Abb. 18,	S. 20.	Mutter und Kind II. Nach B. Meissner, s. oben.
Abb. 19,	S. 23.	Labarturelief Louvre. Nach Karl Frank, Babylonische Beschwörungsreliefs. Leipzig 1908. Siehe auch H. Sigerist, A history of medicine. Bd. 1. Bild 98. Oxford 1951.

Abb. 20,	S. 23.	Labarturelief. Steintafel aus Babylon. Nach O. Frank, Babylonische Beschwörungsreliefs. Leipzig 1908. S. 46.
Abb. 21,	S. 24.	Igel auf Fahrgestell. Elamitisch. Deutsche Akademie der Künste, Berlin.
Abb. 22,	S. 24.	Fahrbarer Igel als Kinderspielzeug. Pestalozzi-Fröbel-Haus, Berlin.
Abb. 23,	S. 25.	Die Madonna als Beschützerin des Kindes, von Niccolo Alunno, Colonna-Galerie, Rom. Nach R. Müllerheim, Die Wochenstube in der Kunst. Stuttgart 1904. S. 166.
Abb. 24,	S. 34.	Römische Saugflasche. Nach H. Brüning, s. Abb. 5.
Abb. 25,	S. 42.	Kind und Mutter, altgriechisch, nach Sp. Bartsogas. Arch. franç. Pédiatr. 12, 75 (1955).
Abb. 26,	S. 43.	Saugtäßchen, nach D. Klebe und H. Schadewaldt, Gefäße zur Kinderernährung im Wandel der Zeit. Frankfurt/M. 1955. S. 12. Abb. 11.
Abb. 27,	S. 65.	Indische Pockengöttin. Aquarell im Berliner Völker-Museum. Nach W. von Drigalski, Männer gegen Mikroben. Berlin 1951. S. 49.
Abb. 28,	S. 85.	Die schöne Melusine, aus W. Worringer, Die altdeutsche Buchillustration. München, Leipzig 1912. S. 35, nach Hans Bämler, Melusine. 1479.
Abb. 29,	S. 89.	Wickelkind von Adrea della Robbia. Relief in glasiertem Ton an der Loggia des Spedale degli Innocenti (Findelhaus) in Florenz. In: Müllerheim, Die Wochenstube in der Kunst. Stuttgart 1904. S. 110.
Abb. 30,	S. 92.	Ammenwahl, aus einem französischen Traktat des Aldobrandino da Siena (gest. um 1287). Nach Ciba-Zeitschrift. Bd. 7, H. 74, S. 2453. Wehr, Baden 1955.
Abb. 31,	S. 93.	Ernährung aus dem Saughorn, Kunsthistorisches Museum, Wien, nach Georges H. de Loo: Peter Bruegel, Brüssel 1907. S. 130.
Abb. 32,	S. 95.	Niederdeutsche Wochenstube. Kupfer von J. Meckenem, 15. Jahrhundert. Berlin, Kupferstichkabinett, Bild 31. Nach H. Boesch, Kinderleben in der deutschen Vergangenheit. Leipzig 1900. S. 15.
Abb. 33,	S. 96.	Hölzerner Zuber als Badewanne nach Meister Hermann Wynrich, Die Geburt Christi, 1400 oder 1410. Flügel vom Klaren-Altar zu Köln (Ausschnitt). Nach W. Hausenstein, Das Bild, 1. Bd. Tafelmalerei der deutschen Gotik. München 1922. S. 9.
Abb. 34,	S. 98.	Kindergruppe vom Altar der Gertruden-Brüderschaft aus der ehemaligen Burgkirche. Museum, Lübeck 1509. Nach C. G. Heise: Fabelwelt des Mittelalters. Berlin, Rembrandt-Verlag o. J. (etwa 1937). S. 105.
Abb. 35,	S. 99,	Die Kinderstube. Holzschnitt aus Petrarkas Trostspiegel 1572. Nach Wolfgang Lehmann, Die Ernährung des Säuglings im Laufe der Jahrtausende. Delp 1954. S. 43.
Abb. 36,	S. 102.	Entfernung eines Polypen aus der Nase. Federzeichnung zur französischen Chirurgie des Roger von Salerno (Mitte des 13. Jahrhunderts). Trinity College, Cambridge, nach K. Sudhoff, Studien zur Geschichte der Medizin, Heft 10. Beiträge zur Geschichte der Chirurgie im Mittelalter. 1. Teil. Tafel VI, Abb. 30. Leipzig 1914.
Abb. 37,	S. 103.	Die Miniatur der Dresdener lateinischen Galenos-Handschrift ist 1945 in Dresden durch Wasser fast zerstört worden. Wiedergabe nach E. C. Leersum und W. Martin, Miniaturen der lateinischen Galenos-Handschrift der kgl. öffentlichen Bibliothek in Dresden Db 92–93 in phototypischer Reproduktion. Leiden 1910. S. 3. 56. 268 v.
Abb. 38,	S. 104.	Kind wird von seiner Mutter gewiegt. Nach Heinrich Laufenbergs Regimen sanitatis, aus E. Holländer, Die Medizin in der klassischen Malerei. Stuttgart 1932. S. 83.
Abb. 39,	S. 105.	Hölzerner Zuber als Badewanne. Aus H. Laufenberg, Versehung des Leibes, verfaßt 1429, gedruckt bei Ehrhard Ratdolt, Augsburg 1491. Neudruck von Albert Schramm, Der Bilderschmuck der Frühdrucke. Bd. 23. Die Drucker in Augsburg. Nr. 382. Leipzig 1943.

Nachweis der Abbildungen

Abb. 40, S. 105. Kind bei der Mahlzeit (Holzflasche). Aus H. Laufenberg, s. Abb. 39, Nr. 386.
Abb. 41, S. 105. Anmeldung beim Lehrer. Aus H. Laufenberg, s. Abb. 39, Nr. 387.
Abb. 42, S. 107. Holzschnitt zu Barth. Metlinger, ein regiment der jungen kinder. Ausgabe 1947. Nach K. Sudhoff, Erstlinge der pädiatrischen Literatur. Tafel XVIII. München 1925.
Abb. 43, S. 109. Meister des Marienlebens. Die Geburt der Maria. München, Alte Pinakothek. Cigaretten-Bilderdienst Hamburg-Bahrenfeld: Die Malerei der Gotik und Früh-Renaissance. Hamburg-Bahrenfeld 1938. S. 77.
Abb. 44, S. 110. Geburt des Johannes, Wochenbesuche. Domenico Ghirlandajo (1443 bis 1494). Durch freundliche Vermittlung von Professor C. Cammarella, Rom.
Abb. 45, S. 111. Die Geburt Mariens. Bamberger Dom, Relief vom Bamberger Altar. Veit Stoss. 1523. Nach Eberhard Lutze: Veit Stoss. Berlin 1938. Abb. 64.
Abb. 46, S. 113. Beweis für die lebendige Geburt eines Kindes. Sachsenspiegel, Heidelberger Handschrift. Inselbücherei Nr. 347. Bild 43. Leipzig o. J.
Abb. 47, S. 175. Die Findlinge Romulus und Remus an einer Wölfin saugend. Die Kapitolinische Wölfin. Konservatorenpalast. Aus Leo Bruhns, Die Kunst der Stadt Rom. A. Schroll & Co., Wien 1951. Bild 1. Wiedergabe mit Erlaubnis des Verlages.
Abb. 48, S. 185. J. M. Moreau le Jeune: „C'est un fils, Monsieur!" Nach R. Müllerheim, Die Wochenstube in der Kunst. Stuttgart 1904, S. 210.
Abb. 49, S. 190. Im Arciospedale Santo Spirito in Rom wird das Stillen der Säuglinge durch Flötenspiel gefördert, nach P. de Angelis, Musica e Musicisti nell Arciospedale di Santo Spirito in Saxia. Rom 1950. S. 12. Collana di Studi storici sull' Ospedale di Santo Spirito in Saxia; durch freundliche Vermittlung von Prof. C. Cammarella, Rom.
Abb. 50, S. 202. Pariser Findelhaus. Nach P. Nobécourt und L. Babonneix, Traité de Médecine des Enfants. Bd. 1. Paris 1934.
Abb. 51, S. 203. Krippe des Pariser Findelhauses. Nach A. Dupoux, Sur les pas de Monsieur Vincent. Paris 1958.
Abb. 52, S. 204. Abreise der Ammen aus dem Pariser Findelhaus. Nach A. Dupoux.
Abb. 53, S. 204. Wagen zur Beförderung der Ammen und Säuglinge aus dem Pariser Findelhaus. Nach A. Dupoux.
Abb. 54, S. 206. Pariser Findelhaus. Nach P. Nobécourt und L. Babonneix, s. Abb. 50.
Abb. 55, S. 210. Italienische Drehlade. Nach G. A. Dotti, Zschr. Säuglingsschutz 4, 186 (1912).
Abb. 56, S. 234. Chodowiecki: Auspeitschen unehelicher Mütter. E 476. Chr. G. Salzmann, Carl von Carlsberg oder über das menschliche Elend. Bd. 1. Titelkupfer. Leipzig 1783.
Abb. 57, S. 238. Geld-sammelnde Waisenkinder. 350 Jahre Jugendwohlfahrt in Hamburg. Hamburg 1955. S. 16.
Abb. 58, S. 244. Mutter mit Affen und Hunden. Nach A. Fischer, Geschichte des deutschen Gesundheitswesens II, 17. Berlin 1933.
Abb. 59, S. 252. Amme vom Lande in Paris, nach A. Achard, La nourrice sur Place. Les Français peints par eux mêmes. Paris 1841. 1, 293.
Abb. 60, S. 257. Das Hôpital des Enfants Malades 1802. Nach Jadelot bei J. v. Bokay, Die Geschichte der Kinderheilkunde. Berlin 1922. S. 36.
Abb. 61, S. 270. Saal im Kinderspital zu Wien 1856. Nach A. Fischer, Geschichte des deutschen Gesundheitswesens Bd. 2. Berlin 1933. S. 394.
Abb. 62, S. 288. Vorlesung bei Czerny, im Besitz des Verf.
Abb. 63, S. 306. Sängerknaben von Lucca della Robbia. Museo del Fiore, Florenz. Nach Will Durant, Die Renaissance. Bern 1955. Abb. 9. S. 65. Photo Alinari, Florenz.

Abb. 64, S. 308. Aushängeschild eines Lehrers, von Hans Holbein d. J. 1506. Öffentliche Kunstsammlung Basel. Durch freundliche Vermittlung von Edith Tschichold, Basel.

Abb. 65, S. 309. E. Rotterdami, Encomium moriae i.e. stultitiae laus. With the marginal Drawings of Hans Holbein the younger (Basel 1515). Faksimile Basel 1931.

Abb. 66, S. 310. Schulunterricht. Holzschnitt aus Cato, de moribus. Nürnberg 1500.

Abb. 67, S. 311. Schulstube, Holzschnitt von 1524. Aus A. Fischer, Geschichte des deutschen Gesundheitswesens, Bd. 1. Berlin 1933. S. 17.

Abb. 68, S. 320. Holländische Schulstube im 17. Jahrhundert. Stich von van der Meer nach J. Steen. Nach Robert Alt, Bilderatlas zur Schul- und Erziehungsgeschichte. Berlin 1960. S. 444, 2.

Abb. 69, S. 321. Kind lernt rauchen. Jan Steen (um 1626–1679). Fröhliche Gesellschaft. Mauritshuis, den Haag.

Abb. 70, S. 325. Chodowiecki E 62. Stich zu Basedows Elementarwerk: „Der Unterricht der Kinder um Gottes willen, teils durch das Buch der Natur, teils durch das Buch der Religion" (1774).

Abb. 71, S. 327. Chodowiecki E 57. Drei Knaben verneigen sich vor den Eltern. Stich zu Basedows Elementarwerk 1774.

Abb. 72, S. 328. Bagoy und F. Patas (1777). Die kleinen Paten (Les petits Parains). Kupferstich ohne nähere Bezeichnung, im Besitz des Verfassers.

Abb. 73, S. 329. Chodowiecki E 517. 12 Blätter zur Geschichte der Menschheit, nach ihren Kulturverhältnissen. Nr. 11: Culture des Arts dégénerés.

Abb. 74, S. 329. Chodowiecki: Der Unterricht, E 256. (Göttinger Taschenkalender von 1779.) Natürliche und affektierte Handlungen des Lebens.

Abb. 75, S. 329. Chodowiecki: Der Spaziergang, E 256. (Göttinger Taschenkalender von 1779.) Natürliche und affektierte Handlungen des Lebens.

Abb. 76, S. 330. Empfehlenswerte Kinderkleidung. B. Ch. Faust, Gesundheitskatechismus. Bückeburg 1794.

Abb. 77, S. 339. Das Innere einer Dorfschule. Ludwig Richter, herausgegeben von L. Kempe. Dresden 1953. S. 67.

Abb. 78, S. 341. Albert Anker, Die Dorfschule 1896. Kunstmuseum Basel. Durch freundliche Vermittlung von Edith Tschichold, Basel.

Abb. 79, S. 347. Mütter und Kinder im Zuchthaus zu London. Deutsche Akademie der Künste, Berlin, nach R. Ackermann: The Microcosm of London. 1811. Stiche von Pugin (Architectur) und Rowlandson (Staffage). Lipperheide 1022. Bd. I. Tafel 17. Pass Room Bridewell.

Abb. 80, S. 363. Sinnbild der Orthopädie. Nach N. Andry, L'Orthopädie ou l'art de prevenir ou corriger dans les enfants les difformités du corps. Bruxelles 1741. 1, 82.

Abb. 81, S. 369. 5jähriges Kind beim Strickenlernen. Ausschnitt aus einem Familienbilde des Oberkonsistorialrates Prof. G. J. Planck in Göttingen 1788. Besitz des Verfassers.

Abb. 82, S. 374. Kinderarbeit an der Wettertür um 1840. Deutsche Akademie der Künste, Berlin.

Abb. 83, S. 374. Kinderarbeit in schottischen Bergwerken um 1840. Deutsche Akademie der Künste, Berlin.

Abb. 84, S. 375. Kinderarbeit in schottischen Bergwerken um 1840. Deutsche Akademie der Künste, Berlin.

Abb. 85–88, S. 378–380. Kinder als Fabrikarbeiter, nach M. Arnould Frémy, L'enfant de fabrique, in: Les Français peints par eux mêmes. Paris 1841. 1, 257.

Abb. 89, S. 394. Die Bettler an der Haustür. Rembrandt 1648. Bl. Nr. 240/B 176.

Abb. 90, S. 404. Absterbeordnung von 100 Lebendgeborenen in Schweden
a) 1751–1755, berechnet nach G. Sundbärg, Bevölkerungsstatistik Schwedens. Stockholm 1907;

Abb. 90, S. 404. b) 1951–1955, berechnet nach Demographic Yearbook 1957. Kurven von Hermann Gramm angefertigt.
Abb. 91, S. 407. Sundbärg, G., Bevölkerungsstatistik Schwedens. Stockholm 1907, S. 131; von Ungern-Sternberg, Grundriß der Bevölkerungswissenschaft S. 362; Fr. Prinzing, Handbuch der medizinischen Statistik. 2. Aufl. Jena 1931. 2, 375; Demographic Yearbook 1948, 406; 1958, 243/244.
Abb. 92, S. 408. Fr. Prinzing, Handbuch der med. Statistik. 2. Aufl. 2, 377. Statist. Jahrbuch Leipzig. 8. Bd. 1929/1937. S. 18; Statist. Monatsberichte der Stadt Leipzig Dez. 1959, II. Teil. S. 12.
Abb. 93, S. 409. H. Guradze, Ges. Fürs. Kind.-Alter 5, 114 (1930), ergänzt.
Statist. Jahrbuch Berlin 1956. S. 31 (Berlin Zahlen);
Statist. Jahrbuch der Bundesrepublik 1958, S. 45, 46;
Statist. Jahrbuch der Bundesrepublik 1959, S. 45, 46;
Statist. Jahrbuch der DDR 1956, S. 38/41;
Statist. Jahrbuch der DDR 1955, S. 36/37;
Statist. Jahrbuch der DDR 1958, S. 32/33;
Demogr. Yearbook 1958, S. 212; 242, 243.
Abb. 94, S. 412. Statist. Jahrbuch der DDR 1958, S. 78.
Abb. 95, S. 412. Statist. Jahrbuch der DDR 1958, S. 78.
Abb. 96, S. 416. Fr. Prinzing, Handbuch der med. Statistik. 2. Aufl. Jena 1931, S. 489.
Reichsgesundheitsblatt 1930–1940;
Statist. Jahrbuch d. Deutschen Reiches 1938;
Statist. Jahrbuch d. Bundesrepublik 1952–1959.
Abb. 97, S. 417. Gottstein bei B. de Rudder, Die akuten Zivilisationsseuchen. Berlin 1934. S. 119.
Abb. 98, S. 417. Epidemische Monatsberichte der Hygiene-Sektion des Völkerbundes bei de Rudder, Die akuten Zivilisationsseuchen. Leipzig 1934. S. 123.
Abb. 99, S. 441. Milchpumpe von Omnibonus Ferrarius: De arte medica infantium Libri quatuor. Brixiae 1577. S. 32.
Abb. 100, S. 444. Nach K. A. Zwierlein, Die Ziege als beste und wohlfeilste Säugamme. Stendal 1816.
Abb. 101, S. 445. Saughorn. Nach Auvard und Pingat, bei H. Brüning, Methodik der künstlichen Säuglingsernährung, Stuttgart 1908. S. 73.
Abb. 102, S. 446. Hölzerne Saugflasche. Nach Auvard und Pingat, bei H. Brüning, S. 86.
Abb. 103, S. 446. Zinnludel. Nach H. Brüning, S. 95.
Abb. 104, S. 446. Glasludel. Nach H. Brüning, S. 112.
Abb. 105, S. 446. Glasludel. Nach H. Brüning, S. 114.
Abb. 106, S. 473. Kindtaufe (Ausschnitt) von Jan Steen. Gemäldegalerie Berlin-Dahlem.
Abb. 107, S. 474. Bohnenfest von Jan Steen. Gemäldegalerie Kassel; nach A. Seemann, Jan Steen, Leipzig 1923. Bild 5,
Abb. 108, S. 480. Der Neugeborene auf der Waage. Nach E. W. Bredt, Chodowiecki. München o. J. S. 92.
Abb. 109, S. 534. Vlämische Haushaltung. Von Marten van Cleve. Jahrbuch der kunsthistorischen Sammlungen in Wien Bd. 36, Tafel I. Wien 1923–25. S. 46.
Abb. 110, S. 535. Dreikönigsfest, von Pieter Brueghel, dem Jüngeren. Deutsche Akademie der Künste, Berlin.
Abb. 111, S. 557. Grabdenkmal auf dem Dorotheenfriedhof, Berlin. Aufnahme von Dr. Steinbach.
Abb. 112, S. 569. Pockentodesfälle im Deutschen Reich. Nach: Gutachten des Bundesgesundheitsamtes über die Durchführung des Impfgesetzes. Berlin, Göttingen, Heidelberg 1959. S. 4.
Abb. 113, S. 582. Mitesser und Krätzmilben im mikroskopischen Bild, nach M. Ettmüller. Acta Eruditorum Lipsiae 1682. Tabula XVII; auch Opera omnia. Genf 1736. 4, 816.

Abb. 114, S. 587. Intérieur, von Esaias Boursse (fälschlich de Hoogh zugeschrieben). Nach A. Bredius, Die Meisterwerke des Rijksmuseums zu Amsterdam. S. 78, Nr. 685. München o. J.
Abb. 115, S. 643. Ein Kind wird vom Teufel geholt. Ritter vom Turm, Basel 1493. Nach Soldan-Heppe, Geschichte der Hexenprozesse. 3. Aufl. von Max Bauer o. J. (1911), 1, 403.
Abb. 116, S. 652. Das Horoskop, von Giorgione (1476–1510). Staatliche Kunstsammlungen Dresden. Wiedergabe mit deren Erlaubnis.
Abb. 117, S. 653. Horoskop während der Geburt, nach Jacob Ruff, Hebammenbuch. Francfort/Mayn 1580. 2. Bild.
Abb. 118, S. 656. Altperuanische Vasen. Ethnographisches Museum, Berlin. Nach H. Ploß, Das kleine Kind vom Tragbett bis zum ersten Schritt. Leipzig 1881, S. 39.
Abb. 119, S. 657. Wiege aus dem 15. Jahrhundert. London-Museum, Kensington Palace. Durch freundliche Vermittlung von E. Weil, London, wurde die Aufnahme von der Museums-Verwaltung für dieses Buch angefertigt.
Abb. 120, S. 659. Kinderstube. Nach Pachinger, Die Mutterschaft in der Malerei und Graphik, Anfang des 19. Jahrhunderts, bei Brüning.
Abb. 121, S. 659. „Kunst bringt Gunst", von Ludwig Richter, 1855, zu Bürkners Holzschnittmappen. In: P. Mohn, Ludwig Richter. Bielefeld und Leipzig 1901. S. 90.
Abb. 122, S. 660. „Moderner Kinderwagen". Nach H. Ploß, Das kleine Kind vom Tragbett bis zum ersten Schritt. Berlin 1881. S. 24.
Abb. 123, S. 660. Sportwagen 1905. Besitz des Verfassers.
Abb. 124, S. 660. Kinderwagen. Nach E. Peiper, Die Säuglingspflege. 3. Aufl. Greifswald 1919. S. 43.
Abb. 125, S. 660. Kinderwagen 1956. Aufnahme des Verfassers
Abb. 126, S. 661. Kind im Rollwagen, nach Rembrandt 1646: zwei männliche Akte (Ausschnitt), nach dem Kinde im Rollwagen „het rolwagentje" genannt. Nach Heinrich Graul, Rembrandt. Blatt 139. Leipzig 1941.
Abb. 127, S. 662. Pieter de Hoogh, Genrebild. Leipzig, Museum der bildenden Künste.
Abb. 128, S. 663. Madonna mit dem Wickelkind, von Andreas Mantegna. Teilausschnitt aus dem Bilde „Darstellung Christi im Tempel". Die Gemäldegalerien der kgl. Museen zu Berlin Bd. I, Teil III, Tafel zu S. 4.
Abb. 129, S. 663. Säugling in spanischer Tracht, von Juan Pantoja de la Cruz. Nach Max Sauerland, Aus fünf Jahrhunderten der europäischen Malerei. Königstein und Leipzig o. J. (1923).
Abb. 130, S. 664. Prinz Federigo von Urbino, von F. Baroccio. Florenz, Palazzo Pitti. Nach R. Müllerheim, Die Wochenstube in der Kunst. Stuttgart 1904, S. 118.
Abb. 131, S. 665. Amme mit Kind, von Frans Hals. Nach W. v. Bode, Frans Hals. Bd. I, Tafel 74, Bild 131. Berlin 1914.
Abb. 132, S. 666. Maria mit dem Wickelkind, von Albrecht Dürer 1520. Einzeldruck.

Namenverzeichnis

Die in Kursiv gedruckten Ziffern bedeuten Hinweise auf die Schrifttumsabschnitte

A

Abderhalden 478, 485, *516*
Abelin 164, *167*, 209, 210, 237, 404, *418*, 445, 464, *516*, 562, *570*
Abercrombie 510
Abraham a Santa Clara 161, *167*, 185, 295, 322, 326, 329, *418*, 668, *671*
Achard 251, *418*, 458, *532*
Ackermann 580
Adam 516, *516*
Adelmann 489
Aelfrik 306, *418*
Aetios 30, 32, 33, 35, 36, 37, 38, 39, *55*, 473, 499, 501, 580, 612
Agahd 385, 386, *418*
Agilon 104, *167*
Ahlfeld 482, *516*
Ahron 562
Aichel 81, *87*
Albers 553
Albertus Magnus 91, *100*, 457, 616, *620*
Albrecht, Eugen 602, *604*
d'Alembert, Jean-le-Ronde 199
Alexander von Tralles 29, 33, 37, 38, 39, 40, *55*
Ali Abbas 78
Allix, E., 431, *516*
Almquist 510, 511
Alt 308, 341, 342, *418*
Altenstein, von 385, 386
Altfried, 177, *418*
Altherr, H. 480, *516*
Althoff 286, 287
Amaranthes 326, 346, *418*, 434, *516*, 640, 659, 661, 662, *671*

Amman 359, 360
Ammon 497, *516*, *598*, 611, *611*
Amyntor, von 541, *550*
Andersen 497, *516*
Andrea della Robbia 89
Andrée, C. M. 200, 217, 236, 384, *418*, 475, *516*, *598*
Andry, Nicholas 144, 147, 362, *418*
de Angelis 191, *418*
Anton 386, 388, *418*
Antony von Leeuwenhoeck 132
Antyllos 36, 38
Aradi 650, *671*
Aragao 572
Archard 532
Archembault 471, *517*
Archenholz 331
Archytas von Taras 47
Arendt 255, 256, *418*
Aretaios 29, 36, 37, 38, *55*, 552, 577, *579*, 600, *604*
Aretino 243, *418*
Arinhin, M. 624
Ari 179
Aristoteles 26, 32, 33, 34, 35, 46, 47, 49, *55*, 81, *87*, 136, 151, 153, 174, 302, 365, 367, *418*, 472, *517*, 581, *584*, 586
Arlt 594, *598*
Armstrong, D. G. 93, 158, *167*, 271, 272, 445, 450, 471
Arndt, E. M. 668, *671*
Arneth, J. 624
Arnim, Bettina von 399, *418*
Arnold 592
Artelt 161, *167*

Aschoff, L. 603, *604*, *674*
Aschrott 368, 394, 395, 396, 398, 399, *418*
Asklepiades von Samos 52
Assmann, H. 603, *604*
Aśvalāyana 66, *75*
Athenaios 36, 48, 49
Aubrey 125
Auenbrugger 261, 601, 609
Augustinus 55, *55*, 186
Auhofer, H. 650, *671*
Aulus Gellius 32
Austrius 108, *167*, 473
Autenrieth 575, *576*
Auvard 618, *620*
Avenzoar 581
Avicenna 78, *79*, 87, 105, 106, 107, 108, 115, 159, 302, 448, 473, 580, 612, 657

B

Baader 368, *418*
Baader, J. 112, *167*
Babonneix, L. 293, *674*
Backhaus 461, *517*
Bagellardi 105, 106, 448, 470, *517*, 612
Baginsky 266, 308, 350, 352, *418*, 493, 515, *517*
Baillie 600, *605*
Baillou, Guillaume de (Ballonius) 575, *576*
Bainville 366, *418*
Baldini 435
Balk 163, *167*, 232, *418*, 436, *517*, 538, *550*, 581, *584*
Ballin 279, 465, *519*
Ballot, M. 464, *517*
Bandi 6, *9*
Banting, Fr. G. 498, 624

Bärensprung, F. von 166, 167, 629, 630, *630*
Barez 266, 282
Barlow, E. 356, *418*, 664, *671*
Barlow, Th. 273, 274, 503, *517*
Barnardo, Th. J. 398
Baron 259, 260, 261, 262, 263, 264
Bartels 599, *605*
Barthez, E. 259, 264, 265, *418*, 530, 611, 613, *614*
Bartholomeus Metlinger 106, *169*
Bartoletus 458
Bartsogas 46, *55*
Basedow 325, 326, *418*
Bates, G. 126
Baumann 275, *418*
Beals 74
Beaumés 592
Becker, H. 319, 324, *418*
Becker, J. 558
Bednar, A. 229, 270, 271, 412, *418*, 452, 459, 470, 471, 482, 491, 502, 509, *517*, 592, 594, *598*, 601, *605*, 618, *620*, 621, *621*
Behn 6, *9*, 456, *517*
Behrend, F.J. 155, 350, 387, *418*, 501, *517*
Behrends, J.A. 381, *419*
Behring, E. von 416, 554, 555, 579, 602, *605*, 624
Ben Abbas, Ali 480
Bendix 487, *517*, 666, *671*
Benedict 483, *517*
Beneke, Fr.W. 164
Bennecke 280, 627, *628*
Beniols, von 641
Bennholdt-Thomsens 481, *517*
Berg, Fr. 275, 405, *419*
Berg, Fr. Th. 209, 228, 229, 262, 274, *419*, 551, 552, 560, *676*
Berger 53, *55*
Berger, H. 625
Bergeron 526, *531*
Bergmann 483
Bernard, O. 604
Bernardino von Siena 111, 302
Bernasconi 181, *419*
Berndorfer 274, *419*

Bernhard 451, *605*
Bernhardt, Martin 645, *671*
Bernheim-Karrer 515, *517*
Berthold von Regensburg 448, *517*
Bertillon 249
Bertin, M. 590, 593, *598*
Bessau, G. 289, 456, 461, 463, 509, 516, *517*, *676*
Besser, L. 442, *517*
Best 498, 624
Beumer, H. 461, *517*
Beumer, O. *419*, 579, *579*
Beyerbach 182, *419*
Beyle 600
Bezold, von 486, *517*
Bhishagratna, K.K.L. 59, *76*,
Biedert, Ph. 291, 293, 294, *419*, 454, 459, 461, 462, 483, 486, 488, 501, *517*, *676*
Biesalski 364, *419*
Billard, C. 151, 157, 258, 260, 264, 265, *419*, 431, 480, 490, 584, *584*, 665, *676*
Bilz, H. 25, *55*
Binet, A. 432, *517*
Bircher-Benner 469, 497, *517*
Birk 461, *517*, 630, 631
Birnbaum 283
Bischoff, E. 486, *517*
Bischoff, J.R. 163, *167*
Bizzozero 623, *623*
Blache 258
Blair,.Patrick 497, *517*
Blalock, A. 611
Blasius 627, *628*
Bliscoe, Robert 371, *419*
Bloch, C.E. 510, *517*
Blochmann 334, *419*
Blundell, J. 627, *628*
Bobertag, O. 432, *517*
Bochalli 286, *419*, 600, *605*
Bock, G.A. 199, *419*
de le Boë *167*, 600
Boeckh 410, 411, *419*
Boer, H.X. 381, 431, *517*
Boer, L.J. 227, *419*, 433, *517*, 621
Boerhaave 135, 136, *167*, 629, 658
Boesch *100*, 178, 194, 308, 324, 366, *419*, 586, *588*
Böhm 211, *419*
Böhme 636, *671*

Bohn 283, *517*, 560, *561*, 607, 608
Boissier de Sauvages 150, *167*, 471, 473, 571, *572*
Bojanus 445
Bokay, J. von 7, *9*, 274, 444, *517*, 572, *572*, 574, 613, 614, *614*, *674*
Boll 652, *671*
Bolland, Joh. 178, *419*
Bologa 25, *55*
Bömer 353, *419*
Bondt 486
Bonomo 583, *584*
Bootius, Arnoldus 126, 127, *167*, 504
Bordet, J. 576
Borel, Pierre 129, *167*
Böse 567
Bossert 516
Botallo 609
Bouchard 444
Bouchaud 482, 487, *517*
Bouchut, E. 253, 264, *419*, 468, 471, 554, 568, *570*, 665, *671*
Bouchut-Bischoff 452, 459
Boulan 34, *55*
Bourgeois-Pichat 380, *419*
Boursse, Esajas 587
Boyssou of Aurillac, M. 485
Braams 31, *55*
Braille 362
Bramwell 496
Brandes 7, *9*, *517*
Brauer, L. 604, *605*
Braun 476, *517*
Braus, O. 536, *550*
Brehmer, Hermann 603, *605*
Breithaupt, J.Chr. 440, *518*
Bremser, J. G. 580
Brenner-Schaeffer 158, 165, *167*, 467, 543, *550*, 639, *671*
Bretonneau 29, 265, 553, *554*, 557
Bright, R. 159, 613
Brochard, A. 249, 250
Brock 483, *518*
Brohm 623, *623*
Brosius 267, *518*
Broussais 260, 262, 490
Brouzet 245
Brown, J. 159

Browne, C. 559
Browne, Thomas 128, 129, 504, *518*, 646
Browning, Elisabeth Barret 377, *419*
Brakken, von 302, *419*
Bruck, C. 592
Brudzinski, J. 608, *609*
Brueghel, Pieter 533
Bruhn 667, *671*
Brüning 7, *9*, 34, *55*, 105, 107, 143, *167*, 441, 442, 444, *518*
Brunn, W. von 8, *9*, 481, *518*
Brunner 113, *419*
Budin 300, 460, 461, *518*, 618, *620*
Buess, H. 142, 294, 583, 625, *628*, *676*
Buffon 403, 431, 442, 448, 476, 479, *518*
Bühler, J. 303, *419*
Bull 447
Bunge, von 4, 38, 478, *518*
Burckhardt 175, *419*
Burdach, K. Fr. 431, *518*
Bürger, G. A. 232
Busch, Wilhelm 43, 345
Buschan 640, *671*
Butter 580

C

Cadogan, W. 154, *167*, 295, 471, *518*
Caelius Aurelianus 29, 35, 38, 40, *55*, 579
Caesar *87*, 365, 367, *419*
Calmette, A. 603, *605*
Cammarella 115, *169*, 679
Camerer, W. 291, *419*, 481, 482, 483, 486, 487, *518*
Camerius, Joachim 353, *419*
Camp, M. du 207
Camper, Peter 151, 157, *168*, 464, 467, 470, 475, *518*, 658, 660
Canestrini, S. 432, *518*
Caraka 59, *75*, 457, 463
Cardano 114, *168*
Carpzow 645
Carstens 455, 514, *518*
Carus, C. G. 25, *55*, 188, 363, 378, *419*, 529, *531*
Casper, J. L. 216, 259, *419*
Cataneus de Lucumarcino, J. 114, *168*, 589
Cederschjöld *419*, 578, *579*
Celsus 29, 30, 36, 37, 38, *55*, 150, 151, 472, 501, 502, 600, *605*
Chambon, N. 159, *168*, 490, 502, 612, 616, 657, 670
Chamousset 246
Chapin 165, 241 *420*, 540
Charlton, W. 557, *558*
Chateauneuf 205, 224, *420*
Chaussier 457, 480, *518*, 617
Chavannes, E. 68, 69, 70, 71, 72, 73, 74, *75*, 177
Cheyne, J. 553
Chledowski 193, 332, *420*
Chodowiecki 234, 302, 325, 326, 327, 329, 670
Christ 183, 271
Christian 532, *532*
Chvostek 510, *518*
Clar 228, *420*
Clarus 268
Cless 262, 263, 266, *420*
Cleve, Marten van 533
Cnopf 480, *518*
Cohn, H. 352, *420*
Colerus, Johann 130, *168*, 370, 433, 473, *518*, 548, *550*, 553, 558, *561*, 562
Colland, Collender 157, 162, *168*, 225, 297, *420*, 448, *518*
Colles, A. 592
Collin, Fr. E. 356, *420*
Combe 242, 409
Comby, J. 293, 470, 530, *531*
Comenius, J. A. 316, 317, 319, 349, 357, *420*
Como, von 642
Conrad, J. 193, *420*
Conseil, E. 561
Cooke 160, 161, *168*, *420*, 619
Coram 215
Cornet 602, *605*
Coudie, D. F. 490, *518*
Coutney 485
Crafoord 611
Credé, C. S. F. 277, *420*, 595, 597, *598*, 618
Cregutus, Fr.Chr. 143, *168*
Cruse, 487, *518*
Curven 376

Custer 160, 164, 165, *168*, 408, *420*, 542, *550*
Czerny, A. 277, 286, 287, 288, 289, *420*, 432, 438, 442, 452, 455, 459, 460, 461, 463, 469, 472, 487, 488, 489, 492, 493, 496, 498, 514, 515, *518*, 528, 529, 530, *531*, 532, 597, *598*, 603, 614, 618, *676*
Czerny-Keller 454, 456, 462, 466, 479, 485, 494, 495, *614*

D

Dam, H. 510
Damaschke, A. 477, *518*
Damastes 28, 32
Darwin, Ch. 373, *420*, 432, *518*
Dattheus 186
Davenne 280
David, Rhyss 67, 72, *76*
Davidson 191, *420*
Degkwitz, R. 561, *561*
Deissmann 45, *55*,
Demme 283, 293, 477, *519*
Denis, J. 626, *628*
Denucé 618, *620*
Deparcieux 247, 403, *420*
Dessartz, J.C. 443
Dettweiler, P. 603, *605*
Deutsch 389, *420*
Dibelius 372, 375, 376, *420*
Dichort 460
Dick 557, *557*
Dicke, W.K. 497, *519*
Dickens, Ch. 160, 198, 201, 215, 216, 217, 239, 240, 272, 331, 348, 373, 375, 376, *420*, 545, *550*, 640
Diderot 199
Diekmeier 115, *168*
Dieffenbach, J.F. 247, 248, *420*, 627, *629*
Diepgen 104, *168*, 633, *674*
Diesterweg 343
Dionysos von Halikarnass 175
Dittmer 611
Doepp, Ph. 227, *420*, 618
Dohrn 487, *519*, 613
Doisy 511
Domagk, G. 625
Domeier 148, 168,

Donné 511, *519*, 623, *623*
Dörfler 621, *621*
Döring, M. 556, *557*
Dose, F. 460, *519*
Dost 266, *420*
Dotti 211, 213, *420*
Dou, Gerard 588
Drachmann 351, *420*
Drake 435, 443, 444, 447, *519*
Driesch, Hans 477, *519*
Drigalski, W. v. 65, 539, *550*
Drummond 447, 460, *519*
Dummler 619, *620*
Duncanus 353
Dungern, von 461, *519*
Dupoux 198, 199, 200, 201, 202, 205, 206, 207, 221, 222, 260, 261, 323, 383, 458, 512, *519*, 589, 590, *598*
Durant, W. 46, 47, 49, 53, 54, *55*, 77, 79, 112, 113, 303, 304, 308, 309, 314, 395, 433, *674*
Dürer 664
Dusch, von 283, 284, *420*
Dwyer, J. O. 554, *554*
Dyes 472, *519*

E

Eaton, G. Fr. 589
Ebbell 14, *55*
Ebers 14, 343, *420*, 635
Ebert 266, *519*
Ebstein, E. 119, *168*, *519*, *630*
Ebstein, W. 26, 27, *55*
Eccardus 377, *420*
Echnaton 11
Edda 80, *87*, 89, *100*
Egbert von Lüttich 365, *420*
Ehrle, C. 630
Ehrle, Fr. 217, 395, *420*
Ehrlich, P. 592
Eichhorst, H. 608, *609*
Eichstedt, C. 584, *584*
Eijkman 502
Eike von Repkow 112, 309, *421*
Eilhart von Oberge 90, 97, *100*
Einhard 303, *421*
Einsiedel, von 562, *570*
Eiselen 356, *423*
Eisenbarth 614, *614*

Eisenmann 594, *598*
Ekkehardt IV 307, *421*
Eliasberg, H. 603, *605*
Elisabeth, heilige 91, *100*
Elliot, Chr. 471, *519*
Elsäßer, C. L. 480, 490, 505, 509
Elsholtz 625
Engel, St. 437, *519*
Engels, Fr. *9*, 372, 377, 387, *421*
Englisch, J. 613, *614*
de l'Epee, Michel 359
Epikur 45, *55*
Epstein, A. 211, 230, 241, 278, 279, 287, *421*, 438, 502, 597, *598*, 621, *621*
Erasmus von Rotterdam 156, *168*, 308, 310, 311, 312, *421*, 473, *519*
Erb, W. 510. *519*
Erman 11, 12, 14, 15, 16, 17, 22, *55*, 635, 636, *671*
Ermann-Ranke 18
Ermerins 28
Eröss 271, 276, 278, 292, *421*
Escherich 289, 290, 291, 293, *421*, 462, 480, 484, 493, 510, 515, 516, *519*, 529, *531*, 574, *574*, 613, *614*
Ettmüller, M. 131, 132, 135, 142, 145, 146, *168*, 449, 583, *584*, 585, 586, *586*, 626, *629*, 646, *676*
Euler, von 510
Euripides 42, 50, 51, *56*, 234
Evansson 468, *519*

F

Fabre, J. H. 338, *421*
Fahlberg 460
Fahr, Th. 112, 613, *615*
Fahreus, R. 624
Fales 485
Falkenheim, H. 285
Fallot 611, *611*
Falta, W. 510, *519*
Fanconi, G. 497, 510, *519*, 609
Faust, B. Chr. 330, 335, 354, *421*, 448, 450, 458, 506, 541, *550*, 563, 568, 658, 660, 662, 670
Favorinus 32, *56*

Feer 277, 286, *421*, 482, *519*, 609, *609*
Feer, L. 177, *421*
Fehling, H. 487, *519*
Fehr 182, 367, 368, *421*
Feil 532
Feiler, J. 159, *168*, 295, 586
Feld, W. 197, 254, *421*
Fiedler 567
Fielding 216, *421*
Filatow, N. 560, 561, *561*, 574
Filliozat 63, 64, *75*
Finkelstein, H. 228, 277, 278, 279, 291, *421*, 455, 456, 459, 465, 466, 467, 469, 494, 495, 498, *519*, 604, *605*, *676*
Fischart 97, *100*
Fischer, Alfons *674*
Fischer, J. *634*
Fischer, K. 311, 321, 324, 338, 339, *421*
Fischl 502, *519*
Fleck, Konrad 90, *100*
Fleetwood 219, 220, *421*
Fleisch, C. B. 158, *168*, 223, 404, 451, 466, 500, 580
Fleischmann, L. 480, 519
Fleischmann, M. 645, *671*
Fleischmann, W. 27, 34, *56*, 458, *519*
Fleming, A. 592, 598, 625
Fliedner, Th. 341
Flindt, N. 560, *561*
Flexer, S. Ja. 575
Flügge, C. 514, *519*, 602, *605*
Fölsing 342
Fontanus 108, *168*
Forestier 615, *615*
Forlanini 604, *605*
Formey 157, *168*, 259, *421*
Förster 258, *421*
Förster, R. 629, 630, *630*
Forsyth 447, *519*
Fournier, A. 592, *598*
Fracassati 625
Fraenkel, E. 503
Francke, Aug. Herm. 322, 382
Frank, A. 510
Frank, E. 623, *623*
Frank, Joseph 157, *168*, 258, 265, 297, 359, 360, 361, 370, 383, *421*, 479

Frank, J. P. 27, 148, 157, 161, *168*, 173, 174, 195, 212, 233, 237, 239, 241, 244, 295, 296, 297, 298, 350, 358, 380, 385, 435, 479, 502, *520*, 533, *550*, 589, *598*, 617, *620*, 657, 664, *671*
Frank, Kurt 22, *56*
Fraser 511
Fredbärj 151, *168*
Freidank 100, *101*
Freise, E. 510, *520*
Freissier, J. 613, *614*
Frémy 160, *168*, 379, *421*, 543, *550*
Freund, W. 487, 498, *520*
Freytag, G. 365, *421*, 644, *671*
Friedberger-Polligkeit 256, *421*
Friedeburg 274
Friedenthal 456, 462, *520*
Friedinger 223, 228, 232, *421*, 437, *520*, 591, *598*
Friedlander 482, *520*
Friedländer 30, *56*, 480
Friedleben, A. 531, *531*
Friedrich, H. 318, *421*
Frisch 558, *561*
Fritsch 290
Fritzsch 432, *520*
Friz 398, *421*
Fröbel 342, 343, 344, 345, *421*
Frohbeen 409, 421
Frölich, Th. 504, *520*
Frölichsthal, A. von 506, *520*, 533, *550*, 588, 658, 665, 667, 669, 670, *671*
Frommann 663, 671
Frontali, G. 293
Fuchs, R. 30, 35, *56*
Füller, Th. 126, 394, *422*
Füngling 444, *520*
Funk, C. 502
Fürbringer 283
Fürst 283, *620*

G

Gaebelkhovern, O. 120, *422*, 449, *520*
Gaertner 462, *520*
Galen 26, 28, 30, 31, 32, 33, 35, 36, 37, 38, 39, 40, 41, 47, 48, 49, *56*, 77, 78, 81, 87, *87*, 102, 104, 106, 107, 117, 125, 127, 136, 159, 433, 477, 487, 489, 499, 504, 600, 657
Galilei 629
Ganghofner, Fr. 285
Gamlin 461
Garibai Ben Said 78
Garmann 625
Gärtner 546, *550*
Gaubius 163
Gaucher, E. 532, *532*
Gedoyn 172
Gee 496
Geiler von Kaisersberg 85, 86, *87*, 92, 181, 433, *520*, 586
Gellert, F. 366
Gengou, O. 576
Gentz 356, *422*
Genzmer 432, *520*
Geradus Bucoldianus 114, 115
Gerdi 553
Gerhardt, C. 282, 289, 292, 293, 295, 405, *422*, 468, 476, 487, 492, 501, 505, *520*, 560, *561*, 578, 629, 630
Gerlach 194, 195, 382, *422*, 581, *584*
Ghinopoulo 29, 34, *56*, 225, *422*
Ghon, A. 602, *605*
Gibson 593, 594, *598*
Gickelhorn 266, *422*
Gilford 532, *533*
Gilibert 214
Gins 566, 567, 568, 569, *570*
Giorgione 651
Girtanner, Chr. 158, 159, *168*, 436, 450, 467, 475
Giullaume de Baillou 125
Glanzmann, E. 574, *574*, *575*, 623, *623*
Glisson, Fr. 126, *168*, 499, 502, 504
Gocht, H. 624
Gockelius, Eberhardus 135, *168*
Goerke, H. 559, *561*
Goethe 213, 232, 326, 350, 363, *422*, 563, 650
Goldhammer 295, *422*

Goldschmidt 467, 502, 510, 516, *520*, 669
Gölis 267, *422*, 451, 467, 468, 469, 553, 580, 658, 660, 670
Goltz, Th. von der 352, *422*, 538, *550*
Golz 197, 212, *422*
Göppert 530, *531*
Gorgen 292, *676*
Gorter, E. 628, *629*
Gothofred 176, *422*
Gotthelf, J. 234, 254, 255, 323, 326, 335, 340, 368, *422*
Göttisheim 183, *422*
Graefe 510
Gräfe, E. 511, *520*
Gramm, H. 391, *422*
Grancher, J. J. 276, 293, *422*
Grapow 14, 17, *56*
Grawitz, P. 531
Graziosi 3, 4, *9*
Gregg 573, *573*
Gregor 455, 456, *520*
Grimm, J. 4, *9*, 81, 84, 86, *87*, 112, 113, 180, 181, 183, 184, 345, *422*, 621, 636, 640, 641, *671*
Grimm, J. u. W. 95, *101*, 345, *422*, 651, 655, *671*
Grimwade 460
Gross, E. 611
Grünholzer 399
Grüting 129, *168*, 370
Guarinonius 120, 318, 366, *422*, 473, *520*
Gucciardello 472, *520*
Gudrunlied 99, *101*, 365
Guersant 259, 260, 261, 262, 264, 572
Guersant-Sohn, P.L.B. 265, 614, 615, *615*
Guggenbuhl, J. 357, 358
Guggenmoos, G. 358
Guillimeau, J. 120, *168*
Guillot 442, 480, 482, *520*
Gulielmus Ballonius 125
Gumplowicz 574, *574*
Gumprecht 470, *520*
von Günsburg 316
Gurlt 553, *554*
Guroff 231
Gutsmuths 353, 354, 355, 356, *422*
György 504, 510, *524*

H

Haake, H. 480, *520*
Haas, Sydney V. 470, 497, *520*
Haase, Fr. 593, *598*
Haase, K. Ed. 141, *168*
Häberle 324
Haberlin 609
Habermann 630, 631, *632*
Haböck 147, *168*
de Haen, A. 629
Haehner, H. 482, *520*
Hagenbach 283
Hahn, B. 349, *422*
Hahnemann, S. 584, *584*
Halbertsma, Tj. 628, *629*
Halem, von 361, *422*
Haller, Albrecht von 384, 385, *422*
Hals, Franz 663
Hamburger, Franz 290, 506, *520*
Hand, A. 532, *533*
Hannover 551, *552*
Hanselmann 360,, *422*
Hansen 642, *671*
Hanway 214, 215, *422*
Hardy 68, 71, 72, *75*
Harless 580
Harnisch, L. J. A. 434, *520*
Harriehausen 628, *629*
Harris, Walter 133, *168*, 214, *422*, 471, 473, *520*, 592
Hartmann, Ph. K. 452, *520*
Hartmann von der Aue 90, *101*
Harvey, W. 609, 625
Hasper 248, 263, 264, *422*
Hasse, K. E. 267, 268, *422*, 584, *584*
Haupt 358, 381, 382
Hauptmann, August 582, *584*
Hauschild 280, 281
Haussmann 595, 596, 597, *598*
Hauner 271, 476, *520*, 568, *570*
Haüy, Valentin 361, 362
Hawkins 213
Hayem 623, *623*
Heberden der Ältere 159, 572, *572*, 612, 622, *623*
Hebra, F. 572, 581, 584, *584*, 607, *608*
Hecker, 163 *168*, 229, 345, 382, *422*, 475, 477, 487, 501, 631, 632, 501, *520*, *632*
Hediger 8, *9*
Hegel, C. 182, *422*
Hegewisch 593, 594, *598*
Heine, Jacob 363, 577
Heine, Johann, Georg 363
Heinicke, S. 333, 336, 359, 360, *422*
Heinrich von Wittenweiler 92, *101*
Heim, E. L. 163, 268, 269, 323, 348, 369, 580
Heisler, A. 470, *520*
Helbich 441, *520*
Held 372, 375, *423*
Heller, Th. 357, *423*
Hellpach 547, *550*
Helm 107
Helmont, van 122, *169*, 473
Heman 356
Hempel 566
Hempelmann 574, *574*
Henke 159, *169*, 294, 404, 436, 451, 467, 468, 475, 580, 594, *598*
Hennig, C. 283, 320, 502, 503, *520*, 630, *674*
Henoch, E. 266, 277, 278, 279, 283, 284, 285, *423*, 453, 476, 477, 493, 501, *520*, 554, *554*, 572, *573*, *614*, 623, *623*
Hensel 453, *520*
Hensell, 322, *423*
Herder 326
Herkner 376, *423*
Herodot 30, *56*, 580
Herondas 43, *56*
Hertel 391, *423*
Herter, C. A. 287, 496, 497, *520*
Herzog Ernst von Gotha 317
Herzogin Sophie 244
Hesiod 46, *56*
Heß, A.F. 509
Hess, R. 469, *521*
Hesse 560, *561*, 572, *573*
Heubner 241, 271, 277, 278, 279, 284, 285, 286, 287, 290, 291, 293, 301, *423*, 438, 455, 456, 459, 465, 468, 484, 486, 487, 493, 494, 497, 498, 503, 513, 514, 515, *521*, 529, 554, *554*, 570, *570*, 575, *575*, 608, 613, *614*, *676*
Heusinger, von 283
Hewson, William 604
Hey 617
Heymann, A. 280, *423*
Heyfelder, O. 261, 262, *423*, 432, *521*
Hildegard von Bingen 86, *87*, 581, *585*
Hildenbrand 469, *521*
Hilgenberg 59
Hippokrates 28, 29, 30, 34, 35, 36, 37, 38, 39, 40, *56*, 106, 107, 117, 121, 122, 125, 127, 142, 147, 159, 362, 472, 499, 526, 600, 612, 613, *614*, 616
Hirsch 181, *423*, 578, *579*
Hirschsprung 497, 498, *521*
Hitzig 290
Hoche, A. 588, *588*
Hochsinger, C. 269, *423*
Hoefer, Wolfgang 86, 129, *169*
Hoernle 59, 67, 72, *75*
Hoffa, Th. 411, *423*
Hoffmann 459
Hoffmann, Erich 592, 636
Hoffmann, E. T. A. 366, 633, *634*
Hoffmann, Friedrich 137, 138, 147, *169*, 469, 474, 646
Hoffmann, Heinrich 345, *423*
Hoffmann-Krayer 478, 639
Höfler 81, *87*
Hofmann 480, *521*
Hofschläger *9*, 589, *598*
Hohmann, G. 364, *423*
Höhn, H. 648, *671*
Holbein der Jüngere, Hans 308
Holländer 563, *570*, 616, *620*
Holst, A. 504, *521*
Holst, V. 464, *521*
Holt 485
Holt, L. E. 462, 463
Home, Fr. 559, *561*
Homer 35, 42, 43, 45, 46, 53, *56*, 472, 478
Hood, P. 404, *423*
de Hoogh, Pieter 434
Hoppe 337, 387, 389, *423*

Horaz 54
Höring 570, *570*
Horn, W. 205, 208, 209, 264, 346, 397, *423*
Hornemann 351, *423*
Hößlin, von 483
Hottinger 440, *521*
Hovorka 140, 165, *169*, 601, *605*, 636, *671*
Howland, J. 488, 509, *521*
Hübner, R. 113, *169*
Hübotter 609, *675*
Hufeland 162, *169*, 294, 326, 404, *423*, 436, 450, 466, 467, 468, 529, *531*, 578, *579*, 658, 661, 664, 670
Hügel 196, 197, 201, 203, 206, 210, 224, 225, 230, 231, 235, 269, 282, *423*
Huldschinsky 488, 509, *521*, 624
Hurler, G. 532, *533*
Husler, J. 532, *533*
Hutchings 7, *9*
Hutchinson 273, 592, *598*
Huthsteiner 387
Hutinel 512
Hüttenbrenner, von 476, 491, 503, *521*
Huxham, John 553

I

Ibrahim 453, *521*
Infessura 626, *629*
Ingen, van 241, *423*
Ingrassias, J.Ph. (Ingrassia) 117, *169*, 555, 556, *557*, 571, *573*
Innocenz VIII. 641, *671*
Institoris 85, 641, 642, *672*
Isokrates 600, *605*
Itard 344, 358
Iversen-Lenstrup 488, 509, *521*

J

Jacob 178, *423*
Jacobeus, H. Chr. 604, *605*
Jacobi, A. 452, 454, 459, 468, 471, 476, 482, 514, *521*, 553, *555*
Jacoby-Oske 392, *423*
Jadelot 259, 260
Jaffé 179, *426*
de Jager, L. 464, 515, *521*

Jahn, Fr. 158, 159, *169*, *423*, 467, *521*, 594, 658
Jaksch-Wartenhorst, R. 285
Jamin, Fr. 285, 294
Jansen, W. 444, *521*
Janssen 132
Jaschke *423*, 597
Jātaka 71
de Jaucourt 664
Jean Paul 323, 329, 330, 354, *423*, 475, 506
Jefferson 164, *169*, 447, *521*
Jehle, L. 290, 613, *615*
Jenner, E. 158, 567, 568, *570*
Jess, 361, *423*
Jesty 567
Jīvaka 66ff., 176, 294
Joachim 14, *56*, 58, 59, 60
Johannesson, A. 555, *555*
Jolly 59
Jonckheere 12, 14, *56*, *677*
Jörg, E. 617, *620*
Jörg, J.Chr.G. 159, *169*, 362, 363, 432, 451, 453, 460, 468, 480
Joticus 362
Joubert 243
Juncker, J.Chr. 162, *169*, 476, *521*, 565, *570*
Jundell 209, 210, 410, *423*
Jungbauer 67, *75*, 165, *169*
Junius 558, *561*
Jürgensen 283, 560, *561*
Jurine 553
Justinian 176
Juvenal 28, 39, 40, *56*, 175, 302, 319

K

Kālidāsa 75, *75*
Kamenski, J.P. 354, *423*, 506
Kant, J. 82, *87*, 335, 336, *424*
Karl der Große 303, 304
Karrer, P. 510, 511
Kassowitz 58, 269, 471, 477, 500, 501, 508, *521*, 572, *573*
Kästner, A.G. 143, 144, 330
Kauffmann, F. 516, *521*
Kaufmann, E. 532, *533*
Kaviratna, K.A.Ch. 59
Kayser, M. 442, *521*
Keil 181, *424*
Keller, A. 223, 236, 266, 287, 289, 387, *424*, 442, 452,

459, 460, 463, 472, 487, 488, 493, *521*, 530, 614, 618
Kent, M.P. 598, *598*
Kepler 652
Kerner, Justinus 633, *634*
Kernig, W. 608, *609*
Kerschensteiner 165, *169*, 228, 409, *424*, 440, 512, *521*, 669
Kessler 163, *169*, 269, 323, 348, 369, *424*
Key, Ellen 296, *424*
Khufner 115, *169*
Kibler, M. 577, *577*
Kiene 344, 345, *424*
Kilian, C.W. 281, *424*
Killian, G. 615
Kircheisen, G. 476, *521*
Kircher, Athanasius 582, *584*
Kirfel 59
Kisch, 223, *424*
Kitasato, Sh. 579
Kjeldahl 486
Klebe 444, 460, 514, *521*, *678*
Klebs, E. 554
Kleinschmidt, H. 287, 288, *424*, 463, 488, 603, *605*, 613, *615*, *676*
Klencke, Ph.Fr.H. 601, *605*
Klippel 532
Klöden, K.Fr. von 322, 323, 369, *424*, 565, *570*
Kluge 555, *558*, 562
Klumker 346, 381, 385, *424*
Klotz 455, *521*
Knapp 510, *521*
Knauer, C. 497, *519*
Knittel 381, *424*
Knigge 327, 338, *424*
de Knoer, L.G. 147, *169*
Knoerlein 596, *598*
Knoll, M. 624
Koch, E.W. 191, 481, *521*
Koch, R. 546, 602, *605*
Koebner 366, *424*
Koehler, O. 96, *101*
Koeppe, H. 465, *521*
Kohts 283
Kolbe 271
König Tyrol 97, *101*
König vom Odenwald 94, *101*, 448
Konrad von Fussesbrunn 95, *101*

Konrad von Regensburg 615
Kopernikus 652
Koplik, H. 559, 561, *561*
Kopp 495, *521*, 528, 530, 531, *531*, 575, *576*
Kopp, J. H. 362, *424*
Koran 77, *79*
Korowin 453, *521*
Kositzki 658, *672*
Krabler 283, 284, *424*
Kramer, B. 488, 509, *521*
Krasnogorski, N. 288, 432, *521*
Kratzmann 271
Krause 584, *585*
Krauss, E. 623
Kräutermann V. 139, 140, *169*, 370, 449, 452, 471, 474, 477, 499, *521*, 585, *586*, 589, 593, *598*, 640, 646
Krayer 636
Krefft 8, *9*
Kreitmair 588, *588*
Krickeberg 671, *672*
Kriegk 212, *424*
Kroner 29, *56*, 499
Kronfeld 140, 165, *169*, 601, *605*, 636, *671*
Krünitz 231, 247, 337, 385, 396, 403, *424*
Kruse, Johann 649, *672*
Kübler 562, 568, *570*
Kuczynski 387, 391, *424*
Kuess, B. 602, *605*
Kuhn, A. 635, *672*
Kühn, C. G. 40, *56*
Kühn, H. 3, *9*
Kuhn, R. 510
Kundrat 289, 492
Künssberg, von 113
Kunze 179, 365, *424*, *426*
Kurz, von 364
Kürschner, D. 164, *169*
Kußmaul, A. 156, *169*, 229, 235, 267, 268, 271, 357, 412, 432, 493, *522*
Küttner, R. 508, 511, *521*, 667, *672*

L

Laënnec 262, 601, *605*, 609
Lafergue 627
Lalanne 3, *9*
Lallemand 203, 205, 214, 221, 222, 223, 231, 394, 396, *424*
Lamarck 434
Lammert 165, *169*, 195, *424*, 438, 452, *522*, 640, 666, *672*
Landmann, von 386, *424*
Landois, L. 628, *629*
Landsteiner, K. 497, *522*, 577, *577*, 619, *620*, 624, 628, *629*
Lane 627, *629*
Lange, Heinz 337, *424*
Langenbeck 551, *552*
Langstein, L.-L. F. Meyer 477, 483, *522*
Latour 511
Lauckhardt, C. F. 342
Lauer 198, 208, *424*
Laufenberg (Lauffenberg) 104, 105, *169*, 433, 473, 657, *679*
Laurens 527
Lecky 176, 177, 218, 219, 221, *424*
Leclerq 490, 493
Lee, G. A. 376
Leegard, Chr. 577, *577*
Leeuwenhoek, von 136, 511
Leff, V. 377, *424*
Legendre 259
Lehndorff, H. 290, *424*
Leiner, C. 290, *424*, 621, *621*
Lempp 239, 356, 381, 382, *424*, 475
Lenstrup 488, 509, *521*
Lenz 232
Leonellus Faventinus de Victoriis 115, *169*
Lerner 81, *87*
Lesage 276, *424*, 472, 490, 493
Lesky 282, *424*, 547, *550*
Leuchs 453
Levin 447, *522*
Leviné, P. 619, *620*
Leyen, von der 180, *424*
Lichtenberg, G. E. 280, 330, 355, *425*
Lichtenstädt 409, *425*
Lichtenstein 274, *425*
Liddle, J. 540, *550*
Liebig, Justus von 454, 459, 471
Lieboldt 280, *425*

Linné, von 151, 152, *169*, 294, 433, 435, *522*, 549, *550*, 583, *585*
Lippmann, E. von 458, *522*
Little, W. J. 618, *620*
Lloyd 129, *425*
Löbisch, J. C. 262, 269
Locke 319, 331, 332, *425*
Loder, E. von 186, 188, 191, 192, 194, *425*
Loew, J. Fr. 133, *169*, 440, 474, 585, *586*, 646, 655
Löffler, E. R. 299, 541, *550*
Löffler, Fr. 363, 364, *425*, 554
Löffler, W. 600, 602, *605*
Lohwasser, H. 481, *522*
Lorinser 350, *425*
Löscher 271
Lower, R. 626, *629*
Lucca della Robbia 306
Ludwig, G. 573, *573*
Luitgard 362
Luther 85, *87*, 188, 208, 312, 314, 315, 316, 393, 395, *425*, 643, 652, *672*
Lutheritz 467, *522*
Luton 627
Lykurgos 365

M

Maas 498, *522*
Mc Collum, E. V. 509, 510
Mc. Evoy 241, *425*
Macaulay 218, *425*
Machol 364, *425*
Mackenzie 510
Magendie 432
Magnus Ausonius 54
Mahāvagga 70, 73, *75*
Mahoney 592
Mai 90, *101*
Mai, Fr. A. 232, *425*, 668, *672*
Majer 408, *425*, 637, *672*
Major, J. D. 625, *629*
Major, R. H. 526, *531*
Makarenko 349, *425*
Malalasekera 67, *75*
Maletus 106
Malling-Hansen 482, *522*
Malthus, Th. R. 235, *425*
Mann, L. 510, *522*
Mantegna 663
Mantoux, C. 603, *605*
Marbeau, Firmian 299, 376
Marchand 532, *533*

Marchant 618, *620*
Marcus 633
Marfan, J. B. A. 243, 252, 253, 254, 293, *425*, 444, 453, 460, 462, 468, 471, 472, *522*, 532, *533*, 618, *620*
Maringer 6, *9*
Marriott 461
Marshall Hall 501, *522*
Martial 39, 54, *56*
Martin 487, *522*
Marx 387, *425*
Masius 162, *169*
Mastalier 266, 267
Matzen 362, *425*
Mauch 105, *167*
Maunsell 468, *519*
Mauthner, L. W. 229, 235, 247, 269, 270, 282, 329, 387, *425*, 439, 511, *522*, 528, *531*, 594, *598*, 666, 670, *672*
Mayerhofer 442, *522*
Mayr, Franz 269, 270, 289, *425*
Meckel, T. Fr. 610, *611*
Meckenem, H. van 95, *678*
Medin, O. *425*, 577, *577*
Meeh, K. 483, *522*
Meinhold 81, *87*
Meissner, Fr. L. 20, *56*, 159, *169*, 230, 295, 441, 468, 475, 480, 508, 509, *522*, 553, 576, *576*, 578, *579*, 580, 586, *586*, 594, *598*, 610, 611, *611*, 618, 621, 651, 658, 670, *672*, 675
Meißner, C. F. 203, 223, *425*
Meissner, E. 360, *425*
Meister, Alexander 100, *100*
Mellanby, E. 509
Melanchthon 652
Mellin, G. W. 598, *598*
Menander 302
Mendel 603, 510, *605*
Mercado, lat. Mercatus 121, *169*
Mercier 161, 172, 185, 203, 214, 224, 233, 235, 243, 244, 245, 246, 247, 322, 327, *425*
Mercurialis (Mercuriale), Hieronymus 118, 119, 122, *169*, 473, 612, 646

Mercurio, Scipio 242, 243, *425*, 449, 589
Merei 274
Méry 470
Merzbacher-Schiff 210, *425*
Mesmer 632, 633
Metler 627
Metlinger 105, *169*, 302, 433, 469, 473, 612, 657
Mettler 553, *675*
Meyer, H. 487, *523*
Meyer, J. H. 75, *75*
Meyer, L. F. 291, *425*, 465, 477, 488, *519*, *522*
Meyer-Delius *425*, 447, 487
Mezler 170. *425*, *522*, 594
Michel 461, *522*
Millar, John 154, *170*
Miller, J. 351, *425*
Miller, R. 496
Minkowski, M. 432, *522*
Minot 287, 472
Miron *425*, 578, *579*
Mitchell, G. 125, *170*
Mnesitheos von Athen 31, 35, 37
Mnesitheos von Kyzikus 33, 471
Moehsen 400, 401, *426*, 562
Mohammed 77
Moissides 29, *56*
Moll 467, 469, *522*
Möller, J. O. L. 503, *522*
Molling P. 142, *171*, 294
Monot 249, 250, 252, 254, *426*, 544, *550*
Monro 559
Montagu 563
de Montaigne 318, 331, 332, *426*, 443
Montbeillard 481
Montessori 344, 345, *426*
Monti 467, 468, *522*
Moog 322, *426*, 460
Morawitz, P. 628, *629*
Moreau de St. Élier 245
Moreau le Jeune 185, *502*
Morgagni, J. B. 150, 151, 155, *170*, 610, *611*
Mori 510, *522*
Moro 470, 515, 516, *522*, 529, *531*, 603, *605*
Morris, J. O. 510
Morton, Richard 600, *605*
Morton, W. T. G. 614

Moscherosch 368
Möser, Justus 330, *426*
Moser, P. 493, *518*, 557, *558*
Moss, W. 433, 457, 500, 504, *522*, 575, *576*
Mozart 563, *570*, 606, *608*
Muchow, M. 345, *422*, 429
Mühry 260, *426*
Mukhopādhyaya 69, 74, *75*
Mükisch 230, 269, *426*
Müller, Erich 592, *598*
Müller, R. F. G. 60, 66, *75*
Müller, Fr. von 613, *615*
Mummenhoff 236, *426*
Münch 316, *426*
Munk, Fr. 286, *426*
Münsterberg 196, 279, 280, 352, *426*
Muralt, Johannes 132, *170*
Murillo, B. E. 588
Murner 91, *101*
Murphy, W. P. 287, 472
Murray, J. A. 559, 560, *561*
Mursinna, Chr. L. 436, 502, *522*
Musitanus 138, *170*
Myrhman 20, *56*

N

Napias 253
Napoléon I. 186
Naumann, J. 177, *426*
Nebert 191, *426*
Necker 203, 479
Neisser, A. 592, 597
Nesterus, J. 469, *522*
Nestlé 460
Neuland, W. 603, *605*
Neumann 515, *522*
Neumann, H. 211, 212, 241, 277, *426*
Newton 460
Niavis 312, 353, *426*
Niccolo Alunno 24, 25, *678*
Nicolaier, A. 579
Nicolle, Ch. 561
Nieberg, C. 627, *629*
Niedner, Fr. 94
Nielsen, H. A. 8, *9*
Niemann, A. 288, 532, *533*
Nightingale 272, 273, 300, 355, *426*
Nobécourt, P. 293, *675*, *679*
Noeggerath, C. F. 510, *519*

Nonnos 52, 53, *56*
Norman, C. 129, *170*
Nothnagel, H. 493, *522*
Novalis 366

O

Oberlin 340
Obernier 283
O'Connel 447
Oefele, von 14, 34, *56*, 636, *672*
Oehler, A. 52, *56*
Oesterlen, Fr. 207, 231, *426*, 551, *552*, 578, *579*, 594, *598*
Oldenberg 67, 72, *75*
Omnibonus Ferrarius 117, 433, 440, 473, *522*, *681*
Opitz, H. 628, *629*
Oppenheimer, C. 460, *522*
Oreibasios 27, 29, 30, 31, 32, 33, 35, 36, 37, 38, 39, 40, 48, *56*, 456, 471, 473, 499, 501
Orth 619, *620*
Osborne 510
Osiander, Fr. B. 156, 162, *170*, 237, *426*, 439, 442, 505, *522*, 563, 564, 590, *598*, 601, *605*
Osiander, J. Fr. 160, 225, 226, 227, 247, 259, 261, *426*, 505, *522*, 595, *598*, 617, *620*, 621
Ostericher 108
Otfried 82, *98*
d'Outrepont 227, *426*

P

Pachinger 486, *682*
Pagel, J. *675*
Pajot 618
Palestrina 191
Paltauf, A. 531, *531*
Panum, P. L. 559, *561*
Pappenheimer 509
Paracelsus 589, *599*
Parāskara 65, *75*
Paré, A. 116, *170*, 499, 500, *522*, 582, *585*
Park, Mungo 478, *522*
Parrot, J. 270, 444, 491, 512, *522*, 532, *533*, 592, *599*, 602, *605*
Paschen, E. 570, *570*

Pasteur, L 514
Paterson 615, *615*
de Paul, Vinzent 198, 395
Pauline zur Lippe 299
Paulos von Ägina 29, 32, 33, 35, 36, 37, 38, 39, 40, 49, *56*, 456
Paulus N. 643, *672*
Pavy, F. W. 613, *615*
Pawlow 288, 432, *522*, *523*
Pease, M. Ch. 165, 540, *550*
Pedro Ponce de Leon 358
Peek 499, *523*
Péhu 470
Peigner 654
Peiper, Erich 285, 294, *426*, 578, 579, *579*, 660, *682*
Peller 401, 402, 403, *426*
Pemell, Robert 128, *170*, 612
Perikles 35, *56*
Pestalozzi, J. H. 203, 204, 232, 332, 333, 334, 335, 340, 342, 355, 381, *426*, 432
Peter Brueghel 93, *678*
Pezholdt 283
Pfandl 587, *588*
Pfaundler, M. von 286, 291, 293, 411, *426*, *427*, 447, 480, 483, 484, *523*, 529, *531*, 532, *533*, 574, *574*, *676*
Pfeifer, L. 224, *427*
Pfeiffer, D. 392, *427*
Pfeiffer, E. 461, 482, *523*, 575, *575*
Pfeiffer, R. 289
Phaer, Thomas 115, 116, 128, *170*, 214, 612, 668
Philipp, E. 592, *599*
Philipp, F. 461, *523*
Philomenos 36
Piaschewski 95, *101*, 667, *672*
Piechowski, W. 162, 591, *599*
Pick, L. 532, *533*, 585
Pieper, Ph. A. 259, 260, 261, 262, 263, 264, 295, *427*
Pilatus 96, *101*
Piper 391
Pirquet, von 286, 290, *427*, 481, 484, *523*, 529, 555, *555*, 570, *570*, 602, *605*
Pitaval 178, 184, 220, 233, 234, 248, 303, 348, 396, 397, 398, *427*

Plathner 8, *9*
Plato 47, 52, *56*, 174, 302, 340, 365, *427*, 657
Platter (Plater), Felix 121, *170*, *523*, 527, 530, 619, *620*
Platter, Thomas 368, *427*, 445, *523*, 587
Platz 174, 176, *427*
Plenk 159, *170*
Plett 568
Plinius d. Ä. 40, 42, 86, *88*, 433, 463, 478, *523*, 616, *620*, 636, 637, *672*
Plinius d. Jüng. *56*, 302
Plischke 318, 369, *427*
Ploß, H. 52, 84, *88*, 166, *170*, *427*, 448, 467, *523*, 636, 641, 655, 658, 660, 661, *672*
Ploß-Bartels 4, *9*, 365, 366, 367, *427*
Ploß-Renz 140, 178, 185, 366, *427*, 639, 640
Plutarch 30, 31, 32, 41, 46, 49, 50, *56*, 174, 302, 311, *523*
Pohl, R. 509
Politzer, A. 269, *427*
Politzer, L. M. 453, 501, *523*
Pollak 487, *523*
Pollak, R. 607, *608*
Polligkeit 392, *427*
Poole, V. 540, *550*
Popper 577, *577*
Porak, Ch. 619, *620*
Portmann, M. L. 142, *171*, 294
Poseidippos 177, *427*
Posewitz 432, *523*
Pott 283
Pott, Percival 600, *605*
Poynter 126, *170*
Pratt, Elijah 447
Pravaz, Ch. 627
Preuß, J. 26, 27, *56*
Preyer, W. 269, 431, 432, *523*
Pribilla 445, *523*
Pribram 442, *522*
Primerose, J. 127, 128, *170*, 646
Prinzing, F. 406, 410, *416*
Profeta 592
Prokop 34, *56*, 654, *672*

Prudentius Aurelius Clemens 54, *56*
Prüfer 343, *427*
Prutz 187, *427*
Puchelt 611, *611*
Püschel 120, 126, *170*, 559, 560, *561*, 616, *620*
Pütter 604, *606*

Q

Quelmalz, S. Th. 593, *599*
Quételet 213, 231, 404, *427*, 480, 481, *523*
Quier, John 559, *561*
Quillet, Claude 128, 144, *170*, 652, *672*
Quincke, H. 608, 624, *609*

R

Radbill 275, *427*
Rahts 165, *170*
Rambach 238, *427*
Ramstedt, 498, *523*
Ranchinus 122, 123, *170*, 499
Ranke, H. von 289, 292, *427*
Ranke, Karl, Ernst 603, *606*
Ratier 260, 261, 264
Rattenfänger von Hameln 631
Ratzinger 299, *427*
Rau 409, *427*
Rauchfuß 162, 266, 276, 300, *427*, 611
Raudnitz 192, 193, *427*, 487, *523*
Raulin 203
Rāvana 10
Razes 77, 78, 79, *79*, 87, 102, 105, 106, 107, 115, 132, 159, 499, 558, 562, *570*, 580, 612
Record, Ph. 589
Redeker 601, 603, *606*
Regemorter, A. 126
Regensburg, Berthold von 181
Rehm 172, 197, 208, 301, 333, 345, 347, 349, *427*, 675
Reich, H. 602, *606*
Reicke, E. 317, 324, 325, *427*
Reil, J. Christian 162, *170*, 591, *599*
Reiners, L. 651, 652, 654, 655, *672*

Reinhard 233
Reiss 278, *427*
Reissig 160, *427*
Rembrand 394, 661, *680*
Renucci 584, *585*
Renz *52*, 636, 641, *672*
Reubold 560, *561*
Reuß, August von 290
Rey, J. G. 266, *427*, 446, *523*
Reyher, P. 624
Richter, Ludwig 339, 340
Richter, O. 379, *427*
Richter, P. 562, *570*
Richthofen, K. von 177, *428*
Ricketts 125
Riecke 356
Riefenstahl 514, *523*
Rilliet, Fr. 259, 264, 265, *418*, 611, 613, *614*
Rinecker, Fr. von 283, 285, 294, 560, *562*, *676*
Ritter, C. 335, *428*
Ritter von Rittershain, G. 223, 277, *428*, 438, 453, 462, 468, 477, 508, 514, *523*, 542, *550*, 567, *570*, 621, *621*, 666, *672*
Ritterich, F. P. 593, 594, *599*
Riverius, Lazarus 592, *599*
Robbia, Andrea della 663, *678*
Robert le Diable 94, *101*
Robinson, H. C. 354, *428*
Rochefoucauld-Liancourt 222
Rochholz, *101*, 637, *672*
Rockhill 71, *76*
Röderer, J. G. 147, *170*, 480, *523*
Rodenwaldt, E. 537, *550*
Roelans von Mecheln 102, 105, 106, 107, 108, 116, *170*, 456, 612
Roesslin 108, *170*, 433, 470, 489, *523*, *599*, 612
Roger, H. 259, 629, 630 *630*
Roger von Salerno 102, *170*
Rokitansky 229, 269, 610, *611*
Rolleston 556, *558*
Rollier, Aug. 604, *606*
Romberg 477
Rominger, E. 487, *523*

Romme 493, *523*
Röntgen, K. 602, *606*, 624
Rosa, Salvator 332
Roscher, G. 456, *523*
Rose 578, *579*
Rosen von Rosenstein, N. 151, 152, 153, *170*, 265, 294, 445, 464, 466, 469, 470, 490, 546, 556, *558*, 559, 560, 562, 572, *573*, 583, *585*, 664, *676*
Rosenfeld, H. Fr. 94, *94*
Rosenkranz 29, *57*
Rössle, R. 603, *606*
Rothschild 460
Rousseau, J. J. 8, *9*, 199, 200, 327, 330, 331, 332, 342, 348, 404, *428*, 437, 664, 665, 669
Routh 440
Roux, E. 554
Rubner, M. 483, 484, 487, *523*
Rückert 536
de Rudder, B. 411, 414, 417, *504*, 546, *550*
Rüdiger, C. F. 438, *523*
Rudolphi 258, 385, *523*
Rueff (Ruff), Jacob 108, *170*, 433, 644, 651, *672*
Ruffer 17, 599, *606*
Rufus 29, 32, 33, 35, 471, 657
Ruge 487, *522*
Rühl 618
Rühle 283, 447
Ruhräh 105, *675*
Ruland 186, 187, 224, *428*
Ruscheweyh 349, *428*
Rush, B. 476, *523*, 580
Ruska, E. 624

S

Sachs, B. 532, *533*
Sachs, Hans 641, *672*
Sachse 287, *428*
Sachse, Melchior 109
Sachsenspiegel 113, 346, *428*
Salge 295, *428*, 467, *523*
Sallust 478, *523*
Salomon 609
Salviati 299, *428*
Salzmann 353, 354, 383, *428*, 669
Santario, S. 629
Sass, Fr. 342, 365, *428*

Sastrow 189, 368, 381, *428*
Sauerbrei 112, *428*
Sauerbruch, F. 604, *606*
Sax, E. 158, 390, *428*
Saxtorph, H. C. 275
Scaliger 124
Scévole de Sainte Marthe 119, 144, *170*
Schadewaldt 150, *170*, 440, 444, 445, 460, 514, *523*
Schaeffer, J. Chr. G. 158, 203, 359, *428*, 590, *599*
Schäfer, H. 649, *672*
Schäffer 212, 213, *428*
Schaudinn 592
Schauta 290
Scheel 626, *629*
Scheele, C. W. 459
Schelble, H. 241, *428*
Schelling 159
Scherr, J. 537, *550*, 646, *672*
Schick, B. 460, 492, *523*, 554, *555*, *615*
Schiefner, A. 67, 68, 69, 70, 74, *76*, 177, *428*
Schiff, E. 469, *524*, 613, *615*, *676*
Schiffer 453, *524*
Schiller 232, 650
Schilling, V. 624
Schlesinger, E. 460, *524*
Schlieben, E. 11, 12, 16, 19, 20, 22, 42, *57*, 113, 174, 181, 186, 189, *428*, 640, *672*
Schloß, E. 456, 462, 488, *524*
Schloßmann, A. 291, 293, 301, 453, 455, 461, 465, *524*, *676*
Schmalz, E. 227, *428*, 578, *579*
Schmidt 315
Schmidt, A. 478, 479, *524*
Schmidt, F. A. 358, 361, *428*
Schmidt, J. A. 594, *599*
Schmidt, J. E. 553, *675*
Schmidt, J. W. R. 642, *672*
Schmidt, K. 326, 368, *428*
Schmincke 603, *606*
Schmorl 508, *524*, 619, *620*
Scholz, Fr. 537, *550*, 569, *571*
Schomburgk 367
Schönlein, J. L. 496, *524*, 546, 601, *606*, 623, *623*

Schöpf, A. 274
Schopenhauer 564, *571*
Schorn, A. 317, *428*
Schotten 271, 389, *428*
Schrader 81, *88*
Schraube, O. 295, *428*
Schreber, M. 280, 281, *428*, 468, 507, *524*, 603, 658, *606*, *672*
Schreiber, G. 178, *428*, *517*, 655, *672*
Schroeder, R. 579, 595
Schück 208, *428*
Schubart 18, 31, *57*
Schubell 410
Schuhmann 144
Schultz, Alwin 93, 94, *101*
Schultz, Werner 557, *558*, 575, *575*
Schultze 391, *428*
Schultze, B. S. 619, *620*
Schultze, E. 398, *428*
Schulz, A. 346
Schulz, Hugo 86
Schürmann, F. 603, *605*
Schütz, R. 496, *524*
Schwabenspiegel 346, 365, *428*
Schwalbe, G. F. 572, *573*
Schwann 511
Schwarz, Fr. Chr. 431, 432, 481, *524*
Schweigger, A. F. 258, *429*
Schweizer Wernher 96, *101*
Segond 482, *524*
Séguin 344, 358
Seiffardt 388
Seidler, E. 160, *170*
Seldt, M. Th. 646
Selter, H. 352, *429*, 498,
Selter, P. 609, *609*, *676*
Semmelweis, J. 229, 412
Senac, J. B. 609, 610, *611*
Seneca 175, 176, 393, *429*
Sennert, D. 123, 124, 125, 440, 473, 556, *558*, 571, *573*, 646
Servatius 90, *101*
Seuse 183, *429*
Shakespeare 35, 90, 93, 184, 366, 555
Sherman, H. C. 509
Shryok 540, *550*
Sicard 359, 360
Sicca 615, *615*

Sieboldt, von 78, 593, 594, 599
Siegert 461, *524*
Sieverts 239, *429*
Sigerist 17, 576, *675*
Sigismund 432, *524*
Silberschlag 183, *429*
Simon, G. 603, *606*
Simon, J. Fr. 486, *524*
Simon, Th. 432
Simons, A. 532, *533*
Sittler, P. 459, 516, *524*
Skoda 269
Slykes 646
Smith, Adam 370, *429*
Smith, G. E. 599, *606*
Smith, J. Lewis 512, *524*
Smith, Th. 602
Snethlage 336
Snorri 84, *88*, 93, *101*, 366
Sokrates 50
Soldan-Heppe 641, 642, 644, 647, *672*
Söldner 486
Solingen, Cornelius 133, *171*, 442, *524*
Solon 46, 173
Soltmann, O. 211, 241, 283, 285, 290, 292, *429*, 432, 465, 578, *579*
Sombart 372, 374, *429*
Sömmering, S. Th. 156, 532
Sonnenmayer 231, *429*, *599*
Sophokles 42
Soranos 26, 28, 30, 31, 32, 33, 34, 35, 37, 39, *57*, 81, 92, 108, 115, 159, 175, *429*, 456, 473, 499, 502, 504, 592, *599*, 663
Soxhlet 459, 460, 514, 515, *524*
Specht, F. A. 303, 304, 309, *429*
Spee, Friedrich von 645
Spencer, Herbert 471, *524*
Spener Ph. J. 322
Spervogel 99, *101*
Spitzer, L. 592, *599*
Spranger 342, *429*
Sprenger 85, *88*, *171*, 641, 642, *672*
Stahl, Georg, Ernst 138, 147, *171*
Steen, Jan 320, 474, *680*, *681*

Steenbock 509
Steffen, August 282, 283, 285, 292, 293, 294, *429*, 453, 468, 471, 472, *524, 676*
Steffen sen. 271
Stegmann, N. J. G. 440, *524*
Stein, G. W. 440, *524*, 617
Steinbart 197, *429*
Steinert 223, *429*
Steinhausen 312, 329, *429*
Steinitz 467, *524*
Stemmer 346, *429*
Stengel 115, *169*
Stepp, W. 510, *524*
Stern, W. 432, *524*
Stetson, R. E. 619, *620*
Stetten-Aystetten 191, *429*
Sticker, G. 504, *524*, 574, *574*, 599, *599*, 600, 604, *606*
Stieda 370, 387
Still, G. Fr. 273, 274, *429*, 444, 562, *675*
St. Jacini 158
Stolte *429, 524*, 628
Storch, J. 81, *88*, 104, 143, 144, 145, 146, 147, 160, *171*, 235, 244, *429*, 434, 436, 456, 502, *524*, 548, 549, *550*, 556, 573, *573*, 581, 583, 585, *585, 586*, 588, *588*, 593, *599*, 612, 617, 646, 647, 656
Storm, Th. 641
Strabo 69
Strack 325, 339, *429*
Strasser 366, *429*
Stratz 89, *101*
Strauß, H. u. S. 652, *672*
Streckeisen, C. 294
Stricker, G. 212, *429*, 589
Stripriaan Luissio, van 486
Strobelberger 123, 147, *171*
Ströder, J. 271, *429, 562*
Struensee 332
Strümpell, A. 577, *577*
Strümpell, L. 432, *524*
Struve 158, *171*, 445, 448, 450, 451, 464, 466, 475, 504, 505, *524*, 567, 580, 670, *672*
Stuertz, H. 604, *606*
Stürzbecher, M. 447, *524*
Sudhoff, K. 10, 28, 30, 31, 34, 41, *57*, 77, 102, 104, 105, 106, 107, 108, *171*, 175, 176, 177, *429*, 589, *599*
Sueton 175, *429*
Suśruta 59, *76*, 457
Süßmilch, J. P. 400, 404, *429*, 433, *524*, 581, *585*
Swammerdam, J. 136
Swayze 511, *524*
Swieten, van, G. 135, 136, 137, *171*, 449, *524*
Swift, J. 218, 219, *429*, 609, *609*
Sydenham, Thomas 132, 159, *171*, 556, 558, *562*, 632
Sylvius de le Boë 131, 133, 600, *606*
Szent-György 504

T

Tacitus 54, 83, *88*, 177, 365, 367, *429*, 433
Taine, H. 326, *429*, 669, *672*
Talbot 442, 483, *517*
Tarnier, St. 444, 618
Taube, Max 299, 300, *429*
Taussig, H. 611
Tay, W. 532, *533*
Teixeira de Mattos 463, 465, *525*, 624
Temesvary 477, *525*
Temme 457, *525*
Tendeloo, N. Ph. 603, *606*
Terentius 175, *430*
Tertullian 186, *430*
Tezner 230, *430*
Thebesius 148, *171*, 442, 448, 502, *525*, 659
Theokritos 24, 47, *57*
Thiemich 462, 510, *525*
Thiercelin 493
Thietmar von Merseburg 84
Thomas, L. 573, *573*
Thomasius, Christian 645, *672*
Tiedemann, Dietrich 432, *525*
Timerding 84, *88*, 179, *430*
Timoni 563
Tissier, H. 516, *525*
Tissot, S. A. D. 370, *430*, 507, *525*
Titurel 91, *101*
Tobler, L. 574, *574*
Tode, J. Cl. 589

Toletus 106, *171*
Tourtual 160, 163, *171*, 495, 496, *525*
Traube, L. 629, 630, *630*
Trendelenburg, Fr. 534, *550*
Trifogli 102, *171*
Troitzky 29, *57*
Trotula 101, *171*
Trousseau 259, 471, 510, *525*, 553, 554, 557, *558*
Trumpp 300, *430*
Trunconius 117, *171*
Tschamer, A. 573, *574*

U

Uehlinger 497, *519*
Uffelmann, J. 228, 241, 242, 249, 283, 379, 389, *430*, 464, 472, 509, 513, *525*, 549, 578, *579*, 602, 603, 604, *606*, 607, *608, 675*
Uffenbach, P. 118, *169*
Uhlhorn 236, 394, 396, *430*
Uhlenhuth, P. 592
Uibe, P. 281, *424*
Ullersperger 225, 229, 249, 250, 254, 331, *430*, 543, *550*
Ulrich von Augsburg 91
Ulrich von Eschenbach 97, *101*
Ulrich von Zell 178, 303, *430*
Underwood, M. 155, 156, 158, *171*, 404, 450, 475, 485, 498, *525*, 576, 577, *577*, 607, *608*, 610, *611*, 612, 613, 617, 619, 657
Unger, L. 106, 453, *525*
Unger, Ludwig 457, *525*
Ungern-Sternberg 410
Unna 586, *586*
Usener, H. 45, *57*, 456, 457, *525*

V

Vāgbhata 59, 61, 74, *76*, 457, 463
Valentin 362, 363, *430*
Valleix 258
Vandermonde 322
Variot, G. 301, 460, *525*
Varnhagen von Ense 332, *430*
Varrentrapp 216, *430*, 536, 537, *550*

Veeder 165, 210, 463, 574, *574*, *676*
Veit Stoß 111
Venel 363
Vidus Vidius 115, 571, *573*
Vierordt, K. 431, 480, 481, 482, 483, 487, *525*, 609
Villemin, J.A. 601, *606*
Villermé 235, 379, *430*
Vincent de Paul 198, 199
Vintler 99, *101*
Virchow, R. 164, 166, 167, *171*, 351, *430*, 487, 491, *525*, 528, 529, *531*, 537, *550*, 580, 588, *588*, 600, 601, 602, *606*
Vita S. Erardi 178
Vittorino de Feltre 314
Vives, Johann Ludwig 312, 313, 314, 357, 368, 395, 433, *525*, 587
Vogel, A. 437, 439, 459, 468, 470, 471, 496, 512, *525*, 526, *531*, 551, *552*, 553, *555*, 602, *606*
Vogel, S.G. 157, *171*
Vogt, H. 285
Volhard, Fr. 613, *615*
Voltaire 331
Vrolik 532, *533*

W

Wagner 232, 573, *573*
Wagner von Jauregg 290
Wagnitz 346
Waksman 604, 625
Walafried Strabo 304, *429*
Wallerstein 620, *620*
Wallgren, A. 407, *430*, 437, *525*, 607, *608*
Wallis, H.R.E. 498, *525*
Walther, Conrad Ludwig 140, 161, *171*
Walther von der Vogelweide 100, *101*, 309, 324
Walther von Rheinau 90, 93, *101*
Waring, A. 666, *673*
Wasserfuhr 249, *430*
Wassermann, A. 592, 624
Waters 371, 372, 373, 374, 375, *430*

Watson, F. 395, *430*
Watt, James 370
Weber, Christopher 498, *525*
Weber, F. 491, *525*
Weber, W. 498, *525*
Wedelius, Georg, Wolfgang 138, 139, *171*
Weerth, G. 539, *550*
Wegner, C. 592, *599*
Weier, Johannes 645, *673*
Wehner, J.M. 332, *430*
Weichselbaum, A. 608
Weigert, R. 293, 459, 467, *524*, *525*
Weindler 11, 16, *57*
Weisse, J.Fr. 471, *525*
Weller, F. 63, *76*
Wendt, J. 159, *171*, 451, 468, 475, 580, 610, *611*
Werlhof *171*, 621, *624*
Werner, A.H. 279
Wernher, Schweizer 91, 96, *101*
Wertheimber 470, 477, *525*
West, Chr. 266, 272, *430*, 611, *611*
Whistler, Daniel 125, 126, 127, *171*, 504
White, Th. 527, 528, *531*
Whitehead 376, *430*, 476, *525*, 545, *550*
Whytt, R. 150, 154, *171*, 600, *606*, 608
Wichmann, J.E. 500, *525*, 580, 583, *585*
Wickes, J.G. *171*, 214, 215, 217, *430*, 440, 443, 447, 513, *525*, 544, *550*
Wickmann, J. 577, *577*
Widal, F. 624
Widerhofer, H. 231, 289, 476, 492, 496, *525*
Wiehlstab 568
Wiener, A.S. 619, 628, *629*
Wilamowitz-Moellendorff, von 52, *57*
Wilbraham 460, *519*
Wildberg, J. 351, *430*
Wilde, Oscar 348, *430*
Wilderspin, S. 342
Wilke, G. 7, 8, *9*, 88

Willan, R. 584, *585*, 607, *608*, 622, *624*
Wilson, J.L. 241, *430*
Winckler 19, 25, *57*
Winkelmann, J.J. 195
Windaus, A. 509, 625
Windorfer 547, *550*
Winnsannus 353, *430*
Winternitz 604, *606*
Wiseman 527, *531*
Witry, J. 647, *673*
Wolfdietrich 96, 97, *101*
Wolffheim, N. 340, *430*
Wolfsteiner, J. 667, *673*
Wood, A. 627
Worringer 85, *430*
Wossidlox 612
Wren, Christopher 625
Wunderlich, C.A. 286, 629, *630*
Würtz, Felix 117, *171*
Wuttke, A. 636, 638, 639, 640, *673*
Wyss, O. 283

X

Xenophon 50, *57*

Y

Yersin, A. 554
Ylppö, A. 619, *620*
Young, Thomas 485, *525*

Z

Zachariae, Th. 4, *9*
Zahorsky, J. 574, *574*
Zedlitz 640, 646, *673*
Zeiß, C. 630
Zeiss, H. 559
Zell, Ulrich von 362
Zeller, Chr. H. 565, *571*
Ziemssen, H. 629, 630, *630*
Zimmer, H. 59, *76*
Zirtzow 162, 266, *430*
Zweifel 452, 453, 464, *525*
Zwierlein 444, *525*
Zwinger, J.R. 143
Zwinger, Th. 142, *171*, 294, 295, 449, 458, 571, 583, *585*, 616, 657, *676*
Zwingli 353, *430*

Sachverzeichnis

A

Aberglaube 41, 144
Abführmittel 37
Abgabe, geheime 254
Abhärtung 331
Abholwesen 24
Abiturientenexamen 350
Abnabelung 30
Absetzen 34, 92
Absterbeordnung 404
Abtreibung 47, 173
Abtritte 533, 536, 537, 539, 540
Abwässer 41, 536, 539
Abzehrung (Macies) 124, 127, 267, 600
Achondroplasie 532
Adel, hoher 145
Adoptionsschwindel 255
Aftervorfall 107
Akademie 50
Akrodynie 609
Albuminurie, lordotische 290, 613
alimentäre Anämie 287, 472
alimentäres Fieber 291
alkoholische Getränke 472
Allergie 290, 555, 570, 602, 603
Alter, Jugend und 99
Amaurotische Idiotie (Tay-Sachssche Krankheit) 532
Ammen 12, 19, 46, 83, 85, 116, 119, 122, 128, 149, 153, 156, 246, 277, 433 ff.
–, Fehler der 66
–, Mietsverträge der 31
–, Ziegen als 34, 443, 444
Ammenindustrie 249, 253
Ammenkammer 16
Ammenkinder 246, 250, 435, 439
Ammenmutterdienst 243
Ammennot 92, 241 ff., 439
Ammenstuhl 434
Ammenwahl 32, 60, 91, 121, 128, 133, 149, 260
Ammenwechsel 441
Ammenwesen 31, 92, 298, 433, 440

Ammenvermittlung 437
Amtsvormund 300
Amulette 8, 62, 166, 637
Anämie, alimentäre 287, 472
anaphylaktoide Purpura 623
Anencephalie 150
Anfälle, tetanisch-apnoische 509
Anfallsleiden 160
angeborene Debilität 139
– Herzfehler 609
– Lebensschwäche 278
– Lues 222
– Pulmonalstenose 150
Angina maligna 553
Ankyloglossus 501
Anmeldung beim Lehrer 105
Anmut der Kinder 90, 242
Anschauungsunterricht 316, 333
Anstalten, Sterblichkeit in 241, 277, 279, 492
Anstaltspflege 196
Ansteckung durch kranke Menschen 116
–, Wurmleiden durch 138
Antibiotika 625
Antisepsis, medizinische 276
Äpfel 467, 470
–, Borsdorfer 469
Apfelsinensaft 468
Aphthen 36, 107, 552, 560
Arbeitsschutzkonferenz 390
Arbeitshaus 215
Arbeitszeit 371, 372, 374, 376, 379, 382, 386, 387, 388, 389, 391, 392, 393
Archaeus 122
Armenhäuser 241, 242
Armenpflege 395, 399
–, kirchliche 394
Armenschule 240
Armut 158, 211, 296, 393, 396, 543
Arthitismus, arthritische Diathese 530
Arznei, Branntwein als 476
Arzt als Erzieher 48, 288
aseptisch gewonnene Milch 515
aseptischer Pflegedienst 286

Askariden 39
Askorbinsäure 504
Aspiration 491
Asthma 29, 59, 134, 155
- thymicum 531
Astrologie 650
Atelektasen 603, 617
Äther-Narkose 274
Athrepsie 512
Atmung, künstliche 26, 617
Atrophie 121, 123, 137, 139, 227, 277, 469, 476, 646
Auferstehungsmänner 397
Aufklärung 331
Aufschneiden des Zahnfleisches 116
Aufschreien, nächtliches 612
Augenbindehautentzündung, gonorrhoische 264, 277, 592
Auskultation 261, 262, 263, 601
Auslöschphänomen 557
Aussatz 547
Auspeitschen unehelicher Mütter 234
Aussetzung 30, 42, 47, 68, 81, 173 ff., 180
Austauschtransfusion 620
Auszehrung 638
Avitaminosen 502 ff.
Azidose 131, 133

B

B. lactis aerogenes 515
B. bifidum 516
B. coli 290, 515
Bad 31, 81, 96, 120, 135, 148, 353, 356
Badewanne 95, 105
Bakteriologie der Ernährung 511
Bananen 470
Bandwürmer 147, 471
Bauchfieber 267
Bauchschmerzen 131, 143
Becken, enges 505, 509
bedingte Reflexe 288
Bednarsche Aphthen 502, 621
Berufen 125, 140
Berufsvormundschaft 298
Beschreien 86, 131, 139, 140, 141, 147, 640, 646, 648, 649
Bett 655
Betteln 346, 393
- als Handwerk 395, 396, 397, 398
Bettsäugling 1, 172
Beschwörungen 22, 23
Bewegungsdrang 48
Beweis des Lebens 113
Bibel 12, 26, 100, 147, 186, 456
Bier 124, 473 ff., 477

Bifidumflora 289, 459, 461, 463
Bilderbücher 317, 344
biogenetisches Grundgesetz 342
Biologie, Theologie statt 355
Blasenkrankheiten 61, 138
Blasenstein 37, 78, 87, 118, 129, 138, 150, 614
Blattern 267
Bleichsucht 351, 670
Blennorrhöe 361
- der Neugeborenen 549, 592
-, gonorrhoische 547
Blick, böser 41, 42, 86, 125, 640, 643, 646, 648, 649
Blinde 277, 361
Blindenanstalt 361
Blindenschrift 362
Blinzeltic 144
Blutfaktor Rh/rh 624
Blutgerinnung 625
Blutgruppe 624
Bluttransfusion 132, 625
Blutplättchen 623
Bohnsche Knötchen 502
Borsdorfer Äpfel 469
böser Blick 41, 42, 86, 125, 640, 643, 646, 648, 649
Bower-Manuskript 463
Boxen 276
brahmanische Heilkunde 58
Branntwein 214, 452, 475 ff.
- als Arznei 476, 477
Bräune 267, 553
Brechmittel 491
Brechweinstein 575
Brei 149, 449 ff.
Breslauer Schule 287
Bronchographie 615
Bronchoskopie 615
Brot 449, 453
Brownsches System 159
Brudzinskis Nackenzeichen 608
Brustdrüsenschwellung der Jugendlichen 156
Brustkinder, Saugansatz für 440
Brustsäugling 1
Bube, böser 44
Budinsche Zahl 484
Burkieren 397
Butter 27, 34, 149, 463
Buttermehlnahrung 288, 463, 488
Buttermilch 151, 456, 463 ff., 624

C

Champagner 476
Chenopodium 580

Chirurgia infusoria 625, 626
Chiton 667
Cholera 29, 37, 536, 543, 545, 547
– infantum 231, 476, 477, 490, 492, 496
Chondrodystrophie 156, 532
Chorea minor 132
– St. Viti 632
Christentum 180
Chvosteksches Zeichen 510
Cironen 581
Coeliakie 287, 470, 496, 497
Colibazillen 513, 516
Colizystitis 290
Contabescentia 121
Couveusen 618
Credésche Einträuflung 597
Cristalle 117, 555, 571
cystische Pankreasfibrose 497

D
Dachstuben 541
Dämonen 8, 10, 24, 25, 59, 63, 64, 86
Dämonomanie 647
Dampfmaschinen 370
Darmatrophie 493
Darmbakterien 515
Darmverschluß 37
Darre 123
Dauernahrungen 460
Debilität, angeborene 139
– des Neugeborenen 134
Dentitio difficilis 499
Dermatitis exfoliativa 277, 621
Diabetes 29, 498
Diagnostik 268
Diarrhöe 37
–, katarrhalische 490
Diastase 453
Diät 29
Diathese, exsudative 288, 526, 528, 529
Diathesen 291, 526
Diathesis inflammatoria 528
Dicksche Intrakutanreaktion 557
Diebstahl 55
Diphtherie 27, 29, 36, 265, 415, 547, 549, 552, 553
–, Immunisierung gegen 554
–, Letalität der 413, 415, 416
Diphtheriebazillus 554
Diphtherieserum 415, 554, 624
Diphtheriesterblichkeit 417
Diphtherietoxin 554
Diphtheritia maligna 554
Dorfschule 339, 341
Dörrsucht 142

Drachen 24
Drehlade 188, 192, 193, 197, 200, 201, 206, 207, 208, 211, 236, 237, 241
Drudenfuß 95, 621, 648
Drüsenfieber 574
Ductus arteriosus Botalli 609
Dünndarm, endogene Infektion des 516
Dünndarmkatarrh, akuter 491
Durchfall 59
Durchkriechen 640
Durchschneidung des Zungenbändchens 136
Durchziehen 640
Dysenterie 37
Dyskrasie 127, 526
Dyspepsie 29, 37, 489, 493, 495
Dyspepsie-Coli 516

E
Eheschließung 128
Eidechsen 118, 124
Eingeweidewürmer 116, 136, 139
Einheitsschule 317
Einpfropfung der Pocken 153
Einschläfern 47
Einspritzungen, intramuskuläre 627
–, intravenöse 132, 625
–, subkutane 627
Einwickeln 104
Eiszeit 1, 3
eitrige Augenentzündung 264, 592
Eiweißmilch 291, 456, 465
Elben 130
Elektroenzephalogramm 625
Elektronenmikroskop 624
endogene Infektion des Dünndarms 516
energetisches Oberflächengesetz 483
Energiequotient 287, 484
Energieumsatz 487
Engelmacherin 183, 184, 228, 230
englische Krankheit 126, 504
Enteritis 262
Entwicklungsbeschleunigung 481
Entwöhnen 78, 116, 124, 448
entzündliche Diathese 528
Entzündung, kollaterale 603
Enuresis 38
Epidemien, seelische 630
Epilepsie 29, 38, 40, 78, 118, 119, 123, 124, 129, 132, 142
Epituberkulose 288, 603
Erblichkeit 35
– des Klumpfußes 143
Erbrechen 59, 128
Erbsünde 107, 145
–, Rachitis und 505

Erdrücken 86, 118, 139, 157, 655, 656
Ergosterin 509, 625
Erkältung 506, 549, 667
Ernährung, Bakteriologie der 511
– der Landleute 158
– – der Mädchen 313
– – der Neugeborenen 298
–, künstliche 19, 33 34, 443
–, natürliche 137, 433
–, Wachstum und 479
Ernährungslehre 433
Ernährungsstörungen 14, 36, 287, 488 ff.
–, Einteilung der 494
Ersticken 157
Erstickungsanfälle 155, 617
Erysipel 227, 549
Erythema annulare rheumaticum 290
– infectiosum (Dreitagefieber) 573
–– nodosum 606
Erythrodermia desquamativa 290, 621
Erythrozyten 624
Erzieher 311
–, Arzt als 48, 288
–, Philosoph als 331
Erziehung 18, 32, 44, 61, 79, 83, 106, 120, 151, 152, 153, 298, 302
– der Mädchen 49
–, französische 326, 329
–, spartanische 46
Eselsmilch 151, 435, 444
Eßlust, verlorene 142
Eutrophia 49
Exanthem 29, 40
Exanthema subitum 574
Existenzminimum 399
Exorzismus 357, 647, 650
exsudative Diathese 288, 526, 528, 529

F

Fabrikarbeit der Kinder 346, 376, 377, 378, 379, 380, 386, 387, 388, 389
– im Waisenhaus 213
Fabrikschule 386
Fallhüte 336, 670
Fallsucht 107
Fallmütze 662
Familienleben 50
Familienpflege 196, 241
Fascinatio 134
Fasten 37, 90
Fazialis-Zeichen 510
Fermentation der Milch 511
Fermente 452
Fermentmilch 461
Fernamme 186, 242, 246, 254

Fest des kleinen Mannes 157
Fettmilch 462
Fieber 86
–, alimentäres 291
Fieberkrämpfe 137
Fieberkrankheiten 548
Findelhaus 154, 186, 283, 298, 332, 382, 383
Findelhauskrankheiten 228
Findelkinder als Staatseigentum 232
Findlinge 176, 180
Findlinge, Sterblichkeit der 254
Findlingswesen, romanische 197
Fleckfieber 547, 588
Fleisch 151, 470
Fleischbrühe 451, 470
Fleischkost 123
Flöhe 124, 586
Folter 645
Frauenmilch 33, 123, 124
Frauenmilchsammelstelle 442
Freiluftliegekur 603
Fremdkörper im Ohr 151
– in der Luftröhre 615
– in der Speiseröhre 615
Frühgeborene 615
Frühinfiltrat 603
Frühreife 45
Fürsorge für die Schwangeren 298

G

Gängelband 662
Gargoylismus 532
Gastritis 490
Gastroenteritis 231, 260, 262, 263, 490, 492, 493
Gauchersche Krankheit 532
Gaumensegellähmung 553
Gaumenspalte 151
Gebärdensprache 359, 360
Gebärrunen 80
Gebet-Buch, 145
Geburt 11, 90, 100
–, ältestes Bild einer 4
–, lebendige 113
Geburtshilfe 80, 145
Gefängnis, Kinder im 348
geheime Abgabe 254
Gehenlernen 96, 130, 336
Geitzwurm 131, 139
gelbe Rüben 469
Gelbsucht 84
–, bösartige, der Neugeborenen 59, 619
– der Neugeborenen 131
Gemüse 151, 467, 482
Gemüsesuppen 470

Generalvormund 300
Genfer Erklärung der Kinderrechte 301
Geschlechtskrankheiten 589
Geschmacksreaktion 432
Geschrei 157, 260
Gesellschaft, das Kind in der 172
– für Kinderheilkunde 282, 284, 292
gestohlene Kinder 206
Gesundheitspflege 41
Getränke, alkoholische 472
Gewerbearbeit im Krankenhaus 389
Gewerbeaufsichtsbeamte 391
Gewicht der Neugeborenen 147
Gewichtskurve 479 ff.
Giftfarben 670
Gladiatoren 176
Glasflaschen 446
Glockenrock 6
Glückshaube 20, 132, 639
Gluten 497
Gonorrhöe 549
gonorrhoische Augenbindehautentzündung 264, 277, 592
Goutte de Lait 301
Grabkinder 180
Griffel 333
Grundgesetz, biogenetisches 342
Gummiball 671
Gummisauger 447
Gymnasium 50, 350
Gymnastik 41, 50, 151, 298, 352, 354, 355

H

Haartrachten 668
Hagebutten 469
Hafermehl 452
Hamburger Reform 384
Hämaturie 145
– – der Neugeborenen 155, 619, 628
Hampelmann 17
Handauflagen 84, 526
Handbuch der Kinderheilkunde 291, 292, 293
Hand-Schüller-Christiansche Krankheit 532
Harnsäureinfarkt der Neugeborenen 138
Hausarbeitsgesetz 390
Hausbuch, mittelalterliches 651
Haustierzucht 7
Hautkrankheiten 40, 59
Hebammen 11, 30, 78, 80, 81, 117, 133, 145, 165, 242, 298, 639
Hebammenkunst 148
Hebammenlehrbuch 108, 651, 653
Heidelbeeren 469

Heilanstalt, orthopädische 363
Heilkunde, brahmanische 58
– im Unterricht 84
–, magische 66
–, vedische 58
Heilmagnetismus, tierischer 632
Heilmittelkönig 70
Heilnahrungen 463
Heimarbeit 390
Heimatlose 396
Heiratsalter 365
Helminthen 39
Herpes zoster varicellosus 572
Herzfehler, angeborener 609
Herzgespan 84, 85, 140, 141, 142
Herzkrankheiten 609
Herzwurm 146
Hexen 86, 95, 118, 119, 122, 128, 138, 139, 145, 146, 641 ff.
–, Kinder als 642, 644, 645
– unter uns 649
Hexenbanner 637, 648, 650
Hexengericht 641
Hexenhammer 642
Hexenhebammen 642
Hexenmilch 25, 621
Hexenwesen 125
Hieroglyphe 11
hilfloser Neugeborener 100
Hilfsschule 358
Hirnhautentzündung, tuberkulöse 602
Hirschsprungsche Krankheit 497
Hirten 162
Höhlenbilder 2
Hoffmanns-Tropfen 137
Hofmeister 318, 332
holländische Säuglingsnahrung 465
Holzflasche 105, 445
Homogenisierung der Milch 515
Honig 27, 32, 52, 149, 178, 181, 456
Horn 14, 178
Horoskop 651 ff.
Horte 298
Hüftgelenkverrenkung 36
Hülsenfrüchte 468
Humanismus 310, 312, 353
Humoral-Pathologie 583
Hundemarke 247, 248
Hungerkost 564
Hungersnot 164, 166, 167, 181, 218, 537
Hungertyphus 166
Hutchinsonsche Trias 273, 592
Hydrops, fetaler 619
Hydrozele 29, 36
Hydrozephalus 29, 38, 119, 646

45 Peiper, Chronik, 4. Aufl.

Hydrozephalus, akuter 154
Hygiene 29
Hygiene-Unterricht 546
hygienische Mißstände 508, 533
Hypoprothrombinämie 510

I

Ikterus 29, 131, 134
- der Neugeborenen 131, 150
Immunisierung gegen Diphtherie 554
Impfanstalt 568
Impfgesetz 570, 572
Impftermin 569
Impfung 298
Imitationskrankheiten 632
Industrieschulen 384
Infektionskrankheiten 547
Inokulation 563, 568
Inquisition 122
Inquisitioren 641
Insulin 498, 624
Intelligenzprüfung 345
Intelligenzquotient 432
Intertrigo 130, 133
Intoxikation 493
intramuskuläre Einspritzungen 627
intravenöse Einspritzungen 132, 625
Intubation 554
Isolierung im Krankenhaus 276

J

Jahrbuch für Kinderheilkunde 282
Jugend, Überbürdung der 350
- und Alter 99
Jugendfürsorge 333, 347
Jugendgericht 349
Jugendpflege 298
Jugendschutz 393
Jugendschutzgesetz 392
Jugendstrafrecht 349

K

Kachexie 29
Kaiserschnitt 71, 90, 123
Kalomel 262, 491, 495, 496
Karotten 468, 469
Karottensaft 470
Kartoffeln 157, 158, 451, 452, 453, 467, 468, 503
Kaseinbröckeln 292
Kastraten 147 ff.
katarrhalische Diarrhöe 490
Katheder 50
Kathedralschule 304
Kellerwohnungen 540, 541

Kennzeichen der magischen Krankheiten 145
Keratomalazie 510
Kernigsche Beugekontraktur im Knie 608
Kernikterus 619
Keuchhusten 125, 142, 153, 160, 415, 416, 547, 549, 575
Keuchhustenbazillen 576
Kielkröpfe 85
Kind, Geschrei des 157
-, Mutter und 333
-, Stoffwechsel des 291
Kinder, Abnehmen der 123
Kinder als Zeugen 646
- - Hexen 642, 644, 645
-, Anmut der 242
-, Erdrücken der 118, 139, 655, 656
-, Fabrikarbeit der 376, 377, 378, 379, 380, 386, 387, 388, 389
-, gestohlene 206, 221, 373, 398
- im Gefängnis 348
- in Bergwerken 374, 375
-, Sterblichkeit der unehelichen 300
-, unerwünschte 184
-, Verkauf 53
-, versteigerte 254
-, verwechselte 237, 248, 252
Kinderarbeit 367
Kinderarzt 30, 67, 75, 161, 197, 293, 294, 295, 298
Kinderehen 365
Kindergärten 298, 299, 342
Kindergärtnerin 343, 344
Kinderheilkunde 75, 212, 285, 294, 295
- als Prüfungsfach 282, 283, 284, 285, 287
-, Gesellschaft für 282, 284, 292
-, Handbuch der 291, 293
-, Jahrbuch für 282
-, Selbständigkeit der 292
Kinderheilstätten 279
Kinderkleidung 667
Kinderkrämpfe 86
Kinderkrankenhaus, erstes 257
Kinderkrankenhäuser 257
Kinderkrankenschwestern 298
Kinderkrankheiten 29, 77, 101, 259
-, Handbuch der 292
-, Liste der 29
Kinderkreuzzug 630
Kinderleben 42, 89
Kinderliebe 42, 109
Kinderlied 100
Kindermehle 454, 455
Kinderpflegerinnen, Schule für 269
Kinderschnarre 47
Kinderschutz 296

Kinderschutzgesetz 298, 390
Kinderschwester 341
Kindersterblichkeit 7, 172
Kinderstube 99, 157, 354, 670
Kindertagesstätten 298
Kinderträger 215, 250
Kinderverkauf 176, 181
Kinderwagen 655, 659, 660, 661
Kinderzahl, Beschränkung der 83
Kinderzimmer 60
Kindes, Seele des 432
Kindesmord 30, 53, 173 ff., 232
Kirche, Einfluß der 104
kirchliche Armenpflege 394
Kirchspielamme 219
Kleidung 82, 100, 330, 354, 655
Kleingartenvereine 281
Kleinkinderbewahranstalt 342
Kleinkinderfürsorge 340, 341
Kleister 449, 450
Klima 35
Klippel-Feilsches Syndrom 532
Kloster 178
Klosterleben 306
Klosterschüler 303, 304, 307
Klumpfuß 36
-, Erblichkeit des 143
Knabe, Wert eines 20
Knoblauchklistier 40
Knochentuberkulose 600, 601
Kochschen Grundversuch 602
Kognak 476, 477
kollaterale Entzündung 603
Königskrankheit 526
Konservenmilch 460
Konstitution, lymphatische 529
Kopfgeschwulst der Neugeborenen 621
Kopfgrind 529
Kopfkrankheiten 668
Kopfläuse 669
Koplikske Flecken 559
Koppschen Asthma 531
Korallen 118, 132, 140, 639
Körpermaßstudien 291
Korsett 670
Kost, kräftige 472
Kostkinder 183, 230
Krampfbereitschaft des Säuglings 290
Krämpfe 104
Kraniotabes 127, 505
Krankenhauspflege der Säuglinge 278
Krankheit, englische 126, 504
Krankheit, haemolytische 155
Krankheit, Werlhofsche 129, 621
Krankheiten der Neugeborenen 109

Krankheiten der Unkultur 546
Krankheitsbereitschaft 529
Krankheitserreger, lebende 546, 549
Krätze 153, 212, 236, 333, 381, 382, 383, 545, 547, 581
– in Waisenhäusern 581
–, Milbenfang bei 145, 583
Krätzemilbe 132, 153, 212, 581 ff.
Krebs, tuberkelartiger 601
Kretinismus 121, 129
Krinolinen 273
Krippen 298, 299, 376
Kropf 40, 59, 129, 147, 380
Krötenköpfe 150
Krupp 155, 553
Krüppel 362
Krüppelfürsorge 364
Kuhmilch 94, 144, 226, 448 ff.
Kuhmilchkasein, Schwerverdaulichkeit des 461, 486
Kuhpocken 567, 568
Kuhpockenimpfung 158, 567 ff.
Kultur, franko-kantabrische 3
–, ostspanische 6
Kulturen, älteste 10
künstliche Atmung 617
– Ernährung 443
Kuren, sympathetische 637
Kuß 90

L
Labarturelief 23
Labartutexte 10, 20
Laborantinnen 488
Landarbeit 391
Landbevölkerung, Armut der 396
Landindustrieschulen 385
Landleben 355
Landleute, Ernährung der 158
Landrysche Paralyse 577
Landschule 319, 337, 338
Landstreicher 395
Länge der Neugeborenen 147
Laryngospasmus 155
Laufenlernen 96, 661
Laufwagen 661
Läuse 130, 556
Läusesalbe 239
Lautsprache 359
lebendige Geburt 113
Lebensfähigkeit 26, 35
– des Neugeborenen 14
Lebenskraft 122
– der Milch 436, 443
Lebensschwäche, angeborene 278, 615

Lebensweise, sitzende 152
Leber 287, 472
– bei Nachtblindheit 143
Lebertran 505, 508, 510
Lehrer 53, 324
–, Anmeldung beim 105
Lehrerstand 324, 337
Leibeigenschaft 296
Leibesübungen 318, 352
Leistenbruch 116
Liebigsche Suppe 454
Linkshänder 640
Lipodystrophia 532
Lipoide, lebenswichtig 510
Lithämie 530
Littlesche Krankheit 618
Lobektomie 604
Lösung des Zungenbändchens 501
lordotische Albiminurie 290
Lues 134, 213, 222, 227, 252, 264, 270, 278, 547
–, Übertragbarkeit 114, 116
Luft, freie 506
Luftbad 354, 507
Luftröhre, Fremdkörper in der 615
Lumbalpunktion 291, 608, 624
Lungensucht 84
lymphaemoides Drüsenfieber 574
lymphatische Konstitution 529
Lymphatismus 529

M

Mädchen, Ernährung der 313
–, Erziehung der 49, 368
Mädchenarbeit 368, 369
Mädchenmord 185
Mädchenschule 309, 351, 352
Mädchenturnen 356
Magendarmkatarrh 494
Magenerweichung 260, 490
Magengangrän 490
Magensonde 618
magische Heilkunde 66
– Krankheiten, Kennzeichen der 145
– Medizin 10
Mahlzeiten, Zahl der 442
Malum Pottii 600
Malzsuppe 454, 456
Malzzucker 459
Mandelmilch 469
Marasmus 476, 496
Märchen 344, 345
Marmorschale 179, 186, 197
Masern 153, 276, 401, 415, 416, 547, 549, 558, 562

Masern, Einpfropfung 559
–, Inkubationszeit 559
Mastdarmvorfall 116
Maulbeeren 469
Mazies durch Verhexung 139
Medizin, magische 10
medizinische Antisepsis 276
– Statistik 400
Megacolon congenitum 497
Mehlbrei 449, 450, 451, 452
Mehle 448ff.
Mehlnährschaden 287, 452, 479, 494
Mehlpäppelei 449
Meierei 18
Mekonium 135
Melken 12, 13
Meningitis 106, 114, 608
– serosa 608
–, tuberkulöse 150, 154, 600, 602, 604, 608
Meningokokken 287, 608
Menschenaffen 1
Merseburger Zaubersprüche 635
Metallspatel 501
Mietsverträge von Ammen 18, 31, 152
Mikroskop 132, 136
Milbenfang bei Krätze 145, 583
Milch 83, 448ff.
–, Abkochen 513
–, aseptisch gewonnene 515
–, evaporierte 460
–, Fermentation der 511
–, homogenisierte 461, 515
–, kondensierte 460
–, Kühlen der 513
–, Lebenskraft der 436, 443
–, molkenadaptierte 462
–, peptonisierte 461
–, saure 464, 465
–, verdorbene 62
–, Verträglichkeit der 489
–, Zersetzung der 511
Milchanalysen 485
Milchbakterien 513
Milchfälschung 545
Milchflaschen 446
Milchhygiene 298, 511ff.
Milchmischungen 448ff.
Milchnährschaden 287, 454, 494
Milchprobe 33, 102, 149, 437
Milchpumpe 116, 440
Milchsäurevollmilch 456, 461
Milchschorf 124, 134
Milchsterilisierung 503, 513ff.
Milchwirtschaft 83

Milchzucker 452, 455, 458, 459, 464, 465
Millarisches Asthma 155
Minimalernährung 483
Mißbildungen 20, 36, 83, 84, 124, 135, 146, 175, 178
Mißhandlung 311
Mißstände, hygienische 533
Mitesser 124, 132, 139, 141, 142, 145, 147, 583
mittelalterliches Hausbuch 651
Modepuppen 666
Mohn (s. auch Opium) 86
Mohnköpfe 160
Molken 463, 466
–, süße 450, 451
Molkenaustauschversuche 465, 488
Möller-Barlowsche Krankheit 274, 503, 515
Mönch 178
Monddoctor 161
Monozytenangina 574
Morbillen 78, 132, 556, 562
Morbus coeruleus 610
– haemorrhagicus maculosus 622
Mundauswischen 502
Mundbräune 134
Mundkrankheiten 498 ff.
Mütter, werktätige 375, 376, 377
Mutter und Kind 2, 6, 333
– – –, Zaubersprüche für 14
Mütterberatung 102, 298, 405
Muttergotteskinder 192
Mutterliebe 333
Muttermal 135
Muttermilch 12, 32, 62, 78, 92, 151, 299, 433 ff.
–, Gegner der 122
Mutterschule 316

N
Nabelbruch 36
Nabelentzündung 120
Nabelpflege 78, 104
–, aseptische 579
Nabelschere 111, 113
Nabelschnur, Unterbindung der 116
Nabelwurm 131, 139, 142, 146
Nachtblindheit 143
nächtliches Aufschreien 612
Nachtschaden 86
Nährpulver 454
Nährschaden 494
Nahrungsmengen 482 ff.
Nahrungsmittel der Armen 158

Nahrungsverweigerung 115
Nährzucker 454, 455, 459, 460
Namensgebung 60, 66, 81
Nasenpolyp 102
natürliche Ernährung 137, 433 ff.
Naturmensch 331
Naturphilosophie 159
Naturvölker 1, 7, 8, 172, 655
Naturwissenschaften 312
Nemsystem 290
Nestlesches Kindermehl 454
Neugeborene 60, 62, 616
Neugeborenen, Debilität der 134
–, Ernährung der 298, 442
–, Gelbsucht der 131, 147, 150, 619
–, gonorrhoische Blennorrhoe der 549, 592, 595
–, hämolytische Krankheit der 619, 628
–, Harnsäureinfarkt der 138
–, Icterus der (s. Gelbsucht)
–, Kopfgeschwulst der 621
–, Krankheiten der 109, 620
–, Länge der 147
–, Pflege der 77
–, Sepsis der 229
–, Sklerem der 261, 629
–, Tetanus der 549, 577
Neugeborenen, Zellgewebsverhärtung der 490
Neugeborener, hilfloser 100
Neugeborenes, Bad des 148
–, Erstickungsanfall des 155
–, Lebensfähigkeit des 14
–, Pflege des 106
Neugeborenensterblichkeit 400, 403, 411
Neurose, vegetative 609
Niemann-Picksche Krankheit 288, 532
Nierenentzündung 613
Nierensteine 37, 59, 614
Noma 29, 36

O
Obst 151, 319, 467, 482
Ohr, Fremdkörper im 151
Olympische Spiele 352
Opisthotonus 114
Opium 136, 160, 214, 376, 491, 492, 495, 496
Orthopäden 351
Orthopädie 117, 144, 362 ff.
orthopädische Heilanstalt 363
orthotische Albuminurie 613
Osteochondritis, luica 592
Osteogenesis imperfecta 532
Oxyuren 580

P

Pädagoge 49, 50
Pädatrophie 142, 496
Pädiatrie 29, 295
Panada 219
Pankreasfibrose, cystische 497
Päonienwurzel 123
Pasteurisieren 514, 515
Pathomorphose 415, 547
Pavor nocturnus 132
Peliosis rheumatica 623
Pemphigus 14
Penicillin 592, 598
Pepsin 461
Perambulator 661
Percentage Feeding 462
Perkussion 261, 262, 601
Pest 547, 548
Pfaundlers Formel 484
Pfaundler-Hurlersche Krankheit 532
Pfeiffersches Drüsenfieber 574
Pfeitzwurm 146
Pflanzenkost 123, 478
Pflege der Neugeborenen 77, 106
Pflegedienst, aseptischer 286
Pflegekinder, Arbeit der 389
Pflegekinderwesen 298
Pflegerinnen 273
Phantasie 344
Philanthropinismus 325, 353
Philosoph als Erzieher 331
Phosphorkrankheiten 390
Phosphor-Lebertran 508
Phrenikotomie 604
Phthise 29, 123, 599 ff.
Physiologie 431
Pietismus 322, 324, 356, 382
Pneumothorax 604
Pocken 64, 78, 145, 159, 276, 401, 476, 547, 549, 562 ff., 566, 571, 572
–, Einpfropfung der 153
Pockengöttin 65
Pockenschutzimpfung 562 ff.
Poliomyelitis 155, 547, 576
Portwein 477
Practica puerorum 102
Primärkomplex, tuberkulöser 602
Prinzenschule 314
Prostitution 176
Prüfungsordnung 285
Prügel 17, 49, 54, 297, 302, 307, 308, 309, 312, 313, 315, 317, 318, 319, 322, 323, 324, 337, 338
– der Schwangeren 616
Prügelei 97

Prügelknaben 316
Pseudokrupp 155
Pseudoparalyse, luische 592
Psychologie 432
Pubertätsmagersucht 115
Pueri oblati 303
Pulmonalstenose, angeborene 150, 610
Puppe 17
Purpura 623
– simplex 622
– fulminans 623
Puls 118
Pyelonephritis 613
Pylorusstenose 497
Pyurie 37, 290, 613

Q

Quacksalber 162, 164
Quecksilber 590
Quitten 469

R

Rachitis 8, 17, 39, 125 ff., 138, 142, 153, 280, 388, 416, 451, 468, 472, 477, 488, 499, 502, 504, 547, 600, 601, 624, 625, 646
–, akute 503
–, ansteckend 506
–, fetale 532
–, Ursache der 451
– und Erbsünde 505
Rahmgemenge 459
Ramogen 462
Ranula 36, 59
Ravaglione 571
Rechtlosigkeit der Unehelichen 181
Reflexe, bedingte 288
Reifrock 668
Reis 452, 455
Reisschleim 59, 66, 463
Reizlehre 159
Rheinwein 476
Ricketts 125, 127
Rohrzucker 458
Romantik 159
Röntgenstrahlen 602, 624
Rossalia 117
Rossania 117, 555
Röteln 145, 547, 549, 573
Rüben, gelbe 469
Rübenzucker 458
Ruhr 545, 547
Rum 477
Rumination 498
Rauchen 319
Realschule 352

Rechtsfähigkeit 345
Rechtspflege 345
Reformation 316
Religionsunterricht 322, 323, 337

S
Sacharin 460
Sachsenspiegel 112, 181, 309
Salz 26, 30, 82, 158, 180, 478, 479
–, Bestreuen mit 82
– statt Zucker 457
Salzstreuer 478
Santonin 580
Sauberkeit 546
Sauerkraut 467
Saugansatz für Brustkinder 440
Sauger, künstliche 447
Saugflasche 98
Saughorn 93 ff., 445
Saughütchen 116
Sauggefäße 7, 33
Säugling, Krampfbereitschaft des 290
–, Tageslauf des 90
Säuglinge, Krankenhauspflege der 278
–, Sommerdurchfälle der 133, 403
Säuglingsatrophie 138, 496
Säuglingsernährung 122, 433 ff.
–, künstliche 34, 443 ff.
Säuglingsheilkunde 260
Säuglingsheim 230, 241, 301
Säuglingsmilch 544, 546
Säuglingsnahrung, holländische 465
–, Mehl als 453 ff.
Säuglingspflege 104, 296 ff.
Säuglingspflegeschulen 301
Säuglingsschutz 296
–, Vereinigung für 301
Säuglingsschwestern 301
Säuglingssterblichkeit 165, 221, 298, 400 ff.
Saugpumpe 117, 440
Saugschwäche 616
Säureferment 513
saure Milch 464, 465
Schädelperkussion 119
Schamgefühl 264
Scharfrichter 146, 162, 163, 363
Scharlach 117, 145, 153, 276, 415, 416, 547, 549, 555
–, Letalität 414
– ohne Exanthem 556
Scharlachangina 556
Scharlachsterblichkeit 417
Schicksche Reaktion 554
Schiefertafel 333
Schielen 124

Schimpansen 172
Schlafmittel 149, 635
Schlafzimmer 117
Schlangen 117, 124, 129
Schlehen 469
Schleimsuppen 453
Schlittschuhlaufen 353, 356
Schluckauf 59, 131, 612
Schnuller 452
Schornsteinfeger, Kinder als 373
Schrebergärten 280
Schularzt 352
Schule 131
– für Kinderpflegerinnen 269
Schule – Hygiene 349
Schulen 54
Schüler, Spiele der 353
Schülergespräche 312
Schulhaus 320, 338
Schulkrankheiten 351
Schulmedizin 298
Schulmeister 49, 337, 340
Schulmethodus 317
Schulnot 336
Schulpflicht, allgemeine 324, 349
Schulstube 320, 321, 336, 339, 340, 355
Schultzesche Schwingungen 619
Schulzimmer 350
Schulzwang 316, 317
Schwabenspiegel 181, 309
Schwachsinn 129, 357
Schwämmchen 149
Schwangere 2, 4, 119, 296
–, unverheiratete 211, 226, 232, 233, 234
–, Versehen der 148
Schwangerenfürsorge 46, 111, 112, 297, 298
Schwangeren, Prügel der 616
Schwerverdaulichkeit des Kuhmilchkaseins 461, 486
Schwestern 263, 276
Schwindsucht 599 ff.
Seebad 280
Seehospiz 279
Seele des Kindes 432
seelische Epidemien 630
Segenssprüche 58, 84
Sektionen 145, 150, 229, 263, 269, 276, 492
Selbststillen 32, 135, 145, 151, 244, 245, 298, 316, 331, 335, 435, 438
Selter-Swift-Feersche Krankheit 609
Senkungsgeschwindigkeit 624
Sepsis der Neugeborenen 229
Serumkrankheit 555
Seuchenabwehr 298
Siebenmonatskinder 616

Singultus 59, 131, 612
sitzende Lebensweise 152
Sklerem 155, 221, 261, 629
Skorbut 138, 212, 221, 227, 265, 435, 515
–, ansteckend 502
Skorpione 117, 118, 124
Skrofelschärfe 528
Skrofulose 259, 388, 472, 477, 526, 549, 600, 601, 602, 603
–, Ursache der 451
Skrophelkrankheit 84
Slums 540
Soda 30
Sohn, verlorener 45
Sommerdurchfälle der Säuglinge 133, 403
Sondererziehung 357
Soor 221, 227, 542, 551
Sonnenbäder 280, 354, 507
Sonnenlicht, Mangel an 508, 541
spanische Tracht 663, 668
Speicherkrankheiten 532
Speiseröhre, Fremdkörper in der 615
Spiele 47, 54, 327, 335, 336, 340, 353
–, gymnastische 151
Spielzeug 17, 24, 60, 670
Spielverbot 322
Spinat 469
Spinnen 117
Spinnereien 379
Spinnmaschinen 370
Spinnschulen 384
Spirochaeta pallida 592
Spondylitis, tuberkulöse 600
Sportwagen 660
Sprachstörungen 118
Sprechenlernen 97, 101
Staatseigentum, Findelkinder als 232
Stadtleben 355
Stärkungsmittel, Wein als 477
Statistik, medizinische 400
Stelzenlaufen 356
Sterblichkeit 226, 230, 231, 400 ff.
– der Findlinge 254
– der unehelichen Kinder 300
– in Anstalten 277, 279
– in den Findelanstalten 224
Sterndeuter 108, 650
Stillen bei Flötenspiel 189
Stillsche Krankheit 274
Stillzeit 77
Stoffwechsel des Kindes 291
Streichholzfabriken 387
Streptokokken-Enteritis 516
Stubenluft 354, 355
Stühle, grüne 131

Stuhlzwang 107
Status lymphaticus 529
– thymico-lymphaticus 530
Staubinfektion 602
Steckkissen 667
Steinkrankheit 116
Steinschnitt 37
Steinzeit 7, 8
Sterben, vor Freude 120
Sterilisation 512
Sternalpunktion 624
Sterndeutung 650
Stillen 12, 26, 33, 78, 83, 106, 119, 121
Stillfähigkeit 438
Stillverbot 436
Stillzeit 12, 17, 26, 31, 124
Stoffwechselforschung 484
Stoffwechselversuch 455, 487
Straffähigkeit 345, 347, 348, 349
Strangdurchbrennung 604
Streptomycin 604
Stultita originalis 121
Struma 121
Struwwelpeter 345
St. Veitstanz 632
subkutane Einspritzungen 627
Sulfonamide 625
Sündenkind 51
Süßigkeiten 458
Syphilis 549
–, hereditäre 526
sympathetische Kuren 637

T

Tabaksklistier 617
Tabes 599
– pectorea 126
Taenia 147
Tageslauf des Säuglings 90
Talmud 26
Tanzwut 631
Taubenkur 156, 638
Taubstumme 358
Taubstummenanstalt 360
Taugenichts 43
Tee 477
Temperaturkurven 630
Tetanie 504, 510
tetanisch-apnoische Anfälle 509
Tetanus 29, 36, 227, 547, 549, 577
Tetanusantitoxin 579
Tetanusbazillus 579
Tetralogie 611
Teufel 85, 125, 128, 146, 643, 644
Theologen 145

Sachverzeichnis

Theologie statt Biologie 355
Theriak 160
Thermometer 629
Thorakoplastik 604
Thrombopenie 623
Thymus 530
Thymustod 121
tierischer Heilmagnetismus 632
Tierkreis 651, 654
Tokaierwein 477
Tollwut 150
Tonsillen 36
Totenklage 52
Totenknochen 146
Toxikose 270, 287, 467
Tracheotomie 553
Trachom 361
Tracht, spanische 663, 668
Traubenzucker 460
Trinkwasser 41
Trockenmilch 460
Trockensubstanz 486
Tröpfcheninfektion 602
Trousseausches Zeichen 510
Tuberculum 600
Tuberkel 602
tuberkelartiger Krebs 601
Tuberkelbazillen 602
Tuberkulin 602
Tuberkulinreaktion 290, 603, 607, 624
Tuberkulose 259, 288, 293, 477, 508, 526, 528, 529, 547, 549, 599 ff., 607
–, Erblichkeit 600, 601
–, Schutzimpfung 603
–, Säuglingssterblichkeit bei 604
Tuberkulose, Sonnenbad bei 603, 604
Tuberkulose, Übertragbarkeit 601, 602
Tuberkulosefürsorge 298, 604
tuberkulöse Hirnhautentzündung 150, 154, 600, 602, 604, 608
tuberkulöser Primärkomplex 602
Tunica 667
Turnen 356
Turniere 352
Turnsperre 356
Typhus 236, 259, 537, 545, 547

U
Überbürdung der Jugend 350
Überfütterung 36, 448, 483
Übertragbarkeit, Lues 114, 116, 589
Uneheliche 173 ff., 186 ff., 299
–, Rechtlosigkeit 181
unerwünschte Kinder 184
Ungeziefer 543

Unreife 615
Unterbindung der Nabelschnur 116
Unterricht 17, 79, 349 ff.
Urzeugung 39, 136, 545, 580, 586

V
Vakzination 568
Variola s. auch Pocken 122, 562, 622
Vaterpflichten 332
vedische Heilkunde 58
vegetative Neurose 609
Ventrikelpunktion 608
Verdauungsfermente 139
Verdauungsinsuffizienz 497
Verdauungskrankheiten 494
verdorbene Milch 62
Vereinigung für Säuglingsschutz 301
Verhexung (fascinatio) 125
–, Mazies durch 139
Verlausung 547
verlorene Eßlust 142
Verstopfung 107
Verwechslungen der Kinder 246
Verzauberung 131, 134
Vitamine 502 ff.
Volksbräuche 635
Volksschulwesen 316, 324, 334
Vollmilch 460
Vorkauen 6, 7, 35, 124, 138, 139, 448, 452, 471
Vorzeit 1

W
Wachstum, Einfluß der Jahreszeit 482
– und Ernährung 479
Wahrsagerin 125
Waisenhaus 186, 298, 346, 383, 385, 475
–, Krätze in 581
– als Fabrik 213, 371, 381, 382, 383, 384
Waisensäuglinge 279
Walderholungsstätte 280
Wanzen 586
Wärmestauung 667
Wärmewannen 618
Wasserkopf 8
Wasserleitung 534
Wassermannsche Reaktion 592, 624
Wasser-Probe, kalte 81
Wassersucht 141
Warteschule 340
Warzen 638
Wechselbalg 25, 84, 85, 95, 643, 646, 648, 667

Wegbleiben 130
Wein 124, 149, 214, 472 ff.
– als Stärkungsmittel 477
Weinbad 30
Weinen 130
werktätige Mütter 375, 376, 377
Werlhofsche Krankheit 129, 621
Whisky 476
Wickelbänder 666
Wickelkind 82, 89, 663
wickeln 31, 108, 124, 133, 136, 331, 336, 655, 663 ff., 664
Widalsche Reaktion 624
Wiederbelebung 616
Wiege 54, 78, 95, 105, 111, 124, 640, 655, 657
–, ältestes Bild einer 113
Wiegen 46, 104, 187, 336, 657
Wiegenlieder 47, 657, 658
Winddorn 601
Windpocken 115, 117, 159, 276, 547, 549, 571
Windpockenvirus 572
Wochenbettfieber 229
Wochenstube 109, 111
Wohnstube 333
Wohnung des Landarbeiters 538
Wohnungen der Ziehkinder 541
Wohnzimmer 537
Wolfskind 96
Wunderheilung 84
Wunderkind 143, 326
Wunderkuren 72
Wundermädchen 114
Würmer 118, 121, 132
–, Angeln der 146
–, Entstehung der 153
–, Ursache der 132
Wurmkrankheiten 40, 136, 579
– durch Ansteckung 138

Z

Zahl der Mahlzeiten 442
Zahnen 39, 40, 58, 62, 79, 116, 120, 121, 129, 137, 495 ff.
Zahnfleisch, Aufschneiden des 116, 501
Zahnkrämpfe 501
Zahnperlen 637
Zartheit des Kindes 86
Zauberinnen 83
Zaubermedizin 165
Zaubersprüche 8, 10, 11, 41
– für Mutter und Kind 14
–, Merseburger 635
Zehrwürmer 585
Zellgewebsverhärtung der Neugeborenen 490
Zersetzung der Milch 511
Zeugen, Kinder als 646
Ziege 188
– als Amme 34
Ziegenmilch 151, 226, 443
Ziehkinder, Wohnungen der 541
Ziehkinderarzt 299
Zimmerluft 191, 319, 336, 338, 350, 506, 507, 508, 538, 539, 540, 541, 542, 543, 544, 545, 590, 594, 670
Zinnflasche 445
Zitronensäurevollmilch 461
Zivilisation 8, 172, 546
Zuchthaus 209, 346
Zuchthaus-Mägdlein 346
Zucker, 66 452, 456 ff.
–, Salz statt 457
Zuckerrohr 457
Zugluft 667
Zungenbändchen 36, 120, 135, 136, 501
Zwangsfütterung 84
Zwölftafelgesetz 53
Zystitis 613

Völker, Länder, Städte

Nur die wichtigsten Stellen

A

Aachen 300, 386, 446
Afrika 478
Ägypten 11, 66, 174, 379, 576, 599, 616
Albany 275
Amerika 457, 562, 574, 671
Amsterdam 150, 236, 346
Antwerpen 352, 384, 475
Appenzell 408
Araber 77
Arabien 562
Assyrer 18
Athen 173
Äthiopier 457
Attina 173
Augsburg 106, 194, 195, 235
Australien 562, 573, 609
Azteken 317

B

Babylonien 18, 22, 174
Baden 386
Baltimore 286, 290
Bamberg 644
Basel 117, 118, 121, 132, 142, 143, 181, 275, 283, 286, 294, 308, 571, 619
Bayern 386, 407, 570
Bedford 217
Belfort 275
Belgien 201, 224, 380, 417
Berck sur Mer 280
Berlin 138, 157, 159, 161, 163, 183, 211, 212, 228, 229, 232, 241, 256, 266, 268, 277, 278, 279, 280, 282, 283, 284, 285, 286, 287, 289, 291, 292, 299, 300, 301, 342, 346, 360, 362, 369, 387, 391, 399, 400, 401, 403, 405, 409, 413, 414, 453, 489, 515, 534, 536, 537, 541, 562, 568
Bern 275, 283, 384, 389
Bingen 581
Birmingham 378
Blankenburg 342
Bologna 114, 118, 147
Bonn 283, 284, 387, 596
Bordeaux 224
Boston 275, 442
Bourges 201
Bradford 376
Bremen 271
Brescia 117
Breslau 123, 162, 211, 241, 266, 283, 284, 285, 286, 287, 290, 353, 403, 455, 537, 556, 587
Brüssel 122, 210, 224, 227, 271, 301, 352, 578
Bückeburg 568
Buckow 567
Budapest 572

C

Cannstadt 363
Cayenne 578
Cevennen 403
Chaldäer 651, 653
Chemnitz 358
China 563
Cloppenburg 164
Como 173
Cork 219
Corsika 584
Crossen, 566

D

Dachau 408, 669
Dänemark 128, 197, 299, 332, 510, 563
Danzig 300, 564, 584
Darmstadt 195, 382, 581
Dessau 326
Detmold 299
Deutsche Demokratische Republik 405, 411, 412, 415
Deutschland 148, 166, 196, 282, 299, 327, 352, 366, 380, 385, 406, 411, 412, 414, 438, 442, 447, 457, 460, 465, 477, 479, 563
Dijon 224
Dortmund 392
Dresden 160, 271, 299, 300, 301, 352, 358, 362, 582, 593, 595, 644
Dublin 213, 218, 219, 220, 224, 275, 578
Dünkirchen 201
Düsseldorf 287, 386, 388

E

Edinburgh 154, 274, 397, 545, 559, 627
Einbeck 188
Elamiter 24
Elsaß 340
England 115, 126, 128, 214, 299, 366, 370, 379, 397, 405, 406, 414, 442, 447, 527, 562, 563, 567, 661, 666
Erfurt 386, 442, 631
Erlangen 283, 284, 285, 294
Europa 574
Eutin 649
Exeter 126

F

Falkenstein (Taunus) 603
Faröer 559

Finnland 445, 464
Florenz 89, 113, 117, 188, 208, 213, 583, 604, 656, 663
Frankfurt (Main) 118, 139, 182, 212, 213, 271, 300, 346, 381, 382, 536, 650
Frankreich 116, 119, 121, 161, 184, 197, 200, 224, 282, 304, 326, 352, 380, 379, 406, 442, 446, 460, 461, 478, 479, 526, 543, 563, 669
Freiburg i. Br. 188, 241, 283, 284
Freising 129
Friesland 177
Fulda 338, 348

G

Geldern 386
Genf 138, 275
Gent 224
Genua 114, 444
Georgier 563
Germanen 80ff., 177, 365, 668
Gießen 283, 284, 574
Gizeh 599
Glarus 389, 646
Görberdorf (Riesengebirge) 603
Göttingen 147, 284, 509, 567
Graz 271, 285, 286, 289, 291, 480, 573, 574
Greifswald 283, 284, 285, 294, 368, 584, 628, 648
Griechen 28, 174, 365, 667
Großbritannien 563

H

Halle 137, 138, 140, 283, 284, 322, 356, 358, 381, 382, 392, 591, 604, 645
Hamburg 160, 184, 236, 238, 271, 300, 336, 384, 396, 399, 413, 414, 477, 483, 625
Hamm 336
Hannover 364, 500, 621
Harlem 231
Havanna 241, 293
Heidelberg 277, 283, 284, 286, 300, 588, 599, 623
Hessen 194, 570

Hirschberg 148
Holland 133, 151, 157, 236, 370, 464, 465, 474, 563
Holstein 324
Höxter 308
Hull 127

I

Illinois 414
Indien 58, 177, 185, 457, 483, 498, 656
Indogermanen 81
Ingolstadt 115, 120, 645
Interlaken 358
Irkutsk 224
Irland 126, 218, 563
Iserlohn 386
Islam 77ff.
Island 177, 179, 562, 578
Israel 26
Italien 147, 148, 158, 173, 187, 197, 210, 242, 296, 442, 509, 563

J

Jamaica 559, 560, 578
Japan 510
Jena 138, 283, 284, 546
Jerusalem 187
Jugoslavien 406

K

Kaiserswerth 341
Kapkolonie 562
Karlsbad 123
Kassel 237, 271, 389
Kiel, 283, 284, 360, 568, 625
Koblenz 386
Köln 386, 396, 644
Königsberg 282, 283, 285, 503
Konstantinopel 173, 362, 563
Kopenhagen 229, 275, 293, 351, 516
Kopten 457
Krailsheim 646
Krefeld 386
Kristiania (Oslo) 275
Kurland 163, 232, 436, 538, 581

L

Landeshut 645
Languédoc 403
Laon 403

Lappland 445, 464
Lausanne 275, 507
Leipzig 131, 139, 140, 144, 268, 271, 280, 283, 284, 285, 286, 289, 290, 295, 299, 300, 326, 352, 358, 359, 360, 363, 381, 405, 408, 413, 414, 455, 579
Lennep 387
Leyden 125, 131, 135, 244, 600, 604
Liegnitz 386
Lille 160, 543
Linz 278, 596
Lissabon 224, 273, 275, 293
Liverpool 275, 373, 405
Loewen 107
London 125, 126, 133, 154, 155, 159, 208, 209, 210, 213, 215, 216, 229, 271, 272, 273, 346, 347, 348, 355, 371, 373, 383, 397, 398, 405, 409, 445, 471, 473, 511, 513, 539, 540, 544, 545, 625, 655
Lübeck 143, 271, 603
Lucca 193
Lüdenscheid 392
Ludwigsburg 271, 279, 364
Lüneburg 650
Luxemburg 647
Lyon 172, 201, 203, 210, 214, 246

M

Madrid 224
Magdeburg 183, 289, 364, 442
Mailand 114, 148, 186, 187, 191, 210
Mainz 201, 207, 237, 655
Manchester 274, 371, 376, 476, 545
Mannheim 352
Mansfeld 353
Mapuches 81
Marburg 283, 284, 289, 644
Margate 209, 279, 280
Marseille 221
Meininger Oberland 158
Mesopotamien 18, 66
Metz 201, 489
Mexiko 562
Mönchen-Gladbach 386, 387
Mons 224

Montpellier 122, 150, 187, 471, 475
Montreal 293
Moskau 210, 224, 274, 275, 352, 445, 574
Mühlhausen (Elsaß) 379
München 165, 228, 271, 282, 283, 284, 286, 291, 300, 364, 392, 408, 477, 514
Münster 285, 364

N

Neapel 117, 138, 147, 192, 193, 555, 604
New York 241, 275, 293, 447, 452, 468, 470, 476, 497, 509, 512, 540, 598
Niederlande 406
Nimes 201
Ninive 20
Nishni-Nowgorod 445
Nizza 224
Nordhausen 130
Norwegen 563
Norwood 240
Nowawes 362, 364
Numider 478
Nürnberg 194, 236, 352, 368, 588

O

Oberpfalz 158, 165, 467, 543, 639
Oberschlesien 166, 537
Offenbach 295
Oldenburg 467
Oppeln 350
Österreich 211, 223, 282, 406, 563
Ostpommern 649
Ostpreußen 320
Oxford 626

P

Padua 105, 118, 187
Palermo 555
Paris 115, 125, 126, 129, 188, 198, 199, 200, 201, 202, 203, 205, 206, 210, 212, 213, 221, 222, 224, 225, 231, 234, 235, 243, 244, 247, 249, 250, 251, 252, 253, 257, 258, 259, 260, 261, 262, 263, 264, 265, 299, 300, 301, 323, 331,
346, 352, 358, 359, 360, 661, 382, 383, 395, 403, 442, 443, 453, 457, 470, 480, 482, 539, 556, 575, 581, 584, 587, 589, 590, 609, 617, 626, 627, 665
Pavia 114, 157, 370
Pennsylvanien 511
Peru 656
Pest 274, 614
Petersburg 224, 227, 274, 409, 618
Pforzheim 212, 346, 362, 381
Philadelphia 241, 275, 553
Pisa 115, 118, 625
Pless 166
Pommern 179
Portugal 406, 563
Prag 133, 210, 211, 223, 224, 230, 231, 271, 277, 283, 285, 286, 287, 360, 438, 508, 542, 585, 597, 655
Preußen 324, 339, 347, 352, 366, 385, 386, 390, 405, 411, 570
Preußisch-Friedland 322, 565

R

Reichenau 304
Reutlingen 364
Rheinprovinz 387
Rochlitz 391
Rom 53, 173, 175, 176, 187, 189, 191, 224, 275, 381, 529
Römer 28, 667
Rostock 228, 283, 284, 481, 604, 650
Rotterdam 127, 236, 464, 465, 475
Roubaix 379
Rouen 186, 222, 223
Rügen 669
Ruppin 141
Rußland 282, 563
Rybnik 166

S

Sachsen 386, 392
Salerno 101, 102
Salzburg 358
Samaden 604
San Francisco 275
Savoyen 224
Schaffhausen 181
Schlesien 178, 391, 569
Schleswig 178
Schleswig-Holstein 649
Schnepfental 353, 354
Schottland 374
Schwaben 324
Schwarzwald 184
Schweden 197, 210, 282, 404, 405, 406, 407, 410, 437, 562, 563, 645, 655
Schweiz 160, 234, 275, 323, 333, 340, 368. 389, 396, 408, 445, 563, 602
Schwerin 162
Serbien 457
Siena 187
Skandinavien 180
Solingen 609
Spandau 348
Spanien 225, 563, 581, 587
Sparta 174
Spessart 164, 166, 167, 588
Speyer 114
Stettin 271, 282
St. Gallen 165, 307, 408, 542
St. Louis 275
St. Malo 279
St. Quentin 380
Stockholm 152, 164, 209, 210, 244, 274, 275, 404, 577, 578, 611
Stolberg 129
Stralsund 341
Straßburg 181, 283, 284, 287, 586
Stuttgart 239, 271, 356, 364, 381, 475, 578
Sumerer 18, 173
Surrey 405
Swinemünde 648
Sydney 275, 476

T

Theben 174
Tirol 621
Toledo 188
Toronto 275
Toulon 221
Toulouse 641
Tours 557
Travemünde 280
Trient 280
Trier 179
Tübingen 283, 284, 565
Turin 275

U

Ückermünde 568
Ulm 188
Ungarn 352, 477, 504
Upsala 151, 152, 294, 302
USA 164, 275, 380, 401, 447, 462, 476, 547, 574, 611, 627, 654

V

Valladolid 121
Velleja 173
Venedig 118, 188, 208, 213
Verona 210

W

Wallis 408
Westgoten 177
Westindien 578
Westpreußen 165
Wien 135, 162, 208, 211, 223, 224, 277, 285, 442, 503, 506, 533, 563, 572, 584, 591, 595, 604, 609, 658, 665, 666, 668, 669
Wiesbaden 352
Wildbad 279
Wittenberg 123, 473, 556, 652

Württemberg 148, 164, 386, 438, 648
Würzburg 271, 283, 294, 338, 363, 560, 642

Y

Yverdon 334, 619

Z

Zerbst 319
Zirkassier 563
Zürich 184, 275, 283, 293, 332, 497, 515, 609, 646